U0206921

六经辨证原理及临证

殷晓明 ◎ 著

中国健康传媒集团

中国医药科技出版社

内 容 提 要

　　本书作者为赵绍琴先生高足，多年来深耕临床，其"日日埋首临证，勤披医籍，遍寻方治"，著成本书。本书详解六经辨证原理，包括六经生理、病理与证治方法，并载方约536首，每方附作者方论与医案，方论为作者所发挥而非仅摘抄历代方论，医案更是包罗内外妇儿各科。本书附有医案索引、方剂索引与方歌，方便读者按图索骥，本书适用于医学院校师生、临床医生、科研工作者学习与研究。

图书在版编目（CIP）数据

　　六经辨证原理及临证／殷晓明著.—北京：中国医药科技出版社，2023.2
　　ISBN 978 - 7 - 5214 - 3685 - 3

　　Ⅰ.①六…　Ⅱ.①殷…　Ⅲ.①六经辨证　Ⅳ.①R241.5

　　中国版本图书馆 CIP 数据核字（2022）第 221044 号

美术编辑　陈君杞
版式设计　南博文化

出版　**中国健康传媒集团** | 中国医药科技出版社
地址　北京市海淀区文慧园北路甲 22 号
邮编　100082
电话　发行：010 - 62227427　邮购：010 - 62236938
网址　www.cmstp.com
规格　787 × 1092mm $^1/_{16}$
印张　33
字数　698 千字
版次　2023 年 2 月第 1 版
印次　2024 年 2 月第 2 次印刷
印刷　三河市万龙印装有限公司
经销　全国各地新华书店
书号　ISBN 978 - 7 - 5214 - 3685 - 3
定价　**138.00 元**

获取新书信息、投稿、为图书纠错，请扫码联系我们。

作者简介

殷晓明，男，生于 1961 年，江苏南通人。1982 年于南京中医药大学中医系本科毕业，中医临床四年后，于 1986 年考入北京中医药大学温病学专业攻读硕士研究生，师从赵绍琴教授。后曾就职南通大学医学院从事中医教学与临床 2 年，于 1991 年进入中山大学附属第八医院供职。2021 年退休，秉"晓道明德，济世育人"之理念，带领弟子一起创办深圳殷晓明中医馆。

愚未冠初涉岐黄，科班毕业，所学粗浅，验之临证，了无效验。稍后北上读研，得授于当代临床大家赵绍琴先生，始明医乃至道，当求理法方药之一贯，以愈疾纤病为唯一要旨，欲为良医，惟宜摒弃西学浸染，尽归古圣大道。于是勤研古经，遍览历著，稍有所得，征之施疗，跬步而积，覆篑而进。而立之后，顿悟大道所明，在于《内》《难》，大法所立，存乎仲景！凡病不外六经，证在何经，治用何法，明经处方，因势用药，鲜有不应者也，深知圣贤之不我欺哉！卅稔以来，守此一理，日日埋首临证，勤披医籍，遍寻方治，精求大医解病之道，疗疾之理，求教于古人，验证于今病，渐悟祖术精萃之高，始尝解困救厄之乐也。日积月累，锱铢所蓄，劬劳所至，稍达所志。始为医也，门可罗雀；数年以后，小有气候；近廿余年，颇成影响，日均迎诊八十有余，年平接治二万上下，穷心竭智，应接无暇，然唯以初心责己，未敢怠慢松懈焉。

为医以来，因职所置，未曾分科，所治病种，内外妇儿，口耳目皮，均有涉猎，自命全科医生。近年他医有所求教，遂不揣谫陋，斗胆入门数徒，是篇褊狭之作，原为面授私徒所用，亦从医四旬浅学粗得之小结耳。自惟或可微助初学，遂不惶竦惧，冒昧剞劂面世，犹丑妇坦露陋容见笑于众人耳！

自　序

　　医理大道，昉自轩岐，辨证大法，备于《内经》。六经之论，虽散见各篇，已然成体，溯源《易》理，一以贯通，奠后世万法之基焉。至于方治，或秘于宫帏，或毁于兵燹，终未得一睹庐山真面。迄至东汉末年，医圣仲景雄出，著《伤寒杂病论》，率以六经辨治伤寒，理法方药合于一轨，大开医道法门，不特专治外感热病，于一切内伤杂疾，亦深为契合。张氏诚得道之真者焉，其开宗立万之功德，谌人伦之大幸哉！

　　明代朱权云："医之所以为医者，必先知其人之所以为人之道。人与天地一，故体天之道以察四时，因地之利以审百病，其神圣工巧，格物致知之理，不在乎药，而在乎医之何如耳。"(《重刻〈保命集〉序》)夫人身六经合于天之六气，复应地之经水，而内属脏腑经络。六经各体气血，皆用阴阳，浅深分部，开阖有序，生克相因，互通沟联，盛衰合矩，总统一体，成就生理之畅达耳。百病之生，莫不由六气行淫以伤人，六经为乱而乖异，因之而起者，气血之逆乱，阴阳之倒错，表里之不谐，脏腑之失能也。是以知六经者，百病可明辨焉，六经辨证，万法之祖，赅乎八纲、卫气营血、经络、三焦、脏腑辨证诸法矣。学者不由斯门而入，临证若涉汪洋，漫无涯际，茫无所达，虽皓首穷经，于治何益哉？必当稔熟六经，条分缕晰，自然胸有成竹，目无全牛，否则难成良医也。

　　六经大法，不得其传，后人多妄谓仲景之法仅治伤寒，于杂病非其所能，将参赞化育之书，悉归狐疑之域。于是各抒己见，标立方论，主疗杂病，欲与并驾，是弃真经而循左道，泯圣喻而逞己能也。明清以降，的有贤明者，若喻昌、柯琴、程应旄、钱潢、舒诏、俞震等，皆云六经之法可通治诸病，如清代何秀山云："病变无常，不出六经之外，《伤寒论》之六经，乃百病之六经，非伤寒所独也。"(《重订通俗伤寒论》第一章《伤寒要义》)然既临杂证，难免复坠杂辨之旧窠，所倡流于浮言虚语，迄无实操之术可赖耳。惟历代医家，于医理诸法多所发明，居功甚伟，于医道之增光益彩，不可忽焉。

　　愚未冠初涉岐黄，科班毕业，所学粗浅，验之临证，了无效验。稍后北上读研，得授于当代临床大家赵绍琴先生，始明医乃至道，当求理法方药之一贯，以愈疾纾病为唯一要旨，欲为良医，惟宜摒弃西学浸染，尽归古圣大道。于是勤研古经，遍览历著，稍有所得，征之施疗，跬步而积，覆篑而进。而立之后，顿悟大道所明，在于

1

《内》《难》，大法所立，存乎仲景！凡病不外六经，证在何经，治用何法，明经处方，因势用药，鲜有不应者也，深知圣贤之不我欺哉！卅稔以来，守此一理，日日埋首临证，勤披医籍，遍寻方治，精求大医解病之道，疗疾之理，求教于古人，验证于今病，渐悟祖术精粹之高，始尝解困救厄之乐也。日积月累，锱铢所蓄，劬劳所至，稍达所志。始为医也，门可罗雀；数年以后，小有气候；近廿余年，颇成影响，日均迎诊八十有余，年平接治两万上下，穷心竭智，应接无暇，然唯以初心责已，未敢怠慢松懈焉。

为医以来，因职所置，未曾分科，所治病种，内外妇儿，口耳目皮，均有涉猎，自命全科医生。近年他医有所求教，遂不揣谫陋，斗胆入门数徒，是篇褊狭之作，原为面授私徒所用，亦从医四旬浅学粗得之小结耳。自惟或可微助初学，遂不惶竦惧，冒昧剞劂面世，犹丑妇袒露陋容见笑于众人耳！

由天道征人道，以《易》理求医理，循生理探病理，因治则出针药，一以六经所体之大道为指归。无论阴阳气血、脏腑经络、针灸导引、经方时方，悉以六经辨证贯之。愚之所识者，管窥筐举而已，愚之所述者，九牛一毛罢了。医道之大，不啻星河，非吾井蛙所能望其全景者也，然凿壁偷光，敢忘驽钝，勉竭涓埃，或可添沧海之一粟耳。诊余攒时，展墨行文，为时两年，草就成篇，谬误缺漏，欲逃非能矣。海望斧正于高识贤明者，幸甚至哉，不胜感激涕零之至！

辛丑年（2021）冬至日殷晓明歙墨于深圳福田

目录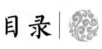

第一章　六经概说

一、医易相通

唐代·孙思邈云:"凡欲为大医……《周易》、六壬,并须精熟,如此乃得为大医。"(《备急千金要方》卷一《序例》)是乃名言"不知《易》无以言大医"之由来。《易》者,易也,具阴阳动静之妙;医者,意也,合阴阳消长之机。阴阳虽备于《内经》,而变化莫大乎《周易》。天人一理,一此阴阳;医易同原,同此变化。医易相通,可以为医而不知易乎? 故明代·孙一奎云:"深于《易》者,必善于医;精于医者,必由通于《易》。"(《医旨绪余》卷上《不知易者不足以言太医论》)

《易传·系辞》曰:"易有太极,是生两仪,两仪生四象,四象生八卦。"太极者,天地未分,元气混同,即太初、太一,万物之源也。两仪者,即阴阳,变化之根基也。四象者,由阴阳裂变成四维,统领消长之纲要也。四维再分,斯成八卦:乾一(☰)、兑二(☱)、离三(☲)、震四(☳)、巽五(☴)、坎六(☵)、艮七(☶)、坤八(☷)。乾为天为父,纯阳无阴;坤为地为母,纯阴无阳,是为两极,无所更焉。然中间六卦,兑离震巽坎艮,则有阴有阳,演化有序。六子肇于乾坤,一一分峙其位,万物咸资帱载,高下各逞其能。清代·钱潢云:"夫全《易》,一奇偶也;全论,一阴阳也。六子之生于乾坤,六经之禀于阴阳也。六经之浅深正变,旁行叠见,形能百出,则卦爻之动变,象数之纷淆也。"(《伤寒溯源集》卷一《阴阳发病六经统论》)在天,斯成六气,介运天地之间,所谓寒水、相火、燥金、湿土、君火、风木耳;在人,与天对应,是为六经,太阳、少阳、阳明、太阴、少阴、厥阴矣。

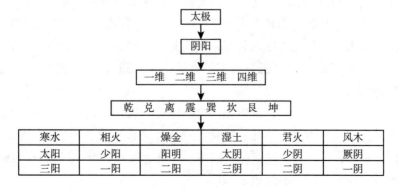

图1　太极六经衍义图

《素问·六微旨大论》曰："上下之位，气交之中，人之居也。故曰：天枢之上，天气主之；天枢之下，地气主之；气交之分，人气从之，万物由之。"东汉·王符云："天本诸阳，地本诸阴，人本中和。三才异务，相待而成，各循其道，和气乃臻，机衡乃平。"（《潜夫论》卷八《本训》）三才者，天地人也。人禀天地之气，采阳育阴，自成一体，以达平衡，是为中和。元·王实甫云："三才始判，两仪初分。乾坤，清者为乾，浊者为坤，人在中间相混。"（《西厢记·第十九出·郑恒求配》）人身阴阳，通乎天地，然不可逾越纯阴纯阳而离乎其道，止可游移两极之间而成其用焉，故三阴三阳乃其运作之常道，人体主行六经之说盖本于此。

人之血气应乎阴阳概分二仪：阳也，太阳（三阳）、阳明（二阳）、少阳（一阳），是阳中之阴阳；阴也，太阴（三阴）、少阴（二阴）、厥阴（一阴），是阴中之阴阳。三阴三阳之变，各显天地六气之性，交互演绎，精彩纷呈，一若天之气运。阴阳之中，复有阴阳，刚柔之中，复有刚柔，其对待之体，消息之机，交感之妙，错综之义，昭乎赅备。医惟明于此，则人之性理神机，形情病治，皆可因之以得其纲领，会通其变化之繁复矣。是以不知三阴三阳，焉能识乎医！

二、三体成道

老子曰："道生一，一生二，二生三，三生万物。万物负阴而抱阳，冲气以为和。"（《道德经·第四十二章》）唐·张守节云："天地既分，二仪已质，万物之形成于天地之间，神在其中。"（《史记正义》卷二十五《律书第三》）静而聚者为阴为精；动而行者为阳为气，精气之间，甚赖元神真意主持其际，是为"混元"，所谓"二生三"也。若无此真意主之，则阴阳散乱，无由生人而成道。北宋·张伯端云："道自虚无生一气，便从一气产阴阳；阴阳再合成三体，三体重生万物张。"（《悟真篇》卷上《绝句六十四首》）阴阳是二，阴中有阳，阳中有阴，然有无相制，则一生焉，是一也，主持之元神，一入于二，则成三体。三体自运，负阴抱阳，起承转合，演进顺作，万象由生，是为冲气以和。

西汉·董仲舒云："三画者，天、地与人也，而连其中者，通其道也。"（《春秋繁露》卷十一《王道通三》）是以三者，成数也。仅二隅对立，不成体统，惟三位一体，方可建其基，定其势，而成其化焉。八卦之体，各具三爻，诚为道为易之大妙耳。以大道言，天地人为三；以八卦言，阳乾卦、中六卦、阴坤卦统为三；以中六卦言：兑（☱）、离（☲）、巽（☴）为三阳卦体；震（☳）、坎（☵）、艮（☶）为三阴卦体，均各成三之道。

三既为道体，则无处不在，人体亦如之。体构：表、半表半里、里；脏腑：上中下三焦；气血：宗气、中气、冲气；脉象：寸关尺三部，浮中沉三候；经络：手足各三阳、三阴；奇经：任、督、冲三脉，阳维、阴维、带脉三维。以成三之体，阴阳相随，气血流行，变动其间，而达道之用耳。

三、一六生成

表1　一六生成表

生数					成数				
天	地	天	地	天	地	天	地	天	地
一	二	三	四	五	六	七	八	九	十
水	火	木	金	土	水	火	木	金	土

天一生水，地六成之。何谓也？《易传·系辞》曰："天一地二，天三地四，天五地六，天七地八，天九地十。"《河图》曰："天一生水，地六成之；地二生火，天七成之；天三生木，地八成之；地四生金，天九成之；天五生土，地十成之。"综其数十，分为二五，即二五之精。二者，天地阴阳也，五者，水、火、木、金、土五行也。一三五七九，奇数阳数为天；二四六八十，偶数阴数为地。一二三四五、六七八九十分别为水火木金土之生数、成数，如一为水之生数，六为水之成数。生、成间隔均为五，此五者，五行相生之循环也，即水生木、木生火、火生土、土生金、金生水。生时尚弱，不成气候，惟历五行顺序相生之滋养，才可成其大方。故万物皆有生数，当生之时方能生；万物皆有成数，能成之时方能成。

表2　六气六经脏腑对应表

初之气	二之气	三之气	四之气	五之气	终之气
风木	君火	相火	湿土	燥金	寒水
厥阴	少阴	少阳	太阴	阳明	太阳
肝、心包	心、肾	三焦、胆	肺、脾	大肠、胃	小肠、膀胱

天一者，太一也，北极之别名，北极生水，万物始于水而成于水。是以六者，成数也，由二倍三体合成。天地之道，以六为节，三才而两，是为六爻。凡卦有六爻，上卦象天，下卦象地，中象天枢之界。八八六十四卦，各由六爻生成，其理在焉。故天有六气（初之气、二之气、三之气、四之气、五之气、终之气）、六化（风寒暑湿燥火），地有六变（寒水、相火、燥金、湿土、君火、风木），人有六脏六腑，以合手足六经，邪有六淫，皆基于三、成于六之象耳。

注：六壬，上古天文星象占术，以天道对应人道，以时空运转之理推算人事。俗谚云："学会大六壬，来人不用问"，素有"人事王"之美誉。此亦六之成数推及人体所用之一例。

表3　五行天干脏腑阴阳对应表

木		火		土		金		水	
阳腑	阴脏	阳腑	阴脏	阳腑	阴脏	阳腑	阴脏	阳腑	阴脏
甲	乙	丙	丁	戊	己	庚	辛	壬	癸
胆	肝	小肠	心	胃	脾	大肠	肺	膀胱	肾

阳道五，二五为十，以成天干，甲乙丙丁戊己庚辛壬癸；阴道六，二六十二，以成地支，子丑寅卯辰巳午未申酉戌亥。一年三百六十五又四分之一天，以阳数五约之，则有余，故阳道常实；以阴数六约之，则不足，故阴道常虚。老子曰："人法地，地法天，天法道，道法自然。"（《道德经·第二十五章》）人依地而立，常随阴道而合地支居多，故人有十二脏腑、十二经脉、十二肢节。知乎此，则营卫之周流，经络之表里，象在其中矣，总不出三、六之成数焉。因之不悟三之道，无由通医之理！

四、六经概要

《素问·天元纪大论篇》曰："厥阴之上，风气主之；少阴之上，热气主之；太阴之上，湿气主之；少阳之上，相火主之；阳明之上，燥气主之；太阳之上，寒气主之。所谓本也，是谓六元。"五行（火二）与六气相配，分属三阴三阳，即厥阴风木、少阴君火、太阴湿土、少阳相火、阳明燥金、太阳寒水，是为六元。风寒暑湿燥火，天之六气，为本而在上，人身之三阴三阳，为标而上奉，合天地之阴阳，表里升降，内外传变，无有穷尽，所谓天有此六气，人亦有此六气也。是以六经之原理，在乎"承"与"应"，承者，承天之气运也，应者，应气运而动也。六经之在人身，犹六合之在天地，无所不赅，绝非"经络"所可涵之者矣。其要有四：

【经气之经】各经之用，在于分行六气之功，如太阳经气为寒水，则寒水之用，若固皮毛、宣卫阳、行水气，畅小溲等，尽显能于太阳经。依例可知，少阳行相火经气，阳明行燥金经气，太阴行湿土经气，少阴行君火经气，厥阴行风木经气。引申而言，各经所属之脏腑，如太阳属膀胱、小肠；少阳属胆、三焦；阳明属胃、大肠；太阴属脾、肺；少阴属心、肾；厥阴属肝、心包，亦为经气作功使力之据点，惟其掌控运筹为要，兼络旁联之功不可忽没而已。

【经界之经】六气之用，必有分工，斯为分部，以各司其职，即清代·柯琴云："仲景之六经，是分六区地面。"（《伤寒论翼》卷上《六经正义》）所谓六经经界，即六经分行本经经气之疆域耳，有专司，有共管。以躯体内外言，太阳属表，少阳属半表半里，其余四经皆司里。以脏腑上下言，北宋·成无己云："六经以太阳阳明为表，少阳太阴为在半表半里，少阴厥阴为在里。"（《伤寒明理论》卷中《自利》）六经按阴阳二分，三阳经太阳为表，少阳为中，阳明为里；三阴经太阴为表，少阴为中，厥阴为里。即表中有表里，里中亦有表里。所谓表里者，相对而言，由六经经气运作之浅深而定夺。三阳经重在卫与气，三阴经重在营与血，由此卫气营血各归所主。六经辨证涵盖卫气营血辨证，根源于此。

【经脉之经】《素问·调经论篇》曰："五脏之道，皆出于经隧，以行血气。"经脉者，经气贯通内外上下之隧道也。经脉内生于五脏而外合于经络，本于六气又为之运行贯联，是以经脉者，五脏应六气之载体耳。十二正经分领手足，以三阴三阳统为六经，各经手足相贯，外有分据，内属脏腑，表里联属，以成某一经气之专营分部焉。六经相连，若环无端，共建整体经气消长升降之架构。由此连属，六经之分界部属明晰：太阳分部于背，阳明分部于胸胃，少阳分部于胸胁，太阴分部于上腹，少阴分部于脐下，厥阴分部于季胁、少腹。四肢分部，由手足三阴三阳经所循之位而定。经络之经，仅是六经道路，隶属于六经地面矣。

【经时之经】

表4　地支六经时月相对应表

地支	子	丑	寅	卯	辰	巳	午	未	申	酉	戌	亥
六经	少阴	太阴	少阳	阳明	太阳	厥阴	少阴	太阴	少阳	阳明	太阳	厥阴
时相	23–1	1–3	3–5	5–7	7–9	9–11	11–13	13–15	15–17	17–19	19–21	21–23
月相	11月	12月	1月	2月	3月	4月	5月	6月	7月	8月	9月	10月

表5　天干五行对应表

天干	甲	乙	丙	丁	戊	己	庚	辛	壬	癸
五行	土	金	水	木	火	土	金	水	木	火

《素问·五运行大论篇》曰："土主甲己，金主乙庚，水主丙辛，木主丁壬，火主戊癸。子午之上，少阴主之；丑未之上，太阴主之；寅申之上，少阳主之；卯酉之上，阳明主之；辰戌之上，太阳主之；巳亥之上，厥阴主之。"天干常论年相主旺气，地支常言时月主旺气。一年分六气，六气配六经，一岁之气机，可以六日括之，六日之气机，又可以一日尽之，生生化化，循环不已。六气之运，以时相为基，故六经经气之消长，若潮汐之起落，亦合天之时相耳。盖阴阳分布六经，六经各有主气，主气各有主时矣。故《素问·天元纪大论篇》曰："六期而环会，动静相召，上下相临，阴阳相错，而变由生也。"子时午时，少阴主君火之气；丑时未时，太阴主湿土之气；寅时申时，少阳主相火之气；卯时酉时，阳明主燥金之气；辰时戌时，太阳主寒水之气；巳时亥时，厥阴主风木之气，此一日六经主气之时焉。以此可推及一月、一季、一年，以至更长时段之主气耳。仲景六经病解时，即肇源于此。

五、标本从化

六经皆有标本。本气者，天之六气也，分阴阳：风、火、暑属阳；寒、燥、湿属阴。人以六经奉应六气，亦分阴阳：三阴三阳，是为标气。是以六经标本之阴阳对应属性颇有差异：太阳本气寒水属阴，标气为阳；少阴本气君火属阳，标气为阴，故太阳、少阴标本相反。太阴经本气湿土属阴，标气亦阴；少阳本气相火属阳，标气亦阳，故太阴、少阳标本相同。阳明本气燥金属阴，标气则阳；厥阴本气风木属阳，标气则阴，故阳明、厥阴标本相异。明晰六经标本之阴阳属性，乃识其逆从司化之键钥焉，斯为重中之重。

六经又各具中气，《素问·六微旨大论篇》曰："少阳之上，火气治之，中见厥阴；阳明之上，燥气治之，中见太阴；太阳之上，寒气治之，中见少阴；厥阴之上，风气治之，中见少阳；少阴之上，热气治之，中见太阳；太阴之上，湿气治之，中见阳明。所谓本也，本之下，中之见也，见之下，气之标也，本标不同，气应异象。"标本定上下，中气相连属，表里联络使然。是以少阳相火之中气为厥阴风木，阳明燥金之中气为太阴湿土，太阳寒水之中气为少阴君火，厥阴风木之中气为少阳相火，少阴君火之中气为太阳寒水，太阴湿土之中气为阳明燥金。由表及里，由里及表，互为中气，以其相为根据，故其气互通也。清代·张琦云："燥气合于湿，寒气合于热，风气合于火，热气合于寒，火气合于风，湿气合于燥，以其未见，则谓之中。阴阳生化承制之义，悉在乎此。"(《素问释义》卷七《六微旨大论》)本气者，经气之根柢也；标气者，人体之应象也；中气者，运化之趋向也。老子曰："反者，道之动；弱者，道之用。"(《道德经·四十章》)于斯见道。标气、本气、中气各具其性，六经之气相关演化则各显其象，此六气运化之常律焉。

六气标本运化各异，所从不同，气有从本者，有从标本者，有不从标本者也。《素问·至真要大论篇》曰："少阳太阴从本，少阴太阳从本从标，阳明厥阴不从标本，从乎中也。故从本者化生于本，从标本者有标本之化，从中者以中气为化也。"少阳、太阴标本同，故二经运化常从本气，即少阳从火、太阴从湿。少阴、太阳标本反，故二经运化常两从，即少阴、太阳经均或从寒或从热。阳明、厥阴标本异，故二经运化常不从标本而从乎中气，即阳明从湿、厥阴从火。化，谓气化之元主也，从本从标从中，皆以其为气化主之用也。

六经各有其所制，是谓承气。《素问·六微旨大论篇》曰："相火之下，水气承之；水位之下，土气承之；土位之下，风气承之；风位之下，金气承之；金位之下，火气承之；君火之下，阴精承之。"有生必有尅，有行必有制。承气者，五行相尅之道也。《经》曰：亢则害，承乃制，制则生化。六气其行以相克为次者，相克而相济，所为制化也，无制则无化。天下无常胜之理，亦无常屈之理。故凡有偏盛，则必有偏衰，所以亢而过甚，则害乎所胜，而承其下者，必从而制之。此天地自然之妙，真有莫之使然而不得不然者。

表6 六经标本中气从化承气对应表

	本气属性		标气属性	标本对应	中气属性		运化所从	五行承气
太阳	寒水	阴	阳	相反	君火	阳	寒热	湿土
少阴	君火	阳	阴		寒水	阴	寒热	阴精
太阴	湿土	阴	阴	相同	燥金	阴	湿	风木
少阳	相火	阳	阳		风木	阳	火	寒水
阳明	燥金	阴	阳	相异	湿土	阴	湿	相火
厥阴	风木	阳	阴		相火	阳	火	燥金

标本承化之理，六经运行之大道焉，不明斯道，何以言天言地，何以明常明病？治病者，必求其本，本于此矣。人秉天地阴阳五运六气而成此形，此身中亦有五运六气，应天道环转不息。若感天之客气，则为客邪所逆而成病矣。若喜怒暴发，志意不

调，饮食失节，居处失宜，则此身中之气运厥逆而为病矣。故病客气者，自外而内，病同气者，自内而外，有标本外内之出入，有邪正虚实之后先。是以《素问·标本病传论篇》曰："夫阴阳逆从，标本之为道也。小而大，言一而知百病之害；少而多，浅而博，可以言一而知百也。"

六、正化对化

表7 六经正化对化对应表

对化（虚）（标气）（成化）						正化（实）（本气）（初生）					
子	丑	申	卯	辰	巳	午	未	寅	酉	戌	亥
少阴	太阴	少阳	阳明	太阳	厥阴	少阴	太阴	少阳	阳明	太阳	厥阴

六气之化运，统一岁司化之气也，有主化对化之异，分属虚实。北宋·林亿云："详午未寅酉戌亥之岁为正化，正司化令之实；子丑申卯辰巳之岁为对化，对司化令之虚，此其大法也。"（《重广补注黄帝内经素问》卷十九《天元纪大论》注）正化者，主司也，正当其主令时位而行主气所化，唐·王冰云："正化日无他令，即本化依时也。"（《素问六气玄珠密语》卷二《运符天地纪篇》）对化者，对位冲化也，相对正化而言。正化对化之要，在于生与成及本与标，以此确立主气之实与虚。又云："生成正化，以何明之？从其本而生，从其标而成也。以何为标？以何为本也？正化为本，对化为标。"（《素问六气玄珠密语》卷三《天元定化纪篇》）六气均有标本，本是初生之气，标为成化之气。初生时为正化，令之实，主本气有余也；成化时为对化，令之虚，主本气不足也。如太阳本气为寒，而标气是热。戌时本气初生、标气尚弱，即太阳正化之时，水寒之气盛而实；辰时本气渐弱、标气司化，即太阳对化之时，水寒之气弱而虚。有生有成，方圆司化之功。生时虽本气盛，而成时方行主气之道耳。如戌时主太阳寒水之藏，惟辰时达太阳寒水之运焉，其要深涵阴阳寒热之易理耳。

七、天人阴阳

《素问·阴阳离合论篇》曰："三阳之离合也，太阳为开，阳明为阖，少阳为枢。……三阴之离合也，太阴为开，厥阴为阖，少阴为枢。"人立天地间，天地之气离合于人体。离，阴阳各有其经也；合，表里同归一气也。应象者，阴阳之征乎外也；离合者，阴阳之本乎内也。离则有三，合则为一。阴阳之气行于里，阴阳之形立于表，表里形气，互相资益，而为阴阳离合之相成也。

太阳经所循，为人体最上最外，天阳照临人体，必由肤表而入，是为人体阳气之大源，太阳经仰而承之，所谓"腠理毫毛其应"（《灵枢·本脏》）。阳气在表，居六经之盛，故称巨阳，是以"太阳主开"。"少阳之阳，名曰枢持。"（《素问·皮部论篇》）少阳居三阳之间，如枢之运，而握其出入之机。天阳入于太阳，必待少阳与之参和分布。运枢者，开合和调而不凝滞。少阳内主膜原，外主腠理，阳气之转输，上下内外出入，皆从其往来耳。"两阳合于前，故曰阳明"。（《灵枢·阴阳系日月》）三阳之阳，惟阳明为盛，故曰"合明"，阳气旺极而气阖也。两阳合于前者，以少、太二阳之火并合而共盛于身前。太阳之天阳，因少阳转输汇聚于此；少阳之人阳，承厥阴之嫩阳而壮成相火，亦集合于此，斯成其"阖"也。

饮食精气，上输于脾，脾气散精，上归于肺，手太阴主布散，足太阴主营运，是以太阴司阴精之周流，津液之四达，敷布阴精，其气不藏，故曰太阴为开。"厥阴何也？……两阴交尽也。"（《素问·至真要大论篇》）厥阴，阴之极盛。足厥阴肝经，主藏下焦阴液，血下潜而精不泄；手厥阴心包，主藏上焦阴液，血内敛而火不作，故曰厥阴为阖也。少阴为枢者，手少阴心内合包络，下生脾土，足少阴肾上济肺金，下生肝木，蓄水藏火，独兼二气，为太阴、厥阴之转枢。有枢而两阴始不迫促，能合而致一阴之用也。

非枢则无所立，非阖则无所入，非开则无所出，诚离之不能无合也，此三阳三阴经之所以不得相失也。三阳之开阖枢，合为一阳，阳所以能倡；三阴之开阖枢，合为一阴，阴所以能和，阴阳离合之际，实有相成之妙。斯为天阳说之大要。清代·罗美云："一身之气，经络之会，四时之应，脏腑之用，皆有神以为之转，如天行之健，地气之生，环不失次，而机之出入乃无或废，故曰神转不回也。"（《内经博议》卷二《脉法部》）

人阳系则与天阳系有别，自有其道。人体元阳又名真阳，藏之于肾，根于先天而充于后天，是为君火，亦即《素问·阴阳应象大论篇》所云"少火之气壮"之少火耳。少火之生，一由命门元机之点触，一由督脉承天阳所激发。其布施演进，循道有二。

一者，依五行相生之理，少阴所藏之真阳乃火种，须顺传厥阴肝始发为初阳，再传之少阴心，之太阴脾，之太阴肺，续归少阴肾，以成循环，此五脏内化，皆由母子关联矣。其中厥阴之生发，别具要素。厥阴为重阴，重阴必阳，阳气始生，通于春气。肾肝为阴，阴中生阳，下行极而上。肝子承肾母之动气，升发而化火，此火即名相火。心包亦属厥阴，受命于心君之火，同行相权。惟肝之相火，毕竟少嫩，须内接心之君火，外承天之阳热，方始壮大。其中键钥，皆在少阳。少阳由外转输太阳所承之天阳，在内顺承厥阴上传之人阳，相火因之壮盛，汇聚于胆经，通行于三焦，而成阳热敷布之用。

是以，君火有二，肾之元阳及心君之火，然肇基总在于肾，道家称丹田为"真君"，良有以也。相火亦有二，其源在厥阴，始于肝与心包，成于胆与三焦，惟始作不离乎肝。后贤诸家，谬称相火在肾，倒置南北，淆位君臣，且生理病机混言，斯有"相火妄动""龙雷之火"诸说。龙雷之火乃失位之君火相火，非生理之火，乃《黄帝内经》所谓食气、散气之"壮火"。

二者，冲气整饬冲、任、督三经脉气为一体。命门元阳之气由冲脉融会任督，沟通前后，调谐阴阳，巡养三焦，温通脏腑，所谓"上下灌注，气乃流通，如水之流，如日月之行而不休。阴营其藏，阳固其府，源流泄泄，满而不溢，冲而不盈。"（《子华子》卷下《大道》）斯三体，构筑而成人阳系统之又一统合运作分部耳。

三焦者，阴阳气血运行之道路，其引领之活气，盖阳气耳。相火仗少阳之敷布，循三焦由上而下，元阳依冲气之温养，沿三焦由下而上，上下君火，上下相火因此沟通汇合，以成循环。故三焦既属之于心胆，又属之于肾命。道家所谓周天说，盖基于此。

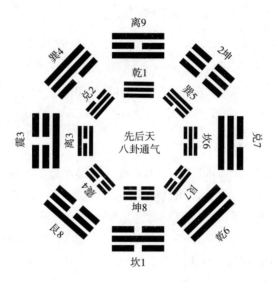

图2　先后天八卦图

人体胎元初成至十月满足，因九窍未开，命蒂合辟之气由脐带通连母体之呼吸，以纳天地之气，而成羲圣行先天八卦之象，乾南坤北，斯为天阳系所主。甫破胞而出，九窍俱开，脐门即闭，遂以口鼻呼吸以贯天地之气，转为文王后天八卦之象，乾变离而象心，坤变坎而象肾，斯为人阳系所主。天阳人阳合为一统，相因相果，相辅相成，成就生人阴阳气运之大道耳。

由此观之，六经之说，上合天道，下合人体，无所不包，无所不合。不知六经，何以明天人合一之理，何以知人体阴阳气血生化收藏之机要？仲景六经，发挥岐黄之论，大成于伤寒之解，可成万世法律耳。清代·柯琴云："仲景约法，能合百病，兼该于六经，而不能逃六经之外，只在六经上求根本，不在诸病名目上寻枝叶。"（《伤寒论翼》卷上《全论大法》）深明仲圣苦心孤诣、戛戛独造之旨。明六经地形，始得握百病之枢机；详六经来路，乃可操疗疾之规矩。是以六经辨证洵为集大成者，囊括阴阳五行、脏腑经络、表里虚实、寒热时相、气血营卫，乃辨机识病之最高境界，欲成大医，舍此别无他途！

第二章　太阳辨证原理及临证指要

第一节　太阳生理

一、太阳寒水

欲明"寒水"之理，先识此自然生态：地气絪缊升腾，渐高遇冷，聚而成云，阳气潜运，驱云成雨，复降大地；冰川巍峨坚实，不胜高寒，阳光照临，积雪消融，汇成涓流，循谷而下。天气下降，气流于地；地气上升，气腾于天；天水下降，水复归地，水天一气，地天交泰，此阴阳顺运之大道耳。《素问·六微旨大论篇》曰："太阳之上，寒气治之，中见少阴；少阴之上，热气治之，中见太阳。"寒水象坎（☵）司于子，一阳生之位，气本寒而当阳生之初，故标本异而属太阳也。天地高下，气有温凉，高者气寒，下者气热。火热主出行，气行则下凉；寒水主潜藏，气闭则下温。故天气热，地气升腾而散，由疏泄则地中寒也；天气寒，地气凝冻而塞，因怫郁而地中暖也。太阳本气为寒者，在其位高耸在上；标气为火者，在其位低卑在下。在上居北坎位（☵），在下居南离位（☲）。水性下沉，在下之水，因离火之温煦而上举外达，两阳夹一阴耳；水至高位，遇寒而聚，由坎水之运通而下渗内润，两阴挟一阳耳，斯乃成就水液上下内外之流布灌输，实为太阳寒水之大功矣。是以太阳乃水火合作，寒热分理，周流不息而归于一统矣。

人应天机，运理如之。寒者，太阳水气之所化，在天为寒，在地为水，在人为膀胱。盖太阳寒水之气，与少阴君火之气，相济为用，共成水液之运，诚合坎离之道焉。太阳膀胱之水受少阴肾中真火之温煦，气化而升举至肤表高位，承天阳之布遣，运行于皮毛筋脉，出入于胸膈脐腹，下潜于五脏耳。小肠亦同，经脉属太阳，五行隶丙火，与心相表里。小肠者，受盛之官，接纳水谷之精微焉。心君分其火气与之，方得温导水谷之精华以上养下渗也。清代·陈士铎云："小肠之火欲通膀胱，必得肾中真水之气以相引，而后心肾会而水火济，可渗入亦可传出也。"（《外经微言》卷四《小肠火篇》）故小肠之泌别清浊，与少阴水火紧切关联耳。然小肠乃心之表，心者阳脏，故小肠本气从火；膀胱为肾之表，肾者阴脏，故膀胱本气是寒，又合足经而行全身，故足太阳膀胱经成为寒水主司也。

太阳寒温并体之另一义，在于手足太阳本经焉。太阳寒水主令，足太阳膀胱，水也，手太阳小肠，火也，火水异气，寒水统之，缘水位于下而生于上。小肠离火，膀胱坎水。离中之阴，水之根也，离阴潜降，下交坎位，化而为水；水降于火，火化为水，热从寒化，故太阳之气，水火并统，独以寒水名也。水以蛰藏为性，火秘于内，水敛于外，故人体里气常温，而表气常清也。

太阳经脉，主外主上，在上合天之阳火，在下合体之阴水。《灵枢·经水》篇曰："足太阳外合清水，内属于膀胱，而通水道焉。…手太阳外合于淮水，内属于小肠，而水道出焉。"太阳承接天体阳热，内助少阴君火、少阳相火，循经络由上而下，由表及里，遍及三焦脏腑、肌肤百骸，温运阴精，滋养百脉，生发诸能。清代·黄玉璐云："三焦之火，随太阳寒水下行，秘于癸水而不泄者，寒水蛰藏之力也。"（《素灵微蕴》卷三《飧泄解》）阴液流转，由下而上，由里及表，寒气渐生，水气凝聚，因循下流，如此转注，一如天气。是以太阳经本气为寒，标气为热，不可分离，凡周身水液之循环布散，一赖其力耳。

二、太阳主卫

一阳生于癸水，为生气之根。气既生成，随太阳经脉布护于外，是为卫气，所谓"卫出下焦"也。《灵枢·卫气行》曰："卫气之行，一日一夜五十周于身，昼日行于阳二十五周，夜行于阴二十五周，周于五脏。是平旦阴尽，阳气出于目，目张则气上行于头，循项下足太阳，循背下至小趾之端。其散者，别于目锐眦，下手太阳，下至手小指之间外侧。……下行阴分，复合于目，故为一周。"卫气始终主运于足太阳，故太阳为卫气领袖。太阳经气之环绕出入部署，与卫气相合，是以"太阳主表"与"卫行脉外"，其义一揆。太阳经气运行于通体之肤表，主周身毛窍而环绕于外；入内则归中土，常从胸膈以出入；又上行头项，抵腰脊，循尾闾，下入膀胱，散胞中。卫气之行于脉外，充遍周身，温分肉，肥腠理，司开阖，一如太阳之通体运行而周济内外矣。二者实共体为用耳。

《素问·平人气象论篇》曰："脏真高于肺，以行荣卫阴阳也。"脏真者，真脏所存之神也，即是宗气。《内经》言宗气，常营卫并称，以见诸气皆借此气所统宗也。宗气者，气之宗主，抟于胸中，混混沌沌，莫见端倪，此其体焉。及其所用，肺得之而为呼，肾得之而为吸，营得之而营于脉中，卫得之而卫于脉外。胸中，即膻中，膻中之分，父母居之，气之海也，宗气之宅。宗气与营卫之关联，明代·马莳之解最明："宗气者，大气也，犹天地之有太极也。卫气者，阳气也，犹太极之动而生阳也。营气者，阴气也，犹太极之静而生阴也。天地间惟气以为升降，而水则从气者也。"（《黄帝内经素问注证发微》卷九《疏五过论》）营气卫气，无非统于宗气，宗气盛则营卫和，宗气衰则营卫乖。宗气之聚，以成其一，故称太极，一分二厢，其浊气为阳，名称曰卫，清气为阴，名称曰营，二者统宗，而成三体，斯成其用耳，此"宗气"之正义焉。

卫气与营气汇聚于膻中气海，共成宗气，出于喉咙，以贯心脉，而行呼吸焉。太阳主卫，气为卫，肺主气，肺卫合能焉。卫气乃宗气之一部，上交于肺，主司呼吸，五脏六腑，以息相吹，止此一气耳。肺主皮毛，毛脉合精，行气于府，府精神明，留于四脏，是以太阳行卫，助肺以司皮腠之开合耳。

太阳主天，司六气之在外表；太阴主地，主五运之在内里。清代·严复云："大宇之内，质力相推，非质无以见力，非力无以呈质。凡力皆乾也，凡质皆坤也。"（《译〈天演论〉自叙》）太阳主卫，阳气之根基，太阳之气主天表也，为诸阳主气，万物生长皆赖于阳，无阳则无所谓营卫耳。《素问·调经论篇》曰："阳受气于上焦，以温皮肤分肉之间。"此卫阳受之于天阳也。清代·张琦云："太阳之气周于一身，赖肾中阳气为之游行。"（《素问释义》卷四《逆调论》）此卫阳受之于人阳也。两阳相合，共成卫气，是总主身体气运之推力焉。

三、太阳司开

主开者，辟户牖以奉天阳之入耳。太阳者，受阳之始也。《灵枢·本脏》曰："卫气者，所以温分肉，充皮肤，肥腠理，司开阖者也。"斯亦太阳之功耳。人皮应天，阳气自天照临，必由皮毛，太阳主一身之表，乃承天之大器。太阳司外，天阳普照，人阳升腾，护卫肌表，温而不炽，惟职如斯，方可煦暖腠理而展布阴精。太阳如天，光明清湛，清湛则诸毒可解，光明则蛊疰自除矣。

主开者，启开机以布阳气之用耳。是受之阳而又分其阳也，万物发陈、蕃秀，静敛、密藏，皆赖其节制矣。皮肤乃太阳外界，有气门以司呼吸，有玄府以司泌汗。膀胱为化气之府，主卫气外行皮毛；小肠为纳精之府，司津液内营五藏，皆化汗之源系焉。人体冬温夏清，太阳寒水之为用也，其调节之本，内根于丙火小肠、壬水膀胱，复得之太阳之里少阴君火之助耳，皮腠仅其外合器具而已。太阳本寒标热，中气君火，气化所从标本两向，寒温异象，故调适水火，俾体得恒温，乃太阳经气运化之本职耳。

主开者，输水液以供润养之资耳。人之所汗，皆生于谷，谷生于精。《灵枢·决气》曰："腠理发泄，汗出溱溱，是谓津。谷入气满，淖泽注于骨，骨属屈伸，泄泽补益脑髓，皮肤润泽，是谓液。"水气之宣发气化，由卫气之升腾而上，张合毛窍，滋养皮腠，荣泽毚发；津液之肃降渗灌，因卫气之展疏沉潜，开通三焦，柔涵脏腑，归聚膀胱。是职焉，虽关联肺脾肾三脏之能，总以开水上之源为最要，故与肺脏诚一体为用矣。太阳太阴皆主开，太阳为阳之始，太阴乃阴之始，肺脏兼负二经之责，承疏理水谷精微之大任，三焦之流畅，营卫之和调，舍此无由也。

主开者，出城防以御外寇之犯耳。天气清净，明德惟藏，故天之默运于上也。天以日光明，人以阳为卫，皆生气通天，与天无间也。阳气如天运于上，枢机无一息之停，昼夜五十度运行于身，能卫外为固。若一息不运，则机械穷而卫气索矣，安望其通天而生也？所谓"阳因而上，卫外者也"。（《素问·生气通天论篇》）太阳经气之卫外，正以其振阳战邪于表焉，若"因于寒，欲如运枢，起居如惊，神气乃浮"之类是也。诸阳得布护于身中，各归其部无有扰乱者，全借卫外之阳为之捍御。即便敌寇来扰，亦可御之于外，不至唐突内干脏腑矣。

四、阴守阳固

《素问·生气通天论篇》又曰："阴者，藏精而起亟也；阳者，卫外而为固也。"人体三气，宗气、中气、冲气，皆阴阳合体，而阳为领袖，故有三阳。心肺之阳，所以通治节行血脉而养皮毛，卫外而为固；脾胃之阳，所以温中焦运水谷而养肌肉，守中而为资；肝肾之阳，所以滋下元暖胞宫而填骨髓，固精而为强。《难经·二十二难》曰："气主煦之，血主濡之。气留而不行者，为气先病也；血壅而不濡者，为血后病也。故先为是动，后所生病也。"阴阳互用不可须臾之离也。故阴恒附乎阳，血常随于气，苟无是气，则血不能自动，无以濡润乎一身；苟无是血，则气无所羁束，不能卫外而为固矣。此阴阳气血互为其根，而神机为之不息耳。是以卫气之固，虽重在上焦，不拘于上焦也，而三焦者，卫气之道路也。清代·周学海云："阳者，卫外而为固也，其原出于三焦。三焦者，阳气之都会也。郁结阻遏，不能条畅以卫外故也。"（《脉义简摩》卷四《郭元峰二十八脉集说》）

盖阳者，卫气也，太阳所统；阴者，营气也，太阴所统，两相资助，营卫可谐。故阳无阴则亡，阴无阳则脱。阴主藏精于内，阴中之气，乃常亟起，以应乎外。皮肤在外，而在内之血液，必发散通达，方为毛为汗；口鼻在上，而在下之水津，必宣畅通透，方为气为液；阴窍在下，而在内之精血，必舒顺条达，为经为精；此即起亟应阳之一端也，皆卫阳之所为焉。傅会致使，会之使至也。从下者上，指下趋之水，借火力而上举。从内者外，指外卫之精，借火力而俵散。内之合外，下之从上，中阳之枢运乎？

"亟"与"极"通，太极之动而生阳也。起亟者，阳乃阴之卫也，阳能卫于外，阴乃固于中。譬之胞胎，元阳充旺，则胎体稳固，发育完备；譬之情感，心胸阳光，则气定神闲，寐食俱安，皆可见阴阳交互之理焉。谨守其气，无使倾移，其形乃彰，静以待时，生气以长。得守者生，失守者死。古圣之喻，不亦宜乎？

五、泌别清浊

《素问·灵兰秘典论篇》曰："小肠者，受盛之官，化物出焉。"化者，分清泌浊也。小肠上接幽门，下通阑门，受盛胃府腐熟之水谷，化生精微散之于脾，其糟粕降趋大肠以出，水饮下渗膀胱为液耳，故经云其"主液"焉。小肠赞助中焦之生化，俾精气输布周身；燮理水液之分流，使清浊各归其道，是乃分清泌浊之常理也。

《经》曰："膀胱者，州都之官，津液藏焉，气化则能出矣。"膀胱居位最低，水必就下，三焦水液所归，汇聚于此。既作都会，必周流聚散，入者为水，化者由气，有化而入，有化而出，清者升举为液，循展全身，浊者下流为溲，排泄体外，是亦分清泌浊之机焉。

夫膀胱水府，专司渗泄；小肠水道，专主通流，二者皆腑，主营泄浊，然升清之功，绝不可忽，所职所司，金太阳经气之功力矣。小肠者，丙火也，挟心君丁火之热；膀胱者，壬水也，籍肾君癸水之阳，两君火相合，共成手足太阳化气行水之源力焉。丙火生土，故小肠功力主于中焦；壬水生木，则膀胱能量重在下焦。

丙壬之化，根在下元。明代·张景岳云："气化之原，居丹田之间，是名下气海，天一元气，化生于此。元气足则运化有常，水道自利，所以气为水母。"（《类经》卷三《藏象类》）卫气发端于此，亦太阳经气之一源焉。所谓津液者，水火合化而阴阳互为其根者也。坎离之道，在乎其中，清代·黄玉璐之解颇清："水根在离，故丙火下降，而化壬水，火根在坎，故癸水上升，而化丁火。癸水化火，阴升而化阳也，是以丁癸同经而手少阴以君火主令；丙火化水，阳降而化阴也，是以壬丙共气而足太阳以寒水司权。"（《长沙药解》卷四《附子》）阴阳交济，水火互根，此气化之在要也。丙壬顺势，滴滴归源，雾露洒陈，津液流布，下趋溪壑，川渎注泻，故下不虚空而上不壅满，泌别清浊之功斯成焉。

六、太阳司水

太阳主司水之权者，乃统领水液之升降出入，共成其输布滋养，新陈代谢耳。

仲景曰："阳动则汗出。"（《伤寒论·辨脉平脉法》）阳气宣发则阴液升腾，卫气泄而腠理开则汗出。盖太阳之底面为少阴，少阴是本而太阳为标。诸水皆本于肾，卫出下焦，君火加之于寒水，是为汗液之源。又心主血，汗者血之余，故汗为心液，心之君火温通血脉，外展于皮腠，亦成润肤泽毛之功。若言汗，太阳、少阴两经皆不可忽焉。

太阳之经，在皮毛之部，营卫者，皆关皮毛之所统辖。肺卫相合，通于太阳，肺主皮毛，水液之外泄，借之于皮毛，必由肺气之宣发，亦即赖卫气之疏泄，肺卫一体，共成所谓"水上之源"也，为汗机要理之一。肺金肃降，亦仰借卫气潜运之力，宗气之下降，运通气血，水液随之而流布焉。

太阳司水，不独主升，尤善主降。阳气者，欲如运枢，升降之间，水气流布，水道舒顺。太阳膀胱者，州都之官，气化而出矣，而气化之键钥，在于三焦。《灵枢·本输》曰："少阳属肾，肾上连肺，故将两脏。三焦者，中渎之腑也，水道出焉，属膀胱，是孤之腑也。"盖水善蓄，火善泄，必得三焦之经，并太阳之正，入络膀胱，泄以相火之力，则州都冲决，水道出矣，故曰决渎之官。少阳经居半里，转枢太阳经气入里，布散于三焦，下合于肾。肾具水火，命门为相火之根，亦为三焦之根，命门之火上举于三焦，交于少阳相火，而成气化之合力，故合三焦者，相火所合也。少阳三焦，下连属于肾，上连属于肺，肾肺相悬，中又有脾，全赖少阳三焦之联属，自成一腑，极其广大。言其属膀胱者，是三焦下出之路，足见由肺至膀胱，从上而下，统归三焦也。

是以太阳司水，非独行为力，乃其因太阳经气统御卫气，上借心肺、中赖脾胃、下依肝肾，协调少阳相火，升降勾连，外展于皮毛腠理为汗，下渗于膀胱小肠为溲，以成水气通贯流布耳。

七、太阳经界

太阳经界与他经有异，乃其特质。清代张志聪云："太阳为诸阳主气，有通体、分部之不同。通体太阳如天，主周身皮肤毫毛肌表，一似天之环绕于地外；分部太阳如日，主头项脊背尾闾血室，一似日之旋转于躔度。"（《伤寒论集注》卷一《辨太阳病》）张氏所遗，尚有脏腑。所谓太阳经界，诚可三分：通体之太阳、经络之太阳、脏腑之太阳。

【形层太阳】卫气之行，行于脉外而充布周身，一如太阳之周遍运行而环绕于外。昼行阳二十五度，夜行阴二十五度，外行肌表，内入脏腑而为出入。肺气合太阳于皮毛，肺属燥金而主天，心气为阳中之太阳，心合君火而主日，故太阳天日之义明矣。

太阳主外，主皮毛也，即周身凡生毛发汗窍之处皆属太阳经界，除外爪甲、唇吻、眼球、阴窍。大凡毛发丛聚、汗孔密集之处，如巅顶、面部、腋下、手足心，皆太阳经气壮盛之地也。

【经络太阳】手太阳经脉，起于小指，循手臂阳面外侧，直上出肩解，绕肩胛，交肩上，入缺盆络心，循咽下膈抵胃属小肠；其支者，从缺盆循颈外上颊至目锐眦，却入耳中；又别颊上颐抵鼻，至目内眦，斜络于颧。足太阳经脉，起于目内眦，上额交巅；至耳上角；入络脑，还出下项，循肩髆内，挟脊抵腰中，络肾属膀胱；从腰中下挟脊，贯臀入腘中；其支者，从髆内左右，别下贯胛，挟脊内过髀枢，循髀外下腘中，下贯腨内，出外踝后至小趾外侧。

由此可知，手足太阳经脉所循之处，皆四体着地动物直受天阳照射之处，以顶、肩、背、腰、臀及四肢外侧最为要，颈面之两侧亦如此。

【脏腑太阳】经气之内行部分，重在心肺胸部，由其与卫气之聚发高度相关。至于肾、小肠、膀胱，居中下腹，已越本经地界，然为经气本营之宫，不可忽焉。最可重者为腰膂，足太阳经气由此出于背，经脉由此入属膀胱，联络小肠与肾，乃关塞之地。

八、太阳经时

"辰戌之上，太阳主之"。辰戌之岁，严肃峻整，惨溧凝坚，水寒之化。太阳之所以司于辰戌者，以太阳为水，水虽在子位，而与君火对化也。地支辰戌属土，然水行土中，而戌居西北，属水渐王之乡，故水归土用，正司于戌，对化于辰也。是以二时虽均主寒水，颇有差异，戌时寒气为正，寒多热少；辰时寒气已弱，寒中热显也。以年而论，凡戌年（犬年）为太阳正化年，寒气盛；辰年（龙年）为太阳对化年，寒气弱。以月而论，凡九月太阳正化月，寒气盛；三月为太阳对化月，寒气弱。以时而论，凡戌时（19至21时）太阳正化时，寒气盛；辰时（7至9时）为太阳对化时，寒气弱。

太阳时令亦有寒水主冬说，金·刘完素云："小雪日交六之气，太阳寒水为主，十一月、十二月之分，大寒凛冽也。"（《素问要旨论》卷二《五行司化篇》）此就天阳而论，于理亦通。戌辰之说乃即人阳应天而言，更合于气应之道。民谚云："草头青，草头枯，人易感，慎防护。"即出于斯理焉。

仲景曰："太阳病欲解时，从巳至未上。"（《伤寒论·辨太阳病》）凡病欲解之时，必从其经气之王。巳、午（9至13时）为阳中之阳，故太阳主之。至未（13至15时）上者，阳过其度也。人身阴阳，上合于天，天气至太阳之时，人身太阳之病得借其主气而解，诚天人感应之理，阳胜阴耳。此经时说实用之一耳。

九、太阳平脉

平脉者，常脉，非病脉。《素问·平人气象论篇》曰："太阳脉至，洪大以长。"洪者，势盛也；大者，形阔也；长者，位宽也，此阳气有余，主开之象也。太阳之气王于谷雨后六十日，是时阳气盛，且太阳寒水，终之气也，水有流衍之象，故脉来充大而悠长，皆气脉其应也。又《素问·经脉别论篇》曰："太阳脏何象？象三阳而浮也。"太阳又称三阳，阳行于表，太阳之脏脉，象阳盛之气而浮也。

浮盛而长大，《难经·七难》称之为"王脉"，戌辰之岁之月之日之时，太阳经气来旺，此为常脉焉。

第二节　太阳病理

一、六淫外感

太阳主外，六淫外犯，必伤体表，乖乱太阳经气，斯成太阳病。六气为病，阴阳各异，寒止居其一，而春夏秋风火湿热，不啻倍蓰，何以见总因受寒而起耶？仲圣亦未云太阳病即寒病专指，如："太阳病，发热而渴，不恶寒者，为温病。"（《伤寒论》6条）"太阳病，关节疼痛而烦，脉沉而细者，此名湿痹。"（《金匮要略·痉湿暍病脉证并治》）"太阳中热者，暍是也。"温、湿、暑病皆可隶之太阳。无论何邪，凡犯于太阳通体之表，邪位仍居太阳经界者，均可名之曰太阳病。故明代·程知云："凡风、寒、暑、湿、燥、热之伤，莫不始于太阳。故善治病者，治太阳而已，无余事矣。"（《医述》卷三《伤寒提钩》引）已越经界，名之为传；越而未离，名之为并；数经同病，名之为合。

"太阳之为病，脉浮，头项强痛而恶寒。"（《伤寒论》第1条）为太阳病总纲，亦是表证总纲，述其病证之泛具体象。

清代·张志聪云："太阳以寒为本，故无分已未发热，而必恶寒也。"(《伤寒论集注》卷一《辨太阳病》)六淫侵表，太阳经气必应之而争，卫表之气，即寒水之气，是以"有一分表证，即有一分恶寒"。或云恶寒乃邪气郁滞之征，然郁之与否，仅示恶寒之浅深多少，非指有无矣。寒、湿、燥之闭多，则恶寒重且延时长，尤以寒邪为甚；风、暑、火之闭少，则恶寒轻且延时短。阳邪开泄，寒气易散，故即便恶寒，或稍作即止。清代·曹家达云："太阳寒水，邪犯肌表，必阻塞其外出之路，此水内停，即有恶寒之症，无论伤寒恶寒，中风亦有时恶寒，即温病之初起，亦必微恶寒也。"(《伤寒发微·太阳篇》)诚是斯理。温邪有二受，或上或外，或兼上外。外受者，寒水必争，当先有恶寒；上受者，首先犯肺，或初无恶寒，然肺主卫气，卫通皮毛，邪必由之而达表，亦当见恶寒。仲景所言温病"不恶寒"、热病"恶寒"、风病仅"恶风"，当如斯解，方得安妥。太阳主通体表气，故太阳病之恶寒当通体恶寒；若仅病太阳之经，当其经循之处恶寒为主，而以背恶寒甚显。

头项主身之表，太阳经营于头，会于项，与督脉合于风府，皮肤荣卫，一有感邪，经络随感而应，邪正争扰，头连项而强痛，与阳明头额痛、少阳头角痛者自有差异矣。

《素问·阴阳应象大论篇》曰："阳胜则热，阴胜则寒。"阳加于阴则发热，阴加于阳则恶寒。风、暑、火阳邪，加之于寒水，则阳胜，故初病常即发热；寒、燥、湿阴邪，合之于寒水，则阴胜，故初病常无发热。然《素问·热论篇》曰："人之伤于寒也，则为病热。"寒水之气本寒标热（☵），喜开恶闭，阴邪外郁，卫气一闭，阳热必争，争则发热，郁之愈甚，身热愈炽。然发热与否，又关阴阳之盛衰耳，阳邪易耗阴，营伤必发热；阴邪易损阳，卫衰必恶寒。是以仲景曰："阳不足，阴气上入阳中，则洒淅恶寒也。……阴不足，阳气下陷入阴中，则发热也。"(《伤寒论·辨脉平脉法》)故有外感而阳弱，卫气失振，惟寒不热者。

二、肤腠蕴毒

《素问·疟论篇》曰："卫气之所在，与邪气相合，则病作。"卫气为领，营气与合，营卫相将，行于皮中，固护其表，一有拂郁，皮病斯成，《灵枢·痈疽》所谓"营卫稽留于经脉之中，则血泣而不行，不行则卫气从之而不通，壅遏而不得行"也。太阳经脉多血少气，最易郁遏，气郁则水郁，水郁生湿；气郁则生热，火热内燔，邪气不散，滞于肌表，诸疾丛生。

痈者，壅也。《素问·至真要大论篇》曰："寒淫所胜，则寒气反至，水且冰，血变于中，发为痈疡。"寒气凝卫，营气不通，气血逆乱，肉腐生脓耳。《素问·阴阳别论篇》曰："三阳为病发寒热，下为痈肿。"三阳者，太阳也。寒郁不散，外发寒热，久为痈肿，如流注之疾耳。血行脉内，气行脉外，寒湿搏之则凝滞而行迟，火热搏之则沸腾而行速。气得邪而郁，津液稠粘，为痰为饮，积久渗入脉中，血为之浊，此阴滞阳而为痈。血得邪而郁，隧道阻隔，或溢，或结，积久溢出脉外，气为之乱，此阳滞于阴而为疽也。阳痈阴疽之说，由于是焉。

《灵枢·刺节真邪》曰："虚邪之中人也……与卫气相搏，阳胜者，则为热，阴胜者，则为寒，寒则真气去，去则虚，虚则寒。搏于皮肤之间，其气外发，腠理开，毫毛摇，气往来行，则为痒；留而不去，则痹；卫气不行，则为不仁。"无论风寒湿火，邪气在皮，经气郁滞，斯成痒疹麻痹之疾。明代·万全云："疮疹之毒，藏于至阴之下，发于太阳之经，当其时而动其气，毒乃发矣。"（《痘疹心法》卷二《疫疠》）无论伏气与否，凡起病或病进出痘疹者，毒邪皆欲由太阳经透泄耳，毒气盛则疮斑满布，毒气轻则零星散见。若欲出不畅者，则是太阳经气过弱或郁闭耳。

隋代·巢元方曰："癣病之状，皮肉隐疹如钱文……由风湿邪气，客于腠理，复值寒湿，与血气相搏，则血气痞涩。"（《诸病源候论》卷三十五《疮病诸候》）太阳主水，经气畅达，则毛窍疏顺，水湿可泄。若经气郁滞，浊邪郁表，水湿浸渍，极易发为湿疹、疱疹、浸淫疮、痒癣耳。寒湿之属太阳者，以太阳为寒水，同气相求也。湿热之邪从表伤者，十之一二，由口鼻入者，十之八九。湿热不尽从表入，故不必由太阳。阳明为水谷之海，太阴乃湿土之脏，故多由阳明太阴受病。

凡皮肤诸病，阳盛表热，腠理虚开，风邪所客，风热相搏，留于皮肤，则成热疮；若重触风寒，冷气入腠，血涩不行，顽无痛痒，经久难瘥，是为冷疮。热盛，则肉腐成脓；寒盛，则漫肿结节；湿胜，则溃烂淋漓；风胜，则痒疹暴起；燥胜，则皴裂鳞屑。无论痈疽疮疖疹疡靫揭，因病性及部位不同，亦与他经关联，然由所伤在表，总关太阳。若多发身之阳面，或辰戌时加重或复发，则邪伤重在太阳经气。

三、水气内停

太阳病之大观，当于阴阳大局入眼，非徒管窥于经络及脏腑也。《素问·六元正纪大论篇》曰："太阳所至为寒生，中为温。"太阳者，或经或腑，或为诸阳主气，或为六经藩篱，或为巨阳，或为开，虽名相繁多，其机要总在主水，统周身皮肤、毛窍、营卫、百脉、经络，为一身之纲领。然其"寒水"之实，并非纯阴，乃阴阳合体，亦即阴中有阳，阳中有阴也。《素问·阴阳应象大论篇》曰："水火者，阴阳之征兆也。"水气之运作，无阴则不降，无阳则不升。天地人身虽分六经六气，挈其要领不过一水火耳。太阳禀火之动气而司水之圜运，故虽曰一太阳，而六经皆在其中矣。惟明于此，乃识仲景太阳病脉证之大要焉。

在天为寒，在地为水，水气即寒水之气而无形者也。太阳秉寒水之气，运行于肤表，出入于胸膈，水液升降循环，与其经气运行流畅及阴阳转换平顺与否至关紧要。故太阳病者，统而言之，水病而已。分而言之，概见二途。

一者，地水升腾受遏，多为在表之阳气壅滞，水气不能升散为云，在人则多表受寒伤而体窍异常。此即所谓太阳经证。治以通阳理窍，即兴阳腾云之法，麻黄汤、桂枝汤为代表方剂，大、小青龙汤，更明示治太阳即为治水之至理矣。

二者，天水下泄不畅，多为在里之水道窒塞，水气不能下霖为雨，在人则多里为湿阻而水积不去。此即所谓太阳腑证。治以畅利水饮，即疏理渗泄之法，五苓散、苓桂术甘汤为代表方剂，大、小陷胸汤，诸泻心汤，则为治水饮滞于太阳变证之力方也。

水液之运，六经皆与，五脏咸参，不独太阳也。水气之病，仲景有风水、皮水、正水、石水、黄汗之别，又有心水、肝水、肺水、脾水、肾水之异。是以水气为病，所伤甚广，并非皆在太阳。然太阳乃水气之总司，在其主行卫气而运水。卫气一乱，水不顺行，即成病水，停聚泛溢，或滞于表，或溃于里，或浅在皮肉筋骨，或深入五脏六腑，无不成灾。水气滞于外，则有面跗浮肿，肌肉酸重，肢节痹痛。水气入于内，或聚心下而呕吐，是为饮邪伤胃；或积胸膈而咳喘，是为水气射肺；或滞胸中而眩悸，是为饮干心脉；或留腹中而胀利，是为水伤脾土；或停小腹而癃淋，是为水闭肾气。水性动，其变多。水气下而不上，则或渴或利；上而不下，则或噎或喘；留而不行，则小便不利，少腹因满也。但凡水病，皆累太阳经气之上与下耳，于斯着眼，方得要领。

太阳之底面为少阴，两相表里。少阴水脏，最易病水，太阳入里，必累心肾，而成水饮之证，以发眩悸水肿尿闭之疾焉。再者，太阳之承气乃湿土，太阳经气无论太过不及，发为寒病热病，太阴湿土常应之而逆，加之以湿，而成风湿、湿热、暑湿、寒湿阻痹之证，此亦太阳水病之别途焉。

四、沉寒阴冷

《易》曰："剥䷖：不利有攸往。"《素问·至真要大论篇》曰："太阳司天，其化以寒。"又曰："太阳司天，寒淫所胜，则寒气反至。"寒水主令，时值六阴，立冬后冬至前，是时阳退而上，为卦之剥，一阳在上，其下五阴，故曰太阳在上，太阳之下为寒水也。太阳为标，寒水为本，本寒而标热，本胜而标弱。是以《素问·六元正纪大论篇》曰："太阳所至，为屈伸不利、腰痛、寝汗、痉、流泄禁止。"屈伸不利，寒病在骨也；腰痛，肾寒也；寝汗，寒水凌心，气微汗液失收于阴也；痉病，支体强直，筋急反戾，寒凝风袭也；三焦寒气不化为流泄，阴凝而滞，则二便不通，为禁止，即所谓阴结也。

寒为太阳本气，故寒病终归太阳。阴盛则寒，是为本盛，阳虚则寒，是为标衰。《素问·调经论篇》曰："阴盛则内寒。"又曰："阳受气于上焦，以温皮肤分肉之间，今寒气在外，则上焦不通，上焦不通，则寒气独留于外，故寒栗。……厥气上逆，寒气积于胸中而不泻，不泻则温气去，寒独留，则血凝泣，凝则脉不通，其脉盛大以涩，故中寒。"上焦者，太阳承受天阳之地，太阳受寒，气逆于上，阳气失能，内寒因生耳。岁水太过，寒气流行，太阳郁闭，阴气失化，是生寒实之病，如背冷筋拘，关节寒痛，腰中凉气等，此太阳本气过胜所致。太阳司天，寒临太虚，阳气不令，冒寒受冷，寒气内侵，致寒饮积水，如畏寒肢肿，瘿瘤皮痹，内腔囊液等，是为太阳标气受伤所成也。

《素问·疟论篇》曰："巨阳虚则腰背头项痛；三阳俱虚则阴气胜，阴气胜则骨寒而痛；寒生于内，故中外皆寒。"巨阳者，太阳也，为三阳之首。太阳虚者，阳气弱，标气不足也，外寒者，太阳经循之位腰背头项拘挛而痛焉。太阳虚常致少阳阳明皆虚，阳虚则阴盛而生寒，斯内外皆寒，深至骨而作拘痛矣。病后体虚，老幼表弱，经疏络空，冷饮寒食，触冒寒气，大伤表阳，而成头痛畏冷，困倦四逆，易感多汗等，是为标气衰而为寒病。阴寒之证，多责之阳弱，然贫寒劳苦之人，屡触寒冷，而成实寒证者亦非少数。当今之人，工间冷气过低，或喜冷饮冻品，常伤寒水之经，亦是寒气为病之重要由来也。

《素问·至真要大论篇》曰："寒淫所胜，则凝肃惨栗，民病少腹控睾，引腰脊，上冲心痛。"明代·万全云："血因寒冱则为瘕；气因寒聚，则为疝。曰疝曰瘕，皆寒病也。"（《万氏家传保命歌括》卷十六《疝气》）膀胱壬水，肾脏癸水，水气相关；小肠太阳，肝脏厥阴，冲任互通，若膀胱及小肠太阳经气受寒，皆关累肾肝，于是有气血之聚滞而成癥瘕癫疝之病也。盖少腹者，肝肾主位，太阳有恙，水德不彰，使厥阴少阴木火之气反来乘之，阳气失发，奉生者少，人多斯病也。

五、寒热从化

坎者，外阴内阳是也。太阳本阴标阳，中气君火，运化所从，寒热相反。太阳之上，寒气治之，中见少阴，太阳兼禀水火阴阳之气。太阳为病，有从寒从热之变，本胜标弱者从寒，本弱标胜者从热，故有阳化阴化之异，两气争权，常寒热互见焉。

《素问·评热病论篇》曰："巨阳主气，故先受邪，少阴与其为表里也，得热则上从之，从之则厥也。"巨阳主气，气言表也，表病则里应，凡属外感，皆由太阳而入，若从阳化，少阴得热，阴分之气从阳而上逆，逆则厥矣。是乃太阳标本出入之所生病焉。清代·张志聪云："表里之邪，随气出入，是以标阳之邪热，反结于里，而寒水之邪，反结于外也。"（《伤寒论宗印》卷四《辨太阳病》）卫阳一闭，邪气与君相二火相合，逆郁于内，火热斯炽，是以有寒包火之证。明代·楼英云："盖司天之寒，束火于中，亦阴阳内郁，阴行于外之意也。"（《医学纲目》卷十一《肝胆部》）

寒包火证，又名寒包热，称谓虽昉于元·罗知悌，推广则其高足元·朱震亨，其理其法实发端于仲景。《伤寒论》之大青龙汤、麻杏石甘汤、麻黄连翘赤小豆汤、麻黄升麻汤等诸汤证；《金匮要略》之越婢汤、小青龙加石膏汤、厚朴麻黄汤、桂枝芍药知母汤、白虎加桂枝汤、木防己汤等诸汤证，皆太阳病寒包火之证焉。凡太阳失开，寒邪外闭，郁遏阳气，不得外达，阳热内蒸，重阴闭束，莫能透越，鼓搏振摇，斯证即成。卫闭于外，表气失和，水气不化，则见寒热、身痛、肢肿、身痒、脉浮等；营郁于内，里气郁蒸，阳热燔炽，则见烦躁、身黄、喉痹、咳喘、口渴等。

明清温病之学洪兴，寒外热内说大得展扩，清代·俞肇源著述甚明。一为风温伤寒，乃伏气温病，感冷风搏引而发，或天时乖异，感邪毒郁滞而暴发。二为春温伤寒，乃伏温内发，新寒外束，有实有虚，实邪多发于少阳膜原，虚邪多发于少阴血分。三为冬温伤寒，乃冬初温燥，吸受其气，首先犯肺，复感冷风而发者，此为新感，病浅而轻（参见《重订通俗伤寒论》）。即若清代·何炳元所云："温热伏邪，因新寒触动而发者，俗称冷温，发于春者为春温，发于冬者为冬温，俗称客寒包火，皆属此症。初起多头身皆痛，寒热无汗，咳嗽口渴，舌苔浮白，脉息举之有余，或弦或紧，寻之或滑或数。"（《重订广温热论》卷二《温热兼症医案》）大大发挥外感伏气温病之说，斯亦滥觞于"冬伤于寒，春必温病"之经旨矣。清代·吴贞云："北方地厚天寒，人之禀气亦厚，风寒所感，只在本经留连，故多太阳正病。若大江以南，地势卑，天气暖，人禀薄，一感外邪，即从太阳而入阳明少阳，或从太阳而入太阴少阴，总属太阳兼症。"（《伤寒指掌》卷一《太阳兼经新法》）于仲景之说诚有发明也。

外寒内热不惟限于外感伤寒温病，内伤杂病亦恒见之，但凡太阳寒水本气失开失降，标气不展不运者，皆得此证矣。如元代·罗知悌论疝气："大抵是湿热、痰积流下作病，又为寒气郁结而成，所谓寒包热。"（《罗太无口授三法·疝气》）元代·朱震亨论咳喘："喘嗽遇冬则发此，寒包热也，解表则热自除。"（《丹溪治法心要》卷一《咳嗽》）。诸如此类，不必繁举。

六、风气为病

太阳司人身外护，主皮肤而统荣卫，捍客气以节温凉。仲景曰："风则伤卫，寒则伤荣。"（《伤寒论·辨脉法》）风性开散，极易伤卫，则皮毛疏泄而卫气外溢，故恶风汗出；寒性收引，寒恒见伤荣，则血络凝泣而营阴内阻，故恶寒无汗。风寒交感，荣卫俱病，凝滞气血于骨节之间，阻遏神气于游行之路，斯寒热相激而烦疼以生。于是有伤卫、伤荣之辨，首倡者北宋·朱肱："大抵感外风者为伤风，感寒冷者为伤寒，故风则伤卫，寒则伤营。桂枝主伤卫，麻黄主伤营，大青龙主营卫俱伤故也。"（《类证活人书》卷六《问四十》）此说一立，风响影从，流衍甚广，至明一代，方有执力主"三纲"说：《伤寒论》六经为纲，六经以太阳为纲，太阳病又以"风伤卫""寒伤营""风寒两伤营卫"为三纲。凡桂枝汤证及其变证诸条文列于"风伤卫"；凡麻黄汤证及冠以"伤寒"诸条文列于"寒伤营"；凡青龙汤证及"脉浮紧""伤寒脉浮"诸条文列于"风寒两感营卫俱伤"（参《伤寒论条辨》）。自此开"错简重订"之风，明代喻昌，清代张璐、吴仪洛、程应旄、周扬俊、黄元御、章楠等医家赞承其学，俨然成就一壮观学派。

风为百病之长，恒领挟其余五气伤人。六淫之中，风寒直伤太阳，而伤寒病鲜有不兼风者，惟以辨风寒二气何者偏胜，未可截然二分矣。所谓证者，乃邪正攻守于脏腑经络，而于具体病位、时相致阴阳气血逆乱之综合体现，脉象仅征象之一，绝非全部，不可固执。仲景凭脉辨证，只审阴阳虚实；因证立方，不专因脉而定。脉缓有汗，乃经气开而失阖，为证多虚；脉紧无汗，是经气阖而失开，成病多实，或由所伤标本之气偏向有异，如此而已。三纲学说凿分风寒，割裂营卫，牵强附会，与临证大不相合，实有悖仲景旨意，甚不可取。不独风寒如之，风热、风湿、风燥为病，皆当如是观，方合医道。

风邪不惟伤表，常挟他气直犯太阳经腑。如邪毒直入小肠，致水谷运化失和，清浊淆乱，可见寒热不食，呕吐泄泻，腹痛阵作；直入膀胱，俾津液气化不职，水气逆聚，常见身热恶寒，尿痛淋浊，少腹胀满。凡小肠膀胱突起急症，窘迫拘急，清浊逆乱，大都邪在太阳，切勿轻忽。又有风邪犯腑，伤络动血，引致肠风下血及尿涩溲血者，是为太阳厥阴合病也。

风伤太阳，外入为常，内生为变，见证颇夥。肺受风邪，郁闭卫气，皮毛失和，风疹瘙痒，咳喘痰多；破伤生风，毒侵筋脉，反张拘挛，震颤拘急，口噤不开；风伤脉络，血气失和，面目㖞斜，肢瘫不仁，酸痹胀痛；风邪上入，伏留上攻，偏正头痛，面麻眩晕，牙痛龈肿；产后体虚，风邪乘入，身冷肢痛，汗出肤麻，手挛足酸。诸证皆太阳合病，兼伤他经，或由太阳经始，或他经窜入，风气未消耳。

七、冬寒春温

《素问·金匮真言论篇》曰："精者，身之本也，故藏于精者，春不病温。"《素问·阴阳应象大论篇》曰："冬伤于寒，春必温病。"太阳之上，寒气治之，中见少阴，故太阳本寒而中为温也。盖六气之道，阴阳而已；阴阳征兆，水火而已。少阴者，君火也；太阳者，寒水也。阳胜则阴复，故少阴所至为热生，中为寒，此离象之外阳内阴也。阴胜则阳复，故太阳所至为寒生，中为温，此坎象之外阴内阳也。人身之精，真阴也，为元气之本，冬主蛰藏，气应乎肾，少阴所主焉。精乃生身之本，能藏其精，则血气内固，邪不外侵，故春不温病。伤于寒，即冬不藏精之义也。严寒封蛰之时，阴火燔腾，反行炎赫之令，内热郁积，一交春气，木火司权，又遇风露闭其皮毛，内热莫宣，遂成温病。以其火盛精枯，故内外皆热，所谓阳强不能密，阴气乃绝，因于露风，乃生寒热。膀胱为肾之府，肾邪传膀胱，则里热达表，故一身手足尽热也。

太阳寒水主令，足太阳膀胱水，手太阳小肠火，水火异气。离中之阴，水之根也，离阴降交坎位而化水，水降于火，则热从寒化，故太阳之气，虽水火并统，而独以寒水名。水以蛰藏为性，火秘于内，水敛于外，故里气常温。手太阳以丙火而化气于寒水，阴胜则壬水司气而化寒，阳胜则丙火违令而化热，故太阳易于病热。冬不藏精，阴火升泄，伤其闭蛰，火旺水亏，及春夏感病，卫闭营郁，寒水愈亏，受病即身热烦渴而不恶寒也。太阳在六经之表，是以感则先病，其经自头下项，行身之背，故头项痛而腰脊强。肺主卫，肝主营，而总统于太阳。太阳之经，在皮毛之部，营卫者，皆皮毛之所统辖，其病卫闭而营郁，寒于外而热于内焉。

明代·喻昌云："冬既伤于寒，冬又不藏精，至春月两邪同发，则冬伤于寒者，阳分受邪，太阳膀胱经主之，冬不藏精者，阴分受邪，少阴肾经主之。"（《尚论后篇》卷一《温证下篇》）阳分受邪者，伤太阳本气少阴标气，其病为寒，多见伤寒之证；阴分受邪者，伤太阳标气少阴本气，其病为热，多见温热之证。两证由表里相因，故常纠缠错杂，伤寒非无阴伤，温病亦见表郁，皆由标本经气之多少而约束焉。太阳本气病而寒盛者，恶寒多而阴伤少；标气病而热盛者，发热多而阴伤多，皆阴阳胜复而已，容当细辨。

八、卫气不固

荣为阴，卫为阳；荣为根，卫为叶。阴阳调和，二气相抱，互不相戾，荣卫流通，刚柔相得，是为表壮。所谓表气不固者，荣卫失和而太阳气弱，表虚之证也，所见甚多，明代·张景岳云："表虚者，或为汗多，或为肉战，或为怯寒，或为目暗羞明，或为耳聋眩晕，或肢体多见麻木，或举动不胜劳烦，或为毛槁而肌肉削，或为颜色憔悴而神气索然。"（《景岳全书》卷一《传忠录上》）概可厘为二：卫表失阖、肤腠失养。

卫表失固，最易汗证。汗由血液，本乎阴也，守于内者阴中之营气，启于外者阳中之卫气也。卫气不固于外，由阴气之不藏于内；营气失守于中，由阳气之不密于外。人赖卫气以固其表，阴盛则阳虚，卫气虚弱，不能外固，则自汗而易感，所谓营强卫弱也；阳盛则阴虚，虚火上举，卫气乖张，则盗汗而烦热，所谓营弱卫强也。清代·吴澄云："虚劳之人，阳气外亏，阴气内竭，腠理空疏，皮毛不固，心气亏虚，荣卫不调，故多自汗、盗汗之症。盖本真气不摄，津液外亡，日久不止，则精神顿损，肌肉消瘁，而变为羸瘠劳怯矣。"（《不居集》卷二十《自汗盗汗》）

卫气失固并非拘于汗证，盖人体精血常虚，加之数夺其真，资化失充则荣气乃虚，虚则卫气不固，精亦滑脱，故病多头重空痛，气弱食少，心悸怔忡，失眠健忘，便溏遗溺，遗精滑泄，胎元坠滑。大抵因五脏虚惫而气血两失，营卫失和耳。

《素问·至真要大论篇》曰："气之相守司也，如权衡之不得相失也。"卫表失固者，丧其守卫之能，门户尽失，外寇易犯耳。六淫外袭，有隙必乘，卫气一弱，籍虚入犯耳。凡营卫失和者，极易感邪，或旧疾屡发，概由斯理。御邪之力不足，多由腠理空疏耳，或由表阳不足，或由肌腠开泄，阴阳两虚皆是罪责。如表虚易于冒风，营弱血热生风，外内两风相召，肤热痛痒，瘾疹随起；如温热之地，腠理开泄，阴液虚少，风热易中肌肤，营气不从，多生痈疖；如肺肾两虚，气阴不足，表气虚漏，稍逢冷风，咳喘大作，喷嚏不止；如太阳经虚，御邪无能，一遇外感，风水复作，面浮肢肿，腰痛尿少等。当代朱进忠之木气伤卫说，亦颇合医理："少阳属胆，胆为诸脏之主，肝胆相为表里，肝胆之气郁结，则少阳春升之气不安而反克肺金，故春秋二季卫气不固而易感外邪。"（《难病奇治·下篇·内科疑难疾病从肝论治实例》）是以卫表之病，不限于表焉，常合于里，切忌但言卫病，无关其内耳。

《灵枢·本脏》曰："卫气和则分肉解利，皮肤调柔，腠理致密矣。"卫气不独"司开阖"，尚能"温分肉，充皮肤，肥腠理"焉。卫气虚惫，则腠理失养，毛窍少荣，而见毛秃枯槁，肉削松萎，肤色暗滞，容颜无采也。卫气下陷，营不举升，则一身酸楚，目暗眩昏，肤麻肢软，振战气弱焉。

九、太阳病脉

《素问·平人气象论篇》曰："寸口脉浮而盛者，曰病在外。"又曰："脉滑浮而疾者，谓之新病。"浮脉，太阳主脉。浮而盛者，经气行表，与邪相搏，必有外感之病也。张仲景曰："病人脉浮者在前，其病在表。"（《金匮要略·脏腑经络先后病》）关之前者，阳之动也，主表。关前见浮，乃表气为风寒所伤，或暑湿燥火犯之，经气不内附而上浮，其病必在表，天气外感之征也。

盖无论所受何等外邪，始病必在肌表，皆当见此浮脉，故但言脉浮，而不备言兼见之脉。然中邪不同，兼脉各异，如中风兼缓，伤寒兼紧，中湿濡弱，中暍兼细，温热兼洪数等，临证又当细辨。

表病之脉已述如前，太阳病亦有里证、水病、湿病、寒病，其脉何如，无可一概焉。如"太阳病，关节疼痛而烦，脉沉而细，此名湿痹"（《金匮要略·痉湿暍病脉证并治》）；桂枝附子汤证"脉浮虚而涩"，栝楼桂枝汤证"脉反沉迟"，桂枝加龙骨牡蛎汤证"脉极虚芤迟"等等。太阳经气本寒标热，若本实标虚者，寒气为甚，脉多紧涩沉；若标实本虚者，热气为甚，脉多缓滑浮，此一定之理焉，即仲景所曰："阴脉不足，阳往从之；阳脉不足，阴往乘之。"（《伤寒论·辨脉法》）然亦有标本同病者，又当互参耳。然太阳之脉重在寸部，偏观浮取之征，常例也。

第三节　太阳证治

一、开表散寒

麻黄汤

麻黄（去节，三两）、桂枝（去皮，二两）、甘草（炙，一两）、杏仁（去皮尖，七十个）。上四味，以水九升，先煮麻黄，减二升，去上沫，内诸药，煮取二升半，去滓，温服八合，覆取微似汗，不须啜粥，余如桂枝法将息。【35】

太阳本气寒水，寒气伤表，卫阳郁滞，毛窍水液凝沍，通体表气失开，肺气闭阻，邪正交争，症见头痛、发热、身疼、腰痛、骨节疼痛、恶寒、无汗而喘。

太阳主开，寒水宜降，开者，毛窍疏通而汗津畅于外；降者，水气肃顺于经而液归于内。今太阳经气郁于表而失于开降，即仲景所谓"阳气怫郁不得越"（《伤寒论》48 条）、"阳气重故也"（46 条），卫气停滞，经气逆乱，诸症斯起。表气重郁，皮毛闭阻，则无汗；郁阳与寒邪争持于外，则恶寒发热；寒气留痹，经脉失和，则头痛腰疼，骨节烦痛，周身寒痛，而以太阳经界之头项腰背痛为最甚；卫气不伸则肺气必闭，金水不降，则咳喘而胸满。病在表位则脉浮，寸部尤显。寒热相斗，阴胜则脉

"阴阳俱紧"（3条），三部浮沉皆拘紧如索焉；阳胜则"脉浮而数"（52条），身热者脉必数，阳郁盛则数疾，太阳标气抗拒之象矣，既有外寒之郁，则此"数"常有"紧"象，而非阳明大热之洪数滑疾。若表气滞塞颇重，阴阳争拗不下，则可见"脉涩"（48条），经气失畅之象焉。是证之脉征，切勿拗于"脉浮紧"耳，当由标本气之盛衰而断，方得正辨。

"红汗"，是证之特例耳。仲景曰："太阳病，脉浮紧，发热，身无汗，自衄者愈。"（47条）又曰："伤寒脉浮紧，不发汗，因致衄者，麻黄汤主之。"（55条）衄血者，经络热甚，阳气拥重，迫血妄行，出于鼻窍，其热在表，故名红汗是也。此表阳郁甚，标气内闭，引动木火，上腾损络耳。邪气之剧者，必至郁热伤营，阴受煎迫，血热上行，从鼻窍而出矣。衄则热郁得开，经中之邪，随而散则得解，故云自衄者愈，不待发散之可也。若得衄仍不解，足见阳闭之重，非重剂开解，邪不可散焉。然仲景又有衄家禁汗之戒："衄家不可发汗，汗出必额上陷，脉急紧，直视不能眴，不得眠。"（86条）岂非相悖？所谓"衄家"者，素体阴弱阳强，虚火内盛，固当禁忌汗泄重竭其液，此与寒实盛壮、阳气闭阻之人，非可同语焉。盖杂病衄者，责热在里；伤寒衄者，责热在表。北宋成无己云："桂枝汤、麻黄汤治衄者，非治衄也，即是发散经中邪气耳。……即非桂枝、麻黄汤专治衄也。"（《伤寒明理论》卷上《衄血》）诚得仲景真旨焉。

麻黄汤乃太阳本气主方，发汗之重剂。以开通表气，通阳散解为治，一汗之后，皮腠开畅，邪正交争得解矣。凡体寒壮实，可强汗者，无论冬夏，皆可用之。

《素问·至真要大论篇》曰："寒淫于内，治以甘热，佐以苦辛。"麻黄苦温，生于寒地，中空有节，气味俱薄，体轻而浮，能从至阴而达阳于上，起水气而遍彻皮毛，《神农本草经》称"发表，出汗，除寒热"，《名医别录》称"通腠理、解肌"，皆因于是。若助之以桂枝，其力更宏。元代王好古云："麻黄，治卫实之药，桂枝，治卫虚之药，桂枝、麻黄虽为太阳经药，其实荣卫药也。"肺主卫气，心主荣血，故"麻黄为手太阴之剂，桂枝为手少阴之剂。"（《汤液本草》卷三《草部》）麻黄强开其户，桂枝透达内外，两者相合，开腠理，致津液，通真气者也。清代柯琴云：麻黄"必藉桂枝入心通血脉，出营中汗，而卫分之邪乃得尽去而不留。"（《伤寒论注》卷二《麻黄证上》）是以仲景太阳发汗之剂，皆麻桂合用，如大小青龙汤、葛根汤、桂枝芍药知母汤、桂枝去芍药加麻辛附子汤、麻黄升麻汤、麻黄加术汤等。

肺卫相通，调卫者必理肺。杏仁苦温，既可开宣肺气，又可肃降肺水，乃升降相因之品，为佐药。与麻黄相伍，一宣一降，可达平喘消痰之功，乃调治肺卫之良耦。肺气张于内，皮毛开于外，阳气达于中，则皮里膜外之水气，因寒凝涸者，一时蒸迫成汗，而邪随汗解矣。炙甘草甘温，益气调中，缓急解毒，调和药性，既调节麻、杏之升降，又缓和麻、桂之峻烈，助中气以资汗源，谐诸药以达和同，是使药而兼佐药之功。四药配伍，表寒得散，营卫得通，肺气得宣，则诸症可愈。方后之嘱，颇当注意，少量递进，药力虽猛，仅令取微汗而已，禁忌大汗流漓，伤其正气耳。

【寒热案】尤男，34岁，经理。3天前登山，汗后遇雨，次日恶寒高热，周身疼痛，肩背拘挛，就医予抗病毒等治疗2天，热退复作，诸症如前。现恶寒颇重，盛夏高温尤着毛衣，身热39.5℃，头痛颈强，腰痛如杖，鼻塞气短，周身无汗。舌红苔薄白，舌尖有刺，两脉浮数带弦，寸部略紧。太阳伤寒的证，麻黄汤加味。麻黄20g，桂枝15g，杏仁20g，生甘草15g，苏叶10g（后下），防风10g，白芷10g，川芎10g，羌活10g，大枣10g，生姜3片。首剂首煎即得大汗，身热大退，头身痛减半，二煎服后，身安去衣。次日午后，小寒低热37.6℃，续服一剂，诸症尽失。

【鼻衄案】麦仔，8岁。鼻炎史3年，经常鼻塞，喷嚏涟涟，动辄鼻衄，甚时竟一周数作。2周前手术切除鼻息肉后，衄血反剧，已复发5次，量多鲜红。形体肥厚，两鼻窍交递窒塞，中下鼻甲肿大色暗红，舌红中前苔厚腻，两脉寸部浮涩，尺脉弦。太阳郁闭，太阴痰浊。麻黄汤合《济生》辛夷散化裁。麻黄10g，桂枝10g，杏仁10g，甘草10g，细辛5g，白芷5g，防风5g，升麻5g，辛夷仁10g，川芎5g，当归10g，地龙5g。7剂。药后鼻窍疏通大半，衄血未作。酌减麻桂，加黄芪20g，木通5g。连服2个月，鼻炎获愈。

三拗汤

治感冒风邪，鼻塞声重，语音不出；或伤风伤冷，头痛目眩，四肢拘倦，咳嗽多痰，胸满气短。甘草（不炙）、麻黄（不去节）、杏仁（不去皮、尖）。上等分，㕮咀为粗散。每服五钱，水一盏半，姜五片，同煎至一盏，去滓，通口服，以衣被盖覆睡，取微汗为度。（《太平惠民和剂局方》卷二《治伤寒》）

麻黄汤去桂枝，《金匮要略》名还魂汤，救卒死、客忤死，盖以其开通心胸宗气矣。三拗汤三药等量，重在麻杏相伍，麻黄留节，发中有收，杏仁留尖皮，以行皮表。甘草生用，补中有泻也。寒气郁于肺，气失肃则胸满咳喘，水不降则痰浊眩晕，惟麻杏之通天之力，大开膻中肺气，俾灵机复活于胸臆矣。清代·尤怡云："咳嗽经年不愈，余无他症，服药无效者，得三拗汤恒愈。"（《金匮翼》卷七《咳嗽统论》）诚乃经验之谈。方中增苏子、茯苓、桑白皮、陈皮，则化痰水之力大增，斯成治咳喘名方华盖散。

华盖散

治肺感寒邪，咳嗽上气，胸膈烦满，项背拘急，声重鼻塞，头昏目眩，痰气不利，呀呷有声。紫苏子（炒）、赤茯苓（去皮）、桑白皮（炙）、陈皮（去白）、杏仁（去皮、尖，炒）、麻黄（去根、节，各一两），甘草（炙，半两）。右七味为末。每服二钱，水一盏，煎至七分，去滓，温服，食后。（《太平惠民和剂局方》卷四《治痰饮》）

【喘闷案】王妇，38岁。去年冬至前感冒后咳喘久不愈，渐至胸部憋闷阵作，甚则有窒息濒死感，时夜作，数分钟始缓解。曾以间质性肺炎中西治疗2个月，不效，春暖得舒，仍时小嗽气短。今年届时又作，甚于旧岁，或一日数作，用止喘喷剂可稍减。两关尺沉弦，寸脉略紧。舌苔薄白腻，舌胖有齿痕。肺卫寒水闭滞。还魂汤合栝楼薤白半夏汤意。麻黄20g，杏仁30g（打），炙甘草20g，细辛5g，枳实10g，薤白30g，干姜10g，法半夏15g，瓜蒌皮15g，瓜蒌仁10g，生姜3片，大枣5枚。7剂后胸窒感仅小作一次，未用喷剂自缓，咳嗽痰多亦大好。守方调养2个月而愈。

葱豉汤

葱白（一虎口）、豉（一升绵裹）。上二味，以水三升，煮取一升，顿服，取汗。（《肘后备急方·治伤寒时气温病方》）

后世以麻黄剂药力过于刚猛，易伤阴耗阳，而以和缓之药代之者，如东晋·葛洪之葱豉汤。葛氏以为取汗发邪之法当循序渐进，不可病初即用大剂："若初觉头痛，肉热，脉洪起，一二日，便作葱豉汤。"若药后不汗，"加葛根二两，升麻三两"。若再不汗，"更加麻黄二两"，去节煮服。（《肘后备急方》）

葛氏此法确然理之凿凿，不违仲景取汗以出邪为度，切忌过汗而正气失收。是方乃发汗轻剂，仲景既言取微汗为法，若病轻位浅，或素体本弱，轻用刚猛，易遗后患，轻巧之法，不亦宜乎？葱白辛温，性能通阳。明代·卢之颐云："白根层理，绿茎空中，上达横遍，阳气前通之象也。……故主阳气闭塞，致寒风外侮，作汤荡涤之，前通阳气，扬液为汗也。"（《本草乘雅半偈·帙六·葱茎白》）豆豉味苦甘而涩，气微温。明代·缪希雍云："黑豆性本寒，得蒸晒之，气必温。非苦温则不能发汗开腠理，治伤寒头痛寒热，及瘴气恶毒也。"（《神农本草经疏》卷二十五《米谷部中品》）二药相和，开通膻中卫气之良配，宣散太阳滞气之轻剂也。解表通阳最为妥善，勿以其轻淡而忽之焉。邪初在表，宜先服此以解散之。清代·叶桂云："辛胜即是汗药，其葱豉汤，乃通用要方。"（《临证指南医案》卷十《幼科要略》）言中窾窍也。

既为通用之方，则凡邪在表者，无论寒热，用之开畅表气，透毒外发，皆可施用。尤于老弱妇孺，体本不健，难任辛温重剂者，取其宣而不泄，动阳保阴之佳能焉。是方后世用之极广，加味方甚多，治寒乃是常例，治温病即属变通，透邪斯为同求耳。于是有俞氏葱豉桔梗汤。

葱豉桔梗汤

辛凉发汗法（俞氏经验方）：鲜葱白（三枚至五枚）、苦桔梗（一钱至钱半）、焦山栀（二钱至三钱）、淡豆豉（三钱至五钱）、苏薄荷（一钱至钱半）、青连翘（钱半至二钱）、生甘草（六分至八分）、鲜淡竹叶（三十片）。（《重订通俗伤寒论·第二章·六经方药》）

葱豉汤本为发汗之通剂，是方配以荷翘桔竹之辛凉，佐以栀草之苦甘，合成轻扬清散之良方，善治风温风热等初起证候，历验不爽。天士翁云："在内之温邪欲发，在外之新邪又加，葱豉汤最为捷径，表分可以肃清。"（《临证指南医案》卷五《温热》）凡温病伏暑将发，适受风寒搏束者，此为外寒束内热，一名客寒包火，若外寒重而表证急者，先解其表，此方最宜。

愚以葱豉汤加味医治虚人感冒，尤以胎前产后寒热无汗少汗，靡不随手获效，堪称妙剂。

【胎前寒热案】朱妇，28岁，职员。停经14周，寒热咽痛3天。身寒阵作，继之发热至38℃左右，头痛咽痛，鼻塞流涕，阴中少量暗血。B超示胎儿正常，宫中有积血约12mm×17mm。血常规WBC略高，孕激素正常。诸医束手，畏惧施药来诊。舌边尖红，苔薄白滑，两寸脉弦，尺细滑。寒束于外，胎热上举。葱豉桔梗汤化裁。葱白30g，淡豆豉20g，荆芥炭10g，桔梗10g，川芎10g，黄芩10g，连翘10g，钩藤5g，砂仁5g，大枣10g，生姜3片，仙鹤草20g。2剂热退寒止，阴血未再。后用活血护胎法调治一周，复查B超，宫中积血消失，胎儿羊水正常。

桂枝麻黄各半汤

桂枝（一两十六铢，去皮），芍药、生姜（切）、甘草（炙）、麻黄（去节，各一两），大枣（四枚，擘），杏仁（二十四枚，汤浸，去皮尖及两仁者）。右七味，以水五升，先煮麻黄一二沸，去上沫，内诸药，煮取一升八合，去滓，温服六合。【23】

并非伤寒初发，由忌惮麻桂重汗而弃用，当循证灵活变通，乃仲景活法也。仲景发汗轻剂，麻黄用量皆未过一两，如麻黄桂枝各半汤（一两）、桂枝二麻黄一汤（十六铢）、桂枝二越婢一汤（十八铢）、麻杏苡甘汤（半两）。仲景汗法用麻黄，少则半两（麻杏苡甘汤），多则六两（大青龙汤、越婢汤），悬隔竟达十二倍之巨，然圆活灵动，皆依证而定，此诚后世可法之精髓也。

桂麻各半汤治"太阳病，得之八九日，如疟状，发热恶寒，热多寒少，其人不呕，清便欲自可，一日二三度发。脉微缓者，为欲愈也；脉微而恶寒者，此阴阳俱虚，不可更发汗、更下、更吐也；面色反有热色者，未欲解也，以其不能得小汗出，身必痒"。(23条) 罹病日久，迁延不愈，本气寒郁不甚，标气热积已增，为阳气进而邪气少也。正邪交胜，作辍无时，故热多寒少，一日数发；里气未伤，则不呕便调。其脉微缓，邪未及深，面色赤、身必痒者，正阳郁表未透之征耳。与此汤小发其汗，以除表邪。是乃伤寒轻证之和剂焉，桂枝汤调和营卫，温壮表气，麻黄汤开畅经气，引邪外出，分量大减，轻拨之举耳。

桂枝二麻黄一汤

桂枝（一两十七铢，去皮）、芍药（一两六铢）、麻黄（十六铢，去节）、生姜（一两六铢，切）、杏仁（十六个，去皮尖）、甘草（一两二铢，炙）、大枣（五枚，擘）。右七味，以水五升，先煮麻黄一二沸，去上沫，内诸药，煮取二升，去滓，温服一升，日再服。【25】

桂二麻一汤治"服桂枝汤，大汗出……若形似疟，一日再发者"。（25 条）此伤寒发汗得汗，正气颇虚，然表郁仍在，邪泊营卫，动静无常，故一日再发，或三度发耳。此与桂麻各半汤意略同，但此因汗后，营卫颇伤，故桂枝略重，而麻黄更轻。

上二方乃轻开太阳之剂，所治之证表阳不畅，标气内郁，又营卫失和，正邪迭胜，故皆发热如疟，日行数作。尤其面赤身痒之症，诚阳郁皮腠，莫之能通，标气蒸发，欲从外解，将透见阻之象焉。余用此法治外感病寒热日内频替，或皮肤隐疹频发少汗者，常有良效。

【瘾疹案】陈男，33 岁，工人。一月前醉酒后全身出现成片红疹，遍布胸背四肢，阳面居多，服脱敏药可消，停药后频作不息，时日数发，瘙痒不止，须持续服抗敏药。平素身时痒，搔后肤疹坟起若云，少汗。苔薄白，舌暗红。两关上脉浮细。营卫失和，表阳内郁。桂枝二麻黄一汤加味。麻黄 5g，桂枝 10g，杏仁 10g，白芍 15g，当归 10g，防风 10g，蝉蜕 10g，大枣 10g，生姜 2 片，炙甘草 10g，地肤子 20g。2 剂后即见效，身痒颇减，出疹减半，抗敏药减至半量，一周后身痒偶作。停西药，守原方续治一月而愈。

葛根汤

葛根（四两，锉）、麻黄（三两，去节）、桂枝（二两，去皮）、芍药（二两）、甘草（二两，炙）、生姜（三两）、大枣（十二枚）。上七味，㕮咀，以水一斗，先煮麻黄、葛根减二升，去沫，纳诸药，煮取三升，去滓，温服一升，复取微似汗，不须啜粥。余如桂枝汤法将息及禁忌。【31】

葛根加半夏汤

葛根（四两）、麻黄（三两，去节）、甘草（一两，炙）、芍药（一两）、桂枝（一两，去皮）、生姜（一两，切）、半夏（半升，洗）、大枣（十二枚，擘）。右八味，以水一斗，先煮葛根、麻黄，减二升，去白沫，内诸药，煮取三升，去滓，温服一升。覆取微似汗。【33】

葛根汤，《伤寒论》治"太阳病，项背强几几，无汗，恶风。"（31 条）《金匮要略》治"太阳病，无汗而小便反少，气上冲胸，口噤不得语，欲作刚痉。"二者所云实一，即太阳刚痉病。痉，又作痓，抽搐强直之谓，筋脉失养之象矣。太阳统领营卫，风寒伤人，营卫失和，其发热汗出不恶寒者，名曰柔痉，伤卫者多也；其发热无汗反恶寒者，名曰刚痉，伤营者多也。太阳经本寒标热，外为寒水，内是丙火。太阳中风、伤寒皆太阳病之津液未伤者。若素体阴少，续感风寒，即时标化为热，则成太阳温病。即或阴本未伤，若邪从阳化，必内耗津液，亦转太阳温病矣。太阳标化之热，已伤阴津，故小便反少；肌肉筋脉不利，则项背拘紧欲痉；经气逆乱，则气上冲胸，口噤不语矣。

仲景又曰："太阳与阳明合病者，必自下利，葛根汤主之。"（32 条）"太阳与阳明合病，不下利，但呕者，葛根加半夏汤主之。"（33 条）太阳寒水不惟滞于外经，且犯内腑小肠焉。水寒化生邪热，内渗而偏走小肠，受盛不职，气机逆乱，清浊失分，则上为呕吐，下为泄泻，交相频作也。

"伤津"二字，实阳明温病之底蕴焉。阳明主肌，小肠者，丙火也，为阳明之表。太阳之邪阳化，已入而未全入阳明，仲景谓之太阳阳明合病，理之宜焉。清代·曹家达云："葛根汤证化热，为葛根芩连汤证，葛根芩连汤证化热，则为承气汤证。"（《经方实验录》卷上《葛根黄连黄芩汤证其二》）的为高见。金·张元素云："葛根汤，阳明自中风之仙药也。"（《汤液本草》卷三《草部》引）《医宗金鉴》直称其为阳明经病主方，未免过言。虽有阳化之象，毕竟主体尚留太阳，未离寒水之病征焉，正因邪毒未全入里，犹可表之外出，葛根汤盖因之而设也，治重太阳主开一边，表解而里自和，寓生津于发汗之中者焉。

葛根，味辛甘，性平或凉。《本经》言其"起阴气"，盖其根最深，引土中水气升达藤蔓，为升津之良药。由其上达之性，故能升散太阳、阳明二经气，而"解肌，发表出汗，开腠理"（《名医别录》）也。太阳阳明二经皆本阴标阳，邪入于里，极易标化伤阴。阳明从化喜湿恶燥，阴伤而燥热则其为病之根基也。葛根乃阳明经主药，兼入脾，善解肌腠，起阴津，滑筋节，化拘急，与麻黄太阳经主药，兼入肺，善解皮毛不同。然两者相配，正可治邪气由表内侵，将里未里，轻扬发散，透毒外出耳。清代·周岩云："葛根者，太阳阳明交嬗药也。"（《本草思辨录》卷二《麻黄》）正用此以断太阳入阳明之路。因标热营伤，故合桂枝汤以养阴气，和营血，而不合麻黄汤也。邪入小肠，腑气淆乱，则加半夏化阴通阳，降胃消浊，亦治二阳合病其证在下之又一良法焉。

【头痛案】张男，35 岁，工人。一周前淋雨后感冒发热头痛，经治后发热已退，头痛更剧，由两肩至项颈而上达头顶，加重时欲吐，痛时脑中有热感。两寸脉略紧，关下细，舌红苔薄少。表郁阴伤，营卫不和。葛根 30g，麻黄 10g，桂枝 10g，芍药 20g，甘草 10g，大枣 10g，川芎 10g，白芷 15g，防风 15g，生姜 20g，大枣 10g，半夏 10g。一剂知，三剂痛止。

【发热呕吐案】尤囡，3 岁半。三天前寒热头痛作，最高体温达 38.7℃，时无汗时少汗，不食而呕吐频频，口干欲饮，饮后则吐清水，便溏而臭。舌红苔薄白，指纹风关粗紫内曲。二阳合病，葛根加半夏汤治之。葛根 15g，麻黄 5g，桂枝 5g，芍药 5g，甘草 5g，大枣 5g，姜半夏 5g，苏叶 5g，钩藤 5g，防风 5g，生姜 2 片，大枣 5g，二剂寒热去而呕止能食。

附方

五积散

治五劳七伤，凡被伤头痛，伤风发寒，姜煎二钱，仍入葱白，食后热服。苍术、桔梗各二十两，枳壳、陈皮各六两，芍药、白芷、川芎、当归、甘草、肉桂、茯苓、半夏（汤泡）各三两，厚朴、干姜各四两，麻黄（去根节）六两。上除枳壳、肉桂两件外，余细锉，用慢火炒令色变，摊冷，次入枳壳、肉桂令匀，每服三钱。水一盏，姜三片，煎至半盏热服。（《仙授理伤续断秘方》）

二、发表清里

大青龙汤

麻黄（六两，去节）、桂枝（二两，去皮）、甘草（二两，炙）、杏仁（四十个，去皮尖）、生姜（三两）、大枣（十二枚）、石膏（如鸡子大，碎）。上七味，以水九升，先煮麻黄，减二升，去上沫，内诸药，煮取三升，去滓，温服一升，取微似汗，汗多者温粉粉之。【38】

仲景曰："太阳中风，脉浮紧，发热，恶寒，身疼痛，不汗出而烦躁者，大青龙汤主之。"（38条）又曰："伤寒，脉浮缓，身不疼，但重，乍有轻时，无少阴证者，大青龙汤发之。"（39条）太阳经本寒而标热，邪正剧争，内阳旺盛，则病多从标化，若表郁未开，邪无出路，则内热燔灼，乃成太阳标本俱病焉，故其见症除麻黄汤证所苦悉具外，以烦躁为主征。脉征或云为"浮缓"，盖水气郁于肌腠，阳气不达，其脉不紧，理之宜也。后贤如宋代·朱肱发明风寒两伤营卫说，或云为太阳阳明合病者，虽貌合经旨，实未明太阳标本之实质耳。仲景曰："病溢饮者，当发其汗，大青龙汤主之。"（《金匮要略·痰饮咳嗽病脉证并治》）溢饮者，寒水之气郁滞于太阳之表也。又曰："饮水流行，归于四肢，当汗出而不汗出，身体疼重，谓之溢饮。"诚太阳实闭之征，外闭愈甚，内热愈炽，乃寒包火证之典型。

大青龙汤乃麻黄汤倍麻黄加石膏、姜、枣而成。麻桂之比，麻黄汤为三二，大青龙汤则三一，借麻黄之力可谓巨矣，单剂用量越80g（一两约为今13.8g，引自丘光明《中国科学技术史·度量衡卷》）。其治立足太阳，开解拂郁之阳，治本为主，仲景所云"发"者，方理之眼，重用麻黄，基于是焉。大力求汗，举发经气之际，寒水邪毒随之而出焉。

标本并病，以石膏清其标热。石膏味辛，其气薄，为发越热邪之佳品。其性向上向外，非大黄、黄柏之类苦寒降泄，所治在下在内，而于阳经、上位、肌腠之病热尤其所长。《药性论》谓其"出毒汗"（《经史证类备急本草》卷四《玉石部中品》引），金·李杲云："石膏发汗解肌，去风寒热。"（《珍珠囊补遗药性赋》卷三《玉石部》）虽云"发汗"，实非发汗药也。其理在于透散，在于解肌，可使郁结于肌表、肺胃、胸膈、经络之热毒外泄，消弭内陷营血之虞。开太阳郁闭者，麻黄为主将，温通之力无可与比；石膏质重入里，味辛发散，性寒清热，其为阳明之宣剂、凉剂，邪热在营卫之间，正邪交争之际，正可发越以出肌表耳。石膏得麻黄，则外透之力增；麻黄得石膏，可引之入里，诱邪外向，且麻黄倍用，挟石膏之寒尽行于外，而发汗不留于内而致寒中也。两药相合，标本并治，表里通而郁热解，诚方理精义之所在。

小儿感冒，鲜有纯粹麻黄汤证者，缘其纯阳之体，太阳从标化热极易，故大青龙证颇多。愚临证每用大青龙汤合小柴胡汤，屡试鲜爽。

【高热案】尤仔，三岁半。高热三日，诊为"病毒性肺炎"住院，多法医治，体温不降，每日午后高热复起，须强行发汗暂退，数十分钟后复热，日数行。现高热39.7℃，无汗面赤，微恶寒，精神可，阵咳小喘。双指纹风气关色紫，分叉内曲，脉浮数。两上肺布满湿啰音。血常规正常。太阳标本两病，肺气内闭。麻黄20g，石膏20g，桂枝10g，杏仁10g，甘草10g，柴胡10g，党参10g，黄芩5g，半夏5g，大枣5g，紫菀5g，生姜30g。2剂。水煎二次合并，分三服，服后汗出则止后服，6小时后续服，若未汗，半小时后续服至出汗止。当即针大椎、风府、风池，不留针，手法泻，左急旋。大汗出而热退至37.6℃。停用西药。2日后复诊：服药一剂后即退热，当日未复热，咳喘大减，即办出院。次日午后发热至38.1℃，服药后即退，未复发。两肺啰音大减，复查胸片原两上肺大片阴影已减。表气已畅，肺热大降。后以理肺清热之剂疗治一周全愈。

桂枝二越婢一汤

桂枝（去皮）、芍药、麻黄、甘草（炙，各十八铢），大枣（擘，四枚），生姜（切，一两二铢），石膏（碎，绵裹，二十四铢）。上七味，以水五升，煮麻黄一二沸，去上沫，内诸药，煮取二升，去滓，温服一升。【27】

仲景麻桂合用以求汗，有重剂，如麻黄汤、大小青龙汤、葛根汤；有中剂，如麻黄升麻汤、麻黄桂枝各半汤；有轻剂，如桂枝二麻黄一汤、桂枝二越婢一汤，轻重举拮，惟视表气郁闭之微甚，标本寒热之多少，营卫调和之滑涩而定，大法立而权衡移，可谓入神之化焉。诚如明代·唐不岩所云："总是一太阳病，病与时日有浅与深，脉与形证有应与否，权衡剂量，不失铢黍，于此见古人立方之妙。"（《张卿子伤寒论》卷二《辨太阳病》引）至于治太阳标化之热，则合葛根、石膏、知母、黄芩等，因证而施，各有千秋。

桂枝二越婢一汤原文曰："太阳病，发热恶寒，热多寒少，脉微弱者，此无阳也，不可发汗，宜桂枝二越婢一汤。"（27条）寒热而热多寒少，本气弱而标气胜焉，表气不足，营卫失和，则脉见微弱。然"此无阳也，不可发汗"八字，与证失符，错简无疑。明是本闭标热宜汗之证，何由无阳不汗之说？若果如斯，麻膏二药何所着落？先贤若明代·喻昌、李中梓、张遂辰，清代·张志聪、张璐、尤怡、黄玉璐等，皆委曲臆解，甚不可取耳。

是方可谓大青龙之微版，麻桂各用十八铢，麻黄之量仅大青龙八分之一（约10g，一两24铢），石膏亦如之。证虽皆属太阳标本俱病，然微邪郁表，热多寒少，当于发表之际兼清郁热，令微微似汗，以解肌表而和荣卫也。因偏于和营而轻于开肺，故以芍药易杏仁焉。

愚常以此方施于久感不愈而不易汗出，舌质红而脉不大实者，多一周知，旬日愈。

【肢重畏寒案】 辜妇，29岁，家妇。三胎产后8个月，已停哺乳。一个月前外感寒热，缓解后觉四肢沉重难举，畏风畏寒，动则易汗却汗出不畅，汗后肢重略轻，移时复旧。月经量少，色淡少块，经时小腹略痛，口干时渴，大便偏干，二三日一行，时时小烦，夜寐欠安。前两周曾用羌活胜湿汤及黄芪桂枝五物汤加味分别治疗，皆不得效。舌红苔薄色白，两脉寸关浮细而软。易以表气郁闭，营卫失和治之。桂枝二越婢一汤合玉屏风散加味。桂枝10g，白芍15g，麻黄5g，石膏15g，炙甘草10g，大枣10g，生姜（3片），黄芪20g，防风10g，炒白术15g，桑枝15g，薏苡仁20g。药后三天，有微汗出，肢重大减，服完一周，诸症若失。

麻黄杏仁甘草石膏汤

麻黄（去节，四两）、杏仁（去皮尖，五十个）、甘草（炙，二两）、石膏（碎，绵裹，半斤）。右四味，以水七升，煮麻黄，减二升，去上沫，内诸药，煮取二升，去滓，温服一升。【63】

仲景曰："发汗后，不可更行桂枝汤，汗出而喘，无大热者，可与麻黄杏仁甘草石膏汤。"（63条）"下后，不可更行桂枝汤，若汗出而喘，无大热者，可与麻黄杏仁甘草石膏汤。"（162条）二条仅"下"与"发汗"治法之异，似属太阳变证，实未离太阳经，乃表邪不解，标阳内乘，肺气怫郁，标本俱病，亦即所谓寒包热证也；若病更进，表闭已去而里热独留，则成阳明热证矣，清代·柯琴有是证为"大青龙之变局，白虎汤之先着"之说（《伤寒附翼》卷上《太阳方总说》），实是高论。盖太阳经气主皮毛，肺亦主皮毛，汗出而喘，是邪热内薄于肺也。邪所留止，重在上焦肺金，而内热郁蒸，皮毛松懈，故有汗出，然肌腠仍为邪闭，实未开解也。仲景麻黄剂所治几皆无汗，惟此证有汗，理概由是。正因有汗，故无大热，自不同于大青龙汤证之皮毛腠理皆闭实不通，阳气内闭，必高热内燔焉。北宋·成无己《伤寒明理论》卷中《喘》云："邪气内攻，气逆不利而喘者，因喘而汗出，见其邪气在里也，虽表未解，未可和之。若邪气外盛壅遏，使气不利而喘者，虽汗而喘不已，见其邪气在表也，虽经汗下，亦可发之。此亦古人之奥义。"是领仲圣之旨最明者矣。

后贤解意本方，或有风温主方说，如清代·柯琴、沈金鳌、俞根初等；或有肺热壅盛说，如清代·程郊倩、钱璜、陈念祖等，或自圆已论，或以意偏测，皆难中经旨也。然温热诸家果能识此辛凉甘润法之要领，并即此为基，变化扩充，欲自成广义温病之学说，实无疑义。

治标热犯肺，金气壅塞，麻杏石甘汤中用麻黄，乃发越肺中埋郁之卫气，又开散腠理之郁闭，为邪热开辟通路，使之外越而疏散，营卫复位矣。因邪闭不重，而里热颇甚，故不与桂枝相伍，而与石膏相成配，故本方绝非汗剂，而与发汗理同，关键在于一"透"字。

是方膏麻之比为2∶1，为仲景麻膏合剂诸方之最，可见石膏为本方主力，从而确立其为太阳标热之剂无疑，此与大青龙汤兼顾内外，麻膏并重不同，故麻膏之比乃方机之眼，不可忽略。后世医家专注于此，于本方多有发挥，以清代·张锡纯声名最著。张氏用本方治温病热重者："石膏之分量恒为麻黄之十倍，或麻黄一钱、石膏一两，或麻黄钱半、石膏两半。"（《医家衷中参西录·医论·太阳温病麻杏甘石汤证》）治烂喉丹痧，石膏用量可至麻黄之二十倍。清代·何炳元以为，伏温自内发，风寒从外搏，而为内热外寒之证者，重则用麻杏石甘汤加辛凉之药："惟麻黄用量极轻，约二分至三分为止，但取其轻扬之性，疏肺透表，效如桴鼓。"（《重订通俗伤寒论·第八章·伤寒兼证》）其治邪郁肺而化火，热盛痰壅，拟加味麻杏石甘汤，其中石膏四两，麻黄四分，其比亦为十一。

石膏、杏仁相伍，治肺热颇有深意。二者入肺经，均兼升降，惟性相左，一寒一温。温开通散隧道，畅肺经气脉，引邪外走；寒直奔热毒，解悍烈，驱其散出，两相营运，病去正安。《药性论》云：杏仁"润肺气，去痰行血。"其性之润，亦可缓石膏之烈。

本方既可治寒包火证，亦可用于风温外袭及肺热壅盛，临证所见相异，决定麻膏用量之比。兼有外闭，麻黄比重可稍大，反之则小。然诸证均以肺热为重，石膏用量至少倍于麻黄，否则易致汗泄过多而有伤阴耗液之弊。

【咽肿热咳案】商妇，33岁，教师。突发咽喉肿痛，失声，继之小有寒热，咳嗽阵作，气短而喘，少量脓痰，全身小汗。两侧扁桃体肿胀鲜红，表面凹凸不平，有少量黄色脓性分泌物，触痛明显。喉部肿胀充血，上覆白色分泌物。两肺呼吸音粗，有少量干啰音。T 37.4℃。血常规：WBC 9.85×10^9，NE 77%，C-反应蛋白 31U。两寸脉浮数，尺脉细，舌红干少苔。表气不畅，肺经热壅。麻石石甘汤合升降散化裁。麻黄10g，生石膏40g，炒僵蚕5g，蝉蜕10g，杏仁15g，姜黄5g，熟大黄15g，玄参20g，甘草10g，生地黄15g，射干5g，桔梗10g。三剂。煎后待温，含咽服之。首剂后解稀便两次，身热渐解，当晚咽痛喉肿有减，次晨已可发声。三剂服毕，发热未起，咽痛肿胀大减。调治一周而愈。

《肘后》葛根解肌汤

葛根四两，芍药二两，麻黄、大青、甘草、黄芩、石膏、桂各一两，大枣四枚。以水五升，煮取二升半，去滓，分为三服，微取汗。（《肘后备急方》卷二《治伤寒时气温病方》）

解肌者，解散肌表中之邪气也。三阳为表，肌表者，三阳经气所以行焉，故肌表大概三分：肌肤、肌腠、肌肉，分别由太阳、少阳、阳明所主。是以解肌者，发越三阳经脉之邪毒矣。隋·巢元方云："伤寒，是寒气客于皮肤，寒从外搏于血气，腠理闭密，冷气在内，不得外泄，蕴积生热，故头痛、壮热、体疼。所以须解其肌肤，令腠理开，津液为汗，发泄其气，则热歇。"（《诸病源候论》卷四十五《小儿杂病诸候一》）此即伤寒表闭而言，若天行温病邪毒羁于三阳者，因而发之，亦曰解肌焉。

仲景曰："桂枝本为解肌，若其人脉浮紧，发热汗不出者，不可与之也。"（16

条）后贤论"解肌"，徒为桂枝汤法，乃偏论并观矣。桂枝汤本非汗剂，济营畅卫，待营卫各司其职，则汗出肌利，烦热自除，诚寓发汗于调畅营卫之中也，仅解肌一例耳，谅非全景。仲景即有"医为有大热，解肌而发汗"之语（《伤寒论·辨不可下病》），所言显非桂枝法。《名医别录》述荆叶、辛夷、麻黄、石膏、葛根、杏核皆具"解肌"之功，诸药金属三阳经发散药，大抵可知解肌法之畛域焉。麻黄发越肌表之闭，柴胡疏解肌腠之郁，石膏透散肌肉之毒，葛根兼发三阳蕴热，此四药加之桂枝，乃解肌之五大力药焉，分理有异，合用生妙，不可不知。

　　唐代孙思邈云："凡觉肌肉中如刺，皆由腠理闭，邪气闭在肌中因欲出也，宜解肌汤则善。"（《备急千金要方》卷八《治诸风方》）葛根解肌汤治伤寒及时气温病之头痛、壮热，脉大，肌肤寒闭于外，肌肉热盛于内，乃太阳标本俱病，或太阳之邪已传阳明，表未解而里已炽，或云邪在三阳者亦可。是方由葛根汤化裁而来。葛根本阳明经药，能生津出汗，行小便，解肌，为通解三阳之大药。金代张元素云："用此以断太阳之路，即是开发阳明经气以却太阳传入之邪也。"（《金匮方论衍义》卷上《痉湿暍病》引）用之为君。桂枝汤减生姜（若表水失化者可留用）和肌腠而护阴液，助开太阳经气，用之为臣。石膏、黄芩、大青，清解阳明热毒，透肌表而外出，用为佐使。方中集解肌五要之四，"微取汗"而肌解，不亦宜乎？

　　凡邪在经络，伤于肌腠骨节，筋脉失养，表气不畅，热甚气滞，肌肉紧结，病位身半以上者，施用本方，多有奇效。愚用于产后风者，屡屡得手。

　　【颈痛案】霍妇，38岁。二胎产后3个月，颈肩背痛麻1个月。1个月前洗浴后当晚觉腰上至颈项酸麻疼痛，肌肉楚楚，畏风而无汗，入夜时畏热，偶有低热，两手时麻胀无力。CT诊为轻度颈椎退行性病变，以牵引等治疗无效。两寸脉缓而有力，舌红苔薄腻。证属表气郁闭，风寒侵络，营气不和。葛根30g，麻黄10g，黄芩10g，桂枝10g，芍药15g，甘草10g，大枣10g，川芎10g，羌活15g，当归15g，生姜30g。头两煎液内服，第三煎加热水浴足。2剂汗出痛麻大减，7剂后病若失。续以桂枝加芍药汤合防风四物汤善后而愈。

附方

防风通圣散（河间）

　　治一切风寒湿暑，饥饱劳役，内外诸邪所伤，气血怫郁，表里三焦俱实。憎寒壮热（邪在表）。头目昏晕，目赤睛痛。风热上攻，耳鸣鼻塞，口苦舌干，咽喉不利，唾涕稠黏，咳嗽上气，大便秘结（热结大肠）。小便赤涩（热蓄膀胱）。疮疡肿毒（气血怫郁）。折跌损伤，瘀血便血，肠风痔漏。手足瘛疭，惊狂谵妄（肝风胃火）。丹斑瘾疹（风热在胃也）。防风、荆芥、连翘、麻黄、薄荷、川芎、当归、白芍（炒）、白术、山栀（炒黑）、大黄（酒蒸）、芒硝各五钱，黄芩、石膏、桔梗一两，甘草二两，滑石三两。加生姜、葱白煎。自利，去硝黄。自汗，

去麻黄，加桂枝。涎嗽，加姜制半夏。(《成方切用》卷五《表里门》引《素问病机气宜保命集》)

三、疏风败毒

败毒散

治伤风、瘟疫、风湿，头目昏暗，四肢作痛，增(憎)寒壮热，项强睛疼，或恶寒咳嗽，鼻塞声重。柴胡(洗，去芦)、前胡、川芎、枳壳、羌活、独活、茯苓、桔梗(炒)、人参各一两，甘草半两。上为末，每服二钱，入生姜、薄荷煎。加地骨皮、天麻，或咬咀，加蝉蜕、防风。治惊热可加芍药、干葛、黄芩；无汗加麻黄。(《小儿药证直诀》卷下《诸方》)

唐宋前发表多施麻桂刚剂，两宋金元以来，后贤畏忌峻猛，易伤正气，且怵于有汗无汗，脉征紧、缓、数等之难辨，力寻替代，以败毒散及九味羌活汤声名甚宏。

败毒散乃古方，得之于唐代《道藏》，首载于北宋·钱乙《小儿药证直诀》，因《类证活人书》转载，后世多误指谓朱肱发明。《局方》更名"人参败毒散"，《鸡峰普济方》名"人参前胡散"。《三因方》加苍术、大黄，名"加味败毒散"，《澹寮方》加陈仓米，名"仓廪汤"；《伤寒蕴要》去柴胡加荆芥、防风、牛蒡子，名"荆防败毒散"，可见大受推崇。

通体之太阳受病，不惟寒与风，亦有湿与热，若时运乖异，变生邪毒，则六淫兼而有之，驱之使出，仍以开畅表气为要。所谓时气者，非其时而有其气，如冬气温，春气寒，夏气冷，秋气热也，其所伤也，风气为长，挟之而感，皆从表入，郁滞太阳，于是有恶寒憎热，头痛目昏，颈项强痛，鼻塞咳喘，肢体烦痛诸症；邪气由太阳而入，内伤太阳小肠，致清浊失和，常伴腹胀不食，呕吐泄泻等症矣。是方也，调荣卫，顺三焦，治风壅，消痰涎，退烦热，风息邪散，四体得安，故诸贤皆谓之"神效"矣。北宋·初虞世赞云："自非异人杰出，志与神会，则莫之敢为，良可叹服。烟瘴之地，或温疫时行，或人多风、多痰、多气，或处卑湿脚弱，此药不可缺也。"(《三因极一病证方论》卷六《叙疫论》引)

羌活、独活本一物，《本经》未分述，《纲目》亦合讲，后人分用，紫色节密者为羌活，黄色作块者名独活，羌活气雄，独活气细而已。味苦甘辛，气平微温，气味俱轻，阳也，升也。羌活主行太阳经，独活偏走少阴经，《别录》称"疗诸贼风，百节痛风，无问久新"，《本草纲目》谓"疗诸风湿冷，散火郁发热"。莫非诚当麻黄之代理乎？两药合用，不惟除风散寒，化湿透热亦其所长。柴胡、前胡、川芎，亦轻清开发之剂，可助羌独一力，兼和少阳厥阴；表之有湿，内侵则易伤太阴，或风气内干小肠，桔梗、枳壳、茯苓之着力焉。最可意者，乃人参、甘草之用。人受外邪，发汗祛解，惟元气大旺，邪始乘药势而出。若麻桂已不堪当，元气本弱，药虽外行，气从中馁，或留连为困，或随气内缩，发热无休。故明代·喻昌云："虚弱之体，必用人参三五七分，人表药中，少助元气，以为驱邪之主，使邪气得药，一涌而去，全非补养虚弱之意也。"（《寓意草》卷四《论治伤寒药中宜用人参之法以解世俗之惑》）此亦仲景小柴胡汤用参草之旨耳。

喻氏首论"逆流挽舟法"，颇得后世认同："仲景于阳邪内陷下利不止之症，惟用逆流挽舟之法，挈里邪还之于表，则利不治而自止也。"（《尚论后篇》卷一《温证中篇》）外感之热内陷而成下痢，必从外而散之，以故必从汗法，先解其外，后调其内。又兼中气尚弱者，辅之调益脾胃，托邪外解，亦此法之另一用也。是方斯成逆流挽舟法之要剂焉。

冬时触寒，即病者曰伤寒，不即病者，毒藏肌肤，至春变温病，至夏变热病，以其阳毒最深，名曰瘟疫。其治当开之发之，适时为用。盖肌肤外感，则表实里虚，是方有解表者，有和里者，培其正气，败其邪毒，故名败毒。

【头疮案】辛仔，18 个月。2 天前突起寒热，次日头面蜂起数十小红疹，痛不可触。形瘦面赤，发热 38.3℃，无汗，畏风，眠食不安。指纹风关淡紫，舌红少苔。风气内闭，阳气拂郁。处以败毒散：羌活 5g，独活 5g，川芎 5g，甘草 5g，茯苓 5g，党参 5g，柴胡 5g，枳壳 5g，桔梗 5g，前胡 5g。2 剂。针两风池、风府，泻法，不留针。一剂寒热退，尽剂而头面疮平。

参苏饮

治痰饮停积胸中，中脘闭，呕吐痰涎，眩晕嘈烦，忪悸哕逆；及痰气中人，停留关节，手足軃曳，口眼㖞斜，半身不遂，食已即呕，头疼发热，状如伤寒。前胡、人参、紫苏叶、茯苓（各三分），桔梗、木香（各半两），半夏（汤）、陈皮、枳壳（炒）、甘草（炙，各半两）。上为锉散。每服四钱，水一盏半，姜七片，枣一枚，煎至七分，去滓，空腹服。哕者，加干葛；腹痛，加芍药。（《三因极一病证方论》卷十三《痰饮》）

参苏饮所循之法颇与败毒散雷同，即表里兼治，补散并行。风寒感冒太阳，太阳主表，故用麻、桂发营卫之汗；若感太阴在肺，肺主皮毛，则治当外散皮毛，内宣肺气。太阳通于肺，皆司皮毛，宣肺亦即疏展太阳矣。

邪之所凑，其气必虚，故君人参以补之。人参固表止汗，仲景发汗方中，绝不一用，此何以无汗反用？盖表里皆病，有脉弱中虚之征，里气虚则表难解，汗是心液，人参补心生脉，以助汗源，汗出则邪易出耳。此用止汗药以发汗，与桂枝汤理有同揆。肺受风寒，皮毛先病，故有头痛无汗，发热憎寒之症，以苏叶、葛根、前胡为臣以散。苏叶辛温入肺。明代·李中梓云："其气芳香，其性和融，温中达表，散风解凝。发表而不优于峻，性阳而无损于阴。通鼻塞、行气滞。虚人需发汗，而弱不能投者，当以人参为伍。"（《本草征要》卷一《通治》）兼顾表里虚实，是其长项。前胡甘辛气平，兼具升降，通宣理肺之要药。葛根解散之力，一如前述。肺一受邪，胸中生浊，故用枳、桔、二陈以疏和之，则咳嗽，涕唾稠黏，胸膈满闷之症除矣。加木香以宣畅里气，助小肠分理清浊。增姜、枣以调和表里诸气，内外气和则病解也。综观方药组合，解散颇轻，和中颇重，此其别于败毒散者也，后贤谓之益气解表之剂，良有以焉。南宋·王硕极誉之："小儿、室女，尤宜服饵，其效尤验；此药治虚劳发热，其效尤著；治诸般发热，不问何证，每每用之，甚效。"（《易简方·校正注方真本易简方论》）劳倦、幼儿、胎前产后、术后、化疗后之感冒用之，实效无疑。合以四物汤，斯成《易简方》之茯苓补心汤："大治男子、妇人，虚劳发热，或五心烦热，并治吐血、衄血、便血，并妇人下血过多致虚热者，并得其宜。"即是斯理之发挥耳。

【低热案】江翁，69岁，商人。午后低热1个月。1月半前流感后寒热咳嗽，余症已消，惟每日下午4~5时许即觉凉意，随即发热至37~38℃，两小时后无论药否，背出小汗自解。诸般体检，未见异常。舌红苔薄腻，三脉缓而少力。风湿留滞太阳，申时经气失畅。参苏饮意。党参30g，苏叶10g，羌活10g，陈皮10g，前胡10g，葛根20g，茯苓15g，柴胡10g，大枣15g，枳壳5g，桔梗10g，半夏10g。3剂即热退，一周全愈。

九味羌活汤

羌活、防风、苍术、细辛、川芎、香白芷、生地黄、黄芩、甘草。以上九味，虽为一方，然亦不可执，执中无权，犹执一也，当视其经络前后左右之不同，从其多少大小轻重之不一，增损用之，其效如神。呋咀水煎服，若急汗热服，以羹粥投之。若缓汗，温服，而不用汤投之也。（《此事难知》卷上《太阳证》）

金·张元素别辟蹊径，发明是方，以代麻、桂二汤，又名羌活冲和汤。治伤寒伤风，憎寒壮热，头痛身痛，项痛脊强，呕吐口渴，太阳无汗，及感冒四时不正之气，疫疬诸病。元·王好古云："有汗不得服麻黄，无汗不得服桂枝，若差服则其变不可胜数，故立此法，使不犯三阳禁忌，解利神方。"乃治四时感冒发散之通剂。

海藏翁独承师意，阐明易老仿麻黄汤方理，制方境界直抵经典。其组方基础四味，羌活、防风、苍术、甘草，与麻黄汤四药有通神之对应："羌活治太阳肢节痛，君主之药也。然非无以为主也，乃拨乱反正之主，故大无不通，小无不入，关节痛非此不治也；防风治一身尽痛，乃军卒中卑下之职，一听军令，而行所使，引之而至；苍术别有雄壮上行之气，能除湿，下安太阴，使邪气不纳传之于足太阴脾；甘草能缓里急，调和诸药。"二方均着力于太阳经，却各有侧重，麻黄汤重在上焦，羌活汤顾及中焦。羌活、防风相合，重在解散风寒湿闭，寒湿内侵易致脾气失和，故用苍术运脾。发散不求刚劫，但籍缓攻，别名冲和，达其要旨焉。

其余五药，充分践行"易水学派"经络脏腑之用药原则，可视为上四药之加味药：细辛治足少阴全头隐痛、川芎治厥阴头痛在脑、白芷治阳明头痛在额、生地黄治少阴心热在内、黄芩治太阴肺热在胸。邪偏何经，则重用何药。药备六经，治通四时。故云：虽为一方，不可定执，视六气六经之浅深轻重虚实之不一，权衡增损用之。

后贤于是方褒贬不一。明代·陶华谓但有表证，无论汗否，皆可用之，取效桴鼓（参《伤寒六书》）；清代·吴瑭讥之混淆寒温，误人亟深（参《医医病书》）。评断组方之优劣，非在主观意念，而当以医理作圭臬，疗效为准则耳。按易老本意，虽云九味，而羌、防、苍、草四味乃根荄，实以辛散为主，兼及苦降，诚运太阳经气之机要焉，此与麻黄汤理出一揆。惟前者重在风湿，着力柔缓；后者偏于寒水，下手刚健耳，方理略异，实不可绝然瓜代矣。然羌活汤兼理者多，所用者广，后世用之，成效斐然，亦是事实，后五味分经用药，实居功甚巨。禀赋不一，邪伤有偏，获病差别，选药斯异，诚医道之正施矣。病偏心肺，用地、芩护阴；疾在肝肾，以辛、芎通阴；白芷气血兼走，升多于降，"辛散阳明之风，温除肠胃之湿"（清代·黄光霁《本草衍句》），乃沟通手足阳明之要药。此五药增损用之，方得其真，神机乃现。

综合九味，除生地、黄芩，俱辛温发散之药，虽各经咸到，而于风寒湿之在太阳，必须汗解者，用之最得，审为治风良剂。细探黄芩、生地亦有蕴意可掘。清代·周岩云："黄芩为少阳药，而于太阳亦多有用者。人身上升之气，由少阳而出，风寒郁之，即成壮火，退壮火，自须佐以黄芩。"（《六气感证要义·风》）生地乃少阴药，顾护太阳少阴标本气之品，清代·周学海云："九味羌活汤法，重温下焦，开通少阴、太阳之表里经气，非桂枝、柴胡所能胜任也。"（《读医随笔》卷三《证治类》）皆是隽言睿语。

明代·吴崑云："水病，腰以上肿者，此方微汗之，即愈。"（《医方考》卷四《水肿门》）腰以上皆肿，头面俱病也。盖上盛为风，下盛为湿，腰以上皆肿，必兼风治。无风则湿不能自上于高颠清阳之分也。辛能疏风，风药能胜湿也，亦治太阳寒水病原理之一焉。

上列三方，理法若一，各有侧重，缓急皆疗。医急不下重手，医缓表里兼顾，故常用为通治之方。千年以前，有贤智大家，深悟仲景太阳治理，发明诸方，大大拓宽用药品类及应用范围，增光甚采。三方之用，各有千秋，依愚经验，败毒散治头目不清，疮痈痘疹初起最效，参苏饮疗虚人外感久治不愈颇佳，而九味羌活汤重在加减进退，无论风寒暑湿热，惟于邪偏于表者，无可无不可。

【寒热头痛案】肖男，46岁，商人。五天前酒后受风，头痛项强，次日头痛剧作，痛甚则呕，恶寒发热，T 38.8℃。当即入院，诊断为病毒性脑炎，西医治疗3天无效。每日午后即感身冷，继之高热，头痛作呕，沉重难举，颈项僵直，脘胀不食。面青神疲，两脉浮弦而数，寸关尤显。舌暗红，苔薄白腻。太阳闭阻，处以葛根汤合川芎茶调散化裁，一剂后热退，寒热减半，然头重如蒙，绵痛未止。苔脉如前。风湿不化，太阳未畅。九味羌活汤加人参。羌活20g，防风15g，苍术15g，黄芩10g，生地10g，细辛5g，川芎15g，白芷15g，甘草10g，生姜3片，大枣10g，人参10g（另炖）。服药一剂，头痛大减，寒热已止。续服3剂，诸痛如失，复检脑脊液正常，出院。

附方

川芎茶调散

治丈夫、妇人诸风上攻，头目昏重，偏正头疼，鼻塞声重；伤风壮热，肢体烦疼，肌肉蠕动，膈热痰盛；妇人血风攻注，太阳穴疼，但是感风气，悉皆治之。薄荷叶（不见火，八两），川芎、荆芥（去梗，各四两），香附子（炒，八两，别本作细辛去芦一两），防风（去芦，一两半），白芷、羌活、甘草（炙，各二两）。上件为细末。每服二钱，食后，茶清调下。常服清头目。（《太平惠民和剂局方》卷二《治伤寒》）

辛夷散

治肺虚，风寒湿热之气加之，鼻内壅塞，涕出不已，或气息不通，或不闻香臭。辛夷仁、细辛（洗去土叶）、藁本（去芦）、升麻、川芎、木通（去节）、防风（去芦）、羌活（去芦）、甘草（炙）、白芷（各等分）。上为细末，每服二钱，食后茶清调服。（《重订严氏济生方·鼻门》）

四、辛凉解表

银翘散

连翘（一两）、银花（一两）、苦桔梗（六钱）、薄荷（六钱）、竹叶（四钱）、生甘草（五钱）、芥穗（四钱）、淡豆豉（五钱）、牛蒡子（六钱）。上杵为散，每服六钱，鲜苇根汤煎，香气大出，即取服，勿过煎。肺药取轻清，过煎则味厚而入中焦矣。病重者，约二时一服，日三服，夜一服；轻者三时一服，日二服；夜一服；病不解者，作再服。（《温病条辨》卷一《上焦篇》）

太阳外感之治，有辛温辛凉之别，分施于伤寒温病。《伤寒论》有温病之名而未出其治，引后人多所争讼。有言仲景早有辛凉甘润大法者，如清代·柯琴云麻杏石甘汤中麻膏同用，化辛温为辛凉，已寓凉散之深意，后世温热家不过伸言之耳。近代发现之桂林本《伤寒论》辟专论治温，出方数十，似为力证。姑且束阁真伪之辨，《伤寒论》只为伤寒专著，于温病确无系统治论，乃不争之实。无论葛根汤抑或麻杏石甘汤，仅为太阳伤寒标化为热之透解之方，于温病实不相干。即便桂林本所列治方确自仲景之手，如小柴胡加黄连牡丹汤、黄连黄芩栀子牡丹芍药汤等，所用之药大多苦燥，诚非温证所宜。自永嘉南渡，尤其南宋偏寓，中心南移，去寒燥而就温湿，温热之证大增，金元以降，温热治理大倡，延自清代中期，江南诸贤发明轻灵治法，成就六气治法之一大补充，居功甚宏。

温病之基有二，火热与阴伤。温为阳邪，火必伤阴；阴少则热，易感火毒，两者互为因果。温者火之气，火未有不克金者，故温病多先伤肺金，尤以风温如此。

清代·陈祖恭云："风温为燥热之邪，燥令从金化，燥热归阳明，故肺胃为温邪必犯之地。"（《温热经纬》引）肺主皮毛，与太阳相合，故温病初起，无论风温、温热、温疫、温毒、暑温、湿温、秋燥、冬温，但有表证，即是太阳病，只因病温之性，经气迅即标化，开泄伤阴而已，是以症见脉动数寸大，尺肤热，头痛，微恶风寒，或渴或咳，自汗，午后热甚。言其施治，只可辛凉开发，既透毒外出，又无损阴津耳。

清代·吴瑭云："治上焦如羽，非轻不举。"（《温病条辨》卷四《杂说》）温邪上受，只可以轻清上浮之品，升药力至上焦，驱邪外出，且药不久煎，否则药气偏沉，易过病所，且刻薄耗阴，引寇深入耳。金银花甘寒，芳香疏散，善解肺经郁毒，透热达表。连翘性苦微寒，入心肺二经，长于清心，散上焦风热，清代·黄凯均云："清六经之火，只治上中，力不到下焦，凉药之轻清者也。"（《友渔斋医话·第六·药笼小品》）银重宣而翘偏清，于胸膈间展气泄热，由太阳皮毛而出，毫无伤阴之嫌，用为君药。薄、旁辛凉，散热解毒；荆、豉虽属辛温，不烈不燥，配入辛凉，增强透表之力，乃去性取用之法，四药俱臣。芦、竹散热生津；桔梗宣肺利咽，同佐。甘草调和安中，又合桔梗利咽止咳，亦佐使之职。本方所用，皆系清轻，加之煎法，四两之力，轻巧之间，温邪由之透散矣。

散者，散也，药用散剂，取疏散之功也。鞠通翁云："此方之妙，预护其虚，纯然清肃上焦，不犯中下，无开门揖盗之弊，有轻以去实之能，用之得法，自然奏效。此叶氏立法，所以迥出诸家也。"（《温病条辨》卷一《上焦篇》）煎法之谆嘱，亦达此意。

温病忌汗，汗则易伤阴动风，然此剂亦取微汗而愈，何无致变之虑？清代·何炳元云："发表法为治温热病之一大法也，其大要不专在乎发汗，而在乎开其郁闭，宣其气血。"（《重订广温热论》卷二《验方妙用》）辛凉之剂，郁开热清，营卫通畅，津液敷布，自然可微汗而出，即若吴鞠通所云："温病亦喜汗解，最忌发汗，只许辛凉解肌，辛温又不可用，妙在导邪外出，俾营卫气血调和，自然得汗，不必强责其汗也。"（《温病条辨》卷一《上焦篇》）焉有伤正之敝哉？

由此可知，辛凉解表亦属开宣太阳之法，解毒而护营卫，散邪而不伤正，与麻桂法如出一辙，惟手法不同耳。银翘散临证适用甚广，凡热在上焦，阴未大伤，皆可。愚合以小柴胡汤治外感风热，大效。

【咽肿案】马男，19岁，学生。咽痛并发热2天。微恶风寒，高热，体温39℃上下，持续不退，有汗则少减，无汗复起。两侧扁桃体肿大、脓变。寸脉浮滑，舌红苔薄白少津。已用2日抗生素无效。血常规：WBC 16.4×10^9/L，NE 81%，C-反应蛋白44U。风热壅肺，太阳失畅，邪毒难泄。银翘合小柴胡意。连翘20g，银花20g，桔梗20g，生甘草20g，柴胡20g，北沙参20g，黄芩10g，法半夏10g，薄荷5g，竹叶10g，芥穗10g，淡豆豉10g，牛蒡子10g。2剂。首剂后发热退至37.3℃，次日午后复发至38.3℃，2剂后热退未复。复查血常规：WBC 7.6×10^9/L，NE 66%，C-反应蛋白15U。后调治4天，咽平而愈。

桑菊饮

杏仁（二钱）、连翘（一钱五分）、薄荷（八分）、桑叶（二钱五分）、菊花（一钱）、苦梗（二钱）、甘草（八分）、苇根（二钱）。水二杯，煮取一杯，日二服。二三日不解，气粗似喘，燥在气分者，加石膏、知母；舌绛暮热，甚燥，邪初入营，加元参二钱、犀角一钱；在血分者，去薄荷、苇根，加麦冬、细生地、玉竹、丹皮各二钱；肺热甚加黄芩；渴者加花粉。（《温病条辨》卷一《上焦篇》）

此又吴氏一辛凉名方，治"太阴风温，但咳，身不甚热，微渴者"及"感燥而咳者。"风温燥热病邪由口鼻而入，邪犯肺络，肺失清肃，故以咳嗽为主症；受邪轻浅，则身不甚热，口渴亦微。病位虽在太阴肺金，然所伤在表，肺气通卫，肺气郁滞则卫必不宣，治肺即是治卫，故是方隶于太阳剂焉。

吴鞠通云："此辛甘化风、辛凉微苦之方也。盖肺为清虚之脏，微苦则降，辛凉则平，立此方所以避辛温也。"肺为呼吸之囊籥，位居华盖，受脏腑上朝之清气，禀清肃之体，性主乎降。其质娇虚，不耐邪侵，其性恶寒、恶热、恶燥、恶湿，最畏风、火，一有邪著，即失清肃，遂郁闭而不通爽矣。故热侵肺卫，须祛不伤正，以微辛、微苦、微凉之味，斯可宣达肺郁，清透风热耳。是方遵行此律，一以轻清宣散之品，疏散风热以清头目；一以苦辛宣降之品，理气肃肺以止咳嗽。桑叶甘苦性凉，善走肺络，疏散风热；菊花辛甘性寒，疏利头目，清降肃肺，二药轻清灵动，直走上焦，协同为用，共为君药。薄荷辛凉，善解风热，以助君药解表之力；杏仁苦降，肃降肺气；桔梗辛散，开宣肺气，两药匹耦，一升一降，通宣理肺，共为臣药。连翘透邪解毒；芦根清润疏解，为佐药。甘草调和为使。

银翘散与桑菊饮并治温病初起，邪在肺卫，皆用连翘、桔梗、甘草、薄荷、芦根五药，然着力各有侧重。卫分郁甚，银翘散用银花配伍荆、豉、蒡、竹，解表清热之力强，为"辛凉平剂"；肺气郁甚，桑菊饮用桑、菊配伍桔、杏，肃肺止咳之力大，故为"辛凉轻剂"。二方各有所长，若发热、咳嗽俱重，合用颇胜。

二方皆重芦根，颇可留意。通行之解为"清热生津止渴"，风热初犯，阴伤不甚，无须止渴，热散则渴自止，方后"渴者加花粉"，意会可知，显然此药未必其用。芦根禀土之冲气，有水之阴气，可降可升矣，能引水气上举且疏之下泄，乃运通寒水之要药焉。明代·缪希雍云：是药可使"肺肾脾三家之热解，则小便复其常道矣"。（《神农本草经疏》卷十一《草部下品》）清代·汪昂云："芦中空，故入心肺，清上焦热，热解则肺之气化行，而小便复其常道矣。"（《本草备要》卷一《草部》）三焦通畅，利于肺气宣降，导肺热下达于肾，从溲而出。因之，卫分证用芦根，挟湿者，以分解湿热之邪，勿令其并合；无湿者，其利小便畅三焦而又不伤阴，以助肺气宣降耳。

方后加味，亦有奥理。肺本阳明，热邪深入，势成阳明气热，宜合石膏、知母，乃白虎汤意；燥热伤阴，少阴火炽，则成营分热证，宜合元参、犀角，乃清营汤意；

金热壮盛，耗血入络，克伤厥阴，则为血分热证，宜合麦冬、细生地、玉竹、丹皮，以滋阴凉血。若表邪尚未全解，则可卫气、卫营、卫血同治，斯亦温病透热之法焉。

【咯血案】朱媪，53 岁，退休职员。有支气管扩张病史十余年，咯血时作。1 周前感冒发热，经治后寒热止而咳不止，每咳必咯鲜血数口，挟痰色白黄，伴胸闷气紧。两寸脉浮滑而数，两尺细弦。舌暗红，苔薄白微腻。肺经风热伤络。卫血两治。桑菊饮加味：桑叶 20g，白菊花 20g，连翘 10g，杏仁 10g，生甘草 15g，芦根 30g，白茅根 30g，丹皮 15g，生地 20g，钩藤 5g（后下），桔梗 5g，知母 10g，浙贝母 10g。3剂后咳减半，1 周后血止。以调补肺肾药善后。

桑菊僵蝉汤

桑叶 10g，菊花 10g，僵蚕 10g，蝉蜕 10g，连翘 10g，薄荷 6g，桔梗 10g，杏仁 10g，甘草 6g，竹叶 10g。适应证：风热外客，头晕头痛，口眼喎斜，口干舌燥，舌苔薄白或薄黄，脉浮者。（《难病奇治》）

是方乃当代医家朱进忠化裁桑菊饮，去芦根，加僵蚕、蝉蜕、竹叶而成，用治面瘫，疗效甚著。

面瘫，风病也。诸风掉眩，强直筋缩，为厥阴风木之病。风为阳邪，主动善行，木旺生火，多为兼化，火胜则金衰，金衰则木盛，木盛则生风。且阳明燥金，主紧敛劲缩，风木为病，反见燥金之化，由亢害承制，反似胜己之化，故木极似金，况风能胜湿为燥，风病势甚易成筋缩之甚者也。风热犯肺，热盛伤金，失于克木，木旺风生，斯常口喎之病也。风温之病易逆传厥阴，盖由斯理。此等证候，正所谓风淫所胜，治以清凉者也，桑菊饮所宜焉。

吴鞠通阐明方理曰："此方独取桑叶、菊花者，桑得箕星之精，箕好风，风气通于肝，故桑叶善平肝风；春乃肝令而主风，木旺金衰之候，故抑其有余，桑叶芳香有细毛，横纹最多，故亦走肺络而宣肺气。菊花晚成，芳香味甘，能补金水二脏，故用之以补其不足。"（《温病条辨》卷一《上焦篇》）二药不惟凉散，亦为平木润燥佳品，不惟祛外来之热风，亦可抑内生之燥风耳。是方治风，颇有佳例。清代·何炳元即发明新加桑菊饮（加钩藤、天竺黄、菖蒲、竹沥、桑枝）治小儿风痉（《重订广温热论》卷二《验方》）。盖风痉似惊，由温邪陷入，阴液内耗，陡动肝风，挟痰热上冲，以致痉厥。若于病未猖獗之前，先以辛凉开肺，继以甘寒化热，佐以润剂降痰，两候自能痊愈。

朱氏云："桑菊饮加蝉蜕、僵蚕等虫类搜剔之品，则筋络之风热除而病速愈，故其效甚著也。"（《难病奇治》）蝉蜕味淡微凉，本不辛散，其能发表者，以皮达皮也，乃发汗中之妙药，又善驱风，凡风壅于筋脉皮肉，最能散之。僵蚕辛散风邪，咸可豁痰，畅行肝络。因风而僵，与风同类，故善引祛风之药至于病所也。

愚临证治面瘫，凡风热在上者，用此方多有斩获，实良方焉。便秘者，常合升降散。

【口眼㖞斜案】姬妇，24岁，文员。1个月前突起左侧面瘫，经中药配合针刺治疗一月，未见明显成效。左侧额纹消失，目不能合，时流泪，饮水左口角漏液，鼻唇沟右歪明显。两脉关上弦，苔薄白舌质红。风热伤阳明厥阴。桑菊僵蚕汤加味。桑叶15g，菊花15g，连翘10g，杏仁10g，生甘草15g，芦根10g，桔梗10g，薄荷5g，僵蚕10g，蝉蜕10g，钩藤10g，姜黄5g，熟大黄5g。针双侧内关、郄门、合谷，2日一次，泻法，不留针。一周后始效，口眼㖞斜减三成，续治2周，痊愈。

翘荷汤

薄荷（一钱五分）、连翘（一钱五分）、生甘草（一钱）、黑栀皮（一钱五分）、桔梗（二钱）、绿豆皮（二钱）。水二杯，煮取一杯，顿服之。日服二剂，甚者日三。加减法：耳鸣者，加羚羊角、苦丁茶；目赤者。加鲜菊叶、苦丁茶、夏枯草；咽痛者，加牛蒡子、黄芩。（《温病条辨》卷一《上焦篇》）

吴氏又一名方翘荷汤，清宣凉润，治温燥犯肺，头目不利，理药均佳。

燥本阴邪，然金气阴少者，燥气阳化成热矣。阴精既少，则护阴当为第一要务。薄荷感杪春初夏之气，而得乎火金之味。金代·张元素云："味辛性凉无毒。升也，阳也。其用有二：清利六阳之会首；祛除诸热之风邪。"（《珍珠囊》卷二《主治指掌》）于燥热伤及头目最为佳选。较之银花，其味更轻透芬芳，则升散力更宏，然解毒之力不及。与连翘相伍，使散力不过而损津更少。合以栀皮、桔梗，助解上焦之热，绿豆皮甘寒，亦解毒透热之佳品。

愚用此方治燥热在上之咽疾最效。无栀皮代之以桑白皮或地骨皮，无绿豆衣可用蝉蜕。阴伤重者或加玄参、玉竹。热深燥甚者用喻昌之清燥救肺汤，此已属阳明病，另叙。

【阵咳案】吴男，32岁，工人。感冒后咳嗽十天，咽干痒，少痰，稍有动作辄剧咳难止，日数作，服抗生素及镇咳药不效。咽干红，咽后壁滤泡多见，舌边尖红，苔薄少，两寸脉浮而细，尺脉细。肺经燥热，风气内扰。翘荷汤加味。薄荷15g（后下），竹叶15g，连翘10g，杏仁10g，生甘草15g，芦根10g，桔梗10g，麦冬15g，北沙参10g，栀子10g，桑白皮10g，瓜蒌皮15g，大贝母10g。3日即效，5天咳止。

附方

加减葳蕤汤

滋阴发汗法（俞氏经验方）。生葳蕤（二钱至三钱）、生葱白（二枚至三枚）、桔梗（一钱至钱半）、东白薇（五分至一钱）、淡豆豉（三钱至四钱）、苏薄荷（一钱至钱半）、炙草（五分）、红枣（两枚）。（《重订通俗伤寒论·第二章·六经方药》）

五、开表驱毒

《局方》消风散

治诸风上攻，头目昏痛，项背拘急，肢体烦疼，肌肉蠕动，目眩旋运，耳啸蝉鸣，眼涩好睡，鼻塞多嚏，皮肤顽麻，瘙痒瘾疹。又治妇人血风，头皮肿痒，眉棱骨痛，旋运欲倒，痰逆恶心。白茯苓（去皮）、芎劳、羌活（去芦）、人参（去芦）、荆芥穗、防风（去芦）、藿香叶（去梗）、蝉壳（去土，微炒）、白僵蚕（炒去丝）、甘草（剉、炒，各二两），厚朴（去粗皮，姜汁涂，炙热）、陈皮（去瓤，洗，焙，各半两）。上为细末，每服二钱，茶清调下。（《太平惠民和剂局方》卷上《治诸风》）

疗治皮肤疾患，开太阳以通腠理，畅卫气以和营气，惟此可消萦聚之诸毒。有二消风散，亦败毒散之类方也。

皮肤出疹，毒气郁于表也。风为百病之长，风挟他气，或寒或热，或湿或燥，外郁于皮下肌里，欲出不得，室闭骚扰，发为皮疹。其病或由外起，或由内生，成疹之毒若一。仲景曰："风气相搏，必成瘾疹，身体为痒，痒者名泄风，久久为痂癞。"（《伤寒论·平脉法》）风伤皮毛，所干者肺也，肺卫相通，卫气病焉。内病之侵肺，亦同斯轨，如清代沈金鳌云："疹则脾家湿火郁结，复感外邪，互煽烁肺，肺热挟痰，遂生是症。"（《杂病源流犀烛》卷二《疹子源流》）是以治疹大法，理肺解毒，治卫之法，开解太阳之变局焉。

《局方》消风散，广为后世推崇，以其验之卓效而立焉，元代危亦林云："消风散治瘾疹瘙痒，神效。"（《世医得效方》卷十九《疮肿科》）明代申拱宸云："治杨梅癣疹及翻花疮如神。"（《外科启玄》卷十二《杨梅疮部》）诸风为病皆疗，于痒疹尤见其长。所组方药实为败毒散之加减。风盛则表实，实者散之，荆芥、川芎、防风、羌活皆辛散也；表实则里虚，虚者宜补之，人参、甘草、茯苓皆甘补和中也；湿留则气壅，厚朴、陈皮、藿叶散湿所以泄气也；增两味虫药蝉蜕、僵蚕，搜风畅络之力更宏，风湿热毒无留滞之患。

危氏所言不诬，愚用治慢性荨麻疹及湿疹，少有失误。

【瘾疹案】钟女，42 岁，医生。慢性荨麻疹史 10 年，反复发作，动辄全身皮疹满布，7 年前大量使用激素引发双侧股骨头坏死，于 6 年前行股骨头置换术。现用少量激素及抗组胺药控制，仍全身皮疹少量发作，午后较甚，入夜身痒，搔后疹起。皮肤划痕试验强阳。两寸脉浮滑，关尺细，舌红苔薄腻。营卫失和，风气内扰。《局方》消风散治之。荆芥 20g，防风 15g，白茯苓 15g，川芎 10g，羌活 15g，党参 30g，蝉蜕 10g，白僵蚕 10g，甘草 10g，厚朴 10g，陈皮 10g，当归 10g，生地 10g，水煎服。嘱先不停西药，同时加服中药。2 周后瘾疹未有大作，即停激素，续服 2 周，病情稳定，抗组胺药亦停。上方略作消息，共治 4 个月，顽疾斯愈，十年之苦，为之一释。

《正宗》消风散

治风湿浸淫血脉，致生疮疥，瘙痒不绝，及大人小儿风热瘾疹，遍身云片斑点，乍有乍无并效。当归、生地、防风、蝉蜕、知母、苦参、胡麻、荆芥、苍术、牛蒡子、石膏（各一钱），甘草、木通（各五分）。水二钟，煎八分，食远服。（《新刊外科正宗》卷四《杂疮毒门》）

风疹、湿疹，由风湿风热内侵，浸淫血脉，内不疏泄，外不透达，郁于肌肤腠理，故皮肤瘙痒不绝，疹出色红，破后津水流溢。斯其治疏风开卫为主，佐以清热除湿。荆芥、防风、牛蒡子、蝉蜕之辛散透达，疏风散邪，开表宣卫，风去则痒止，共为君药。苍术、苦参、木通燥利湿热，燥可去湿，湿去更助风解；石膏、知母清解郁火，火散则痒平，俱为臣药。风热内郁，易耗阴血；湿毒浸淫，易瘀血脉，当归、生地、胡麻仁养血活血，此"治风先治血，血行风自灭"之意焉，均为佐药。甘草清热解毒，和中调药，职为佐使。

是剂明代陈实功所创，与前方相较，开通太阳之际，加重清热养血，尤长于治血热滞于肌腠者，祛风除湿之中，寄寓理燥之施，用于阴阳合病者焉，可堪注目。愚施于诸疮焮肿、痤疮重症、皮肤丹毒等多收佳效。

【睑板腺囊案】赖仔，5岁。反复双目睑板腺囊肿3年，上睑为主，数月一作，已行手术3次，稍感风热，即行发作，曾服丹栀逍遥散及龙胆泻肝汤类方不效。1周前又作，目赤，双上睑各见一绿豆大粒肿，眵多，便干。舌边尖红，苔薄腻微黄，两脉浮滑，指纹风关紫粗。风湿血毒。陈氏消风散原方。荆芥5g，防风5g，蝉蜕5g，麻仁10g，苦参5g，苍术5g，当归5g，木通5g，知母5g，牛蒡子5g，生地5g，石膏10g，甘草5g，2剂后肿减，1周后粒平。后以原方隔日服共一个半月，半年内未复发。

排风汤

治男子妇人风虚湿冷，邪气入脏，狂言妄语，精神错乱。其肝风发则面青，心闷乱，吐逆呕沫，胁满头眩重，耳不闻人声，偏枯筋急，曲踡而卧。其心风发则面赤，翕然而热，悲伤嗔怒，张目呼唤。其脾风发则面黄，身体不仁，不能行步，饮食失味，梦寐倒错，与亡人相随。其肺风发则面白，咳逆唾脓血，上气奄然而极。其肾风发则面黑，手足不遂，腰痛难以俯仰，痹冷骨疼，诸有此候，令人心惊，志意不定，恍惚多忘。服此安心定志，聪耳明目。通脏腑，诸风疾悉主之。白鲜皮、白术、芍药、桂心、川芎、当归、杏仁、防风、甘草（各二两），独活、麻黄、茯苓（各三两），生姜（四两）。上十三味㕮咀，以水一斗，煮取三升，每服一升，覆取微汗，可服三剂。（《备急千金要方》卷八《治诸风方》）

是乃治风古方小续命汤类方。宋前医界多主中风病外风说，故所立治方多求邪风之外发。排风汤原为五脏中风所制，由虚风冷湿，业已入脏，治法必先宣之使从外散，用药多辛散有余而滋润不足。元·朱震亨大为质疑："治五脏风而排风，又曰风发，又似有内出之意，夫病既在五脏，道远而所感深，用麻黄三两，以发其表……而谓可以治脏病乎?"(《局方发挥》)发散过多，阴血益燥，于脏腑何益? 虽有养血之药，难抵刚剂之性烈焉，故后世多畏而弃用。

然是方立法用药，的为发越肌腠风湿之良法，愚用治湿疹，常获佳效，不忍割舍焉。湿疹，古籍多名之以干湿癣、浸淫疮、四弯风、旋耳疮、绣球风等。南宋·严用和云："夫癣之为病，种状不同。古方所谓干癣、湿癣、风癣、苔藓之类。瘾疹如钱，渐渐滋蔓，或痒或痛，或圆或斜，其中生虫，搔之有汁，此由风湿毒气与血气相搏，凝滞而为此疾也。"(《重订严氏济生方·疥癣门》)凡上扰者多风，下结者为湿，内壅者常热。风湿郁滞肌腠，阻闭气血，邪正交争，毒气滋漫，惟发越太阳，疏理太阴，和畅厥阴，开卫理营，方为正治，诚用此方之旨焉。

是方用麻黄汤开太阳表气，增以防风、羌活、生姜增其发散风湿水气之力; 苓桂术甘汤泄太阳水湿，又可燥化太阴聚湿之源; 四物汤养血和营，平抑厥阴生风之势，减地黄之腻碍也。白鲜皮，苦寒无毒，明代·李中梓云："白鲜皮入肺经，故能去风。入小肠，故能去湿。夫风湿既除，则血气自活，而热亦从此逝矣。"(《雷公炮炙药性解》卷四《草都下》)气之因下闭而致失畅，内不通而致外结塞者主之，乃发太阳经风湿之毒，止痒大药也，可用为君药。诸药相合，以治风湿热毒内闭经络肌腠，有望获效焉。

【湿疹案】卢男，26 岁，工人。南下岭南 3 年，全身湿疹未曾歇止，四肢躯干偏阳面皮肤此起彼伏，无明显时相，食油腻海产更甚，历经中西十余法施治无效。近两月加重，腰腹部及双下肢外侧大片皮疹，最大连片近手掌大，表面猩红，渗流黄水，瘙痒难忍。两脉关上弦滑，尺沉缓涩，舌暗红，中根腻白。风湿热毒内闭肌腠。排风汤化裁。白鲜皮 30g，麻黄 10g，桂枝 10g，羌活 10g，防风 15g，丹皮 10g，当归 15g，川芎 10g，桂枝 10g，炒苍术 15g，土茯苓 15g，甘草 10g，杏仁 10g，生姜 20g。一周后皮疹已减半，瘙痒亦减。守原法加减治疗共 2 个月，疹消痒止。

竹叶柳蒡汤

蝉退（一钱）、鼠粘子（炒研，一钱五分）、荆芥穗（一钱）、玄参（二钱）、甘草（一钱）、麦门冬（去心，三钱）、干葛（一钱五分）、薄荷叶（一钱）、知母（蜜炙，一钱）、西河柳（五钱）、竹叶（三十片）。甚者，加石膏（五钱）、冬米（一撮）。又方加三黄。(《先醒斋医学广笔记》卷四《杂疮毒门》)

是乃治麻疹专方，尤治外感热疹为优，方名为后世所加，由应治效佳，颇受肯举。

斑疹之毒，多出于火。肺金受制，感而发者居多。轻如蚊迹，或肤间垒肿，名曰瘾疹。重如朱点，或片片锦纹，名曰斑疹。痧疹者，温毒所致，邪聚肺胃二经者也，小儿居多，大人时有，殆时气瘟疫之类。初起之时，邪气郁表，毒多在肺，故常见目多眵泪，白睛微红，身发潮热，喷嚏咳嗽，烦闷咽痛等症。此内火因风邪激搏而然，故其治在于透达而不宜抑降，若疹毒犹未发透，早投清降恒致气机遏抑，反成内陷深重耳，必宜辛凉之剂发之耳。

竹叶辛甘性寒，疏散上焦郁热之佳品，金代·张元素云："除新旧风邪之烦热，止喘促气胜之上冲。"（《珍珠囊》卷上《诸品药性主治指掌》）四季常青者，禀厥阴风木之气也，木主春生，故可上行外达。西河柳又名桎柳，各地均有，味辛气平，性宜解毒，祛风止痛消肿，能使疹毒外出，乃治疹良药。清代·黄凯均云："西河柳辛开肺郁，温散风邪，达表最要之品，枝叶并用。"（《友渔斋医话》卷六《药笼小品》）明代·缪希雍云："治痧疹发不出，喘嗽，烦闷，躁乱。西河柳叶，风干，为细末。水调四钱，顿服，立定。此神秘方也。"（《先醒斋医学广笔记》卷三《幼科》）二药用量最大，以为君药。

蝉蜕甘寒、薄荷辛凉，二药相合，本为疏风清热，散透肤毒之良方。明代·张景岳云是方乃金代·张从正发明，已无从考辨。

二味消风散

治皮肤瘙痒不能忍。苏州薄荷叶、蝉蜕（去头足土，各等分）。上为末。食远，温酒调下二钱。（《景岳全书》卷五十六《古方八阵》）

二者相伍，有散风热、清头目、利咽喉、透斑疹、止瘙痒之功，最常施于风热、温病初起之头痛发热、咽喉疼痛，及麻疹初起或疹透不畅及风疹之皮肤瘙痒等症。牛蒡子辛凉，散热解毒；荆芥辛温，祛风散血；葛根辛凉，解肌散火，三者皆发散之品，宣泄透毒，乃消疹常剂，于邪毒初郁不张，当汗而不求大汗，力求通达而不过其当焉。与二味消风散共成臣药。治温者，必以护阴保阴为基，此配玄参、麦冬之义焉，二药为佐。知母苦寒清气热，甘草甘温解气毒，以防疹毒之风陷耳。病渐深入，阳明热盛者，于是有白虎、三黄之增味矣。

是方不惟可治温热病疹毒欲发未发者，于小儿热疹施之最效，凡热在卫气，有外透之机者皆可。愚施于气热在表、肺气郁闭之皮肤诸患，常获良绩。若无柳枝叶，可以浮萍代。浮萍味辛气寒，体轻气浮，古人谓其发汗胜于麻黄，下水捷于通草，一语括尽浮萍治功。清代·张志聪云："水萍禀寒水之气，外行肤表，故暴热身痒可治也。下水气者，太阳之气外达皮毛，则膀胱之水气自下也。"（《本草崇原》卷中《本经中品》）

【风疹案】葛妇，33岁，职员。全身泛发粟粒疹4个月，首见于胸背部，继之见于四肢外侧，细若小米，色赤如丹，此起彼伏，瘙痒不止，食辛辣煎炸则甚，酒后亦增。曾用抗敏西药及多种外治法不效，拒服激素来诊。胸背延及颈项部见大量密集皮疹，有搔损痕，四肢肘膝下外侧皮肤亦如之。大便略干，两日一行，寐食可。舌边尖红苔少，两寸关脉浮滑，尺脉弦细。太阳热郁，阳明不降。竹叶柳蒡汤加味。淡竹叶20g，柳枝叶50g，荆芥10g，葛根20g，蝉蜕10g，薄荷10g（后下），浮萍5g，生甘草 10g，牛蒡子 15g，玄参 20g，生地 15g，知母 10g，麦冬 15g，丹皮 15g，服药 2 周，新疹出浮减少，旧疹渐没，服满 4 周，新出已无。原方减发散增凉血，续服月余，诸疹平复未作。

附方

驱风散热饮子

天行赤热，时气流行，三焦浮燥，泪涩睛疼，或椒疮沙擦，或怕热羞明，或一目而传两目，或七日而自清宁。连翘、牛子（炒研）、羌活、薄荷、大黄（酒浸）、赤芍、防风、归尾、甘草（少许）、山栀（炒）、川芎（各等分）。上水煎，食远热服。（《审视瑶函》卷三《运气原证》）

麻黄一剂饮

治遍体霉疮初起，节骱酸楚。服此一剂，以透发其毒。麻黄（一钱）、防风（一钱）、银花（三钱）、白鲜皮（三钱）、当归（一只，切）、胡麻（三钱）、甘草（一钱）、羌活（一钱）、秦艽（一钱）。用肥羊肉一斤，河水三大碗，煎至一大碗，取汁，吹去面上浮油，将前药煎至一饭碗，温服，以羊肉淡食过口，仰面睡于帐前。不可见风，取汗为度。（《疡科心得集·卷下》）

六、宣疏化饮

麻杏石甘汤（见前）

仲景麻石合方有凡十首，麻杏石甘汤、厚朴麻黄汤、越婢汤、越婢加半夏汤、越婢加术汤、小青龙加石膏汤、大青龙汤、文蛤汤、桂枝二越婢一汤、麻黄升麻汤，除后二方外，余八首皆因治水病而设。麻杏石甘汤，《伤寒论》治误治后之汗出而喘，《金匮要略》治水病脉浮之杏子汤，皆谓为本方。

水气病责之肺脾肾，仲景曰："诸有水者，腰以下肿，当利小便；腰以上肿，当发汗乃愈。"（《金匮要略·水气病脉证并治》）在下治其阴，在上治其阳。治上者开太阳宣肺气也，宣肺气即是开太阳，开太阳亦是宣肺气，二者实两用为一焉。肺为水上之源，位居膻中阳明位，寒水积于上，极易标化为热而成阳水，斯乃太阳阳明合病，而成风水、皮水、肺胀、支饮诸症。

麻石相伍，发越阳水之佳偶也。仲景曰："上气喘而躁者，此为肺胀，欲作风水，发汗则愈。"（《金匮要略·肺痿肺痈咳嗽上气病脉证并治》）麻黄兼入太阳、太阴二经，明代·李时珍目之为"肺经专药"，水气积于胸中，肺气郁闭，标热不散，以之展肺络而通卫气，开内窍而舒膹郁；配以石膏辛寒，清降之中兼以散越，则水气直从阳明胸膈发为汗液而出焉。是方重用麻膏，其意在此。伍以杏子利肺气，甘草缓刚烈。四药相合，开肺散水，清热透邪，则金囚而水停，饮聚而喘满，何由不解哉？

（《金匮要略》甘草麻黄汤，本为治水根方）

【哮喘案】郎男，34岁，职员。哮喘史2年，起居饮食稍有不慎即复发或加重，常用平喘喷剂。近日酒后喘甚一周，动辄喘作，日七八行，反复喷药，仅可暂缓，连用抗生素治疗3天不效。咳嗽痰多，色白带黄，质稠难咯。体丰面赤，右寸关脉弦滑，左尺脉大，舌胖有齿痕，苔中腻厚，舌尖质红动。痰热滞肺。麻杏石甘汤合半夏厚朴汤意。麻黄20g，石膏30g，杏仁20g，炙甘草15g，生姜3片，法半夏15g，厚朴10g，紫苏子10g，白芥子10g，橘红10g，茯苓20g，莱菔子15g。3剂喘大减，7剂后痰喘已平，复以苏子降气汤合温胆汤善后。

大青龙汤（见前）

仲景曰："病溢饮者，当发其汗，大青龙汤主之，小青龙汤亦主之。"（《金匮要略·痰饮咳嗽病脉证并治》）青龙汤无论大小，皆治饮良方。《素问·脉要精微论篇》曰："溢饮者，渴暴多饮，而易入肌皮肠胃之外也。"当汗出而不出，寒水郁滞卫气，故身重恶寒为其主症（38、39条），故治以大青龙发越表气，汗出而散水于外矣。仲景治溢饮，取名青龙，颇有深意。青者，东方木色。龙，阳物也，青龙腾跃，行雨之神物，必借云气随阳上下以成其用，《素问·阴阳应象大论篇》所谓"阳之汗，以天地之雨名之"耳。故青龙行木之令，以发散为职，必使阳气升发，然后水气升降如常，雨云泽润复归常道耳。两青龙皆麻黄汤之变方，以开解太阳郁闭为务，卫阳得复，则水气自化，水饮可散焉。明代·喻昌云："大青龙升天而行云雨，小青龙鼓浪而奔沧海。"（《医门法律》卷五《痰饮门》）所病不同，遣方有异耳。

大青龙重用麻黄，故称其大，以其所治本气标气均入患深重，寒愈甚则郁益重，郁益重则热愈盛，寒热交争，兴风作浪。大开太阳，欲邪毒从上外而出焉。愚用治肾病及痹证水肿，常获佳效。

【浮肿案】蒋女，16岁，学生。肾病综合征病史2年，服激素维持量控制稳定，一周前流感后全身再发浮肿，因拒绝激素加量求诊。上半身浮肿较重，头面尤甚，无明显寒热，咽不适，咳嗽少痰，尿少。尿检：PRO（+4），3天前尿蛋白定量4.1g。血常规正常。两关尺脉沉，寸脉小滑。舌红苔薄腻。卫气郁闭，寒饮作热。大青龙合桑菊饮意。麻黄25g，桂枝10g，杏仁10g，石膏40g，甘草10g，大枣15g，生姜30g，桑叶10g，防风10g，菊花10g，桔梗10g，薄荷5g，葛根20g。药后每日大汗2次，2天后水肿始减，嘱麻黄减至15g，1周后水肿基本消退，尿检PRO（+2）。更以他法调治2个月，恢复常态。

越婢汤

麻黄（六两）、石膏（半斤）、生姜（三两）、甘草（二两）、大枣（十五枚）。上五味，以水六升，先煮麻黄，去上沫，纳诸药，煮取三升，分温三服。恶风者，加附子一枚，炮。风水，加术四两。（《金匮要略·水气病脉证并治脉证并治》）

越婢汤乃大青龙减味方，治"风水恶风，一身悉肿，脉浮不渴，续自汗出，无大热"。（《金匮要略》）恶风者，风也；一身悉肿者，水也；脉浮者，风发也，风为阳邪，风动则水火战而浪涌矣。水气上潮，涌于上则不渴，涌于外则自汗常作。汗为热逼，与表虚汗出不同。无大热者，热被水蔽，皮毛不开，阳不外越，水火裹挟酝酿而成热矣，因有汗出，则无全闭不开之大热焉。故以石膏平息风浪以退热，麻黄直越水邪以散肿，协以生姜散表水，风随汗液外解，其水自消，可谓因势利导也。因水热蒸腾，故去桂枝、杏仁，以杜汗出过多而阳随汗出，阴随热化焉；增大枣至十五枚以固和营之力，甘草安中养正，虑其过散伤液，以图万全也。是剂量大力宏，以麻膏直穿病所，乃救急之施，取名越婢，或意不待媵婢之手，亲力而为焉。北宋·成无己云："脾治水谷为卑脏若婢。……谓之越婢者，以发越脾气，通行津液。"（《注解伤寒论》卷二《辨太阳病》）颇有望文生义强诘之嫌，本汤证治实与脾鲜有关涉矣。

越婢加半夏汤

越婢汤加半夏（半升）。煎服法同。（《金匮要略·肺痿肺痈咳嗽上气病脉证并治》）

仲景曰："上气喘而躁者，属肺胀，欲作风水，发汗则愈。"是方治"咳而上气，此为肺胀，其人喘，目如脱状，脉浮大者。"肺胀者，痰气壅满而喘咳也。隋代·巢元方云："肺主于气，邪乘于肺则肺胀，胀则肺管不利，不利则气道涩，故气上喘逆，鸣息不通。"（《诸病源候论》卷十三《气病诸候》）邪入肺则气壅，欲不喘不得，喘极故目如脱，喘急闷胀之至也。脉浮兼大者，邪实也。水性润下，风性上行，水为风激，气凑于肺，所谓激而行之，可使郁闭于肤腠也，斯云欲作风水。盖皮肺相通，皮毛闭则肺气闭，肺胀与风水联作矣，故以风水之剂治肺胀，发泄寒水以令风去，则水复其润下之性矣。越婢汤散邪之力多，蠲饮之力少，故加半夏，辅其未逮。麻、膏发散热饮，草、枣养正缓邪，夏、姜散逆下气，所谓发泄肺中郁水焉。

越婢加术汤

越婢汤加白术四两。煎服法同。（《金匮要略·水气病脉证并治》）

是方治"里水者，一身面目黄肿，其脉沉，小便不利，故令病水"。清代·沈明宗云："此风水深入肌肉，则一身面目黄肿，非脏腑之里也。"（《金匮要略编注》卷十四《水气》）此里字，映对皮言，谓皮内肉理，即腠理也。居皮之内，故名曰里。仲景又曰："里水，越婢加术汤主之，甘草麻黄汤亦主之。"与甘草麻黄汤（甘草、麻黄二味）同求表汗，可知病仍偏表。《外台秘要》引《古今录验》"皮水，越婢加术汤主之"及《脉经》注文，盖"里水"乃"皮水"之讹误焉。风邪伤表，入里合湿，风湿郁蒸，则一身面目黄肿；卫阳羁滞，不能决渎，故小便不利；水渍皮腠，脉象必沉。斯证乃表里相连，胃热水结，腠实无汗，故以越婢加术汤清热开腠、培土散邪。水浸于表，治重在发，湿渍于里，疗偏于燥。术者，无论白术苍术，皆苦温燥湿之大药，越婢汤加术，可加白术，亦可用苍术，愚常两术合用，燥中兼固之意。中气既壮，则发汗力增，无汗能发，有汗又能止也。

上述两加味方所治均亦饮邪蔽聚之病，加半夏者，泻太阴之痰湿，加白术者，理太阴之脾气，皆兼顾中焦之良法，临证批郤导窾之举焉。愚常用越婢汤法治青春期顽固痤疮。

【痤疮案】刘男，24岁，职员。面部及胸背部痤疮6年，近3个月加重，新痘暴涌。两颊、前额布满痤痹，粒粒饱满暗红，少数有脓头，望之俨若荔枝皮。前胸及后背亦见大量痘疮，不甚密集。舌红苔滑，两脉关上滑。痰热郁闭太阳阳明二经。越婢加术合泻白散意。麻黄20g，石膏60g，生姜15g，桑白皮15g，地骨皮15g，炒苍术15g，法半夏15g，皂角刺15g，蝉蜕10g，生甘草15g，大枣10g。连服十剂后，新痘少出，旧痘渐破溃后未再复起。以上方消息共治疗2个月，顽疾初愈。

小青龙汤

麻黄（三两，去节）、芍药（三两）、五味子（半升）、干姜（三两）、甘草（三两，炙）、细辛（三两）、桂枝（三两，去皮）、半夏（半升，汤洗）。上八味，以水一斗，先煮麻黄，减二升，去上沫，纳诸药，煮取三升，去滓，温服一升。【40】

是方《伤寒论》治"伤寒，表不解，心下有水气，干呕、发热而咳，或渴，或利，或噎，或小便不利、少腹满，或喘者。"（41条）"伤寒，心下有水气，咳有微喘、发热不渴。"（42条）《金匮要略》则用治"肺胀""溢饮""肺痈""咳逆不得卧""吐涎沫""心下痞"等。所主或表或里，或兼表里。病位偏上偏外，邪侵太阳太阴，或关涉阳明，所显之证皆阴化为寒为水，由太阳标本皆寒化，引太阴阳明皆阴化湿化也。

小青龙汤乃疗寒饮偏上外之祖方，非独为伤寒设，仲景所治，皆内饮作祟。"水气"多为伏饮，是为饮证病机大要之一。所谓外寒引动内饮，常因天寒、冒冷、冷饮、误治所致，切不可仅识为风寒表证，一见麻、桂，即定为治表剂，其脉可全无表象，仅显"寒""饮"之征，如紧、迟、涩、弦等。

《灵枢·邪气脏腑病形》曰："形寒寒饮则伤肺，以其两寒相感，中外皆伤，故气逆而上行。"《素问·咳论篇》曰："皮毛者肺之合也，皮毛先受邪气，邪气以从其合也。其寒饮食入胃，从肺脉上至于肺则肺寒，肺寒则外内合邪因而客之，则为肺咳。五脏各以其时受病，非其时各传以与之。人与天地相参，故五脏各以治时感于寒则受病，微则为咳，甚者为泄为痛。"盖肺禀清肃之令，乃金寒水冷之脏。肺卫一体，内外相联，卫外受寒，先伤肺金，金气内郁，寒水必乖。寒中于外，冷伤于内，内外合邪，留而不去，寒饮斯成。阴液不能宣散于上濡养于内，病则积而成饮，流散浸渍，无所不之。留于胃，故干呕而噎；射于肺，故喘咳；停心下，故悸眩；入肠间，故下利；蓄下焦，故小便不利，少腹满，但有一二证见，即水逆之征也。病象万端，皆关肺卫矣。

小青龙汤，开水上之源之妙剂焉。宣太阳则水从外泄，理肺气则饮从下走，两相辅成，不可或失矣。清代·叶桂云："小青龙意，主乎由上以泄水寒，直从太阳之里以通膀胱，表中里药也。仲景谓饮邪当以温药和之，驱阴邪以复阳，一定成法。"（《临证指南医案》卷五《痰饮》）水饮积于上焦偏外，若仅寒水外闭，有麻黄汤；水气标化为热，有麻杏石甘汤、大青龙汤、越婢汤；水气本化为寒，则首举小青龙耳。开表常受重视，泄内恒遭忽略。明代·喻昌云："小青龙一方，世但知为发表之轻剂，全不知其为利小水而设。夫山泽小龙，养成头角，乘雷雨而直奔沧海，其不能奋髯而升天，奚待问哉！所以《金匮》治支饮五方，总不出小青龙一方为加减，取其开通水道，千里不留行耳。"（《医门法律》卷五《痰饮门》）开解太阳寒闭为主旨，麻、桂统帅，并非仅为解表；温化水饮为中坚，姜、辛、夏干将，通阳散浊，兼助麻桂；敛气固阴为镇守，芍、味、草稳坐中帐，阴中辅阳。经络得开，邪浊得驱，肾气可葆，阳中见阴，收散自如，制方之精要所在。

本方所治甚广，凡三阳及太阴经寒湿偏重者均可加减医治，不拘内外。

【膝肿案】黄翁，63岁，农民。两膝关节肿痛3年，行走不利，每秋必重，诊为老年性膝关节炎。现两膝漫肿不红，不可屈伸，按之痛甚，舌暗红有瘀点，苔腻中浊腻，两脉沉弦而细。CT示两膝关节退行变，膝关节囊腔中度积水。肾虚寒湿阻络。予乌头桂枝汤合桂枝茯苓丸意，用药2周，疼痛稍减，未效。易以小青龙合阳和法，通阳化饮。麻黄20g，桂枝15g，生姜15g，桑枝15g，五味子15g，鹿角霜30g，法半夏15g，干姜15g，赤芍20g，生甘草15g，大枣10g，细辛10g，白芥子10g。服药一周，膝肿减半，续服十天，膝肿竟消，已可屈伸，疼痛大减，复查CT，关节积液基本吸收。后以益肾化湿法调治，经冬可自行如常。

【呃逆案】陈男，29岁，商人。呃逆5年，加重3个月。胃痛脘胀，呕吐少食，呃逆频频，胃镜示慢性浅表性胃炎，经治他症缓解，惟呃逆不止，迭经诸法，效果甚微。一周前胃痛复发，呃逆终日，眠不暂止，时轻时重，两脉沉弦，寸关有力，舌质淡红，苔薄滑中腻。曾用处方，多养胃镇气之药。太阳阳明虚寒，饮停气逆。小青龙合藿香安胃丸化裁。丁香20g，藿香15g，党参20g，麻黄5g，干姜10g，细辛10g，姜半夏15g，陈皮10g，甘草10g，桂枝15g，五味子20g，白芍15g，厚朴10g。7剂。3剂后呃逆减半，胃痛亦止，7剂服毕，晨起及午后时有轻作，夜可安眠，胃纳亦复。香砂养胃丸合五苓散善后。2个月后引其子来诊，云至今未再呃作。

小青龙加石膏汤

小青龙汤加石膏（二两）。煎服法同。（《金匮要略·肺痿肺痈咳嗽上气病脉证并治》）

小青龙满怀温煦，忽淋一瓢甘寒，盖久郁之寒已有标化为热之征矣，又成寒温并用之剂。用治"肺胀，咳而上气，烦躁而喘，脉浮者，心下有水"。不亦宜乎？择石膏以定躁，一如大青龙汤，洵知麻膏合剂，烦躁诚一关键辨眼。麻杏甘石汤、大青龙汤、厚朴麻黄汤、越婢加半夏汤、小青龙加石膏汤，皆麻膏同用，麻黄发阳，石膏逐水，二味相借，驱饮之力更峻，不必取之于发表清热。盖此五方，紧慢稍异，旨趣相仿，要在临证之际，随其剧易，以为审处耳。

厚朴麻黄汤

厚朴（五两，㕮咀）、麻黄（四两）、石膏（如鸡子大）、杏仁（半升）、半夏（半升）、干姜（二两）、细辛（二两）、小麦（一升）、五味子（半升）。上九味，以水一斗二升，先煮小麦熟，去滓，纳诸药煮取三升，温服一升，日三服。（《金匮要略·肺痿肺痈咳嗽上气病》）

本方治所述极简："咳而脉浮者，厚朴麻黄汤主之。"唐代·孙思邈所载，却是旧文："厚朴麻黄汤，治咳逆上气胸满，喉中不利如水鸡声，其脉浮者方。"（《备急千金要方》卷十八《大肠腑方》）。此乃太阳饮邪标化挟热，上迫肺金之证。由水饮内沸，犯上充外，脉浮显见，非全表证焉。以药测证，当见咳喘气逆，痰声辘辘，胸满烦渴，咽喉不利，倚息不卧，但头汗出，脉滑苔滑。是乃小青龙汤加石膏汤证加重之征象，太阳太阴标本俱病，表已少或无而里已多也，浊痰上泛，冲激于肺，气机不降，故胸满咳喘；躁渴者，内有郁热，燔灼伤津；痰积中焦，三焦无权，故尿少面肿；脉浮者，邪有外出之机，如此寒热错杂内外合邪之候，宜合治不宜分理，要不出疏表利肺，降浊升清之大法耳。

厚朴麻黄汤为小青龙加石膏汤之变方，去桂枝、芍药、甘草，加厚朴、杏仁、小麦。不独治上逆，兼以下气焉。麻膏匹耦，发越饮热，不惟辛凉解表，且祛痰力巨；麻黄不辅桂枝，不为解表，而为平喘之需；去芍药、甘草，以防酸甘敛壅而使饮聚。厚朴、杏仁，宽中下气定喘。厚朴气味苦温，金代·李杲云："苦能下气，故泄实满；温能益气，故散湿满。"（《本草纲目》卷三十五《木之二》引）上焦为化阴之所，其氤氲之气生津下溉，柔和不烈，以上焦原系脾肺太阴所主，太阴本气从湿土之化也。上焦气分不开，水气失化必病停饮宿水。重用厚朴，宽胸开蔽，燥化太阴，降气化浊，用为主药。半夏降逆散气，开泄太阴湿痰；小麦有甘草扶正之用，无甘草敛邪之弊，又可助石膏以除烦热，斡旋其间，相辅相需，以成健运升降之功。干姜、细辛，温肺脾以复太阴本气，五味子收金气而归肾气，诸药合，表里兼，寒热调、上下谐，的为通治标本之良方矣。凡治饮热犯肺，或寒饮化热犯肺之咳喘，诚为良剂，不必拘泥于表证之有无、脉浮之见否。

仲景治饮聚之疾，多寒温并施，惟知经气标本者，方可体悟其中蕴意，否则茫然描葫，不知所从。是方兼顾大小青龙之意，凡体实之痰饮疾患，皆可化裁而施，尤于小儿肺病喘咳，最为有效。

【咳喘案】刘囡，2.5岁。感冒发热，诊为阻塞性肺炎，住院治疗后十天后寒热已去，仍咳喘不止，续用西药无效。阵咳甚剧，继之气喘，喉中痰鸣，日行十余次，食寐皆少，大便稀溏，日三四行。两上肺布满干湿啰音间及哮鸣音。血常规正常。面赤唇干，舌尖红赤，苔薄滑色淡黄，两风关指纹粗大色紫。饮热郁滞太阴，太阳失宣。厚朴麻黄汤意。厚朴10g，麻黄5g，杏仁5g，苏子5g，橘红5g，石膏15g，干姜5g，细辛5g，浮小麦10g，五味子5g，法半夏5g，竹茹5g。加针肺脾俞、太渊、孔最，泻法，不留针。3剂后痰咳大减，喘亦少作。守原方续治1周，病势大去。

附方

射干麻黄汤

射干（十三枚，一法三两）、麻黄（四两）、生姜（四两）、细辛（三两）、紫菀（三两）、款冬花（三两）、五味子（半升）、大枣（七枚）、半夏（大者洗八枚，一法半升）。右九味，以水一斗二升，先煮麻黄两沸，去上沫，内诸药，煮取三升，分温三服。（《金匮要略·肺痿肺痈咳嗽上气病脉证并治》）

定喘汤

专治齁喘，取效甚速。金陵浦舍真方。白果（二十一枚，去壳，炒黄色，分破），麻黄、款冬花、桑白皮（蜜炙，各三钱），苏子（二钱），法制半夏（如无，甘草煎汤泡七次，三钱），杏仁（去皮尖）、黄芩（微炒，各一钱半），甘草（一钱）。上剉，水三钟，煎至二钟，作二服，每服一钟，不拘时徐徐服之。（《扶寿精方·痰门》）

七、芳香开达

藿香正气散

治伤寒头疼，憎寒壮热，上喘咳嗽，五劳七伤，八般风痰，五般膈气，心腹冷痛，反胃呕恶，气泻霍乱，脏腑虚鸣，山岚瘴疟，遍身虚肿；妇人产前、产后，血气刺痛；小儿疳伤，并宜治之。大腹皮、白芷、紫苏、茯苓（去皮，各一两），半夏曲、白术、陈皮（去白）、厚朴（去粗皮，姜汁炙）、苦梗（各二两），藿香（去土，三两），甘草（炙，二两半）。上为细末。每服二钱，水一盏，姜钱三片，枣一枚，同煎至七分，热服。如欲出汗，衣被盖，再煎并服。（《太平惠民和剂局方》卷二《治伤寒》）

是剂可谓大众名方，风历千年大热，效高自不待言。盖六淫所感，或从皮毛，或从口鼻，由皮毛多为风寒，由口鼻则诸气不一，其中感风热者多发温病，余则杂气内侵，所谓"四时不正之气"焉，于是类证蜂起，或霍乱，或瘴疟，或瘟疫，或风疹，或痢疾。秽浊者，多发于夏秋之间，良由天热下逼，地湿上腾，暑湿交蒸，更兼龌龊之气，交混于内，人触受之，由口鼻而入，轻者始于肌表，重者直犯膜原。初起头痛而胀，胸脘痞闷，肤热有汗，频欲呕恶是也，然有暑湿之分，清代雷丰云："偏于暑

者，舌苔黄色，口渴心烦，为暑秽也；偏于湿者，苔白而腻，口不作渴，为湿秽也。"（《时病论》卷四《夏伤于暑大意》）

《难经·三十五难》曰："大肠、小肠传阴气而下，故居在下。"阴气者，秽浊之气也。小肠乃受盛之官，传阴气者，泌浊之职焉。人感秽浊之气，邪毒循太阳太阴之经络，逐犯太阳太阴脏腑，故既见寒热头痛，咳嗽气喘上表之患，更有心腹冷痛、呕恶泄泻内里之疾焉。是证机要，多是里气本虚，太阳受邪，直入小肠，与人体自身之浊气相合，以致表里之气逆乱，清浊为之混淆。清浊内乱，则太阴经气必乖，于是二经合病矣。

时气伏邪为病有在气、在营之分，秽浊之气，伤其营，则毒侵于血而发矣；伤其卫，则邪伤于气而发矣。藿香正气散乃专为伤于卫气者所设焉。清代·陈念祖云："四时不正之气，由口鼻而入，与邪伤经络者不同，故不用大汗以解表，只用芳香利气之品，俾其从口鼻入者，仍从口鼻出也。"（《时方歌括》卷上《轻可去实》）此治卫透表之又一妙法矣。盖秽浊之气袭经络，不以辛香解之，则汗不出，邪不去焉。藿香辛温芳烈，以为君药。明代·贾所学云："藿香，其气芳香，善行胃气，以此调中，治呕吐霍乱，以此快气，除秽恶痞闷。……辛能通利九窍，若岚瘴时疫用之，不使外邪内侵，有主持正气之力。凡诸气药，独此体轻性温，大能卫气，专养肺胃。"（《药品化义》卷二《气药》）诚乃振奋清阳妙品，其驱秽之力正在开上焦、化湿滞、利水气之功耳。内可和中，外可解表，统领诸剂，正气赖复，故名藿香正气。苏、芷、桔皆辛香气胜者也，助藿香以解外，紫苏尚可宽中止呕；白芷兼能燥湿化浊；桔梗又长宣肺利膈；透邪之力因之大增。半夏曲、陈皮理气燥湿以止呕；白术、茯苓健脾运湿以止泻，共助藿香理内气以安胃肠，俱为臣药。大腹皮、厚朴行气化湿，畅中行滞，寓气行则湿化之义。煎用生姜、大枣，内调脾胃，外和营卫。使以甘草调和药性，协姜、枣以和中。奠中驱寇之功，于斯可建。

是方开启辟秽解毒之先河，于明清湿温病之治影响甚巨。风寒外感，食滞内停，或兼湿邪，或吸秽气，或伤生冷，或水土不服等证，的是良方。清代·叶天士医案引用颇多，以治湿热寒湿等症。吴瑭因之立加减正气散五方，皆以叶案灵动化裁之意为则，承古意而多有发挥（参见《临证指南医案》及《温病条辨》）。

【寒热吐泻案】吕男，32岁，职员。发热恶寒3日，伴胃胀呕吐，大便泄泻，日作数次，胸闷腹痛，痛即吐作便水，西医以病毒性肠炎治疗2日无效。T 38.3℃，少汗，口渴，不食。两脉寸关细软，舌苔浊腻色白，舌质红。浊气外郁内犯。藿香正气散。藿香20g，白芷10g，苏叶10g，苏梗10g，桔梗10g，厚朴10g，姜半夏10g，大腹皮10g，陈皮10g，茯苓20g，苍术10g，生姜3片，大枣10g，甘草10g。一剂知，二剂愈。

香苏散

治四时瘟疫、伤寒。香附子（炒香，去毛）、紫苏叶（各四两），甘草（炙，一两），陈皮（二两，不去白）。上为粗末。每服三钱，水一盏，煎七分，去滓，热服，不拘时候，日三服。若作细末，只服二钱，入盐点服。（《太平惠民和剂局方》卷二《治伤寒》）

是方用治四时瘟疫，传为神授，有方书直名"神授香苏散"。四药平淡无奇，无非以芳香之性辟秽透邪耳。清代·沈金鳌云："疫邪则先伏后行，始伏膜原，营卫所不关，药石所难治，及其发时，邪毒张炽，内浸于腑，外淫于经，营卫受伤，诸症渐累，然后得而治之，方其浸淫之际，邪毒在膜原，此时但可疏利，使伏邪易出。"（《杂病源流犀烛》卷二十《瘟疫源流》）毒气初发，有从外宣解之机，是方之正施焉。

香附，又名莎草根，性辛香微寒。《名医别录》云："主除胸中热，充皮毛。"明代·卢之颐解云："胸为肺金之部分，气为肺金之所司，皮毛为肺金之所主。香附子功能解表利水，所以泄金之郁。"（《本草乘雅半偈·帙八·莎草》）能发众香臭，是以性专掉阖，上焦借之以宣发，中焦借之以宣化，下焦借之以宣渎。是以明代·李时珍云："散时气寒疫，利三焦，解六郁，消饮食积聚，痰饮痞满，胕肿腹胀。"（《本草纲目》卷十四《芳草类》）苏叶辛香而温，《神农本草经》称其"去邪毒，辟恶气。"其性轻浮，能散上膈及在表之寒邪，故发表解肌，驱风寒甚捷。清代·黄宫绣云："辛能入气，紫能入血，香能透外，温可暖中，使其一身舒畅，故命其名曰苏。"（《本草求真》卷三《散剂》）两药各四两，苏叶开解于外，香附兼通三焦，皆太阳经气要药，凡秽浊之气郁于上者，可借之透泄而出焉，职为主药。陈皮辛温畅气，甘草甘平和中，共为辅佐。

是剂气味芬芳，药性不烈，兼通内外，深得后贤所重，凡时行感冒，恒以代麻桂之剂，以使阳气直上，取效甚捷。如清代·朱时进云："东南之地，不比西北，隆冬开花，少霜雪，人禀常弱，腠里空疏，凡用汗药，只须对症，不必过重。予常治伤寒初起，专用香苏散加荆、防、川芎、秦艽、蔓荆等药，一剂愈，甚则两服，无有不安。"（《一见能医》卷二《医门八法》）朱氏此法，实尊清代大医程国彭。

加味香苏散

有汗不得服麻黄，无汗不得服桂枝。今用此方以代前二方之用，药稳而效，亦医门之良法也。不论冬月正伤寒，及春、夏、秋三时感冒，皆可取效。紫苏叶（一钱五分）、陈皮、香附（各一钱二分），甘草（炙，七分），荆芥、秦艽、防风、蔓荆子（各一钱），川芎（五分），生姜（三片）。上剉一剂，水煎温服，微覆似汗。（《医学心悟》卷二《太阳经证》）

程氏云："邪客上焦，乃清虚之所，故用芳香以解之。"（《医学心悟》卷三《疫疠》）故用香苏散芳香透毒，加荆、防等疏理太阳经气，则邪易外出，秽气难留耳。

香苏散乃气药之大帅，既可解外，又能理内，后世加味法甚多，不可胜数，泛治宿食留饮，聚积中脘，噫臭腐气，心腹疼痛，或便溏飧泄等，此当另论。

【妊娠寒热案】刘妇，31 岁，教师。二胎孕十九周，发热恶寒 3 天，最高 T 38.9℃，少汗，汗后体温稍降，数小时后复升，日二三次，伴头痛身疼，不食，时呕吐，大便稀溏，日行三四次。血常规：WBC 1.2×10^9/L，中性粒细胞 67%。B 超示胎儿及羊水正常。已静滴补液及维生素 C 两天，无效。关脉弦，寸脉小紧数，尺脉细。舌边尖红，苔薄白腻。风湿郁滞太阳太阴经，香苏散加味。香附 20g，苏叶 20g，陈皮 15g，甘草 10g，荆芥 10g，防风 15g，川芎 10g，秦艽 10g，蔓荆子 10g，生姜 3 片，大枣 10g，葛根 15g，2 剂后发热基本消退，仅下午低热至 37.6℃，苔腻减。续服 2 剂，诸症平。

香薷散

治脏腑冷热不调，饮食不节，或食腥鲙、生冷过度，或起居不节，或路卧湿地，或当风取凉，而风冷之气，归于三焦，传于脾胃，脾胃得冷，不能消化水谷，致令真邪相干，肠胃虚弱，因饮食变乱于肠胃之间，便致吐利，心腹疼痛，霍乱气逆。有心痛而先吐者，有腹痛而先利者，有吐利俱发者，有发热头痛，体疼而复吐利虚烦者，或但吐利心腹刺痛者，或转筋拘急疼痛，或但呕而无物出，或四肢逆冷而脉欲绝，或烦闷昏塞而欲死者，此药悉能主之。白扁豆（微炒）、厚朴（去粗皮，姜汁炙熟，各半斤）、香薷（去土，一斤）。上粗末。每三钱，水一盏，入酒一分，煎七分，去滓，水中沉冷，连吃二服，立有神效，随病不拘时。（《太平惠民和剂局方》卷二《治伤寒》）

此为脏腑阴阳不调之霍乱而设，非后世所云治暑病之通剂，故误人颇深。《素问·五运行大论》曰："暑以蒸之……暑胜则地热。"暑者，气交六化之一，天地之蒸气也。热蒸气散，由散转消，阴阳寒热，相引消长者也。热盛气消，寒往从之，寒热相引而风生焉，此气交变化之由，而民病所由起也。故暑之感人，外则熏分腠而多汗，内则伤气府而气短。夏热贪凉，喜食生冷，又暑蒸汗泄，卫气失固，易受风寒，是以成阴暑之疾，乃外有寒闭，内有冷热不调焉。故明代·王纶云："香薷饮乃散阳气导真阴之剂也，须审有是症而服，亦何患哉？"（《明医杂著》卷一《医论》）其解散和中渗利之法，当因证而施，岂可泛用？其方证原理，原文已然叙明，无须赘言耳。

香薷号称夏月之麻黄，其辛散之力可知。《名医别录》曰："味辛，微温。主治霍乱、腹痛、吐下，散水肿。"自古即为治霍乱要药，单用之即可获效。明代·李时珍云："暑有乘凉饮冷，致阳气为阴邪所遏，遂病头痛，发热恶寒，烦躁口渴，或吐或泻，或霍乱者。宜用此药，以发越阳气，散水和脾。"（《本草纲目》卷十四《芳草类》）盖香薷一物，其气香窜，能通诸窍，所以通达上下，去菀蒸之湿热，清抟结之火邪，此辟秽化浊之原理焉，为君药。厚朴辛香温燥，行气化湿而解胸中秽邪，为臣药。白扁豆甘平，健脾和中，兼能渗湿消暑，为佐药。入酒少许为使，温散以助药力。三药合用，共奏解郁祛秽、化湿和中之效。

是方主解暑邪内闭，重于开泄，轻于清热，若暑湿盛重者，有黄连香薷饮，即原方加一味黄连。

香薷散（黄连香薷饮）

厚朴（去皮，二两）、香薷（穗，一两半）、黄连（二两，二味入生姜四两，同杵，炒令紫色用）。一方有白扁豆尤良。上捣为粗末，每服三钱，水一盏，酒半盏，同煎至七分，去滓，用新汲水频频浸换，令极冷，顿服之，药冷则效速也。仍煎服时不得犯铁器，慢火煎之，兼治非时吐利霍乱，腹中撮痛，大渴烦躁，四肢逆冷，冷汗自出，两脚转筋，疼痛不可忍者，须井中沉令极冷顿服之，乃有神效。（《类证活人书》卷十八《香薷散》）

是方原本古方，其载早于《局方》，同时之董汲《旅舍备要方》亦录，《圣济总录》名神圣香薷饮，后人易名曰黄连香薷饮。治暑病但热不寒，少气烦冤，手足身热，呕渴而利者也。香薷冷服，引阳入阴，又防格拒焉。

清代·吴瑭以为，暑病本热，初病秒浊初发，乃湿热郁于表，当以辛凉法，发明新加香薷饮。

新加香薷饮

辛温复辛凉法。香薷（二钱）、银花（三钱）、鲜扁豆花（三钱）、厚朴（二钱）、连翘（二钱）。水五杯，煮取二杯。先服一杯，得汗止后服；不汗再服；服尽不汗，再作服。（《温病条辨》卷一《上焦篇》）

是方仍取香薷辛香辟秽之力，能由肺之经而达其络，为主药。"若黄连、甘草，纯然里药，暑病初起，且不必用，恐引邪深入，故易以连翘、银花，取其辛凉达肺经之表，纯从外走，不必走中也。"（《温病条辨》）鲜扁豆花，取其芳香而散，且保肺液，以花易豆者，恶其呆滞也。

然香薷散毕竟攻邪之刚剂，必的属阳气闭室，的有湿火郁滞，的见脾胃气强，乃足以当之，若气本不充，则服之最能损气败阳，于是有兼顾暑伤正气之制。

十味香薷饮

治脾胃不和，乘冒暑气，心腹膨闷，饮食无味，呕哕恶心，五心潮热，力乏体倦，并宜服之，常服消暑健脾进饮食。傅公实方。香薷叶（一两），人参（去芦）、白术、陈皮（温汤浸少时，去白）、白茯苓、黄芪（去芦）、厚朴（去粗皮，切碎，生姜自然汁拌和，炒至黑色）、干木瓜、白扁豆（炒，去壳）、甘草（炙，以上各半两）。上为粗末，每服三钱，水一盏，枣一枚，同煎至七分，去滓，不拘时候服。（《是斋百一选方》卷七《第九门》）

是乃原方加人参、黄芪、白术、陈皮、茯苓、木瓜、炙甘草，即合四君子加芪、陈、瓜而成。暑能伤气，身体倦怠，神思昏沉；暑为阳邪，并于上而头重；秽干胃肠，既吐且利。火热横流，肺气受损，人参、黄芪，益肺气也；肺子脾母，肺虚补母，白术、茯苓、扁豆、甘草，益脾气也；火母土子，火实泻子，厚朴、陈皮，平其敦阜，即泻胃也；香薷之香，散暑邪而破湿热；木瓜之酸，收阴气而消脾湿。脾气调则吐利自息，肺气复则倦怠皆除。

【腹痛案】贺女，16 岁，学生。阵发腹痛 3 个月，诸般体检，包括肠镜及 CT 均未确诊，无诱因起病，病则脐腹痛而呕吐泄泻，日行数次，对症治疗方缓，最频一周数发。作时腹部拘挛，肠鸣不止，呕泄不停，便稀水，呕宿食，味酸腐。曾以柴胡疏肝法及附子理中法治疗两周不效。舌红苔中根浊腻如积粉，两关脉缓而无力，寸脉短。拟以秽浊内郁，湿热未化治之。十味香薷饮法。香薷 15g，藿香 10g，厚朴 10g，扁豆 20g，炒苍术 15g，陈皮 10g，茯苓 15g，党参 15g，黄芪 20g，香附 10g，木瓜 15g，炙甘草 10g，大枣 10g，生姜 3 片。7 剂。服药 3 剂后曾复发一次，疼痛减半，呕吐腹泻 2 次，余可，精神好转，舌苔厚腻减半，两脉仍缓无力。续上法治疗共一个月，腹痛未再。

附方

太无神术散

人受山谷瘴雾，湿土敦阜之气，憎寒壮热，一身尽痛者，此方主之。苍术（制）、厚朴（制，各一两），陈皮（二两），石菖蒲、甘草（炙）、藿香（各一两五钱）。湿气蒸腾，由鼻而入，呼吸传变，邪正纷争。阴胜则憎寒，阳胜则壮热，流于百节，则一身尽痛。苍术之燥，制其瘴雾之邪；厚朴之苦，平其敦阜之气；菖蒲、藿香辛香物也，能匡正而辟邪；甘草、陈皮调脾物也，能补中而泄气。《内经》曰"谷气通于脾"，故山谷之气感之，则坏人脾。此方但用理脾之剂，而解瘴之妙自在其中。太无高识如此，诚不愧为丹溪之师矣。（《苍生司命》卷二《湿证》）

芳香化浊法

治五月霉湿，并治秽浊之气。藿香叶（一钱）、佩兰叶（一钱）、陈广皮（一钱五分）、制半夏（一钱五分）、大腹皮（一钱，酒洗）、厚朴（八分，姜汁炒）。加鲜荷叶三钱为引。此法因秽浊霉湿而立也。君藿、兰之芳香，以化其浊；臣陈、夏之温燥，以化其湿；佐腹皮宽其胸腹，厚朴畅其脾胃，上中气机，一得宽畅，则湿浊不克凝留；使荷叶之升清，清升则浊自降。（《时病论》卷四《夏伤于暑大意》）

八、渗利水湿

五苓散

猪苓（去皮，十八铢）、泽泻（一两六铢）、白术（十八铢）、茯苓（十八铢）、桂枝（去皮，半两）。上五味，捣为散，以白饮和服方寸匕，日三服。多饮暖水，汗出愈，如法将息。【71】

五苓散证，自明代·王肯堂首谓之太阳腑证饮蓄膀胱以来，风行至今，几成定论。太阳主寒水，关乎水液整体之升降循环。本方治证：有"脉浮，小便不利，微热，消渴者"（71条），有"发汗已，脉浮数，烦渴者"（72条），有"伤寒汗出而渴者"（73条），有"中风发热，六七日不解而烦，有表里证，渴欲饮水，水入则吐者，名曰水逆"（74条），有"痞不解，其人渴而口燥，烦，小便不利者"（156条），有"霍乱，头痛，发热，身疼痛，热多欲饮水者"（386条），有"瘦人脐下有悸，吐涎沫而癫眩，此水也"（《金匮要略·痰饮咳嗽病》）寒热、渴、吐、悸、眩、痞、烦、下利，小便不利等，遍及上下，乃水湿积饮，停滞三焦为病也，因之定名为"三焦水饮"或"太阳里饮"证，似更合理。病机要点在水热互结，亦太阳标本皆病，里证为主，或兼表证，由病累通体之太阳焉。

　　太阳主水，一为气水升腾，重在肤表，一为内水降泄，要在内腑。在里之水道滞塞，水气壅积为患，诚乃五苓散所主，分利壅积为其所职，兼顾上下内外，以下行膀胱为要，由膀胱乃太阳所属，运作寒水之要冲也。清代·曹家达云："五苓散之治水，能治水之壅在下焦者，亦能治水之壅及中焦者，更能治水之壅及上焦者，实有异曲同工之妙。"（《经方实验录》中卷《大陷胸汤证》）。太阳膀胱者，津液之府，必藉三焦之气化而后行焉。气化者，下焦气升，然后气降，气上腾则津液上行而为涕唾，气下泅则津液下走而为溲便。邪犯太阳，则膀胱之气不升而气液失润，故口渴而躁烦；下既不升，必上无以降而小便不利；水气内聚，滋扰为患，于是有诸悸眩痞热也。清代·张志聪云："明乎形层、气化之道，伤寒大义，思过半矣。"（《侣山堂类辩》卷上《〈伤寒论〉编次辩》）。

　　是方机制，重在太阳，兼及太阴、少阴，疏理三焦，通阳化气，既开鬼门，又洁净府。茯苓色白，性平味淡，入肺脾经。金代·张元素曰："升降者，天地之气交也。茯苓淡，为天之阳，阳也，阳当上行，何谓利水而泄下？《经》云：气之薄者，阳中之阴，所以茯苓利水而泄下，亦不离乎阳之体。"（《医学启源》卷下《用药备旨》）茯苓秉阳气而上升，性虽淡渗，必上行而后下降，非直通下行也。偏走中上，着力于肺脾而畅通三焦，故其利水，非仅偏于下焦一隅，由源委得清，水气自顺矣，故以为君。仲景用茯苓治水之方遍及三焦内外，如治胸痹之茯苓杏仁甘草汤，治皮水之防己茯苓汤，治肾着之甘草干姜茯苓白术汤；治支饮之小半夏加茯苓汤、木防己加茯苓芒硝汤，治咳逆之桂苓五味甘草汤，治小便不利之栝楼瞿麦丸、猪苓汤；治胃反之茯苓泽泻汤，治妊娠眩晕之葵子茯苓散，治咽中炙脔之半夏厚朴汤，治奔豚气之茯苓桂枝甘草大枣汤，治心悸头眩之真武汤，可知其运水之力无所不至耳，诚如金·刘完素所云："茯苓之淡泄，能通水道走湿。"（《素问病机气宜保命集》卷中《泻痢论》）。辅以猪苓，偏走中下，泽泻平阴火，除肾湿，白术强中气，燥湿浊，共为佐药；桂枝通阳化气，沟通内外，兼降逆气，是为使药。玄府得开，太阳经气调畅，净府得利，太阳腑气顺通，内外之浊邪皆可蠲矣。五药配置，至为紧密，不可或缺。清代·张锡驹云："散者，取四散之意也。茯苓、泽泻、猪苓，淡味而渗泄者也。白术助脾气以转输，桂枝从肌达表，外窍通而内窍利矣。故曰多饮暖水汗出愈也。"（《伤寒论直解》卷二《辨太阳病》）斯诚注解之最简约明瞭者。清代·魏荔彤云："五苓必为散，以白饮调服，方能多服暖水，而汗出始愈，煎汤而服，则内外迎拒，药且不下，又何能多服水不吐乎？"（《伤寒论本义》卷一《太阳经上篇》）是亦高论，可参。"

本方临证施用极广，凡湿浊痰饮不化者，无论上下内外，皆可增损用之。愚治眩悸、耳鸣、囊肿、积水、淋证、呕吐、水肿等水邪蕴郁之病，常用取效。

【湿疹案】罗妇，42 岁，公务员。手足掌侧季节性皮炎 5 年。每年春秋两季，两手足掌丛出小水疱，奇痒，须挤损液出方止，此伏彼起，持续数十日可自消。若潮汐作，诸法无济。今复发十日，两手大小鱼际满布小水疱若菜籽大，指侧散在，两足较少，痒甚。余无不适，形体略丰。舌胖苔薄腻，三脉沉缓。一年前愚曾用麻杏苡甘汤合五皮饮治之乏效。似仅开太阳之机尚无足力，当疏通三焦，化及三阴，透邪三阳为治。五苓散加味。茯苓 30g，泽泻 30g，炒白术 10g，炒苍术 15g，细辛 10g，肉桂 5g，桂枝 15g，猪苓 10g，蝉蜕 10g，蛇蜕 5g，川芎 10g，防风 10g。7 日后复诊，水疱大少。药后 2 天，尿量颇增，而手掌水疱新出始减，现复出已停，瘙痒不起。复调治一周而愈。嘱每年更季之时服上药 3 剂，竟数年未作。

加味五苓散

疝气，睾丸肿大，牵引小腹而痛。白术（炒，三五钱），茯苓（二三钱），猪苓、泽泻（各二钱），木通（一钱），橘核（三钱），肉桂（五分或一钱），苦楝子（去核，一钱五分），木香（一钱）。水三盅，煎八分，空心服。或入食盐一捻，寒甚加附子、干姜一二钱；热甚加黄柏、栀子一二钱；湿胜加防己一钱；坚硬如石加昆布一钱、牡蛎煅三钱；痛甚加桃仁二钱、穿山甲五片、炒乳香五分。（《医学从众录》卷四《疝气》）

是方乃清代·陈念祖以五苓散合《济生》橘核丸减味而成，以五苓散通利积水，橘核丸散气通结，乃太阳厥阴合治之法焉。愚以治小儿睾丸鞘膜积液及前列腺疾患，屡获奇验，古贤不我欺哉！

【癫疝案】钟童，7 岁。阴囊肿痛 2 周，诊为睾丸鞘膜积液，拒绝手术治疗。阴囊水肿甚，皮肤呈半透明状，色不红，按之略痛。余无不适，二便正常。两尺沉缓，舌苔白滑。水气内结，太阳厥阴病。茯苓 20g，白术 10g，木通 5g，橘核 15g，肉桂 5g，苦楝子 10g，木香 5g，猪苓 10g，泽泻 20g，吴茱萸 5g。一周后，阴肿全消。

茵陈五苓散

茵陈蒿末（十分）、五苓散（五分）。上二味和，先食饮方寸匕，日三服。（《金匮要略·黄疸病脉证并治》）

是方之治仲景述之极简："黄疸病，茵陈五苓散主之。"由五苓散加茵陈组成，乃太阳黄疸要方，极受后世推崇。六经病皆有黄疸，太阳黄疸仅其一耳。太阳失开，肌表不畅，三焦滞涩，是为太阳黄疸病机，湿与热为其必要因素，二者交合酝酿，蒸郁于腠理，可见恶寒发热，面身俱黄，小便涩短，头汗出，胸胁痞满，腹胀恶心等症，见于黄疸病急早期。

茵陈为治疸大药，以至明代·陶华有"非茵陈，不能除黄疸"之说（《伤寒六书》卷五《伤寒》）。金代·张元素云茵陈入足太阳膀胱经，盖太阳为寒水之经，主水道之开泄，茵陈为发陈之物，惟入太阳经脉最为合理。茵陈蒿春初生苗，茎秆经冬不死，至春更生新叶，除旧生新之义蕴也。清代·张志聪云："茵陈因旧苗而春生，盖因冬令水寒之气，而具阳春生发之机。主治风湿寒热邪气，得生阳之气，则外邪自散也。热结黄疸，得水寒之气，则内热自除也。"（《本草崇原》卷上《本经上品》）引湿毒上越下渗外展，斯成除疸之效，他经之疸均可用之，于太阳黄疸，更称其职矣！

本方茵陈蒿开散热结，为主药，用量倍之；五苓散利水除湿，为辅药，用量半之。二者均开通太阳，故为太阳黄疸之首方。开郁散湿，为治疸之要法，由太阳为气水领袖，故是方或为治疸之通方，当视病证于六经之邪毒要素而变通组方诸药矣。

【孕疸案】李妇，39 岁，商人。停经 25 周，诊为妊娠肝炎，行护肝治疗 2 周，症状加重。乏力纳呆，呕吐脘胀，尿黄橘色，腹部瘙痒。精神疲惫，面色熏黄，巩膜及全身中度黄染。胎儿正常。两脉弦沉，关尺小滑无力。舌淡红，苔中厚腻微黄。血清胆汁酸 52μmol/L，总胆红素 96μmol/L，碱性磷酸酶 253U/L，谷丙转氨酶 346U/L，HBV－DNA：3.52×10⁶/ml。湿热蕴结，肝肾不足，三焦失利。茵陈五苓散加味。茵陈 50g，党参 20，白术 15g，茯苓 15g，猪苓 10g，泽泻 10g，桂枝 5g，柴胡 10g，黄芩 15g，续断 20g，芍药 15g，厚朴 10g，枳壳 10g，甘草 5g，栀子 10g。7 剂。二诊：黄疸加重趋势已得遏阻，尿色未见加深，尿量增加，精神略好。脉寸关小滑，尺脉弱，苔腻如前，舌质红。复验血清：胆汁酸为 56μmol/L，总胆红素 88μmol/L，谷丙转氨酶 325U/L。药力已效。原方加黄芪 30g，续进 7 剂。三诊：四天前尿黄明显减退，小便淡黄。精神转佳，食欲增加，恶心已止，仍感乏力。舌淡红，苔薄腻。查血：胆汁酸为 42μmol/L，总胆红素 52μmol/L，谷丙转氨酶 153U/L。药已大效，湿热已得渐解，少减攻伐之品，上方减茵陈至 30g，去栀子，加当归 15g。14 剂。四诊：自觉良好，诸症消除，黄疸消退。复查血清，除谷丙转氨酶 64U/L 外，余各项指标正常。

茯苓桂枝白术甘草汤

茯苓（四两），桂枝、白术（各三两），甘草（二两）。上四味，以水六升，煮取三升，分温三服，小便则利。【67】

本方所治："伤寒，若吐、若下后，心下逆满，气上冲胸，起则头眩，脉沉紧，发汗则动经，身为振振摇者。"（67 条）"心下有痰饮，胸胁支满，目眩"及"短气有微饮，当从小便去之。"（《金匮要略·痰饮咳嗽病脉证并治》）。病位皆在心下，胸胃之广大区域也，其症或支满，或气冲，或短气，或头眩，乃伏饮抟实于膈，寒水上涌为逆，皆水气滞阻在上之病耳。误汗损阳，外动经络，阳气不能主持诸筋，则身为振摇也。太阳经气主诸阳而入胸膈行水气，今太阳本气不足，寒水滞积于上，诸症斯见。

明代·喻昌云："脾中之阳，法天之健，消化饮食，传布津液，而运行于内。而胸中之阳，法日之驭，离照当空，消阴除翳，而宣布于上。"（《医门法律》卷二《中寒门》）又云："痰饮阴象，阻抑其阳，用此阳药化气，以伸其阳，此正法也。"（《医门法律》卷五《痰饮门》）胸膈乃膻中位，又属阳明，阳气汇聚之地，阳既穷于运水，必成饮邪积扰，故主属太阳病焉。浊阴上加于天，阴霾冲逆肆妄，饮邪滔天莫测，非离照当空，气露焉得退避？必以通阳之法，扫群阴以驱饮邪，维阳气以立基本。是方乃五苓散去行下之猪苓、泽泻，加和中之甘草，以凸显桂枝助阳之力焉。或可解为桂枝甘草汤加茯苓、白术而成。

桂枝甘草汤

桂枝（四两，去皮）、甘草（一两，炙）。右二味，以水三升，煮取一升，去滓，顿服。【64】

是方治"发汗过多，其人又手自冒心，心下悸，欲得按者"。（64 条）阳本受气于胸中，膻中为气之海，发汗过多，阳气散亡，气海空虚，所以又手自覆心胸，而心下觉惕然悸动也。盖阳亡者土易败，土败则水饮易聚，风木易动焉，是以清代·黄玉璐云："阳亡土败，木气郁勃，欲得手按，以定撼摇。"（《长沙药解》卷二《桂枝》）以桂枝甘草和卫扶阳，补中益气，甘温相得，血气自和，则生饮动风之由可得消弭耳。

桂枝甘草汤证乃太阳本气之衰，苓桂术甘汤证又加之以饮盛，故以茯苓为君。茯苓淡渗，导饮出下窍，渗利而去，去湿即可固土而制水，利尿便能通阳而复气，故重用四两。桂枝亦为宣通水饮之妙药，上达胸膈，下通膀胱，力善宣通，能升大气，降逆气，散邪气，输水走皮毛，从汗而解，故以为臣。白术补中土以修堤岸，使水无泛滥之虞，佐茯苓消痰水以除支满。更以甘草助脾气转输以交上下，佐桂枝运阳以制水邪也。四药合用，庶治节行、胸阳振、土气旺、转输速，而水有下行之势，则无上凌之患矣。

苓桂合用治饮，仲景遣药之通例，其方不下十余。仲景曰："病痰饮者，当以温药和之。"（《金匮要略·痰饮咳嗽病脉证并治》）助力通体阳气之源，无论上中下之积水壅湿，皆可气化而散。桂枝长于温卫气、和表里而助气化，使水精四布，上滋心肺，外达皮毛，溱溱汗出；下疏水道，通达膀胱，汩汩溺出。其行水之理，自与麻黄殊途。襄之以分利之茯苓，水气何由不散？且降逆乃桂枝又一强项，凡水气上逆之治，非其莫属。

茯苓桂枝甘草大枣汤

茯苓（半斤）、甘草（二两，炙）、大枣（十五枚）、桂枝（四两）。上四味，以甘澜水一斗，先煮茯苓，减二升，纳诸药，煮取三升，去滓，温服一升，日三服（甘澜水法，取水二斗置大盆内，以杓扬之，水上有珠子五六千颗相逐，取用之）。【65】

茯苓泽泻汤

茯苓（半升）、泽泻（四两）、甘草（二两）、桂枝（二两）、白术（三两）、生姜（四两）。上六味，以水一斗，煮取三升，纳泽泻，再煮取二升半，温服八合，日三服（《外台》治消渴脉绝，胃反吐食之者，有小麦一升）。（《金匮要略·呕吐哕下利病脉证并治》）

桂苓五味甘草汤

茯苓（四两）、桂枝（去皮，四两）、甘草（炙，三两）、五味子（半升）。上四味，以水八升，煮取三升，去滓，分温三服。（《金匮要略·痰饮咳嗽病脉证并治》）

苓桂草枣汤治"发汗后，其人脐下悸者，欲作奔豚"，乃苓桂术甘汤以大枣易白术。茯苓泽泻汤治"胃反，吐而渴欲饮水者"，乃苓桂术甘汤加泽泻、生姜。桂苓五味甘草汤治"青龙汤下已，多唾口燥，寸脉沉，尺脉微，手足厥逆，气从小腹上冲胸咽，手足痹，其面翕热如醉状，因复下流阴股，小便难，时复冒者"，乃苓桂术甘汤以五味子易白术。三者皆苓桂治饮之名方耳。或云此类方皆太阴少阴水湿病主治方，不可列属太阳。岂知太阳之承气为湿土，太阳之底面为君火，太阳累及太阴少阴正为太阳司水为病之常例，乃阳不化水而致三焦失职耶？

茯苓泽泻汤治痰饮聚胃，致阳明失降而反胃，以五苓散去偏走下焦之猪苓，加生姜散水止呕。《外台》方有小麦以养胃，正合病机，当为古意。太阳本气内郁，少阴本气则不归位而成浮阳上越，故眩、悸、胸满、奔豚诸逆证蜂起，苓桂术甘汤、苓桂枣甘汤、苓桂味甘汤三方皆因之而施，故桂枝、茯苓盒用至四两，其余诸药之异，无非从燥、从和、从敛之别耳。

【眩悸案】罗媪，66岁，教师。冠心病史4年，已放置动脉支架2枚。3天前郁怒而复发，每发必心悸气短眩晕，自觉先自小腹及腰中有凉气上延，至胸中则憋闷气紧，头眩欲吐，日三五次，持续数十分钟，服心脑血管药无效。两足及面略肿，血压可（服降压药），脉代，舌淡红苔薄腻。太阳少阴病，奔豚气。以桂枝加龙骨牡蛎汤合麻附甘草汤，用药1周效欠佳。改苓桂类方合甘麦大枣汤：茯苓30g，桂枝30g，白术30g，炙甘草20g，浮小麦30g，大枣15g，五味子15g，泽泻20g，丹参20g，党参15g，2剂逆气大减，7剂则悸眩亦止，水肿得消。以参苓白术散合复脉汤善后。

防己茯苓汤

防己（三两）、黄芪（三两）、桂枝（三两）、茯苓（六两）、甘草（二两）。

右五味，以水六升，煮取二升，分温三服。（《金匮要略·水气病脉证并治》）

是方治"皮水为病，四肢肿，水气在皮肤中，四肢聂聂动者"。皮水，仲景所云五水之一："皮水，其脉亦浮，外证胕肿，按之没指，不恶风，其腹如鼓，不渴，当发其汗。"太阳经气郁闭，水气失化，聚于肤腠，则四肢肿甚，按之没指；邪正相搏，风虚内鼓，故四肢聂聂瞤动；寒水不化，浸淫流溃，留积腹里，故其腹膨臌；非风邪外犯，故不恶风；由水湿留滞，故不渴；邪在太阳，故脉浮。盖太阳合肺主气，以行营卫，外合皮毛，皮毛病甚，则肺气膹郁，当发其汗，散皮毛之邪，外气通，而郁解矣。是以隋·巢元方有"毛水"之说："毛水者，乃肺家停积之水，流溢于外。肺主皮毛，故余经未伤，皮毛先肿，因名毛水也。"（《诸病源候论》卷二十一《水肿病诸候》）

皮水之候，病在营卫，营气滞于表，则卫气不行焉。若营气由风寒所闭者，发越之而已，麻桂剂自可建功；若非外邪所致，乃因卫气之弱者，非徒辛散可施，当重建太阳经气方能得效耳。盖肺与三焦之气，共行肌表，宣展之力也；又同入膀胱，肃降之能焉，皆由太阳经气统筹。宣湿于外，降水于下，所谓解卫气之困，建阳强表，贯穿其中焉。补卫通荣，表里分消，斯乃本方之旨。

防己苦辛性寒，《名医别录》云："疗水肿，风肿，去膀胱热，伤寒寒热邪气，中风手足挛急……通腠理，利九窍。"入足太阳、手太阴经，能走能散，兼具宣发、通利二性，元代·王好古云其"通行十二经。"（《汤液本草》）其下走之性尤为峻利，善泻下焦血分湿热，为疗风水之要药，"湿热流入十二经，致二阴不通者，非此不可。"（《本草备要》）茯苓淡渗，用至六两，两药相合，大驱水气，使直泄于膀胱，职为主药。桂枝和荣卫，行阳气而实四末，解肌散邪又充阳气，俾风从外出，水从内泄矣。颇可关注者乃黄芪之用。仲景用黄芪五方，但黄芪建中汤治里虚，他如黄芪桂枝五物汤、乌头汤、芪芍桂酒汤、桂枝加黄芪汤，皆用治湿。盖托阳散郁，于濡滞之邪，适然相合矣。黄芪补三焦、实卫气，与桂同，特益气乃其大能，桂则通血也，能破血而实卫气，通内而实外者也。二药相合，强卫祛邪之良匹矣。清代·周岩云："表有邪而挟虚者，则参不宜而芪为宜。然芪能直疏不能横解，且性味甘温，驱邪岂其所胜？故风湿、风水、黄汗等证，仲圣用黄芪，亦只为防己茯苓之辅而已。惟补虚通痹，则芪之专司。"（《本草思辨录》卷一《黄芪》）病在皮腠，非黄芪不能益气疏表，此真识圣意之深者焉。甘草配桂枝，亦辛甘生阳之义。凡化水之施，总借之通阳，圣手之施，处处体贴。

是方治太阳水湿不化，积滞四肢躯干，而致手足颈肩腰髀肌肉肿痛者，为效颇佳。

【肩背重痛案】肖男，37岁，工人。2个月前露天工作淋雨后始觉肩背沉重麻木，并渐加重至痛酸不止，入夜更甚，阵发加剧致臂不可举，曾经针灸治疗乏效。全身有汗，汗后痛减，汗止痛复。用麻黄加术汤治疗一周取效甚平。两脉关上缓软，舌淡红苔薄腻色白。表气不足，水湿滞络。防己茯苓汤加味。防己20g，茯苓30g，黄芪

40g，桂枝15g，炙甘草15g，羌活10g，桑枝10g，葛根20g，防风10g，蔓荆子10g，泽泻20g，秦艽10g。针双委中、承山，手法先补后泻。3剂后起效，一周后痛大减。加减调治十天而愈。

附方

桂苓甘露散

（一名桂苓白术散。一方甘草一两半）：治伤寒、中暑、胃风、饮食，中外一切所伤传受，湿热内甚，头痛口干，吐泻烦渴，小便赤涩，大便急痛，湿热霍乱吐下，腹满痛闷，及小儿吐泻惊风。茯苓（一两，去皮）、甘草（二两，炙）、白术（半两）、泽泻（一两）、桂（半两，去皮）、石膏（二两）、寒水石（二两）、滑石（四两）、猪苓（半两）。上为末，每服三钱，温汤调下，新水亦得，生姜汤尤良。（《黄帝素问宣明论方》卷六《伤寒门》）

九、调营固卫

桂枝汤

桂枝（三两，去皮）、芍药（三两）、甘草（二两，炙）、生姜（三两，切）、大枣（十二枚，擘）。右五味，㕮咀三味，以水七升，微火煮取三升，去滓，适寒温，服一升。服已须臾，啜热稀粥一升余，以助药力。温覆令一时许，遍身漐漐微似有汗者益佳，不可令如水流漓，病必不除。【12】

此仲景群方之冠，滋阴和阳、解肌发汗、调和营卫之第一方也。凡中风、伤寒、杂症，有脉弱、自汗或表不解者，咸可主之，他症但见一二，不必悉具。《伤寒论》治"太阳中风，阳浮而阴弱，阳浮者，热自发；阴弱者，汗自出，啬啬恶寒，淅淅恶风，翕翕发热，鼻鸣干呕者"（12条），"太阳病，下之后，其气上冲者"（15条），"病人脏无他病，时发热，自汗出，而不愈者"（54条），"伤寒发汗已解，半日许复烦，脉浮数者"（57条），"吐利止而身痛不休者"（387条）。《金匮要略》治"妇人得平脉，阴脉小弱，其人渴，不能食，无寒热，名妊娠"（妇人妊娠病），"产后风续续数十日不解，头微痛，恶寒，时时有热，心下闷，干呕，汗出，虽久，阳旦证续在耳"（妇人产后病）。所治甚广，非独为表证所建也。《经》云治证"荣弱卫强"，"卫强"者，非真强也，相对营阴不足之"荣弱"而言。卫气因邪犯起而相争则发热，貌似强盛，实由虚阳浮越在外，毛窍开合失据，阴阳不能相因，即所谓"外不谐"也。营阴不守，随阳外泄则汗出，则营分更虚，卫气愈浮，斯有恶风寒而汗出之见。表气失固乃受风被寒之由，虽有汗出而邪并不外解耳。鼻鸣干呕者，不特风气上壅，亦邪气暴加，里气上争之象。其气上冲，乃下后虚其营气，而太阳根气在下，太阳经气上冲而卫护，欲驱外邪，则为头痛心烦等证也。营弱显者，脉浮弱而缓，卫争胜者，脉浮滑而数，显无定律耳。身痛不休者，腠理已疏，表邪未去，不在皮毛而在肌肉焉。

妊娠恶阻者，有因胎元初结，经血归胞养胎，胎气未盛，阴血不足，则尺脉小弱，其人口渴。营阴不足，卫阳浮逆，胎热上冲，则不能饮食而恶心呕吐，此与外证之气冲曲异而理同焉。

阳旦者，病名也，古说纷歧，方治混乱，《备急千金要方》有阳旦汤，即桂枝汤加黄芩，治冬温脉浮，发热咽干，项强头痛，或自利而咳。又有阴旦汤，即桂枝汤加黄芩、干姜，治冬温内寒外热，肢节疼痛，中挟寒食。后世多有承循。《伤寒论》30条有"证象阳旦"之语，未叙证见具象，《金匮要略》此条所述，乃产后中风，证见与桂枝汤证极似，亦属营阴已虚，卫气冲逆之证。原注云：阳旦汤"即桂枝汤。"北宋·成无己云："阳旦，桂枝汤别名也。"（《注解伤寒论》卷二《辨太阳病》）盖基于是，于理可从。

桂枝解肌，走上位而通卫阳，轻发汗以散外邪，邪退而卫气归位，营卫复谐，则"荣卫和则愈"。芍药之用，一则助阴血，使营气得养；一则抑桂之散，不致汗出太过；三则收卫之烈，使不至轻狂。两药一阳一阴，一收一散，相得而协。清代·尤怡云："桂枝汤不特发散邪气，亦能补助正气，以其方甘酸辛合用，具生阳化阴之妙。"（《伤寒贯珠集》卷一《太阳篇上》）

仲景遣方用药，往往收散、升降、寒温并用，深得阴阳之至理，和谐之至妙，惟熟谙生命机运大道者，方可达此至高境界。桂芍相配，可振奋中焦，在于俾营卫和畅而生发不滞。芍药为柔养缓中之大品，养血滋阴者，可祛风、可清热、可缓急、可助阳、可敛散。桂枝为通阳振中之要药，通阳提气者，可温中、可祛寒、可散风、可通络、可助阴。二药相伍，于收散中蕴滋养；于缓急中涵疏通；于寒温中含和煦；于升降中育生发，实为枢机转轴之功也，应用极为广博，仲景方共此二药者达34首。民国·刘世祯云："开卫达荣，为六经通治之法。"（《伤寒杂病论义疏》卷九上《辨阳明病》）清代·王子接《绛雪园古方选注》命桂枝汤为"和方之祖"，诚实至名归矣。

卫气者，肇源于下焦冲气，滋养于中焦中气，充实于上焦宗气，桂枝汤根基脾胃，兼理肝肾，上养心肺，正乃壮助卫气之大方也。清代·陈念祖云："桂枝汤为太阳神方，调和其气，使出入于外内。"（《伤寒论浅注》卷一《辨太阳病》）合炙甘草、生姜、大枣者，通脾气而行津液，助药力而调气机也。从服法可知，少量反复使用，可不尽剂，加以啜热粥、温覆，一则增药力，二则致胃气，以遍身微汗为度。

仲景虽有"当以汗解"（42条）、"当须解外"（45条）、"复发其汗"（53条）之述，而营卫失和，非外证独有，感风与否，诚非必具。桂枝汤所以解肌腠之邪者，乃和理营卫之果，而非求汗之法也。虽云"发汗"为治，发汗无非手段，"营卫和"方为鹄的。清代·张锡驹云："桂枝汤能和营卫而发汗，亦能和营卫而止汗也。"（《伤寒论直解》卷二《辨太阳病》）荣弱血寒，气机宜于外达之候，则无论营弱之无汗，抑卫强之自汗，病在太阳，或转系他经，皆可以桂枝法治其病源，无汗者蒸津液以化汗，自汗者祛邪风以止汗。神妙无方，化裁不尽，此法岂独治伤寒！凡杂病内伤，病属荣寒气弱之证，无不可施，斯则一法不作一法用矣。清代·徐彬云："此汤表证得之，为解肌和荣卫，内证得之，为化气调阴阳。"（《金匮要略论注》卷二十《妇人妊娠病》）诚乃高见。

【低热案】钟妪，72岁。原发性肝癌介入治疗后，反复感冒，发则低热，近日又作，恶风畏冷，咳嗽痰多，屡用抗生素，迁延愈月。虚惫汗出，气短而喘，咳声沉闷，痰多质稀，胸脘痞闷，食少便少。体温37.8℃。CT片示支气管炎伴轻度肺气肿。脉关尺沉细，寸脉小浮数。舌暗红苔薄少色白。营卫失和，表邪留恋。桂枝汤合参苏饮加减：桂枝15g，白芍15g，大枣10g，炙甘草5g，党参20g，炙黄芪50g，五味子5g，紫苏叶10g（后下），陈皮10g，前胡10g，姜半夏10g，茯苓10g，葛根15g，柴胡10g。2剂汗止热退，咳喘痰嗽亦减。续进十剂，诸症尽失。

【妊娠发热汗出案】叶妇，29岁，职员。二胎孕26周，自停经20周起，每午后低热至37.1～37.8℃，热即汗出，头身背部汗多，持续数十分钟，直至汗达手足，身热方退，伴恶风畏冷，周身倦怠不堪。时口渴，小便短少。全身及孕检未见明显异常，因未确诊，诸医未行施治。两脉细滑而数，按之无力，舌红苔薄白。营阴不足，胎热内发。调理营卫为治。桂枝汤合当归芍药散加味。桂枝15g，白芍20g，当归15g，川芎15g，赤芍10g，大枣10g，生姜3片，黄芩10g，炒白术15g，天花粉20g。服药一周，发热渐低，已降至36.8～37.3℃，汗出大减。续服一周，热汗已止。

桂枝加龙骨牡蛎汤

桂枝、芍药、生姜（各三两），甘草（二两），大枣（十二枚），龙骨、牡蛎（各三两）。右七味，以水七升，煮取三升，分温三服。（《金匮要略·血痹虚劳病脉证并治》）

《经》曰："夫失精家少腹弦急，阴头寒，目眩发落，脉极虚芤迟，为清谷亡血，失精。脉得诸芤动微紧，男子失精，女子梦交，桂枝加龙骨牡蛎汤主之。"肾气虚损，不能藏精，故精遗漏失；肾阳外泄，阴寒凝闭，小腹之筋，拘如紧弦，不能和缓，阴头必寒。下真寒如是，上假热可征矣，火浮则目眩，血枯则发落，其脉必极虚，或浮大，或弱涩，自不待言矣。更兼芤迟，芤则中虚，胃阳不治，迟则里寒，肾阳无根，阳不摄阴，精微失藏，或便清谷，或吐衄亡血，或梦交遗精，皆虚劳之所成，阴阳俱失也。

营中生气，乃卫气釜底之薪，营气羸惫，衰阳浮越，阳张精绝，则生气衰微。此证素本虚寒，卫阳失固，则虚劳之征丛见，漏泄之象迭起，并宜桂枝龙骨牡蛎汤主之。夫精气主藏于下焦，而资生于中焦，交相资助者也。桂枝汤既助下焦卫气源头活水，又养中焦营气所藏之本，加龙牡二药，固涩真营之亡失，镇纳卫气之浮越，精气生而封藏固，脉自平而病自解矣。一变桂枝汤为治极里之证之名方。清代·周岩云："脉芤动微紧，有阴阳乖迕之象。桂枝汤正所以和阴阳，阴阳乖迕，则精不守，神不藏。龙牡能召阳敛阴，涩精安神，故加之也。"（《本草思辨录》卷三《桂枝》）

涩可去脱，牡蛎、龙骨是也。阳脱者自汗头眩，阴脱者失精失血，皆可二药同用。然二药之功，远非固涩。清代·陈元犀云：“于龙之飞潜，见阳之变化莫测，于海之潮汐，见阴之运动不穷，龙骨乃龙之脱换所遗，牡蛎乃海之精英所结，分之为对待之阴阳，合之为各具之阴阳，亦为互根之阴阳，难以一言尽也，其治效无所不包。”（《金匮方歌括》卷二《血痹虚劳方》）龙骨之甘涩平，牡蛎之酸咸寒，一阳一阴以交其心肾，沟通上下而宁散乱之神。然清代·邹澍云：“收阳中之阳气者，必以龙骨、牡蛎。”（《本经疏证》卷四《上品》）卫阳浮越于外，疏于温分肉、肥腠理、司开合者，以桂枝引其归路，率龙骨、牡蛎介属潜之也。凡卫气不固诸证，是方大有功效。

【产后惊恐案】 欧阳妇，32岁。产后3个月，心悸惊恐2个月余。因产后乳汁不足及婴儿患病等致心悸心慌，渐至恐惧，夜不能寐，甚则频欲轻生。一月前诊为产后抑郁症，服抗焦虑药后胃胀不适而拒服。现夜不能寐，动则大汗，惧声惧光，心悸怔忡，无乳无经。两寸脉浮软，尺脉细软，苔薄少舌淡红。营卫违和，心肾不交，卫气失固。桂枝15g，白芍15g，大枣10g，炙甘草15g，生姜20g，炙黄芪30g，五味子20g，龙骨30g（先），牡蛎30g（先），炒白术20g，防风10g。2剂后出汗大减，渐可入眠二三小时，续用5剂，已可每日安睡5小时，恐惧大减，并乳汁复见，精神大好。续上方加减调治一月，精神如常，心悸多汗若失。

【遗精案】 刘男，21岁。手淫史数年，遗精史3年，加重1年，渐至每周梦遗二三行，心神失宁，夜不安卧，梦多易汗，颇感自卑。尺脉滑细数，寸脉细滑，按之无力。舌尖红苔薄白。心肾失和，浮阳外越。桂枝加龙骨牡蛎汤合小菟丝子丸。桂枝15g，白芍20g，炙甘草15g，大枣20g，生姜15g，牡蛎30g（先煎），龙骨30g（先煎），莲子20g，菟丝子30g，茯苓10g，山药20g。14剂。二诊梦遗已减至每周一次，诸症改善。依前法治疗共半年，遗精偶作。

栝楼桂枝汤

栝楼根（二两）、桂枝（三两）、芍药（三两）、甘草（二两）、生姜（三两）、大枣（十二枚）。上六味，以水九升，煮取三升，分温三服，取微汗。汗不出，食顷啜热粥发之。（《金匮要略·痉湿暍病脉证并治》）

桂枝加葛根汤

葛根（四两）、芍药（二两）、生姜（切，三两）、甘草（炙，二两）、大枣（擘，十二枚）、桂枝（去皮，二两）。右七味；以水一斗，先煮麻黄、葛根，减二升，去上沫，内诸药，煮取三升，去滓，温服一升。覆取微似汗，不须啜粥，余如桂枝法将息及禁忌。【14】

栝楼桂枝汤治“太阳病，其证备，身体强，几几然，脉反沉迟，此为痉”。桂枝加葛根汤治“太阳病，项背强几几，反汗出恶风者”。前方桂枝汤加栝楼根二两，后方加葛根四两（原方有麻黄。北宋·林亿注：太阳中风自汗用桂枝，伤寒无汗用麻黄，今证云汗出恶风……恐是桂枝中但加葛根耳。当从）。栝楼根名天花粉，性味苦寒，其茎蔓延，有如经络，能引阴液以上滋，若升地气而为云为雪，故有天花瑞雪之名，用升阴气以解经俞之气分热邪。葛根与栝楼根性味功能近同，然前者发散之力较强而后者长于滋液养筋耳。

太阳为外邪所侵，经输不利，筋脉失和，则颈背强痛，若寒气内闭，有葛根汤，若表气本弱，气血失和，则此二方为最佳选择。如非外感，但因气弱血滞，经脉失利者，二方亦堪佳剂。《经》言脉非浮缓而"反沉迟"，正示其经气虚惫，脉络失养之象也。桂枝汤调畅营卫，和血固络，加天花粉、葛根生津缓急，清散滞邪。愚临证施用于体弱之颈椎病、下颌关节炎、面神经炎、经前头痛等，常获佳效。

【面瘫案】焦妇，41 岁，职员。二胎产后半年，3 天前晨起见左侧面肌无力，左目流泪，不能闭合，口角右歪，鼓腮不成，颈部略有拘急感，左额纹消失。余无明显不适，无寒热头痛。因乳水过少未行哺乳。舌淡红，苔薄腻，两脉关下细。气血不足，经脉失养。桂枝汤加葛根汤加味。葛根 30g，桂枝 15g，赤芍 10g，白芍 10g，大枣 15g，生姜 20g，炙甘草 15g，当归 15g，防风 10g，羌活 10g，地龙 10g，钩藤 10g。加针双合谷、风池、大椎，不留针。一周后症状大减，续服一周，面歪竟获全愈。

【肩颈麻痛案】卢妇，53 岁，家妇。颈椎病史十年，经常左侧肩颈麻痛，牵引理疗可缓解，近 2 周劳累后复作，左颈肩拘急麻痛，左上臂尺侧麻木至手指，握物无力，阵发加重至臂不举，甚则有肌络灼热感，诸法治疗一周不应。MRI 片示颈椎 L4 - 5 椎间盘脱出伴椎管狭窄，左侧神经根受压。绝经 2 年，偶有潮热汗出，便干，寐差，时早醒，复眠困难，近日臂麻，眠睡几废。舌红少苔，两尺脉细沉，寸脉细软而小浮。太阳少阴合病，营卫失和，心肾不交。栝楼桂枝汤合封髓丹加味。天花粉 40g，葛根 20g，桂枝 20g，赤芍 15g，白芍 15g，生姜 3 片，大枣 15g，黄柏 10g，砂仁 15g，炙甘草 20g，五味子 15g，蜈蚣一条。3 剂后颈肩痛即减半，肢麻亦有好转，一周后所苦甚缓，夜寐亦改善。惟药后腹泻，日四五行。上方各减赤芍、白芍至 10g，加麦冬 15g，续服一周，肢麻甚轻。

桂枝加黄芪汤

桂枝、芍药（各二两），甘草（二两），生姜（三两），大枣（十二枚），黄芪（二两）。上六味，以水八升，煮取三升，温服一升，须臾，饮热稀粥一升余，以助药力，温复取微汗，若不汗更服。（《金匮要略·水气病脉证并治》）

黄芪芍药桂枝苦酒汤

黄芪（五两）、芍药（三两）、桂枝（三两）。上三味，以苦酒一升，水七升，相和，煮取三升，温服一升。当心烦，服至六七日乃解。若心烦不止者，以苦酒阻故也（一方用美酒醯代苦酒）。（《金匮要略·水气病脉证并治》）

黄汗，仲景列为五类水气病之一，并非黄疸病也。然治黄汗法亦可施于太阳黄疸："诸病黄家，但利其小便。假令脉浮，当以汗解之，宜桂枝加黄芪汤主之。"

（《金匮要略·黄疸病》）此乃活用法，非意二病混同，仅旁征黄汗属太阳之别证焉。《金匮要略》述黄汗凡七，前后不一，后世多云有缺文错简，或契实情。亦有曰其为历节病之轻浅者，亦颇有据。析而言之，黄汗见证非一，总为水湿之病，当分寒热二类。如"黄汗，其脉沉迟，身发热，胸满，四肢头面肿，久不愈，必致痈脓"。"黄汗之为病，身体肿，发热汗出而渴，状如风水，汗沾衣，色正黄如柏汁，脉自沉。"是为湿热，乃水气内遏阳热，热被水遏，水与热得，交蒸互郁，汗液则黄。若"不恶风者，小便通利，上焦有寒，其口多涎，此为黄汗"，是为寒湿，乃寒水之气郁于肌表，阳遏水渍，泛为土色。至于病机，仲圣自注甚明："营气不通，卫不独行，营卫俱微，三焦无所御，四属断绝，身体羸瘦，独足肿大，黄汗出，胫冷。"（《金匮要略·水气病脉证并治》）肌肤筋骨者，营卫之所滋养，水气郁滞，营虚血涩，经脉不通，则卫气不能独行。营卫俱微，无以充灌三焦，三焦无所仰赖，以致四肢失秉，故黄汗出而胫自冷也。营滞胜者，则是寒湿；卫郁胜者，便为湿热焉。

　　桂枝加黄芪汤治"黄汗之病，两胫自冷；……若身重，汗出已辄轻者，久久必身𥆧，𥆧即胸中痛，又从腰以上必汗出，下无汗，腰髋弛痛，如有物在皮中状，剧者不能食，身疼重，烦躁，小便不利，此为黄汗"。（《金匮要略·水气病脉证并治》）盖营滞于下，经脉不通，故两胫自冷，腰髋弛痛；水湿郁于肌肤，故身重而痛；汗后辄轻者，湿随汗泄，暂时轻松，久而汗夺血虚，木枯风作，必生𥆧动，风木郁冲，胸中疼痛；卫亢于上，则生热而烦，腰以上汗出，汗多伤阴，则小便不利。芪芍桂酒汤治"黄汗之为病，身体肿，发热汗出而渴，状如风水，汗沾衣，色正黄如柏汁，脉自沉。"（《金匮要略·水气病脉证并治》）亦营卫两郁之病。卫郁不能行水，故全身水肿；营郁而热，积热成黄，湿热外蒸，故发热汗出，汗沾衣，色正黄如柏汁。气不化津，故口渴。卫阳不利，故脉沉。

　　黄汗或从表得，或从里得，从表得之于太阳，从里得之于少阴，皆伤于寒水矣。终成黄汗者，因卫虚营弱，水湿浸淫，阻其营卫，卫郁而为肿，营郁而为热。经热郁蒸，肌肉蕴湿，酿成土色，汗如柏汁。外有太阳卫气之失畅，内有太阴营气之郁滞，两相裹胁，合病斯起。外征显者，可见身肿发热，汗出而渴，状如风水；里征著者，则现身重皮痹，胸痛腰弛，病似风痹。其治总不出和营卫、泄湿郁。芪芍桂酒汤治黄汗之偏外者，以黄芪桂枝强卫行阳以散水邪，芍药和营通经而化土气，苦酒乃曲直之味，能升发少阳之气、制化阴土之郁也，发中有补，邪去正安矣。桂枝加黄芪汤和营之力偏胜，治黄汗之偏内者，桂枝汤调谐气血无论矣，加黄芪内助太阴，外强太阳，固本泄邪之力皆增耳。

　　【黄汗案】肖男，43岁，职员。2年前因胆囊结石伴急性胆囊炎手术，术前曾见黄疸，术后黄疸消退。近3个月全身肤色转黄，竟至汗出色黄如橙皮色，体检未见肝脏异常，黄疸指数正常。时有疲倦感，略恶风寒，动即易汗，余无不适，小便不黄。面色萎黄，两掌黄如橘染。舌淡红，苔薄白，舌边尖暗红。两脉细软少力。营卫失和，表气不畅。桂枝加黄芪汤意。黄芪40g，桂枝15g，赤芍15g，大枣10g，生姜3

片，炙甘草 10g，薏苡仁 15g，木通 5g，羌活 10g，升麻 10g，茯苓 20g，炒白术 10g。服药两周，汗出减少，尿量增加，身黄见轻。守原法共治 2 个月，黄汗得痊。

黄芪桂枝五物汤

黄芪（三两）、芍药（三两）、桂枝（三两）、生姜（六两）、大枣（十二枚）。上五味，以水六升，煮取二升，温服七合，日三服（一方有人参）。（《金匮要略·血痹虚劳病脉证并治》）

是方治"血痹，阴阳俱微，寸口关上微，尺中小紧，外证身体不仁，如风痹状。"（《金匮要略·血痹虚劳病脉证并治》）血痹之病亦如风痹，外证皮肤不仁，得之劳汗当风，或久虚生风，总是气血两相羸弱，无力照应，表里不谐耳，故其脉常弱，或"自微涩，在寸口、关上小紧"；或"寸口关上微，尺中小紧"，所谓"卫强营弱"或"营强卫弱"，皆相对而言也。《素问·逆调论篇》曰："荣气虚则不仁，卫气虚则不用，荣卫俱虚，则不仁且不用。"血痹不仁，则荣卫不利。黄芪走卫，芍药走荣，得桂枝宣导，则能出入阴阳，而谐荣卫。辛以散风邪，甘以缓肌肉，姜、枣辛甘，佐诸药以逐风邪而和肌肉也。

上列三方用药相当，芪芍桂酒汤为桂枝汤去姜枣草加黄芪、苦酒；桂枝加黄芪汤单加黄芪；芪桂五物汤以桂枝汤加黄芪去甘草。是以三方皆桂枝汤与黄芪之合方，功能相若，机理互通，所异可辨。

黄芪甘温，补益之大品，与人参相较，走表之功尤为特长。金代·张元素云："温肉分而实腠理；益元气而补三焦；内托阴证之疮疡；外固表虚之盗汗。"（《珍珠囊》卷二《主治指掌》）此药肉似肌腠，皮折如绵，宛若卫气之卫外而固也，故有强健卫气之功，卫弱不固者尤宜之，倘涉六淫，毒热炽盛，又助其外泄。是以金代·李杲云："护皮毛，实腠理虚及活血脉，生血，亦疮家圣药也，又能补表，实元气之弱也。"（《兰室秘藏》卷下《疮疡门》）综观仲景用黄芪七方，除治虚劳里急之黄芪建中汤治偏里外，余六方皆趋皮肤肌腠，上三方治黄汗及血痹，尤为著目。元代·王好古则云："芪与桂同功，特味稍异，比桂但甘平，不辛热耳。"（《汤液本草》卷三《草部》）卫气者，阳气也，在内煦脏腑，在外暖分肉。桂枝从阴发阳，以沟连阴阳为长，黄芪固本强末，以夯实健壮所善。二者相合，亦走亦守，走中有守，守中有走。守者，强肌表，和营气也；走者，温经脉，散毒邪也。三方之道，不出其辙。

黄芪桂枝合方临床之用极广，无论内外，但凡气血虚弱，经络失和之证皆可增减用之，如自汗、水肿、麻木、脊骨关节麻痛、眩晕、痛经、产后风、臁疮等。

【臁疮案】韦翁，66 岁，广西梧州人。两小腿内侧变黑疼痛 3 年，左侧溃疡半年。3 年前两侧胫内侧皮肉麻木，并见血管肿胀变粗，迭经多方治疗不轻反重，半年前左内踝上血管周围溃烂，久不收口，时重时轻。两小腿内侧中下段静脉周围紫黑，血管突起曲张，部分硬结，左内踝上方 3cm 处一破溃约 3cm×4cm，血水流出。面色黧黑，舌淡红，三脉细涩。寒客经脉，血气失和。桂枝加黄芪汤合四物汤。黄芪 60g，桂枝 20g，肉桂 5g，赤芍 10g，白芍 10g，当归 20g，川芎 15g，熟地 15g，大枣 15g，乌梅 15g，地龙 10g，续断 15g，生姜 1 块。一个月后复诊，言服药后日见好转，腿痛麻木减轻，半个月后溃疡收口。视其病位，紫黑明显减轻，续处药一月。后未复诊，2 年后其弟他病来诊，言其用药共 3 个月而全愈。

【肤黄案】陈妇，41 岁，主妇。肤面色黄半年，无明显不适，经血略少，纳便无恙，诸体检正常。两关脉略细，寸脉软，按之无力，舌胖苔薄腻色白。依营卫失和之黄汗法施治，芪芍桂酒汤加味。黄芪 50g，桂枝 15g，肉桂 5g，赤芍 20g，白术 20g，川芎 15g，熟地 15g，大枣 15g，大枣 10g，茯苓 20g，生姜 1 块，煎成药液加黑醋 10ml。2 周后复诊，自言面黄减退三成，守方调治 3 个月，肤色大好。

附方

龙骨汤（《深师》）

疗宿惊失志，忽忽喜忘，悲伤不乐，阳气不起方。龙骨、茯苓、桂心、远志（去心，各一两），麦门冬（去心，二两），牡蛎（熬）、甘草（炙，各三两），生姜（四两）。上八味㕮咀，以水七升，煮取二升，分为二服，忌海藻菘菜酢生葱。（《外台秘要》卷十五《风惊恐失志喜忘及妄言方》）

十、固表御邪

玉屏风散（《究原方》）

治腠理不密，易于感冒。防风（一两），黄芪（蜜炙）、白术（各二两）。上㕮咀，每三钱重，水盏半，枣一枚，煎七分，去滓，食后热服。（《医方类聚》卷百五十《诸虚门》引《简易方》）

芪术防合方最早见于金·刘完素《素问病机气宜保命集》，名"白术防风汤"及"黄芪汤"二方。玉屏风散同名方现存医籍最早见于《丹溪心法》。三方药用比例皆异，白术防风汤防风量倍，黄芪汤三药等分，朱氏方白术量倍。《究原方》已佚，乃南宋·张松撰，时代晚于河间。由方名不一，用量差等，可判定是方非古有，出自刘氏可能颇大，至《究原方》始定名定量而已。

刘氏方治"有汗则可止也。"张氏方治"腠理不密，易于感冒。"病在太阳经，而用药却全非着力太阳。《素问·评热病论篇》曰："人所以汗出者，皆生于谷，谷生于精。"土者金之母，土足则金盛，肺气周密，宗气充和，反之肺金亏耗，卫气虚惫，开合失据而易感易汗焉。清代·柯琴云："邪之所凑，其气必虚。故治风者，不患无以驱之，而患无以御之；不畏风之不去，而畏风之复来。"（《古今名医方论》卷四《玉屏风散》引）固表卫外，虽责之于肺，根源多在脾，若徒开肺气，药力过散，卫气更趋外越，中气愈加不振，营卫失和更甚。肺属卫，脾属营，两太阴之合，又是太阳太阴之合，更为营卫之合，是以着力太阴，兼顾脾肺，调和营卫，方为正治。清代张秉成云："表虚不能卫外者，皆当先建立中气。"（《成方便读》卷一《补养之剂》）方中芪术量倍于防风，可见其意焉。桂枝加黄芪汤重在通阳，以固为主；此方重在培本，以扶作基。名谓"屏风"者，建也，御也，非为攻邪而制。黄芪补三焦而实卫，为玄府御风之关键，且有汗能止，无汗能发，功同桂枝，是补剂中之风药也，为君；白术益脾，脾主肌肉，内有所据，风去不复，为臣；防风祛风，为风药卒徒，而黄芪畏之，为使。

正因其固表御风之能，则有治未病之效。清代张景焘云："冬至前后，每日服玉屏风散，炙黄芪、防风、白术各等分。……扶正气以固表，不使感受外邪，最为得力。"（《馤塘医话》）本方可谓防病之要方。愚常用于体弱小儿不食、多汗、易感、易惊者，可大大提高发育质量。常以本方合香砂六君子，重用黄芪、白术。另本方治虚肿亦效佳，可与防己黄芪汤类比。

【产后畏风案】蒙妇，38岁，医生。二胎产后3个月，极畏风冷，动则出汗，暑热高温犹厚衣加冠，稍遇微风则肌栗毛耸。乳汁稀薄而未哺。疲倦少食，两足略肿。舌胖大质淡红有齿痕，苔薄腻，两脉浮大而芤，按之无力。气血两虚，营卫失和，表气不固。玉屏风散合桂枝加龙牡汤加附子。黄芪60g，炒白术30g，防风10g，桂枝20g，熟附子10g，白芍15g，龙骨30g，牡蛎30g，大枣15g，生姜15g，炙甘草15g。2周后复诊，畏风已减三成，出汗大少，守方续治2个月，诸症尽失。

黄芪六一汤

大治男子、妇人诸虚不足，肢体劳倦，胸中烦悸，时常焦渴，唇口干燥，面色萎黄，不能饮食。或先渴而欲发疮疖，或病痈疽而后渴者，尤宜服此。常服平补气血，安和脏腑。黄芪（去芦，蜜炙，六两）、甘草（炙，一两）。上㕮咀。每二钱，水一盏，枣一枚，煎至七分，去滓，温服，不拘时。（《太平惠民和剂局方》卷五《治诸虚》）

此乃治渴之古方，消渴之治常用之，由其大壮卫气而致营阴焉，故又广施于自汗盗汗之证。清代陈念祖云："盖彼既以津液为重，亦知津液本吾身之真水乎，水不自生，一由气化，一由火致，黄芪六一汤取气化为水之义也。"（《医学实在易》卷四《热证》）阴生于阳，无形能化有形，无形者气，有形者血耳。卫气之健，当借气之充盛，无气则水失其化而渴汗因起。是方主一切气不统血，气不固精，气不布津，气不自收之病，取二味之甘能益气也，名六一者，取先天水数，以养后天元气，生发寒水之剂焉。太阳经气得复，则肌腠之毒可解散，况甘草本为解毒之要品，是以本方有预防痈疖之效，以至南宋朱佐云："常服此药，终身可免痈疽。"（《类编朱氏集验医方》卷十二《痈疽门》）痈疽初发，驱邪无力，或疮疡溃后，久不收口，脓血淋漓者，合人参、当归、赤芍、地黄等，多获奇效。故是方又为治疮痈之大剂焉。

【小儿头疮案】鲁仔，5岁。反复头疮2年，此起彼伏，巅顶及后脑居多，常滋水淋漓，久不愈合，曾屡用抗生素及药膏外涂，仍频作如常。面白易汗，食少形瘦，毛发稀疏。舌淡红，指纹风关淡红。卫虚毒聚。由抗拒服用中药，以茶代汤。黄芪15g，炙甘草3g，生甘草3g，银花3g。每日泡茶频饮。连用2个月，头疮渐愈，毛发增加。

托里荣卫汤

黄芪（半两），柴胡、连翘（各二钱），羌活、防风、当归身、生黄芩（各钱半），炙甘草、人参（各二钱），苍术（三钱），红花、桂枝（各半两）。右哎咀，都作一服，水酒各一大盏，同煎至一盏，去滓，大温服。（《医学发明代·泻之则胀已汗之则疮已》）

是方东垣翁发明，用治疮痈初起，或小疖未溃，或漫肿无头，病位浅表者："元气不足，营气逆行，其疮初出，未有传变，在于肌肉之上，皮毛之间，只于风热六经所行经络，地分出矣。"《素问·生气通天论篇》曰："荣气不从，逆于肉理，乃生痈肿。"夫膏粱之变，荣气太过，反行阴道，逆于腠理，而生痈肿，此气血实滞而然也；饮食乏亏者，荣气不及，亏而不盈，凝于腠理，亦生痈肿，此气血虚涩而然也。凡疮痈之起，总由肌腠营卫之失和所致，卫气弱者营不行，风湿之邪从肌腠而入，营血于是凝炼而生湿热，血脉壅逆，肿痛斯起。是时"客邪在于血脉之上，皮肤之间，宜急发其汗而通其荣卫，则邪气去矣。"（《医学发明》）病位尚浅，正可托毒外出矣，方名"托里"，或名"内托"，其理在斯。

是方重用黄芪半两，合之炙甘草二钱，强表气而解外毒，盖取法乎《局方》黄芪六一汤焉。加人参、当归者，充营气而壮阴血；桂枝、红花者，理阳气而通血脉也。斯六药之用，卫气得固而营气得畅，成就托毒之基石。羌活、防风、苍术，祛风湿而通经络；黄芩、柴胡、连翘，散风热而泄邪火，壅郁之毒可借之而解矣。酒之增力，助其托散耳。立意之精当，布阵之精巧，调兵之精准，非大智者，不足至此耳。明代·申拱宸云："治诸疮疡邪毒在于经络中……外无焮赤肿痛，内无便溺阻滞，则知邪在经，宜分部位，则知在何经，即以何经引经药加之，神效。"（《外科启玄》卷十一《痈疽发背》）

愚用此方颇广，凡邪在肌腠，无论疮疡疖肿、风疹湿疹、酸麻胀痛、痰核瘰疬，但有表气不足者，皆加减分经用之，多能取效。太阳经重羌活加麻黄；少阳经重柴胡、黄芩；阳明经重连翘加葛根；太阴经重苍术加陈皮；少阴经重桂枝加知母；厥阴经重当归加赤芍。

【肛痈案】陈男，39岁，职员。2年前患肛周脓肿并继发肛瘘，手术治疗后痊愈。2周前肛门左侧肿痛又起，肿起若核桃，大便困难，不能久坐。行抗菌治疗十天未效，亦未加重。体丰乏力，动则气短汗多。舌淡胖齿痕明显，苔中根厚腻罩黄。左尺细沉，右关上浮大。正气不足，营阴郁滞，湿热内壅。内托荣卫汤化裁。黄芪60g，党参20g，甘草10g，炙甘草10g，当归20g，桂枝10g，红花5g，苍术15g，黄芩10g，皂角刺10g，羌活10g，赤芍20g，柴胡15g。5剂后肿痛始减，续服5剂，肿势大退，肛痛已止。调治两周而痊。

防己黄芪汤

防己（一两）、甘草（半两，炒）、白术（七钱半）、黄芪（一两一分，去芦）。上剉麻豆大，每抄五钱匕，生姜四片，大枣一枚，水盏半，煎八分，去滓，温服，良久再服。喘者加麻黄半两，胃中不和者加芍药三分，气上冲者加桂枝三分，下有陈寒者加细辛三分。服后当如虫行皮中，从腰下如冰，后坐被上，又以一被绕腰以下，温令微汗，差。（《金匮要略·痉湿暍病脉证并治》）

是治风水风湿名方，《金匮要略》治"风湿，脉浮身重，汗出恶风者"（痉湿暍病）及"风水，脉浮身重，汗出恶风者"（水气病）。风湿或风水郁表，由卫气虚弱，表气失固，汗出湿滞肌腠，是以恶风身重。然卫弱之本在脾营不充，脾胃素虚，正不胜邪，是以营卫两失而表气失充耳，外风内湿，两不相下。然于水湿在表，肌腠失和为重，以脉浮为其病征。

是方诸药用量过轻，与《千金》《外台》所载不符（黄芪五两、防己四两、白术生姜各三两、甘草二两、大枣十二枚），显有后人篡更也，今当以此二书标量为准。

与玉屏风散相较，防己黄芪汤以防己易防风，另加甘草、枣、姜。玉屏风散或仿本方而立，未可臆定，然两方之理绝然相通，毋庸置疑。黄芪内实中气，外强卫气；助之以白术固中化湿，守中营而援外卫；甘草和补中焦，去本湿。姜、枣行荣卫而宣中气，助表里之邪外出。兹五药皆强本之品，惟合之一味防己祛邪，内泄三焦之湿，外散肌表之水。元代·朱震亨云防己："气寒，苦辛，阳中之阴。治腰以下至足湿热肿盛，补膀胱，去留热，通行十二经及治中风，手脚挛急。"（《本草衍义补遗·新增补药》）此药大辛大寒，为药中强梁，勇力刚猛，用之当慎，仲景伍之以大量补品，制其刚烈耳。当今汉防己可用，广防己肾毒不可用。与防己茯苓汤相较，皆治肌表之水，本方重在强脾固卫，彼方偏于通阳利水，着力不同耳。

表病伤卫，有虚有实，实者重在开，有麻黄汤、麻杏苡甘汤之类。虚者多营卫脱节，所脱或在少阴，或在太阴，是以有用桂枝合黄芪、合附子，或白术黄芪合防风、防己之别。实者易辨，虚者难断，临证重在辨脉，关下沉细者在少阴，乌头、附子有不得不用者，有不得妄用者。黄芪白术多用之无妨，一可固表一可守中，然实证亦不可浪施。

本方临床应用颇广，如水肿、淋癃、带下、痹证等，愚用治皮肤疾患尤可，以慢性湿疹疗效最佳。

【湿疹案】龚男，39岁，职业经理。阴部湿疹半年。先发于会阴部，逐渐扩展至肛周及臀沟处，近两周两大腿内侧新起，滋水淋漓，瘙痒难忍，多方内外医治无效。余无不适。两脉滑数，按之软。舌胖苔中腻。湿郁肌腠。汉防己15g，薏苡仁20g，防风20g，炒白术20g，炒苍术10g，黄芪30g，甘草10g，大枣15g，干姜5g，泽泻15g，地肤子15g，生地10g。服药一周后始见效，瘙痒减轻。2周后大腿及臀沟处皮损已褪色变淡。前后加减其服药3个月，获愈。

《局方》 牡蛎散

治诸虚不足，及新病暴虚，津液不固，体常自汗，夜卧即甚，久而不止，羸瘠枯瘦，心忪惊惕，短气烦倦。黄芪（去苗、土）、麻黄根（洗）、牡蛎（米泔浸，刷去土，火烧通赤，各一两）。上三味为粗散。每服三钱，水一盏半，小麦百余粒，同煎至八分，去渣，热服，日二服，不拘时候。（《太平惠民和剂局方》卷八《治杂病》）

《素问·阴阳应象大论篇》曰："阴在内，阳之守也；阳在外，阴之使也。"汗为心液，心主血，在内则为血、在外则为汗，阴守为血，阳蒸为汗焉。阴平阳秘，则营卫自和，太阳经开合应使，液润如常矣。自汗、盗汗虽有阳虚、阴虚之分，而所以致汗者，皆阴不守而阳不使也。自汗者，阳虚不守肌表；盗汗者，阴虚亢阳浮越耳，虽有阴阳之异，其为卫虚不固、太阳不守则一也。昼动阳胜，表气失固，阴津外泄，故常自汗；夜卧阴胜，阳不潜藏，阴复不守，故常盗汗；斯成漏汗之症。气血大失，不生皮肉，则枯瘦羸瘠；宗气下陷，心肺气弱，则心忪惊惕，短气烦躁。液失则阳气益陷，阳陷则阴津愈泄，此阴阳坍陷之际，急当固护耳。

是方乃敛固止汗之大剂，收汗之验，无出于此。牡蛎味咸微寒，为涩固大品。东晋代·裴渊云："主男子遗精，虚劳乏损，补肾正气，止盗汗，去烦热。"（《广州记》）牡蛎乃咸水化生，腹南生而口东向，纯雄无雌，故名牡蛎，禀水气而上行，阴出于阳，能启阴中之生气。用以为散者，取其升散之义焉，从阴泄阳，阴气升而阳热除，阴液周而津自固矣。清代·陈士铎云："牡蛎于利之中以涩之也，利中带涩，则水泄而元气无亏，是泄中有补之道存焉，真善用利耳。"（《本草新编》卷五《牡蛎》）是非一味固涩，乃启阴敛阳，守营强卫者焉。为君药。生黄芪味甘微温，益气实卫，固表止汗，为臣药。君臣相配，是为益气固表、敛阴潜阳之良偶。麻黄根味甘性平，止汗常用，引经药也。麻黄善行肌表，引诸药至卫分入腠理，彼此同之，一用之梗，取发散之力，则发汗甚速，一用之根，借敛降之功，而止汗亦神也。清代·陈念祖云："是引止汗之药，以达于表而速效，非麻黄根节自能止汗。"（《神农本草经读》卷三《中品》），为佐药。小麦甘凉，专入心经，养气阴退虚热，用浮者最效。水淘浮起者，汗为心液，麦为心谷，浮者无肉，故能凉心；轻虚象肺，能敛盗汗，取其散皮腠之热也。为使药。四药合用，补敛并举，兼潜浮阳，颇使气阴得复，汗出自止。

是方与玉屏风散皆治卫止汗良剂，然此补敛并用，以固为主，彼补御同施，以补为上，所求者一焉。古贤多有合用之法，亦成佳方。

《奇效》 牡蛎散

治诸虚，体常自汗，惊惕不宁。左顾牡蛎（用米泔水洗，煅过）、黄芪（蜜炙）、麻黄根（以上各一两），白术（半两），甘草（炙，一分），小麦（百余粒）。上剉，每服三钱，水三盏，煎一盏半服。一方为细末，每服三钱，入红枣三

枚同煎，分三服。(《太医院经验奇效良方》卷四十四《自汗盗汗门》)

卫气其标在太阳，其本则在少阴，表里互根焉。卫气失固者，常宜求其根本，固敛之余，补壮三阴乃其正治焉，《圣惠》牡蛎散最为相宜，愚常以之疗虚劳汗证，收效颇著。

《圣惠》牡蛎散

治产后体虚汗出，心烦，食少乏力，四肢羸弱。牡蛎粉(一两)，龙骨(一两)，黄芪(一两，剉)、白术、当归(剉，微炒)、桂心、芎䓖、熟干地黄、五味子(以上各半两)，人参(三分，去芦头)，白茯苓(三分)，甘草(一分，炙微赤，剉)。上件药。捣粗罗为散，每服三钱，以水一中盏，入生姜半分，枣三枚。煎至六分，去滓。不计时候温服。(《太平圣惠方》卷七十八《治产后虚汗不止诸方》)

【自汗盗汗】楚妇，44岁，商人。3个月前行卵巢子宫全切术并化疗3次，体质大虚，动即汗出气短，夜寐亦常大汗如洗，食少身倦，畏冷畏风，心悸眩晕。体重锐减5kg。血检WBC $2.3×10^9$/L，升白治疗乏效。两寸脉浮大而芤，尺脉软而无力。舌淡胖红苔薄白。宗气下陷，营卫失固。牡蛎散加味。牡蛎50g(先煎)，黄芪60g，防风5g，浮小麦30g，麻黄根30g，党参20g，龙骨30g(先煎)，炒白术30g，五味子15g，乌梅15g，大枣15g，阿胶10g(烊)。服药一周，汗出减少近半，气短诸症皆缓，夜已能寐。两脉关上浮软，尺脉细。舌苔薄白。复查WBC $3.4×10^9$/L。《圣惠》牡蛎散加味。生地黄30g，黄芪40g，党参20g，牡蛎40g(先煎)，浮小麦20g，龙骨30g(先煎)，肉桂5g，川芎10g，当归10g，五味子15g，炒白术20g，茯苓15g，炙甘草10g，阿胶10g(烊化)。十剂后，精神大好，出汗已去八成，气力渐增，WBC $5.1×10^9$/L。舌质转红，苔薄白，脉较前有力。续用上方，同时恢复化疗。

附方

神效托里散

治痈疽发背、肠痈、奶痈、无名肿毒，焮作疼痛，憎寒壮热，类若伤寒，不问老、幼、虚人，并皆治之。忍冬草(去梗)、黄芪(去芦，各五两)，当归(一两二钱)，甘草(炙，八两)。上为细末。每服二钱，酒一盏半，煎至一盏。若病在上，食后服；病在下，食前服。少须再进第二服，留渣外敷。未成脓者内消，已成脓者即溃。(《太平惠民和剂局方》卷八《治疮肿伤折》)

麻黄根散

治产后虚汗不止。麻黄根、当归(剉，微炒)、黄芪(剉)、人参(去芦头)、甘草(炙微赤，剉)、牡蛎粉(以上各半两)。上件药。捣粗罗为散，每服四

钱，以水一中盏。煎至六分，去滓。不计时候温服。（《太平圣惠方》卷七十八《治产后中风诸方》）

十一、温通经脏

乌头桂枝汤

乌头上一味，以蜜二斤，煎减半，去滓，以桂枝汤五合解之，令得一升后，初服二合，不知，即服三合，又不知，复加至五合。其知者如醉状，得吐者为中病。（《金匮要略·腹满寒疝宿食病脉证并治》）

桂枝加附子汤

桂枝（去皮，三两）、芍药（三两）、甘草（炙，三两）、生姜（切，三两）、大枣（擘，十二枚）、附子（一枚，炮，去皮，破八片）。上六味，以水七升，煮取三升，去滓，温服一升。【20】

两方均桂枝汤加味，一合乌头，治"寒疝腹中痛，逆冷，手足不仁，若身疼痛"。一合附子，治"太阳病，发汗，遂漏不止，其人恶风，小便难，四肢微急，难以屈伸者"。一内外皆寒，一内外皆虚。乌头、附子之治乃虚实之分野耶？

汉前以邪留诸经，腹中引急诸痛，通名曰疝，故《素问·大奇论篇》曰："三阴急为疝。"病多在冲任二脉及三阴经，以寒气胜者多，故常称寒疝。而睾囊之偏坠而痛，古称"癫疝"及"狐疝"，疝病之一而已。寒疝腹痛，竟至逆冷，手足不仁，寒气内盛，阳气大痹，加以身痛，荣卫不和，太阳本气过寒，标气受遏，阳不外达，非实有外感之寒焉，灸刺诸药不能治，内外之寒牵制互病，故以乌头攻寒为主，合桂枝全汤，以和荣卫，二方相合，则内温脏腑，外暖肌腠，血气播散，药势翕翕，温气上行，恍如醉状，如此则外之凝寒已解，内之冷结将去，故为中病也。

太阳经气本虚，误因发汗，汗漏不止而恶风者，阳气益衰而皮腠不固也。本气不足，州都之官，气化斯弱，汗出亡津，阳气无力，不能施化，小便是难；四肢者，诸阳之本，亡阳复脱液，筋脉失养，加之寒气外困，则拘急难伸者也。用桂枝汤致营和卫，附子温壮表里阳气，固表驱风而回阳敛液也。

乌头、附子本一物，乌头为母根，附于乌头之子根即附子，一如母芋名芋头，子芋谓芋艿。两者制法相同，性味无异，功效相若，然毕竟部位不同，差别自存。南宋代·张松云："附子性重滞，温脾逐寒。川乌头性轻疏，温脾去风。若是寒疾即用附子；风疾即用川乌头。"（《本草纲目》卷十七《草之六》引《究原方》）乌头母气已散于子，故温阳力弱而宣通强，附子生气正旺于初，故温阳力强而宣通力弱。然乌头亦具补性，金代·张元素云：乌头"其用有六：除寒疾一也；去心下坚痞二也；温养脏腑三也；治诸风四也；破积聚滞气五也；治感寒腹痛六也。"（《医学启源》卷下《用药备旨》）《伤寒论》未用乌头，《金匮要略》乌头方凡五（乌头汤、乌头赤石脂丸、赤丸、大乌头煎、乌头桂枝汤），或单用或复方，或安内或攘外，皆大驱寒邪，仲景多用其温散之力焉。其中单用成剂者，大乌头煎，专治寒疝矣。

乌头煎

乌头大者五枚，熬，去皮，不㕮咀。上以水三升，煮取一升，去滓，内蜜二升，煎令水气尽，取二升，强人服七合，弱人服五合。不差，明日更服，不可一日再服。（《金匮要略·腹满寒疝宿食病脉证并治》）

是方治"腹痛，脉弦而紧，弦则卫气不行，即恶寒，紧则不欲食，邪正相搏，即为寒疝。寒疝绕脐痛，若发则白汗出，手足厥冷，其脉沉紧者。"寒结于内，聚而不散，犯寒即发，谓之寒疝。弦紧脉皆阴，弦之阴从内生，紧之阴从外得。弦则卫气不行而恶寒，阴出而痹外阳；紧则谷气失运而不食，阴入而痹内阳。两阳并衰，阴反上冲，阳反下伏，是谓邪正相搏。发作之时，阴寒内动，疼痛剧烈，使人汗出，手足厥冷；若并见沉紧之脉，沉主里，紧主寒、主痛、主实，故急以大乌头煎散寒破结以救阳。乌头大辛大热有毒，散痼冷而止疼痛；佐白蜜以监毒烈，且润燥养血，有缓拘痛之效。仲圣凡用乌头，皆合之以蜜，堪可注意。方后慎嘱服法，谨御峻烈过伤耳。

卫气起于下焦，虽太阳所主，而根系少阴。太阳本气、少阴标气皆寒，两相表里，内外勾连，亦即营卫相和焉。若病则寒病最常，且两相浸染，实者，外寒可内侵，内寒可外传；虚者，表弱可增内脏深冷；内弱亦致表气失收。故其治不得仅用温阳散寒，切须沟通表里，调和营卫，方能本固标平，阴霾尽散而日丽风和耳。上二方即为此而制。乌头桂枝汤证属内外表里阴盛寒重，寒气已深入厥阴及冲任二脉，外又寒滞，故当大热温通，重祛寒邪，调谐阴阳；桂枝加附子汤证属太阳少阴虚寒阳散，表气不固，里气又虚，急以附子温通救急，固表敛汗，调畅表里耳。

治寒之要义并非一味散寒，而在保阳。力于阴须谐于阳，若温散太过，反阳气弥散不收。急症尚且如此，慢病更当权衡。上二方临证使用广泛，可用于诸多阳虚阴盛之患，如病后虚冷、痹证、痛证、汗证、痿证等。

【盗汗案】马妇，53岁，退休工人。绝经半年，无潮热，近一月每至凌晨2时左右全身出汗，汗前无燥热，汗醒后畏风冷约一小时。余无不适。舌苔薄少，两尺脉略细。少阴不接太阳。桂枝加附子汤合龟鹿二仙丹加味。熟附子15g（先煎），桂枝10g，肉桂5g，白芍10g，赤芍10g，大枣20g，生姜20g，炙甘草15g，鹿角霜30g，醋龟甲15g，五味子10g，熟地15g。药后一周汗止。巩固2周，未见复发。

【痹痛案】卢妇，29岁，银行职员。7年前诊为强直性脊柱炎服西药维持，近2个月腰髋疼痛复发，因备孕，拒绝西药加量而求助中医。腰骶冷痛，两髋髂活动不利，午后加重，时夜痛难寐。白细胞抗原阳性。现服原量柳氮1.5g/d；甲泼尼龙8mg/d。舌暗红。苔薄腻。两尺沉弦。沉寒内痼，血气不通。白芍15g，赤芍15g，生甘草10g，炙甘草10g，制川乌20g（先煎），蜈蚣2条，当归15g，炒白术20g，桂枝20g，生姜20g，黄芪30g，大枣20g，肉桂5g。西药暂不停。以此方加减化裁服药四周后，腰髋部冷痛渐减轻，夜能寐，无明显畏冷，活动幅度略大则病区仍痛。续用 1 个月后痛止。西药减半量，病情未复。1 年后孕产。

乌头汤

麻黄、芍药、黄芪、甘草（各三两炙），乌头（五枚，㕮咀，以蜜二升，煎取一升，即出乌头）。上四味，以水三升，煮取一升，去滓，内蜜煎中，更煎之，服七合不知，尽服之。（《金匮要略·中风历节病脉证并治》）

是方仲景述之颇简："病历节不可屈伸，疼痛，乌头汤主之。"历节，即行痹、痛痹之属，又称痛风，《灵枢》谓之贼风，《素问》谓之痹，《金匮》名曰历节，唐或谓白虎病，宋则称白虎历节风，元以降始专用其名矣。北宋《圣济总录·诸风门》云："历节风者，由血气衰弱，为风寒所侵，血气凝涩，不得流通关节，诸筋无以滋养，真邪相搏。所历之节，悉皆疼痛，故谓历节风也。痛甚则使人短气汗出，肢节不可屈伸。"体虚之人，营卫失和，将理失宜，风寒湿毒，外淫内蚀，筋脉凝滞，血气不流，蕴于骨节四肢。其病昼静夜剧，其痛彻骨，酸疼不歇，若虫虎之啮。痛如掣者，寒多；肿如脱者，湿多；汗如流者，风多；灼如燔者，热多也。正虚为本，邪毒为标。本虚者，太阳本气虚寒，标气不足；标实者，风寒湿热杂至，邪在经络焉。

乌头汤证乃正气尚实而寒实积甚者，故以麻黄开太阳，通腠理，散寒邪，解络痹；芍药和少阴，养营气，缓血痹，柔筋骨；黄芪实卫气以助宣通太阳，甘草养正气以资太阴。乌头善走，入厥阴逐风寒，寒滞筋脉之甚者，必以大剂治之。不用附子者，以附子温中不若乌头走表也，恐其性烈，故用蜜煎解毒，又取甘缓之义，使之留连筋骨，以利屈伸。沉寒实郁，开机大乖，惟重用乌头至五枚，非此不能通达阳气，则太阳之闭可启焉。或可云此方乃芍药甘草汤合大乌头煎，加麻黄、黄芪，盖缓急之制耳。

桂枝芍药知母汤

桂枝（四两），芍药（三两），甘草、麻黄、附子（各二两，炮），白术、知母、防风（各四两），生姜（五两）。以上九味，以水七升煮取二升，温服七合，日三服。（《金匮要略·中风历节病脉证并治》）

是方亦治历节要方："诸肢节疼痛，身体魁羸，脚肿如脱，头眩短气，温温欲吐。"乌头汤治历节之急重之证，此汤治历节之缓轻之证。湿流关节，搏于筋骨，故诸肢节疼痛；病久耗真，形气不足，故身体曲偻而羸弱；湿气下流，沉渍络脉，故脚肿如脱。头眩短气者，或由气液虚不上呈，或由风湿热气上淫也；温温欲吐者，风热之阳邪在上，寒湿之阴邪在下，寒热交错于中，胃气为之逆行也。太阳少阴标本之气缠斗，恒见寒热杂合之证焉。

桂枝芍药知母汤证乃正气已虚而风寒湿热痹阻者，麻、桂合用，乃麻黄汤意，治太阳之本寒也；桂、芍相伍，是桂枝汤意，和少阴之标本也；白术、防风配合，有玉屏风意，益脾气而驱风湿；加之生姜、甘草，和畅营卫，缓中降逆也。附子合麻黄，益阳温经，除湿畅络，治少阴标气之寒；知母耦芍药，养阴护营，生血除热，防少阴本气之热。寒温搭配，标本兼顾，良方之制焉。桂枝行阳，芍药养阴，知母撤热，方中药品颇多，独挈此三味以名方者，此证阴阳俱痹也。欲制其寒，则上之郁热已甚，欲治其热，则下之肝肾已痹，故桂芍知附，寒热辛苦并用而各当也。由是清代·李彣赞云："此一方而数方俱焉，精义备焉，诚治历节病之圣方也。"（《金匮要略广注》卷上《中风历节病》）

二汤证皆是风寒内侵，痹于筋骨关节肌肉之间，寒气胜者，痛痹是也。盖六经之用，经络外走，骨节内通，然后使水中之壬上升，火中之丁下降。血既弱则荣气必不通，荣不通则卫必不独行，荣气涩滞于脉内，卫气闭阻于脉外，则在表里两失矣。此四属荣卫之气断绝，而股肱手足，置若身外之物。是以历节病者，太阳本气盛而标气弱，少阴本气弱而标气盛也，治必标本兼理方可得解。

【肩痛案】吕男，53岁。左肩痛半年，入夜尤甚，至不得寐，迭经针灸中药治疗无效，须服止痛药暂缓。左肩臑俞及肩贞处痛不可触，上肢不举，动则痛剧。形体胖，舌胖质暗红苔薄白腻，三脉沉，左寸涩意。寒湿浸渍太阳，乌头汤加味。麻黄15g，白芍20g，制川乌20g（先煎），黄芪30g，甘草15g，苍术15g，薏苡仁20g，蜈蚣1条，葛根20g，大枣15g。加白蜜10g煎。临时缪刺右臑俞、养老，泻法。7剂。服药3剂后，左肩有暖意，入夜疼痛明显减轻，痛时减半，可寐卧三四小时。七日后疼痛大减，肩部活动复半，脉、舌如前。原方加减再服一个月，加针刺治疗如前，疼痛基本消失。

【皮痹案】游男，38岁。银屑病史12年，伴四肢小关节肿痛2年，诊为关节病型银屑病，曾用多种免疫抑制剂疗效不稳定，因病情加重两周来诊。全身散在红皮样皮损，四肢多发，脱屑，两肘及腕关节肿痛僵硬，动则加剧，入夜尤甚。遇风寒则时见红肿。两尺脉细，关上小浮，按之无力。舌暗红苔白中根腻浊。太阳少阴俱病，风寒湿热，毒气内郁。桂枝芍药知母汤合五痹汤化裁。桂枝20g，麻黄10g，芍药20g，知母20g，熟附子20g（先煎），甘草10g，防风10g，姜黄10g，防己10g，羌活15g，僵蚕10g，蜈蚣1条，白术20g，生姜20g。停服雷公藤片。7剂。药后关节红肿及皮损各减约三成，两尺脉由细转缓。续上方2周后，诸症减半。守方加减共治疗半年。关节肿痛偶发，皮损控制，偶有新出，病情基本稳定。

附方

小续命汤

治卒中风欲死，身体缓急口目不正，舌强不能语，奄奄忽忽，神情闷乱。诸风服之皆验，不虚方令人。麻黄、防己、人参、黄芩、桂心、白芍药、甘草、川芎、杏仁（各一两），防风（一两半），附子（一枚），生姜（五两）。右十二味哎咀，以水一斗二升，先煮麻黄三沸去沫，纳诸药，煮取三升，分三服甚良。不瘥更合三四剂必佳。取汗随人风轻重虚实也。有人脚弱，服此方至六七剂得瘥。有风疹家，天阴节变，辄合服之，可以防喑。(《备急千金要方》卷八《治诸风方》)

麝香丸

(一名蠲痛丸) 治白虎历节，诸风疼痛，游走无定，状如虫啮，昼静夜剧，及一切手足不测疼痛。川乌 (大八角者三个，生)、全蝎 (二十一个，生)、黑豆 (二十一粒，生)、地龙 (半两，生)。上为细末，入麝香半字，同研匀，糯米糊为丸，如绿豆大。每服七丸，甚者十丸，夜卧令膈空，温酒下，微出冷汗一身，便瘥。予得此方，凡是历节及不测疼痛，一二服便瘥。在歙川日，有一贵家妇人，遍身走注疼痛，至夜则发，如虫啮其肌，多作鬼邪治。予曰：此正历节病也，三服愈。(《普济本事方》卷三《风寒湿痹白虎历节走注诸病》)

赤丸

寒气厥逆，赤丸主之。茯苓 (四两)、乌头 (二两，炮)、半夏 (四两，洗，一方用桂)、细辛 (一两，《千金》作人参)。右四味，末之，内真朱为色，炼蜜丸如麻子大，先食酒饮下三丸，日再夜一服；不知，稍增之，以知为度。(《金匮要略·腹满寒疝宿食病脉证并治》)

十二、宣透表湿

麻黄杏仁薏苡甘草汤

麻黄 (去节，半两，汤泡)、甘草 (一两，炙)、薏苡仁 (半两)、杏仁 (十个，去皮尖，炒)。上剉麻豆大，每服四钱，水一盏半，煮八分，去滓，温服，有微汗避风。(《金匮要略·痉湿暍病脉证并治》)

麻黄加术汤

麻黄 (三两，去节)、桂枝 (二两，去皮)、甘草 (一两，炙)、杏仁 (七十个，去皮尖)、白术 (四两)。上五味，以水九升，先煮麻黄，减二升，去上沫，纳诸药，煮取二升半，去滓，温服八合，复取微似汗。(《金匮要略·痉湿暍病脉证并治》)

麻黄连轺赤小豆汤

麻黄 (去节，二两)、连轺 (连翘根是，二两)、杏仁 (去皮尖，四十个)、赤小豆 (一升)、大枣 (擘，十二枚)、生梓白皮 (切，一升)、生姜 (切，二两)、甘草 (炙，二两)。上八味，以潦水一斗，先煮麻黄再沸，去上沫，内诸药，煮取三升，去滓。分温三服，半日服尽。【262】

仲景麻、杏合方共十一首：麻黄汤、大青龙汤、厚朴麻黄汤、麻杏石甘汤、文蛤汤、还魂汤、桂麻各半汤、桂二麻一汤、麻黄加术汤、麻杏苡甘汤、麻黄连轺赤小豆汤，皆太阳经开泄散邪之剂也。

汗源有二：一出于充肤温膜之血，卫气蒸化而汗，是为表汗；一出于水谷精气之液，脾运输肺而汗，是为里汗。表汗止可微取，由易泄易脱；里汗才可强求，由易生易化也。麻黄空细如毛，通阳于至阴之下，开皮窍间之闭邪，乃发汗之悍将；杏仁何功？肺主藏气，通于皮毛，气降于胸膈而行于经络，气逆则胸膈闭阻而生痰水，脏病而不能降，因以痞塞，经病而不能行，于是肿痹。开发肤膜之毒，舍肺气何由？清代黄玉璐云杏仁："降冲逆而开痹塞，泻壅阻而平喘嗽，消皮膜之浮肿，润肺肠之枯燥，最利胸膈，兼统经络。"（《长沙药解》卷三《杏仁》）麻黄升药阳性，杏仁降药阴性。杏仁最长在于降润肺金，通理内窍而舒顺外窍。

太阳之承气为湿土，本气过盛，湿气承之，是以太阳表闭之证最易留湿，欲治其湿，须开太阳。卫气失固，外邪留于皮肉筋脉，血凝气滞，营卫不快于流行也。是时止可轻发膜理，以取微汗为治表湿之金针，若仲景曰："若治风湿者，发其汗，但微微似欲出汗者，风湿俱去也。"（《金匮要略·痉湿暍病脉证并治》）以麻杏相伍而达成，于是有麻杏苡甘汤、麻黄加术汤、麻黄连轺赤小豆汤之轻开散湿之剂。

麻杏苡甘汤治"病者一身尽疼，发热，日晡所剧者，名风湿"。湿在皮膜，遍体蒸郁，不止关节矣。外郁者，内热必愈甚，热甚者，其势必上冲。病者一身尽疼，外感寒湿也；发热，日晡所剧者，内热甚而郁蒸也。急开外郁以解湿寒之滞，方不致内结成痹耳。麻黄汤去桂枝以防过汗，加薏苡仁祛湿，入肺脾二经，主通调水道，脾土既燥，自能制湿矣。是方用量过小，疑为后人所易，而《外台》所录，名"薏苡麻黄汤"。

疗湿家始得病时，可与薏苡麻黄汤方：薏苡（半升）、麻黄（四两，去节）、甘草（二两，炙）、杏仁（二两）。上四味㕮咀，以水五升，煮取二升，分再服，汗出即愈，湿家烦疼，可以甘草麻黄汤发汗；不瘥，更合饮家加白术四两，名白术麻黄汤。（《外台秘要》卷十九《风湿方》）

麻、薏各四两，杏、草各二两，此剂量当为原制。然方理在籍，施用在人，用量大小，一以辨证为则。

麻黄加术汤治"湿家，身烦疼"，是亦寒湿在表，虽不云发热，而烦已生，烦由热也，故不敢大发其汗，且湿亦非暴汗可散。此治热湿两停，表里兼治之方也。故用麻黄汤治寒重发表湿，加术健脾以行里湿，使其微汗尔。明代喻昌云："麻黄得术，则虽发汗，不至多汗。术得麻黄，并可行表里之湿，下趋水道，又两相维持也。"（《医门法律》卷四《热湿暑三气门》）发散方中加白术，又为洁古、海藏开鬼门法。是以虽有桂枝，不至大汗伤阳耳。汉前白苍二术尚未二分，至晋甫别，补泻由人。是方术量最重，发散之力亦较麻杏苡甘汤大，故治风湿在表之较重者。

麻黄连轺赤小豆汤治"伤寒瘀热在里，身必黄"。方治在阳明病篇，云"瘀热在里"，似为阳明黄疸，然其方药乃麻黄汤去桂枝，加连轺、梓白皮、赤小豆、生姜、大枣，治表之剂无疑。太阳黄疸治方有二：表虚者有桂枝加黄芪汤，表实者即是本方。所谓瘀热在里，乃表湿内郁，阻滞肌腠，外不得出，内郁燔炽之象也。此瘀热，在气而不在经，在里而不涉腑，故宜从下而上，自内而外，使其仍从表出也。麻黄汤去桂枝发散肌腠，连轺泻经络之积火，梓皮除肌肉之湿热，小豆降火利水，甘草、生姜、大枣益脾和胃，共成外散热湿之剂也。连轺即连翘根，今人常以连翘代；梓白皮用桑根白皮或茵陈替之。

湿在太阳者，有表有里，在里者，阻于太阳之内腑，泛滥于三焦；在表者，郁于通体之表，浸淫乎肌腠。故治湿病之里，以利小水为第一义；而治湿病之表，以取微汗为首要法也。此千古不易之律则焉。治外湿者，上麻杏合剂三方可优选。愚依上理，合用化裁，常治风湿外感、痹证初起、瘾疹急发、体疮顽癣等。

【瘾疹案】秦男，42岁，教师。慢性荨麻疹史十余年，经常复发，近日感冒后全身起风团3天，日发五六次，瘙痒难忍，服抗组胺药效差。皮疹散在全身，躯干集中。咽不适，小咳有痰。两寸脉滑，按之无力，苔薄腻。风湿热内郁。麻黄连翘赤小豆汤加味。麻黄15g，杏仁15g，连翘15g，防风10g，蝉蜕10g，桑白皮15g，炒苍术10g，薏苡仁20g，赤小豆30g，大枣10g，甘草10g，茵陈10g。3剂后诸疹皆平。续服一周未复。

【腰背痛案】苟媪，52岁，家妇。一周前感冒发热身痛腰痛，西药治疗后热解寒止，然腰背痛未解。肩胛至腰骶部酸麻胀痹，若被杖楚，且沉重拘急，艾灸及刮痧施治2日无效。右脉寸关弦紧，左关上濡软。舌红苔薄腻色白。太阳风湿，麻黄加术汤加味。麻黄15g，桂枝10g，杏仁10g，薏苡仁30g，炒苍术20g，炒白术20g，甘草10g，秦艽15g，蔓荆子10g，威灵仙15g，络石藤20g，杜仲10g。3剂得汗，诸痛皆消。

羌活胜湿汤

羌活、独活（以上各一钱），甘草（炙）、藁本、防风（以上各五分），蔓荆子（三分），川芎（二分）。右件㕮咀。都作一服，水二盏，煎至一盏，去渣，温服，食后。（《脾胃论》卷上《分经随病制方》）

金·李杲云："肩背痛不可回顾者，此手太阳气郁而不行，以风药散之。脊痛项强，腰似折，项似拔，此足太阳经不通行，以羌活胜湿汤主之。"（《内外伤辨惑论》卷中《饮食劳倦论》）此治风湿在腠理及关节之剂，其证多由汗出当风，或久居湿地，风湿之邪侵袭肌表。手太阳经脉上循臑外后廉，出肩解，绕肩胛，交肩上，从缺盆循颈上颊；足太阳经脉从巅入络脑，还出别下项，循肩髆，内挟脊，抵腰中，入循膂。风湿上干，风气伤经，湿气渍络，经脉失和，以致头痛身重，肩颈拘急，腰脊疼痛、难以转侧。东垣所治似专于病位在上者，然太阳主一身之表，风湿之犯，不拘于手足太阳经脉所循经络，可遍及周身肌腠关节筋脉焉。惟风性升散，故风湿所伤常在上外，自与寒湿恒病下内有别。

病位既在上外，当开解散邪，因势利导矣。是方风药独多者何也？风能胜湿，湿既上冲，非风不散，木能克土矣。以风药而治湿，如卑湿之地，风行其上，不终日而湿去矣。明代·吴崑云："无窍不入，惟风药为能，故凡关节之疾病，非羌活、独活等不能致也。"（《医方考》卷一《湿门》）独活、羌活，阳草中之风药也，祛风散寒除湿之要品，然有表里上下气血之分，各有所长。羌活气雄入太阳，外行皮表而内达筋骨，气分之药也。独活气细入少阴，内行经络而下达足膝，血分之药也。故羌活多功在表上之太阳太阴，目证、疡证、风痹等为必用也。独活常功在里下之少阴、厥阴、奔豚、疝瘕、脚气等为必用也。二物一种，其主治有不同者如此。两者耦匹，则遍搜内外，掘下引上，散一身之风湿，通利关节而止痹痛矣，用为君药。防风辛温，风药领袖，以助羌独，用为臣药。藁本主寒气客于太阳之经，苦头痛流于颠顶之上。明代·李中梓云："藁本上行治风，故理太阳头痛，下行治湿，故治妇人诸症。风湿俱治，功用虽匹，尤长于风耳。"（《雷公炮炙药性解》卷二《草部上》）蔓荆子入足太阳，体轻而浮，故治筋骨间寒热，湿痹拘急，上行而散，故能明目坚齿，利九窍。清代·陈士铎云："止头痛圣药，凡有风邪在头面者，俱可用。"（《本草新编》卷四《蔓荆子》）川芎，主升主散，入足厥阴经，血中气药。金代·张元素云："治血虚头痛之圣药也。"（《医学启源》卷下《用药备旨》）三药均味辛性温，引诸经气上走，消窍闭头痛之力药焉，用之为佐。使以甘草调和诸药。综合全方，以辛苦温散之品为主组方，共奏祛风胜湿之效，使客于肌表之风湿随汗而解。

是方与九味羌活汤颇类，均祛风胜湿，止头身痛。然九味羌活汤长于解散表邪，故多治寒热之证，此方长于祛风除湿，故多治头身重痛之证。与葛根汤相较，虽皆可治在表之风痉，此重治湿，彼重治寒，不可不知。

此方实可广治风湿之证，东垣翁本有加味法，"如身重，腰沉沉然，经中有寒湿也，加酒洗汉防己五分，轻者附子五分，重者川乌五分"。（《脾胃论》卷上《分经随病制方》）若湿热甚者，加黄芩、升麻、柴胡、薄荷、细辛，亦名羌活胜湿汤。（《东垣试效方》卷九《杂方门》）余加减法甚多，不赘。

愚以此方治风寒湿热在头面上肢之病，多效。

【头痛案】高男，31岁，出租车司机。慢性鼻炎病史数年，3个月前感冒后鼻炎大作，缓解后头痛未止，流黄白脓涕，时轻时重，两鼻窍交替窒塞，CT示两上颌窦及蝶窦轻中度炎症，伴少量积液，曾用抗生素治疗两周无效。初以黄连上清饮化裁一周亦不应。前额胀痛沉重，头面畏风，时眩晕耳闭。舌苔薄白带黄，左寸脉缓，右寸脉弦。风湿阻窍。羌活胜湿汤加味。羌活10g，独活10g，防风10g，藁本10g，川芎10g，白芷10g，蔓荆子10g，黄芩10g，蝉蜕5g，薄荷5g，甘草10g，细辛5g，葱白3茎。一周后鼻涕大减，头痛减半。续用一周，头痛止，鼻塞偶作。上方化裁善后2周而愈。

【耳聋案】温妇，女，39岁。2个月前高热恶寒、头痛耳胀，诊断为急性中耳炎，住院治疗两周，余症消，惟仍两耳闷胀，听力减半，时有钝响，时有少量黄水由外耳道渗出，微浊。头身困重，微恶风冷。两脉细弦，按之无力，舌胖淡红苔厚白腻。正虚风湿在上。太阳少阳病。羌活胜湿汤合小柴胡汤加味。柴胡 10g，黄芩 10g，羌活 10g，独活 10g，川芎 10g，法半夏 10g，藁本 10g，防风 5g，蔓荆子 10g，黄芪 30g，党参 15g，大枣 10g，生姜 3 片。4 剂起效，耳水未作。一周后耳胀得减。续服十天，耳聋胀已去大半，苔腻亦少，两关脉弦。守原方两周而愈。

附方

八风散

治风气上攻，头目昏眩，肢体拘急烦疼，或皮肤风疮痒痛；及治寒壅不调，鼻塞声重。藿香（去土，半斤），白芷、前胡（去芦，各一斤），黄芪（去芦）、甘草（爁）、人参（去芦，各二斤），羌活（去芦）、防风（去芦，各三斤）。上为细末。每服二钱，水一中盏，入薄荷少许，同煎至七分，去滓，食后温服。腊茶清调一大钱亦得。小儿虚风，乳香腊茶清调下半钱，更量儿大小加减服。（《太平惠民和剂局方》卷一《治诸风》）

驱风败毒散

治风水、皮水，凡在表宜从汗解者。人参（一钱）、独活（一钱）、桔梗（一钱）、柴胡（一钱）、枳壳（一钱）、羌活（一钱）、茯苓（一钱）、川芎（一钱）、前胡（一钱）、甘草（一钱）、荆芥（一钱）、防风（一钱）、姜（三片）。（《医醇賸义》卷四《胀》）

第三章　阳明辨证原理及临证指要

第一节　阳明生理

一、两阳合明

《素问·至真要大论篇》曰："阳明何谓也？曰：两阳合明也。"三阳之阳，阳明为盛，阳旺而气阖也，是谓"合明"。即地支言，一岁之阳，会于辰巳，两阳前合；就天干言，火在丙丁，两火并合，均曰阳明。两阳合于前者，少、太二阳合并而共明盛于身前焉。太阳之天阳，仰少阳转输，汇聚于此；少阳之人阳，承厥阴嫩阳而壮成相火，亦集合于此，斯成其"阖"，清代·高世栻云："太少合并而有阳明，是阳明有少阳之阳，复有太阳之阳，故阳明者常动。"（《素问直解》卷四《病能论》）

《灵枢·阴阳系日月》曰："两火并合，故为阳明。"阳明者，两阳相得，太阳少阳共明于此，阳盛之气也。明者，昌盛、强悍矣。太阳名巨阳，广护周身，言其大也；阳明称合明，盛壮而极，言其强也。膈脘之地，阳聚之位焉，心之君火，涵蓄膻中；肺为阳脏，承天之阳；胆腑相火，汇于膈间；胃肠动气，鼎温炉旺。君相二火，集合融汇，以成阳热之盛景。斯阳热之盛气也，上以动心肺而运气血，下以暖肝肾而助敛藏，外以助卫气而温肌腠，内以运水谷而化精微，非聚则无所散，非合则无所用耳。

两阳合明，阳之极也，阳极必阴生，大道如斯，反者道之动耳。《素问·至真要大论篇》曰："阳明厥阴不从标本，从乎中也。"阳明本阴标阳，中见太阴湿化，阳明经气之运，当从太阴中见之化，以生阴液。惟其助生营阴，方成其用矣。心之君火，心包相火，正以生血藏血为职；肺脏金体，输营气以下灌三阴，尤以生癸水为重；阳明胃肠运化水谷，后天精微之本焉。清代·冯兆张云："夫金体本燥，所以义能生水者，赖坤阴上输，得以水精四布，虽燥体而不至于燥也。"（《冯氏锦囊秘录》卷九《方脉燥门合参》）阳明为三阳之里，太阴为三阴之表，两相表里，体阴阳顺变之机要耳。

膻中阳位，天阳人阳会合之地，君相二火融汇之宅，火德可谓盛焉。然其上偏有肺脏金体之清，行调抑敛降之力，是以金为丽泽，沛雨露于天河之上，火之不炽不妄，受惠于金之不燥不溢；火德之温暖，复助金体之升发，得以治节体元，加于众物之表，此正阳明行道之志也。是以阳明者，阴为体而阳为用，有斯阳热下煦胃肠，水谷之运化得其保障；有斯温热潜移营阴，真精之归藏得其正位焉。

二、阳明燥金

《素问·六元正纪大论篇》曰："阳明所至为燥生，终为凉。"燥为秋气，本属次寒，阳明本气为阴而标气属阳，标本相异，则经气从化太阴中气为湿，根基虽坚劲刚冷，标性却喜温润而恶干燥。清代·吴瑭云："秋燥之气，轻则为燥，重则为寒，化气为湿，复气为火。"（《温病条辨》卷一《上焦篇》）此阳明经气属性之大要焉。

阳明金，收气峻，生气下，草木敛。金代·刘完素云："金应于乾，乾为天，天为阳，为健，为动；金本燥，为涸，为收，为敛，为劲切，为刚洁。"（《素问玄机原病式·六气为病》）阳明秋金，重阳必生阴，恰如厥阴重阴必生阳矣。秋气坚成，阴气甫生，始获夏长之成果以备贮藏，此阴初用事，由阳转阴所必由也。《素问·水热穴论篇》曰："秋者金始治，肺将收杀，金将胜火，阳气在合，阴气初胜，湿气及体，阴气未盛，未能深入。"此非《素问·六微旨大论篇》所云"阳明之上，燥气治之，中见太阴"之旨乎？是以阳明本气内敛清降，阴气也。天气洁，地气明，阳气随，阴治化，燥行其政，物以司成，收气繁布，化洽不终焉。人体盛阳标气运此本气，则阴液始生而于归，诚若天水天阳初入于地焉，肺之清肃布阴、胃之受纳腐熟、大肠之传导输液，何非赖其力乎？是以阳明经气虽名之曰"燥"，其功反在"润"耳。

然阳明又为阳热集散之地，近火者少水易燥，此为阳燥。加之阳明之承气为相火，恒监制阳明不使过于阴敛，故阳明者，常见温热之象而少见寒凉之候矣，是为常态。阳明多事之秋，多变之体，于斯可知。

夫秋不遽燥也，大热之后，继以凉生，凉进而热解，渐至大凉，而燥令乃行焉。此阳敛阴生之性体，不可概论耳。初秋之时，阳热多而阴寒少，现为阳燥之象；深秋之时，阳热少而阴寒多，显呈阴燥之象。凡燥胜皆干，然二燥机制颇异，阳燥之干，火胜金焉，津耗少润矣；阴燥之干，金气降敛焉，液收不泽矣。阳燥近火，阴燥似寒焉，不可混同为一耳。

金有庚金辛金，庚金大肠属阳明，辛金肺脏属太阴。庚金应初秋之气，阳气尚盛，阴气犹微，行阳道多，故称阳金；辛金应深秋之气，阳气已弱，阴气始盛，行阴道多，故称阴金。太阴湿土主令，辛金与太阴同经共气，不能主行金令，故从土气湿化也；阳明燥金主令，庚金与阳明同经共气，最能主行金令，故当行金气而燥化焉。是以辛金以温润为常，庚金以清燥是正。清代·吴仪洛云："肺属辛金而主气，大肠属庚金而主津。"（《成方切用》卷七上《消暑门》）主气者恒须阴润，主津者必得阳动耳。两金相为表里，皆有收敛之能，肺气之降，以促大肠之运通；大肠敛津，以助肺络之疏润矣。升降收散之间，润燥权衡乃得，金气生水之功可成焉。

三、阳明为阖

北宋·虞庶云："开者，司动静之基；阖者，执禁固之权；枢者，明转动之微，三经不得相失。"(《难经集注》卷三《经脉诊候》引)阳明行身之里，受纳阳气，行收敛备藏之机，不得浮游散泄，是执禁固之权也。清代·章楠云："旺极而止，则为阖，故阳明为阖也。"(《灵素节注类编》卷三《营卫经络总论》)两阳合明，阳气最旺，然不可无所止，过则为火为热焉。阖乃聚合、合拢之义，恰与开相对应，而非叠加，惟俾阳气由升发、游离之态收拢聚合，成功蓄积收藏之态，以备大用耳。

阳阖之用，以生温力焉。体之恒温，心之恒动，息之恒顺，皆阳气之所为焉，亦宗气之力所赖矣。宗气聚于膻中，其阳分即是卫气，乃阳明合君相二火而成，六经气化生温，汇聚于阳明，由此资助卫气，以肥腠理，温分肉矣。阳明乃水谷之海，为十二经脉之长，气血足以御寒气，阳气足以胜阴气也，水火之谐，成就身体之恒温焉，清代·黄玉璐识之颇明："盖水以蛰藏为性，火秘于内，水敛于外，是谓平人。木火主里，曰内而生长之，故里气常温，金水主表，自外而收藏之，故表气常清。血生于木火，故血温而内发，气化于金水，故气清而外敛。"(《四圣心源》卷一《六气解》)阳明阖敛之能，于斯至关紧要。膻中之分，父母居之，心肺心包处焉，气血之海也，血脉其运，呼吸其司，无阳动之力，可得为乎？惟阳明阖潜之功矣。

阳阖之用，以运水谷焉。胃属阳明，主腐熟水谷，化生营卫，乃后天之本。其运化之原力，得之于阳气之合焉。胃为阳土，当相火居止之地也。清代·罗美云："盖人之相火，起少阳胆，游行三焦，督署于心胞，为阳明胃腐熟水谷之功，是火之能相在少阳耳。"(《内经博议》卷一《人道部》)相火者，在天则生巳午，奉天以立暑令。心包代心君行事，归运三焦；肝脏代肾君行事，统合于胆，共处两阳合明之地，应天之夏令。故凡厥阴心主、肝之所总督，少阳三焦、胆之所游历，皆与阳明为腐熟水谷之用也。相火之本职，乃三阳合气也，其气旺血多热盛，其建功致用所之，皆在阳明也，可谓无相火，则无水谷精微之化耳，故罗氏又云："中焦如沤者，状化时沃溢之象也。下焦如渎者，状济泌分别流水之象也。是以名为三焦者，特为两阳合明之胃，与相火之所职言之耳。其为后天谷神，出化之本，以出营卫，以奉生身，使肾之气上升于肺，下输膀胱，后天之能事毕矣。"

阳阖之用，以化阴精焉。《素问·天元纪大论篇》曰："寒暑燥湿风火，天之阴阳也，三阴三阳上奉之。木火土金水火，地之阴阳也，生长化收藏下应之。天以阳生阴长，地以阳杀阴藏。"太阳承天阳而汇聚阳明，力助化水谷以生精微，此乃天以阳生阴长，恰若无天阳之普照，则万物无从繁盛耳，阳明之阖，承续以太阴之开，斯成阴阳之顺接也。地以阳杀阴藏者，阳盛至极，微阴之始，阳渐减损而阴始育藏也。清代·张琦云："夏一阴生而物始，实是阴之长也。肺主气而为肃杀，是阳之杀也。"(《素问释义》卷一《阴阳应象大论》)辛金生水，即是此理，肺承上输之精微，归养三阴，下潜藏肾焉。庚金敛液，亦如是耳。阳旺而主生化，阳金所重，胃肠是焉；阳敛则主收藏，阴金所重，肺脏是焉。阳明燥金经气应秋，主阴液归敛，与天道若一。明代·周之干云："倘不知生，则不知扶其初；不知长，则不能补其缺；不知杀，则无以引其归；不知藏，则无以安其根。"(《慎斋遗书》卷五《古经解》)此阴阳至真之大要也。

四、阳明主气

《伤寒论·平脉法》曰："荣卫血气，在人体躬。呼吸出入，上下于中，因息游布，津液流通。随时动作，效象形容。"此解宗气之运者极明。膻中者，阳明之正位，宗气之所聚，是以阳明经气可谓宗气之代称焉。《素问·平人气象论篇》曰："胃之大络，名曰虚里，贯膈络肺，出于左乳下，其动应衣，脉宗气也。"宗气本阴阳合体，乃卫气与营气融会贯通，聚集于膻中，再布散于周身耳。阳明汇聚诸阳，遣运上输心肺之真阴，岂非与宗气之道同轨合辙耶？宗气两行营卫之道，经脉外内之气相为和平，营卫相随，如日月之度，更迭司令，周而复始，四时代更，循序不乱。虽不同道，并行不悖也，所谓起止不同，道路各异，阴阳偏胜之义，非各行其是焉。

《灵枢·动输》曰："胃为五脏六腑之海，其清气上注于肺，肺气从太阴而行之，其行也，以息往来，故人一呼，脉再动，一吸，脉亦再动，呼吸不已，故动而不止。"清气者，水谷之精气也，营气也，上注于肺，合成宗气，灌输心脉，以成营卫之行也，膈气居中，仲景所谓"呼吸者，脉之头也。"（《伤寒论·平脉法》）《灵枢·海论》所谓"膻中者，为气之海"也，盖其源在于阳明胃合之辛金肺耳。《灵枢·动输》又曰："足之阳明，何因而动？胃气上注于肺，其悍气上冲头者，循咽上走空窍，循眼系，入络脑，出颃，下客主人，循牙车，合阳明，并下人迎，此胃气别走于阳明者也。故阴阳上下，其动也若一。"夫胸气有街，腹气有街，头气有街，胫气有街，四街者，气之径路也。胃者水谷之海，其输上在气街，下至三里。胃之悍气，上充于头面，合阳明之脉而下人迎，挟脐入气街中，则与冲脉相合，而出于腹气之街矣。其下行而出于足跗者，动于冲阳而上，与人迎之相应也。是以《灵枢·刺节真邪》曰："气积于胃，以通营卫，各行其道，宗气留于海，其下者，注于气街，其上者，走于息道。"阳明悍气，上注太阴肺金，以司呼吸，下注少阴肾水，通行上下，以资十二经脉，以应天地升降，脏气并于经，故相引而动，成功阳气之领袖焉。

阳明主秋，收敛为令，乃阳气为盛，一阴初生，卫气司令，营气相随之过渡时相或状景，阳多阴少仅为表象，阴气渐长当为实质。以营卫相合、宗气在胸之维度以视阳明，方可解其与心肺、胃肠诸脏器及其余各经之关联耳。

《灵枢·逆顺肥瘦》曰："冲脉者，五脏六腑之海也，五脏六腑皆禀焉。其上者，出于颃颡。渗诸阳，灌诸精。其下者，注少阴之大络，出于气街。"厥阴血海，阳明气海，两海之经会于气街。阳明主气，诚相对厥阴主血而言也。厥阴主春，升发为令，乃阴血为盛，一阳初生，营气司令，卫气相随之过渡时相或状景，阴多阳少亦为表象，阳气渐长当为实质。金木相谐，一主左升，一主右降，围绕中土而成循环，共成气血相因、互助共荣之功，营卫之行，上下相贯，如环之无端焉。

五、多气多血

阳明胃者，土也，水谷之海，三阳之总司，五脏六腑十二经脉皆受气于此，运化精微，通于脾土而灌溉四脏，为后天之本，多气多血者也，胃土主生万物，不綦重矣哉！

人以水谷为本。《灵枢·小针解》曰："水谷皆入于胃，其精气上注于肺，浊溜于肠胃。"《灵枢·营卫生会》曰："中焦亦并胃中，出上焦之后，此所受气者，泌糟粕，蒸津液，化其精微，上注于肺脉，乃化而为血，以奉生身，莫贵于此，故独得行于经隧，命曰营气。"又曰："水谷者，常并居于胃中，成糟粕而俱下于大肠，而成下焦，渗而俱下，济泌别汁，循下焦而渗入膀胱焉。"《灵枢·决气》曰："中焦受气，取汁变化而赤，是谓血。"盖土气之所以能厚者，全赖火气之来生也。胃之能化水谷者，亦赖火气之能化也。阳明胃土合二阳而主动，蠕运研磨不已，腐熟水谷，以生精微，上输膻中，化生血液，敷养周身。其下传之余，由二肠分清泌浊，收敛水液，渗润下焦。是以胃者，营血之源也。清代·吴瑭云："盖胃之为腑，体阳而用阴。"（《温病条辨》卷二《中焦篇》）良由斯理。《灵枢·玉版》言之最明："人之所受气者，谷也。谷之所注者，胃也。胃者，水谷气血之海也。海之所行云气者，天下也。胃之所出气血者，经隧也。经隧者，五脏六腑之大络也。"

《素问·骨空论篇》曰："冲脉者，起于气街，并少阴之经，挟脐上行，至胸中而散。"胸中者，阳明膻中之位焉，冲脉为血海，亦曰五脏六腑之海，与胃共占四海之半。《灵枢·海论》曰："胃者水谷之海，其输上在气街，下至三里；冲脉者，为十二经之海，其输上在于大杼，下出于巨虚之上下廉。"巨虚上下廉，足阳明脉所发之穴，皆是冲脉致气之处，故名输也。二海皆气血盈缩调谐之湖泽陂池，主渗灌溪谷，又紧致相连耳。《灵枢·五音五味》曰："冲脉任脉，皆起于胞中，上循背里，为经络之海。"任脉乃阴脉之海，冲任一体，咸主阴血之输溉，自与阳明合流。阳明戊土诚气血之大源，冲任血海皆由胃气所生所藏。而冲任为营血涵蓄之地，又时时滋灌阳明耳。清代·汪文绮云："夫阳明为多气多血之海，与冲任血海之脉，同气而相应，下为经而上为乳，变化取汁，血气之实也。"（《杂症会心录》卷下《妇人杂症》）

六、阳明司降

《素问·五常政大论篇》曰："坚成之纪，是谓收引，天气洁，地气明，阳气随，阴治化，燥行其政，物以司成，收气繁布，化洽不终，其化成，其气削，其政肃，其令锐切。"秋之收，阳气降也，阳降生凉，因凉生阴焉。凉降实相伴而生，如影随形，降又与通相合，三者环环相扣，迭互为因果，是乃阳明司降之关键矣。

阳明主降，势所必然。心肺居上，聚阳成阖，必下温脏腑经脉乃成其用，不降何为？肺为阳明主脏，经称华盖，承大气阴精而流中布外，非下焉用？胃肠为阳明主腑，职受盛与传导，恒顺畅下行乃承其任，上逆可否？阳明金气，本以敛降为务，理之宜然。阳明惟其降，才可下温三阴，气化阴精而为养；才可襄运气血，展布周身而施职；才可传运糟粕，畅通胃肠而去浊也。

阳明之降，其实有二：宗气之降及胃气之降，亦即上焦之降与中焦之降耳。宗气清，则周身之气肃然下行，则心肺之气爽清也；胃气和，则中焦之气畅然下行，则脾胃之气疏和也。

膻中者，臣使之官，与上焦同位胸膈，《经》云上焦如雾，言其气之氤氲如雾也，能分布胸中之气下传，降走既顺，则胸中旷若太空焉。宗气在胸，卫阳之本，贯心肺而行呼吸，心肺降而宗气清肃，气血因化也。清代·张琦云："阳莫盛于阳明，阳明降则三阳皆降，肝肾常温，木气滋荣，阳降则阴升，水火相交，气血由之生化。"（《素问释义》卷五《痿论》）黄玉璐亦云："阳明主降，戊土右降，则金水收藏，相火归根，故上焦清空而善容。"（《四圣悬枢》卷二《疫病解》）皆言斯理。

《灵枢·营卫生会》曰："中焦亦并胃中，出上焦之后，此所受气者，泌糟粕，蒸津液，化其精微，上注于肺脉，乃化而为血，以奉生身，莫贵于此，故独得行于经隧，命曰营气。"中焦之降，主在戊土。六腑以通降为顺，阳明主于肠胃，乃六腑领袖，胃气顺行，则六腑通畅，谷气能化，清气得升而输于脾，浊气得降而传于肠。阳降化阴者，和调中焦之气以生营阴也，传化糟粕渣滓以除秽浊也。

有降必有升，有升方有降，升降相因，道之使然。太阴脾与阳明胃互为表里，共成中气水谷运化之升降；肺辛金与肾癸水互为母子，同维宗冲二气沟连之升降。肝木主左升，肺金主右降，一阳升则一阴降，初气升降相配，以成气血生发与归藏。少阴分居上下，心阳下移而肾精升举，共达水火之升降。凡涉降气者，皆关阳明焉，可轻忽诸？不知阳明，必不明升降之大机。清代·陈士铎云："宗气积于上焦，营气出于中焦，卫气出于下焦。盖有天，有阳气，有阴气，人禀天地之二气，亦有阴阳。卫气即阳也，由下焦至中焦，以升于上焦，从阴出阳也。营气即阴也，由中焦至上焦，以降于下焦，从阳入阴也。二气并重，交相上下，交相出入，交相升降，而后能生气于无穷也。"（《外经微言》卷七《营卫交重篇》）

七、阳明主肌

脾主肌肉，固然。《素问·太阴阳明论篇》曰："足太阴者三阴也，其脉贯胃属脾络嗌，故太阴为之行气于三阴。阳明者表也，五脏六腑之海也，亦为之行气于三阳。脏腑各因其经而受气于阳明，故为胃行其津液。"是以《素问·阳明脉解篇》及《素问·热论篇》皆谓"阳明主肉"。盖肌肉为脾所司，胃为脾之表腑，故阳明胃亦主肌肉，由肌肉通阳明矣。阳明多气多血，谷入于胃，脉道以通，血气乃行，四肢肌肉得其养，则强健有力焉。然脾胃虽云共主，分司有异，脾在行阴，胃在行阳，阴保其体，熏蒸发育，阳健其用，肌力强劲焉。故有阴胜者体丰，阳胜者肌坚，此体质之别耳。人随年事之增，体向丰而力渐弱，乃阴增阳减之征矣。

阳明者，主肌肉之表；太阴者，主肌肉之里。三阳者，太阳主皮毛，少阳主腠理，阳明主肌肉。二阳合明，汇于阳明，故阳明者，多气多血，阳盛之地焉。《素问·阳明脉解篇》曰："四肢者，诸阳之本也，阳盛则四肢实。"气血盛则充肤热肉，有护体祛邪之力焉。《灵枢·经脉》曰："肉为墙。"所言乃肉生于土，功同墙垣，既可蓄藏血气，又能周卫血气，犹城墙之外卫者也。

辛金属肺，既属太阴，亦归阳明。脾为胃行精于肺，肺为脾行精于周身，是以太阴阳明之气主于四肢，又主肌肉也。南宋陈言云："肾主元气，天一之水生焉；肺主冲化，地四之金属焉。元气乃水中之火，所以太阳合少阴，主精髓以滋血；冲化乃土中之金，所以太阴合阳明，主肌肉以养气。"（《三因极一病证方论》卷十四《水肿叙论》）太阴主升，阴中之阳，升于脉络，则筋骨盛壮。阳明主降，阳中之阴，降于肌理，则体轻肌柔。《素问·痿论篇》："阳明者，五脏六腑之海，主润宗筋，宗筋主束骨而利机关也。"宗筋者，又称气街（气冲），乃横骨上下之竖筋，男女皆具，阴阳之脉，足阳明、少阳、太阴、少阴、厥阴、冲、任、督、阴蹻九脉之气血，皆会聚于此，故曰总宗筋之会，主司肌肉之用，而阳明为之长。阳明燥润相因，肺胃相助，实乃土生金，金生水之理焉。

阳明本气为燥，而其中气则主润，生肌肉，运四肢，动关节，机要在其主"润"宗筋，营卫气血之健旺乃其保障。以脏腑言，肺胃之气轻重相侔，后贤言及痿躄之病机，多褒胃而贬肺，颇乖经旨。

八、阳明经界

【广狭阳明】《素问·阴阳离合论篇》曰："圣人南面而立，前曰广明，后曰太冲。……中身而上，名曰广明，广明之下，名曰太阴，太阴之前，名曰阳明。""广明"者，广义之阳明；"阳明"者，狭义戊土庚金之阳明也。前为阳，上为阳。身前者，南面也，丙丁火位，阳热盛明；身半以上者，天气主之，受阳之地。两阳相叠，合云广明，聚阳得盛，非阳明而何？中身以上者，中腹上半以上之位，是为广大光明之大境，谓广义阳明。其中中腹上半至膈膜之小境，阳明胃肠所在，即狭义阳明也。是以"胸中"甚大，阳明之正位，上延至头面，下展于膈下焉。古圣发明"广明"一辞，正以辨别狭义"阳明"耳。

【经络阳明】手阳明经脉，起于食指，循手臂阳面前侧上肩前，上出会于督脉大椎，下入缺盆络肺，下膈属大肠。其支者，从缺盆上颈贯颊，入下齿，还出挟口，交人中，行左右上挟鼻窍。足阳明经脉，起于鼻旁，下循入上齿，还出挟口，环唇，合任脉之承浆，出循颊侧，上耳前，循发际，至额颅合督脉；其支者，从颊前下颈，循喉入缺盆下膈，属胃络脾；直者从缺盆下乳内侧，入气街；支者，起于胃口，循腹里，至气冲而合，续循下肢前外侧入中趾内间；又支者，从足三里别下入中趾外间；又支者，别足背，入大趾隐白穴，合于太阴脾经。

头面、躯干及四肢阳面正前，为两阳明经循行之主位，谌合"前曰广明"之说。前胸与上脘为阳明经气会聚之中衢，尤为关要。

【脏腑阳明】经络之属胃与大肠，主运阳明经气以行纳传，然阳明领袖则非心肺莫属。宗气汇于膻中，其培发施运，舍心肺无由。心之君火输于膻中，其阳力襄归阳明，并不失其少阴本气之性。心包之相火亦如之。肺本属太阴，又藏天地之阳明金气；既主升散而行卫气，又职降敛而归营气，阴阳和同，阳倡阴随，阴守阳潜，阳指阴使，燮阴阳而赞化育，故曰治节出焉。是以阳明乃一大概念，切勿拘文牵义，斤斤画牢于胃肠耳。

九、阳明经时

"卯酉之上，阳明主之"。卯酉之岁，清切高明，雾露萧瑟，燥之化也。卯酉之时，承少阳暑热之余，阳专其令，物燥以坚，淳风乃治，风燥横运，流于气交，多阳少阴，云趋雨府，湿化乃敷，燥极而泽。酉时金气为实，燥多润少；卯时金气为虚，润多燥少也。若以年论，凡酉年（鸡年）为阳明正化年，燥气盛；卯年（兔年）为阳明对化年，燥气弱。以月而论，凡八月阳明正化月，燥气盛；二月为阳明对化月，燥气弱。以时而论，凡酉时（17 至 19 时）阳明正化时，燥气盛；卯时（5 至 7 时）为阳明对化时，燥气弱。《伤寒论》193 条："阳明病，欲解时，从申至戌上。"三阳从寅而至戌者，阳长而阴短也。从申至戌上，乃阳明正化主气之时，经气来盛，表里之邪欲出，必随旺时而解焉。

十、阳明平脉

《素问·平人气象论篇》曰："阳明脉至，浮大而短。"《素问·至真要大论篇》又曰："阳明之至短而涩。"既浮大而又短涩，岂非自相龃龉？浮大者，阳盛之象。阳明者，阳之聚合，五脏六腑之海也，为之行气于三阳，是以脏腑各因其经，而受气于阳明焉。短涩者，收敛之象。秋金之素体，本以坚敛为务，阳明主阖而内收，一阴生而不事张扬焉。是以阳明平脉发中有收，收中有发之义，亢而有制，制中有化焉。明代·卢之颐云："浮大显诸阳，短则仍存乎阴也。"（《学古诊则·帙二·言六十首王时之脉》）阳明脉象正化对化所显当有差异，正化之季短涩象为主，对化之时浮大象明显，此燥金之气虚实不同所致耳。

战国·扁鹊阐释阳明平脉最为生动："阳明之脉，洪大以浮，其来滑而跳，大前细后，状如蝌蚪，动摇至三分以上。"（《脉经》卷五《扁鹊阴阳脉法》引）洪大而浮，其来盛也；来滑而跳，冲力强也；大前细后，其去衰也。状如蝌蚪，动摇不甚（少阳六分，太阳九分），正示阳中有阴之象也。

《素问·脉要精微论篇》曰："上附上，右外以候肺，内以候胸中；左外以候心，内以候膻中。"以愚之意，两寸，尤其右寸，其候上焦肺与膻中，阳明正位；右关，其候中焦胃与大肠，阳明副位焉，故右脉关上之部，主候阳明也。其象"浮长而缓""浮短而滑"，皆平脉焉。

第二节　阳明病理

一、燥胜则干

《素问·阴阳应象大论篇》曰："燥胜则干。"金代·刘完素增补《内经》病机

"燥"条："诸涩枯涸，干劲皱揭，皆属于燥。"（《素问玄机原病式·六气为病》）干于外则皮肤皱揭，干于内则精血枯涸。燥之为病，阴液衰少，又气血不畅，无以荣养百骸，演成干涸之象耳。其因有二，过敛及阴伤，所谓凉燥因阴敛，温燥由液耗耳。燥从阳者就于火，燥从阴者发于寒。寒能收敛，腠理闭密，无汗而燥，是为过敛。元代·朱震亨云："金，体燥而居上，主气，畏火者也。"（《丹溪治法心要》卷六《痿》）金本畏火，阳明最易为火所烁，寒冷所伤十之二三，火热所伤十之七八。寒冷所伤，常仅裹束于外，火热所伤，则更消烁其中，故为害倍烈也。清代·唐宗海言之颇明："人秉燥金之气为阳明经，夫金气收而水火不交，是为燥，则燥者水火消耗之气也。肠胃所以能化饮食，皆以其燥能消耗之也，燥化不足则不消水，燥化太过则伤津液，阳燥是水不济火，此证最多，阴燥是火不蒸水，此证间有，此'阳明之上燥气治之'之义也。"（《伤寒论浅注补正·脏腑应天本标中气图》）

　　阴燥者，火不蒸水也，或由火衰不交于水，或因水凝不与火交者也。燥气属凉，谓之次寒，乃论秋深之胜气也。胜气多由冷风，秋深初凉，西风肃杀，感之者多病风燥，此属凉燥，较严冬风寒为轻。肺金之气受束，敛肃不发，阳不化液，于是咽燥而嗽，气逆痰喘因作，即《素问·至真要大论篇》所谓"大凉肃杀，华英改容，胸中不便，嗌塞而咳"是也。凉燥犯肺者，初起寒热头痛，鼻鸣而塞，状类风寒，惟唇燥嗌干，干咳连声，胸满气逆，两胁窜疼，皮肤干痛，舌苔白薄而干，扪之戟手，皆燥胜而干之症焉，此是外感。亦有内伤者，乃阳衰于内，阴寒束闭，津液凝滞者，症见胸闷气喘，腹中隐痛，口渴热饮，便秘尿少，肌肤皱揭，舌淡而干，脉紧细而涩等。此为阳明寒证，或兼挟太阳、少阴病也。

　　水流湿，火就燥。阳明居前在上，本为阳盛之地，若经气本旺，阖而过之，易生内热，若加之内外热邪，烈焱飙起，必伤阴津，而成诸多热燥变证。明代·喻昌颇有发明："火热胜则金衰，火热胜则风炽，风能胜湿，热能耗液，转令阳实阴虚，故风火热之气，胜于水土而为燥也。"（《医门法律》卷四《伤燥门》）火热成燥之机，概不出此。

　　肺为娇脏，无论寒邪热化、温邪上犯，或阴火升举，火性炎上，最易侵害阳明肺金，消烁阴津。阳明经热，燔灼内炽，则高热如烙，烦渴引饮；热伤上焦，重亡津液，因成肺痿，咽燥胸痛；肺热叶焦，筋骨失养，皮毛悴焦，发为痿躄。

　　戊土庚金，皆阳明所主。内热下侵，干犯胃肠，或误治亡液，转属阳明，而成胃家实证。膏粱内积，阳明化火，津液不停，消谷善饥，能食而瘦，发为消渴之病；脾土过燥，约束津液，不得四布，肠阴渐涸，因致脾约为患。

　　凡阴少皆成燥证，故五脏六腑皆有，然肺为水上之源，金气受制，不能生水，源绝于上，变生诸多皮肤、肠胃、筋骨干枯燥揭之征，总干阳明经气，如斯辨证，方不远道。

二、阳明寒证

通论阳明热证，岂知寒证亦为阳明病常例，仲圣早有明论："阳明病，若中寒者，不能食，小便不利，手足濈然汗出，此欲作固瘕，必大便初硬后溏。所以然者，以胃中冷，水谷不别故也。"（《伤寒论》191 条）"阳明病，不能食，攻其热必哕，所以然者，胃中虚冷故也。"（194 条）清代·黄玉璐云："仲景于阳明之为病，冷热虚实，两立而俱存之。而提纲则曰胃家实也，其崇阳黜阴之意，具见于文字之外矣。"（《伤寒悬解》卷六《阳明经上篇》）此其明眼。

阳明本气为阴，若坚敛过甚，或时近深秋，或标气不足，阳气必伤，而成中寒证，是为凉燥或寒燥。或谓此乃直中之邪所为（如清代·汪琥等），其实未必。大凡阴邪，无论内外，上干清道，闭阻阳明运行之机，致阴津过敛，而成燥滞之证者，皆成是病。如邪在肺，则有口燥吐涎沫之肺痿证；在邪在胃，则有不食而呕吐哕逆证；邪在肠，则有肠冷大便初硬后溏之固瘕证。此类证候虽常与三阴寒证相仿，所选治方亦多可通用（如甘草干姜汤、四逆汤、理中汤丸、吴茱萸汤），然所现之征以"燥"象为主，与三阴之"寒""湿""风"象自当有别，理当细辨。

仲景曰："阳明病，反无汗而小便利，二三日呕而咳，手足厥者，必苦头痛。"（197 条）此即胃中寒盛，津液不化，凝为痰涎，胃气上逆，则干呕吐逆，咳嗽吐涎沫；阳气不展，则手足逆冷，头痛不止也。胃属土，非火不生，非暖不化，是土寒即土虚，土虚即火虚也。土恶湿而喜燥，火虚则阳明从中气之化而易湿，故胃寒证常见痰饮兼挟矣。清代·高世栻云："寒中之病，阳明寒气加临，不病阳明之燥，而病太阳之寒，以阳明之气，又主司地，司地之气，至终气而将易也。"（《素问直解》卷七《六元正纪大论》）疫病之阳明寒疫即是斯证，寒毒之邪中于阳明胸胃，金气失于敛降，则见胸满、胃脘痛、腹中痛、不欲食、呕逆、泄泻、沃白等症（参见清代·邹汉璜《邹氏温疫论》）。

外感如此，内伤亦然。胃寒伤气，腑气拘闭或涣然失收，可见心胃拘痛、痞满不食、呃逆嗳气、噎膈反胃、呕吐泄泻、痔漏便结诸症。

胸痹之病，典型阳明寒证之一。诸阳受气于胸，胸膈象天，膻中为阳明正位，诸阳通汇之处。若阴寒之气痹在胸中，经气阻滞，宗气失降，则胸痛彻背，气逆喘息、胸闷欲绝，一派阳明寒滞之征耳。清代·高学山云："胸阳内亏，卫气衰薄，寒从背入，且与下阴之逆，起而贯痹者，同类而两相感召，故背痛而又内彻于心也。"（《高注金匮要略·胸痹心痛短气病脉证治》）斯之谓也。

三、胃家之实

仲景曰："阳明之为病，胃家实是也。"（180 条）燥为阳明本气，燥盛于上，则胃家实于内，一言以蔽之：胃家实。胃家者，代指阳明也。阳明主阖，诸阳所汇；胃本属土，万物所归。邪入于"胃"，无所复传，郁而为热，耗亡津液，阳明过阖，热聚不解，谓之实邪。此条后世称阳明病纲领，仲景之旨，盖特指伤寒热病邪滞阳明之泛论，非后贤所云专为邪热里陷、燥屎搏结之阳明腑证焉，否则，何言阳明病外证"身热，汗自出，不恶寒，反恶热也"（182 条）？阳明热证，燥热成病也。阴伤为本，盛热为标，火热蒸腾，在外则面赤面垢，发热恶热，汗出口燥；在胸则口苦不仁，心烦懊憹，胸满而喘；在腹则胃中躁烦，身重腹满，潮热便秘。

阳热不降、宗气不降、胃气不降、糟粕不降，而阴津不升，是为阳明热证之实质，诸症皆因之而起。日晡（午后三至五时）所发潮热者，阳明卫气为病，卫气循经环转，晡时行于阳明，邪伤悍气，正邪交争，是以潮发有时。盖阳明主肌，乃多气多血之经，邪盛者肌中气血必争，邪正抗搏，热势必壮，由内升腾外达也，故其热必蒸蒸，其汗必濈濈，自与太阳病翕翕发热、漐漐汗出之在表有异。此时表邪已散，故不恶寒，里热闭结，故反恶热，只因阳明胃家之实，即见此身热自汗出之外症，不恶寒反恶热之苦情也。阳明燥结于胃肠，而见"痞、满、燥、实"者，因邪滞程度深浅轻重不一，则所苦或多或少，视病势而定。所谓"自利清水，色纯青（321 条）"者，乃燥结于上，阴不上承，金气失收，津液妄自下泄而利焉，明代·吴有性之"热结旁流"说，谬解也。

《素问·通评虚实论篇》曰："邪气盛则实，精气夺则虚。"既曰"胃家实"，则是邪气正盛而正气未虚，或虚之未多也。清代·柯琴云："但实不虚，斯为阳明之病根矣。"（《伤寒论注》卷三《阳明脉证上》）乃明达之识。致实之因，或由多途，此惟举病根在实耳。虽云阳明主津液之所生病，津液干则胃家实，然邪热甫结，津未大伤，病机之要在邪不在虚矣。仲景治阳明，无论泻热攻下，重在治实，急于攻热而缓之以下，不用养阴之品，禁汗禁利，邪去则津液得保，所以存其津，在于泻其实，斯乃辨证之要目耳。

正由胃家多气多血，病在实热，弥漫攻窜，所伤多及营血耳。谵语，"目中不了了，睛不和"（252 条），"心愦愦，必怵惕，烦躁不得眠"（221 条），皆失志之征。阳明热病伤阴最甚，阴伤必撼动少阴君火，心君包络同居膻中，阳明之络，上通于心，阳热内扰，客气动膈，大耗心阴，神明为扰而迷乱也。若见"独语如见鬼状，发则不识人，循衣摸床，惕而不安，微喘直视"（212 条），则津枯液竭，真阴既亡，神明将灭之候也。至如其人"喜忘"（237 条）、"发狂"（124、192 条）、"如狂"（106、125 条），此为燥热内入血室，干犯厥阴，神摇动风之证矣。若高热肌衄，紫斑隐现者，乃阳明燥热漫入血分，气血两燔，络伤血溢所致焉。

四、气分燥热

伤寒标化入里而成阳明燥热，温热之病则另有其径。清代·何秀山云："伤寒多始自太阳，温热多始自阳明，或始自少阴，此即热归于气或归于血之明辨也。"（《重订通俗伤寒论·第一章·伤寒要义》）温热阳邪，同气而近，直伤阳明者多也，是以清代·叶桂《三时伏气外感篇》有"暑热邪伤，初在气分……秋燥一证，气分先受"之说。阴伤本热病根基，阴液虚少，水不制火，热邪直伤真气，发为阳明燥热之病，故清代·黄玉璐有"燥淫则病在阳明，……金水病则伤在气分"之论（《四圣悬枢·第一章·伤寒要义》）。外感如此，内伤焉非相若？郁热内伏，化燥伤阴，或阴本虚少，亢阳上举，皆成阳明燥热之证。

温热而燥，总为津伤而热盛，见证多与伤寒燥热无异，然温热病常先有阴伤，或本由少阴起，故伤阴之甚，胜于伤寒，动血伤络，最是普遍，而成气血两伤之证，火毒及痈疽最堪典型。

温毒之壅于阳明气分者，即仲景所云阳毒病是也。火毒之邪张力极盛，故其证无所不至，在胃则烧心吐血，在胆则胁痛黄疸，在肠则痔瘘下血。五脏火毒循经上扰，五官为苦甚烈，而见面颐赤肿，口臭口疮，牙宣溃疡，目赤眵痒，鼻衄窒涕，耳聋鸣眩，咽烂喉痹等。热毒积久，郁于皮肤，轻则发痤痱，重则成丹毒、火疱、斑疹、热癍、疮疡矣。

痈疽之起，多由火毒壅滞，血气瘀塞者然。痈者，壅也，为阳，属六腑气热腾举于外，毒气散漫，故红肿焮痛，明代·陈实功云："其发暴而所患浮浅，因病原禀于阳分中。"（《外科正宗》卷一《痈疽门》）阳热损阴，气血沸腾，损络败血，则腐血成脓。外痈如之，内痈未尝不尔。火毒留聚脏腑，消蚀气血，败血浊气壅遏于内而成肺胃肝肾肠胆之痈耳。

暑者夏之令，火热之气行于天地，若人能谨不妄劳，精气内固，饮食和调，暑热之邪自不能伤。若夫辛苦之人，日中劳作，饥饿远行，暑热之邪乘虚而入，成中热之病，亦名中暍。阳明热伤津气，肺金化源欲绝，症见头痛昏蒙，发热烦躁，大渴引饮，此动而得之，有余之热病也。

消渴者，枯燥之病，旧分上中下三消。凡渴而多饮者，为上消，肺热也；多食善饥者，为中消，胃热也；此二消皆属阳明热证。《素问·气厥论篇》曰："心移热于肺，传为膈消。"《素问·阴阳别论篇》又曰："二阳结，谓之消。"二阳者，阳明也，胸膈与胃皆属阳明，结者，阳明过阖而燥热内燔，气结耗阴，消渴因生，大渴难当，消谷善饥，肌肉瘦削矣。

婴儿胎毒，亦多阳明燥热所为。母体孕胎之始，体本多热，初阳勃生之必然焉。若食饮失节，情志失和，致胎热未清，胎儿感之，伏于有形之基础。出生之后，纯阳之体，易感而发，斯成阳明胎毒，或惊悸不宁，夜啼不止，头疮便结，疮疥瘰疬，麻疹痘疱，皆火热阴少之征。

五、阳明湿化

阳明之上，燥气治之，中见太阴。阳明中气即太阴湿土，经气运化所从中气，喜润而反恶燥。若经气乖张，可见阳明湿化之证：一则正化过强，凉气过敛，又值承气（相火）制约不足，则演成阳明寒湿证；一则对化偏强，标气热燥，又值太阴过湿，湿气上承，则致阳明湿热证。所谓中见之化太过，则为脏寒之病；不得中见之化，又为湿热之病。

阳明寒湿，多归入太阴病，病性一同，惟病位稍异，暂且搁置不论。阳明湿热，以湿温、暑温、黄疸、痞证最为常例。

湿温或称湿火，东南热地，夏秋之交，水土郁蒸，湿中有热，热中有湿，浊热黏腻，害人最广，变症最繁，初起邪在气分，当分湿多热多，斯厘阳明太阴。清代·何炳元云："中气实，而热重于湿者，则发于阳明胃肠；中气虚，而湿重于热者，则发于太阴肺脾。"（《重订广温热论》卷一《温热总论》）热结在里，由中蒸上，气分邪热，郁遏灼津，尚未深入血分。舌苔必黄腻，边尖红紫欠津，症必神烦口渴，渴不引饮，口气秽浊，胸腹热满，按之灼手，甚或按之作痛。

《伤寒论》第 199 条："阳明病，无汗，小便不利，心中懊恼者，身必发黄。"此阳明黄疸也。六经皆有疸病，阳明黄疸乃阳明之热合于太阴之湿，湿热中郁，且热重于湿者，可见身热，头汗出，剂颈而还，口渴，小便不利，身黄如橘子色，腹满胁痛等症。

痞者，不通泰也。元·朱震亨云："由阴伏阳蓄，气与血不运而成。处心下，位中央，膜满痞塞者，皆土之病也。"（《丹溪心法》卷三《痞》）阳蓄者，邪热也；阴伏者，痰湿也。阳明过阖，太阴失开，常由中气虚弱，阴湿不化，阳热失降，互织交缠而成，亦属阳明太阴合病。胸脘痞满为主症，满而不痛，按之濡软。上可伴见呕逆、吐酸、胃痛、胸胀，下可兼见肠鸣、下利、腹痛、便滞。然痞不仅见于脾胃，尚有眩冒、昏矇、消渴、失眠等症，均上下气机隔塞之延展证候。

六、阳明病脉

仲景曰："伤寒三日，阳明脉大。"（186 条）阳明脉本血气盛，邪客之则热，气血为热所搏，故脉大。大者，指下洪长也。洪脉指下极大，来盛去衰，来大去长如钩；长脉过于本位，皆示燥实于内，阳热浮张之征也。无论阳明经、腑证，皆见此脉。同理，脉见滑、疾、浮数者，亦是其证。若论燥象则不然，燥者，阴少而敛，故其脉当见涩、芤与细。金为燥为敛，涩为肺脉，阳热伤肺，气耗液亏，脉道失充，则涩也。清代·周学海云："燥者血虚，气不足以生之，其脉必芤涩，即阳浮阴弱是也。"（《辨脉平脉章句·辨脉法篇第一》）清代·郭治则云："数大而虚，则为精血销竭之脉。细疾若数，阴燥似阳之候也。"（《脉如·辨脉法篇第一》）阳明之实与虚，乃一币两面，惟临证细辨，才可识其真尔。

《伤寒论》246 条曰："脉浮而芤，浮为阳，芤为阴，浮芤相搏，胃气生热，其阳则绝。"阳邪盛则胃气生热，故脉浮；阴血虚则津液内伤，则脉芤。阳热独强，阴土之气不相接输，其阳与阴相隔焉。实虚之脉相兼，正阳明燥热之象焉。

阳明虚寒之脉则别番景象，紧、迟、弦、涩，阴证之征，与阳热截然两判。

阳明湿热，热重于湿，其脉常洪缓或洪滑，必兼数意。因湿热裹挟，阴阳两见，错综难辨，是以南宋·刘开云："阳濡而弱，阴小而急，此非风寒，乃湿温脉。阳脉洪数，阴脉实大，更遇湿热，变为温毒。阳脉濡弱，阴脉弦紧，更遇湿气，变为湿温。"（《脉诀理玄秘要》）阳脉者，关上也；阴脉者，关下也。若以浮取、沉取解，亦通。

第三节 阳明证治

一、清热解肌

柴葛解肌汤

治足阳明胃经受证，目疼鼻干，不眠，头疼眼眶痛，脉来微洪，宜解肌，属阳明经病。其正阳明腑病，别有治法。柴胡、干葛、甘草、黄芩、芍药、羌活、白芷、桔梗。本经无汗，恶寒甚者，去黄芩，加麻黄，冬月宜加，春宜少，夏秋去之，加苏叶。水二钟，姜三片，枣二枚，槌法，加石膏末一钱，煎之热服。（《伤寒六书》卷三《杀车槌法》）

明代·陶华制此以代仲景葛根汤。葛根汤治太阳阳明合病，邪多在表而热已入里，寒多热少之证焉。此方所治乃三阳合病，邪已全入里之阳明，而仍遗太少二经之余孽，故云"治足阳明胃经受证"，热毒内攻之象颇显，而见头目疼痛，烦躁不眠，鼻干脉洪。原方各药并无剂量，观其加减法，陶氏原意以此方通治三阳，视各经之偏消息轻重耳，斯引后贤驳其不经，如清代·钱潢云："舍麻黄、桂枝，则风寒不辨，入柴胡、芍药，则经络无分。"（《伤寒溯源集》卷十《附件》）清代·费伯雄云："用柴胡开门揖盗，一忌也；……用石膏以伤胃气，二忌也。"（《医方论》卷一《发表之剂》）即表里混淆，寒热不察，遣药失度耳。

盖邪之演进，有由浅入深者，有越经而染者，所治自别。风寒外犯，越经为病者，有易老之九味羌活汤。浅深化变者，纯表有麻黄汤，表里有葛根汤、大青龙、抱朴子葛根解肌汤、节庵本方，纯里者便是白虎汤矣。葛氏方与本方均名"解肌"且同治三阳，前者表闭尚重故用麻桂，后者表郁轻浅而不用，不亦宜乎？细探其理，陶氏诚堪仲景之功臣焉，清代·吴谦云："若用之以治三阳合病，表里邪轻者，无不效也。"（《医宗金鉴》卷二十八《删补名医方论》）实乃中肯之评耳。

既为三阳合病，表未全解而里热已显者，故以葛根、柴胡为君。葛根辛凉，外透肌热，内清郁热；柴胡辛寒，既为解肌要药，且有疏气之功，又助葛根透热。羌活、白芷辛散发表，兼止诸痛；黄芩、石膏苦寒甘寒，清泄里热。四药为臣。其中葛根配石膏，清透阳明邪热；柴胡配黄芩，透解少阳邪热；羌活配白芷，发散太阳风寒，共奏三阳兼治，主疗阳明之功。芍药、甘草酸甘护阴和营；桔梗能升能降，可导可宣，使内外不留余蕴；用姜、枣者，和营卫，致津液，通表里，而邪去正安，同为佐使。全方温清并用，侧重于辛凉清热；表里同治，偏向于疏泄透散，与常例辛凉解表之剂，自有区别，施于恶寒轻，发热重，出汗少，头目痛，心中烦，脉浮数之证，最为契合。

【耳痛案】孙男，23 岁，学生。一周前游泳时左耳进水，次日发热恶寒头痛，左耳流脓，诊为急性中耳炎，用抗生素治疗 4 天无效，仍午后发热少汗，左侧头部胀痛如裂，口干欲饮，微恶风寒，两耳胀闷，左耳听力大降，耳道少量脓液黄稠。两脉寸关部弦滑而数，舌边尖红，苔薄白中厚。三阳热炽。柴葛解肌汤加味：柴胡 20g，黄芩 20g，石膏 30g，葛根 20g，黄连 5g，羌活 10g，白芷 10g，桔梗 10g，白芍 15g，藁本 10g，生甘草 10g，大枣 10g，生姜 3 片。2 剂后寒热已止，头痛大减，续服 4 剂，脓去聋解。以栀子清肝汤善后 1 周而愈。

升麻葛根汤

治大人、小儿时气温疫，头痛发热，肢体烦疼；及疮疹已发及未发，疑二之间，并宜服之。升麻、白芍药、甘草（炙，各十两），葛根（十五两）。上为粗末，每服三钱，用水一盏半，煎取一中盏，去滓，稍热服，不计时候，日二三服，以病气去，身清凉为度。小儿量力服之。（《太平惠民和剂局方》卷二《治伤寒》）

是方异名颇多，如升麻汤（散、饮）、平血饮、解肌汤、葛根汤、干葛汤等，乃治阳明表证之名方。

阳明表证，仲景未有明论，仅因太阳阳明合病，制葛根汤以表散之，是从阴引阳法。若纯在阳明，未合太少，何有表证之言？此表者，相对之谓焉。后贤厘阳明病为经腑二证，经病者，邪入肌肉经脉；腑病者，邪结胃腑大肠，有病位深浅、津伤多少之别矣。清代·薛雪云："太阴之表四肢也；阳明之表，肌肉也，胸中也。"（《湿热病篇》）阳明邪热甫郁肌肉，位在阳明之表，故称阳明表证。

首言"阳明表证"者乃明代·孙一奎："面部通赤色，此阳明表证未解，不可攻里，宜解肌。"（《赤水玄珠》卷十九《望色》）明代·孙志宏续有明述："目痛鼻干不眠，身热微畏寒，自汗舌干，脉微洪长，属阳明表证本病。"（《简明医彀》卷二《伤寒》）温热初起，邪势未深，经络受伤，毒气上攻，故有头痛身疼，目痛鼻干，面色通赤；邪郁在肌，故身热如灼，虽汗不解，疮疹欲发不出；阳热郁于胸膈，故心烦不眠。阳明肌热，为阳明表病，其脉浮长而数，阳明之表脉也。是时热邪未深，伤阴未重，可由上外透邪而出，于是制升麻葛根汤。明代·张景岳云："太阳证用麻黄汤，阳明证用升麻葛根汤，少阳证用小柴胡汤，此散表之准绳也。"（《景岳全书》卷五十《新方八阵》）此识颇为明朗。

清代·齐秉慧云："升麻葛根汤，即火郁发之也。"（《齐氏医案》卷一《温病》）此方仿仲景葛根汤，恶姜桂辛热、大枣甘壅而去之，以升麻代麻黄，便是阳明表剂，与太阳表剂迥别。葛根甘凉，生津去实，挟升麻可托散本经自病之肌热，并可升提大肠腑病之自利也。升麻甘平，味薄气厚，阳中之阴药。元·王好古云："能解肌肉间热，此手足阳明经伤风之的药也。"（《汤液本草》卷三《草部》）其解热之力，在开郁升散焉。盖阳气升则毛窍透，毛窍透则毒自出，火郁散，则郁毒得尽达于肌表皮毛，内壅自通耳。清代·王子接云："火在上，非升不散；气陷下，非升莫举，惟东垣善用之。得葱白，散手阳明风邪；得石膏，止阳明齿痛；得柴胡，引主气上升；得葛根，发阳明之汗。"（《绛雪园得宜本草·上品药》）葛根解肌之能，无须赘言。二药相合，辛轻者也，故用之达表而去实。升、葛为阳明经之向导，阳明主肌，恐开泄太过，又虑阳热伤阴，便以白芍敛护营血，甘草调和中气，所以解利本经邪热及痘疹，皆为专药。升麻、甘草兼可升阳解毒，故阳毒时疫，用之颇得。麻疹之证多属阳明火毒，凡欲解肌散邪，最宜用此。然此方性味清凉，多于疏泄，必阳明多实多热且偏于初病者，乃为适宜。东垣火郁汤即此方加味而成。

火郁汤

治五心烦热，是火郁于地中。四肢者，脾土也。心火下陷于土之中，郁而不得伸。故《经》云：郁则发之。升麻、柴胡、葛根、白芍药（以上各一两），防风、甘草（以上各五钱）。上哎咀，每服五钱，水二大盏，入连须葱白三寸，煎至一盏，去滓，稍热，不拘时服。（《东垣试效方》卷一《烦躁发热门》）

是方乃升麻葛根汤加柴胡、防风而成，宣透郁热之力大增。北宋·许叔微云："大抵透肌解热，干葛第一，柴胡次之，所以升麻葛根汤为解肌之冠也。"（《普济本事方》卷四《虚热风壅喉闭清利头目》）是方治阳明热毒壅于上外者最效，不惟麻疹矣，凡热毒邪气弥漫头面肌肤，如风火面肿牙痛，目赤咽痛，耳聋鼻痛，疮疖痒疹，疥癞蛇丹，用之皆可良验。若热毒深重者，可合以黄连、羚羊角、水牛角、青黛、大青、知母、石膏、黄芩、黄柏、玄参之类等清凉之品。若治时行赤眼，寒热头痛者，加菊花、细辛、龙胆，多取奇效。

【赤眼案】李妇，31岁，工人。两目红肿3天，目眵多而色黄白，头痛颞胀，发热日晡尤甚，最高达38.9℃，少汗而口干，略恶风寒。抗生素治疗两天无效。舌红苔薄黄中腻，两寸脉浮滑而长，关脉弦滑。阳明风热。升麻葛根汤加味。葛根30g，升麻10g，柴胡15g，龙胆草10g，夏枯草15g，杭菊花10g，野菊花15g，细辛5g，赤芍15g，生甘草15g，炙甘草10g，蝉蜕10g。3剂热退目清。

【肤斑案】鲁男，33岁，经理。半年前四肢阳面始出红斑，小者如豆、大者如掌，形状不一，始红继紫，转黄即散，此起彼伏，无甚痛痒，偶有少量皮损小疱，数日即消，不留瘢痕。验血未见异常，血小板及凝血指标皆可，无明显过敏迹象。曾于多家医院诊为多形性红斑，诸治不效，因拒用激素来诊。四肢近躯干多处紫红色斑块，最大者约30mm×20mm，按之无退色，集中于阳明经线路。寸关脉弦略浮，舌红苔薄白。按阳明肌热治之。火郁汤加味。升麻15g，葛根20g，赤芍20g，甘草10g，柴胡10g，防风10g，丹皮15g，蝉蜕10g，紫草15g，连翘10g，当归10g，生地15g。1周后斑出大减，加减续服4周，斑退殆尽，未见新发。

附方

程氏柴葛解肌汤

治春温夏热之病，其症发热头痛，与正伤寒同，但不恶寒而口渴，与正伤寒异耳。本方主之。柴胡（一钱二分）、葛根（一钱五分）、赤芍（一钱）、甘草（五分）、黄芩（一钱五分）、知母（一钱）、贝母（一钱）、生地（二钱）、丹皮（一钱五分）。水煎服。心烦，加淡竹叶十片；谵语，加石膏三钱。（《医学心悟》卷二《太阳经证》）

柴胡升麻汤

治时行瘟疫，壮热恶风，头痛体疼，鼻塞咽干，心胸烦满，寒热往来，痰盛咳嗽，涕唾稠黏。柴胡（去芦）、前胡（去芦）、干葛、石膏（煅）、赤芍药（各十两），升麻（五两），荆芥（去梗，七两半），黄芩（去粗皮）、桑白皮（各六两半）。上吹咀。每服三大钱，水一盏半，生姜三片，豉十余粒，同煎一盏，去滓，稍热服，不拘时。小儿更量大小加减。（《太平惠民和剂局方》卷二《治伤寒》）

二、宣郁透热

栀子豉汤

栀子（十四枚）、香豉（四合，绵裹）。上二味，以水四升，先煮栀子，得二升半，纳豉煮取一升半，去滓，分二服，温进一服，得吐则止。【76】

阳明热邪入里，郁于胸膈，斯有栀子豉汤之治。是方所疗，描画虽多，皆心胃之症焉，如"虚烦不得眠；若剧者，必反复颠倒，心中懊恼"（《伤寒论》76条），"烦热，胸中窒"（77条），"发汗则躁，心愦愦，反谵语；若加温针，必怵惕烦躁不得眠；若下之，则胃中空虚，客气动膈，心中懊恼，舌上苔者"（221条），"其外有热，手足温，不结胸，心中懊恼，饥不能食，但头汗出者"（228条），"下利后更烦，按之心下濡者"（375条）懊恼者，郁闷之貌，心中郁郁然不舒，愦愦然无奈，比之烦闷更有甚焉，由误治后阳邪乘虚内陷，郁而不发，结伏心胸之间也。胸胃乃阳明之位，阳热内结，易犯厥阴心主，神明受扰，则烦躁不眠，心愦怵惕，反复颠倒，谵语若狂。胃家热滞，阳明不降，则胸中窒塞，虽饥不食，舌上苔浊。热郁胸胃，必上蒸如雾，故身虽热，但头汗出。所谓"虚烦"者，热客胸中，非痰水瘀血实结而致，与结胸有异，故"按之心下濡"耳。

较之升麻葛根汤证，此又深入一层，热毒之扰更盛而阴液之伤已显，然病位偏上，清代柯琴谓其乃"阳明里之表症"（《伤寒论翼》卷下《阳明病解》），理之宜焉。施疗之法，乃顺势而为，与升麻葛根汤法实有异曲同工之妙。栀子苦寒，《本经》谓治"五内邪气，胃中热气"，《别录》称"疗目赤热痛，胸、心、大小肠大热，心中烦闷"。寒清苦降，药性使然。仲景言"得吐则止"，于是后贤若成无己、方有执、柯琴等皆训其为吐剂，列等瓜蒂汤，颇违证理。栀子豉汤为清宣阳明郁热之主方，绝非吐剂。栀子轻飘象肺，色赤象火，可走高行低，长于泻中上之火，既清心肺积热，又解胃中郁火。清代·邹澍云："取其于土中收清肃之气以胜之……取其于郁中鼓畅发之气而开之。"（《本经疏证》卷八《中品》）配豆豉之轻浮升发，散肌表之客邪，宣胸中之陈腐，则可促其从气分透解，以防深入营血矣。豆豉之用，职为导引。仲景栀豉汤类方尚有栀子干姜汤（栀子、干姜）、栀子厚朴汤（栀子、厚朴、枳实）两首，并未栀豉相伍，可见豆豉并非必须，尤显栀子之重。是二方乃取其清降之力焉，可见其升降两用之长。清代·程应旄最识方旨："须知此物以宣郁为主，不在出物。火郁于胸，乘其虚而客之，凡氤氲布气于胸中者，皆火为之，而无复津液为之。枯液不得布，遂有窒痛等证，宣去其火气，清液自回也。"（《伤寒论后条辨》卷六《辨太阳病》）所谓"得吐"者，上走而已，与升麻葛根汤之求其外达，途殊功同，解阳明燥热，岂非佳道乎？

栀子甘草豉汤

栀子豉汤加甘草（炙，二两）。煎服法同上。【76】

栀子生姜豉汤

栀子豉汤加生姜（五两）。【76】

枳实栀子豉汤

枳实（炙，三枚）、栀子（擘，十四个）、豉（绵裹，一升）。上三味，以清浆水七升，空煮取四升；内枳实、栀子，煮取二升；下豉，更煮五六沸，去滓，温分再服，覆令微似汗。若有宿食者，内大黄如博棋子五六枚，服之愈。【393】

栀子豉汤证乃阳明轻浅之证，阳邪结伏，热燥始起。若燥热增剧，可成白虎汤证；若津伤实结，则为承气汤证；热逼液蒸，痰湿阻聚，演成泻心汤证、结胸汤证或茵陈蒿汤证。衍行趋向颇众，消息应对亦多："若少气者，栀子甘草豉汤主之。"（76条）少气者，气为邪热搏散而不收，中气偏虚，土运迟顿者，加炙甘草甘补，以扶其土，运固中焦耳。"若呕者，栀子生姜豉汤主之"，呕者，气为邪热搏逆而不散，水气已起，中气泛逆者，加生姜辛散之，以降其逆，使气得下交也。"大病瘥后劳复者，枳实栀子豉汤主之""若有宿食者，内大黄如博棋子五六枚"（393条）。病有劳食二复，伤寒新瘥，血气未平，余热未尽，劳作而复发，名曰劳复；病热少愈而强食，余热与谷气留搏，名曰食复。劳复者，热郁痰积，将成痞证，重加枳实以消满，化痰降逆；食复者，宿食内聚、积滞初成，再加大黄以攻实，泄下实结。斯乃上以透热，下以消结，两解之法焉。另有：下伤中气，枢轴不运，气滞腹满，去升提之豆豉，加枳、朴畅气，是为栀子厚朴汤；大下伤阳，太阴失振，机运寒涩，以干姜代豆豉，护本收气，斯成栀子干姜汤（参见附方）。仲圣因证易治，游刃若神，谌可叹焉！

清代·叶天士于栀子豉汤证，最得医圣真传，其所遗病案，以本方加味之例不下数十，范围之广，变化之众，非浅识者所能领悟，诚为后学活用经典之楷模。如加杏仁、郁金以开上闭；加桔梗、桑叶以展金气；加石膏、黄芩以清气热；加石斛、沙参以养阴津等，触类引伸，左右逢源，如有神助，大可引资借鉴。（参见《临证指南医案》《种福堂公选医案》《眉寿堂方案选存》）

【焦虑案】 陈男，17 岁，学生。中考遴入名校，同窗竞争落伍，致成焦虑，烦躁易怒，胸闷心悸，懊侬不眠，竟至休学。曾服抗抑郁药烧心不已而停用。心率 126 次/分。两寸脉浮洪而数，关脉弦滑。舌边尖红，舌中苔腻薄黄。阳明燥热上郁，少阳痰浊不化。栀子甘草豉汤合黄连温胆汤化裁。炒栀子 20g，淡豆豉 30g，生甘草 20g，炙甘草 10g，黄连 10g，姜半夏 10g，陈皮 10g，竹茹 15g，枳实 5g，麦冬 20g，酸枣仁 15g，茯苓 10g。10 剂。复诊：心率 92 次/分，心胸灼热悸忡减半，夜可寐 3～4 小时，情绪渐安。守上法化裁其治疗 3 个月。焦虑症状偶作，已可复学。

栀子豉汤合香砂枳术丸于反流性食管炎，食管、胃黏膜脱落症及胃溃疡之胃痛烧心、嘈杂胸闷，常有良效。

【嘈杂案】 柳妇，46 岁，工人。胃部灼热疼痛 3 年，常于半夜痛醒，进食后缓解，诊为反流性食管炎，多方治疗乏效。平素恒胸闷嘈杂，逆气妨食，大便略干。舌暗红，苔薄少，关脉滑，寸脉弦。阳明郁热不降。栀子豉汤合香砂枳术丸加味。栀子 20g，枳实 10g，豆豉 20g，炒白术 20g，木香 10g，砂仁 10g，炒麦芽 20g，青蒿 10g，竹茹 10g，瓜蒌皮 10g，半夏 10g，麦冬 15g。14 剂。闷嘈大减，胃灼减半，食增便畅。关脉已缓。守上方酌减量，续治 2 个月获愈。

桑杏汤

（辛凉法）桑叶（一钱）、杏仁（一钱五分）、沙参（二钱）、象贝（一钱）、香豉（一钱）、栀皮（一钱）、梨皮（一钱）。水二杯，煮取一杯，顿服之，重者再作服。（《温病条辨》卷一《上焦篇》）

明中以降，多有借栀子豉汤加味以治温病者，凡气分温邪，郁热偏上者，多获良效，以吴氏桑菊饮及王氏连朴饮两方最膺认同。

清代·吴瑭云："秋燥之气，轻则为燥，重则为寒，化气为湿，复气为火。"阳燥病者，感秋金过敛之气而得之，或由天时风热过胜，或因深秋偏亢之邪，同气相求，多伤上焦肺金气分，即若清代·叶桂所云："夫温邪内热，津液被劫，已属化燥，而秋令天气下降，草木改色；肺位最高，上焦先受。"（《眉寿堂方案选存》卷上《燥病》）若属外感轻证，热郁于肺，金气失利，诸气膹郁，则身热头痛，咳喘胸闷；燥气伤阴，肺液亏伤，则口渴鼻燥，咽干音嘶，痰少而黏，目涩肤干；肺热上郁，津气失润，则右脉数大，寸部偏涩，舌红少津。辛苦温散之法，非其所宜，当以轻扬解外，凉润清金，以复肺金柔降耳。

是方之源乃天士翁病案："某，脉右数大，议清气分中燥热。桑叶、杏仁、大沙参、象贝母、香豉、黑栀皮。"（《临证指南医案》卷五《燥》）病在肺卫，太阳阳明合病，热偏表上，以栀、豉开郁透邪，疏解阳明之热。助之以桑、杏开宣肺气。桑叶须经霜者为佳，兼得天地清肃之气也。杏仁苦辛温润，外解风寒，内降肺气。浙贝母辛苦微寒，北宋·陈承云："贝母能散心胸郁结之气。"（《本草纲目》卷十三《山草类下》引），乃宣肺热化痰浊之要药；沙参、梨皮，养阴降火，两者兼之，使邪去而津液不伤。盖治燥热者，必养阴气以润肺金，金·张元素云："补母是益肺中之气，润燥是补肺中之阴。金为火刑则燥，润燥不外泻火，泻实火则用苦寒，泻虚火则用甘寒。"（《脏腑虚实标本用药式·肺》）要言不繁耳。是证邪伤轻浅，诸药用量颇轻，煎时不宜过长，即后注云："轻药不得重用，重用必过病所。"

桑杏汤与桑菊饮皆用桑、杏，同治外感咳嗽、身热不甚、口渴、脉浮数等症。然桑菊饮侧重疏散风热，为辛凉解表法，本方偏向疏风润燥，乃辛凉清润法，不可过于散发，更伤阴津矣。临证凡风温、暑温、秋燥或杂病之咳嗽、咽痹、口疮、目干、鼻燥，无论有表无表，病程久暂，凡见津伤少痰舌红而干，皆可施用，痰多舌滑苔腻者不宜。表证不显者桑白皮易桑叶，可加地骨皮、五味子、麦冬。

【赤齄案】吴男，46岁，公务员。反复鼻部皮肤生小赤疮半年，平时散出，熬夜或食辛辣后丛生，此起彼伏，偶伴口疮。近一周鼻准及两翼暴出数粒，红肿赤痛，顶头皮溃，出血鲜红。两脉关上略浮，舌尖红苔薄黄微腻。用《外科大成》枇杷清肺饮加味治疗一周，赤红减而结痂，苔不腻，仍有小疹出。苦寒效差，易以甘寒。桑杏汤加味。桑叶10g，桑白皮15g，杏仁10，沙参15g，麦冬15g，浙贝母10g，栀子15g，豆豉15g，薄荷5g，枇杷叶10g。自加梨皮或西瓜皮适量。十剂后效佳，诸疹已平，未有新出。巩固治疗两周而愈。

连朴饮

治湿热蕴伏而成霍乱，兼能行食涤痰。制厚朴（二钱），川连（姜汁炒）、石菖蒲、制半夏（各一钱），香豉（炒）、焦栀（各三钱），芦根（二两）。水煎温服。（《随息居重订霍乱论》卷下《药方篇》）

湿温郁闭胸膈，气机滞壅，上下淆乱，则身热吐泻，喘满烦躁，体困不食，苔腻而浊。此阳明太阴合病。栀、豉透郁散毒为主，俾邪热上越，连、朴苦降畅中，使湿热下走，菖蒲、半夏辛开膻中，化浊通心，芦根轻宣护津。辛开苦泄、升清降浊，湿热一除，脾胃即和，吐泻立止。与桑杏汤较，风骨大易，然栀豉所着力者，并无二致。栀豉之活用之广，可窥一斑。

是方重用芦根，颇宜注目。清代温病学家最喜用芦根，且剂量甚巨，以治风温湿温，于湿温尤重。清代·叶桂云："温邪则热变最速，未传心包，邪尚在肺……挟湿加芦根、滑石之流，或透风于热外，或渗湿于热下，不与热相搏，势必孤矣。"（《外感温热篇》）芦根甘寒，治风温尤可，甘能助湿，岂可施之湿温？鞠通翁之银翘散、桑菊饮皆治风温卫证，均未挟湿，何同以苇根汤煎服？明代·缪希雍云："芦根禀土之冲气，而有水之阴气，故味甘气寒而无毒。"（《神农本草经疏》卷十一《草部下品之下》）其根居于水底，处至阴之处而中空，是性凉则善升，其肉多汁，又长于利水下行耳。故清代·汪昂云："芦中空，故入心肺，清上焦热，热解则肺之气化行，而小便复其常道矣。"（《本草备要》卷一《草部》）盖肺为水上之源，清透肺热，所以复肃降之功，以通三焦而利水湿焉。湿热郁滞阳明，太阴阳明壅遏，正以芦根既可宣透，又能清降之性，以分离二邪，则湿去热化焉。连朴饮用之，助栀豉之解郁热，又襄连朴之降壅毒，上焦开则中焦畅，下焦利耳。

愚以此方治疗急性腹泻，脉或滑或濡，或数或浮，凡舌红苔腻者，用之鲜有不效。

【泄泻案】张女，29岁，职员。野炊后发热腹泻2天，稀水便日行十余次，经抗感染及补液，热已退，血常规好转，然腹泻未减，泄量不多。身热37.7℃，微恶寒，不食欲呕，脐腹时痛，痛则泄水样便，日八九次，口苦倦怠。舌中厚腻薄黄，两脉关上浮数。湿热壅滞。连朴饮加减。黄连10g，栀子15g，厚朴10g，淡豆豉20g，葛根20g，石菖蒲10g，芦根10g，藿香10g，姜半夏、陈皮各5g，茯苓15g。3剂。1剂后即热退痛泻减半，3剂服讫则愈。

附方

栀子厚朴汤

伤寒下后，心烦，腹满，卧起不安者，栀子厚朴汤主之。栀子（擘，十四个）、厚朴（炙，去皮，四两）、枳实（水浸，炙令黄，四枚）。上三味，以水三升半，煮取一升半，去滓，分二服。温进一服，得吐者，止后服。【79】

栀子干姜汤

伤寒，医以丸药大下之，身热不去；微烦者，栀子干姜汤主之。栀子（擘，十四个）、干姜（二两）。上二味，以水三升半，煮取一升半，去滓，分二服，温进一服。得吐者，止后服。【80】

三、清热救燥

白虎汤

知母（六两）、石膏（碎，一斤）、甘草（炙，二两）、粳米（六合）。上四味，以水一斗，煮米熟，汤成去滓，温服一升，日三服。【176】

阳明热陷于里，热势鸱张，阴伤燥甚，于是有白虎汤证。仲景之述凡三见："伤寒，脉浮滑，此以表有热，里有寒，白虎汤主之。"（176条）"三阳合病，腹满，身重，难以转侧，口不仁，面垢，谵语，遗尿。发汗则谵语，下之则额上生汗，手足厥冷。若自汗出者，白虎汤主之。"（219条）"伤寒，脉滑而厥者，里有热，白虎汤主之。"（350条）"里有寒"，显系传写之误，后文"里有热"即是明证。脉浮滑，浮主热炽于外，滑主火盛于里，故其证当为阳热弥漫，充斥内外，表里俱热，见证当有身热、汗出、不恶寒反恶热、心烦等。"三阳合病"者，亦指表里俱热，阳明为阖，总以阳明热盛为要。手足厥冷者，有寒甚，有热深。寒厥脉必沉微，热厥脉必滑大。此厥乃阳盛内闭，阴不顺接也。腹满者，邪热壅滞，胃气不降；身重难转者，邪漫三阳，经气不利；口不仁、面尘垢者，阳明失降，郁热上熏；谵语尿遗者，胸热内干，包络闭滞，神明受扰耳。是证乃阳热初盛，其势亢烈，或贲张内外，或郁遏内干，而阴液尚未大伤矣。

清代·魏荔彤云："此里尚为经络之里，非脏腑之里。"（《伤寒论本义》卷三《太阳经下篇》）是论颇婴众议，即阳明经证之说，其实未必公允。阳明热病根基在燥热二字，热为燥始，燥为热果，在阳明之表曰病经络，在阳明之里谓病脏腑，在经络仅见身热而重，在脏腑则内症丛起矣。白虎汤证热已充斥经络脏腑，是以内外症皆见，并非惟燥热成结，演成承气汤诸证，方谓已入脏腑焉。诚缘燥未成结，则不可下，纯以寒治热，兼用辛散发升，俾热邪达表，亦出邪之道路，乘势之举也。

白虎，西方神名，其令为秋，其政清肃。白露降，凉风至，则暑热潜消。此汤行清肃之政，有彻热之功。金·李杲云："身以前，胃之经也。胸前，肺之室也。邪在阳明，肺受火制，故用辛寒以清肺气，所以有白虎之名。"（清代·李彣《金匮要略广注》引）热聚阳明，阖气太过，发为胃家实热之证，清解阳明，首用辛寒，石膏为大药，方中用量甚巨（一斤，合今220g），解肌出毒汗，使邪热从上从外而散，正其治热之能矣。味甘，又可缓中，明代·陈嘉谟云："辛能出汗，解肌上行而理头痛；甘则缓脾，益气生津以止渴消。"（《本草蒙筌》卷八《石部》）然毕竟体重，又使热下走，惟其沉降之力不若知母耳。知母苦寒，下润肾燥而滋阴，上清肺金而泻火，乃二经气分药也。泻阳明之标气，以救其津液；清少阴之本气，以复其元阴。明代·卢之颐云："知母，天一所生，水德体用具备者也，故主濡润燥涸，对待热中，除邪气，肢体浮肿，润下水道者也。设舍肺金之母气，难以游溢转输矣。何也？母气之脏真高于肺，以行营卫阴阳，乃能游溢通调，转输决渎耳。"（《本草乘雅半偈·帙六·知母》）既泄热又和阴，两用之药也，最合阳明之治。表有热者，散以石膏之辛寒，里有热者，降以知母之苦寒，二药相伍，分泄邪毒，辛开苦降之良法也。救燥之策，撤热先行，盛火不去，液必涸竭。泄热之法，惟辛寒苦寒二法，膏知相伍，经典之耦。然治阳明热，必和其胃以安其中，甘草、粳米正为此设，资中土以生津，助秋金而通脉，津液生而经络通，邪热清而燥热解矣。

白虎加人参汤

知母（六两）、石膏（一斤，碎）、甘草（二两）、粳米（六合）、人参（三两）。上五味，以水一斗，煮米熟汤成，去滓，温服一升，日三服。【26】

阳明热盛，复有津气大伤者，斯有白虎加人参汤，于仲景之治可见圭臬："大汗出后，大烦渴不解，脉洪大者"（26条）；"伤寒若吐若下后，七八日不解，热结在里，表里俱热，时时恶风，大渴，舌上干燥而烦，欲饮水数升者"（168 条）；"伤寒无大热，口燥渴，心烦，背微恶寒者"（169 条）；"渴欲饮水，无表证者"（170 条）；"渴欲饮水，口干舌燥者"（222 条）；"太阳中热者，暍是也。汗出恶寒，身热而渴"（《金匮要略·痉湿暍病脉证并治》）。白虎汤证之述，未见"渴"字，而是证无不言之。或由汗下误治，或因邪热所耗，津去燥生，急引水自救，以至"大烦渴""欲饮水数升"，其燥何其亟矣！正由津少液枯，以致舌上干燥耳。烦者，阴液虚少，内热炙胸，心神失安矣。既为热盛津伤，则"时时恶风""背微恶寒"者，从何得之？盖以汗出过多，不能收摄，腠理疏散，卫气失固，此坐实不惟液伤津损，正气亦随之虚耗矣。暍者，暑热之证。人当夏暑郁蒸之令，腠理本泄，今暑气外伤，内有蓄热，则两热相引，遂热并于里，而卫阳反虚，故证见身热汗出，大渴而外反恶寒耳。

人参，兼补阴阳之要品也。清代·徐大椿云："人参得天地精英纯粹之气以生，与人之气体相似，故于人身无所不补，非若他药有偏长而治病各有其能也。凡补气之药皆属阳，惟人参能补气，而体质属阴，故无刚燥之病，而又能入于阴分，最为可贵。"（《神农本草经百种录·上品》）其双补之性，在其体阴而用阳，立后天而助先天矣。清代·周岩云："人身五脏之气，以转输变化为阳，藏而不泄为阴。人参兼变化藏守之用，且其色黄味甘气凉质润，合乎中土脾脏之德，所由入后天而培先天也。"（《本草思辨录》卷一《人参》）洵由其气冲和而性浑厚，能入阴化阳，故入寒凉队中，则调中止渴，入温热队中则益气定逆也。加入白虎汤中，又可制膏、知之过寒。

上二方临证应用极广，凡上焦实热证，如发热、喉痹、肿疡、咳喘、瘿肿、中暑等属热盛或兼阴液大伤者，皆可施用，白虎汤以脉浮实而大、白虎加人参汤以脉洪芤而虚为辨证要点。

【桥本病案】 阙女，21 岁，学生。诊断为桥本甲状腺炎病 3 个月，曾用激素治疗一个月，停药后症状复发，他药无效。现心悸汗多，烦躁不眠，口干欲饮，能食消瘦。Hr 102 次/分。甲状腺功能：FT_3 3.12pg/ml，TT_4 15.35μg/dl，FT_4 3.34ng/dl，TSH 0.04mIU/L。B 超：甲状腺体稍增大，回声增强并粗糙，周围血流增强。两脉弦滑数，舌红苔薄少。阳明积热，少阴虚火。白虎合生脉加味。生石膏 50g，知母 20g，山药 15g，炙甘草 20g，党参 20g，麦冬 20g，五味子 20g，乌梅 30g，生地黄 15g。7 剂后症状改善，心悸不作，眠可，少汗，不渴。续用原法治疗 3 周后诸症大减至或无。复查甲功：FT_3 2.02pg/ml，TT_4 10.75μg/dl，FT_4 1.98ng/dl，TSH 0.13mIU/L。效不更法，以清阳明、解少阳、和少阴法，调治半年而愈。

【消渴案】 张男，36 岁，农民。大渴而欲饮伴消瘦 1 个月。饮不解渴，饥而多食，体重反减 7kg，易汗恶热，体倦尿多。形体素肥，曾有胆结石史。血压正常。1 周前查空腹血糖 16.3mmol/L，餐后 2 小时血糖 23.6mmol/L，糖化血红蛋白 10.8mmol/L，血脂及血尿酸略高。拒绝使用降糖药。舌胖而红，苔薄黄。两脉关上浮滑，尺脉细。阳明燥热。白虎加人参汤合瓜蒌牡蛎散加味。生石膏 80g，知母 15g，山药 20g，炙甘草 15g，人参 10g，麦冬 20g，牡蛎 40g（先煎），天花粉 30g，生地黄 30g，玄参 20g，麻黄根

30g。7剂后口渴大减，腹饥不作，复查空腹血糖：9.23mmol/L。续用原法治疗2周，诸症已消，精神大好，血糖降至7.23mmol/L。守原法增减共治3个月，诸检正常告愈。

白虎加桂枝汤

知母（六两）、甘草（二两，炙）、石膏（一斤）、粳米（二合）、桂（去皮，三两）。上剉，每五钱，水一盏半，煎至八分，去滓，温服，汗出愈。（《金匮要略·疟病脉证并治》）

是乃治温疟专方："温疟者，其脉如平，身无寒但热，骨节疼烦，时呕，白虎加桂枝汤主之。"《素问·疟论篇》曰："温疟者，得之冬中于风，寒气藏于骨髓之中，至春则阳气大发，邪气不能自出，因遇大暑，脑髓烁，肌肉消，腠理发泄，或有所用力，邪气与汗皆出。此病藏于肾，其气先从内出之于外也。"是属伏气为病，太阳寒水之邪深伏于内，郁而标化，至春而发，遇暑而阳热大盛，演成阳明燥热之病也。阴闭于外，阳胜于内，阴不争阳，故无寒；经络皆痹，阳炽不通，则骨节疼痛；火气内燔则身热，上逆则时呕。脉如平，非平也，其阳气不及于阴，故但热无寒，温疟之名，由此而得矣。《素问·疟论篇》曰："夫疟气者，并于阳则阳胜，并于阴则阴胜，阴胜则寒，阳胜则热。疟者，风寒之气不常也，病极则复至。"东汉·刘熙云："疟，酷虐也，凡疾或寒或热耳。而此疾先寒后热，两疾似酷虐者也。"（《释名》卷八《释疾病》）古义乃阴阳气不相交汇者谓之疟，与后世所论有别。

卫气失和于外，营气郁滞于内，两相隔离，寒则自寒，热则自热，乃温疟为病之机要耳。今阳邪偏胜，但热无寒，加桂枝于白虎汤中，用白虎治其阳盛；加桂疗骨节痹痛，疏腠理，通血脉，散闭邪，引白虎辛寒而出入荣卫，制其阳邪之亢害，和阴阳以取汗，因其势而达邪外出耳。以桂性轻扬，能横行达表，走窜百脉，于阴中宣阳也，故清代·严洁云："通血脉，达营卫，去风寒，发邪汗，为内热外寒之圣剂，治肩臂诸药之导引。"（《得配本草》卷七《木部》）

愚以是方治疗热痹骨节烦疼者，常获佳效。

【热痹案】昝男，46岁，商人。痛风史5年，反复发作，最近半年数作。3周前左内踝突起红肿热痛，服抗尿酸及解热镇痛药，并结合理疗等全无屑效，且有增重之势，以至寐食俱废。察之左足漫肿，肌肤灼热潮红，皮有瘀斑，不可触按。舌红少苔，右关上滑数浮大，尺脉弦。左尺脉略涩。阳明太阳瘀热，经络失和。白虎加桂枝汤合赤小豆当归散加味。生石膏100g，知母20g，粳米一把，炙甘草15g，生甘草10g，桂枝15g，赤小豆30g，当归15g，生地黄15g，桑枝10g，独活10g，制乳香10g。3剂后足痛大减，肿消近半，已可安眠。舌脉如前。续服1周，诸症尽平。以独活寄生汤化裁固效。

白虎加苍术汤

治湿温多汗。知母（六两）、甘草（炙，二两）、石膏（一斤）、苍术（三

两）、粳米（三两）。上剉如麻豆大，每服五钱，水一盏半，煎至八九分，去滓，取六分清汁，温服。（《类证活人书·卷十八》）

本方首见于《活人书》，并自注："此方出《伤寒微旨》，亦仿《金匮》白虎加桂汤。"（《类证活人书》卷六《四十九问》）所治伤湿中暑，湿热相搏，发为湿温，两胫逆冷，腹满多汗，头痛妄言，脉阳濡而弱，阴小而急。然现本《伤寒微旨论》并未载录，朱氏奉议治学严谨，所言当实。

甘寒剂中加苦温之品，看似睽违，朱氏言仿白虎加桂枝汤意，盖有所发焉。湿温发于中，热湿相裹，滞郁不发，清解阳明之际，宣通太阴，不亦宜乎？愚遇湿热高热不退者，以此二方合用，多有斩获。

【发热案】叶仔，8 岁，学生。发热 3 天，诊为病毒性肺炎，西药治疗无效。每日午后发热至39～39.5℃，用退热药后移时复热数次，至夜半方退，次日复起。咳喘有痰，小汗，伴头痛。寸脉浮滑，苔薄腻色微黄。先以小柴胡汤合泻白散，两天后热势稍减，然依旧发热如故。脉征未变，倦怠不食。易以白虎加苍术桂枝汤加味，阳明太阳两治。炒苍术 15g，桂枝 10g，生石膏 30g，知母、山药各 15g，生甘草 10g，炙甘草 5g，薏苡仁 20g，杏仁、桑白皮各 10g。2 剂后发热退至37.2℃，未复热。以竹叶石膏汤清余热一周而愈。

竹叶石膏汤

竹叶（二把）、石膏（一斤）、半夏（洗，半升）、麦门冬（去心，一升）、人参（二两）、甘草（炙，二两）、粳米（半升）。上七味，以水一斗，煮取六升，去滓；内粳米，煮米熟，汤成去米，温服一升，日三服。【397】

本方治"伤寒解后，虚羸少气，气逆欲吐"。大热已去，余邪未尽，气津既损，必虚羸少气；阳明已伤，胃气失降，则气逆欲吐。此阳明燥热之尾证焉，正气耗伤而余热难尽焉，惟助正祛邪并举，乃是正治，故以白虎加人参汤去知母，加淡竹叶、麦门冬、半夏。阳明肺胃，正宜去燥而就湿，所谓从中气之化焉。

竹叶甘寒，《名医别录》云："主治胸中痰热，咳逆上气。"金·张元素云："阴中微阳，凉心经。"（《医学启源》卷下《用药备旨》）凌冬青翠，得寒水之气，凉金降逆，除烦泻热，清透上焦之佳品，凉解阳明之良药，以其清轻代知母之苦降，大助石膏之去热防燥耳。泄热为主者，用竹叶，降逆为重者，用竹茹，取《金匮》竹皮大丸意焉。半夏生当夏半，得一阴之气，辛以透散逆气。麦门冬，助人参、粳米之甘，以补津助液，阴以制阳。阳明之治，攻补二端极易偏仄，是剂攻守平衡，寒温有制，诚治本兼标之范方。无怪明代·缪希雍极崇此方，凡阳明盛热，皆施不待时，较之白虎汤，效更宏著："正阳阳明者，胃家实是也。其证不大便，自汗，潮热口渴，咽干鼻干，呕或干呕，目眴眴不得眠，畏人声畏木声畏火，不恶寒反恶热，或先恶寒，不久旋发热，甚则谵语狂乱，循衣摸床，脉洪大而长宜，急解其表，用竹叶石膏汤大剂与之。"（《先醒斋医学广笔记》卷一《寒》）

竹皮大丸

生竹茹（二分）、石膏（二分）、桂枝（一分）、甘草（七分）、白薇（一分）。上五味，末之，枣肉和丸弹子大，以饮服一丸，日三夜二服。有热者倍白薇。烦喘者加柏实一分。（《金匮要略·妇人产后病脉证并治》）

是方与竹叶石膏汤皆竹膏相伍，有证异治同之妙矣。仲景曰："妇人乳中虚，烦乱，呕逆，安中益气，竹皮大丸主之。"乳乃中焦之汁，化赤则流溢冲脉为经；乳子则滋充阳明为乳。乳居膻中阳明之位，又为厥阴肝经所循，产后气血本弱，乳汁去多，血亏中虚，阳明生燥，厥阴生火，燥热滋扰，宗气失降，斯有烦乱呕逆之症，此阳明热炽，中气大虚之候也，故以竹皮大丸安中益气。方中竹茹、石膏清泄阳明，除烦降逆；白薇、枣肉，滋阴凉血，宁心除烦，功类竹叶石膏汤之麦冬；桂枝、甘草辛甘化气，建中补虚。若虚火盛而躁烦喘者，加柏子仁养血安神。甘草用量独重，取其建中补血，益阴泻火，功同竹叶石膏汤之人参；而桂枝用量轻少，取其温中化气，通脉疏肝之功，二药剂量措施的耐寻味。上二方理法，皆于清热之中，兼善养正之能，仲圣遣药之睿法，历历可观。

愚读古方，常搜检古贤灵犀用法。明代·龚信云："虚烦不眠者，竹叶石膏汤加酸枣仁。"（《古今医鉴》卷十四《痘疹》）明代·缪希雍云本方可治"目眴眴不得眠，畏人声畏木声畏火。"（《先醒斋医学广笔记》卷一《寒》）清代·柯琴亦云疗"但欲睡而不得眠，合目则汗出。"（《伤寒附翼》卷下《阳明方总论》）心居膻中，阳明积热不降，必干犯心君，致君火失潜，而虚烦不眠。本方阳明少阴兼治，理宜然矣。愚遵前贤施治心烦不寐，多有实验。另以此方疗肺胃虚热消渴、脘胀不适及妊娠呕吐，皆有良效。

【失眠案】牛男，46岁，商人。失眠1个月。经理失当，商事不利，兼应酬过多，起居不时，致彻夜不能寐，诸药无效。心烦，胸中热，易怒易汗，口干便干。脉关上滑数。舌红少苔。阳明燥热。竹叶石膏汤加味。淡竹叶15g，生石膏30g，豆豉15g，生甘草10g，炙甘草5g，麦冬30g，姜半夏10g，酸枣仁20g，五味子20g，生地黄15g，2剂后能寐3小时，停安眠药，一周后可安睡五小时。

玉女煎

治水亏火盛，六脉浮洪滑大，少阴不足，阳明有余，烦热干渴，头痛牙疼，失血等证，如神、如神！若大便溏泄者，乃非所宜。生石膏（三五钱），熟地（三五钱或一两），麦冬（二钱），知母、牛膝（各钱半）。水一钟半，煎七分，温服或冷服。（《景岳全书》卷五十一《新方八阵》）

明代·张景岳自赞此乃如神之剂，亦由白虎衍化而来，立意补古贤未备，颇受来者推举。阳明少阴，皆阴液所关，白虎汤治阳明不及少阴，六味丸治少阴不及阳明，本方清火而壮水，两治君火之虚炎及盛热之实亢。石膏清胃，佐知母以泻肺气，实则泻其子；熟地滋肾，助麦冬以清治节，虚则补其母；牛膝入络通经，交和中下，导热而引气血下行。无论母病及子抑或子病及母，均可燮理上下而和之。治阳明当顾护上中之津液，亦须固养下焦阴精，此正介宾翁之高明处。牛膝之用，堪称方眼，凡物之根皆横生，而牛膝独直下，其长细而韧，能下血降气，为诸下达药之先导也。阳明宜降，借此以降浮横之经气；少阴宜藏，赖此以收腾越之虚火耳。

凡虚实二火上干头面心胸者，本方皆可应用，治口疮齿痛龈肿咽痛喉痹等尤效。

【声嘶案】殷男，59岁。慢性咽炎十余年，声嘶4个月。无明显诱因声嘶，咽中少痰，语言费力，反复鼻部小疮，时牙龈肿痛，余无不适。喉镜示声带小息肉，CT胸部正常，诸血检正常。经诸法治疗数月无效。舌红苔少质红，寸脉浮关下弦。阳明少阴二火失降。玉女煎合青蒿鳖甲汤加味。石膏30g，知母15g，麦冬15g，牛膝10g，熟地黄15g，青蒿10g，鳖甲10g，丹皮10g，威灵仙15g，桔梗10g，苏梗10g，荷叶10g（注：验方三梗灵仙汤，荷梗无药，以荷叶代）。5剂后声嘶改善，10剂后语音基本恢复。

附方

化斑汤

太阴温病，不可发汗，发汗而汗不出者，必发斑疹，汗出过多者，必神昏谵语。发斑者，化斑汤主之。石膏（一两）、知母（四钱）、生甘草（三钱）、元参（三钱）、犀角（二钱）、白粳米（一合）。水八杯，煮取三杯，日三服，渣再煮一钟，夜一服。（《温病条辨》卷一《上焦篇》）

四、养阴润燥

《千金》生脉散

治热伤元气，肢体倦怠，气短懒言，口干作渴，汗出不止，或湿热大行，金为火制，绝寒水生化之源，致肢体痿软，脚欹眼黑，及肺虚气弱，汗出息短，而脉数或散代者。人参（五钱）、麦门冬（三钱）、五味子（三钱）。上三味，水煎服。（《祖剂》卷三引）

后世多谓生脉散为《千金》方，如元代朱震亨云："孙真人制生脉散。"（《格致余论·夏月伏阴在内论》）然现本孙氏著作未见著录，相类者乃"甘草汤"。

甘草汤

治虚羸惙惙气欲绝方。甘草、五味子、生姜（各二两），人参（一两），吴茱萸（一升）。上五味㕮咀，以水四升，煮茱萸令小沸，去滓纳药，煮取一升六合，分二服，服数剂佳。（《备急千金要方》卷十六《胃腑方》）

现存医著最早见载生脉散者乃易老："麦门冬，气寒，味微苦甘，治肺中伏火，脉气欲绝。加五味子、人参二味，为生脉散，补肺中元气不足，须用之。"（《医学启源》卷下《用药备旨》）未指出处，仅云："孙真人曰：五月常服五味子，以补五脏之气。遇夏月季夏之间，令人困乏无力，无气以动，与黄芪、人参、麦门冬，少加黄柏，锉煎汤服之，使人精神、元气两足，筋力涌出。"（同前）以此推论出自唐·孙思邈，诚为可信。甘草汤虽无麦冬，以参、味、草益宗气滋肺金，加吴茱萸、生姜以促发厥阴春气，意合"生脉"，于理甚洽。

生脉散乃治暑热名方。暑者，夏令君火炎蒸之气也，日行南陆，地气上升，人在气交，触之伤于上也。既为君火之气，内通于心，故暑必先伤心。金畏火刑，肺为娇脏而朝百脉，主一身元气，故暑必伤肺而成燥也。凡此燥病，多生于阴亏之辈，劳苦之人，夏月炎蒸，液为汗耗，水竭金枯，里气已燥，以燥感燥，同气相求，最为易易，故有脉来虚散之象，又有脉结代与脉微欲绝之危。夏月火旺克金，当以保肺为主。生脉散乃阴柔之剂，清润之性可保使元气真阴不受热逼而耗散也。

人参甘温，补后天营卫之本，益阴精而壮宗气，是为君药，自无论矣。麦门冬甘寒，为臣。金·张元素云："退肺中隐伏之火；生肺中不足之金；止烦躁，阴得其养；补虚劳，热不能侵。"（《珍珠囊》卷上《诸品药性主治指掌》）补中有泄，泄中寓补，养真阴以补水源而制热燥，清肺火以消邪热而保金气耳。盖火伏于肺中，烁干真液，不用麦冬之多，则火不能制矣。五味酸温，敛肺生津，抑散收气，为佐。凡理肺金，复其敛肃之性以归阳明本气乃必行之道。五味子之酸，辅人参，泻丙火而补庚金，收敛耗散之气；助麦冬，滋肾水而润肺燥，增益不足之水。三药相伍，三气通而三才立，水升火降，而合既济之理矣。清代·王子接云："脉者，主于心，而发原于肺；然脉中之气，所赖以生者，尤必资借于肾阴。故《内经》言：君火之下，阴精承之也。麦冬清肺经治节之司，五味收先天癸水之原，人参引领麦冬、五味都气于三焦，归于肺而朝百脉，犹天之云雾清，白露降，故曰生脉。"（《绛雪园古方选注》卷中《内科》）真明达之解矣。

五味子汤

治伤寒喘促，脉伏而厥。人参（一分）、五味子（半两）、麦门冬（去心，一分）、杏仁（去皮尖，一分）、橘皮（去白，一分）。上剉如麻豆大，入生姜十片、枣子三枚，以水三大白盏，煎至一盏半，去滓，分二服。（《类证活人书·卷十七》）

朱奉议之五味子汤，即脱胎于本方，加杏仁、橘红以宣展辛金之气，重用五味子，意在复金性之敛降耳。

清暑之剂，《金匮》白虎加人参汤重在清热；《温热经纬》清暑益气汤长于养津；而生脉散则着力固本制燥，真气大伤，宗气失收者，此方最佳。三方所治均在阳明，类方也。至于东垣清暑益气汤及河间六一散、桂苓甘露饮则偏在治湿，容当别论。

愚用上法治上焦气热伤阴成燥所致眩晕、心悸、胸闷、烦躁、不寐诸症颇见佳效。

【胎心过速案】丁妇，28 岁，职员。孕 21 周，发现胎儿心率过速一周。因继发不孕 2 年经治得孕，早孕期尚顺利，胎儿心率介于 140～150 次/分之间，上周产检发现胎心 176 次/分，未作处理，连续观察一周，心率未降，波动于 160～190 之间，急求诊治。精神紧张，面赤易汗，烦躁不寐。舌红略暗少苔，寸脉浮洪滑数，关下细弦。胎儿大小符合孕周，羊水指数 13，胎心 182 次/分，无心律失常。阳明膻中气热，内扰厥阴失和。生脉散合四物汤加味。红参片 15g（另炖），麦冬 30g，五味子 20g，当归 15g，川芎 10g，赤芍 10g，生地黄 20g，丹参 20g，桑寄生 15g，甘草 10g，大枣 10g。3 剂。复诊述服药一剂后胎儿心率即有改善，由 180 次/分减至 160 次/分左右，当晚可安睡。寸脉仍浮滑，舌红润有薄苔。守上方续服一周，胎心介于 140～160 次/分，无明显不适。一周后三维 B 超示胎儿一切正常。

麦门冬汤

麦门冬（七升）、半夏（一升）、人参（三两）、甘草（二两）、粳米（三合）、大枣（十二枚）。右六味，以水一斗二升，煮取六升，温服一升，日三夜一服。（《金匮要略·肺痿肺痈咳嗽上气病》）

仲景曰："热在上焦者，因咳为肺痿。重亡津液，故得之。寸口脉数，其人咳，口中反有浊唾涎沫。脉数虚者为肺痿。"此邪热伤肺，而成阳明燥热之证。肺之成痿者，由阳明之火伤肺，致肺液衰少，不灭燥热之焰，金从火化，累年积岁，肺间酿成火宅也。肺燥失降，气逆上冲，是以上气咳喘；气热伤咽，则咽燥不利。肺热不生肾水，水少无以济火，阳明炎蒸更甚，自然求救于水谷，故口中干渴。肺金清肃不行，水谷失化阴精，尽成涎沫浊唾矣。虚数之脉，正液亏热燥之征耳。

是乃肺痿专方，仲景曰："火逆上气，咽喉不利，止逆下气者，麦门冬汤主之。"乃竹叶石膏汤去竹叶、石膏加大枣而成，清热主将一失，顿成救燥专营之品耳。麦冬由一升暴增至七升，人参亦加一两，养阴润燥之力可谓宏矣！方中半夏，后贤多畏其燥而弃用，实大悖仲圣立方之旨焉。半夏生当夏半，白色味辛，禀阳明燥金之气化，启一阴之气，能化水谷之精微。今辛金伤损，精微失化，必成湿痰，痰气不清，上溢肺隧，以半夏之辛散，展阳化阴，通津涤痰为先。若浊饮不除，津液不致，虽选用润肺生津，乌能建止逆下气之绩哉？明代·喻昌云："孰知仲景有此妙法，于麦冬、人参、甘草、粳米、大枣，大补中气，大生津液，此中增入半夏之辛温一味，其利咽下气，非半夏之功，实善用半夏之功，擅古今未有之奇矣。"（《医门法律》卷六《肺痈肺痿门》）滋中气以建其母，润肺金而壮其子，寓降于升，体浮沉之要道焉。

此方普济上中二焦之阴，兼降阳明土金之逆，凡热燥伤阴之病证，如胃脘痛、哮喘、呃逆、咳嗽、衄血、呕吐、咽痛、失音、梅核气、噎膈、便秘等，皆用之可效。

【哮喘案】辛男，63 岁。慢性哮喘史十余年，加重 2 个月。因长期咳喘使用激素类喷剂，时发作加重，加大药量可缓解，近 2 个月因感冒病情加重，住院治疗未见缓解。阵发咳嗽，气喘加重，痰少难咯，咽中干痒。形体消瘦，面色潮红，张口抬肩，两肺布满哮鸣音。舌红苔薄少。两关上浮滑、按之少力，尺脉细弦。阳明燥热，太阴虚怠。麦门冬汤合《活人》五味子汤加味。麦冬50g，党参15g，炙甘草15g，杏仁15g，陈皮10g，姜半夏10g，五味子20g，大枣10g，紫菀10g，山药15g，玄参15g，桑叶10g。7剂。服药2剂后哮喘减半，渐减喷剂，7剂服完，咳嗽气喘大减，已可正常活动，痰少易咯。舌苔已润，脉同前。守原法治疗1个月，哮喘基本平复。

沙参麦冬汤

（甘寒法）治燥伤肺胃阴分，或热或咳者。沙参（三钱）、玉竹（二钱）、生甘草（一钱）、冬桑叶（一钱五分）、麦冬（三钱）、生扁豆（一钱五分）、花粉（一钱五分）。水五杯，煮取二杯，日再服。久热久咳者，加地骨皮三钱。（《温病条辨》卷一《上焦篇》）

益胃汤

（甘凉法）阳明温病，下后汗出，当复其阴，益胃汤主之。沙参（三钱）、麦冬（五钱）、冰糖（一钱）、细生地（五钱）、玉竹（炒香，一钱五分）。水五杯，煮取二杯，分二次服，渣再煮一杯服。（《温病条辨·卷中焦篇》）

肺胃之热已伤阴分，阳明燥证凸显，见低热潮热，颧红口干，心烦少寐，神疲盗汗，舌红少苔，脉细而数。偏于辛金者，则干咳无痰，痰少质黏，痰中带血，咽梗涩痛，音嘶气促；偏于戊土者，则胃脘灼热，嘈杂似饥，食入复出，嗳呃干呕，杳不思谷；偏于庚金者，则皮肤干燥，小便短赤，大便干结，粪燥便血，痔凸肛裂等。

是二方即因上证而设，甘寒清润之剂焉。甘乃土之冲气所化，甘能生湿，助燥金中气之化，补土生金之理，斯所以抑其阖之过矣。沙参、麦冬、玉竹三药并用，皆是此意。沙参甘寒，体轻质虚，专补肺气，因而益脾滋肾，故金受火克者宜之。清代·张志聪云：“禀水精而补中，禀金精而益肺也。”（《本草崇原》卷上《本经上品》）补阴以制阳，清金以滋水，养阴清热，肺胃兼理，阳明燥病要药。麦冬甘寒，在天则禀秋平收肃之凉，在地则感清和稼穑之甘，为阳明体用之药。明代·张景岳云：“其味甘多苦少，故上行心肺，补上焦之津液，清胸膈之渴烦，解火炎之呕吐，退血燥之虚热；益精滋阴，泽肌润结。”（《景岳全书》卷四十八《山草部》）与沙参相较，兼清心君亢火之力甚强，故润阳明之燥益效。玉竹甘平，又名葳蕤，性最醇和，如盛德君子，无往不利，故可资其利用而不穷。能补益脏腑，滋培血气，根本既治，百疾自除矣。甘润生土，金水可冀，此制方之主旨焉。

沙参麦冬汤治偏于肺，故加冬桑叶辛凉，宣肃兼理；天花粉酸甘微苦微寒，专入肺经，能降膈上热痰，兼因味酸，又能生津止渴；扁豆味甘微温，中和轻清，缓补脾胃，通利三焦，降浊升清矣。益胃汤治重于胃，故加地黄甘苦微寒。凡阴少阳盛，相火炽强，来乘阴位，日渐煎熬，阴虚火旺之证，宜以之滋阴退阳，因其有润燥之功，而无滋腻之患也。又有冰糖甘润濡养，和肝助脾。二方金以滋柔为职，专于肺胃大燥干涸之证，常可合方联用，惟疏降之力为尚嫌不足，愚常少入陈皮、降香，取效颇著。

【干咳案】商妪，58 岁。3 个月前患间质性肺炎，寒热咳喘，住院治疗后病解，遗留干咳不愈，稍有咽胸不利，即频咳不止，少有黏痰，久久方缓，一日数作，漏尿不禁，诸治罔效。形瘦肤干，唇赤易裂，舌老少苔，质红而干。右寸细滑，两尺细弱。肺金燥热，金水失生。沙参麦冬汤加味。北沙参 20g，麦冬 20g，玉竹 15g，生地 15g，瓜蒌皮 10g，天花粉 20g，五味子 15g，诃子 10g，降香 5g（后下），紫菀 10g，百部 10g，炙甘草 10g，地骨皮 10g。1 周后咳嗽减半。续以原法调治共 1 个月，诸症平。复查胸部 CT 正常。

【脘胀案】吴男，39 岁，教师。反复胃脘胀闷 5 年，多次胃镜提示慢性胃体窦轻度黏膜萎缩样变。胃嘈易饥，少食即胀，复饥复食，复食复胀。近 2 个月胀闷复作，中西迭治乏效，食少胃灼，时时嗳气，大便略干，烦躁寐浅。两脉关上细弦，舌红少苔。燥气内郁，阳明失降。益胃汤加味。麦冬 30g，沙参 15g，玉竹 15g，姜半夏 5g，天花粉 20g，砂仁 5g，炒麦芽 20g，鸡内金 15g，生地黄 15g，陈皮 10g，乌梅 15g，炙甘草 10g，蜂蜜 10g。2 周后胃胀偶作，嘈杂感零星。续服 2 周，诸症尽失。嘱以原方隔日一服以巩固疗效。

清燥救肺汤

治诸气膹郁，诸痿喘呕。桑叶（经霜者，得金气而柔润不凋，取之为君，去枝梗净叶，三钱）、石膏（煅，禀清肃之气，极清肺热，二钱五分）、甘草（和胃生金，一钱）、人参（生胃之津，养肺之气，七分）、胡麻仁（炒研，一钱）、真阿胶（八分）、麦门冬（去心，一钱二分）、杏仁（泡去皮尖，炒黄，七分）、枇杷叶（一片，刷去毛，蜜涂炙黄）。水一碗，煎六分，频频二三次滚热服。（《医门法律》卷四《伤燥门》）

喻氏此方，风行四百年，诚当后贤深赞，并非穴风，实有所缘。《素问·太阴阳明论篇》曰："诸痿喘呕，皆属于上。"《素问·痿论篇》曰："五脏因肺热叶焦，发为痿躄。"仲景亦曰："热在上焦者，因咳为肺痿。"（《金匮要略·肺痿肺痈咳嗽上气病》）古圣之意，盖上焦肺热伤津成燥而肺痿，因肺痿而致痿躄耳。仲景未出肺热痿方（麦门冬汤未明言），然桂林本《伤寒论》确指用炙甘草汤："咳而唾涎沫不止，咽燥，口渴，其脉浮细而数者，此为肺痿，炙甘草汤主之。甘草四两（炙）、桂枝三两、麦门冬半升、麻仁半升、地黄一斤、阿胶二两、人参二两、生姜三两、大枣三十枚。右九味，以酒七升，水八升，先煮八味，取三升，去滓，纳胶消尽，温服一升，日三服。"（桂林本《伤寒论·辨咳嗽水饮黄汗历节病》）《外台秘要》所云亦同。从喻氏方药物组成观，确有五药与炙甘草汤重叠，故谓清燥救肺汤乃仲景竹叶石膏汤与炙甘草汤之合药消息方，绝非捕风之说。

肺金与肾水，母子相关，阴液互养，水涸则金燥，金热则水耗。是以治阳明燥热，尤其肺热叶焦而痿喘者，必清火与滋液合作。喻氏采两方之菁华，整合燮理，玉成斯剂：石膏、麦冬甘寒增液，培金秋肺气之源，则气可不郁；甘草调中宫补母气之源，而金有所恃；阿胶、胡麻通肾滋阴以上益生水之源，而金气不孤；二叶通肝畅肺，平郁热结之燥气；损其肺者益其气，人参之甘以补气；气有余便是火，佐杏仁以降气，气降火亦降，而治节有权；气行则不郁，诸痿喘呕自除矣。金水兼理，清火填精，攻补互助，组方之佳少有出其右者。

凡肺金燥热之病如喘嗽、身痒、口渴、鼻窒等，用本方皆常有佳效。用于阴虚火盛之更年潮热多有显效。曾加减治数例痿证，结局可意。

【痿躄案】苏男，52岁，工人。糖尿病、高血压病史十年。3个月前突发脑血栓，右体不遂，经治好转，现仍麻木无力，行动不便，右目流泪、两耳蜂鸣，口咽干苦、大便偏干、夜难入寐。形瘦肤干，舌瘦红绛少苔，三脉细滑，寸脉尚有力。金水失和，阴火上举。阳明痿证。霜桑叶15g、生石膏30g、地骨皮15g、炙甘草20g、麦冬30g、火麻仁20g、酸枣仁10g、五味子20g、生地黄15g、党参20g、当归15g、地龙15g，服药2周后肢体较前有力，行走仍不利，夜寐耳鸣便干等均有改善。续服半月后，可自行上下楼梯，精神转旺。依调养肺肾法共治疗8个月，生活已可完全自理。

附方

百合固金汤

手太阴肺病，有因悲哀伤肺，患背心前胸肺募间热，咳嗽咽痛，咯血，恶寒，手大拇指循白肉际间上肩背，至胸前如火烙，宜百合固金汤。熟地、生地、归身（各三钱），白芍、甘草（各一钱），桔梗、元参（各八分），贝母、麦冬、百合（各半钱）。（《慎斋遗书》卷七《阴虚》）

清暑益气汤

西洋参、石斛、麦冬、黄连、竹叶、荷秆、知母、甘草、粳米、西瓜翠衣。以清暑热而益元气，无不应手取效也。（《温热经纬》卷四《薛生白湿热病篇注》）

三才汤

（甘凉法）暑邪久热，寝不安，食不甘，神识不清，阴液元气两伤者，三才汤主之。人参（三钱）、天冬（二钱）、干地黄（五钱）。水五杯，浓煎两杯，分二次温服。欲复阴者，加麦冬、五味子。欲复阳者，加茯苓、炙甘草。（《温病条辨》卷三《下焦篇》）

阿胶散（又名补肺散、补肺阿胶散）

治小儿肺虚气粗喘促。阿胶（一两五钱麸炒），鼠黏子（炒香）、甘草（炙，各二钱五分）、马兜铃（五钱，焙）、杏仁（七个，去皮尖，炒）、糯米（一两，炒）。上为末，每服一二钱，水一盏，煎至六分，食后温服。(《小儿药证直诀》卷下《诸方》)

五、寒降热湿

栀子大黄汤

栀子（十四枚）、大黄（一两）、枳实（五枚）、豉（一升）。上四味，以水六升，煮取三升，分温三服。(《金匮要略·黄疸病脉证并治》)

黄疸病者，胃经有热，与脾湿相搏，故病苦身体疼，面目黄染，小便不利也。仲景曰："阳明病，无汗，小便不利，心中懊侬者，身必发黄。"(《伤寒论·辨阳明病》)黄乃土色，故黄疸病多属太阴。阳明何以致此？燥金从化太过而生湿也，热毒下逼，土湿蒸腾，两相缠裹，署郁于内，黄疸斯成，是以经言"瘀热在里，身必发黄"。隋·巢元方亦云："腠理不开，瘀热与宿谷相搏，烦郁不得消，则大小便不通，故身体面目皆变黄色。"(《诸病源候论》卷十二《黄诸病》)既缘湿热，则有湿与热之多寡、病位浅深上下之差异，治当分别，然总以开解郁闭为要。栀子善开上中郁结，大黄偏泄中下闭阻，两药相伍乃治阳明黄疸最常组合，故仲景有茵陈蒿汤、栀子大黄汤、大黄硝石汤。

栀子大黄汤乃《伤寒论》枳实栀子豉汤加味方，原治瘥后劳复，血气未平，余热未尽，热气浮越，内有宿积，故少加大黄下之。《金匮》用治"酒黄疸，心中懊侬，或热痛"者，诸热甚于内，皆可成是病，非独酒也。疗湿热之郁蒸，亦若治阳明燥热法。邪毒郁于中上，以栀豉透邪外出，散解为主，用枳黄泄毒下走，降夺为辅，虽枳实加量以燥湿，然大黄用量最轻，仅一两而已。

大黄硝石汤

大黄、黄柏、硝石（各四两），栀子（十五枚）。上四味，以水六升，煮取二升，去滓，纳硝，更煮取一升，顿服。(《金匮要略·黄疸病》)

大黄硝石汤证为湿热积滞最重者，"黄疸腹满，小便不利而赤，自汗出"，既有太阴湿聚，又兼阳明腑实，于是便结腹满，小便不利，热蒸而汗，治宜涤荡积滞，通泄湿热，故重用大黄至四两，配以善攻热毒瘀凝之硝石，摧坚拔寨；黄柏沉重，以清下焦，栀子轻浮，能透上焦，则毒从三焦而散，湿偏下焦而行矣。

硝石（主要成分硝酸钾），即火硝，亦名焰硝；硝经煎炼而凝底成块者为朴硝，亦名皮硝，其上生细芒如锋者为芒硝（主要成分硫酸钠），芒硝经风化成末，称玄明粉（元明粉）。硝石味辛微咸性寒，有清火散结，软坚通淋之功。清代·张志聪云："消石，感天地之气而生，性味苦寒，遇火发焰，主荡涤气分之热，非若大黄之主肠胃血分者也。"(《金匮要略注》卷三《黄疸病》)善治黄疸，消散结石。其性与朴硝近，寒凉之力逊于朴硝，而消化之力胜之。张锡纯云："朴硝降下之力多，硝石消融之力多。胆汁之溢于血中者，布满周身难尽降下，实深赖硝石之善消融也。"（《医学衷中参西录·医论·论黄疸有内伤外感及内伤外感之兼证并详治法》）若无硝石，可用芒硝代。

【黄疸案】苏男，44岁，工人。胆结石史3年，1周前腹痛黄疸复作，发热恶寒，呕吐不食，住院治疗后寒热退，黄疸腹胀未消，拒绝手术。大腹微膨，上脘按痛，黄疸深重，色如橘皮，大便3日未行。舌红而老，苔薄腻微黄而干。两关脉滑，寸脉浮。湿热中滞，阳明失降。枳实栀子豉汤合大黄硝石汤加味：熟大黄15g，生大黄5g（后下），芒硝10g（冲），枳实15g，栀子15g，淡豆豉15g，黄柏10g，厚朴10g，姜半夏10g，金钱草30g，鸡内金15g，炒麦芽20g。首剂即下燥粪，腹胀大减，腹痛亦消，次日黄疸始退。一周后黄疸已消大半，能食不呕。以茵陈蒿汤合连朴饮善后。

茵陈蒿汤

茵陈蒿（六两）、栀子（十四枚）、大黄（二两）。上三味，以水一斗，先煮茵陈，减六升，纳二味，煮取三升，去滓，分温三服。小便当利，尿如皂角汁状，色正赤，一宿腹减，黄从小便去也。【236】

与上二方所治湿轻热重不同，茵陈蒿汤证乃一派湿热中阻，熏蒸上逆，阳明太阴并重之象："寒热不食，食即头眩，心胸不安，久久发黄为谷疸"（《金匮要略·黄疸病脉证并治》），"身黄如橘子色，小便不利，腹微满"（260条），"但头汗出，身无汗，剂颈而还，小便不利，渴引水浆"（236条）。谷疸为阳明湿热瘀郁之证。阳明既郁，营卫之源，壅而不利，湿热外滞，故发寒热，此寒热由内发出，与表邪无涉；运机窒滞而失用，故不食而腹微满；食入则助湿热而增逆满，浊气上薰，故为头眩、心胸不安、头汗蒸腾、口渴欲饮。湿浊不化，三焦不畅，热流膀胱，故小便不利。两邪交郁，热湿相搏，久久内蕴，不能宣泄，则面目发黄，身黄鲜明，是热毒发泄于外，不同于外邪内陷变热之速，而发黄甚捷也。

茵陈蒿汤制方仍以栀、黄令湿热上下分走，而君以茵陈重在分解湿与热焉。茵陈之绵丝脉络，芬芳疏利，味苦健行，俾入者出、结者散矣。《本草图经》称其可"解肌发汗"，《珍珠囊》谓之可"利水"，因其能开畅太阳经脉，疏利腠理，水道不滞，则上可宣湿而为汗，下可泄湿而为溺耳。下泄之力稍增其权，大黄用至二两。

栀子柏皮汤

肥栀子（擘，十五个）、甘草（炙，一两）、黄柏（二两）。上三味，以水四升，煮取一升半，去滓，分温再服。（《伤寒论·辨阳明病脉证并治》）

仲景另一治黄方，栀子柏皮汤，疗"伤寒身黄发热"，乃湿热滞于阳明而偏于外者，并未用大黄配栀子，而易之以俾湿下行之柏皮，佐以和中之甘草，上下分解，其理则一。仲景识理入微，用兵如神，非通大道，何至于此！

湿热之证如油入面，最难分解，惟识其端绪，明其脉络，才可处置得当，或分层剥茧，或大刀阔斧，方寸未乱，自可析而化之。

仲景治阳明黄疸不渗利以避伤阴，不润燥以免增湿，然临证常有不得已者，愚常仿猪苓汤意，加猪苓、阿胶二药合用，多获佳效。

【婴黄案】萧囡，15天。新生儿黄疸，经蓝光及白蛋白治疗效差，血清胆红素不降反升。生化：总胆红素41μmol/L，直接胆红素15.3μmol/L，ALT 136IU/L。烦躁哭闹，睡眠减少，不欲吸乳，大便三日未行。全身黄染鲜亮，舌红少苔，指纹气关紫红内屈。阳明黄疸。熟大黄5g，栀子5g，黄柏5g，淡豆豉2g，鸡内金5g，猪苓5g，阿胶5g（烊），枳壳5g，茵陈5g，甘草5g。日一剂，水煎服。另：茵陈30g，明矾20g，煎汤外洗。2天后哭闹减，便通畅，欲乳，5天后黄染见减。复查肝功：总胆红素35μmol/L，直接胆红素11.3μmol/L，ALT 66IU/L。效不更方，续用原方，大黄减量，约十天痊愈。

【妊黄案】马妇，42岁。首孕31周。1个月前小便始黄并渐加深，十天前身痒明显，诊为淤胆性肝炎入院，经苯巴比妥等治疗无效，黄疸加重。血检：胆汁酸57μmol/L，总胆红素48μmol/L，碱性磷酸酶152U/L，谷丙转氨酶216U/L。全身皮肤瘙痒，夜不能寐，胸闷烦躁，大便难解，2日一行，纳减，两足轻肿。B超示胎儿及羊水正常。血压正常。舌红少津，苔中根腻薄黄，两寸脉滑，尺脉弦。阳明太阴两病并血热生风。栀子15g，豆豉15g，黄柏15g，柴胡10g，黄芩15g，厚朴15g，猪苓20g，阿胶10g（烊），生地黄15g，淡竹叶10g，瓜蒌仁20g，蛇蜕10g。另茵陈50g，煎煮10分钟后，以煎液煮上药。用药3天后，身痒明显减轻，可安卧，一周后尿黄减。舌苔薄腻，两关脉弦滑，上方栀子、黄芩、黄柏均减至10g，去蛇蜕，加当归10g。续服一周，黄疸大减。复查肝功：胆汁酸为27μmol/L，总胆红素26μmol/L，碱磷酶77U/L，ALT 64U/L。调养2周后诸症平，足月顺产。

防己饮

白术、木通、防己、槟榔、川芎、甘草梢、犀角、苍术（盐炒）、黄柏（酒炒）、生地黄（酒炒）。大便实，加桃仁；小便涩，加杜牛膝；有热，加黄芩、黄连；大热及时令热，加石膏；有痰，加竹沥、姜汁。（《丹溪心法》卷三《脚气》）

古无脚气之说，《内经》名厥（躄），两汉名缓风，南北朝宋齐间始谓之脚气。脚气者，湿热在足而作肿痛。《素问·太阴阳明论篇》曰："伤于湿者，下先受之。"盖脾主四肢，胃主肌肉，足居于下，多受其湿，湿郁成热，先入于胃，上输于脾，脾流湿热，湿热相搏，直坠于足，湿热蒸发则肿，血气壅滞则痛也。然有因外得者，有自内生者，其为湿热则一，肥硕痰壅之人最多。见症恶寒发热，状若伤寒，但足胫红肿，筋挛掣痛，举步艰难。轻者，止于足痛；重者，由足入阴抵腹，历胁肋上头；又甚者，则脚气冲心，神糊欲狂也。两足气血既壅，周身气血亦不宣行，郁而发热；气不周表，故洒洒恶寒，而证类伤寒矣。纵缓不收者，筋得湿热则软而无力也。甚而上冲者，下不通则反干乎上之膻中厥阴也。

既病湿热，气分病焉，必以清热利湿为治。防己苦辛而寒，散湿清热之大药。《药性论》云："能治男子肢节中风，毒风不语，主散结气痈肿。"（《证类本草》卷九《防己》引）《药类法象》云："治腰以下至足湿热肿盛，脚气。"（《汤液本草》卷四《草部》引）故又为治肢肿足痛之专品。不惟能散，且可通利，南北朝·北齐·徐之才云："通可去滞，即通草、防己之属是也。"（《素问病机气宜保命集》卷上《本草论》引）此乃合木通、槟榔之由。木通苦寒，泻肾火而通水道，正以导湿下走。槟榔苦辛，苦以破滞，辛以散邪，攻坚利水，兼以引药下行矣。斯三药治标病肿痛之力药。燥湿之施，有苍白二术，去土湿而运中枢；清火之用，有黄柏之苦寒，草梢之甘寒，皆清泄下焦之热毒也。若阳明热盛，则有黄芩、黄连、石膏之加。病位在下，总关阴血，又阳明多血，肿痛者，血热之郁焉，故合以生地、川芎护阴理血，以犀角清凉血毒，以防邪毒上干矣。而治肥人必加祛痰之药。后诸药乃治本而施。

是方清气热为主，兼治阴血，既散邪毒所结之肿痛，又消气血失和之基源，临证用治现代痛风及臁疮、下肢湿疹，取效卓著。

【湿疹案】陈男，47岁，农民。常年水田作业，两胫部湿疹十数年，经年不愈，时轻时重，近半年加剧，两胫前内踝部皮肤破溃，黄水浸渍，红肿痒痛，中西诸般内外之治，均未稍效。愚先以《局方》消风散加减用药2周，亦不验。舌暗红，苔腻浊，中根厚腻色微黄，两关脉滑，尺脉弦，寸脉短。湿热下注。防己饮加味。防己20g，苍术15g，黄柏15g，炒白术20g，木通5g，川芎10g，槟榔10g，牛膝20g，滑石15g，草薢10g，生地20g，水牛角片30g（先煎），生甘草10g，丹皮10g。1周后红肿已消，瘙痒减半，续服一周，病灶收干结痂。守原法治疗2个月，基本痊愈。

二妙散

治筋骨疼痛，因热因湿者。有气加气药，血虚加补血药，痛甚者须以生姜自然汁，热辣服之。黄柏炒，苍术炒，制去皮为末，生姜研入汤。上二味煎沸服，二物皆有雄壮之气，表实者少酒佐之。（《丹溪治法心要》卷四《痛风》）

此方又名苍术散，丹溪翁同时之危亦林指为脚气专剂："治一切风寒湿热，令足膝痛，或赤肿，脚骨间作热痛，虽一点，能令步履艰苦，及臀髀大骨疼痛，令人痿躄。一切脚气，百用百效。"（《世医得效方》卷九《脚气》）防己饮实滥觞于此。湿热虽盛于下，其始未尝不从脾胃而起，故治病必求其本，清流必洁其源。方中苍术辛苦而温，芳香而燥，直达中州，为燥湿强脾之主药。金·张元素云："苍术体轻浮，气力雄壮，能去皮肤腠理之湿。"（《医学启源》卷下《用药备旨》）轻者升腾，透湿于外，下安太阴，使邪气不传入脾也。朱丹溪发挥之曰："苍术治湿，上、中、下皆有可用。又能总解诸郁。痰、火、湿、食、气、血六郁，皆因传化失常，不得升降。病在中焦，故药必兼升降。将欲升之，必先降之；将欲降之，必先升之。故苍术为足阳明经药，气味辛烈，强胃强脾，发谷之气，能径入诸经，疏泄阳明之湿，通行敛涩。"（《本草纲目》卷十二《山草类》引）乃苍术治湿精华之论也。性虽苦燥，然雄壮升透之力乃开宣湿浊取效之基，湿性沉着，其性遏滞，惟用升宣，方可解缚于困厄。然病既传下焦，又非治中可愈，故以黄柏苦寒下降之品，入肝肾直清下焦之湿热，标本并治，中下两宜，邪气盛而正不虚者，皆可用之。清代王子接云："苍术生用入阳明经，能发二阳之汗，黄柏炒黑入太阴经，能除至阴之湿，一生一熟，相为表里，治阴分之湿热，有如鼓应桴之妙。"（《绛雪园古方选注》卷中《内科》）生者发散之力固宏，炒则易于入阴亦佳，两用并善矣。

是方实治湿热下注之名方，凡筋骨疼痛，或两足痿软，或足膝红肿疼痛，或湿热带下，或下部湿疮、湿疹，小便短赤，舌苔黄腻者，用之皆可获效，尤以治痿见长。

《素问·痿论篇》曰："治痿者独取阳明。阳明者，五脏六腑之海，主润宗筋，宗筋主束骨而利机关也。冲脉者，经脉之海也，主渗灌溪谷，与阳明合于宗筋。阴阳，宗筋之会，会于气街，而阳明为之长，皆属于带脉，而络于督脉。故阳明虚则宗筋纵，带脉不引，故足痿不用也。"夫脾胃虚弱，阴湿下流，肝肾受困，浊气熏蒸，清道不通，沉重而不爽利。失而不治，湿郁为热，热留不去，热伤血，不能养筋；湿伤筋，不能束骨，故为痿弱，此即金代李杲所云："痿者，湿热乘肾肝也，当急去之。不然，则下焦元气竭尽而成软瘫，必腰下不能动，心烦冤而不止也。"（《脾胃论》卷中《脾胃虚弱随时为病随病制方》）斯即李氏"相火论"之著名论断。

丹溪翁云："黄柏、苍术治痿之要药也。"（《丹溪治法心要》卷六《痿》）苍术立足太阴阳明，兼及上、下二焦，助中土之气振，则阴液得生；散阴湿之困遏，气血化生之道能畅，阴液自可复焉。黄柏苦燥，入少阴经，可降下焦阴火，救肝肾阴血之亡失，有引火归原之效。朱氏有大补丸，由单味黄柏制成，亦为治痿名方。

大补丸

去肾经火，燥下焦湿，治筋骨软。气虚以补气药下，血虚以补血药下，并不单用。川黄柏（炒褐色）。上以水丸服。（《丹溪心法》卷三《补损》）

金元以前，诸贤皆以黄柏为苦降实火之品，至洁古、东垣、丹溪始认之为滋阴降火要药，盖气为阳，血为阴，邪火煎熬，则阴血渐涸，故阴虚火动之病须之。与苍术匹伍，上下相因，升阳降火，诚为扬善抑恶之佳举矣。

三妙丸

治湿热下流，两脚麻木，或如火烙之热。黄柏（四两，切片，酒拌略炒）、苍术（六两，米泔浸一二宿，细切焙干）、川牛膝（去芦，二两）。上为细末，曲糊为丸，如梧桐子大，每服五七十丸，空心姜、盐汤下，忌鱼腥、荞麦、热面、煎炒等物。（《医学正传》卷五《麻木》）

痿证既以肝肾虚亏为基，二妙散寒降湿热之力尤可，补益精血之功不足也，明代虞抟增牛膝正为此而设，虞氏遥承丹溪之学，可谓颇得真传矣。牛膝味酸苦性平，以强健肝肾见长，且丹溪云："牛膝能引诸药下行，筋骨痛风在下者，宜加用之。"

（《本草纲目》卷十六《隰草类下》引）故凡下焦虚惫之痿、痹、脚气诸证均可用之。三妙丸再加薏苡仁，即成四妙散。薏苡仁甘淡微寒，入脾胃经，得土之精气，阳明药也，故能健胃化湿。清代·陈士铎用之治痿，独有心得："天下惟痿病最难治，非多用薏仁，则水不易消，水不消，则热不能解，故治痿病断须多用耳。"（《本草新编》卷二《商集》）

二妙散加味治阳明湿热，所用甚广，清代·邵杏泉除用治痹证、痿证、脚气外，又施于癣疡、瘰疬、肾囊风、便血等（参见《邵氏方案》）。余效之，亦多效。

【肾囊风案】郅男，33岁，工人。阴囊湿疹3年，每于夏秋复发，十天前又作，全阴囊起疹瘙痒，延及会阴及两大腿内侧，搔损后黄水淋漓，湿肿难耐，使用激素治疗1周无效。两脉滑数，尺脉弦滑，舌红苔腻，中根厚浊。阳明厥阴湿毒。四妙散加味。炒苍术15g，生苍术10g，黄柏20g，川牛膝15g，薏苡仁40g，蛇蜕10g，地肤子15g，当归15g，丹皮10g，生地15g，赤芍10g，滑石15g，生甘草10g。前二煎内服，三煎外洗后以滑石粉外扑。用药一周，湿痒减半。续用一周，皮损外已干水三成，部分结痂。加减续治一月，基本痊愈。

附方

泻黄散（又名泻脾散）

治脾热弄舌。藿香叶（七钱）、山栀子仁（一钱）、石膏（五钱）、甘草（三两）、防风（四两，去芦，切，焙）。上剉，同蜜酒微炒香为细末，每服一钱至二钱，水一盏，煎至五分，温服。清汁，无时。（《小儿药证直诀》卷下《诸方》）

黄芩滑石汤

（苦辛寒法）脉缓身痛，舌淡黄而滑，渴不多饮，或竟不渴，汗出热解，继而复热，内不能运水谷之湿，外复感时令之湿，发表攻里，两不可施，误认伤寒，必转坏证，徒清热则湿不退，徒祛湿则热愈炽，黄芩滑石汤主之。黄芩（三钱）、滑石（三钱）、茯苓皮（三钱）、大腹皮（二钱）、白蔻仁（一钱）、通草（一钱）、猪苓（三钱）。水六杯，煮取二杯，渣再煮一杯，分温三服。（《温病条辨》卷二《中焦篇》）

燃照汤

治暑秽挟湿，霍乱吐下，脘痞烦渴，苔色白腻，外显恶寒肢冷者。飞滑石（四钱）、香豉（炒，三钱）、焦栀（二钱）、黄芩（酒炒）、省头草（各一钱五分）、制厚朴、制半夏（各一钱）。水煎，去滓，研入白蔻仁八分，温服。苔腻而厚浊者，去白蔻，加草果仁一钱。（《随息居重订霍乱论》卷下《药方篇》）

蚕矢汤

治霍乱转筋，肢冷腹痛，口渴烦躁，目陷脉伏，时行急证。晚蚕沙（五钱），生苡仁、大豆黄卷（各四钱），陈木瓜（三钱），川连（姜汁炒，三钱），制半夏、黄芩（酒炒）、通草（各一钱），焦栀（一钱五分），陈吴萸（泡淡，三分）。地浆，或阴阳水煎，稍凉，徐服。（同上）

六、清气化痰

泻白散（又名泻肺散）

治小儿肺盛气急喘嗽。地骨皮、桑白皮（炒，各一两），甘草（炙，一钱）。上锉散，入粳米一撮，水二小盏，煎七分，食前服。（《小儿药证直诀》卷下《诸方》）

白乃肺之色，泻白者，泻肺金之火气也。北宋·钱乙用治"肺盛者，咳而后喘，面肿，欲饮水，有不饮水者，其身即热。"肺苦气上逆。上焦郁热则气逆，火郁则生热，故身热肤蒸，申酉金旺，则日晡尤甚；热耗气津，则渴甚欲饮；气郁热炼生痰，治节不行，壅甚则为喘满痰嗽；肺乃水上之源，金郁水气上壅，则面肿。此伏火上郁，痰浊内阻之证也。若郁火下移，干犯大肠，可见泄泻痔瘘下血，亦阳明金气之病焉。

斯方理法，清代·张绮石之解最是明达："桑白皮辛能泻肺气之有余，甘能补肺气之不足，苦能逐三焦之水湿。上部得之，清火而滋阴；中部得之，利湿而益土；下部得之，逐水而消肿。凡虚人喘、肿二候，金逆为火所逼，高而不下则为喘；土卑为水所侮，陷而失堤则为肿。天崩地陷之象也，惟桑皮可以调之。骨皮，枸杞之根也，入土最深，故名地骨，以其在下，故能资肾家真水；以其皮，故能舒肺叶之焦枯；以其寒，故能退骨髓之炎蒸。粳米调中，不致倒胃；甘草甘缓，不致滑脾。施治允当，功力万全。"（《医方絜度》卷二《泻白散》引）盖火热伤气，救肺之施有三：邪热侮肺，白虎汤泄火以治其标；虚火烁金，用生脉散益阴以治其本；若夫正气不伤，郁火又甚，则以本方清肺调中，既肺肾两顾，又培土生金，标本兼治，金水互生，泻伏火而补正气耳，是以明代·李时珍赞云："此乃泻肺诸方之准绳也。"（《本草纲目》卷三十六《灌木类》）于小儿稚阴之体，尤为合当。

是方极受后世推崇，加减用法众多，或去粳米，南宋·严用和加桔梗、半夏、瓜蒌子、升麻、杏仁；金·李东垣加人参、五味、茯苓、青皮、陈皮；元·罗天益加知母、黄芩、桔梗、青皮、陈皮，皆名加减泻白散，选药虽异，无非增其化痰宣达、泄热扶正之力耳。严方重在开闭，李方重在扶正，罗方重在清热，三方皆于化痰添力甚大。盖火毒伤肺，金必燥化，炼聚为痰，气道阻滞，热痰互裹，肺气难伸，必开化痰结，方可热去肺肃也，恰若湿热缠结，必求湿开，热毒乃化耳。凡肺经痰热咳喘，以三方消息，鲜有失效者。

【咳喘案】鲁囡，7岁。感冒引发阻塞性右上肺炎，住院治疗后寒热大喘已退，仍午后低热，T 37.2~37.6℃，时时汗出，阵咳时作，咳甚则小喘，痰黏难出，已续用抗生素一周未得缓解。形瘦面赤，前额汗多，右上中肺有干啰音，少量湿啰音及哮鸣音。两寸脉滑，关脉弦滑，舌红略干，尖红尤甚，苔薄白略黄。肺金痰热，气阴略虚。加减泻白散化裁。桑白皮15g，地骨皮15g，北沙参10g，五味子5g，茯苓10g，橘红5g，法半夏5g，瓜蒌皮5g，杏仁5g，知母5g，黄芩5g，生甘草5g，炙甘草5g。嘱停用西药。1周后低热已退，咳喘大减，续服十天，诸症近失。复查胸部CT，病灶基本吸收。

清气化痰丸

治痰火通用之药。陈皮（去白）、杏仁（去皮尖）、枳实（麸炒）、黄芩（酒炒）、茯苓（各一两），瓜蒌仁（去油）、制半夏、胆星（各两半）。姜汁为丸，食后姜汤下五六十丸。（《苍生司命》卷二《痰证》）

是方首载于《修月鲁般经后录》，治"治痰实，胸膈不利，头目不清"。（《医方类聚》引）是籍"为元季明初之书"（清时日人丹波元胤《中国医籍考》语），较上方多黄连一味，明代·徐春圃及张景岳均称其为丹溪方，亦皆有黄连。明代·虞抟乃丹溪翁再传弟子，得传是方于理无谬，漏抄抑自减黄连已无从知晓，斯成现行定方耳。元·朱震亨的有极类是方者。

头晕方

利痰，清热，降火，或滚痰丸亦可。南星（五分，制）、半夏（一钱）、桔梗（七分）、枳壳（一钱）、陈皮（一钱）、甘草（五分）、茯苓（一钱）、黄芩（七分）。上作一服，生姜七片，水煎，食后服。（《丹溪心法》卷四《头眩》）

痰火之证，有因痰而生热者，有因热而生痰者。明代·赵继宗云："人身无病，则津液澄清；若一病焉，则血气不和，不和则经络壅塞而生热，热则津液之澄清者，亦随热浑浊而成痰矣，岂非火热生痰之谓乎？"（《杂病广要·内因类·痰涎》引）火必烁金，金结生痰，痰火上升，阻遏膻中，故胸膈不利，咳嗽哮喘；痰热扰心，则烦躁不眠，心悸怔忡；痰火生风，则头目不清，眩晕震颤矣。痰即有形之火，火即无形之痰；痰随火而升降，火引痰而横行；变生诸证，不可纪极。痰火之病可谓多矣，故丹溪翁有名言："诸病寻痰火，痰火生异证。"（《丹溪手镜》卷上《察视》）

痰火无非气滞热郁，治当清热理气为先。火借气于五脏，痰借液于五味；气有余则为火，液有余则为痰；故治痰者必降其火，治火者必顺其气也。清气化痰丸以南星为君。明代·卢之颐云："名色性气，合属燥金；味苦气温又得火化，为肺金之用药也。"（《本草乘雅半偈·帙六·虎掌》）味辛而散，能治风散血；气温而燥，能胜湿除涎；性紧而毒，能攻积拔肿。其性甚烈，乃开化痰结之力药。制以胆汁，更其性而寒苦，转升为降，散中有敛，合成其功，以除痰热之壅闭。半夏、瓜蒌为臣。半夏辛温，散而能守，助南星燥化痰浊；瓜蒌甘寒，清兼润降，襄南星修复金气。痰由于火，以黄芩（或加黄连）之苦寒降之。火因于气，以陈皮顺之，枳实破之。此四药为佐。脾为痰源，茯苓甘淡，渗湿而宣脾；肺为痰器，杏仁苦温，疏肺而降气，肺脾肃清，则痰难存留矣。是二药为使。姜汁糊丸、姜汤送服者，开痰之先导耳。诸药之合，俾气顺火降，火清痰消，痰消则火无所附，则诸症悉可除也。

是方着力，偏于中上耳。故凡痰火壅上，气火生风之嘶咳闷喘，惊风眩悸，最为有效。

【咳嗽眩悸案】钱翁，68 岁。有支气管扩张病史 8 年，近 3 周咳嗽复作，阵发急咳不止，持续数分钟，咳甚时头晕不能立，心悸胸如沸，痰结久不出，日作数次，诸治不效，痛不欲生。舌质老红而暗，苔薄黄略干，两关下缓而涩，右寸脉大而滑。血压略高，心电图示心肌轻度缺血。两下肺少量干啰音。肺肾两虚，以清燥救肺汤意治疗一周未效。转以治风火痰热为主。清气化痰丸加味。胆南星 15g，黄芩 15g，瓜蒌仁 10g，瓜蒌皮 10g，麦冬 20g，五味子 5g，杏仁 10g，法半夏 15g，枳壳 10g，橘红 10g，茯苓 15g，天麻 10g，丹参 20g。一周后阵咳减至一两次，已不甚眩晕，痰易咳出。守原方续治 2 周，诸症解。

竹沥达痰丸

半夏二两（汤泡洗七次，再用生姜汁浸透晒干切片，瓦上微火炒熟用之）、人参一两（去芦）、白茯苓二两（去皮）、陈皮二两（去白）、甘草一两（炙）、白术三两（微火炒过）、大黄三两（酒浸透熟，晒干秤用）、黄芩三两（酒炒）、沉香五钱（用摄高者）、礞石一两（捣碎，用焰硝一两和匀，放入销银锅内，上用瓦片盖之，用盐泥固济晒干，以炭锻过如金黄色者可用）。上为细末，用竹沥一大碗半。又生姜自然汁二钟和匀，入锅内火熬一刻许令热，却将前药末和捣如稀酱，以磁器盛之晒干，仍以竹沥、姜汁如前法捣匀，再晒干。如此三次，仍将竹沥和丸如小豆大，每服百丸，食远白米汤下。（《摄生众妙方》卷六《痰嗽门》）

是为元·王珪礞石滚痰丸（礞石、大黄、沉香、黄芩）加味方，王氏方重治厥阴心包痰热扰心，此则偏疗阳明太阴；王方攻之之用余，过于刚猛，疗急症甚当；是方攻补兼济，药性柔缓，治慢病见长。

是方以竹沥之用最为醒目。竹沥甘寒，乃竹茎之液，甘可滋润，寒能清热，正可泻火、滑痰、润燥，又有通络之能，诚乃治阳明痰火内结之佳品耳。《名医别录》曰："治暴中风，风痹，胸中大热，止烦闷。"元·朱震亨云："竹沥味甘性缓，能除阴虚之有大热者。大寒者，言其功也，非以气言。"（《本草衍义补遗》）又云："痰在经络四肢及皮里膜外，非此不达不行。"（《本草纲目》卷三十七《苞木类》引）四肢及皮里膜外，皆关阳明太阴，其润燥通降之力可见焉。黄芩清上，大黄导下，两药苦寒，共泻阳明痰热；沉香苦辛而温，引诸气上至天，下至泉，助竹沥运通升降；礞石气平味咸，其性下行，可坠痰散结。此五药，治痰热之标耳。余六药，参、苓、术、草、陈、夏，六君子汤也，建太阴以化秽浊，治痰热之本也。生姜汁辛温，为竹沥之使，豁痰和胃，又解竹沥之寒，互相为用耳。寒温相合，燥中有润，看似猛烈，功实平调，明代·龚信赞云："此药能运痰如神，不损元气，其痰从大便中出。"（《古今医鉴》卷四《痰饮》）

愚以是方治诸多痰结之证，如肌瘤、息肉、瘰疬、痰核等，获效可喜。

【胃息肉案】 赵男，39岁，经理。慢性胃炎史十余年，2年前患多发胃息肉手术治疗2次，2个月前胃胀脘痛又起，胃镜示胃体、窦及小弯处息肉复发，可见十余枚，最大者5mm×8mm，拒绝再行手术来诊。胃时灼痛，午后甚，食后稍胀，偶有吞酸，纳可，便略干。舌质老红，苔糙腻色白，两脉关上弦滑，两尺软。痰热郁滞。竹沥达痰汤加味。青礞石粉5g（冲），熟大黄5g，沉香5（后下），黄芩10g，姜半夏10g，陈皮10g，茯苓15g，炒白术15g，炙甘草10g，党参15g，醋莪术20g，浙贝母10g，淡竹沥液20ml（冲）。服药1个月，诸症见消，纳便皆可，续以此方化裁，用药2个月，复查胃镜，息肉基本消失。

附方

清金化痰汤

因火者，咽喉干痛，面赤，鼻出热气，其痰嗽而难出，色黄且浓，或带血丝，或出腥臭。黄芩、山栀（各一钱半），桔梗（二钱），麦门冬（去心）、桑皮、贝母、知母、栝楼仁（炒）、橘红、茯苓（各一钱），甘草（四分）。水二钟，煎八分，食后服。如痰带血丝，加天门冬、阿胶各一钱。（《医学统旨》卷六《方》）

瓦粉栝楼丸

治一切顽痰结滞，咯吐难出，久嗽不已，气塞妨闷，痰火劳嗽，并效。瓦楞子（一名蚶子，将壳火煅醋淬二次，研为极细末）、黄栝楼（霜后黄熟时，取瓤并子，和瓦粉烂捣成膏为饼）、广陈皮（去白，各等分）。上各精制晒干为末，汤浸，蒸饼为丸，绿豆大。每服八十丸，食后临卧，姜汤送下。（《古今医统大全》卷四十三《痰饮门》）

三花神佑丸

治中满腹胀，喘嗽淋闭，一切水湿肿满，湿热肠垢沉积，变生诸病。久病不已，黄瘦困倦，气血壅滞，不得宣通。或风热燥郁，肢体麻痹，走注疼痛，风痰涎嗽，头目旋运。疟疾不已，癥瘕积聚，坚满痞闷，酒积食积，一切痰饮呕逆及妇人经病不快，带下淋沥，无问赤白。并男子妇人伤寒湿热，腹满实痛，久新瘦弱。俗不能别。辨或寻常，只为转动之药。兼泻久新腰痛，并一切下痢，及小儿惊疳积热乳癖满，并宜服之。甘遂、大戟、芫花（醋拌湿、炒，各半两），牵牛

（二两），大黄（一两，为细末），轻粉（一钱）。上为细末，滴水为丸，如小豆大，初服五丸，每服加五丸，温水下，每日三服。（《宣明论方》卷八《水湿门》）

七、苦寒折热

大黄黄连泻心汤

大黄（二两）、黄连（一两）、黄芩（一两）。上二三味，以麻沸汤二升渍之，须臾绞去滓。分温再服。（注：补足黄芩。《金匮要略》名"泻心汤"，煎服法：上三味，以水三升，煮取一升，顿服之）【154】

仲景以"泻心"名方者凡六，《伤寒论》有五：大黄黄连泻心汤、附子泻心汤、甘草泻心汤、生姜泻心汤、半夏泻心汤；《金匮要略》除甘草、半夏二泻心汤外，尚有裸名"泻心汤"一首。《伤寒论》154条"大黄黄连泻心汤"仅大黄、黄连二药，明代·赵开美本于方下载北宋·林亿按："看详大黄黄连泻心汤，诸本皆二味；又后附子泻心汤，用大黄、黄连、黄芩、附子，恐是前方中亦有黄芩，后但加附子也。"所言甚是，盖黄芩为遗脱。裸名泻心汤本三味药，且前二药药量相同，故其与大黄黄连泻心汤原为同方，今补齐以备叙（注：《辅行诀脏腑用药法要》称小泻心汤）。

诸泻心汤多因治痞而设，何谓"痞"？痞者，否也。唐·颜籀云："否者，蔽固不通之称尔。"（《匡谬正俗》卷八《史记》）天气下降，地气上升，上下交，水火济，谓之泰。泰者，坤往居外，乾来居内，通也。反之，天气不降，地气不升，上下窒，水火隔，谓之否。否者，乾往居外，坤来居内，塞也。盖阳明盛阳汇聚心胸，当下通三阴以温运脏腑，则阴血可上滋而养阳耳。今邪聚心下，正阳不下，与邪热抟结，不得下通，阴阳暌隔，是为不交之痞。泻阳明之积热，乃治痞大法，五泻心汤如斯，黄连汤、干姜黄芩黄连人参汤等亦如斯矣。

五泻心汤可概分二类，苦寒治热为主者称三黄类泻心汤，苦辛升降并施者称连夏类泻心汤。

大黄黄连泻心汤，仲景用治"心下痞，按之濡，其脉关上浮者"（《伤寒论》154条）及"心气不足，吐血，衄血。亦治霍乱"（《金匮要略·惊悸吐衄下血胸满瘀血病》）心下者，胸胃之处，胃居心下，心下痞者，亦即胃痞。痞之濡，纯是邪热壅聚，阳明膻中君相二火之气，因邪而留结宫城之间，不得下交于阴，则水阴之气，亦因而不得上济矣。上下不交，邪留心下而成痞结也。北宋·成无己所谓"虚热"者（参《注解伤寒论》），乃无形之邪热，相对实热结胸及胃肠燥屎而言，非阴虚阳虚之指焉。"心气不足"，疑有错简漏语，元·朱震亨谓以"阴气不足"为当（参《本草衍义补遗》）。阳明多血之经，邪热鼎盛，必耗阴血，灼伤脉络，故有吐血衄血之患。后贤诸多谬解，甚不可取。治霍乱之语，谅为后人所添，可删。清代·柯琴云："勿以断简残文尊为圣经，而曲护其说，以遗祸后人也。"（《伤寒论注》卷二《泻心汤症》）诚为达观之论。

关上脉浮并非表证，乃热毒壅盛于中上之征。浮为阳邪，浮主在上，关为中焦，寸为上焦，因邪偏于胃，故关上浮也。痞为气格，阳气痞塞，郁生上热，其脉因浮，是阳格于阴之上，阴凝于阳之下，两相阻而不相合也。

大黄、黄连、黄芩三药组合原本古方，《千金》《外台》《局方》均有转载，称三黄汤（散、丸），元·王好古《医垒元戎》名"伊尹三黄汤"，可见其古旧陈年。所治者，三焦积热，目肿鼻痛，心烦口疮，不食腹胀，尿赤便秘，痱疹疮痍，黄疸痔瘘，寒热便血等，非限于心下痞及吐血衄血。仲景所用，在苦寒折上中二焦之积热，热消积散，则痞除血止耳。既然着力在中上焦，芩、连足矣，缘何君大黄？盖用以泄热，非以荡实，虽曰泻心，实泻血中伏火也。元·朱震亨云："苦寒而善泄。仲景用之以心气不足而吐衄者，名曰泻心汤，正是因少阴经不足，本经之阳亢甚无辅，以致血妄行飞越，故用大黄泄去亢甚之火，使之平和，则血归经而自安。"（《本草衍义补遗》）用大黄亦非尽求下走焉，欲使上行，须资酒制，酒浸达巅顶上，酒洗至胃脘中。虽皆苦寒泄热，与黄连颇异。明代·吴有性最明："黄连苦而性滞，寒而气燥，与大黄均为寒药，大黄走而不守，黄连守而不走，一燥一润，一通一塞，相去甚远。"（《温疫论》卷上《妄投寒凉药论》）正因走守不一，通塞有别，方可配合有度，收放自若耳。合以黄芩，长于清胆行相火，三物协作，积热无可留滞。最妙者在制剂法：以沸汤渍药绞汁，取气而不取味，既免药过病所，又增泄痞之力，扬长避短，增功免弊耳。

附子泻心汤

大黄（二两）、黄连（一两）、黄芩（一两）、附子（炮，去皮，破，别煮取汁，一枚）。上四味，切三味，以麻沸汤二升渍之，须臾绞去滓，内附子汁，分温再服。【155】

附子泻心汤以三黄汤增附子一枚，服法同。《伤寒论》用治"心下痞，而复恶寒，汗出者"（156条），恶寒而汗出，表阳不固之征也。阳热郁于内，真气不外达，营气失和，致有斯症。或为寒热之痞，下焦阳虚有寒，阳不温表，故恶寒；阳不摄阴，故汗出。由中气隔阻，上乃心胃之热，下是肾气之寒焉。是以元·王好古云："其人病身热而烦躁不宁，大小便自利，其脉浮洪而无力，按之全无。"（《此事难知》卷上《少阴证》）诸家所释或为表虚，或为下寒，所言皆有据。清代·舒诏云："此治上热下寒之证，确乎有理。三黄略浸，即绞去滓，但取轻清之气，以去上焦之热；附子煮取浓汁，以治下焦之寒，是上用凉而下用温，上行泻而下行补，泻取轻而补取重。制度之妙，全在神明运用之中。是必阳热结于上，阴寒结于下，用之乃为的对。"（《伤寒集注》卷二《太阳中篇》）四药配伍，寒热异其气，生熟异其性，药同行而功各异，共奏泻热消痞，扶阳固表之功。

然三黄加附子未尝不为反佐，因痞证多发于阴，呈上实下虚、外实内虚之象者最多，加少量辛温，可固守本气。三黄泻心组方偏于一极，过于苦寒，以温内之药接引之，则阳气易趋下潜矣，颇合药理太极耳。清代·汪昂云："大抵诸痞皆热，故攻之

多寒剂。此加附子，恐三黄重损其阳，非补虚也。"（《医方集解·泻火之剂》）

阳明盛热积郁不散，必然侵及营血，入犯厥阴之界，撼摇风木，动风出血于是屡见，热清即可宁血，三黄泻心治血热出血之为良方，愚常用治青春期崩漏，对口鼻出血亦有佳效。

【鼻洪案】苏仔，9岁。反复鼻出血半年，甚则一周数次，少则数滴，多则淅沥难止。两月前诊为鼻黏膜肥厚曾行激光烧灼治疗无效。现衄血几乎两日一行，常十余分钟方止。自觉无明显不适，偶有鼻塞感。形瘦便干，舌红苔少。犀角地黄汤合泻白散治疗十天，未效。寸滑，舌尖红，苔薄腻。按阳明积热治。附子泻心汤加味：熟大黄5g，生大黄5g，黄连5g，黄芩10g，姜黄5g，牛膝5g，茜草10g，制熟附子5g。另煎液加蜂蜜15ml。一周内仅出血一次，量中等。续治2周，鼻衄偶作不甚。

黄连解毒汤

黄连（三两），黄柏、黄芩（各二两），栀子（十四枚）。水六升，煎取二升，分再服，治烦呕不得眠。（《肘后备急方》卷二《治伤寒时气温病方》）

此汤相传为西汉·太仓公（淳于意）火剂，晋代·葛洪《肘后备急方》首载，唐·崔知悌《崔氏方》定名。是方清解之力最负盛名，且衍生方众多，如金·刘完素大金花丸、元代·罗天益既济解毒汤、明代·陶华三黄石膏汤等，治一切火热，表里俱盛，狂躁烦心，口燥咽干，大热干呕，错语不眠，吐血衄血，热甚发斑，疮疡疔毒，舌红苔黄，脉数有力。然苦寒过胜，非急大热重之证而体壮健硕者，不敢轻用。

是方治证乃气热之最盛者，三焦积热，邪火妄行，上下充斥，表里如灼。壮火食气，热耗精血，阴分大伤，已有入犯少阴厥阴之势：火毒炽盛，上扰神明，则烦狂谵语；血为热迫，随火上逆，则为吐衄；热伤络脉，血溢肌肤，则为发斑；热壅肌肉，腐损血气，则为痈疔。治惟大苦大寒，三焦统治，大降其火，以消焚烈，非缓剂可以了事者也，故用黄芩泻上焦，黄连泻中焦，黄柏泻下焦，栀子通泻三焦之火。四药合用，苦寒直折，火邪去而热毒解，壮火降而阴液升，清其亢甚之火，救其欲绝之水，气复津回，三焦皆受益矣。

气热之毒壅盛，又易动血伤神，故加味法甚多，所治自有独效。便秘下痢，加大黄以泻下实热；吐衄发斑，加水牛角、生地、丹皮以清热凉血；身目黄疸，加茵陈、大黄，以清热祛湿；疗疮肿毒，加蒲公英、银花、连翘，以清热解毒。明代·陈实功加连翘、甘草、牛蒡、灯心，以凉心透毒，治疗疔毒入心。

《正宗》黄连解毒汤

治疗毒入心，内热口干，烦闷恍惚，脉实者宜用。黄连、黄芩、黄柏、山栀、连翘、甘草、牛蒡子各等分。水二钟，灯心二十根，煎八分，不拘时服。（《外科正宗》卷二《疔毒门》）

金·张子和曾以黄连解毒汤合盐愈一妇喜笑不休，盖神有余者，笑不休，心火是也，即膻中阳明火热犯于少厥之象焉（参《儒门事亲》）。后贤更有发挥："黄连解毒汤加半夏、竹沥、姜汁服，能治喜笑不休，极效。"（《外科正宗》卷五十《喜笑不休》）以增化痰醒窍之力也。

【脓疱疮案】 许囡，4岁。病起十天，头面胸背广泛生疮数枚，小如绿豆，大若杏核，部分破溃，脓水淋漓，痛痒烦躁，夜不安寐，大便2日未行。曾内外使用抗生素一周不效。舌干红，少苔、薄黄，两脉滑数。《正宗》黄连解毒汤加味。黄连3g，栀子5g，黄芩5g，熟大黄5g，黄柏5g，连翘5g，银花5g，牛蒡5g，玄参10g，沙参10g，甘草5g。3剂后疮毒大减，脓水已干，续服一周，诸症消。

清瘟败毒饮

治一切火热，表里俱盛，狂躁烦心，口干咽痛，大热干呕，错语不眠，吐血衄血，热盛发斑。生石膏（大剂六两至八两，中剂二两至四两，小剂八钱至一两二钱）、小生地（大剂六钱至一两，中剂三钱至五钱，小剂二钱至四钱）、乌犀角（大剂六钱至八钱，中剂三钱至四钱，小剂二钱至四钱）、真川连（大剂六钱至四钱，中剂二钱至四钱，小剂一钱至一钱半）、生栀子、桔梗、黄芩、知母、赤芍、玄参、连翘、竹叶、甘草、丹皮。疫证初起，恶寒发热，头痛如劈，烦躁谵妄，身热肢冷，舌刺唇焦，上呕下泄。六脉沉细而数，即用大剂；沉而数者，用中剂；浮大而数者，用小剂。此内化外解、浊降清升之法，治一得一，治十得十。（《疫疹一得》卷下《疫疹诸方》）

是乃清代·余霖为热疫创制，竟成气血两清、清透并用之大方，二百余年来备证其效，大受赞赏。其所治证，几与黄连解毒汤相同，然选药则非尽苦寒也。余师愚云："疫症乃胃受外来之淫热。"（《疫疹一得》卷上《论疫疹因乎气运》）阳明热盛，火毒内郁，流衍诸经，并致阴液大亏，气血两燔，是以合白虎汤、犀角地黄汤、黄连解毒汤、银翘汤四方加减，外透郁热，内凉气血，既有透热转气之功，又行凉血止血之职。就治气言，石膏与黄连并重，直入胃经，退其淫热，合栀子、黄芩、知母，甘寒与苦寒同用，散热与降火兼施；就治血言，有犀角、生地、丹皮、赤芍、玄参，和营凉血，保其津液，既缓阳明之燥，又撤厥阴之火；就透热言，有桔梗、连翘、竹叶，疏散表气之郁，导引邪毒外达；甘草既助解毒，复和中气。余氏自注，则从五脏入手，亦可自圆其说："重用石膏直入胃经，使其敷布于十二经，退其淫热；佐以黄连、犀角、黄芩泄心、肺火于上焦，丹皮、栀子、赤芍泄肝经之火，连翘、玄参解散浮游之火，生地、知母抑阳扶阴，泄其亢甚之火，而救欲绝之水，桔梗、竹叶载药上行；使以甘草和胃也。此皆大寒解毒之剂，故重用石膏，先平甚者，而诸经之火自无不安矣。"（《疫疹一得》卷下《疫疹诸方》）或清或降或透，皆治热之法；去热者可保阴，救津者可去热，皆相辅而相成矣。是方之大剂，石膏用至八两，黄连用至六钱，乃去大毒之良举焉，非大实之体，焉可妄投？

凡大热大毒之疾，气热极盛，血热已起者，施以本方，多有良效。愚曾以此方加减治疗数例真性红细胞增多症。

【真性红细胞增多症案】 吴男，46 岁，工人。2 年前因反复痛风发作诊断为真性红细胞增多症，多方医疗效差，血常规未复，加重 1 个月。现血检：WBC 14.2×10^9/L；RBC 9.6×10^{12}/L；Hb 210g/L；HCT（红细胞压积）99％；PLT 560×10^9/L。午后低热为 37.3～38℃，口渴烦躁，全身烘热，面部、前胸皮肤紫红，大便偏干，小便赤涩，耳鸣头晕。体胖，精神可。两脉关上滑数，尺脉弦，舌暗红苔中腻薄黄。气热为主，阳明火旺，兼有厥阴血毒。清瘟败毒饮化裁。生石膏 60g，川黄连 15g，黄芩 15g，栀子 10g，水牛角 40g（先煎），生地 20g，知母 15g，赤芍 15g，玄参 15g，连翘 10g，竹叶 10g，甘草 10g，丹皮 20g，熟附子 5g。服药 2 周后低热已退，诸症减轻，血常规略有改善。上方加减，间以沙参麦冬汤合知柏地黄汤交替施用，前后治疗半年，其间未服其他药物，症状缓解。复查血常规：WBC 11.9×10^9/L；RBC 6.1×10^{12}/L；Hb 175g/L；HCT（红细胞压积）51％；PLT 360×10^9/L。

普济消毒饮子

黄芩（君）、黄连（各半两，君），人参（三钱），橘红（去白，臣）、玄参（臣）、生甘草（各二钱，臣），连翘、鼠黏子、板蓝根、马勃（各一钱），白僵蚕（炒，七分），升麻（七分），柴胡（二钱），桔梗（二钱）。上件为细末，服饵如前法，或加防风、薄荷、川芎、当归身。哎咀，如麻豆大，每服秤五钱，水二盏，煎至一盏，去滓，稍热，时时服之。（《东垣试效方》卷九《杂方门》）

金·泰和二年（1202）四月，"民多疫症，初觉憎寒体重，次传头面肿盛，目不能开，上喘，咽喉不利，舌干口燥，俗云大头天行，亲戚不相访问，如染之多不救"。李杲以为："此邪热客于心肺之间，上攻头目而为肿盛。"因制此方，活者甚众。元·王好古云："大头病者，虽在身半以上，热伏于经，以感天地四时非节瘟疫之气所著，以成此疾。至于溃裂脓出，而又染他人，所以谓之疫疠也。大抵足阳明邪热太甚，实资少阳相火为之炽，多在少阳，或在阳明，甚则逆传。"（《医学纲目》卷十五《头风痛》引）夫疫者，乃天地疠气，染而成病也，其状相同，甚则一方皆染，若役使然。疫病种种，总不离乖戾恶毒之气，此证之大头瘟病，其邪客于上焦可知，风热疫毒上攻头面，气血壅滞，则头面红肿热痛，目不能开；温毒壅滞肺咽，则咽喉肿痛，上气喘促；里热炽盛，津液被灼，则口渴舌燥；初起时毒侵表，卫阳被郁，则恶寒发热；可见舌苔黄燥，脉数有力等里热炽盛之象。

此风热疫毒，壅于上焦，干犯三阳，发于头面。总以散邪退热消毒为主，大抵治法不宜峻攻，攻则邪气不去，反伤其正。郁宜发、热宜清、燥宜润、火宜降，故重用黄连、黄芩降泻三经热毒，为君。牛蒡子、连翘、薄荷、僵蚕辛凉解散风热，为臣。甘草、玄参、马勃、板蓝根解毒养阴利咽；陈皮疏壅散结化痰；人参补虚助正，为佐。升麻、柴胡行发三阳经气；桔梗施为舟楫，载药上行，为使。后世或有去人参，加大黄者，亦因症而移焉。诸药配伍，升降相因，共成治火典范之作，无怪乎一行于世，历代施用，累试神效，叹曰天方。凡头面颈项火毒之证，若丹毒、瘰疬、疮疹、痄腮、牙宣、耳疖、赤眼等，但凡初起，化裁而用，皆获良验。

【鼻痛案】周妇，38 岁，职员。鼻周焮热，鼻塞肿痛一周。有慢性鼻窦炎史多年，近周突起红肿如前，鼻窒张口呼吸，鼻内红肿热痛，涕少黄白，低热，体温 38.1℃，血常规中性粒细胞略高。CT：右侧上颌窦及右筛窦炎症，右侧上颌窦口堵塞，右侧额窦气化不良，左侧上颌窦黏膜下囊肿；左侧下鼻甲肥大。用抗生素治疗 2 天病势反增重。舌红苔薄少略黄。因视频遥诊无脉征。按热毒郁滞阳明论治。普济消毒饮化裁。牛蒡子 15g，黄芩 15g，黄连 5g，生甘草 15g，桔梗 15g，板蓝根 20g，马勃 5g，连翘 10g，玄参 10g，柴胡 10g，陈皮 10g，薄荷 5g，麻黄 10g，辛夷花 15g，苍耳子 15g。一剂后即来短信：已明显好转。5 剂得愈。

附方

三黄解毒汤

治内外诸邪热毒，痛肿疮疖，筋脉拘挛，咬牙惊悸，一切热毒并五淋便浊、痔漏。黑丑（四两），滑石（四两），大黄、黄芩、黄连、栀子（各二两）。上为末，滴水丸，如梧桐子大。每服四十九，温水送下。（《万病回春》卷二《火证》）

八、苦降辛开

小陷胸汤

黄连（一两）、半夏（洗，半升）、栝楼实（大者一枚）。上三味，以水六升，先煮栝楼，取三升，去滓；内诸药，煮取二升，去滓，分温三服。【138】

仲景曰："小结胸病，正在心下，按之则痛，脉浮滑者，小陷胸汤主之。"（138 条）结胸有大小，大言其深重位广，小言其浅轻位窄。此阳发之病，太阳之邪从阳经陷入，自表传里，必先自胸膈，以次循胸胁入胃；或邪尚在表，由误行早下，邪气乘虚结于心下，鞕满而痛，是以离表颇近。小结胸者，邪入未深，病势尚缓，病位局限之证也。

清代·张志聪云："脉浮滑者，热在里之经络也。邪虽里结，而经气外通，故浮滑也。"（《伤寒论宗印》卷四《辨太阳病》）本汤证乃太阳、阳明过渡之病机，位处胸胃之分，中上二焦兼病，痰热阻滞，实邪搏阳，病已入里，阳明主位，则见阳明病脉，故主象浮滑，右关上为常见显位。明代·喻昌云："心下鞕满，邪聚阳明之膈，正兼太阳也。"（《尚论篇伤寒论注》卷二《阳明经上篇》）主症在"结"，亦阳明特征，痰热结滞心下，即膈之上下，故以胸膈、上脘硬满而痛，按之加重为主症。病位尚有上下偏颇，偏上者损辛金，常有咳嗽痰涎，胸满气喘等；偏下者伤戊土，恒伴呕吐不食，脘胀便结等。

《素问·阴阳别论篇》曰："三阳结，谓之膈。"三阳，太阳也。今太阳失开，正阳不潜，水气不散，阻于心下，邪热反聚，则阳明过阖。阳结则必犯阳明，而成结胸，是亦"膈"之由来，太阳阳明合病矣。小结胸汤，辛温开解太阳，苦寒清降阳明，通达膈脘气道，使阴阳相通，天地交感耳。清代·何炳元云："辛润以达之，苦寒以降之，清淡以泄之，使湿热浊邪无地自容，其闭自开。"（《重订广温热论》卷一《论温热伏气与新感不同》）方以半夏疏经络之结，黄连解心下之热，栝楼延蔓似络，性寒凉而实下行，导心下脉络之结热从下而降也。三药鼎峙，各司其职，有主、有副、有佐，成其沟通水火之力剂，堪当奇方之模范焉。仲圣之高妙，无由不击节叹服哉！

凡湿温痰热结于胸胃，痞塞满痛，咳逆气喘，呕呃不食，施以此方，起效颇速。

【浆乳案】卢妇，38 岁，商人。半年前左乳结块肿痛并化脓溃破，经外科清创等缓解，结肿未消，反复不愈，肿痛时起，三周前加剧，结块红肿灌脓，切开引流并抗炎治疗 2 周，病势未缓。体肥，BMI 26.3，烦躁，舌边尖红，舌中苔腻厚色略黄，寸脉浮滑，关脉弦。左乳房乳头塌陷，上外侧结块红肿，面积约 35mm×50mm，压痛。1 点距乳头 2cm 处一溃口，引流条深入约 4cm，外渗脓血。阳明热滞，厥阴血毒，痰瘀内结。疏化瘀热为治。瓜蒌仁 15g，瓜蒌皮 15g，天花粉 15g，黄连 10g，法半夏 15g，当归 15g，甘草 10g，制乳香 10g，制没药 10g，皂角刺 15g，柴胡 10g，蒲公英 20g。7 剂。药滓加酒外敷。二诊肿痛减半，溃口已无渗血，引流深度减少 1cm。精神大好。效不更方，前方续用 10 剂。三诊红热全消，结块减至 35mm×30mm，压痛大减。引流减至 1cm。依上方加减，两周后溃口愈合。后原方合升降散续治 1 个月，肿块全消而愈，半年内未复发。

半夏泻心汤

半夏（洗，半升），黄芩、干姜、人参、甘草（炙，各三两），黄连（一两），大枣（擘，十二枚）。上七味，以水一斗，煮取六升，去滓；再煎取三升，温服一升，日三服。【149】

生姜泻心汤

生姜（切，四两），甘草（炙，三两），人参（三两），干姜（一两），黄芩（三两），半夏（洗，半升），黄连（一两），大枣（擘，十二枚）。上八味，以水一斗，煮取六升，去滓，再煎取三升。温服一升，日三服。【157】

甘草泻心汤

甘草（炙，四两）、黄芩（三两）、干姜（三两）、半夏（洗，半升）、大枣（擘，十二枚）、黄连（一两）、人参（三两）。上六味，以水一斗，煮取六升，去滓；再煎取三升。温服一升，日三服。【158】

《金匮》甘草泻心汤方：甘草（四两）、黄芩（三两）、人参（三两）、干姜（三两）、黄连（一两）、大枣（十二枚）、半夏半升。右七味，水一斗，煮取六升，去滓

再煎，取三升，温服一升，日三服。（《金匮要略·百合狐惑阴阳毒病脉证并治》）

甘草泻心汤原书无人参，方后附北宋·林亿按："今详泻心以疗痞，痞气因发阴而生，是半夏、生姜、甘草泻心三方，皆本于理中也，其方必各有人参，今甘草泻心中无者，脱落之也。"今遵此补正。

三泻心汤实同体而别名，用药仅小作变更，半夏泻心汤中甘草用量略增，即甘草泻心汤；干姜用量稍减，再加生姜，即生姜泻心汤。三方均治痞，伴发症状稍异。半夏泻心汤证有"但满而不痛者，此为痞"（149 条），"呕而肠鸣，心下痞者"（《金匮·呕吐哕下利病脉证并治》）；生姜泻心汤证有"胃中不和，心下痞鞕，干噫食臭，胁下有水气，腹中雷鸣，下利者"（157 条），甘草泻心汤证有"下利日数十行，谷不化，腹中雷鸣，心下痞鞕而满，干呕，心烦不得安"（158 条）。皆上阳下阴，中焦滞塞，气机逆乱，升降不衡之证也。

《素问·五脏生成篇》曰："腹满膜胀，支膈胠胁，下厥上冒，过在足太阴、阳明。"阴伏阳蓄，气血不运成痞，太阴、阳明皆可致病。阳明从中气常湿化，太阴从本气恒湿化，两经之承气分别相火、风木，皆易郁而热化。阳明过阖，燥金失肃而生湿；太阴失开，水湿内阻而蕴热，两相裹挟，聚于心下，中气隔窒，痞满斯成。阳明不降，胃气上逆，则呕吐呃噫，心烦欠安；太阴失升，水谷不化，则下利肠鸣，胁下水气。是以三泻心汤证乃阳明太阴合病之湿热证焉。

仲景理中有寒热两法，一以扶阳，一以益阴。泻热以护阴，泻阳明也；散寒以扶阳，益太阴耳，三泻心汤集二法于一身，任在黄连、半夏、干姜三味。黄连，苦降阳明之主药。金·张元素曰："黄连气寒味苦，泻心火，除脾胃中湿热，治烦躁恶心，郁热在中焦，兀兀欲吐，心下痞满必用药也。"（《医学启源》卷下《用药备旨》）黄连泻心者，泻心膈之结阳，泻阳明之气壅，泻胃肠之积热也。可见苦降乃"泻心"立基之法，实证"泻心"乃泻膈胃之热也。积阳中阻，散之不得，惟苦泄得去，不惟去热，且导阳热下潜以散阴水之积，即如清代·魏荔彤所云："驱泻而降沉下之阴，即引道而俾浮上之阳下济也。《易》所谓天道下济而光明也。"（《伤寒论本义》卷二《太阳病中篇》）半夏辛温通阳，上引清气；苦平降逆，燥降湿浊。清升浊降，郁开液布，此发地之阳气，即开太阴之机也。连夏相伍，辛开苦降，疗湿热之标配焉。干姜辛热，温中升阳，开宣寒痞，既助半夏化水，又缓连芩苦伐。金·李杲曰："干姜辛热，于土中泻水。"（《内外伤辨惑论》卷下《四时用药加减法》）主治结滞水毒也。阴水积滞，沉痼难解，当借干姜之辛温通阳之功，方可消散。即或湿热之证，少少用之，亦可借力，清代·叶天士治湿热中阻，时或加之，洵有其理耳。黄芩寒降相火，苦燥湿热，大助黄连之力；人参、甘草，甘温补中，健运枢机；大枣脾果，甘润和阴，协姜、夏守中，诸药上下贯通，一气呵成，成就治痞之集大成者也。膈下水气留聚，气逆上冲者，减干姜之温升，加生姜以散水平冲，则成生姜泻心汤；下后中气虚陷，痞硬更甚者，加重甘草以固镇中土，是为甘草泻心汤。

甘草泻心汤又治狐惑病："状如伤寒，嘿嘿欲眠，目不得闭，卧起不安，蚀于喉为惑，蚀于阴为狐，不欲饮食，恶闻食臭，其面目乍赤、乍黑、乍白。蚀于上部则声喝（一作嗄）。"（同上）此亦湿热之证。元·朱丹溪曰："湿热之生，脏腑虚则侵蚀。腹内热，肠胃虚，虫行求食。上唇有疮曰惑，虫食其脏；下有疮曰狐，虫蚀其肛。"（《症因脉治》卷下《虫》）乃邪浊久停，壅郁生热，腐蚀气血气致耳。是方甘草乃生用，正以其解毒焉，自与炙用补中有别，余法与半夏泻心汤无异矣。

三泻心汤所用极广，依愚经验，凡病位阳明太阴（脐上至面颅），湿热痰毒之证，皆可化裁而施，得效常过所望。对脘痛、呕吐、腹泻、黄疸、便秘等收效尤速。

【痢疾案】苏仔，5 岁。2 个月前饮食不洁致发热便脓血，住院治疗后缓解，现大便日行三五次，有黏液夹鲜血，量不多，便前小腹痛，纳差不食，食则作呕，体重锐减数公斤。形瘦神倦，面黄腹大，舌红苔中腻厚，三脉细缓，关脉小弦。胃气大伤，湿热积滞。甘草泻心汤化裁。炙甘草 10g，生甘草 10g，黄连 5g，黄芩 5g，熟大黄 5g，姜半夏 5g，党参 20g，炒白术 10g，干姜 5g，大枣 10g，砂仁 5g。首两日泻下较多积便，腹胀减，不吐可食。3 天后，便日 2 次，脓血大减，去大黄，续服 5 天，便血即止。以香砂养胃丸调治两周而愈。

【腔梗案】彭男，56 岁，经理。三个月前突起晕眩，诊为左侧内囊及丘脑腔梗，行降压、抗凝等治疗乏效。现头晕阵作，头痛隐隐，胸闷欲吐，视物不清，纳呆，脘胀，烦躁不眠，右肢乏力。寸脉弦滑，舌尖红，苔中腻厚。化湿热以降风火。半夏泻心汤化裁。胆南星 15g，半夏 15g，黄连 10g，黄芩 15g，天麻 15g，甘草 10g，炒白术 10g，干姜 5g，党参 15g，大枣 10g，地龙 10g，蜈蚣 1 条。5 剂后眩晕减半，入夜安寐，精神大好，信心倍增，舌苔腻白，寸脉弦，效不更方。又进十剂，已不晕眩。温胆汤合天麻钩藤饮善后。

黄连汤

黄连（三两）、甘草（炙，三两）、干姜（三两）、桂枝（去皮，三两）、人参（二两）、半夏（洗，半升）、大枣（擘，十二枚）。上七味，以水一斗，煮取六升；去滓，温服。昼三夜二。【173】

半夏泻心汤去黄芩加桂枝，即是本方，治"伤寒，胸中有热，胃中有邪气，腹中痛，欲呕吐者"。此邪气传里，阴阳不交，而为下寒上热之证。阴不得升为下寒，故腹中痛；阳不得降为上热，故欲呕吐也。上热泄之以苦，下寒散之以辛，连、夏、姜之所用同，加桂枝升降阴阳之气。因下寒，故去黄芩。与小柴胡相较，同一和法，有横直之异也。桂枝之用要在和内外上下，而非或注所云兼表证也。然重用黄连至三两，冠名黄连，以为君药，寒热对峙已颇坚拒，将成水火，此乃证之机要也。

【痛泻案】肖男，36 岁，教师。胃痛腹泻并作 5 年。慢性胃窦炎及溃疡性结肠炎多年，饮食稍有不慎即胃脘作痛并发腹泻，偏寒偏热食品皆不可沾，尝之必作，脘痛绵绵而便泻稀便日五至八次，以至食谱甚窄，挑食严苛。形瘦面黄，气力虚惫，食欲欠振，肠鸣辘辘。舌红苔薄，寸浮关弦尺细。寒热不均，阳明太阴病，黄连汤合痛泻要方化裁。黄连 15g，干姜 15g，桂枝 10g，肉桂 5g，党参 20g，姜半夏 15g，大枣 15g，陈皮 10g，白芍 10g，防风 10g，炙甘草 10g，木香 10g（后下）。2 周后自觉可，食量渐长，肠鸣减少，脉力亦增。守方共治 3 个月，食谱已扩，旧疾未复，渐至海鲜、烧鹅、荔枝、嫩姜等亦可食用，面色红润，体重增加。

附方

枳实消痞丸（一名失笑丸）

治右关脉弦，心下虚痞，恶食懒倦，开胃进饮食。干生姜（一钱），炙甘草、麦蘖面、白茯苓、白术（各二钱），半夏曲、人参（各三钱），厚朴（四钱炙），枳实、黄连（各三钱）。上为细末，汤浸。饼为丸，梧桐子大，每服五七十丸，白汤下，食远服。(《兰室秘藏》卷上《心腹痞闷门》)

九、苦寒通降

大承气汤

大黄（酒洗，四两）、厚朴（炙，去皮，半斤）、枳实（炙，五枚）、芒硝（三合）。上四味，以水一斗，先煮二物，取五升，去滓；内大黄，更煮取二升，去滓；内芒硝，更上微火一两沸，分温再服。得下，余勿服。【208】

小承气汤

大黄（酒洗，四两）、厚朴（去皮，炙，二两）、枳实（大者，炙，三枚）。上三味，以水四升，煮取一升二合，去滓，分温二服。初服汤当更衣，不尔者尽饮之；若更衣者，勿服之。【208】

调胃承气汤

大黄（去皮，清酒洗，四两）、甘草（炙，二两）、芒硝（半升）。上三味，以水三升，煮取一升，去滓，内芒硝，更上火微煮令沸，少少温服之。【70】

三承气汤证之述居《伤寒论》重中之重，397 条竟达 33 条之巨，《金匮要略》亦占 12 条，仲景缘何倾力如此其甚？要知，古人疗热救急，无非汗吐下而已，汗吐治上外，中下惟攻泻，施用岂可失谨？邪聚必攻，攻必伤正，稍有不慎，即成坏病，演成死证。遍观整部《伤寒论》，可谓一通救偏文，误治滥下何其多耳？医圣或观望侍机，或小试浅用，或斟酌优选，邪毒已然深化，正气未有不虚，邪结不可不下，正伤惟恐大下，迟回审谛，谆复二者之间，权宜而求善治，苦心婆意，何其郑重乃尔！

阳明病至此，胃家真实是也。白虎汤证仅气热盛而未实积，津伤亦浅，承气汤证热既亢而津大创，燥结内聚，本虚标实耳。然轻重有别，浅深不一，证可三分。

大承气汤证最重，口燥咽干，汗出不恶寒，身重，心下痛，不能食，腹满痛，不大便，大便硬，短气而喘，日晡所潮热，懊侬而烦，惕而不安，谵语、独语不识人，如见鬼状；循衣摸床，目中不了了，睛不和，直视，自利清水纯青，或痉病口噤，卧不着席，脚挛急，齘齿。其脉或迟或弦或滑，或迟滑，或滑数，或寸口浮大按之涩，尺中微涩。岂止明代·陶华所云"痞、满、燥、实俱全"（《伤寒六书》卷一《治伤寒用药大略》）！不惟气热大盛，燥结内聚，邪或已入犯少阴厥阴，伤及营血，乱神动风之象彰显矣。

调胃承气汤证稍轻，蒸蒸发热，不恶寒或微恶寒，自汗出，小便数，郁郁微烦或烦躁，咽中干，嗢嗢欲吐而胸中痛，腹胀满，谵语，小便利，大便硬，时反溏。其阴脉微或尺脉实或脉调和。陶氏所云"有燥、实、坚三证"。

小承气汤证更轻，发潮热，多汗，微烦，哕，心下硬，小便数，腹大满不通，不大便，或下利，谵语。其脉滑而疾或脉弱。陶氏云：具"痞、实"二证。

仲景有三阳明之述："太阳阳明者，脾约是也；正阳阳明者，胃家实是也；少阳阳明者，发汗利小便已，胃中燥烦实，大便难是也。"（《伤寒论·辨阳明病》），指示其证之由来也。清代·莫枚士则云："三承气分主三阳明。"（《经方例释·上·大承气汤》）即大承气乃正阳阳明之专方，小承气乃太阳阳明之专方，调胃承气乃少阳阳明之专方也。以此厘定三承气证，未免穿凿僵化，临证不易操作。陶氏之分析亦不过以药测证，难成准则（注：两说皆发端于元·王好古《此事难知》，说法略异）。以愚陋见，三承气只一承气：大承气汤而已，余二承气仅其试备加减方，大可不必如此"理"化其制，名目琐碎，反致繁复难明。细察篇中用辞：凡说大承气汤，为"下之""攻里""攻之""急下之""当下之""可下之"；语及小承气，作"和之""和之愈""微和胃气""微和之，令小安"；言调胃承气，仅"当和胃气"一句，竟若狂风骤雨与微风细霖之差别。由此而观，大承气乃攻坚击锐之大将，攻城拔寨非其莫属，小、调承气仅偏裨副将罢了，佯攻探营，击扰打援可矣。

承气者，使正气舒顺，是以名焉。邪热已至气之深层，伤营动血矣。燥气为病，胃气不降，邪实内聚，急当攻其坚锐，荡其结阻，则正气可承，阴液可复，气血可救，大承气汤正缘此而制矣。大黄苦寒，味极厚，阴也，降也，有推墙倒壁之功。元·王好古云："性走而不守，泻诸实热不通，下大便，涤荡肠胃间热。"（《汤液本草》卷四《草部》）入血分，荡涤瘀留结热之实邪，长驱直下，所谓用之以逐热邪，非下糟粕也。诸贤有释用大承气以便下为度，则仲景用治下利又作何解？酒洗也好，后下亦罢，无非制其过沉之性，领上热下泄耳。它药可缺，此为君药，不可或缺。芒硝气寒味咸，咸能软坚，苦能下泄，走血而润下，泄除三焦肠胃实热，折抑火邪之药，助力大黄，则撤热攻坚之力大增。以辛温下气之厚朴为佐，破气泄满之枳实为使，盖血无气药则不走，气无血药则妄游焉。四药组合，破力极强，然非大实大满，不可轻投，恐有寒中、结胸、痞气，脱阳竭阴之变。于是有小、缓之制焉。

小承气汤去芒硝，减枳、朴用量，以弱其力，则成大承气探营之方，探积热之浅深有无，寻攻击之时机力度耳，腹中有转气者，才可攻之。调胃承气则去枳、朴而加甘草，轻其攻窜之力，泄下之功大减，和解之能大增。细观此方所治，与大承气相较，除动风发狂外，均有涵盖，程度轻缓而已，并非后贤所云大者通治三焦，小者治在上焦，调者偏于中焦矣。此视点尚郁于三承气仅是泻下之方，而非阳明通降之要剂耳。识承气汤之功，明代·喻昌视野最阔："阳热至极，阴血立至消亡，即小小下之，尚不足以胜其阳救其阴，故取用大下之方，以承领其一线之阴气，阴气不尽为阳热所劫，因而得生者多矣。"（《医门法律》卷四《热湿暑三气门》）迅扫外邪，承领元气，惟大承气可担此重任；小承气者，小其制也；调胃承气者，缓其制也，别无深意。

三承气之用治热证，效用颇大，于高热之治，尤为出色。

【潮热案】艾童，3岁，吉林四平人。流感高热3天，每日下午4时许发热至近40℃，须服大量退热药数小时后方退。一年前肺炎高热不退曾求治得愈，故遥告求方。食少略咳，咽红鼻塞，精神可，面赤舌红，苔薄白。予银翘散合小柴胡汤化裁，2天后来视频，云药后热退，退而复热，未见好转，今高热时有谵语，大便2日未行。面红神倦，舌红干。大承气证焉。生大黄5g，熟大黄5g，芒硝5g（冲），枳壳5g，厚朴5g，玄参10g，麦冬10g，葛根10g，牛蒡子5g，生甘草5g。一剂而热退未作，两剂而病定。经方之验，多出人意表。

【高热腹痛案】栾男，31岁，工人。发热一周，正午热渐起，持续3~4小时始减，最高时达39.2℃，无恶寒，伴上腹痛，脘胀不能食，大便稀水，无粪渣，查血常规WBC 16.3×10^9/L，中性粒细胞78%，血清淀粉酶380U/L，诊断为急性胰腺炎可能，住院治疗，西药治疗3天无效。发热复痛如前，偶便少量稀水，尿少而黄，上脘疼痛，按之增剧。舌干红少苔薄黄，右关脉弦数，左寸关滑数。阳明燥结，阴分已伤。大承气汤加味。酒大黄20g，芒硝15g（冲），枳实15g，厚朴15g，玄参20g，麦冬20g，石膏30g，知母10g，栀子10g，槟榔10g，制乳香10g，甘草10g。1剂后泻下积粪多枚，腹痛大减，身热亦退。次日身热不高，腹痛隐隐，续服一剂，痛热皆止。复查血常规明显改善。投以小柴胡汤合黄连解毒汤3剂而愈。

厚朴三物汤

厚朴（八两）、大黄（四两）、枳实（五枚）。上三味，以水一斗二升，先煮二味，取五升，内大黄，煮取三升，温服一升，以利为度。（《金匮要略·腹满寒疝宿食病脉证治》）

厚朴大黄汤

厚朴（一尺）、大黄（六两）、枳实（四枚）。上三味，以水五升，煮取二升，分温再服。（《金匮要略·痰饮咳嗽病脉证并治》）

此两方皆由小承气汤之组成。厚朴三物汤大黄量同小承气汤，厚朴三倍，枳实增二枚，治腹"痛而闭者"。厚朴大黄汤较之小承气增大黄量，厚朴、枳实略减，治

"支饮胸满者"。三药相同，剂量组合一变，所治因异，虽皆泻下之剂，由气而病者，所增气药，由积为患者，泄药加量，潜心体认，方知古人遣药灵动之妙。证有迟速，轻重不等，药有多寡，务在临时斟酌，所定分两，大约而已，亦其意也。

痛而闭，六腑之气不行矣。痛多不足，闭多有余，此痛而闭者，但责邪壅气滞为实也，必先腑脏气通，通则不痛也。故重用厚朴，有勇往直前之势也。清代·尤怡云："厚朴三物汤，与小承气同，但承气意在荡实，故君大黄，三物意在行气，故君厚朴。"（《金匮要略心典》卷中《腹满寒疝宿食病脉证并治》）厚朴苦温，苦能下气，故泄实满；温能益气，故散湿满。金·张元素云："结者散之，乃神药也。"（《医学启源》卷下《用药备旨》）于气滞湿郁之实满最为有效。不减大黄者，佐之通降，使浊秽下走焉。

支饮者，饮聚胸胁者也。胸乃阳明位，阳气道路，饮为阴邪，鸠占阳位，填塞结聚，郁而化热，散漫胸间，所以胸满，必伴咳逆倚息，短气得卧，心下痞坚，其形如肿之苦。后贤以为"胸满"当为"腹满"之误，是乃深陷以药测证之窠臼焉，颇不可取。如清代·吴谦云："胸字，当是腹字，若是胸字，无用承气汤之理，是传写之讹，支饮胸满，邪在肺也。"（《医宗金鉴》卷十二《痰饮咳嗽病》）此论若立，大陷胸汤又作何解？厚朴大黄汤，正为疏泻阳明热饮所立，与大陷胸汤降泄胸胃痰热互结之理一焉。厚朴苦降温开，通阳化浊，则胸中之饮化；枳实理气开滞，化痰消结，则上中之气机圆通；大黄寒降实结，直决地道，则浊邪顺流而下出矣。三药相合可收痰饮湿满并治之功，实乃消解湿热水毒之良方耳。

【肠结案】马翁，66岁。半年前高分化降结肠癌术后，大便不畅，数日一行，便质常燥，腹胀肠鸣，胸脘胀闷，不欲饮食。3个月前复查结肠镜诊为不全性肠梗阻，平均十天须灌肠通便一次，痛苦不堪。现已五日未便，腹胀呃逆，食饮不下。形瘦面赤，腹胀如鼓，脐下按痛。舌暗红苔腻浊，关脉沉弦。阳明燥结，气水失降。厚朴三物汤加味。厚朴30g，枳实20g，熟大黄20g，生大黄10g，当归15g，党参20g，生甘草10g，炙甘草10g，大枣15g，赤芍20g。3剂。1剂后大便得通，泻下浊水积便甚多。3剂毕，腹平食常，自言半年间未曾有此适感。后但觉腹胀，2日未便，即自服此方1剂，即便通胀消，一年内竟旧苦未作。

大陷胸汤

大黄（去皮，六两）、芒硝（一升）、甘遂（一钱匕）。上三味，以水六升，先煮大黄，取二升，去滓；内芒硝，煮一两沸；内甘遂末，温服一升。得快利，止后服。【134】

是方专治大结胸病："膈内拒痛，胃中空虚，客气动膈，短气躁烦，心中懊憹，阳气内陷，心下因硬，则为结胸"（134条），"结胸热实，脉沉而紧，心下痛，按之石硬者"（135条），"结胸，无大热者，此为水结在胸胁也，但头微汗出者"（136条）及"不大便五六日，舌上燥而渴，日晡所小有潮热，从心下至少腹鞕满而痛，不可近者"（137 条）。

何为结胸？胸，本作"匈"，汉仪小篆体字形如图 ，因知仲景年代，胸位所指不限胸膺，当为胸腹联合，至少仲景于结胸之述，可资为证。若仅就辞义所及，结胸为邪结胸位，不涉其余，则仲景所论不可解，必失其大要矣。大结胸汤证，乃邪毒外侵，束遏太阳经气，胸阳失布，邪热渐次内郁，或因误治而乘隙内侵，寒水滞于脏腑，演成浑水浊液，与邪热相搏，板结于胸腹。病位主胸，病机主结，故称结胸，由太阳病演成阳明病焉。

水热结胸，所病遍涉胸腹，不拘于胸膈也。水热坚聚，气液不通，胸膈拒痛自为主症，累及中下者，或心下石鞭而痛，或连至少腹硬满而痛。证属大实，故痛处皆拒按而手不可近；水结深广，故痛位所及宽泛；邪滞气道，胸闷短气必见；热扰神明，烦躁懊憹常作；水热内蒸，则头微汗出；热炽津郁，即身热口渴；胃实燥结，当便秘腹满也。要之，临证可参之影像所见，若体腔积液，如心包、肺泡、胸腔、腹腔、肠腔积液，或体壁积水等，当为重要佐征。诚然，未见积液、积水，并非不可确诊，然有积为重，无积为轻，是宜明识。

结胸位处高分，却非胃管，吐之不出；又非肌腠，汗之不散。邪热缠实，不可分解，气不宣通，浊水壅聚，为硬为痛，与无形虚热之郁相异。越之不得，外之无途，惟有攻下之理，《内经》所谓"高者抑之""其实者，散而泻之"之法焉。大敌当前，惟籍利器，方堪大用，故有大陷胸汤集宏力克伐三药于一身耳。

主药甘遂，苦寒有毒。北宋·寇宗奭云："此药专于行水攻决为用。"（《本草衍义·卷十一》）金·张元素曰："苦性泄，寒胜热，直达水气所结之处，乃泄水之圣药。水结胸中，非此不能除。"（《本草纲目》卷十七《草之六》引）浚泄邪水，可直遂气道而透胸膈之结，彻上彻下，使结邪一鼓而下也。仲景用甘遂，除大陷胸汤丸外，尚有十枣汤、大黄甘遂汤、甘遂半夏汤，所治皆水饮坚结，正用其破壁开龋，凿坚穿隧之力耳。凡素体壮实，正气未衰，又水饮难消之证，用之的可收搴旗拔塞之功。芒硝为辅，助以清热逐饮，前后分消；大黄为使，取其下沉之力，攻坚务劲。汤方仅此三药，为奇方之制，药量甚重，取峻力救急之效。

大陷胸丸

大黄（半斤）、葶苈子（熬，半升）、芒硝（半升）、杏仁（去皮尖，熬黑，半升）。上四味，捣筛二味，内杏仁、芒硝，合研如脂，和散。取如弹丸一枚，别捣甘遂末一钱匕、白蜜二合、水二升，煮取一升，温顿服之，一宿乃下；如不下，更服，取下为效。禁如药法。【131】

是乃大陷胸丸之增味方，治"结胸者，项亦强，如柔痉状"（131 条）。水热结滞，湿热上熏，伤及经络，可现类似柔痉之症，颈项强痛也。邪液布满胸中，升而上阻，不容正液和养筋脉矣。下之则和，所以和正液也。改汤为丸，峻治而行以缓，得建瓴之势，而复与邪相当，是其法也。汤证为邪已下趋，不仅胸膈，已侵中焦，兼及下焦，当急开结滞，以消巨祸，挽狂澜于既倒，扶大厦之将倾，故不吝刚猛矣。丸证乃邪初内结，仅滞胸膈，惟在上焦，肺气受累，未成危急之势，故缓通畅络，平流渐进，攻中兼护，取稳中求胜之效矣。故加葶苈、杏仁及蜂蜜而成，因证机有异，故遣药有加，服法不一耳。取葶苈大枣泻肺汤之意矣。

葶苈，辛苦性寒，破坚逐邪，通利水道，下膀胱水。杏仁，苦辛甘温，宽胸降气，散结润燥，消痰利水。气行则水行，水降则热除，杏仁主破滞气，葶苈主行积饮，二者均为肺经专药，盖肺与太阳均主皮毛，肺气利而太阳阳明之结气亦解也。杏、葶主上，硝、黄主下，胸阳得开，则中土易畅；中气获展，则肺气可降，上下交通，阻结可散耳。

葶苈大枣泻肺汤

葶苈（熬令黄色，捣丸如弹子大）、大枣（十二枚）。上先以水三升，煮枣取二升，去枣，内葶苈，煮取一升，顿服。（《金匮要略·肺痿肺痈咳嗽上气病脉证并治》）

是方既治"肺痈胸满胀，一身面目浮肿，鼻塞清涕出，不闻香臭酸辛，咳逆上气，喘鸣迫塞"，《金匮要略·肺痿肺痈咳嗽上气病脉证并治》又治"支饮不得息"（《金匮要略·痰饮咳嗽病脉证并治》）皆病位在肺，痰热结滞，气液失降，阳明太阳俱失其职耳。故以葶苈泄水下行，大枣守中而升，妙在用其载葶苈上行，逗留上焦，而成泻肺之功，犹桔梗借甘草为舟楫也，亦与大陷胸丸之用蜜同轨合辙矣。

【气胸案】赵男，33 岁，农民。自发气胸 2 周，手术后继发胸膜炎，胸闷气短，阵咳不止，痰多淡黄，眩晕心悸，经抗感染治疗 1 周不效，仍午后低热，体温 37.4～37.8℃。胸部 CT：右胸腔中等量积液。两关上滑数，尺脉沉有力。舌红苔薄，中裂。大结胸病。大陷胸汤丸意。熟大黄 15g，玄明粉 10g（冲），葶苈子 15g，大枣 30g（剪开），杏仁 10g，厚朴 15g，法半夏 10g，瓜蒌皮 10g，浙贝母 10g，牡蛎 30g（先煎），防己 10g，石膏 20g。2 剂后泻下，日泻稀水便五六次，胸闷气喘减三成，余症亦缓。原方减大黄至 10g，玄明粉 5g，加太子参 20g。1 周后热退，咳喘不作，胸水已消。百合固金汤意调养 1 个月而愈。

凉膈散

治大人、小儿腑脏积热，烦躁多渴，面热头昏，唇焦咽燥，舌肿喉闭，目赤鼻衄，颔颊结硬，口舌生疮，痰实不利，涕唾稠黏，睡卧不宁，谵语狂妄，肠胃燥涩，便溺秘结，一切风壅，并宜服之。川大黄、朴硝、甘草（烂，各二十两），山栀子仁、薄荷叶（去梗）、黄芩（各十两），连翘（二斤半）。上粗末，每二钱，水一盏，入竹叶七片，蜜少许，煎至七分去渣，食后温服，小儿可服半钱，更随岁数加减服之，得利下住服。（《太平惠民和剂局方》卷六《治积热》）

本方一名连翘饮子，声名颇巨，寒凉派祖师刘河间竭力推崇，盛赞神妙。实由调胃承气汤加味而成，翘、芩、竹、薄升散于上，黄、硝推荡其中，草、蜜甘缓解毒，和胃之剂一变而成剿灭三焦之火之良方，上则散之，中则降之，下则行之，丝丝入扣，周遍诸经，庶几燎原之场，顷刻清虚之府，凡风火上冲内攻之证皆可消息施治耳。

此方后世认同极高，应用范围颇广，故衍生方亦伙，如明代·董宿《奇效良方》黄连清心汤，本方加黄连，声称"火证通治"；转舌膏，本方加石菖蒲、远志，治中风瘾痪，舌謇不语。愚每用治疮痈疔疖初起者，常得佳效。

【耳疖案】庹男，36岁，广东南海人。两侧外耳道反复疔疖5年，3年前严重发作来诊，愚曾用仙方活命饮合凉膈散治愈。2年前工作繁重，寐食不节，两耳道又痛2天，耳廓触之痛剧，大便略干。舌边尖红，脉弦滑。少阳阳明火毒。凉膈散加味：连翘15g，竹叶15g，栀子10g，薄荷10g（后下），黄芩15g，玄明粉5g（冲），熟大黄10g，生甘草15g，天麻15g。5剂。服药3剂即平。所遗两剂未用，2个月后耳疖复将起，服此2剂又平。后告知，凡"上火"耳痛，只用上药2剂即可，屡试不爽。

附方

三一承气汤

通治大、小、调胃，三承气汤证。大黄（二钱）、芒硝（一钱半）、厚朴（钱半）、枳实（一钱）、甘草（二钱）。上作一帖，水煎，温服。（《伤寒直格》卷中《伤寒总评》）

宣白承气汤

（苦辛淡法）：生石膏（五钱）、生大黄（三钱）、杏仁粉（二钱）、栝楼皮（一钱五分）。水五杯，煮取二杯，先服一杯，不知再服。（《温病条辨》卷二《中焦篇》）

十、消积化滞

保和丸

治一切食积。山楂（六两），神曲（二两），半夏、茯苓（各三两），陈皮、连翘、萝卜子（各一两）。上为末，炊饼丸如梧子大。每服七八十丸，食远白汤下。（《丹溪心法》卷三《积聚痞块》）

《素问·痹论篇》曰："饮食自倍，肠胃乃伤。"饮食内伤成积者，此丸主之，主治食积停滞，胸脘痞满，腹胀时痛，嗳腐吞酸，恶食泛呕，或大便泄泻，食疟下痢，苔厚腻黄，脉滑。胃主受纳，阳明之职焉。食积内停，气机郁结，胃失其降，则脘腹痞满，板结胀痛；浊阴上逆，则嗳腐吞酸、恶食呕逆；清气不升，则泄泻下痢。食积不化，必生痰浊，湿蕴生热，秽滞失化，诸症斯起，苔腻脉滑，亦象其征也。

金·李杲云："伤食者，有形之物也，轻则消化，或损其谷，此最为妙也，重则方可吐下。"（《脾胃论》卷下《饮食伤脾论》）伤而未甚，正气未损，不欲攻以厉剂，惟以平和之品，消而化之，故曰保和耳。山楂味酸，酸胜甘，能去肥甘腻膻之积；神曲性腐，腐胜焦，能化炮炙酒辣之腻。莱菔子辛苦，苦下气，能化米面谷物之滞。陈皮辛香，香胜腐，能消陈腐沤浊之气。连翘辛而苦，苦泻火，能去盦酿郁滞之热。半夏辛燥，燥胜湿，能消痰湿秽腻之滞。茯苓甘淡，淡能渗，能利水湿停积之聚。诸药合用，食积得化，胃气得和，热清湿去，诸症自除。清代·叶桂云："保和丸缓疏中焦，渐渐升降得宜，六腑转达。腑气先通，经脉之气无有不通者矣。"（《叶天士医案·疟疾门》）无怪乎明代·秦昌遇称其为"消滞宽中圣药"也（《症因脉治》卷二《喘症论》）。

是方加白术二两，名大安丸；或加人参，治饮食不消，气虚邪微。愚用此剂治小儿疳积，最是有效，凡形瘦不食，腹大筋露，按之脘鞕者，恒施无妨。可加莪术、砂仁以助阳明之降。

【发育迟缓案】房因，9 岁。身高 110cm，体重 23kg，发育明显迟于同龄，纳呆不食，食多则胀，嗳气欲吐，大便偏干。两脉细弦，舌淡红苔少。脾虚胃滞。大安丸加味。山楂 15g，姜半夏 5g，莪术 5g，砂仁 5g，炒麦芽 15g，鸡内金 5g，茯苓 10g，党参 10g，陈皮 5g，莱菔子 10g，连翘 5g，神曲 10g。服药 2 周，食欲略开，食量略增，大便通畅。续服 2 周，食量大增，体重有加。守法治疗半年，身高 117cm，体重 31kg。

当代医家董德懋用此方治疗肾性蛋白尿，取其去菀陈莝、健胃消湿之功，颇可启秀，录之以飨。

【肾性蛋白尿案】患儿，男，5 岁，患肾炎迁延 2 年有余，尿蛋白持续（＋＋＋＋）。西医经抗感染、利尿消肿、大剂使用激素不效。面目浮肿，身重食少、胸脘痞满，厌食呕恶，舌质淡红，苔薄黄微腻，脉滑小数。食积停滞，水湿不行。拟消食健脾和胃之法。保和丸改为汤剂。神曲 9g，山楂 5g，莱菔子 5g，半夏 5g，陈皮 5g，茯苓 12g，连翘 5g。服药 3 剂，水肿消失，尿蛋白转为阴性。1 年后随访未见复发，病获痊愈。（《名老中医经验集》卷四《董德懋》）

枳实导滞丸

治伤湿热之物，不得施化，而作痞满，闷乱不安。大黄（一两），枳实（麸炒，去瓤）、神曲（炒，以上各五钱），茯苓（去皮）、黄芩（去腐）、黄连（拣净）、白术（以上各三钱），泽泻（二钱）。上件为细末，汤浸蒸饼为丸，如梧桐子大，每服五十九至七十九，温水送下，食远，量虚实加减服之。（《兰室秘藏》卷下《辨内伤饮食用药所宜所禁》）

湿热之物，酒面炙煿肥腻厚味之类也。湿热食滞，积聚内停，气机壅塞，胃气难降，脘腹膜胀，痞闷不食，呕逆胃痛，恶闻食臭；湿热中遏，精微失化，阴酿成浊，大便泄泻，粪质黏滞，解后不爽，小腹胀闷。湿热伤血，或见下痢；热壅气阻，则为便结。先有阳明窒阻于上，后必太阴违和于下焉。

《素问·六元正纪大论篇》曰："土郁夺之。"阳明土性贵燥，惟燥能降，乃能运化精微而养各脏也。壅滞渍濡则郁，故凡痞塞满闷，身重胕肿，大小不利，腹疼膜胀，皆土郁之证也，当攘而夺之，以复其健运之常。《素问·阴阳应象大论篇》曰："中满者，泻之于内。"伤滞作痛成积，非有以推荡之则不行，譬若堰塞，非穿通凿畅，何挽壅滥之渍？故用大黄苦寒为君，攻积泻热，泄中壅之积秽；枳实苦辛为臣，行气消积，除脘腹之胀满；黄连、黄芩苦寒为佐，清热燥湿，降阳明之郁热；茯苓、泽泻甘淡，渗利水湿，消戊土之浸渍；白术苦温，健脾燥湿，厚中土之根基；神曲甘温，消食化滞，推陈抟之腻结，共成使药。诸药相伍，积去食消，湿去热清，诸症可平，脾胃自和。若用于湿热食滞之泄泻、下痢，乃"通因通用"之法焉。

清代·柯琴云："腹满呕吐，是太阴阳明相关证；胃实胃虚，是阳明太阴分别处。"（《伤寒论注》卷三《阳明脉证上》）湿热积滞，阳热内郁，水湿不化，两相裹结，亦阳明胃家之实焉。惟清泻积热，阳气方可降下，以温养太阴；惟燥渗利湿，阴液才能上举，以润泽阳明。二者缺一不可，亦升降之治，是证施治之大法焉。

【腹胀案】董男，39岁，职员。脐上胀满5年，反复频作，期发数次，最久持续经月，食前偶闷，食后胀痞，绵延数时，余无不适，惟常年大便黏腻不爽，日行二三次。近月复发，服西药不效。舌红苔腻厚而糙，两关脉沉缓。阳明积滞。枳实导滞丸加味。酒大黄15g，枳实15g，黄连5g，黄芩15g，神曲30g，茯苓15g，泽泻15g，砂仁5g（后下），木香5g（后下），鸡内金15g，麦芽20g，莪术15g，炒苍术10g。3剂后日便四五次，极臭秽，其后四日秽浊减，稀烂便为主，腹胀减大半，苔腻亦轻。原方大黄减至5g，加厚朴10g。续服2周，诸证全失，大便已成形，日行一次。

木香槟榔丸

木香、槟榔、青皮、陈皮、广茂（烧）、黄连（麸炒，以上各一两），黄柏、大黄（各三两），香附子（炒）、牵牛（各四两）。上为细末，水丸如小豆大。每服三十九，食后，生姜汤送下。（《儒门事亲》卷十二《独治于内者》）

此治食积及痢疾名方，症见赤白痢疾，里急后重；脘腹胀满，大便秘结，舌苔黄腻，脉见沉实。痢者，古称滞下。感受外邪或饮食不节，内伤阳明大肠，宿积郁结而成，故大便窘迫，里急后重，数圊不便，腹中疼痛，所下赤白，或便鲜血，或如豆汁，或如鱼脑，脓血相杂，或如屋漏，感之有轻重，积之有深浅也。盖痢出于积滞，物积欲出，气滞而不与之出，所以下坠里急，乍起乍止，日夜凡数十度。元·朱震亨云："赤痢乃自小肠来，白痢乃自大肠来，皆湿热为本，赤白带浊同法。"（《丹溪心法》卷二《痢》）其湿热滞血则赤，壅气则白，赤白兼下，气血俱损焉。要之，痢疾里急者，腹痛积滞也；后重者，下坠气滞也。证在阳明，金气之伤，故清代·郑寿全云："白痢赤痢，痛甚，里急后重剧者，燥热之征。"（《医法圆通》卷二《痢疾》）即指阳明而言。盖火能燥物，令大肠急迫也。

凡痢初患，元气未虚，必须泻下，通降阳明，去其积滞。阳明多血，若下之稍缓，积热伤络，必伤营血，毒邪深入，演成重症矣。湿热积滞得去，则大肠通调而三焦通泰，宿垢不净，清阳终不得升，故必假此推荡，亦通因通用之意。牵牛子苦寒有毒，归肺、肾、大肠经。明代·陈嘉谟云："除壅滞气急，及疬癖蛊毒殊功；利大小便难，并脚满水肿极验。"（《本草蒙筌》卷三《草部下》）泻气滞湿热，平金郁肺壅，又通下焦郁遏，利大小二便，乃气分郁滞之猛药也。元·王好古云："以气药引之则入气；以大黄引之则入血。"（《汤液本草》卷四《草部》）故与大黄同性匹配，气血两清，重泄壅积，同为君药。病初气分郁滞为重，故取众气药为领，木香辛温，槟榔苦温，一升气甚捷，一降气颇速，最利肠胃气滞，理三焦而通上下，颇解后重之苦，共为臣药。香附辛平，通三焦六郁；青皮苦温，畅下焦肝气；陈皮辛温，消肠胃积气，此气药之助。莪术辛苦而温，善破气中血滞，此气药之血助焉。黄柏、黄连苦寒，清降阳明，清热以防气热入血。皆为佐使。诸药相合，气药为主，血药作辅，甚合金·刘完素"行血则便脓自愈，调气则后重自除"（《素问病机气宜保命集》卷中《泻痢论》）之理焉。然是方颇为峻刚，若非实积，不可轻投耳。后贤有加当归以抗其烈者，即是斯理。

是方善能推陈致新，破结散积，推坚通利，用治肠胃痼滞之症，确有良效。

【肠癌梗阻案】鲁男，58岁，农民。诊为结肠癌半年，术后5个月，复检癌肿复发，降结肠梗阻，拒绝再行手术。精神尚可，形体亦丰，脐周痛胀，大便日数行，泻下少量粪渣，带暗红血水，不甚思食。关脉弦硬，尺脉细弦，舌红暗，苔黄厚而腻白。气血积滞阳明。通降为治。木香槟榔丸加味。白丑末5g（分冲），熟大黄20g，木香10g，槟榔10g，醋莪术15g，三棱10g，黄连5g，黄柏10g，香附10g，青皮10g，陈皮10g，党参30g，黄芪60g，炙甘草15g，服药一周，每日解便五六次，泻下秽浊较多，腹部痛胀大减，渐欲思食。上方减大黄至10g。续进2周。每日便3次，有少量积血色暗，腹痛胀轻微。

附方

大香连丸

治丈夫、妇人肠胃虚弱，冷热不调，泄泻烦渴，米谷不化，腹胀肠鸣，胸膈痞闷，胁肋胀满，或下痢脓血，里急后重，夜起频并，不思饮食，或小便不利，肢体怠惰，渐即瘦弱，并宜服之。黄连（去芦、须，二十两，用茱萸十两同炒令赤，去茱萸不用）、木香（不见火，四两八钱八分）。上件为细末，醋糊为丸，如梧桐子大。每服二十九，饭饮吞下。（《太平惠民和剂局方》卷六《治泻痢》）

快膈消食丸

（又名消乳丸，《汤氏宝书》）缩砂仁、橘皮（炒）、京三棱、蓬莪术（炒）、神曲（炒）、麦蘖（炒）、香附子、甘草（炙以上各半两）。上为末。面糊丸如麻子大。食后白汤送下。大小加减。一方无甘草。（《普济方》卷三百九十三《婴孩癖积胀满门》）

十一、润燥通降

黄龙汤

治有患心下硬痛，下利纯清水，谵语发渴，身热。大黄、芒硝、枳实、厚朴、甘草、人参、当归。年老气血虚者，去芒硝。水二钟，姜三片，枣子二枚，煎之。后再加桔梗，煎一沸，热服为度。（《伤寒六书》卷三《杀车槌法》）

阳明大热，正气必创，或素体不足，复感邪热，阳明燥结，腑气不通，故大便秘结、脘腹胀满、疼痛拒按、身热口渴、舌苔焦黄或焦黑，或自利清水、色纯青。体虚误治，气血大耗，故神疲少气、脉虚；热扰心神，正气欲脱，故见神昏谵语、肢厥、循衣撮空等危候。自利清水，通释所谓"热结旁流"，即俗云燥屎坚结于里，欲排不能，逼迫津液从粪块旁流。北宋·成无己注《伤寒论》321条"少阴病，自利清水，色纯青"云："自利色青，为肝邪乘肾。"（《注解伤寒论》卷六《辨少阴病》）引后贤诸多贬讽。愚意则深同成氏，正由阳明大燥，阴液深耗，已伤少阴厥阴，真阴不得归位，则自行外泄也，故仲景有"急下之"之嘱，去实救阴，否则有动血生风之虞。"旁流"之说，总嫌曲意牵强，难通医理耳。

燥结于内，攻之伤正，补之助邪，投鼠忌器，补泻不能，两无生理，病已至此，养真阴、逐邪实当为正治，陶氏黄龙汤可矣。明代·张景岳云："若必不得已，而用行中之补，补中之行，是亦势所当然。"（《景岳全书》卷一《论治篇》）方用大承气汤攻下热结，荡涤阳明热积，急下以保正气；人参、当归益气补血，扶正以利祛邪，攻而不伤正气。欲通胃肠，必先开宣肺气，桔梗开上以达下，以助通腑之力；欲扶正气，必当护中，姜、枣、草补益脾胃，以襄补益之功。选药精妙，配伍得当，攻补兼施，为邪正合治之良方。

是方之治阳明兼虚，堪匹白虎加人参汤焉，凡燥热郁结，正弱不足以祛者，用之屡建奇功。

【低热案】梅媪，87岁。2周前摔伤致股骨颈骨折即入院手术，术后4天始发热，最高至38.9℃，经诸法治疗，热仍不退，每日午后发热至38.2℃，持续至深夜方退。疲惫不食，大便数日不行。形瘦，舌红绛少苔少津，关上细滑。阳明少阴病。黄龙汤意。熟大黄15g，芒硝10g（分冲），炙甘草15g，大枣10g，桔梗10g，麦冬15g，玄参30g，干地黄30g，花旗参10g，砂仁5g，黄柏10g，当归10g。服药2剂后大便得通，日后烧退未复。

增液承气汤

元参（一两）、麦冬（连心，八钱）、细生地（八钱）、大黄（三钱），芒硝（一钱五分）。水八杯，煮取三杯，先服一杯，不知再服。（《温病条辨》卷二《中焦篇》）

清代·吴鞠通云："阳明温病，无上焦证，数日不大便，当下之，若其人阴素虚，不可行承气者，增液汤主之。服增液汤已。周十二时观之，若大便不下者，合调胃承气汤微和之。"吴意乃先养阴，后攻邪，为之不得，则两者兼施。仲景所行是救急之法，吴氏施用乃缓治之策，临证立法，各有千秋。

增液汤

（咸寒苦甘法）元参（一两）、麦冬（连心，八钱）、细生地（八钱）。水八杯，煮取三杯，口干则与饮，令尽，不便，再作服。（《温病条辨》卷二《帷篇》）

是乃阳明润燥之主剂焉。温病之便秘，无出热结液干二者之外。热伤阳明，其气必燥，燥必液少，津少粪结，热势更甚，此一体两面，相助为虐。增液则阴复液回，其燥可润，阳明气复，通降复行，所谓益水行舟之理耳。玄参、生地皆色黑，味苦性寒，入少阴经。明代·李时珍云："肾水受伤，真阴失守，孤阳无根，发为火病。法宜壮水以制火，故玄参与地黄同功。"（《本草纲目》卷十二《草部一》）虽曰同功，然玄参枢转为善，地黄沉潜是优，互有所长，相成互助耳。麦冬甘平，入心肺经，助水上之源也。三药合用，益肾滋阴，凉血润燥，即壮水之主以制阳光也。用量甚大，增水之力不可谓不宏焉。即若吴氏所云："偏于液干多而热结少者，则用增液，所以迴护其虚，务存津液之心法也。"（《温病条辨》卷二《中焦篇》）

增液承气汤乃增液汤加大黄、芒硝而成，治"津液不足，无水舟停者，间服增液，再不下者"。（《温病条辨》卷二《中焦篇》）是阴液大亏而热结亦甚之施焉。寓泻于补，以补药之体，兼泻药之用，既可攻实，又可防虚，岂不妙哉？

【头痛便结案】柳妇，50岁，职员。头痛8年，间作间止，暑天易作，发则前额剧痛，呕恶不止，平素大便干燥，数日一行。因怒复发，持续3日，时断时续，发则半日不止，额痛如劈，牵及两颞，痛苦万状。面部灼感，口干欲饮，便秘1周未解，两脉关上弦滑，按之细数。舌干红少津，苔薄黄中厚。阳明积热，壮火上亢，阴液大亏。增液承气汤加味。生地30g，玄参30g，牡蛎30g（后下），麦冬30g，生大黄10g（后下），芒硝5g（冲），川芎10g，青皮10g，柴胡10g，天花粉30g，延胡索15g，2剂。泻下大量宿粪，头痛大减八成，大黄改同煎，续服1周，痛止。后以麻仁丸善后，保持大便通畅，数月未见复发。

麻子仁丸

麻子仁（二升）、芍药（半斤）、枳实（炙，半斤）、大黄（去皮，一斤）、厚朴（炙，去皮，一尺）、杏仁（去皮尖，熬，别作脂，一升）。上六味，蜜和丸如梧桐子大。饮服十丸，日三服，渐加，以知为度。【247】

是方仲景为脾约而设。何为脾约？仲景述为"胃气强，脾为约"（247条）。约者，结约、约束之义。脾主为胃行其津液，今阳明胃强而燥，脾不用而胃独行，津液约束，不得四布，并趋一处，但输膀胱，致小便数而大便硬，故曰其脾为约。太阳不解，标热合阳明燥热，并于太阴脾土，胃无津液，脾气无以转输，故如穷约，不能舒展也。此非脾虚之证，切勿混同焉。明代·喻昌云："脾约一证，乃是未病外感之先，其人素惯脾约，三五日一次大便者，及至感受风寒，即邪未入胃，而胃已先实，所以邪至阳明，不患胃之不实，但患无津液以奉其邪，立至枯槁耳。"（《尚论篇伤寒论注》卷二《阳明经下篇》）斯乃高见，胃肠素燥，脾约之根基耳。

胃燥主病，非标热亢盛，故润燥主治，辅以寒降。麻仁、杏仁皆能润燥。火麻仁甘平滑利，脾胃大肠之药，柔中有刚，能入脾滋其阴津，行胃化其燥气，为君。脾受胃累，约而不舒，精不散肺，降令亦失，气何能下！杏仁甘苦性温，润肠肃肺，以滋金水之母，清代·周岩云："杏仁研之如脂，以濡润之物而擅横扩直降之长。"（《本草思辨录》卷三《杏仁》）为臣。以枳实、厚朴能调中散气为佐；以芍药之酸能敛能滋，大黄之苦能泄能下，二者为使，以通导而成润下之功也。

凡阴液亏耗，肠枯便结者，用此方少有不效。愚采其润燥之理，用治老年皮肤瘙痒证，多得佳效，此得之于意外。

【瘙痒案】 邓翁，77岁，退伍军人。长年大便不畅，时干结，因加重来诊，数日不行，解时须用甘油剂导肠。另罹皮肤瘙痒症十余年，秋冬甚，亦服诸药无效，甚时须用激素方可止痒。体尚健，精神可，关脉滑，尺脉细，舌红苔薄少。肠燥便秘。脾约丸加味。熟大黄10g，厚朴10g，杏仁20g，白芍20g，赤芍10g，火麻仁20g，枳实10g，生地黄10g，柏子仁10g，决明子（炒）20g。服药十天后复诊，言大便已然正常，且近周来肤痒竟渐止，大喜过望，询问可否两病同医？愚悟：皆是血虚生燥，不惟局于阳明，三阴皆可也。于是上方加当归、防风、蝉蜕、桑白皮等，增减治疗两月，瘙痒未作。后以此法炼膏，长年服用。

半硫丸

除积冷，暖元脏，温脾胃，进饮食。治心腹一切痃癖冷气，及年高风秘、冷秘或泄泻等，并皆治之。半夏（汤浸七次，焙干，为细末）、硫黄（明净好者，研令极细，用柳木槌子杀过）。上等分，以生姜自然汁同熬，入干蒸饼末搅和匀，入白内杵数百下，丸如梧桐子大。每服空心，温酒或生姜汤下十五丸至二十丸，妇人醋汤下。（《太平惠民和剂局方》卷六《治泻痢》）

阳明胃肠结秘，不惟有阳燥，尚有阴燥也。是为阴结，乃血枯气涩，阴伤及阳，不能运化蒸变，若地气不上腾，则天气不下降，实由阴寒过极，如阳和之水，遇隆冬而成层冰燥裂，乃命火衰微，胃浊不降而致矣。阴气凝滞，寒气冰伏，阳明失降，则有心腹冷痛，痃癖结块，大便燥结，呕吐不食诸症；寒滞于中，清阳不升，水气下流，可见腹泻便溏，小便滞涩等疾。另寒湿内阻，三焦俱闭，亦见斯证。清代·吴鞠通云："湿伤气者，肺主天气，脾主地气，俱属太阴湿土，湿气太过，反伤本脏化气，湿久浊凝，至于下焦，气不惟伤而且阻矣。气为湿阻，故二便不通。"（《温病条辨》卷三《下焦篇》）盖肾司二便，肾中真阳为湿所困，久而弥虚，失其本然之职也。病虽在阳明太阴，根却在少阴真火耳。

阳气窒闭，浊阴凝痞，但益其火则阴凝自化，此因虚而寒，因寒而燥，则当为温润之法矣。《素问·脏气法时论》曰："肾苦燥，急食辛以润之，开腠理，致津液，通气也。"半夏辛香，其质涎滑，辛走气，能化液，能散亦能润，所谓辛以润之是矣，乃通达阴阳之品，兼顾湿润之药，即若元·王好古云："无形则润，有形则燥，所以为流湿润燥也。"（《汤液本草》卷四《草部》）硫黄酸温，乃纯阳之品，入肾大补命门火而助元阳，主治肾阳衰微，下元虚冷诸证。盖人身，全赖命门真火周布，始能上贯心肝以主云雨，中温脾胃以蒸水谷，下司开阖以送二便，旁达四肢以应动作也。明代·卢之颐云："石硫黄，偏得山石剽悍之性，阳燧为体，动流为用者也。"（《本草乘雅半偈·帙六·石硫黄》）热药多秘，惟硫黄暖而能通，热而不燥，能疏利大肠也。二药相合，辛下气，温开郁，益火消阴，和胃通阳，润肠滑便，三焦通而二便利矣。

凡阴闭之证，愚常以半硫丸合桂枝加大黄汤治之，取效卓著。

【产后腹痛案】金妇，27岁，护士。产后3周，小腹疼痛4天，便秘5天，恶露淡紫量少，腰骶酸胀，少腹拘急，急坠欲便，数圊不得。腹诊拒按，腰髀叩痛，形容疲倦，气短易汗。舌胖淡红，舌中少苔，两尺细弱，关脉略弦。寒气内阻，阳明结滞。桂枝加大黄汤合半硫丸加味。法半夏15g，硫黄粉3g（冲），桂枝15g，赤芍药15g，白芍15g，当归15g，川芎10g，熟大黄10g，大枣20g，生姜5片，炙甘草15g，肉苁蓉15g，2剂后便通，腹痛顿减。更方少腹逐瘀汤化裁，五剂后症消。

附方

新加黄龙汤

（苦甘咸法）阳明温病，下之不通，应下失下，正虚不能运药，不运药者死，新加黄龙汤主之。细生地（五钱）、生甘草（二钱）、人参（一钱五分，另煎）、生大黄（三钱）、芒硝（一钱）、元参（五钱）、麦冬（连心，五钱）、当归（一钱五分）、海参（洗，二条）、姜汁（六匙）。水八杯，煮取三杯。先用一杯，冲参汁五分、姜汁二匙，顿服之，如腹中有响声，或转矢气者。为欲便也；候一二时不便，再如前法服一杯；候二十四刻，不便，再服第三杯；如服一杯，即得便，止后服。（《温病条辨》卷二《中焦篇》）

滋肠五仁丸

治老人及气血不足人，大肠闭滞，传导艰难。桃仁（一两）、杏仁（一两，麸炒，去皮尖）、柏子仁（半两）、松子仁（半两）、郁李仁（一钱，麸炒）、陈橘皮（四两，别为末）。上共将五仁别研为膏，合橘皮末同研匀，炼蜜为丸如梧桐子大。每服三十丸至五十丸，食前，米饮下，更看虚实加减。（《杨氏家藏方》卷四《秘涩方》）

快活丸

治上膈停痰，中脘气癖不下，饮食不入，或时呕吐，食不消化，心腹胀满，大便不通。良姜、干姜（炮，各四两），吴茱萸（炒）、木香（各一两），枳实（不去白）、陈皮（不去白，各二两）。上为细末，酒煮神曲，面糊为丸，如梧桐子大。每服十五丸至二十丸，生姜、陈皮汤下，不拘时候。（《御药院方》卷四《治一切气门下》）

十二、温壮胃阳

甘草干姜汤

甘草（四两，炙）、干姜（二两，炮）。上咬咀，以水三升，煮取一升五合，去滓，分温再服。（《金匮要略·肺痿肺痈咳嗽上气病》）

仲景甘草干姜汤凡两见：《金匮》治"肺痿，吐涎沫而不咳者，其人不渴，必遗尿，小便数。所以然者，以上虚不能制下故也。此为肺中冷，必眩，多涎唾"。《伤寒论》治太阳病误表，"得之便厥，咽中干，烦躁吐逆者。"（29 条）所用干姜略异：《金匮》方二两，炮用；《伤寒论》方一两，不炮。

阳明肺胃，诸阳所阖，以通达为用，在上辛金，赖阳明胃土培之、煦之，则柔脆舒和，水生有源。在下戊土，仰阳明肺金温之、降之，方清肃遒健，传化有方。此母子相济之道也。若阖阳不足，或因本气之过，或因标气之弱，或因承气虚戕，而成阳明寒证，斯为寒燥。正由燥性，寒燥之病多呈收敛太过之征。

肺痿概可二分，虚热成痿乃其常，虚寒成痿是其变。肺似草木花叶，有热之痿，如日炙之则枯；有冷之痿，如霜杀之则干矣。今"肺中冷"，上焦不温，宗气虚微，则肺叶收束，津液不布，聚化为沫，口中黏滞，涎唾不止。上虚水源不制，流注于下遂小便遗数；必眩者，金痿而木无所畏则肆行也。至于误治伤及胃阳，阳热失展则肢厥，津液过敛则嗌干，逆阳上举则烦躁吐逆也。

阳明标本相异，故不从标本，从乎中治，甘草干姜汤因之而设。清代·柯琴云："仲景回阳，每用附子，此用干姜、甘草者，正以见阳明之治法。夫太阳少阴所谓亡阳者，先天之元阳也。故必用附子之下行者回之，从阴引阳也。阳明所谓亡阳者，后天胃脘之阳也，取甘草、干姜以回之，从乎中也。"（《伤寒附翼》卷下《阳明方总论》）甘草炙用，重至四两，专取其甘缓固土而和养中阳，平其上逆之阴气，用为主药。要知金生于土，土寒者上必虚，上虚则不能温中暖下焉。干姜之辛热而守中，回其衰弱之虚阳，非不温肺，惟不越中气以温肺耳。若中阳急虚，则干用，保其温升之性；如虚阳不复，则炮用，取其温守之能。用为辅药。两味辛甘相合，斡旋造化，烘染阴阳，自成理中根基，其妙用乃如是也。

甘草干姜汤，专复胸胃之阳气，是为阳明寒证之祖方。凡胸痛胸闷、气短咳喘、胃痛呕逆、头眩不食，皆可施之，清代张璐赞其为"真胃虚挟寒之圣剂"。（《伤寒缵论》卷下《正方》）良由斯理。

【久嗽案】苏男，49 岁，公务员。肺源性心脏病史十余年，常年阵咳，时重时轻，稍遇风冷则作，中西迭治不效。近月复发，阵咳频频，甚则气喘，胸部冷感，痰黏难咯。舌胖苔薄白腻，寸脉浮小滑，关尺细软。胸阳不足，宗气下陷。甘草干姜加合桂枝加黄芪汤加味。炙甘草 30g，干姜 20g，桂枝 10g，白芍药 15g，五味子 15g，黄芪 40g，大枣 20g，生姜 5 片，升麻 5g，柴胡 5g，党参 15g，服药 2 周，咳嗽咯痰减半，续用 2 周，咳止喘平。

丁香半夏丸

治宿寒在胃，呕吐吞酸。丁香（不见火，一两），干姜（炮）、半夏（汤泡七次）、橘红（各二两），白术（一两半）。上为细末，生姜自然汁打糊为丸，如桐子大，每服五十丸，食前淡姜汤送下。（《重订严氏济生方·呕吐翻胃噎膈门》）

寒气在胃，阳明过敛，胃津失化，聚为痰饮，胃气不降，气反上逆，而见心胃寒痛，喜热手摩，不纳饮食，呕吐痰涎，嘈杂吞酸，面白唇缓，口气微冷，脉紧沉迟。此证非虚寒，乃实寒也，气郁于阴，凝寒于阳，阳明当降不降，太阴当升不升，阴阳反戾，非温中散寒，不复胃气之通降耳。丁香半夏丸因此而施。丁香辛温，偏入阳明经，乃温胃通阳之要药。清代张璐云："胃寒肝虚，呃逆呕哕，在所必用。"尤其丁香"专治一切心腹冷气，腹胀恶心，泄泻虚滑，水谷不消，及齿痛诸证"。（《本经逢原》卷三《香木部》）清代陈士铎亦云："有旋转天地之功，直中阴经之病，尤宜可用之。"（《本经新编》卷四《徵集》）炮干姜温阳守中，助丁香散寒；半夏辛温，潜阴发阳，合之以橘红疏化痰浊；白术益中化精，暖胃消谷，以镇中央。五药相伍，寓降于升，藏收于散，其成温胃散寒，降逆化浊之良方。

是方盖滥觞于仲景治"干呕，吐逆，吐涎沫"之半夏干姜散。

半夏干姜散

半夏、干姜等分。上二味，杵为散，取方寸匕，浆水一升半，煎取七合，顿服之。（《金匮要略·呕吐哕下利病脉证并治》）

此是阳明寒涎，逆气不下而已。胃中寒盛，津液不化，凝为痰涎，胃气上逆，则干呕，吐逆，吐涎沫。又肺寒则肺气痿弱，津唾不摄，则吐涎沫，亦阳明之寒证也。故以二药温胃化饮，降逆止呕。方中半夏化饮止呕；干姜温胃理中，以浆水煮散，则有调中开胃之效。"顿服之"可使药力集中，取效为速。凡阳明肺胃寒滞气逆者，此为根方。

丁香半夏丸同名类方颇夥，《太平惠民和剂局方》无干姜、白术，有木香、人参、藿香、肉豆蔻；《鸡峰普济方》仅半夏、丁香、白术三味；《济生拔萃方》有槟榔、细辛、人参，而无白术、橘皮。诸方所治雷同，方理一致，无非温胃寒而降逆气，益脾虚以化痰浊耳，药品进退，相机取舍焉。

【胃痛案】阚男，29岁，职员。胃痛史3年，加重3个月。平素作息无时，饮食不节，胃痛常作，多方医治，时发时止。近3个月胃痛持续，服西药制酸解痉，仅可暂缓。2周前胃镜：胃大弯及胃窦黏膜炎，近幽门管处一12mm×15mm溃疡，无出血。脘胀纳差，时时返酸呃逆，入夜偶有烧心，二便可。两关脉弦。舌暗红，苔中薄腻。以柴胡疏肝散合金铃子散用药一周无效。脉征如前。易以温胃法。丁香半夏丸加味。丁香皮10g，干姜10g，姜半夏15g，陈皮10g，炒白术15g，党参15g，炙甘草20g，藿香10g，砂仁5g，木香5g，白豆蔻5g，炒麦芽20g。1周痛大减，2周后痛止。调养3个月，复查胃镜溃疡痊愈。

厚朴温中汤

治脾胃虚寒，心腹胀满，及秋冬客寒犯胃，时作疼痛。厚朴（姜制）、橘皮（去白，以上各一两），甘草（炙）、草豆蔻仁、茯苓（去皮）、木香（以上各五钱），干姜（七分）。上为粗末，每服五钱匕，水二盏，生姜三片，煎至一盏，去渣，温服，食前。忌一切冷物。（《内外伤辨惑论》卷中《肺之脾胃虚方》）

是乃东垣治胃寒名方，虽云"戊火已衰，不能运化，又加客寒，聚为满痛"，用药并未滋补，所重并不在虚而在寒矣，明代·张景岳识之颇明："若偶食寒凉伤胃，痞满不开，而不可补者"及"若寒滞脾胃，或为痛为痞，而中气不虚者，厚朴温中汤。"（《景岳全书》卷二十三《痞满》）阳明胃气以燥降为正，今寒伤中土，气凝而壅，生湿而滞，则拘急而痛，痞满而胀，不思饮食，或为呕逆，或成溏利，其苔必白而腻，其脉必沉而弦，斯乃寒湿气滞之证，故治必行气温中，燥湿助降耳。

厚朴苦温，属土而有火，能温能散，泻胃中之实也，最能利气，乃治胀之大药。金·张元素云："苦能下气，去实满而泄腹胀；温能益气，除湿满散结调中。"（《珍珠囊》卷上《诸品药性主治指掌》）苦温散湿满，其气向表，有横散之性，可开发郁滞之阻遏也。为君。草豆蔻辛温芳香，张元素云："去脾胃积滞之寒邪，止心腹新旧之疼痛。"寒客中焦，饮食不消，气机闭滞则霍乱。辛散温行，能散一切冷气、消酒毒者，取其燥湿、破滞、行气、健脾、开胃之功也。为臣。陈皮、木香行气宽中以助消胀除满；干、生二姜温胃暖脾以裹散寒止痛；茯苓、甘草渗湿健脾而和中，均为佐

使之用。东垣翁自注云："散为辛热，佐以苦甘，以淡泄之，气温胃和，痛自止矣。"（《内外伤辨惑论》卷中《肺之脾胃虚方》）

是方治胃寒胀痛，尤治急症最效，凡饮冷受凉所致者，一二剂可平。

【胃脘胀痛案】贺女，18 岁，学生。高考庆宴，暴食饮冷，继受风寒，胃痛骤起，痞胀欲呕，口中涎水不断，大便数日未行，不欲饮食，自服胃肠西药不效，每日胃痛数次，拘紧抽掣，久久方缓，病已逾周。舌苔薄白微腻，两脉沉缓。寒滞阳明，宗厚朴温中汤加味。厚朴 20g，陈皮 10g，甘草 10g，茯苓 10g，香附 10g，草豆蔻 10g（后下），木香 10g（后下），干姜 10g，藿香 10g，生姜 20g，延胡索 15g，莱菔子 15g，服药 2 剂，痛止胀消，食便复常。

人参汤

人参、甘草、干姜、白术（各三两）。右四味，以水八升，煮取三升，温服一升，日三服。（《金匮要略·胸痹心痛短气病脉证并治》）

仲景原文："胸痹心中痞气，气结在胸，胸满，胁下逆抢心，枳实薤白桂枝汤主之；人参汤亦主之。"一病而方治相异，两方颇不相干，然著力皆在"气"。膻中气结，痹阻不通，胸满气逆，皆阳明为病，宗气失降耳。虽同为气病，体有虚实，时有久暂，遣方用药，必有所异。人参汤所治，乃膻中阳虚，中气亦弱，风木乘之，反挟湿浊，上逆胸中，以致气结在胸，心中痞满，肝风逆上，故胁下逆抢心。药同理中汤，实甘草干姜汤加人参、白术。阳明有寒则敛，气收不散，必以温通胸阳为主，斯为甘草、干姜之所用；土弱金疲，气弱生浊，木必乘土，当以扶正化滞为要，是当人参、白术之得施。所谓养阳之虚，即以逐阴，若恣为开破，气更寒聚，痞逆益剧耳。《圣济总录·胸痹门》云："胸痹之病，其脉阳微而阴弦，阳虚则知在上焦，阴弦故令胸痹心痛。古方用理中汤，取缓其中气则可也。"即缘斯理。

桂枝人参汤

桂枝（四两，别切）、甘草（四两，炙）、白术（三两）、人参（三两）、干姜（三两）。右五味，以水九升，先煮四味，取五升，内桂，更煮取三升，去滓，温服一升，日再夜一服。【163】

是方仲景原治"太阳病，外证未除，而数下之，遂协热而利，利下不止，心下痞鞕，表里不解者"。清代·陈念祖载《金匮要略》人参汤，即《伤寒论》桂枝人参汤："虚者心阳不足，阴气上弥，故不以开泄之剂，而以温补为急，使心气旺则阴邪自散矣。"（《金匮方歌括》卷三《胸痹心痛短气方》）心阳者，膻中之阳也，亦即阳明阃阳矣，理中汤加桂，诚大增温通之力焉，于阳明寒证之胸痹胃痞，下利脘痛，大可消弭。

【胸痛案】朱男，61 岁，技工。胸闷胸痛 3 个月。因大怒而起，胸闷气短，时作时止，稍活动努气即心胸不适，隐隐作痛，时伴逆气上冲，午后尤显。冠脉造影示前降支中段轻度狭窄。心电图 ST 段轻微压低。诊为早期冠心病。行扩张血管治疗 1 个月，症状加重来诊。形体略胖，面白气短，舌胖质暗，苔中滑腻，两脉寸部浮大，按之无力。膻中阳虚，虚气内壅。桂枝人参汤加味。桂枝 20g，肉桂 5g，党参 20g，干姜 15g，炒白术 20g，炙甘草 20g，瓜蒌皮 15g，瓜蒌仁 10g，檀香 5g，丹参 20g，砂仁 5g。用药 1 周后，胸闷痛即大减。后以原方合二陈汤加减调治 2 个月，症状消失，复查心电图恢复正常。

附方

二姜丸

治心脾疼，温养脾胃，疗冷食所伤。干姜（炮）、良姜。上二味等分，为细末，面糊为丸梧子大，每服二三十丸，食后陈皮汤下，妊妇不宜服。（《卫生宝鉴》卷十三《名方类集》）

良附丸

治心口一点痛，乃胃脘有滞，或有虫，多因恼怒及受寒而起，遂致终身不瘥，俗云心头痛者，非也。高良姜（酒洗七次，焙研）、香附子（醋洗七次，焙研）。上二味须要各焙各研各贮，否则无效。如病因寒而得之者，用高良姜二钱、香附末一钱；如病因怒得者，用高良姜一钱，香附末二钱；如因寒怒兼有者，用高良姜一钱五分、香附一钱五分。以米饮汤加入生姜汁一匙，盐一撮，为丸，服之立止。（《良方集腋》卷上《气痹门》）

温中白术丸

治胃寒呕哕。白术（二两半）、半夏（二两）、干姜（一两）、丁香（半两）。上为末，姜汁丸，如梧桐子大，每服三十丸，生姜汤送下。（《普济方》卷二百六《呕吐门》）

十三、温阳通痹

栝楼薤白白酒汤

栝楼实（一枚，捣）、薤白（半升）、白酒（七升）。上三味，同煮取二升，分温再服。（《金匮要略·胸痹心痛短气病脉证并治》）

隋·巢元方云："寒气客于五脏六腑，因虚而发，上冲胸间，则胸痹。"（《诸病源候论》卷三十《咽喉心胸病诸候》）胸痹，由胸中阳虚不运，久而成痹。盖心胸所积者，宗气氤氲，宜空不宜实。空者，阳气宣也；实者，阴气著也。清阳失充，阴气乘之，气机怫郁，营弗能从，则若痰、若瘀、若气、若饮，皆凝沍而为痛为痹，宗气失职之病矣。清代·魏荔彤云："凡遇胸痹、心痛、短气等证，以为虚而有邪在，非虚也；以为实而有邪乘，非实也。"（《金匮要略方论本义》卷上《胸痹心痛短气病脉证并治》）阳明阖气不足，风冷痰瘀内聚，斯为成病之本质，法当温通阳气为主，胸阳既宣，气当顺降，邪滞自解耳。

栝楼薤白白酒汤，胸痹主方，治"胸痹之病，喘息咳唾，胸背痛，短气，寸口脉沉而迟，关上小紧数。"（《金匮要略·胸痹心痛短气病脉证并治》）此论胸痹之病在气也。寸口沉迟，阳气虚怠。关上小紧，紧则为寒，数则为虚，阳气失位，阴反主之，《易》所谓阴凝于阳也。胸中阴寒结聚，气道窒碍，不相顺接，故喘息咳唾。浮阳失位，奔气促迫，则脉亦紧数。阳气不用，寒气收引，津液必凝滞为痰为瘀，内攻外彻，必有胸背窒痛，气难接续矣。

心胸之阳，离照当空，旷然无外。设地气上逆，则窒塞有加，阴霾之气上升，天地为之晦暝，但得太阳一照，阴霾即消。薤白辛苦气温，其性从下而上，主助生阳之气上升者也。清代·黄宫绣云："味辛则散，散则能使在上寒滞立消；味苦则降，降则能使在下寒滞立下；气温则散，散则能使在中寒滞立除；体滑则通，通则能使久痼寒滞立解。"（《本草求真》卷三《散剂》）诚通气滑窍助阳佳品。为君药。栝楼实（含栝楼皮及栝楼仁），味甘气寒，气味俱厚，性降而润，能荡涤胸中垢腻痰饮，开郁结气闭。明代·陈嘉谟云："味甘补肺捷，性润下气佳。令垢涤郁开，故伤寒结胸必用；俾火弥痰降，凡虚怯痨嗽当求。"（《本草蒙筌》卷二《草部中》）为臣药。白酒辛热，乃熟谷之气，上行药性，引气血环转周身，以助通经活络，使前后之气贯通无碍，则胸中旷若太虚，结痹自开。为使药。三药合用，胸阳宣畅，寒浊消散，胸痹可愈耳。

栝楼薤白半夏汤

栝楼实（一枚，捣）、薤白（三两）、半夏（半斤）、白酒（一斗）。上四味，同煮取四升，温服一升，日三服。（《金匮要略·胸痹心痛短气病脉证并治》）

栝楼薤白白酒汤加半夏（白酒增量、薤白减量），即为栝楼薤白半夏汤，治"胸痹不得卧，心痛彻背者"。（同上）胸痹至于不得卧，其痹尤甚，乃痰饮重滞也。心痛彻背者，胸中痰垢积满，循脉溢于背，背者胸之府，故于前药但加半夏，蠲饮开痹力更强，且能和胃而通阴阳，以祛痰积之痹逆也。

枳实薤白桂枝汤

枳实（四枚）、厚朴（四两）、薤白（半斤）、桂枝（一两）、栝楼（一枚，捣）。右五味，以水五升，先煮枳实、厚朴，取二升，去滓，内诸药，煮数沸，分温三服。（《金匮要略·胸痹心痛短气病脉证并治》）

栝楼薤白白酒汤去白酒，加桂枝、枳实、厚朴，斯成枳实薤白桂枝汤，治"胸痹心中痞气，气结在胸，胸满，胁下逆抢心。"痰饮水气，俱阴寒之邪上乘，涌动奔逆，胸胃阳气，全难支拒矣。此留气结在胸，阴邪据之，引动木气，挟风上冲，故为逆为抢。用枳、朴先破阴气；桂枝之辛，佐薤白、栝楼实，行阳开郁，温开阳明之际又肃降阳明经气。犹必先后序煮，分取其性，合之以融和其气味，俾缓缓荡除其结聚之邪也。

清代·唐宗海云："用药之法，全凭乎证，添一证则添一药，易一证亦易一药。观仲景此节用药，便知义例严密，不得含糊也。故但解胸痛，则用栝楼薤白白酒汤。下节添出不得卧，是添出水饮上冲也，则添用半夏一味，以降水饮。此节又添出胸痹满，则加枳实以泄胸中之气；胁下之气，亦逆抢心，则加厚朴泄胁下之气。仲景凡胸满，均加枳实；凡腹满，均加厚朴。读者细心考究，则仲景用药之通例，乃可识矣。"（《金匮要略浅注补正》卷四《胸痹心痛短气病》）仲景分别，确系证有异同，而非略分轻重而已也。此论别有慧目，亦识方证之另途焉。

栝楼薤白证类方之对应方即是小陷胸汤证类方，治所皆在阳明，寒温不同而已，参验对举，其理自明。愚以本方泛治胸胃寒痰积饮、痞实拘痛诸症，应手可验。

【胸背痛案】向男，34岁，工人。胸背痛1个月余。因搬运重物，努力过甚，致胸背疼痛，竟至不能深吸，稍一用力，胸连后背，痛不可忍，起卧艰难。经针灸理疗等3周无效，两脉沉弦，关上小紧，舌胖苔薄白。处以血府逐瘀汤化裁一周不效，更以枳实薤白桂枝汤加味。薤白头30g，枳实10g，瓜蒌皮15g，瓜蒌仁10g，桂枝10g，厚朴10g，丹参15g，姜半夏15g，制乳香10g，没药10g，杏仁10g。煎液少加白酒半两。3剂，痛大减过半。再服5剂痊愈。

薏苡附子散

薏苡仁（十五两）、大附子（十枚，炮）。右二味，杵为散，服方寸匕，日三服。（《金匮要略·胸痹心痛短气病脉证并治》）

若阳明本气过甚而标气不足，寒邪阻痹深重，仲景则有辛热通痹之法。

胸痹之病，寒饮上聚心膈，使阳气闭滞不达，危急之象已现矣。仲景云："胸痹缓急者，薏苡附子散主之。"（同上）叙述过简，古今注义颇歧：一指症见时缓时急，交替休作；一指治法速缓其急，急则治标。愚意后者更妥，病势迫促，痛不可缓，理当速施，预制散药以备急耳，如清代·莫枚士云："经文缓急二字谓，缓其急耳，或说或缓或急，非是，此寒气成急之专方。"（《经方例释》卷下《薏苡附子散》）

薏苡仁甘淡微寒，乃通积去瘀浊垢秽之良品。明代·李时珍云："薏苡仁属土，阳明药也。"（《本草纲目》卷二十三《谷部》）缪希雍亦云："薏苡仁正得地之燥气，兼禀乎天之秋气以生，故味甘淡，微寒无毒。阳中阴，降也。"（《神农本草经疏》卷六《草部上品》）仲景不惟用之治胸痹，且医肠痈，《千金方》用治肺痈，《外科大成》用疗胃痈。

苇茎汤

薏苡仁、瓜瓣（各半升），桃仁（三十枚），苇茎（切二升）。水二斗，煮取五升，去滓。上四味，哎咀，纳苇汁中煮取二升，服一升，当有所见吐脓血。
（《备急千金要方》卷十七《肺脏方》）

赤豆薏苡仁汤

治胃痈脉洪数者，脓已成也，宜此排之。赤小豆、薏苡仁（炒）、防己、甘草（五分）。水二钟，煎八分，食远服。（《外科大成》卷四《不分部位大毒》）

由此可知，薏苡禀阳明金气，入阳明所属脏腑，排内积之邪毒耳。今胸中之阳，痹而不舒，经脉所过，失其常度，总因阳气不运，故致拘痛喘急也。用薏苡仁以舒经泄毒，附子复其胸中之阳，则宗气大转，阴浊不留，胸际旷若太空耳。

【胸胁痛案】邹男，72岁。胸胁痛半年余。半年前患胸背部带状疱疹，住院治疗后皮损平愈，惟遗留胁胸痛久治不愈，须一日服数次止痛药才可暂缓。痛时前胸牵及后背，游走若蚁行，汗出短气，寐食几废。两脉沉弦而细，按之无力，寸脉略紧，舌淡胖苔薄白腻。胸阳虚陷，寒湿内聚。薏苡附子散合升陷汤化裁。薏苡仁30g，炙甘草10g，熟附片20g（先煎），黄芪40g，干姜10g，党参20g，升麻10g，柴胡10g，桔梗10g，知母10g，防风10g，炒白术15g，大枣15g。7剂。服药后自觉胃中有暖气升腾，胸中亦温，痛即可缓，一周后痛减三成。守方加减治疗2个月，精神大好，胸痛偶作而轻微。

薏苡附子败酱散

薏苡仁（十分）、附子（二分）、败酱（五分）。右三味，杵为末，取方寸匕，以水二升，煎减半，顿服，小便当下。（《金匮要略·疮痈肠痈浸淫病脉证并治》）

隋·巢元方云：“内痈者，由饮食不节，冷热不调，寒气客于内，或在胸膈，或在肠胃。寒折于血，血气留止，与寒相搏，壅结不散，热气乘之，则化为脓，故曰内痈也。”（《诸病源候论》卷三十三《痈疽病诸候》）邪气与荣卫相干，滞于肠内，其病有虚有实，有寒有热。《金匮要略》治肠痈有二方，大黄牡丹皮汤治实热，薏苡附子败酱散治虚寒。

《灵枢·痈疽》曰：“寒邪客经络之中，则血泣，血泣则不通，不通则卫气归之，不得复反，故痈肿寒气化为热，热胜则腐肉，肉腐则为脓。”此寒邪为本，热气为标，诚阳明肠痈之根基焉。仲景曰：“肠痈之为病，其身甲错，腹皮急，按之濡，如肿状，腹无积聚，身无热，脉数，此为肠内有痈脓，薏苡附子败酱散主之。”（《金匮要略·疮痈肠痈浸淫病脉证并治》）寒滞在腹，膏血凝涩，埋郁臭败，腐蚀为脓。肠气壅遏，通降失职，故腹皮膹急，状若肿满。凝瘀腐化，脓成而濡，故腹无积聚，按之软塌。血败不华，腠理壅瘀，故肤失滑泽，鳞然错杂。卫阻营滞，阳郁于内，故经脉数疾，身无外热。

清代·黄玉璐云薏苡仁：“燥土清金，利水泻湿，补己土之精，化戊土之气，润辛金之燥渴，通壬水之淋沥，最泻经络风湿，善开胸膈痹痛。”（《长沙药解》卷一

《薏苡》）既开燥金之滞，又化二太之秽，泻浊而开郁闭焉，用量十分，是为君药。附子温通少腹，破解寒郁，疏理下焦，用量二分，是为臣药。败酱草辛苦微寒，能破血通瘀，可排脓化脓，又清结热之标矣。明代·卢之颐云："不独焦烁肺金之形脏，并毁败腑配之大肠。金至斯坚，将来者进，成功者退，理势然也。"（《本草乘雅半偈·帙十一·败酱》）血液津唾，被邪逼烁，至成痈疹疥痔，日渐败坏，此物偏能引致生气，俾寓其中，化腐为新也。用量五分，是为佐使。三药合用，开结化气，行阳消壅，务令所化之毒，仍从水道而出，精微之奥，可胜慨叹哉！

是方用治慢性肠痈，疗效的著，愚常合以神效托里散，获愈甚捷。

【肠痈案】赵男，39 岁，农民。小腹痛常作，痛时低热，诊为阑尾炎，用抗生素治疗数日即缓，每遇复发，恒行如斯，皆可暂解。十天前腹痛又起，治同前法，一周不效，疼反增重，无寒热。B 超示阑尾肿大。拒绝手术。小腹濡软，阑尾区按痛，无肌卫。舌胖苔薄腻，关脉弦数，尺脉细。寒热瘀滞，温通法治之。薏苡仁 50g，桃仁 10g，附子 10g（先煎），败酱草 30g，冬瓜子 15g，黄芪 30g，当归 10g，甘草 15g，银花 10g，乌药 10g，皂角刺 10g，熟大黄 5g。3 剂后痛减，一周而痛止。复查 B 超示阑尾复常。

是方所治，不限肠痈，凡少腹冷疽，皆可用焉。妇人经产，瘀血不尽，寒热酝酿，常成斯症。是以温通之法，不拘于阳明之寒，可广之于少厥之病也。又本方有"其身甲错"之述，《汤本求真》有云："兼治遍身有疮疖，如癞风，肌肤不仁，不知痛痒者。"活用于诸多皮损疮疱、鹅掌癞风之病，亦甚得效。

【输卵管积水案】冯妇，36 岁，职员。继发不孕 6 年，两少腹时痛，白带增多，月经周期正常，痛经时作，白带常多，色黄白。2 个月前输卵管造影示双侧梗阻，阴道 B 超示两侧输卵管积水。两关脉沉弦，尺脉细弦，舌淡红苔薄中根腻。按少腹痛疽论治，通阳祛浊。薏苡附子败酱散合桂枝茯苓丸。薏苡仁 30g，熟附子 20g，细辛 5g，败酱草 30g，桂枝 15g，茯苓 15g，桃仁 10g，丹皮 15g，赤芍 15g，苍术 10g，香附 10g，青皮 10g，甘草 10g。守方治疗 2 个月，腹痛消失，复查输卵管正常，续调养 1 个月得孕。

乌头赤石脂丸

蜀椒（一两，一法二分）、乌头（一分，炮）、附子（半两，炮，一法一分）、干姜（一两，一法一分）、赤石脂（一两，一法二分）。右五味，末之，蜜丸如桐子大，先食服一丸，日三服，不知，稍加服。（《金匮要略·胸痹心痛短气病脉证并治》）

是方疗"心痛彻背，背痛彻心"者，乃沉寒阴冷，盘踞膻中，横格胸背，乱其气血，牵连痛楚，紊其疆界，宗气不展，痰瘀内阻，势成危殆。盖阴寒之气，循经上乘，寒凌心火，故发心痛。夫背为阳，心为阳中之太阳，心痛彻背，背痛彻心者，阴极而阳剥矣。方治用药之理，明代·喻昌识之最明："仲景用蜀椒、乌头一派辛辣，以温散其阴邪，然恐胸背既乱之气难安，而即于温药队中，取用干姜之泥，赤石脂之涩，以填塞厥气所横冲之新隧，俾胸之气自行于胸，背之气自行于背，各不相犯，其患乃除，此炼石补天之精义也。"（《医门法律》卷二《中寒门》）

盖心胸之阳，宗气之源也，阳郁不伸，宗气失展，必有胸闷气短，胸痛背拘之苦，甚则唇紫面青，肢厥畏冷，而成厥阴寒凝，阴阳欲脱之候。仲景之治，轻者有桂枝甘草汤，中者有人参汤，重者即是本方。是方以大热求大开，透解沉寒之冰伏，复阳明阖气之职也。既有附子之温，复用乌头之迅，佐干姜行阳，大散其寒，助之以蜀椒降气，以促温暖下趋。大开其郁，恐过于散漫，故复助以赤石脂入心，固涩而收阳气也。此救急之剂，若治缓证，当合以益气助阴之药，以充宗气之根本；若单行通阳，仅能开散闭滞，当合以化痰行瘀去水之药，方可达浊去正回之效。

【胸痹案】汪男，77岁，安徽安庆人。冠心病及糖尿病史二十余年，心脏支架十年，长期服西药维持。近3个月来，反复胸痛，伴双下肢水肿，住院治疗强心利尿后，水肿时缓时作，胸痛始终阵作，入夜尤甚，痛时彻背，至夜不能卧，因拒绝西法治疗来诊。面白神疲，气短易汗，尿少不食。寸脉芤，尺脉沉伏，舌淡苔薄白腻。先以真武汤合五苓、生脉散化裁治疗1周，水肿消退，气短缓解，然午后夜间仍胸痛阵作。两寸尺缓无力，尺细。浮阳已收，沉寒未散，痰瘀失化。乌头赤石脂丸合理中、生脉加味。红参20g，制川乌20g（先煎），熟附片10g（先煎），川椒10g，赤石脂30g（先煎），五味子10g，麦冬20g，丹参20g，法半夏10g，猪苓30g，炙甘草20g，大枣20g。3剂后胸痛大减。守原法治疗近1个月，胸痛已失，仅活动稍多时觉胸闷不适。以原方熬膏滋，长年服用，3年来痹痛几未再作。

附方

枳实理中丸

理中焦，除痞满，逐痰饮，止腹痛。大治伤寒结胸欲绝，心膈高起，实满作痛，手不得近。枳实（麸炒，一两）、白术、人参（去芦）、甘草（炙）、白茯苓（去皮）、干姜（炮，各二两）。上捣，罗为细末，炼蜜为丸，如鸡子黄大。每服一丸，热汤化下。连进二三服，胸中豁然，不拘时候。（《太平惠民和剂局方》卷三《治一切气》）

离照汤

心胀者，烦心短气，卧不安。心本纯阳，寒邪来犯，阴阳相战，故烦满短气而卧不安也。治之之法，但须发其神明，摧荡邪气，使浮云不能蔽日，自然离照当空，太阳之火不烦补助也。离照汤主之。琥珀（一钱）、丹参（三钱）、朱砂（五分）、茯神（三钱）、柏子仁（二钱）、沉香（五分）、广皮（一钱）、青皮（一钱）、郁金（二钱）、灯芯（三尺）、姜皮（五分）。（《校注医醇賸义》卷四《胀》）

第四章 少阳辨证原理及临证指要

第一节 少阳生理

一、少阳相火

相火者，在天地属六气，在人体隶阳气，皆言其常，无关乎变。人体之初阳，肇始于少阴心肾，长育于厥阴心包肝，成就于少阳三焦胆，故所谓相火，惟言少阳胆与三焦，且是生理少火，非病理壮火（龙雷之火等），此《内经》早有定论，不容置喙。"相火"名目之淆乱，河间始作，称命门相火；东垣继之，言湿热相火；丹溪绍续，指阴虚相火，所论常是病态之火，或言在肝，或言在脾，或言在肾、膀胱，竟至近千年来，公理婆理，各辩其是，离经乱典，而本相真义，漫漶支离。如欲回归真原，则后世乱名，当一概摒弃，方可明识少阳生理之本体。

人身之阳，其源有二，少阳相火亦如之。一者，天阳之照，普临体表，太阳经皮毛受之，渐致深入，达于腠理，是为半表半里之少阳，再深一步，汇于肌肉，此乃在里之阳明，以成阳气之阖焉。续次深潜，则入血脉骨髓，敷布温养，以成其用耳。其在半表之阳气，即名曰相火。二者，肾间真气，发生元阳，是为君火，流转于肝，水气生木，木育初阳，载长载壮，上输于心，木生火焉。又脏腑相传，由里及表，运导于胆，至此嫩阳始成相火之盛气矣。《素问·阴阳离合论篇》曰："厥阴之表，名曰少阳。"厥阴风木，其阳为初，传于手少阳，其热始盛，而成相火。心乃水火之脏，君火展输于包络，亦水生木矣，再由心主布濩于募原三焦，同为木生火气，壮成三焦相火。三焦与胆，经络同气，相为沟连，手之阳清，足之阳浊，清宜升而浊则降。手少阳经气上行为主，惟倚足少阳经方可上下以贯通三焦，故胆经总司相火之敷布，职为阳热之总宰耳。《素问·灵兰秘典论篇》曰："胆者，中正之官，决断出焉。"《素问·六节藏象论篇》曰："凡十一脏，取决于胆也。"所蕴奥义盖在于斯焉。

经云："少阳之上，相火主之。"少阳所至为火生、为蕃鲜、为茂化、为光显、为彤云、为炎暑、为蒸溽等，皆云相火乃一派旺盛阳热之气。六气之中，木土金水皆一，惟火有二，君相二火焉。《素问·天元正纪大论篇》曰："君火以明，相火以位。"相者，宰辅也，犹宰相奉行君令。心肾者，君火也，宜静宜藏，须借相火化行其令。明代·张景岳云："君道惟神，其用在虚；相道惟力，其用在实。故君之能神

164

者，以其明也；相之能力者，以其位也。明者明于上，为化育之元主；位者位于下，为神明之洪基。"（《景岳全书》卷二《君火相火论》）此君相相成之大道。

少阳主三之气，承心君二之气以行温养长育之令，可见其阳力运转之胜。对应节气以观，时令主芒种至小暑，岂非阳热盛于阳明欤？不然！少阳相火之功，不在其聚与盛，而在其"行""蓄""布"，其职以枢转阳气为要，此其"相"位使然。以治国为喻，二之气乃立法决策层，三之气属行政执行层而已。

金代张元素云："命门为相火之原，天地之始，藏精生血。"（《脏腑虚实标本用药式·命门》）此乃火种，须传于厥阴始发为初阳，待升行至少阳，阳热壮大，方盛为相火。相火之肇源、初萌、壮盛之机括，大率若此，其位在心、肾；心包、肝；三焦、胆也。若云实相，当为心包与肝，而三焦与胆职为相之使，践行为相之用耳。张氏又云："包络相火手厥阴，三焦相火手少阳。"（《医学启源》卷上《手足阴阳》）清代叶桂云："相火内寄肝胆。"（《临证指南医案》卷二《吐血》）言包络三焦相火可矣，言肝胆相火亦可矣，惟言肾居相火则不可，其源流、位序不可颠混耳。

二、少阳主枢

《素问·皮部论篇》曰："少阳之阳，名曰枢持。"阴阳互根于太极，转旋于上下表里，循环无端，由里左升以出于表，由表右降以入于里，故在阳在表者主纳，在阴在里者主出。少阳居半表，性属木而行火令，兼具木、火升发温养之性又行沟通内外之职，是以"少阳主枢"耳。金·张元素云："三焦为相火之用，分布命门元气，主升降出入，游行天地之间，总领五脏六腑营卫经络内外上下左右之气，号中清之府。上主纳，中主化，下主出。"（《脏腑虚实标本用药式·三焦》）足少阳胆与手少阳三焦关联沟通，共承阳气布展升降之任。

一者，由膻中布心肺，下煦三阴。金·刘完素云："膻中者，在乳之间，下合于肾，是火居水位。"（《素问病机气宜保命集》卷上《病机论》）膻中阳明之盛阳，乃少阳相火归阖而成。膻中因其本位，君相二火相近，得其君命，权势方施，其气始发，职官臣使，曰气之海，通于三焦。三焦者，冲和之本也，主持阴阳之气，是乃相火用事，周身何处无之？

二者，随戊土行右降，根归癸水。少阳枢转阳气内养，首传阳明，阳明主胃，是为戊土，火生土焉。阳明主降，戊土右降，则金水收藏，相火归根。清代·黄玉璐云："甲木之降，机在戊土，戊土降则肺金能收，肾水善藏。戊土右转，金水得收藏之政，此胆火所以下行也。"（《素灵微蕴》卷三《火逆解》）胆以甲木化相火，随戊土下行而温癸水，则相火蛰于肾中，是相火助身之元阳，反哺根源也。

三者，出太阳助卫气，温通膀胱。"卫出下焦"（《灵枢·营卫生会》），"常从足少阴之分，间行五脏六腑"（《灵枢·邪客》）。此肾中真元之气所发，上行温三焦入胆而演为相火。少阳枢转阳气，内以传阳明，外则与太阳相接，合于寒水之经以助气化焉。元·王好古曰："手足少阳之气俱下胸膈中,三焦之气同相火游行于身之表。"（《此事难知》卷上《太阳证》）相火随足太阳经下行,入络膀胱,膀胱以州都之官,津液藏焉,得三焦之经,泄以相火之力,则州都冲决,水道出矣,故曰决渎之官。其所以决渎而出水者,相火在肾,温生风木,以疏泄之也,是以《灵枢·本输》曰:"三焦者,足少阳太阳之所将,太阳之别也,上踝五寸,别入贯腨肠,出于委阳,并太阳之正,入络膀胱,约下焦。"

少阳相火虽上下贯通,然因处居阳位,恒以降为顺,以畅为要。

三、少阳三焦

三焦之讼,延历千年,迄未定谳。《内经》未指实处,却又列为一腑。《难经》亦谓其有名无形,言其功则最明:"三焦者,水谷之道路,气之所终始也。"（《难经·三十一难》）又曰:"三焦者,原气之别使也,主通行三气,经历于五脏六腑。"（《难经·六十六难》）与华佗之论若出同声:"三焦者,人之三元之气也,号曰中清之腑,总领五脏六腑,荣卫经络,内外左右上下之气也。三焦通,则内外左右上下皆通也,其于周身灌体,和内调外,荣左养右,导上宣下,莫大于此者也。"（《中藏经》卷中《论三焦虚实寒热生死逆顺脉证之法》）其无形乎? 理当有形,无形质则血气乌有所籍? 盖此形不似他脏他腑之具象实器,重在言其能耳。古圣论物,重功轻形,于斯斑见。

三焦者,道路之谓也。《灵枢·营卫生会》篇曰:"上焦出于胃上口,并咽以上,贯膈而布胸中。……中焦亦并胃中,出上焦之后。此所受气者,泌糟粕,蒸津液,化其精微,上注于肺脉,乃化而为血,以奉生身,莫贵于此,故独得行于经隧,命曰营气。……下焦者,别回肠,注于膀胱而渗入焉。故水谷者,常并居于胃中,成糟粕而俱下于大肠,而成下焦。"营卫气血之所从出,职司之所为功,莫非由三焦所达焉。盖人身气血,阳宜降而化阴,阴宜升而养阳,上下流转,循环如圜,若无三焦之道路,焉成所用? 五脏六腑,诚三焦之调停机关,上焦者心肺,中焦者脾胃,下焦者肝肾,此不易之道也。

盖三焦经气乃少阳相火,其源头为少阴君火之真阳,游行于上中下之间,通会于腠理之内,实无形之气,助水谷之消化,襄营卫之流通,不可一时滞碍焉。此经气游行之处,即是三焦,广大而无可定指,理宜然焉。

《灵枢·本输》曰:"少阳属肾,肾上连肺,故将两脏。三焦者,中渎之腑也,水道出焉,属膀胱,是孤之腑也。"相火乃水中生阳也,三焦配肾而生火,由肾连肺而生水,故将两脏也。少阳相火,约三焦而主决渎,故为中渎之府,水道由出,而下属膀胱。三焦阴阳相贯,水火互交,并主输精而运水,却上合包络,是称孤之腑也。是以《灵枢·本脏》曰:"肾合三焦膀胱,三焦膀胱者,腠理毫毛其应。"相火之力,岂可忽焉? 清代·张志聪云:"包络、三焦,皆以有形无形之间求之,则得矣。"（《侣山堂类辨》卷上《辨包络》）诚建瓴高见!

四、腠理募原

腠理者何？《素问·疟论篇》曰："腠理开，风寒舍于皮肤之内、分肉之间而发。"实谓皮里肉外间隙也。分肉者何？明代·张景岳云："大肉深处，各有分理，是谓分肉间也。"（《类经》卷十九《针刺类》）是以腠理者，或指皮下肌上之连膜，或指大肌之间之隔膜耳。《黄帝内经》常"分腠""分理"合称，可资佐证。盖人体之躯壳四肢，皮毛者，属表，太阳所主；肌肉者，属里，阳明所主；两者之间，腠理也，属半表半里，少阳主之焉。

募原为何？募原又称膜原。《素问·举痛论篇》："寒气客于肠胃之间，膜原之下，血不得散。"《灵枢·岁露论》："其内搏于五脏，横连募原。"《黄帝内经》凡述募原五处、膜原二处，均言邪气所客之位焉。募、膜通假，募乃借字，本字为膜。东汉·刘熙云："膜，幕也。幕络一体也。"（《释名》卷二《释形体》）在皮里肉间，周于全身，故云幕络一体。原者，《尔雅·释地》："广平曰原。"是以膜原二字联用，所云乃广泛区域，非局限一地一处者焉。清代·张志聪云："募原者，横连脏腑之膏膜。"（《黄帝内经素问集注》卷五《疟论》）日·丹波元简所言颇明："所谓膜原者，言膜之在各脏各腑之间，而遮隔者之原系也。各藏各府之间，皆有薄膜，而外连于皮肉孔穴，直其次者，谓之幕穴，肝幕期门，胆幕日月之类。"（《医賸·附录·募原考》）故募原乃沟通脏腑表里上下之媒介，为气血交流联络之处也。脏在内，属里；腑在外，属表；募原间乎其中，属半表半里，少阳主之。故清代·薛雪云："膜原者，外通肌肉，内近胃腑，即三焦之门户，实一身之半表半里也。"（《湿热病篇》）于斯可云：募原者，三焦之别名也。

仲景曰："腠者，是三焦通会元真之处，为血气所注；理者，是皮肤脏腑之文理也。"（《金匮要略·脏腑经络先后病脉证并治》）此腠理二字，所言诚亦即膜原也。清代·张志聪识之最真："盖在外则为皮肤肌肉之腠理，在内则为横连脏腑之膜原，皆三焦通会元气之处，……盖膜原之间，有血络也。"（《黄帝内经素问集注》卷五《举痛论》）是以腠理、膜原者，实指一器焉，居于表里之间上下之际，勾连营卫血气之用，因遍及周身，无所定位，常误认有名无实，良缘斯由也。居表里间者，仲景所言半表半里也，即狭义之"腠理"；处上下际者，《黄帝内经》称谓三焦也，为专谓之"募原"，皆相火游走之流域，故少阳为枢，主半表半里又主三焦，由来在此耳。两者混称，亦无不可矣。

五、少阳膏脂

募原又称脂膜，乃人体膏脂贮备之居所耳。腠理亦如之，皮下肉上，脂肪屯藏。凡有脂膜处，无论上下内外，肤内肉理，器间网膜，皆有膏脂，金属少阳胆、三焦之物也。膏油之生，首要在脾，中焦化生水谷，以资后天之用。清代·唐宗海云："脾生油膜之上，脾气足则油多，而肥膜上之油即脾之物也。在内为膏油，在外为肥肉，非两物也。"（《中西汇通医经精义》卷上《五脏所属》）然其归贮，职主在肾。《灵枢·五癃津液别》曰："五谷之津液，和合而为膏者，内渗入于骨空，补益脑髓，而下流于阴阳（股）。"此津液之精华，合和酝酿而成脂膏，或填补于骨空之中，则为脑为髓，或渗流充实阴股，则为精为血。施用有余，则外藏于腠理募原，积储为脂，是以膏脂者，真阴所聚焉。故唐·王焘云："若腰肾气盛，则上蒸精气，气则下入骨髓，其次以为脂膏，其次为血肉也。"（《外台秘要》卷十一《近效祠部李郎中消渴方》）

脂膏者，真阴也，其生由太阴，其藏由少阴，而其化运则非少阳游行之相火莫属。《灵枢·五癃津液别》曰："三焦出气，以温肌肉，充皮肤，为其津，其流而不行者为液。"所谓三焦者，于膜原脂膏之内，肤腠分肉之际，五脏五腑之隙，水谷流化之关，少阳经气运输阳气融会其间，熏蒸上下，游行四旁，因其部分所属而名之，实元气之别使矣。少阳为相火，即取"焦"字之义。上、中、下，有分司之任，故曰"三"也。

脂膏贮藏于募原腠理，以备脏腑经络之用，相火煦之，精血不竭，诚犹灯炬之能明者火也，资其明之用者，脂膏也。有脂膏而无火，何以能明？有火而无脂膏，则燎然猛烈，力穷乃止。清代·张锡纯云："凡全身津液脂膏脉腺存在之处，即元阳留蓄之处。阳无阴则飞越，阴无阳则凝滞。"（《医学衷中参西录·医话·驳方书贵阳抑阴论》）人体少壮之年，相火力强，足以化膏脂以充精髓，则精力旺盛，而积脂不多；中年以后，相火渐衰，膏脂化消无力，则精气见弱，囤肥渐增，而气力大减，良由斯焉。

六、少阳多气

《灵枢·五音五味》曰："少阳常多气少血。"《素问·血气形志篇》亦曰："少阳常少血多气。"夫气为阳血为阴，腑为阳脏为阴，脏腑阴阳，雌雄相合，而气血之多少，自有定律。阳有余则阴不足，阴有余则阳不足，此天地盈虚之常数也。少阳胆与三焦，皆为阳腑，禀相火而主敷布阳热，气随阳走，是由气之主导，故曰多气少血。少阳居半表半里，气之通衢，腠理沟连内外，膜原疏理上下，皆相火潜运之气力耳。

盖足少阳与厥阴为表里，少阳常少血多气，厥阴常多血少气，脏腑经气相通，一为甲木，一为乙木，木性条达，皆以运通为职。然肝为阴脏，主阴血之左升，胆为阳腑，主阳气之右降，虽表里相合，却分职各当。然阴在内，阳之守也；阳在外，阴之使也，是以清代·黄玉璐云："乙木上升，是为枝叶，甲木下降，是为根本。"（《四圣心源》卷六《杂病解》）两木之气血一多一少，共谐气血之升降，而以胆经之气为要领耳。胆为中正之官，决断所出，胆气升则脏腑之气皆升，胆气降则脏腑之气皆降，故经言：凡十一脏，皆取决于胆也。

三焦通行三气，经历五脏六腑。三气者，在上为宗气，在中为胃气，在下为冲气。宗气主降、冲气主升、胃气有升有降，皆以三焦为气之道路耳。《难经·六十六难》曰："原者，三焦之尊号也，故所止辄为原。"十二经皆以俞为原，以脐下肾间动气乃人之根本，皆系三焦所行气、所留止之处也。三焦者，阴阳气血运行之道路，其引领之活气，盖阳气耳。相火仗宗气循三焦由上而下，元阳依冲气沿三焦由下而上，上下君相之火赖此沟通汇合，以成循环。故三焦既属之于心胆，又属之于肾命，谌如斯理。

七、三焦决渎

《素问·灵兰秘典论篇》曰："三焦者，决渎之官，水道出焉。膀胱者，州都之官，津液藏焉，气化则能出矣。"三焦者，行水之衢，非藏水之府也。饮入于胃，游溢精气，上输于脾，脾气散精，上归于肺，通调水道，下输膀胱，水精四布，五经并行，皆由阳热蒸动，泄于膜外，达于皮肤，而不待传入膀胱，复外出而为汗也。余液流于下焦，渗入膀胱，以为溺也。若论气化，就表里言，概分三层，在里之水，阳明经气外输，在表之水，太阳经气内传，而中道枢轴，必在腠理募原，少阳所主焉；就上下言，更非三焦莫属。三焦之气化，赖相火之输布，令津液经水道俯仰出入，而成决渎之功。是以太阳少阳主水，所籍不同，各施其职耳。清代·周学海云："发汗取之太阳者，太阳主表，以其经，非其腑也。"（《读医随笔》卷二上《形气类》）三焦得职，则小水通调。须知外出为膀胱之津液，下出为三焦之水道也。

三焦既名孤之腑，缘由斯理。盖水善蓄，火善泄，须得三焦之经，并太阳之正，入络膀胱，泄以相火之力，则州都冲决，水道出矣，故曰决渎之官。少阳经居半里，转枢太阳经气入里，布散于三焦，下合于肾。肾具水火，命门为相火之根，亦为三焦之根，命门之火上举于三焦，交于少阳相火，而成气化之合力，故合三焦者，相火所合也。少阳三焦，下连属于肾，上连属于肺，肾肺相悬，中又有脾，全赖少阳三焦之联属，自成一腑，极其广大耳。言其属膀胱者，是三焦乃水液下出之路，足见由肺至膀胱，从上而下，统归三焦也。

八、中精之腑

胆为中精之府，异于他脏腑，主藏而不泻矣。清代·罗美云："其腑之气，直得先天甲气，而起于少阴，发于厥阴，是二阴之真精所生，以为一阳之妙也。……所谓中和，极通之上下，故得游行于三焦，而即三焦之所治，以致用于阳明，凡诸府脏不得此气，则不能以为和，是胆之为用，能起九地，而升其地德，亦能出三阳，而布其天德。"（《内经博议》卷一《人道部》）凡十一脏皆取决于胆之谓欤？此少阳生气，运精汁上滋心肺，以养宗气，下涵肝肾，以壮冲气。至于中气，则更显其活力，胆汁精气，助化中焦精微，则中气旺盛而后天充足耳。清代·唐宗海云："中焦之精气，全赖于胆，故胆者中精之府也。"（《中西汇通医经精义》卷上《脏腑所合》）

正由所藏中精，胆为中正之官，五神之决断取资焉，有独居之清静宁谧，而出其冲和之气，以温养诸脏者，宜其有中清之目矣。明代·李中梓云："胆者，澹也，中正之官，决断出焉。犹人之正直无私，有力量善担当者也。"（《医宗必读》卷一《读〈内经〉论》）清代·黄玉璐云："心为君火，相火者，君火之佐也。胆以甲木而化相火，随君火而交癸水，君相下根，则精温而清升，神肃而浊降。"（《素灵微蕴》卷四《耳聋解》）君相之间，阴精相资，阳气互助，清净之府，无所受输，澹澹然者也。胆气壮，则中正刚直，果敢无畏；精气盛，则坚定不移，静定神安。神思静安，皆谓由心君所司，乌可离胆之中正乎？

《灵枢·本神》曰："肝藏血，血舍魂；肾藏精，精舍志。"血统于肝，肝胆之气，表里相合，胆之中精，受养于肝血。少阳相火，随戊土下行，归温癸水，蛰于肾命，精血滋盛，根深蒂固，水暖木荣，由胆木根本牢壮，于是神魂静定，惊骇不生。是以清代·杨元如云："肾主藏精而居下，脑为精髓之海而居上，胆者中精之府也。三者并主藏精，精气相通。"（《黄帝内经素问集注》卷五《气厥论》引）少阳属肾，胆气通于脑，脑髓通于肾，是精气之上下循环也。

九、少阳经界

【广域少阳】少阳区域广大，即前文所言之腠理募原也，居形层之半表半里，脏腑之包裹面，无所不在，称其为通衢网、缓冲幕、夹辅层皆可，其间气血充盈，往来穿梭，流通不息。《难经·三十一难》曰："三焦者，水谷之道路，气之所终始也。"所言即此。

【经络少阳】足少阳经脉，起于目锐眦，上抵头角，下耳后循颈至肩，入缺盆。其支者，从耳后入耳中，出耳前至目锐眦后。其支者，别锐眦下循面颈之侧，合缺盆下胸中，贯膈络肝属胆，循胁内侧，下气街绕毛际横入髀中。其直者，从缺盆下腋，循胸胁外侧合于髀，出膝外廉，下外辅骨前抵绝骨端，下外踝前，循足跗入小指次指间。其支者，别跗上入大指间，出其端，还贯爪甲出三毛。手少阳经脉，起于小指次指端，上循手腕出臂外侧上肩，入缺盆布膻中散络心包，下膈循属三焦。其支者，从膻中上出缺盆，上项系耳后出耳上角，屈下颊至𩑟。其支者，从耳后入耳中，出耳前，交颊，至目锐眦。

头面、躯干及四肢阳面之侧，为两少阳经循行之主位，居太阳与阳明之间，正承沟通两阳内外之任焉。两胁肢腋及头侧为经气会聚之要冲，尤当重视。

【脏腑少阳】经络之属胆与三焦，主运少阳经气流布运输，以胆腑为重。手之阳清，足之阳浊，清则升而浊则降。手少阳经气上行为主，惟倚足少阳经方可上下以贯通三焦，故胆经总司相火之敷布，职为阳热之总宰耳。胆主中正决断，十一脏皆取决于胆，所蕴奥义盖在于斯焉。

募原包罗脏腑，为气血沟连之网幕，要塞莫过膏肓。膏肓，首见于《左传·成公十年》：二竖"在肓之上，膏之下，攻之不可，达之不及，药不至焉，不可为也。"西晋·杜预《春秋左传正义》注："肓，鬲也。心下为膏。"《素问·刺禁论篇》曰："膈肓之上，中有父母。"隋·杨上善注："心下膈上谓肓。心为阳，父也。肺为阴，母也。肺主于气，心主于血，共营卫于身，故为父母也。"（《黄帝内经太素》卷十九《设方》）心下微脂为膏，膈上薄膜为肓。盖自膈以上，心肺清洁之属，清阳汇聚之地；自膈以下，脾肾混浊之属，浊阴生藏之所。少阳相火由膏肓运通上下，而成三焦之用耳。气味所生，从内之膏肓，淖泽于外，脏腑阴阳相合，外内出入相通，要塞所在焉。

十、少阳经时

"寅申之上，少阳主之。"炎光赫烈，燔灼焦燃，火之化也。寅申之时，气化运行先天，天正地扰，风乃暴举，木偃沙飞，炎火乃流，阴行阳化，雨乃时应，火木同德。少阳正化对化者何也？唐·王冰云："少阳为相火之位，卑于君火也，虽有午位，君火以居之，即火生于寅也。故正司于寅，对化于申也。"（《素问六气玄珠密语》卷三《天元定化纪篇》）盖丙寅属火，壬申属金，寅乃火生长之地，故寅为正化，申为对化。寅时为实，火多风少；申时为虚，风多火少也。若以年论，凡寅年（虎年）为少阳正化年，相火盛；申年（猴年）为少阳对化年，相火弱。以月而论，凡一月少阳正化月，相火盛；七月少阳对化月，相火弱。以时而论，凡寅时（3至5时）少阳正化时，相火盛；申时（15至17时）为少阳对化时，相火弱。《伤寒论》272条："少阳病，欲解时，从寅至辰上。"寅、卯、辰，一日之春令，稚阳初王，木旺之时也。经云：阳中之少阳，通于春气。故少阳之病，每乘气旺之时而解，经气之复，理固然也。

十一、少阳平脉

《素问·平人气象论篇》曰："少阳脉至，乍数乍疏，乍短乍长。"《难经·七难》曰："少阳之至，乍大乍小，乍短乍长。"两说近同。少阳之气，王于冬至后六十日，其时阳气方盛，阴气犹存，未能调达，其气之乍忽，长数为阳，疏短为阴，进退未定，此初阳渐生，主枢之象也。《素问·至真要大论篇》曰："少阳之至大而浮。"相火旺气之来，有舒张温热之象，故脉来阔大而浮于肌表也。上言平脉，此则非平非病，言王脉也。正化寅时经气旺则大而浮象，对化申时经气弱则乍忽长短数迟。《素问·经脉别论》又曰："少阳脏何象？象一阳也。一阳脏者，滑而不实也。"此少阳本脉之常象，象一阳初生，脉体滑象，阳欲外浮，故不实，生阳渐升矣。

至于候少阳之脉位，经无屑言，愚姑僭言之。少阳标本皆阳，体在阳位，又主枢转，其阳气布散之要冲乃心下膈上之膏肓，近膻中焉，故其所候部位，以上中寸关为宜。《素问》谓左寸外候心，内候膻中；左关内候膈；右寸内候胸中。明代·李时珍《濒湖脉学》言左寸候心膻中，左关肝胆，右寸肺胸中。是以综合而言，两手寸关主少阳，偏重寸部，宗《黄帝内经》之说，以脉体内侧为要。

通例以左关候胆，愚以肝主左升而胆主右降，宜右关候之为正。西晋·王熙以右尺候三焦，乃误认肾有二："左属肾，右为子户，名曰三焦。"（《脉经》卷一《两手六脉所主五脏六腑阴阳逆顺》）甚不可取，明代·吴崑《脉语》辨之甚明。三焦如天地三元，总领五脏六腑，营卫经络，其于周身灌体，和内调外，荣左养右，导上宣下，莫不由此而运用，故民国·刘本昌云："三焦候法上下中，藏及胞络皆相应。"（《脉诀新编》卷一《诊脉入式歌》）。清代·周学海力主寸关尺分诊三焦："寸宗气出于上焦，寸脉以候之。关营气出于中焦，关脉以候之。尺卫气出于下焦，尺脉以候之。"（《脉义简摩》卷一《部位类》）颇合正理。

《素问·三部九候论篇》曰："上部天，两额之动脉；……上部人，耳前之动脉。"两额动脉，足少阳脉气所行，以候头角者，太阳穴是也。耳前动脉，手少阳脉气所行，以候耳目者，和髎穴也。亦为候少阳之一法。

第二节　少阳病理

一、少阳之郁

少阳居躯壳脏腑之半里，主相火之输布，职阴阳之调畅，行气血之贯通，惟以和畅为要，一经拂郁，诸疾生焉。

太阳阳明之间，少阳所居，若外邪间居荣卫，是为伤寒少阳病。卫气不出，荣气不入，经气阻滞，半表之寒，持久不解，半里之热，郁滞不散，交通尽失，是以有寒热交集、两邪争拒之见，如微恶风寒，汗出，头痛，颈项强，身发潮热，或往来寒热。其经属胆，胆汁上溢，故自口苦。邪初入腑，里气上逆而心烦喜呕矣。又有疟之为病，虚实更作，阴阳交争，阳并于阴，则邪陷荣而恶寒，阴逆而极复出之阳，邪迫于卫而发热，故疟者必更盛更虚，流荡表里之间也。其往来寒热有定期者，痰结少阳也。清代·何梦瑶云："此虽亦感无形之邪风，然必郁成有形之痰涎留滞一处，与日行之卫气相遇，邪正交争乃作，故有定期也。"（《医碥》卷二《杂症·疟》）此乃表里之郁。

胆汁主藏，胆气主泄，故喜通不喜塞也。胆肝表里，手足相亲，殊少彼此之分，故清代·陈士铎云："胆郁而肝亦郁，肝舒而胆亦舒。"（《外经微言》卷四《胆木篇》）惟有阴阳上下之分耳，清代·张琦云："胆郁于上，肝郁于下。"（《素问释义》卷四《气厥论》）。相火内郁，木贼伤中，中焦气滞，胃气失降，则有心下满痛，不欲饮食，胸胁苦满，心下痞硬，干呕吐涎，哕逆奔豚。甲木郁塞，中精失藏，相火不举，心神低迷，则有心胸苦闷，太息频仍，口舌作酸，目睛迷散，心中惕惕，忧惧将捕。此乃上下之郁。

少阳经脉循胸胁侧腹及四肢侧面，胆气失和，络脉不畅，则有胸胁满痛，难以转侧，乳胀乳痈，臂臑不举，肢体麻木诸疾。胆经失畅，相火不展，凝脂聚痰，则成瘿瘤瘰疬，马刀挟瘿，粉瘤聚块，麦粒针眼等患。此乃经络之郁。

少阳中气为厥阴风木，两相表里，少阳多气，厥阴多血，相火之病，未有不波及血海之藏者，气血同伤，故有经血失畅，经前诸症，热入血室，吐衄崩漏等疾。仲景言少阳之邪易入血室，良由是焉。《素问·厥论》曰："少阳厥逆，机关不利，机关不利者，腰不可以行，项不可以顾，发肠痈不可治，惊者死。"胆气不通，相火结毒，腐伤气血，聚脓成痈也。此乃气血之郁。

二、相火亢害

少阳标本皆阳，经气之运从本从火，一经拂郁，极易火化而成壮火，在内则扰乱心神，上攻则干犯清窍。

北宋·王怀隐云："胆实，实则生热，热则精神惊悸不安，起卧不定，胸中冒闷，身体习习，眉头倾萎，口吐苦汁，心烦咽干。此是胆实热之候。"（《太平圣惠方》卷三《治胆实热诸方》）少阳胆与三焦之气，内合包络相火，游行于外，循经下煦，今经气过亢，相火郁而不降，将军之官受犯，喜乐之宫蒙扰，神明必不安宁，则有烦躁胸闷，焦虑不眠，心悸易惊，甚或癫痫狂乱等。明代·李时珍云："阳气怫郁而不得疏越，少阳胆木，挟三焦少阳相火、巨阳阴火上行，故使人易怒如狂。"（《本草纲目》卷八《金石》）此少阳从中之过而化生风火耳。

《圣济总录》卷四十二《胆门》云："胆实则为有余，有余则生热，故其证若腹中气满，饮食不下，咽干心胁痛，不能转侧，足外反热，是为阳厥。及头痛目锐眦痛，缺盆中肿痛，腋下肿，马刀侠瘿，皆谓胆气实，足少阳经壅滞故也。"火盛不降，横行干胃，阳明气逆，则脘腹气胀，饮食不下；热犯经络，则胁肋满痛，腋下肿胀，难以转侧，缺盆肿痛，马刀侠瘿；火必炎上，清窍首当其冲，少阳经循头侧为主，故耳目之苦多见，如目赤、目眩、眦烂、耳鸣、耳聋、耳痛、耳前后肿等；胆热上冲，则口苦、咽干。木火烁金，则嗌肿、善咳，嗌中阶阶然数唾。《素问·气厥论》曰："胆移热于脑，则辛頞鼻渊，鼻渊者，浊涕下不止也。"亦火热上冲，干犯金窍矣。

东汉·华佗曰："胆热则多睡。"（《中藏经》卷上《论胆虚实寒热生死逆顺》）胆腑清净，决断所自出，今胆腑热郁，荣卫气涩，阴阳不和，胸膈多痰，气血壅滞，致精神昏愦，昼夜耽眠。此积热不除，肝胆气壅，故令多睡也。

黄疸有阳疸阴疸之分，皆以湿得之。阳疸者，湿从火化，瘀热在里，胆热液泄，与胃之浊气相并，上不得越，下不得泄，熏蒸遏郁，侵于外则身目俱黄，热流于内则溺变赤黄，其色皆明亮如橘，乃阳明少阳合病焉。

相火为病所述之混淆，肇始于金元，河间作俑，东垣、丹溪发扬，斯成"相火"异象。金·刘完素虽祖述《黄帝内经》相火生理之性，却又力主命门相火说："左肾属水，男子以藏精，女子以系胞；右肾属火，游行三焦，兴衰之道由于此。故七节之旁，中有小心，是言命门相火也。"（《素问病机气宜保命集》卷上《病机论》）倒称君火为相火，且以左右分离肾中元气，此失之一也。继云："夫右肾命门相火之为病，少气、疮疡、疥癣、痈肿、胁满、胸背首面四肢浮肿、腹胀呕逆、瘕疝、骨痛节有动、注下温疟、腹中暴痛、血溢流注精液、目赤心热，甚则瞀昧暴痛、瞀闷懊憹、嚏呕、疮疡、惊燥、喉痹、耳鸣、呕涌暴注、瞤瘛、暴死、瘤气结核丹熛，皆相火热之胜也。"一派阳经热盛之证，皆隶之相火，生理病理混同，虚实证性不清，病位定夺失据，此失之二也。金·李杲之相火论，乃中虚阴火之证："相火，下焦胞络之火，元气之贼也。火与元气不两立，一胜则一负。脾胃气虚，则下流于肾，阴火得以乘其土位。……盖阴火上冲，则气高喘而烦热，为头痛，为渴，而脉洪。"（《脾胃论》卷中《饮食劳倦所伤始为热中论》）脾胃虚陷则肺金失养，金不生水，肾精涸少，湿气下流，逼迫阴火上举，斯成所谓"湿热相火"也。元·朱震亨之相火论，则是阴虚火旺之证："主闭藏者肾也，司疏泄者肝也。二脏皆有相火，而其系上属于心。心君火也，为物所感则易动，心动则相火亦动，动则精自走，相火翕然而起，虽不交会，亦暗流而疏泄矣。"（《格致余论·阳有余阴不足论》）阴液虚耗，阳热因亢，火热斯逆。

三家之论，皆有至理，惟所用"相火"之称，已偏离本义，所云诚乃三阴内火之虚炎，与少阳相火之实亢大异焉。厘清名义，关乎辨证定位确性，不得不明耳。

三、少阳痰浊

少阳多气，木主疏泄，三焦之精气，全赖少阳之布散，若相火为邪所郁，火无从泄，清气精微，炼而成浊，壅为痰滞，此少阳病定有之证矣。清代·叶桂云："五志过动，相火内寄肝胆，操持郁勃，皆令动灼，致络血上渗混痰火。"（《临证指南医案》卷二《吐血》）诚是高见。

胆为阳木，最忌壅遏，若情志两失，精神不达，相火必郁，郁则生痰，胆郁痰扰，痰热互结，胆气不宁，内干精气，可见悲苦自闭，惊惧不安，艾怨自损，嗜卧多睡。岂止五志之伤？明代·戴思恭云："大抵惊悸健忘，怔忡失志不寐，心风，皆是胆涎沃心，以致心气不足。"（《秘传证治要诀及类方》卷九《虚损门》）若膏粱厚味，阻遏胆经，相火郁蒸，煎熬脂膏，演成消渴、胆石，已成临证常例。另胆火刑金，肺液受炼成痰，亦为相火生痰之一大病源，是见阵嗽不已，痰少而黏，咽干口苦之症。少阳痰火，又是瘿瘤、瘰疬、痰核之恒有病理。胆火生痰伤络，明代·万全之述颇全："胆有痰，为胸胁痛，不能转侧，为口苦，为善太息，为呕苦汁，为头角痛，为颔肿，为目锐眦痛，为缺盆中肿痛，为腋下肿，为寒热如疟，为结核，为瘰疬马刀挟瘿。"（《万氏家传保命歌括》卷九《痰病》）

少阳外主腠理，助运表里之水气；内主膜原，燮理上下之津液。少阳三焦中渎之腑，运水之通道，一有失机，水气必病。少阳承气乃寒水，若相火过盛，寒水来乘，两相裹争，湿热斯成。《素问·六元正纪大论篇》曰："少阳所至为炎暑。"暑者，少阳相火之所化也，在天为暑，在地为火，在人为三焦相火。三焦湿热之病，即人之暑病焉，外则阻滞经络毛窍，内则妨碍气升液降，病见头痛发热，头目晕眩，烦心口渴，胸腹痞满，呕吐泄泻，发为霍乱，两足转筋。又有相火偏胜则热火下干，传于己土，土湿不化，湿热内蕴，于是身热不扬、午后潮热、口黏不渴、胸脘满闷、四肢困重、纳呆恶心、小腹硬满、小便淋涩、大便溏滞、黄疸结石等。清代·黄玉璐云："湿热在于肝胆，湿寒在于脾肾。"（《四圣心源》卷七《杂病解下》）良是斯理。

三焦失和，常上下俱病焉。故痰之为祟，常无所不在，湿之内蕴，恒内外渗浸，此由相火所行弥漫，经气失和而所病广泛耳。故少阳痰湿之治，须兼及三焦，上下兼理，机要在此。

四、少阳虚寒

少阳标本皆阳，从气亦阳，而承气为阴，若标本不足，承气来复，则为寒为虚矣，斯为少阳虚寒证。

《灵枢·邪气脏腑病形》曰："胆病者，善太息，口苦，呕宿汁，心下淡淡，恐人将捕之，嗌中吩吩然数唾。"正为胆气之虚也。少阳相火不足，卫气失展，则宗气不充，大气欲陷，则善太息以引气；中精失藏，胆气外泄，则口苦；气不化精，中焦不降，故呕宿汁，咽中频唾；真阳失和，心肾失养，故惊恐不已。盖中精虚寒则神自陷怯，胆气郁敛则痰易凝滞，无形之气与有形之痰，相助为患，遂至清净无为之府与虚灵不昧之神，均失其宁谧之常。是以胆气不壮，最易神魂不安，心虚烦闷，自汗体浮，饮食无味。此证小儿尤多。明代·张景岳云："盖小儿肝气未充，胆气最怯，凡耳闻骤声，目视骤色，虽非大惊卒恐，亦能怖其神魂。醒时受怖，寐则惊惕，或振动不宁，或忽尔啼叫，皆神怯不安之证。"（《景岳全书》卷四十《小儿则》）。

胆为中精之腑，藏精汁以化精气耳。西晋·王熙云："胆虚，左手关上脉阳虚者，足少阳经也，病苦眩、厥、痿，足指不能摇，蹙坐不能起，僵仆，目黄，失精，眦眦。"（《脉经》卷二《平人迎神门气口前后脉》）精虚则上不温养于目，可见头目昏眩，视物眦眦，瞳仁不清，羞明流泪，目精昏黄；精少则下失润泽于筋，则苦下肢痿软，足弱不起，身体僵仆，四肢厥冷，皮脉麻痹。少阳虚弱，不惟不能化精微以滋心肾，且不藏精微以养肝脾也。胆之精气化物即是木能疏土，《经》云食气入胃，散津于肝脾，两木相谐，以化水谷之精而荣养诸脏腑。胆汁不能化物，精微失敛，则有中消等证。胆以静宁为要，胆虚相火不收，肝肾失藏，精气外泄，心浮肾沉，易罹阳痿早泄诸病。

《素问·逆调论篇》曰："胃不和则卧不安。"清代·黄玉璐云："胆以甲木而化相火，随戊土下行而温癸水，相火蛰于癸水之中，肾水温暖则不恐，胆木根深则不惊。"（《素灵微蕴》卷三《䐸喘解》）平素己土寒郁，湿旺胃滞，脾气下陷，木贼戊土，则胃气逆行。相火不蛰，一遇非常，神志动摇，胆木浮飘，心神失定则胆颤失眠，肾水下沦而怵惕惊恐。"惊则气上""恐则气下"是也。

五、邪犯募原

邪居募原之说，由来尚矣。《素问·举痛论篇》曰："寒气客于肠胃之间，募原之下。"《素问·疟论篇》曰："邪气内薄于五脏，横连募原也。"本不限何邪，皆有所客，明代·吴有性则发明温疫专犯募原之说："邪自口鼻而入，则其所客，内不在脏腑，外不在经络，舍于伏脊之内，去表不远，附近于胃，乃表里之分界，是为半表半里，即《针经》所谓横连膜原是也。"（《温疫论》上卷《原病》）初感一二日内，邪犯募原，但觉背微恶寒，头额晕胀，胸膈痞满，手指酸麻，此为时疫之报使。至三日以后，邪乘表虚而外发，则有寒热、头汗、咽肿、发斑之患；邪乘里虚而内陷，或挟饮食，则有呕逆、痞满、嘈杂、失血、自利之疾。热淫之气，浮越于某经，即显某经之证。浮于太阳，则头项痛、腰痛如折；浮于阳明，则目痛、眉棱骨痛、鼻干；浮于少阳，则有胁痛、耳聋、寒热、呕而口苦。斯论一出，赞者颇众，讥者亦多。赞之者誉其别开生面，推展《黄帝内经》伏气说，为湿温之治辟一佳径；讥之者讽其并观圣论，局拘温热病理，妄发九传之说。吴氏之论固有不足，然其首举温邪伏于半表，初当透解伏邪，其功不可诬没。其启后学之智，贤莫大焉，清代·杨栗山粲然其列。

杨栗山云："温病得天地之杂气，由口鼻入，直行中道，流布三焦，散漫不收，去而复合，受病于血分，故郁久而发。"（《伤寒温疫条辨》卷一《温病脉证辨》）温病怪证奇出，飙举蜂涌，势不可遏，实杂气热郁三焦，表里阻隔，阴阳不通，毒火深重而已。此诚发挥吴氏膜原说耳。温热邪毒，或上受由口鼻，或外受由肌表，起病或直中即发或伏匿后作，三焦募原的为邪正交争之广域场所耳。少阳乃表里脏腑间空隙交流之地，温湿毒邪易驻留于此，随表里虚实乘隙而发，弥漫泛滥，不循经络传次，亦不能一发便尽，实情乃尔，不可忽焉。惟所伏之邪，在膜原则水火互结，病多湿温；入营分则血热互结，病多温热，邪气内伏，往往屡夺屡发，颇与常病有异焉。

不惟外感湿温，内伤湿热痰滞，郁滞内结，亦常以募原为道场。可见胸膈痞满，心烦懊憹，头眩口腻，咯痰不爽，欲吐不吐，欲泻不泻，四肢麻木，筋挛拘急，舌苔粗如积粉，扪之糙涩，此少阳胆经三焦经皆阻遏不畅也。

六、少阳病脉

《伤寒例》曰："尺寸俱弦者，少阳受病也。"荣卫之间，谓之半表里也。今邪居其中，卫气不得出，荣气不得入，阻滞要冲，欲行不通，是谓"郁"也。半表之寒，持久不解，半里之热，怫郁不散，两邪交拒，是以知阳气郁滞而结矣。盖阳气被郁，欲申还申，则尺寸俱呈弦象。《伤寒论》265条曰："伤寒，脉弦细，头痛发热者，属少阳。"细则气少。少阳本气不足，御邪之力羸弱者，非由半里之气素虚，盖因中焦津粮先竭，表邪得乘虚突入，而成少阳证矣。少阳病者，郁气不伸，木气散入土中，中土受困，亦致气弱不振，中气既为少阳之根柢，复受少阳之累，故南宋·陈言云："土气凝结，肝木乘之，脉必弦弱。"（《三因极一病证方论》卷一《五脏传变病脉》）仲景累牍言及小柴胡汤证之"脉细""脉弱"者，均示少阳本气虚惫之象也。

弦细为少阳伤寒正脉，若相火上亢，则见弦滑而数之象，此合阳明盛热之征也。《伤寒论》268条所谓"脉浮大，上关上"即此，二阳之热欲从少阳枢机而出，则浮大上关上，是为弦脉之另类矣。风火内干上扰之证，常得此脉。

明代·李延昰云："缓滞主湿，而实大主热。若缓滞而虚大，乃湿热相火为患，盖缓滞为湿，而虚大为相火也"（《脉诀汇辨》卷八《平气之纪》）痰湿郁滞少阳，气火不展而欲展，则浮取虚大，沉取缓滞耳。若邪闭深重，则仅有尺滞，而无浮大，然重按之下，总有弦意。

西晋·王熙云："左手关上脉阳虚者，足少阳经也。病苦眩、厥、痿，足指不能摇，躄坐不能起，僵仆，目黄，失精，眯眯。"（《脉经》卷二《平人迎神门气口前后脉》）胆经虚寒者，脉常弦细无力。盖相火失振，阳气下沉，鼓动不力焉。清代·周学海云："脉形如循丝累累然者，肝胆气索也。"（《辨脉平脉章句》卷下《平脉法篇》）

另：明代·陶华有浮中沉三法，候邪之浅深，以中取属少阳。可参（《伤寒六书》卷一《伤寒琐言》）

第三节　少阳证治

一、和解少阳

小柴胡汤

柴胡（半斤），黄芩、人参、甘草（炙）、生姜（切，各三两），大枣（擘，十二枚），半夏（洗，半升）。上七味，以水一斗二升，煮取六升，去滓，再煎取三升，温服一升，日三服。【96】

明代·王守仁云："无所不中，然后谓之大本；无所不和，然后谓之达道；惟天下之至诚，然后能立天下之大本。"（《传习录》卷上《门人陆澄录》）古圣治病无非四法，攻邪三法之外，便是和法，小柴胡汤乃其大方。《伤寒论》和法四大剂，桂枝汤和内外，泻心汤和上下，乌梅丸和阴阳，小柴胡无所不和。可见是剂何等神圣！清代名医陈祖恭（平伯）平生极喜之，临证治病，加减化裁，衍方二千余首，必用柴胡，人送雅号"陈柴胡"，传为杏林美谈，其中必有至道。

纵观仲景所述，小柴胡汤治症最广，表里上下，营卫气血，无所不及。有表里不和者，如寒热往来，头痛汗出；有上下不和者，如胸胁苦满，脘痞呕吐；有气血不和者，如目眩惊悸，经痛经闭。有热在上者，如口苦咽干，目赤心烦；有湿在中者，如心痞腹满，一身悉黄；有虚在下者，如手足逆冷，便溏嗜卧。皆少阳经气乖张所为焉。

小柴胡汤证之主症，概而言之，无非三类：寒热交争、相火上攻及内犯脏腑。有医家强分经证、腑证或标证、本证，实自设藩篱，于理失合。邪之介于半表，加之相火为患，本多歧现，三类或单见，或丛出，难于一定，主证有一二相合，参之脉象，即可诊断，故仲景曰："伤寒中风，有柴胡证，但见一证便是，不必悉具。"（101条）

凡见少阳证，即为柴胡汤证，即但见一证，不可以汗吐下三法治之者，便是邪气已入少阳，不必如上文之诸证悉具也。本方乃开解枢机之剂，但见少阳本经之证，即邪不全在表，又未全入里者，皆可施用。若有他经兼症者，仍当以小柴胡汤为主，而兼用他经药治之。此仲景真义，勿庸歧解。若循清代·魏荔彤所云："所谓不必悉具者，指或中余证，而少阳经胆府之主病，未有不悉具，而遽可指为少阳病成者。"（《伤寒论本义》卷七《少阳全篇》）此徒筑高垒，深掘巨壑，自缚手足，临证若如斯，小柴胡汤之用，百中有一乎？

然但见之证，亦有定律。如辨寒热者，必见往来，有偏于太阳表者，寒多热少，常合头痛，即"头痛发热"（265 条）；有偏于阳明里者，热多寒少，常合呕吐，即"呕而发热"（149、379 条）。邪在半里，未有定处，故往来不常，未有定时，是为本汤证要征之一也。如辨汗出者，以"头汗出"（148 条及《金匮要略·妇人产后病脉证并治》）为要，半里之热，怫郁不达，相火为逆，直冲而上，故头汗出也，此与太阳、阳明证之遍身汗出自可分别。

少阳寄居相火，所寄无根，邪多从升，而见诸所络之空窍。仲景特揭口苦、咽干、目眩为提纲，是据病机立法矣。口、咽、目三者，皆少阳经脉之所循，脏腑精气之总窍，能开能阖，恰合为枢之象，与天地之气相通者也。少阳以下行为顺，病则经气壅遏，逆循头面，相火燔腾，故见证如斯。此皆相火上走空窍为病，外感杂病咸或有之，所以为少阳病之总纲。

少阳为阳运枢要，总司相火敷布，气正则阳和，气乱则阳病。邪在少阳，枢折则绝生化之源，气阳不降而逆，阴精停滞而隔，正不振奋则邪滞半表半里，气不升降而毒聚非上非下，生化阻而机不转，故为治不在攻坚，仅和解一法可耳。少阳内主三焦，外主腠理，论少阳之体，则相火之气，根于胆腑甲木；论少阳之用，则清阳之气，寄在胃腑戊土。小柴胡汤能导清气复归阳道，能引胃气上行春令，能散诸经气聚血凝，乃达表和里，升清降浊之活剂，以成和解之大用耳。

和表里：柴胡微苦微寒，气味俱轻。金·李杲云柴胡："引清气而行阳道。"（《汤液本草》卷三《草部》引）其性升举外散，于阴中提阳，扶其直遂不屈，故能达表透邪，清阳升而浊阴降，所谓木郁达之也。然其功力并非发散，盖少阳为阴阳交界，邪传至此，已渐向里，用柴胡升发其邪，乃调荣卫，通津液，令其和解也。小柴胡汤用意在和不在散，愚临证每欲促邪外走之际用之，所撷斯理。

和上下：柴胡仲春萌苗，仲夏繁茂，仲秋结实，随阳气生而萌，至阴气平而萎，全合少阳之道，禀阴之体，居阳之位，根阴达阳，岂非转枢之理欤？清代·张志聪云："柴胡从坤土而治肠胃之结气，则心腹之正气自和矣。"（《本草崇原》卷上《本经上品》）以柴胡使诸经左旋右迁，调畅阴阳之气，通利诸脉壅滞，是即上下和通之义。

和气血：少阳主气，厥阴主血，彼此相望相通，柴胡散少阳之邪，同时疏解厥阴之邪，故治肝而胆之邪出，治胆而肝之邪亦出，心包三焦同理如斯。金·张元素云：

"在脏调经内主血，在肌主气上行经。"(《珍珠囊》卷二《主治指掌》) 清代·黄玉璐更誉美之为"血室郁热之神丹。"(《长沙药解》卷二《柴胡》) 柴胡入经达气，入络和血，升不上乎巅顶，散不达乎皮毛，宣畅气血，散结调经，成就其调和气血之功焉。

甘草，亦调和大药。甘补中守中，中气旺则机杼滑，邪毒自无藏匿之地也。人参更如斯，正邪分争，正不胜邪，用其扶三焦之正气，壮其枢运耳。参草相配，温补半里之阴，以达中土冲和，则无阴阳偏颇、内传脏腑之患，二味为臣。黄芩、半夏，功在佐助。黄芩苦寒，专解少阳在府之里热，半夏辛温，善开胸膈腹脘之痰湿。姜、枣二味，收散相合，走守携握，用在襄使。

柴胡启一阳之气，由阴达阳；半夏启一阴之气，由阳化阴。二味相合，通阴阳结气以解纷争。半夏辛温开散，黄芩苦寒清降，二药配伍，所谓辛开苦降者也。小柴胡汤七味之功，至为感应，能解表里之邪，能退阳经之热，能通气血之滞，能疏上下之痞，上通天庭，下彻地户，非智谋之士，孰能通变化而持神机者如是乎？无怪后贤皆神其制，用治百病，化裁数十，诚踵医圣之迹焉。

本汤之煎服法亦颇可致意："以水一斗二升，煮取六升，去滓，再煎取三升，温服一升，日三服。"仲景去滓再煎之方凡十三，均属和解之剂，可见此法于"和"之有益焉。清代·王子接曰："去渣再煎，恐刚柔不相济，有碍于和也。"(《绛雪园古方选注》卷一《和剂》) 药性和合，则经气相融，不相扞格，以成和之大道。古圣不惟用药精妙，其煎法亦深涵精义。

【寒热案】伍男，28 岁，职员。因消瘦并咯血于 1 个半月前诊为肺结核行系统抗痨治疗，半月前外感后高热咳喘，用抗生素治疗后，发热持续时间减少，近十日来日行寒热二三次，先恶寒十余分钟，继之高热至 39℃，半小时后汗出热退，反复如疟状。血常规：WBC 13.16×10^9，NE 76%，C – 反应蛋白 66U。未见疟原虫。胸部 CT：两下肺见斑点、斑片、条索状高密度影，边缘模糊。诊断：继发性肺炎。激素及抗生素治疗无效。胸闷气短，乏力微汗，咳嗽痰黄。舌红中腻，脉细弦无力。少阳阳明痰热。小柴胡汤合泻白散加减：柴胡 30g，黄芩 15g，党参 30g，大枣 15g，生姜 30g，法半夏 20g，地骨皮 15g，桑白皮 15g，五味子 10g，干姜 5g，陈皮 10g，山药 15g。每于恶寒时服首煎，热退后服复煎。三天后每日仅发热一次，身热亦降至 38℃，续用四天后寒热往来不复作。

【闭经案】蓝妇，41 岁。4 个月前经期患流感，经来适断，至今未至，原经期及量色尚可，偶有量少后至。近两月时轻度潮热，夜寐欠安。两关脉细数，舌苔薄少。性激素：FSH 66IU/L，LH 39IU/L。少阳血热，厥阴血滞。小柴胡汤合桃红四物汤意。柴胡 30g，太子参 20g，法半夏 15g，黄芩 15g，香附 10g，桃仁 10g，红花 5g，熟地黄 20g，当归 15g，川芎 10g，赤芍 15g，大枣 10g，生姜 20g。14 剂后，经仍未至，然潮热未作，睡眠改善。继用原方约 1 个月后经复潮，量可。复查性激素：FSH 26IU/L，LH 13IU/L。

柴胡桂枝汤

桂枝（去皮）、黄芩（一两半），人参（一两半），甘草（炙，一两），半夏（洗，二合半），芍药（一两半），大枣（擘，六枚），生姜（切，一两半），柴胡（四两）。上九味，以水七升，煮取三升，去滓，温服一升。【146】

此方即小柴胡汤与桂枝汤合方，用量腰斩，治"伤寒六七日，发热，微恶寒，肢节烦痛，微呕，心下支结，外证未去者。"证属太少合病，二经之症并见，治取两解，领邪由少阳而出太阳，故柴胡用量最大。近千年来，此解众口一词，无甚别说，已成定论。然日本医家相见三郎历时七年，经四百余例临证试验，以本方治疗癫痫获效颇佳。相见氏观察，本病患者多有胸胁满痛及腹部挛痛，以小柴胡汤与桂枝加芍药汤合方医治，二症得解同时，癫痫之作大减，后以本方迳治原病，结果满意［广西中医药，1978（03）：57］。其后国内同法治验屡见报端，愚亦颇有成功试案，相见氏研究成果诚不谬诬，然其治理竟从何释？

相见氏云"休作有时"为审证要点，或启端倪，然六经皆有时相，非少阳独有。反复推敲，其解惟在标本中气耳。《经》曰：厥阴之上，风气治之，中见少阳。厥阴标本异，运化从中气相火，少阳标本同，运化从本气亦相火，两者经气同趋，病象同化，是以厥阴病绝可从少阳治，散郁热而平风火耳。小柴胡汤解郁散火，桂枝汤平调营卫，两者相合，莫非厥阴之治？仲景曰："发汗多亡阳，谵语者，不可下，与柴胡桂枝汤。和其荣卫，以通津液，后自愈。"（《伤寒论·辨可发汗病脉证并治》）桂林本《伤寒论》条文："风病，面目浮肿，脊痛不能正立，隐曲不利，甚则骨痿，脉沉而弦，此风邪乘肾也，柴胡桂枝汤主之。"岂非意指厥阴之治？

方中芍药颇为关键。芍药味酸而苦，气薄味厚，阴降之性，入肝脾血分。苦可降火，酸则敛阴。北宋·成无己云："敛津液而益营血，收阴气而泄邪热。"（《本草纲目》卷十四《芳草类·芍药》引）其寓攻于补，隐散于敛之性非他药可比。明代·卢子颐云："裨益肝气，偏行疏泄，虽属在下，先开在上，欲按则举，欲举则按，此必然之势，芍亦两得之矣。"（《本草乘雅半偈》卷四本草《中品》）肝热得泄，风火自可平息，营血受润，拘急方得缓和。相见氏于方中重用芍药而收奇效，且用于其他神经功能紊乱症如失眠、舞蹈症、神经痛等而获验，良合医道焉。

【癫痫案】韦童，7岁。广西柳州人。4岁起癫痫大发作，近1年加重，一月发作数次，服西药后全日昏睡，故时服时停。体胖，神疲。舌胖苔腻厚，三脉沉缓。痰浊内阻，肝气内郁。柴胡10g，白芍10g，赤芍10g，蜈蚣1条，蝉蜕10g，天麻10g，肉桂5g，黄芩10g，姜半夏15g，大枣10g，党参10g，甘草5g。服药1个月，半个月后未见复发，即全停卡巴西平及氯硝西泮，一周前复发一次，较前轻浅。仍按原法治疗1个月，间有二次轻微发作。跟踪治疗半年余，后三个月几乎未发，复查脑电图已接近正常。

是方既为少阳太阳合病之主方，愚常用之治妇人更年之潮热盗汗及肩背痹痛，常获佳效。

　　【盗汗案】杜妇，51 岁，工人。经乱 2 年，时来时闭，潮热常作，近半月夜寐汗出，醒时即止，头面及胸颈为甚，口干口苦，胸胁胀满，伴右肩痛，入夜尤甚，不能伸举。舌苔薄白根腻，两脉关上弦，尺脉细。首以少阴病论治，用知柏地黄丸加味，2 周罔效。细辨证候，乃太少合病。柴胡桂枝汤加味。柴胡 20g，黄芩 10g，半夏 10g，党参 15g，炙甘草 10g，桂枝 15g，赤芍 15g，葛根 20g，生姜 3 片，大枣 10g，羌活 10g，徐长卿 15g。1 周后，盗汗大减，寒热未作，续进 1 周，汗出已止，肩痛亦去半。

柴胡加龙骨牡蛎汤

　　柴胡（四两），龙骨、黄芩、生姜（切）、铅丹、人参、桂枝（去皮）、茯苓（各一两半），半夏（洗，二合半），大黄（二两），牡蛎（熬，一两半），大枣（擘，六枚）。上十二味，以水八升，煮取四升，内大黄，切如棋子，更煮一两沸，去滓，温服一升。【107】

　　小柴胡汤去甘草，加龙骨、牡蛎、铅丹、茯苓、桂枝、大黄。治"伤寒八九日，下之，胸满烦惊，小便不利，谵语，一身尽重，不可转侧者"。仲景龙牡同用方凡四首，《伤寒论》桂枝去芍药加蜀漆牡蛎龙骨救逆汤、桂枝甘草龙骨牡蛎汤、本方及《金匮》风引汤，皆有惊痫烦狂之症。铅丹为何？熬铅所作黄丹也，味辛微寒。北宋·成无己云："龙骨、牡蛎、铅丹，收敛神气而镇惊。"（《注解伤寒论》卷三《辨太阳病》）明代·李时珍云："铅丹体重而性沉，味兼盐、矾，走血分，能坠痰去怯，故治惊痫癫狂、吐逆反胃有奇功。"（《本草纲目》卷八《金石》）由此可见，此方专为神志疾患而制焉。误下后邪热未成结胸，与太阳寒水之气结于胸脘，阻痹膻中，佛郁胆气，遏滞三焦，酿成痰湿，相火妄升，干犯心宫，心神受扰，魂不守舍，神不安宅，诸证因起。惊烦者，胆气乱也；谵语者，心气乱也；身重胸满，小便不利者，痰湿不化也，其证颇与温病邪犯募原相类，亦属少阳风火之化，盖少阳厥阴同病之证候矣。

　　邪郁少阳，胆木失荣，相火已成壮火，炼熬水湿成痰，痰热聚膈，上扰心神，魂魄不宁，清代·莫枚士云："包络先受火邪，津液必至黏腻而为涎，故发惊狂。"（《经方例释》卷上《桂枝去芍药加蜀漆龙骨牡蛎救逆汤》）心神蒙困，当急开少阳之郁，以小柴胡汤开胸膈，化痰湿；因湿滞，故去甘草；加桂枝、茯苓利三焦之湿，取五苓散意；大黄后下，冀膻中痰浊由下而走，龙、牡、铅镇纳浮火，安神定志。

　　本方治疗精神障碍性疾患应属良方，文献屡有报道。愚每用治顽固失眠有佳效，近年治愈数例儿童多动症，铅丹有毒，常代以磁石或礞石。

　　【多动案】刘童，7 岁。长期好动不安。半年前始上小学，不能安坐越十分钟，极少专注某事物逾五分钟，急躁易怒，夜寐易惊。诊为注意力缺乏征，因服西药副反应大而停用。形瘦，舌红瘦，苔中厚腻，关脉弦，寸滑。胆经郁热。磁石 30g（先煎），琥珀末 5g（分冲），龙骨 20g（先煎），牡蛎 20g（先煎），柴胡 10g，党参 10g，黄芩 10g，黄连 5g，肉桂 5g，茯苓 15g，姜半夏 10g，远志 5g。服药 2 周后夜寐明显改善，情绪转稳。1 个月后，可关注兴趣体越二十分钟。守原法共治半年，病情大为改观，复课返学。

附方

柴胡截疟饮

治疟疾日久，表里无症，用此截之。柴胡、法半、甘草、条芩、酒炒常山、草果（煨研）、桃仁（去皮尖）、槟榔、人参、乌梅、姜、枣。隔夜煎汤，露一宿，次日临发之先一时，烫热服之。如欲作呕，以白砂糖压之。（《医宗金鉴》卷四十二《杂病心法要诀·久疟虚疟劳疟》）

柴平汤

发时一身尽痛，手足沉重，寒多热少，脉濡者，名曰温疟，此方主之。柴胡、人参、半夏、陈皮、黄芩、甘草、厚朴、苍术、生姜、大枣。上件皆湿证也，故用小柴胡以和解表里，平胃散以健脾制湿，合二方而名曰柴平汤。（《苍生司命》卷三《疟证》）

二、温壮少阳

柴胡桂枝干姜汤

柴胡（半斤）、桂枝（去皮，三两）、干姜（二两）、栝楼根（四两）、黄芩（三两）、牡蛎（熬，二两）、甘草（炙，二两）。上七味，以水一斗二升，煮取六升，去滓，再煎取三升，温服一升。日三服，初服微烦，复服汗出便愈。【147】

是方治"伤寒五六日，已发汗而复下之，胸胁满微结，小便不利，渴而不呕，但头汗出，往来寒热，心烦者，此为未解也。"《金匮》列为《外台》附方，名柴胡桂姜汤，"治疟寒多微有热，或但寒不热（服一剂如神）"。（《金匮要略·疟病脉证并治》）后贤注家颇多歧义，或以为少阳未解而阴阳两伤者（北宋·成无己），或以为三阳之邪皆未解而合病者（明代·方有执），或以为卫气内郁而血瘀不散者（明代·喻昌），甚或以为全是小柴胡汤加减法者（清代·柯琴），各逞己意。成氏之解庶几近之，清代·程应旄所述差合圣旨："凡少阳受邪，即成风热郁火，故结气多见于上焦胸胁间，治法只宜升阳，阳升则液下，小便不利者，亦自利矣。"（《伤寒论后条辨》卷九《辨太阳病》）以愚浅见，是方正为少阳虚寒之证而设。伤寒迭经误治，营卫皆伤，邪毒内入，痰气相裹，结于少阳。相火内虚，清阳不振，不能鼓邪外出，枢机依然不利，邪正仍作缠斗，则寒热头汗；标本已然不足，正阳不化中精，脏腑失于养润，故口渴而烦，小便不利。至于相火本已不足，疟邪又犯少阳，阳弱难以驱邪，则呈寒多微有热，或但寒不热耳。

柴胡、黄芩和理少阳，疏解内郁邪毒之气；桂枝、干姜温通相火，提振少阳标本之气；炙甘草燮理内外，固守中土胃阳之气；栝楼、牡蛎二药相合，即仲景栝楼牡蛎散。

栝楼牡蛎散

百合病，渴不差者。栝楼根、牡蛎（熬，等分）。上为细末，饮服方寸匕，日三服。（《金匮要略·百合病狐惑阴阳毒病脉证并治》）

百合病乃少阴病，精气不藏，浮阳外越，发为燥渴，以此二药收阴敛阳止烦渴耳。仲景用栝楼根几乎皆为养复阴精而施，如小柴胡汤证之"若渴，去半夏，加人参合前成四两半、栝楼根四两"（96条）；栝楼桂枝汤证之阴伤成痉（《金匮要略·痉湿暍病脉证并治》）；柴胡去半夏加栝楼汤证之"疟病发渴者"（《金匮要略·疟病脉证并治》）；《千金》三黄汤证之"渴加栝楼根三分"（《金匮要略·中风历节病脉证并治》）；栝楼瞿麦丸证之"小便不利者，有水气，其人若渴"（《金匮要略·消渴小便利淋病脉证并治》）。东汉·刘熙云："消澈，澈，渴也，肾气不周于胸，胃中津润消渴，故欲得水也。"（《释名》卷八《释疾病》）明代·卢之颐云：栝楼根"能周肾气于胸，亦属补虚安中，续绝伤功力耳。"（《本草乘雅半偈·帙五·栝楼根实》）味甘酸微苦，酸能生津，感召之理，故能止渴润枯，究之却热润燥，皆益液之功。牡蛎微寒咸平，中焦营阴涣散，不能上供，而虚阳独亢，牡蛎静藏水底，有收摄真壬之象，敛阳潜阴之佳品也。清代·邹澍云："栝楼生上之阴，以和其渴。用牡蛎为下之橐籥，吸已化之阳，使下归而化阴。"（《本经疏证》卷五《牡蛎》）胆为中精之腑，胆经失用，则精汁外泄而不收，以此二药相伍，生藏相因，而成和阴抑阳之良耦。

仲景小柴胡汤、柴胡桂枝干姜汤中用栝楼根，皆以渴去半夏，其理邹澍之辨颇清明："中气者，精明纯粹，不寒不热，不湿不燥，不受纤翳之侵者也。……呕哕者，用半夏以止逆，使寒与湿不与中气久混而难解；烦渴者，用栝楼根以滋液，使热与燥，不与中气相烁而难复。所以栝楼根与半夏，虽非相畏、相忌、相反，而始终不相并。"（《本经疏证》卷五《牡蛎》）柴胡桂枝干姜汤正以复中焦之精气为职，虽寒热并用，而以复少阳经气归位为大功焉。愚意人参可不去，恰遵小柴胡汤加减法，以葆中气之壮也。

胆寒则相火虚衰，中精失藏，不温中焦，精微流散，易成消渴。是方用治少阳经气虚寒所致消渴及寒热交作效果颇佳。

【消渴案】鲁男，56岁，商人。发现糖尿病1年。空腹血糖曾达14.65mmol/L，服降糖药无效，改用胰岛素3个月，效亦不佳。现每日注射胰岛素38IU，空腹血糖仍7.5~8.6mmol/L，餐后2小时10.5~12.3mmol/L，无明显不适，形体略胖，两关尺弦细，寸脉稍浮软，舌淡红，苔薄腻。胆经虚寒。柴胡桂枝干姜汤加味：柴胡20g，桂枝20g，党参20g，干姜20g，黄芩10g，天花粉30g，牡蛎30g（煅，先煎），炙甘草15g，山药20g，淫羊藿20g，巴戟天20g。嘱减胰岛素至每日20IU。2周后空腹血糖

6.2mmol/L，守原方化裁治疗 2 个月，空腹血糖降至 5.6mmol/L，餐后 2 小时血糖 7.9mmol/L。停胰岛素，加减用药共 4 个月，血糖完全正常。

桂枝去芍药加蜀漆牡蛎龙骨救逆汤

桂枝（三两，去皮）、甘草（一两，炙）、生姜（三两，切）、大枣（十二枚，擘）、牡蛎（五两，熬）、蜀漆（三两，洗去腥）、龙骨（四两）。右七味，以水一斗二升，先煮蜀漆减二升，内诸药，煮取三升，去滓，温服一升。【112】

仲景曰："伤寒，脉浮，医以火迫劫之，亡阳，必惊狂，卧起不安者，桂枝去芍药加蜀漆牡蛎龙骨救逆汤主之。"（112 条）此少阳相火大伤，浮阳挟痰上扰心神之证焉。《金匮要略·惊悸吐衄下血胸满瘀血病》亦用治火邪伤阳所致惊悸者。历代注家诸贤皆云本证乃少阴为病，若北宋·成无己云："汗大出者，亡其阳。汗者，心之液。亡阳则心气虚，心恶热，火邪内迫，则心神浮越，故惊狂，起卧不安。"（《注解伤寒论》卷三《辨太阳病》）论虽不谬，然其所言诚为桂枝甘草龙骨牡蛎汤证，因其未兼痰浊耳。

胆藏中精，以养心神，若相火不足，则精气易泄，治误火迫，大汗伤津，津伤则气失亡阳。中精暴泄，精不养神，反因相火之弱，聚结为痰。虚阳浮越，挟以痰浊，阻闭心窍，乌有不成惊狂之变？此由少阳本气不足，中气化风之征耳。

阳气者，精则养神，柔则养筋，俞气化薄，及为惊骇，盖神失其养，神气浮越，故起居如惊而不安也。阴不藏精，惊发于内；阳不能固，狂发于外。是方乃小柴胡加龙骨牡蛎汤之对应方，彼祛相火亢旺炼痰犯窍之烦满谵语，此蠲相火沉弱聚痰壅窍之惊狂不安。桂枝汤助阳药也，去阴寒之芍药，既免伤阳，又防助痰之弊；加龙骨、牡蛎，重以镇怯，涩以固脱，以追复散失之真阳而返其宅。蜀漆乃常山苗，金·张元素言其"辛，纯阳，破血"。（《医学启源》卷下《用药备旨》）其性最疾，速达阳位，能迅扫阴中之邪，大助桂枝通补衰阳。又为截痰要品，善化黏腻之浊涎，是故以先煮蜀漆，使其飞腾，劫去阳分之痰，并赖其急性，引领龙骨、牡蛎从阳镇惊固脱。方寸无主，难缓须臾，故曰救逆。

是方于焦虑症、抑郁症、双相情感障碍、阿尔茨海默病等症见失眠、健忘、耳鸣等，若寸脉浮细，关下弦细弱者，收效颇佳。无蜀漆，以菖蒲、郁金合蜀椒代之，可用常山。

【痴呆案】陈男，68 岁，江苏泰州人。近 2 年性情大变，或焦躁易怒，或沉默寡语，记忆力大减，甚或外出走失，时有幻觉。脑检提示广泛腔梗，诊为老年痴呆，服西药无效，病情进展颇速。形体略胖，面白有斑，舌胖有齿痕苔薄腻，两脉细涩按之无力，关尺有弦意。心胆气虚，痰浊内闭。救逆汤加减。桂枝 20g，肉桂 10g，党参 20g，生甘草 10g，炙甘草 10g，石菖蒲 20g，郁金 10g，皂角刺 10g，大枣 10g，生姜 20g，龙骨 30g（先煎），牡蛎 30g（先煎），蜀椒 5g。2 周后复诊，云烦躁明显减少，正常情感反应时间延长，两脉力增。续以前方化裁治疗 3 个月，病情再未恶化，已复至病初少发状态。

附方

五补汤

治肝虚胆寒，夜间少睡，睡即惊觉，心悸神思不安，目昏心躁，肢节痿弱，补肝去胆寒，和气。黄芪（三分），附子（炮裂，去皮脐）、人参、槟榔、白术、百合、酸枣仁（微炒，研）、白茯苓（去粗皮）、麦门冬（汤浸，去心，焙干）、桂（去粗皮，各半两）。上一十味。除酸枣仁外，细剉分为十帖，每帖水两盏，入生姜五片，同煎至一盏，去滓空心温服，日二。（《圣济总录》卷四十二《胆门》）

三、滋胆宁神

酸枣仁汤

酸枣仁（二升）、甘草（一两）、知母（二两）、茯苓（二两）、芎藭（二两）[《深师》有生姜（二两）]。上五味，以水八升，煮酸枣仁，得六升，内诸药，煮取三升，分温三服。（《金匮要略·血痹虚劳病脉证并治》）

仲景曰："虚劳虚烦不得眠，酸枣汤主之。"虚劳者，何方之虚？有识为心肾不交者（喻昌《医门法律》），有心脾两虚者（张志聪《金匮要略注》），有肝血虚者（罗美《古今名医方论》），所辨或皆有理，金不若清代何其伟所识明达："不寐怔忡，胆液亏，阳升虚烦。"（《医学妙谛》卷下《杂症》）盖心君易动，多由胆怯。胆贮中精，阴体阳用，以养心神。若胆液亏虚，精不足则阳必亢，相火虚浮上越。胆精失养，君相感应，木陷魂虚，相火升泄，则心君浮动，常有升摇之瘼。加之真阳不化精汁，必生痰浊，痰火相合，扰乱心神，心烦不寐因起。

少阳相火源自厥阴，甲木之精终赖乙木初阳所化，肝胆相照焉。肝胆升降，互为根荄，胆经降则肝经升，胆经升则肝经降，肝阳弱而升气不足，胆经遂寒而不降也。酸枣仁甘酸而润，专入肝胆，兼入心脾。其用有生熟之分，生则能导虚热，故疗肝热好眠，神昏躁倦；熟则收敛津液，故疗胆虚不眠，烦渴虚汗。是方煮熟用之，取其益肝肾，补胆经中精之液也。清代姚球云："心包络者，心之臣使也。代君行事之经也。肝者生生之脏，发荣之主也。久服枣仁，则厥阴阴足，所以五脏皆安。"（《本草经解》卷三《木部》）自当为收养精血之大药。心得之则神安，肝得之则魂藏，脾得之则思靖，其治不得眠，尚有何疑？古来本有单用治胆虚不眠者。

治胆虚睡卧不安，心多惊悸方：酸枣仁（一两炒令香熟）。上件药。捣细罗为散，每服二钱，以竹叶汤调下。不计时候。（《太平圣惠方》卷三《肝脏论》）

既为虚烦不眠，脉必浮而微数。阳上淫不下则心烦，阴下亏不上则不眠，其责在肾，非酸枣仁收摄浮阳，不能使三阴咸循其职。故推酸枣仁为君，而臣以知母滋肾之液，茯苓泄肾之邪，扰心之烦可不作矣。又加川芎通阴阳以利之，甘草居中宫以和之。标之曰酸枣仁汤者，以酸枣仁为首功。少阳为枢，欲得安眠，须阴阳升降合和焉。是方枣仁补相火、知母清虚热以助降；川芎升少阳以助升精；茯苓去土湿以通降路，甘草培中气以旋上下，升降相因，相火归位焉。

是方化浊之力稍显不足，若痰火偏盛者，合之古方半夏秫米汤则取效更佳。

半夏秫米汤

秫米一升、半夏五合。以流水千里以外者八升，扬之万遍，取其清五升煮之，炊以苇薪火沸置秫米一升，治半夏五合徐炊，令竭为一升半，去其滓，饮汁一小杯，日三稍益，以知为度。故其病新发者，覆杯则卧，汗出则已矣。久者，三饮而已也。（《灵枢·邪客》）

半夏色白属金，主宣达阳明之气，振奋上中二焦阳气，开通郁结之气机，阳气得畅，痰浊自化也。故清代·张璐曰："治伤寒寒热，非取其辛温散结之力欤？治心下坚、胸胀，非取其攻坚消痞之力欤？治咳逆、头眩、非取其涤痰散邪之力欤？治咽喉肿痛，非取其分解阴火之力欤？治肠鸣下气止汗，非取其利水开痰之力欤？"（《本经逢原》卷二《毒草部》）秫米俗称高粱米，味甘微寒，有益脾和胃、安神止泻之功。升以半夏，从阳分通卫泄邪，降以秫米，入阴分通营补虚，阴阳通，卧立至，汗自出，故曰汗出则已矣。

酸枣仁汤既为治胆经虚热之要剂，愚常用以治妇女更年期烦躁不寐者，合之以半夏秫米汤，常应手而效。秫米常代之以糯米。

【烦惊案】张妇，47 岁，商人。阵发惊恐心悸 1 个月。半年前始月经乱期，伴潮热阵作及莫名焦躁，近月来，数发惊恐，夜不能寐，惧怕独处，心悸如沸，心率达160 次/分，频召急救。神疲乏力，语多不安。两脉关上浮，关下细弦，舌暗红苔中腻。胆经虚火挟痰。酸枣仁 30g，茯苓 20g，知母 15g，黄柏 15g，生地 20g，川芎10g，生甘草 10g，牡蛎 30g（先煎），龙骨 30g（先煎），姜半夏 15g。另自加糯米30g。1 周后心惊渐平，夜可入睡三四小时，续服 1 周，烦躁大减，夜可安卧。

《济生》茯神汤

治胆气虚冷，头痛目眩，心神恐畏，不能独处，胸中满闷。茯神（去木）、酸枣仁（炒，去壳）、黄芪（去芦）、白芍药、五味子、柏子仁（炒，各一两），桂心（不见火）、熟地黄（洗）、人参、甘草（炙，各半两）。右㕮咀，每服四钱，水一盏半，姜五片，煎至七分，去滓温服，不拘时。（《严氏济生方·五脏门·肝胆虚实论治》）

酸枣仁汤主疗胆经虚热，《济生》茯神汤则专治胆气虚冷。北宋《圣济总录》卷四十二《胆门》云："足少阳经不足者，胆虚也。虚则生寒，寒则其病恐畏，不能独卧，口苦善太息，呕宿汁，心下淡淡，如人将捕之，嗌中介介数唾，头眩痿躄，足指不能摇，坐不能起，僵仆目视眈眈。盖胆虚则精神不守，其气上溢，循其所在而生病也。"相火虚弱，不温膻中，心神失养，君火下陷，心肾由是交通失职，浮阳上扰，则烦躁易惊，肾气下沉，故恐惧畏声。夫恐起于胆，惧起于心，过恐则胆气先寒，过惧则心气先丧。胆寒则精移，心丧则精耗，精移精耗，心与胆不愈虚乎？

茯苓抱根而轻虚者，名茯神，味甘性平。《名医别录》云："止惊悸，多恚怒，善忘，开心益智，安魂魄，养精神。"北宋·寇宗奭云："茯神者，其根但有津气而不甚盛，故只能伏结于本根，既不离其本，故曰茯神。此物行水之功多，益心脾不可阙也。"（《本草衍义》卷十三《茯苓》）此物乃松汁所作，不离乎阳之本体，通阳化阴之物也。胆气虚冷者，不惟以之升发阳气，且襄助疏化三焦，利痰消水，使浮阳归于本位，则心神可宁，用为主药。酸枣仁、五味子、柏子仁，滋养胆液中精，回复潜藏真性，虚阳不至浮起，气神可得静谧，用为辅药。芍药、熟地，补肝血，生肾精，固阴体之本；黄芪、人参、炙草，助中气，益阳功，壮正气之用；襄理起复中精之源，用为佐药。肉桂温壮相火，沟连上下，用为使药。诸药相伍，气血相因，阴阳相助，共成温经和胆，安神宁志之良方。明代·张景岳云："治大惊气散之病，当以收复神气为主。"（《景岳全书》卷四十《小儿则》）直指是方之要。

若论是方之源，概得之于《圣惠》之茯神散。

《圣惠》茯神散

治胆虚不得睡，神思不宁。茯神（一两）、柏子仁（半两）、酸枣仁（一两，微炒）、黄芪（一两，剉）、人参（一两，去芦头）、熟干地黄（半两）、远志（半两，去心）、五味子（半两）。上件药。捣筛为散，每服不计时候，以温酒调下一钱。（《太平圣惠方》卷三《肝脏论》）

此方乃纯益胆经中精之剂，滋阴发阳，资助相火耳。方中远志，味苦气温，《药性论》云："治心神健忘，安魂魄，令人不迷，坚壮阳道，主梦邪。"（《经史证类备急本草》卷六《远志》引）其功专于强志益精，盖精与志，皆肾经之所藏，肾强则胆旺，所谓母壮则子健矣，故可镇心止惊，辟邪安梦，壮阳益精，强志助力。以其气升，故合之人参、枣仁，极能举陷摄精，交接水火。诸药相合，强本固中，水土两旺，精足火潜，自可宁神安志焉。

《济生》茯神汤即此方加桂枝汤去远志、大枣合成。桂枝汤温卫气以壮中阳，通上下而和营卫，胆虚者以茯神散益之，胆寒者以桂枝汤温之，共复少阳相火之正焉。愚意远志、大枣皆可不去，则效力更宏。

凡气血不足，胆气失收之病，无论失眠健忘、惊悸怔忡、恐惧自卑、遗精早泄，愚以茯神汤治之，鲜有失效。

【夜啼案】苏仔，8个月。每日午夜睡后惊起，啼哭不止，烦躁不安，百般呵护无效，持续数十分钟，直至疲惫不堪而止，诸法治之无效。本为早产，体弱消瘦，易惊善哭，少食便溏，发稀神疲。舌淡红苔薄腻，指纹风关淡紫。气血两弱，胆气不壮。《济生》茯神汤加味：茯神10g，酸枣仁5g，黄芪10g，白芍5g，五味子5g，柏子仁5g，桂心5g，熟地黄5g，党参10g，炙甘草5g，醋莪术5g，鸡内金5g。一周后夜惊大减，哭闹亦减，饮食气力稍增。守原方调治一个月，偶有夜寐不安，体重增加。

【抑郁自闭案】刘妇，32 岁，农民。三胎又生一女，产后 2 个月，悲苦异常，终日泪面，不欲见人，闻声即恐，瑟缩惊掉，夜不能寐，神识呆钝，不思饮食，数度自戕。服抗抑郁药 2 周，未见寸效。舌胖质淡苔滑而白中腻，两关脉小紧，尺脉细弦，右寸脉短散。胆经虚寒，心肾失和。茯神散合桂枝汤加味：茯神 30g，酸枣仁 15g，黄芪 30g，党参 15g，桂枝 10g，肉桂 5g，白芍 15g，五味子 15g，柏子仁 15g，熟地黄15g，远志 10g，炙甘草 10g，大枣 15g，生姜 3 片。服药 2 周，已可安寐数小时，悲哭亦减。续服半月，大势续好，已愿出户，偶见笑容。脉紧细亦缓。守原法共医治半年，除偶有小作外，身心大好。

《秘验》琥珀多寐丸

治健忘恍惚，神虚不寐。真琥珀、真羚羊角（细镑）、人参、白茯神、远志（制）、甘草（各等分）。上为细末，猪心血和蜜丸，如芡实子大，金箔为衣。每服一丸，灯心汤嚼下。（《古今医统大全》卷七十《不寐候》）

足厥阴肝乙木，生足少阳胆甲木，一脏一腑，两相表里，受气足而神合矣。少阳常少血多气，厥阴常多血少气，经气相通，木性条达，运通为职。肝主阴血之左升，胆主阳气之右降，共谐气血之和柔焉。乙木中寄阳魂，甲木内含相火，甲木下蛰，温壮乙癸，肾水既亏，不能涵木，木失所养，水走火飞，相火不能潜藏，肝阳易于上亢。精血亏虚，中精必弱，甲木失降，乙木虚摇。清空不空，则为头眩；清窍失清，则为耳鸣；魂魄失和，必有健忘恍惚；阳不根阴，定为惊惧不眠。木虚于下，火浮于上，上实下虚，势所必然。总以根本失养，枝干不荣，故变和缓而为急切，作盗贼以犯神窍矣。

是方乃为镇纳浮阳所设。琥珀甘平，入心、肝二经，松脂枫脂入土，年久结成，故能益荣而沉潜，质重而镇，具镇惊安神之功。故《名医别录》曰："主安五脏，定魂魄。"相火浮逆于上，正可以之潜镇矣。与茯苓相匹，斯成绝配。北宋·苏轼云："松脂流入地下为茯苓，茯苓千岁，举则为琥珀，虽非金玉，而能自完也。……上霍莽之不犯，下蝼蚁之莫贼，经历千岁，化为琥珀，受雨露以弥坚，与日月而终毕，故能安魂魄而定心志。"（《苏沈内翰良方》卷四《服茯苓赋》）茯苓生于阴而成于阳，琥珀生于阳而成于阴，茯神乃根津之精而生，琥珀为汁液之华而成，一由阴生阳，一由阳成阴，升降相引，阴阳和合，可使相火归本，魂志安位耳。二药为君。羚羊角咸寒，善走少阳、厥阴二经，最能清息木火之风。明代·李时珍云："魂者，肝之神也，发病则惊骇不宁，狂越僻谬，魇寐卒死，而羚角能安之。血者，肝之藏也，发病则瘀滞下注，疝痛毒痢，疮肿瘘疬，产后血气，而羚角能散之。相火寄于肝胆，在气为怒、病则烦懑气逆，噎塞不通，寒热及伤寒伏热，而羚角能降之。"（《本草纲目》卷五十一《兽部》）木火在上，此物最宜，方中用之，以助琥珀之潜阳。远志苦温，益精安神，祛痰开窍，以助茯神之通阳也。二药为臣。人参、甘草，立中土而资化源，以安定根本。二药佐使。风木相火，郁生亢热，内耗脾胃之精液，外烁肝胆之精血，久而生意枯槁，中精衰败矣。是方六药相伍，由潜阳归阴，固根定摇，乃平抑二木之良法焉。

是方不惟治虚烦不眠效佳，于小儿惊风及癫痫亦常收效显著。

【癫痫惊风案】史仔，5 岁。癫痫发作史 1 年，每于晨起阵发肢体抽搐，甚则角弓反张，诱因不定，或受惊，或哭闹，或发热等，月作数次，轻重不等，持续时间数秒至 2 分钟，服抗癫痫药不效。形瘦面白，食少挑食，大便偏干，指纹风关紫粗内曲，舌淡红苔薄白。胆虚肝风。琥珀多寐丸合柴胡加龙牡汤化裁。茯神 10g，琥珀粉 3g（冲），羚羊角粉 0.5g（冲），党参 10g，柴胡 5g，龙齿 15g，白芍 5g，肉桂 5g，牡蛎 15g，黄芩 5g，远志 10g，炙甘草 5g，大枣 5g，生姜 3 片。服药 2 周，仅见 2 次小发作，约数秒钟。续服 1 个月，偶有轻发。服药 2 个月后复查脑电图，异常波型明显减少。

附方

仁熟散

人参、枳壳、五味子、桂心、山茱萸、甘菊花、茯神、枸杞子各三分，柏子仁、熟地各一两。为末，每二钱，温酒调服。治胆虚常多畏恐，不能独卧，头目不利。（《医学入门》卷六《杂病用药赋》）

琥珀定志丸

专补心生血，定魄安魂，扶肝壮胆，管辖神魂，惊战虚弱，气乏疾并治。南星半斤（先将地作一坑，用炭火十八斤在坑内烧红，去炭净，好酒十余斤倾入在坑内，大瓦盆盖覆周围，以炭火拥定，勿令泄气，次日取出，为末）、真琥珀（一两，皂角水洗去油）、大辰砂（二两，公猪心割开入内，用线缚住，悬胎煮酒二碗）、人乳（用姜汁制）、楝参（三两）、白茯苓（三两，去皮）、白茯神（去皮木，三两）、石菖蒲（二两，猪胆汁炒）、远志（水泡去心，二两，猪胆汁煮过晒干，用姜汁制）。上为极细末，炼蜜为丸，如梧桐子大。每夜卧时盐汤送下五七十丸。（《万病回春》卷四《惊悸》）

四、舒气化郁

半夏厚朴汤

《千金》作胸满，心下坚，咽中帖帖，如有炙肉，吐之不出，吞之不下。半夏（一升）、厚朴（三两）、茯苓（四两）、生姜（五两）、干苏叶（二两）。右五味，以水七升，煮取四升，分服四服，日三夜一服。（《金匮要略·妇人杂病脉证并治》）

此方仲景用治"妇人咽中如有炙脔。"乃气剂祖方，后贤遵循之衍方众多。《易简方》四七汤："治喜怒悲忧恐惊之气，结成痰涎，状如破絮；或如梅核，在咽喉之间，咯不出，咽不下，此七气所为也；或中脘痞满，气不舒快；或痰涎壅盛，上气喘急；或因痰饮中节，呕逆恶心。"即此原方。《太平圣惠方》厚朴散："治心腹胀满，痰饮不下食。"于本方加陈橘皮、前胡、槟榔。《三因极一病证方论》七气汤："治喜怒忧思悲恐惊七气郁发，致五脏互相刑克，阴阳反戾，挥霍变乱，吐利交作，寒热眩晕，痞满咽塞。"于本方加桂枝、芍药、陈皮、人参、大枣。

隋·巢元方云："咽中如炙肉脔者，此是胸膈痰结，与气相搏，逆上咽喉之间，结聚状如炙肉之脔也。"（《诸病源候论》卷三十九《妇人杂病诸候》）夫七情过极皆伤气，郁久则浊气内聚，为闭塞成窒之象，而清气日薄矣，斯理元·赵良仁识之尤清："上焦阳也，卫气所治，贵通利而恶闭郁，郁则津液不行而积为涎。胆以咽为使，胆主决断，气属相火，遇七情至而不决，则火亦郁而不发，不发则焰不达，不达则气如烟，与痰涎结聚胸中，故若炙脔。"（《金匮要略方论衍义》卷下《妇人杂病》）少阳胆经自头走足，循胃下两胁，经气郁遏，必冲逼戊土，胃口填塞，下降受阻，水谷莫容，则有中脘痞满，气闷不舒，呕逆恶心，呃逆不食；相火逆冲，必郁遏辛金，降路梗塞，肺气逆冲，气滞痰阻，则有咽喉阻闭，痰涎塞盛，上气喘急，胸胁痞塞，两胁胀痛。气机逆乱，上下逆作，木郁风动，土郁湿陷，故吐利俱作，眩晕烦悸，便难尿涩。

是剂即舒郁化浊之良方，以条达少阳相火为治则之要。厚朴苦温，《名医别录》言其"主温中，益气，消痰，下气"。清代·张志聪云："禀少阳木火之精，而通会于肌腠者也。"（《本草崇原》卷中《本经中品》）乃疏化胆经，柔降木气之要药，但凡甲木内郁，气失和降之证皆可用之。半夏辛温，消痰散结而降逆下气，重在化浊，与厚朴共成君药。茯苓甘淡，佐半夏以利饮行涩；紫苏芳香，赞厚朴以宣通郁气，同为臣药。生姜化散水气，温胃调中，用为使药。

是凡少阳枢机不利，气郁痰湿之证，一切郁证初起属实者。如惊恐、焦虑、失眠、头眩、心悸、溺涩、水肿、胸闷、腹胀、便秘、腹痛、腹泻者，皆可施用。愚每于方中加柴胡、苏梗，以增达气之力。

【梅核气案】俞男，48 岁，设计师。咽窒声嘶 2 个月。有慢性咽炎及反流性食管炎史多年，因商务烦累，加之外感，渐至声嘶，自觉咽有异物，吞吐不出，灼痒难耐，晨起痰黏。咽喉镜示：咽喉及声带充血肿胀，左侧声带见一 5mm×7mm 囊肿。因惧怕手术来诊。形瘦容悴，舌边尖红，舌中根薄腻，两脉关上弦革。胆经痰浊，半夏厚朴汤加味。姜半夏 20g，厚朴 20g，柴胡 20g，苏叶 10g，苏梗 10g，桔梗 10g，荷梗 10g，茯苓 15g，威灵仙 15g，玄参 15g，蝉蜕 10g。7 剂。1 周后复诊，声音复原大半，咽中异物感偶作。形势大好，守原方加五味子 10g，再 7 剂而愈。

越鞠丸

解诸郁。又名芎术丸。苍术、香附、抚芎、神曲、栀子（各等分）。上为末，

水丸如绿豆大。(《丹溪心法》卷三《六郁》)

元·滑寿云:"木本性条达,火本性发扬,土本性冲和,金本性整肃,水本性流通。五者,一有所郁,斯失其性矣。"(《读素问钞》卷中《论治》)朱震亨云:"气血冲和,万病不生,一有怫郁,诸病生焉。故人身诸病,多生于郁。"(《丹溪心法》卷三《六郁》)郁证,乃地气不升,天气不降,当升不升,当降不降,当化不化,致浊气上行而清阳反陷,结聚不得发越也。此传化失常,六郁病见矣。六郁者气、血、痰、火、湿、食之郁,而以气郁为先。清代·张志聪云:"郁证有六,总属于气。"(《医学要诀·脉诀》)少阳为枢,地处半表半里,腠理募原,为诸气血之道路,主气阳分布,一经滞郁,他郁皆生。气郁则湿滞,湿滞而成热,热郁而成痰,痰滞而血滞,血滞而食滞;气郁则热郁,热郁而成痰,痰郁而成癖,血郁而成癥,食郁而成痞,皆必然之理,此六者皆相因而为病者也。他邪所壅,终遏气机,至少阳亦郁。故六郁之治,总不离乎气。人之气道贵乎顺,顺则百脉流通,枢机一转,则大气流通,诸郁可散耳。

越鞠者,发越鞠郁之义。水火平,气血荣;气血布,脏腑治。清代·李用粹云:"郁病虽多,皆因气不周流,法当顺气为先,开提为次,至于降火化痰消积,犹当分多少治之。"(《证治汇补》卷二《内因门》)气血痰食之病,郁则浊气不通,终为闭塞成冬之象,而清气日薄矣。发越诸邪,开郁为治,当醒少阳之气,越鞠丸得治法之要也。丹溪云:"凡郁皆在中焦。"(《丹溪心法》卷三《六郁》)治郁之法,皆以调中为重。盖脾胃居中,四脏受邪过于中者,中先受之。况饮食不节,寒暑不调,停痰积饮,脾胃先伤,故中焦致郁恒多也。甲木之气,最疏中焦,是以振奋少阳,开发运动,鼓舞中州,则六经之郁,不攻自解矣。香附味甘微寒,阴中快气之药,下气最速,一升一降,则郁散而平;川芎味辛气温,深入厥阴,直达三焦,上行头目,下行血海,疏通气血之使,非仅畅中而已。二药相合,直入肝胆,少阳生气上朝,则营卫两和;太阴收气下肃,而精气自化,此丹溪借疏五郁之法而变通者也。苍术辛苦气温,性烈雄壮,固胃强脾,径入诸经,疏泄中土之湿;栀子味苦性寒,阳明开郁之药,可透热外达,驱热走散,所主亦在中焦。神曲,甘辛气温,善化水谷而消陈腐之气,醒中消食之良药也。五药相合,气行则郁行,郁行则气行,血气共建,斯成通治三焦之良方。

是方统治六郁,非一时而六郁并集也,须知古人立方不过昭示大法耳。气郁者,香附为君;湿郁者,苍术为君;血郁者,川芎为君;食郁者,神曲为君;火郁者,栀子为君。相其病在何处,酌量加减,方得古贤真意。痰滞加南星、半夏;热盛加柴胡、黄芩;血郁加桃仁、红花;湿浊加白术、羌活;气壅加木香、槟榔;食积加山楂、砂仁。因病而有所侧重,亦成通达之用焉,所谓立于少阳,运如转枢耳。

是方所用极广,凡病在气分者,皆可参观而施,其用常可拟于小柴胡汤。明代医家易大艮治寒热虚实一切杂病,皆从此方变化,屡用屡验(参阅《易思兰医案》),颇可借鉴。

【呕吐案】商妇，41 岁。胃痛 5 年，发时则作呕吐，食稍不慎，即时举发。近日因情志不遂，加之食物酸辛，脘痛呕吐频作，十余日中西法治之不效。心下痞闷，阵阵作痛，痛起则呕，数十分钟不止，不欲饮食，肠鸣便溏，日行 3 次。舌苔中厚而腻黄，右关弦细，左关上细滑。甲木不降，戊土上逆，痰气内郁。越鞠丸加味：香附20g，神曲 10g，姜半夏 20g，炒苍术 15g，陈皮 10g，栀子 10g，川芎 10g，柴胡 10g，茯苓 15g，砂仁 5g，佩兰 5g，淡竹茹 10g，生姜 50g。煎后小口频啜。2 剂后脘痛止，呕吐减半。1 周后恶心偶作，苔腻减，右关脉细如前。越鞠丸合香砂六君子丸善后。

【低热案】王妇，26 岁。产后 1 周即罹乳痛，发热胸痛，经西医治疗病情好转，仍午后低热，用抗生素治疗 10 天无效。T 37.8℃，时时恶寒，头胀胸胀，引两腋小痛，食欲不振，两足略肿，两脉关上弦数，按之涩。舌苔浊腻。三焦不畅，痰热内郁，病在募原。越鞠丸合小柴胡汤化裁：香附 15g，柴胡 20g，黄芩 15g，党参 15g，川芎 10g，神曲 10g，炒苍术 10g，姜半夏 15g，瓜蒌皮 10g，栀子 10g，大枣 10g，当归 10g。另加生姜 20g。3 剂热退，身轻气畅。守原法治疗 1 周而愈。

柴胡疏肝散

治胁肋疼痛，或寒热往来，嗳气太息，脘腹胀满，脉弦。柴胡、青皮（醋炒，各二钱），川芎、芍药（煨）、枳壳（麸炒）、香附（各一钱半），甘草（炙，五分）。水二钟，煎八分，食前服。（《医学统旨》卷六《方》）

既名"疏肝散"，缘何列属少阳之治？盖肝胆相连，胆主气属阳，肝主血属阴，胆之中精下充肝之阴血，肝之嫩阳上发胆之相火，胆司右降而肝司左升，两者互为表里，升降相因，共成气血布运之举。是以气火之病多属胆，血寒之疾常责肝，然气病常及血，血病恒累气，偏倚有差，侧重不同而已。二木皆具条达之性，郁之皆病，惟肝之性在发阴，郁多在血；胆之性在布阳，郁多在气。唐宋以降，凡言气郁，皆罪之以肝而不及胆，离经甚远矣。清代·齐秉慧云："凡属木郁，乃足少阳胆经半表半里之病。"（《齐氏医案》卷一《郁论》）虽矫枉过正，亦为通行谬误之反动。

肝气郁滞，胆气闭遏，木气横干，冲于脐腹胸膈，胸胁、胃脘胀痛或隐痛；气流攻撑游走，故痛位不定，或引背肩。甲木失降，戊土因逆，可见胸闷脘痞，嗳气呃逆，得噫则舒，呕吐吞酸。木气上冲，胃胆俱逆，少阳郁迫，内与阴争，胜负迭见，可见寒热往来。胆郁不发，中精失和，常悲苦太息，情态失稳，频生疑虑；郁气生热，相火亢扰，恒怒火中烧，心烦急躁。七情感动，郁气生痰，随气上冲，故头目眩晕，心嘈忪悸，眉棱骨痛。气机闭滞，脉常弦劲。

肝经既陷，温气不扬，胆经必郁；甲木壅滞，相火不归，乙木失藏，两者实共患其难耳。病偏于气者，少阳为主，用柴胡疏肝散；病重在血者，厥阴为主，用逍遥散。所谓治气不及血、治血不及气，皆非其治。本方柴胡为气药领袖，兼可入血，乃疏通少阳厥阴之要药，用为君；香附亦肝胆大药，明代·李时珍云："香附之气平而不寒，香而能窜。其味多辛能散，微苦能降，微甘能和，乃足厥阴肝、手少阳三焦气分主药，而兼通十二经气分。生则上行胸膈，外达皮肤；熟则下走肝肾，外彻腰足。"（《本草纲目》卷十四《草部》）枳壳性味苦寒，气药中攻坚之品，破心下坚痞，利胸中气，化痰消食。青皮（他籍用陈皮）辛苦性温，入少阳三焦胆腑，又厥阴肝脏引经，兼守中焦脾胃，乃气中斡旋之良药。三药或上行下达，或破坚冲关，或运通权衡，皆气中佳品，疏肝利胆，共为臣药。芍药、川芎，利肝之药，血药佳物，一为血中柔药，通顺血脉，养精缓中，一为血中之气药，行经畅闭，疏风达郁，理血和气，共为佐药。炙甘草稳中调配，而成使药。诸药相合，畅达肝胆之力甚强，气中兼血，行阳护阴，成就调气和血之良剂。是方诚乃古方四逆散之加味方焉，由气病为主，疏胆为重，故增青皮、香附、川芎之气药耳。

凡胸腹胀满、攻撑作痛、经前紧张、呕呃吞酸、寒热往来、嗳气太息、郁闷不乐、经行不畅，属胆经失降、肝气郁闭者，皆可施用。常加苏梗、郁金、橘核、佛手等，胸脘痛著者加木香、延胡索等；食少脘胀者加鸡内金、麦芽、神曲；结核痃癖者加莪术、三棱。由胆郁多挟痰，故常合半夏、茯苓、浙贝母等。

【乳痛案】刘妇，33岁，职员。经前乳房作痛伴低热半年。产后1年，半年前因工作压力颇大，渐起经前1周两侧乳房作痛，愈近经至胀痛愈甚，以至乳头乳晕麻痛不可触，文胸尽弃。痛甚时常伴低热，T 37.6～37.8℃，烦躁不安，经至后诸症始消。曾用小柴胡加龙牡汤、丹栀逍遥散治疗2个月，疗效欠佳。两脉弦劲，右寸弦滑。舌边红苔薄腻。胆经郁盛，气血失和。柴胡疏肝散加味：柴胡30g，香附20g，赤芍15g，枳壳15g，陈皮15g，川芎15g，瓜蒌皮10g，丹参10g，黄芩10g，栀子10g，淡豆豉10g，炙甘草10g。经前十天始服十剂，经来改服少腹逐瘀汤5剂。当月胸痛大减过半，未发低热。守方连用3个月，诸症尽失。

橘皮竹茹汤

橘皮（二升）、竹茹（二升）、大枣（三十枚）、人参（一两）、生姜（半斤）、甘草（五两）。右六味，以水一斗，煮取三升。温服一升，日三服。（《金匮要略·呕吐哕下利病脉证并治》）

是乃仲景治呃名方。呃逆者，汉前称哕，唐以后或名咳逆、吃逆，乃胃膈间有气上冲，声急而短，常连续不断也。《素问·宣明五气篇》曰："胃为气逆为哕。"斯疾总责气逆，胃病也。胃气以下行为顺，若气降受阻则逆而上冲，即成呃逆。然气逆为标，致逆之因方为本也，或寒，或热，或虚，或郁耳。

《素问·至真要大论篇》曰："诸逆冲上，皆属于火"。东垣翁亦有"火与元气不两立"之说。元·朱震亨云："人之阴气，依胃为养。胃土伤损，则木气侮之矣，此土败木贼也。阴为火所乘，不得内守，木挟相火乘之，故直冲清道而上。言胃弱者，阴弱也，虚之甚也。"（《格致余论·吃逆论》）此胃阴不足而相火干之。清代·曹家达云："中气虚则阳气不能外散，而阻于膈上，兼之胆火内郁，于是吸入之清气与之相触，遂病呃逆。"（《金匮发微·呕吐哕下利病》）此胃气不足而相火成病。皆土败木贼，土虚而木挟相火侮之，故逆气直上，阵作如木叶摇动之象焉。清代·周岩云："夫胃逆总由于肝逆胆逆。"（《本草思辨录》卷三《大枣》）即言斯理。

是以呃逆治从少阳，理之宜焉。仲景即有小柴胡汤治哕之施："阳明中风，脉弦浮大，而短气，腹都满，胁下及心痛，久按之气不通，鼻干，不得汗，嗜卧，一身及面目悉黄，小便难，有潮热，时时哕，耳前后肿，刺之小瘥，外不解。病过十日，脉续浮者，与小柴胡汤。"（231 条）元·危亦林更用为专方。

《得效》小柴胡汤

治噫气，咳逆。每服三钱，水一盏半，姜三片、柿蒂三个煎，热服。（《世医得效方》卷四《咳逆》）

橘皮竹茹汤乃用治胆经郁热，干侮胃土之虚而作呃逆者也。橘皮苦温，既能下气，又可健中。金·张元素云："留白补胃和中；去白消痰泄气。"（《珍珠囊》卷上《诸品药性主治指掌》）仲景所用三方（橘皮枳实生姜汤、橘皮汤、橘皮竹茹汤），皆以降胸胃逆气。北宋·方勺云："橘皮宽膈降气，消痰饮，极有殊功。"（《泊宅编·卷八》）甚或用作治呃专药："《孙尚药方》治诸吃噫。橘皮二两，汤浸去瓤，锉，以水一升，煎之五合，通热顿服。更加枳壳一两，去瓤炒，同煎之服，效。"（《经史证类备急本草》卷二十三《上品》）橘皮善疏膈上停阻之气，盖气疏则胆和，胆和则气下，气顺则胃安耳。用为君药。竹茹甘寒，大能清热豁痰，治胃热呃逆有殊功，疗噫膈哎哕得神效。清代·周岩云："竹青而中空，与胆为清净之府，无出无入相似。竹茹甘而微寒，又与胆喜温和相宜。故黄芩为少阳经热之药，竹茹为少阳腑热之药。古方疗胆热多用竹茹，而后人无知其为胆药者。"（《本草思辨录》卷四《竹茹》）竹茹善疏久郁之胆火，主制化阳土之气，火降则气平呃止矣。用为臣药。斯二药治标。人参、甘草奠安中土，使中土有权。用为佐药。生姜、大枣宣发谷气，更散其逆，以和其胃。用为使药。此四药固本。六药相合，标本兼治焉。

南宋·严用和同名方，于此方加半夏、茯苓、枇杷叶、麦冬，即是二陈汤加味方耳，化痰降逆之力大增，于肝胆郁热所致虚呃者，疗效大好。

《济生》橘皮竹茹汤

治胃热多渴，呕哕不食。赤茯苓（去皮）、橘皮（去白）、枇杷叶（拭去毛）、麦门冬（去心）、青竹茹、半夏（汤泡七次，各一两），人参、甘草（炙，各半两）。上哎咀，每服四钱，水一盏半，姜五片，煎至八分，去滓，温服，不拘时候。（《严氏济生方·五脏门》）

是方不惟治呃逆，于胆热上冲之咳嗽痰多，亦有佳效。

【呃逆案】章男，48 岁，商人。慢性胃炎史及胆结石史十年，常胸胁痞胀，呃逆常作。近 2 周酒后呃逆复作，食饮稍有不顺，即呃声连连，久久方止，或有持续数小时者。时有烧心，脘胀食少，右胁胀闷，小便色黄。肝功：谷丙转氨酶 68 μmol/L、总胆红素 29μmol/L。右关脉弦硬，尺脉细，左关脉缓。苔薄腻微黄，舌淡红。胆经气郁生热。橘皮竹茹汤合小柴胡汤：陈皮 20g，竹茹 15g，柴胡 15g，姜半夏 15g，黄芩 10g，党参 15g，生姜 3 片，大枣 15g，炙甘草 10g，茵陈 15g，鸡内金 10g。3 剂而呃逆止。1 周胁腹胀减而能食。续服 2 周，诸症平，肝功复常。

【经前咳嗽案】马妇，41 岁，职员。半年前经时感冒，引发剧咳，近数月每经前 3 天，咳嗽必作，有气上冲，咽中热感，即作痉嗽，以至泪出尿遗，移时方缓，经血量减后乃止。当下又咳 2 天，咽中干热，痰少而黏。舌边尖红苔薄，两关脉细弦。胆郁化热，干犯肺金。严氏橘皮竹茹汤加味：陈皮 15g，竹茹 15g，枇杷叶 15g，五味子 10g，香附 10g，党参 10g，姜半夏 10g，麦冬 15g，茯苓 15g，炙甘草 10g，大枣 15g，生姜 3 片，桑白皮 10g。2 剂咳止。后每于经前 5 天服此方 5 剂，连续 3 个月，痉咳未作。

附方

推气散

治右胁疼痛，胀满不食。枳壳（去瓤，麸炒）、桂心（去粗皮，不见火）、片子姜黄（洗，各半两），甘草（炙，三钱）。上为细末，每服二钱，姜枣煎汤调服，热酒调服亦可，不拘时候。(《重订严氏济生方·心腹痛门》)

四磨汤

治七情伤感，上气喘息，妨闷不食。人参、槟榔、沉香、天台乌药。上四味，各浓磨水，和作七分盏，煎三五沸，放温服。(《重订严氏济生方·咳喘痰饮门》)

木香顺气散

治气滞腹痛。木香、香附、槟榔、青皮（醋炒）、陈皮、厚朴（姜汁炒）、苍术（米泔浸一宿，炒）、枳壳（麸炒）、砂仁（各一钱），甘草（炙，五分）。水二钟，姜三片，煎八分，食前服。(《医学统旨》卷六《方》)

五、疏化痰浊

《集验》温胆汤

疗大病后，虚烦不得眠，此胆寒故也，宜服此汤方。生姜（四两）、半夏（二两，洗）、橘皮（三两）、竹茹（二两）、枳实（二枚，炙）、甘草（一两，炙）。上六味，切，以水八升，煮取二升，去滓，分三服。(《外台秘要》卷十七《虚劳下》)

《隋志》载《集验方》为南梁姚僧垣所辑，《千金》及《外台》皆多所转载。此方最早由《备急千金要方》转录，未标出处。主方缺茯苓一味，然方下注云："一本有茯苓二两、红枣十二枚。"谅为姚氏方全景。自南宋陈言《三因极一病证方论》推介，蔚然风行，长世不衰。

胆为甲木，阳中少阳，中正之官，宜平和宁谧，喜柔畅，恶壅郁，性以温暖为常候。大病久病，体虚精衰，或寒热甫退，余邪未尽，胆失所养，相火不藏，即所谓"胆寒"耳。相火不归，必煎炼精汁为痰，痰热阻痹，膻中受扰，虚烦不眠，惊恐悸狂，由是而作。明代·戴思恭云："痰在胆经，神不归舍，亦令不寐。"（《秘传证治要诀及类方》卷九《虚损门》）经曰：胃不和则卧不安。胆之不温，由胃热不清，停蓄痰涎，沃于清净之府，相火不甚条畅，而失温和之性，已成胆热之证，而非真正胆寒矣。

温胆汤盖滥觞于《内经》之半夏秫米汤。人之不卧，由卫不入营，阳难潜阴耳。半夏辛温，《名医别录》称："主消心腹胸中膈痰热满结。"何以消痰结？元·朱震亨云："半夏，今人惟知去痰，不言益脾，盖能分水故也。"（《本草衍义补遗》）"分水"谓何？半夏生于阳长之会，成于阴生之交，体滑而性燥，可使正气自阳入阴，开痰湿化积滞也。明代·卢之颐云："以纯乾决尽，至姤而一阴见，故主阴阳开阖之半，关键之枢，如半欲开，半欲阖，半欲开阖者，莫不从令。"（《本草乘雅半偈·帙六·本经中品》）凡枢之疾皆可治之，少阳少阴主枢，难眠为阴阳枢转之病，是以半夏可使"阴阳和运"而安卧矣。胆病必生痰浊，半夏又职化痰之主力耳。温胆汤主用半夏，合作二陈，专和少阳胆气，兼理中焦痰湿。臣以竹茹，甘寒疏朗，得金气之正，降胆木浮热，亦化痰热之妙品。夏茹匹配，一温一凉，化痰和胃，止呕除烦之功备；陈皮辛苦性温，理气行滞，燥湿化痰；枳实辛苦微寒，降气导滞，消痰除痞。陈枳联合，亦一温一凉，理气化滞之力增。全方不寒不燥，理气化痰以和胃，胃气和降则胆郁得舒，痰浊得去则胆无邪扰，如是则复少阳之温和宁谧焉。胆为生气所从出，不得以苦寒直伤之。命之曰温，无过泄之戒辞矣。

温胆汤治少阳胆经痰热所致抑郁、躁狂、不寐、嗜卧、癫痫、痴呆，及小儿夜惊、注意缺陷多边障碍及舞蹈症等皆有佳效。

【注意缺陷多动症案】姜仔，8岁。诊为注意缺陷多动症3年。自小多动，无时能停，难以安静。入学3年，不能安坐上课，每课均自行出座游走，骚扰同学，以至课程无法进行，多次被勒令退学。平时易受干扰，极易厌烦，情绪不稳，不守规则。曾服盐酸哌甲酯缓释片，症状略有减轻，未有大效。体胖多食，夜寐不宁。舌胖有齿痕边尖红，两脉寸关滑数。痰湿阻闭胆经，相火内郁。温胆汤合小柴胡加龙牡汤：黄芩10g，柴胡15g，姜半夏15g，陈皮10g，茯苓10g，生甘草、炙甘草各5g，枳壳5g，竹茹10g，大枣10g，龙骨20g（先煎），牡蛎20g（先煎）。另加生姜20g。嘱改变训戒方式，以鼓励为重，并控制甜品及食量，配合运动。服药2周后，夜寐较安，可专注兴趣事物达10分钟，上课仍小动作不断。守上方加减前后治疗共1年半，情况大为改观，可安静完成课时，偶有违规。

黄连温胆汤

半夏、陈皮、竹茹、枳实、茯苓、炙甘草、大枣、黄连。（《六因条辨》卷上《伤暑条辨》）

胆经热盛者，可于温胆汤加黄连、黄芩等，血气不足者可加党参、熟地等。于是有黄连温胆汤及十味温胆汤。

温胆汤加黄连，诸家均有任用，如明代·戴思恭云："外热内烦，下利上渴，或痞或痛或呕……温胆汤加入黄连。"（《秘传证治要诀及类方》卷二《诸伤门》）清代·叶桂用之最活，惟清末陆廷珍《六因条辨》广用于温病之治，因此定名。

黄连之增入，清热化浊之力大增，凡膻中痰热壅盛之疾用之更效。愚再加黄芩，合栝楼牡蛎散，治痰湿内阻，胆经郁热之消渴病，取效颇佳。

【消渴案】吴男，62 岁，退休职员。糖尿病病史 12 年，长期服用降糖药，近 3 个月西药未停而血糖控制不佳，空腹血糖 8.5~10mmol/L。拒绝胰岛素治疗。形瘦能食，口臭尿多，胸闷烦躁，夜寐多醒，伴耳鸣口苦。两脉弦细滑，苔中腻浊。胆经痰热。黄芩 15g，黄连 15g，法半夏 15g，陈皮 10g，茯苓 20g，枳壳 10g，竹茹 10g，甘草 10g，酸枣仁 10g，乌梅 15g，天花粉 30g，牡蛎 30g（先煎）。降糖药仍按常例服用。治疗 2 周后，血糖降至 7.5mmol/L，耳鸣、口苦减轻。续原法治疗 2 个月，血糖降至 6.5mmol/L 之内。降糖药减至半量，用药半年，病情稳定。

十味温胆汤

治心胆虚怯，触事易惊，梦寐不祥，异象感惑，遂致心惊胆慑，气郁生涎，涎与气搏，变生诸证。或短气悸乏，或复自汗，四肢浮肿，饮食无味，心虚烦闷，坐卧不安。半夏（汤洗七次）、枳实（去瓤，切，麸炒）、陈皮（去白，各三两）、白茯苓（去皮，两半），酸枣仁（微炒）、大远志（去心，甘草水煮，姜汁炒，一两）、北五味子、熟地黄（切，酒炒）、条参（各一两），粉草（五钱）。上剉散。每服四钱，水盏半，姜五片，枣一枚煎，不以时服。（《世医得效方》卷八《大方脉杂医科》）

是方乃温胆汤去竹茹，加酸枣仁、远志、五味子、熟地、人参而成，实为温胆汤与茯神散之合方耳。胆热本由胆气不足，相火失位而致，火扰膻中，心气失收，则惊悸频作，气短而怯，忧惧而躁。当加甘酸敛营，甘温益气之品，补中精之资，敛虚火之越，心胆同治耳，诚若明代·龚廷贤所云："惊悸属痰火而兼气虚者，宜清痰火以补虚也。"（《万病回春》卷四《惊悸》）竹茹散气之药，故去之。

愚用本方治疗各年龄段焦虑症伴严重失眠者，多有良效，于青春期双相情感障碍者效果尤佳。

【抑郁症案】文女，18 岁，学生。因学业不佳，渐生自卑，患双相情感障碍 5 年。或离群索居，整日不语，问之难应，嗜卧不起，常欲自裁；或亢奋碎言，妄自高大，情绪易激，无由暴怒，彻夜不寐。已休学 2 年，曾就诊京沪多家名院，服用帕罗西汀、舍曲林等药，或时有效，或延时无效，或副用剧作，时服时止，数年来诸症未有大缓。两尺脉弦细。关上弦滑，按之少力，舌淡红苔薄稍腻。少阳少阴本气虚弱，痰浊阻窍，心胆神气外越，时动风火上干。十味温胆汤加味：黄连 10g，肉桂 10g，酸枣仁 20g，姜半夏 20g，陈皮 10g，枳实 10g，生甘草 10g，炙甘草 10g，熟地黄 20g，党参 20g，五味子 15g，远志 15g，茯苓 30g，钩藤 10g。建议作息定时及每日运动 1 小时。2 周后自觉睡眠改善，情绪好转，已稍具自信。按上法续治 2 个月后，精神明显向好，颇愿平和交流，然时情绪不稳。坚持用药 1 年，已停西药，心神基本安宁。

开郁化痰汤

半夏（汤泡，一钱二分），枳实（麸炒，二钱），贝母（去心）、香附（各一钱半），白茯苓、山楂（各一钱），陈皮（去白）、黄连（炒，各八分），苍术（米泔浸）、桔梗（各七分），甘草（二分）。上剉作一服，如生姜三片，水煎，食远服。（《济阳纲目》卷二十四《痰饮》）

郁痰、老痰者，痰浊内积，日久不化者也。所见甚多，常胸满饱胀，九窍闭涩，懊憹烦闷，或咽中结核，睡卧不宁，或肠胃不爽，饮食有妨，或气逆不利，倚肩喘息，脉多见沉涩。

少阳主化脂膏，若膏粱厚味，贪嗜炙煿，或瘀热凝结，胶黏坚固；或脾伤食滞，伏饮化浊，皆郁遏少阳之气，则积痰停聚，壅滞脏腑经络，而成诸多陈积难化之证。或聚于腠理，而成痰核瘰疬；或滞于脏腑，而成壅脂囊肿；或附黏血脉，而成腻斑浊滓。其生成之理，多关相火。明代·王纶云："津液之随气而升者，为火熏蒸凝浊，郁结而成，岁月积久，根深蒂固，故名老名郁，而其原则火邪也。"（《明医杂著》卷一《医论》）明代·李中梓云："痰不自动也，因气而动。气不自升也，因火而升，积之既久，依附肠胃，回薄曲折处，以为栖泊之窠臼，谓之老痰。"（《删补颐生微论》卷四《医方论》）

明代·皇甫中云："老痰者，积久稠黏，咯吐不出。惟在开其郁，降其火，顺其气，软其坚，化凝结之痰，缓以治之，庶可取效。"（《明医指掌》卷三《痰证》）开郁化痰汤诚为良剂。开郁者，疏气解相火之闭，枳实、香附；化痰者，通阳散阴滞之积，二陈、贝母、苍术；降火者，抑阳消浮火之炼，黄连可合黄芩、黄柏。山楂消油腻血肉之积，化血瘀瘕癖之疴，理老痰甚为相得；桔梗为舟楫之药，凡痰聚之处，可引之而达。诸药相伍，于老旧实痰之积，可剥之磨之，蚀之消之，假以时日，驱之可待。

愚以本方治诸多痰积之病，如单纯性肥胖、脂肪肝、肥胖型多囊卵巢综合征、肾囊肿、胆囊息肉等，疗效颇佳。常合莱菔子、白芥子、醋三棱、胆南星、牡蛎等药。

【痛风案】杜男，18 岁，学生。反复痛风发作 2 年。体重指数 36.7，右足第一跖趾关节红肿热痛，不能行走。血尿酸 672μmol/L，胆固醇 9.77mmol/L，甘油三酯 4.7mmol/L。舌胖苔厚腻，舌边红。两脉关下沉弦而涩。证属：积痰不化，胆经郁热。处方：苍术 20g，黄柏 20g，姜半夏 30g，牛膝 15g，薏苡仁 30g，茯苓 20g，陈皮 15g，枳实 15g，柴胡 15g，浙贝母 10g，防风 10g，甘草 10g，熟大黄 10g，黄连 10g。7 剂后，足痛大减，肿胀基本消退，已可行走，守原方续治十天，足肿平复。苔腻减，脉涩去，同前消老痰为治。处方：前方去柴胡、防风、熟大黄、牛膝，加山楂20g，牡蛎30g，桔梗10g。嘱节制饮食及坚持锻炼。守法加减共治疗半年，重指数减到23.5，血尿酸397μmol/L，胆固醇4.33mmol/L，甘油三酯1.25mmol/L。随访十年，痛风未发。

《指迷》茯苓丸

治中脘留伏痰饮，臂痛难举。半夏（二两）、茯苓（一两）、枳壳（炒半两）、风化硝（二钱半）。上末姜汁糊丸姜汤下三十九。（《玉机微义》卷四《痰饮门》引）

北宋·王贶《指迷方》已佚，明残本未见是方，然此剂疗效卓著，后贤广为推介，叹为神品。南宋·王璆云："累有人为痰所苦，夜间二臂常若有人抽牵，两手战灼，至于茶盏亦不能举，只以此药治之，皆随服随愈。世间所谓痰药者多矣，至于立见神效，未有如此药之妙也"（《是斋百一选方》卷五《第六门》）清代·尤怡誉之为"此治痰之第一方也"。（《金匮翼》卷五《臂痛》）

痰饮同源，阴阳有别，阳盛阴虚，则水气煎灼成痰，阴盛阳虚，则凝蓄为饮。人之气脉，常欲周流，以卫护荣，若五志不节，居食失常，令荣卫否龃，气血败浊，为痰为饮。原方注云："有人臂痛不能举手，或左右时复转移，由伏痰在内，中脘停滞，脾气不流行，上与气搏，四肢属脾，滞而气不下，故上行攻臂，其脉沉细者是也。"（《是斋百一选方》卷五《第六门》）虽痰饮发源之于太阴之滞，而流于四肢关节者，皆关少阳失和，三焦不运焉，气不蒸化，浊气留滞，则筋脉挛急，肢节疼痛，手足弹曳，寒热往来。盖相火不得疏化，则积于肌肉腠理之间，发为肢臂酸痛，或成痰饮流注焉。

除痰者，降气清火是治其标，补阴利水是治其本也。涤饮者，降气燥湿是治其标，温肾利水是治其本也。是证阳气不盛，痰饮兼作，此方欲兼两者而合治之矣。半夏燥湿化浊，茯苓渗湿化饮，风化硝软坚散结，枳壳利气开郁，生姜制半夏毒而除痰，使痰行气通，臂痛自止矣。乃开化郁滞，通利三焦之妙品，别于二陈汤之甘缓，异于礞石滚痰之峻悍，殆攻中之平剂也。

方中之用风化硝颇可注意。风化硝咸甘性寒，乃芒硝置之风日中吹减去水气气味，则轻白如粉，而甘缓轻爽者也。《指迷》方以芒硝太峻，变其法以缓其烈耳。以芒硝治痰饮，盖滥觞于仲景木防己汤法矣。

木防己汤

木防己（三两）、石膏（十二枚鸡子大）、桂枝（二两）、人参（四两）。右四味，以水六升，煮取二升，分温再服。（《金匮要略·痰饮咳嗽病脉证并治》）

木防己去石膏加茯苓芒硝汤

木防己、桂枝（各二两），人参（四两），芒硝（三合），茯苓（四两）。右五味，以水六升，煮取二升，去滓，内芒硝，再微煎，分温再服，微利则愈。

（《金匮要略·痰饮咳嗽病脉证并治》）

仲景曰："膈间支饮，其人喘满，心下痞坚，面色黧黑，其脉沉紧，得之数十日，医吐下之不愈，木防己汤主之。虚者即愈，实者三日复发，后与不愈者，宜木防己汤去石膏加茯苓芒硝汤主之。"三焦失运，水之清者不升，水之浊者不降，则内停作胀，外泛作肿耳。木防己汤乃太阳阳明制剂，兼疗少阳，以发越水饮积热为治。痰饮积聚，阻于胸膈，清透发郁之法难解，故去石膏，加茯苓、芒硝，开通三焦以从下走耳。明代·李时珍云："硝，禀太阴之精，水之子也。气寒味咸，走血而润下，荡涤三焦肠胃实热阳强之病，乃折治火邪药也。"（《本草纲目》卷十一《卤石类》）此物见水即消，又能消诸物，故谓之消。乃软坚散结之大药。芒硝者，以其既散复聚，则有坚定之物，留作包囊，故以坚投坚而不破者，以软投坚而即破也。

指迷茯苓丸不惟治臂痛良方，凡痰结于内，而致咳喘、膝肿、囊肿、瘰疬、针眼等，皆可用之，取效甚捷。

【膝肿痛案】邵妇，44岁，农民。左膝肿痛2周，屈伸不利，诊为膝关节炎伴关节腔积水，服解热镇痛药十天无效。左膝部漫肿略红，膝前压痛，有碾压声，腘窝处不痛，过伸及屈曲皆痛。形体肥胖，面部油腻。舌体胖有齿痕，苔白腻中根厚，两关脉沉弦，尺脉细。辨证：痰湿阻络，三焦失和。处方：指迷茯苓丸合防己饮化裁。法半夏15g，茯苓15g，枳壳15g，芒硝5g（冲），苍术15g，黄柏15g，川牛膝15g，防己15g，薏苡仁30g，木通5g，生地15g，川芎15g，服药1周，膝肿大减，已可行走。苔腻腻，守原法续治2周，诸症失。

附方

导痰汤

治痰厥，头昏晕。（清虚皇甫坦传）。半夏（四两，汤洗七次）、天南星（一两，细切，姜汁浸）、枳实（去瓤，一两）、橘红（一两）、赤茯苓（一两）。上为粗末，每服三大钱，水两盏，姜十片，煎至一盏，去滓温服，食后。（《传信适用方》卷上《治痰嗽》）

高枕无忧散

治心胆虚怯，昼夜不睡，百方不效，服此一剂如神。人参（五钱）、软石膏（三钱），陈皮、半夏（姜汁炒）、枳实、白茯苓、竹茹、麦门冬、龙眼肉、甘草（各一钱半），酸枣仁（炒，一钱）。上剉，水煎服。（《寿世保元》卷五《不寐》）

六、软坚散结

消瘰丸

此方奇效，治愈者不可胜计。予曾刻方普送矣。元参（蒸）、牡蛎（煅，锉

碎)、贝母(去心蒸，各四两)。共为末，炼蜜为丸。每服三钱，开水下，日二服。(《外科十法》《外科症治方药》)

瘰疬者，经所谓结核是也，或在耳旁，延及颐颔，下连缺盆；或在胸侧，下连两胁，是谓马刀，乃少阳蕴热结滞所致。此经多气少血，所以结核坚而不溃，延蔓串通。若毒盛伤及阳明，则气血皆多而溃矣。明代·万全云："嗜欲太甚，酒味太厚，思想太劳，志愿不遂，思淫于外，内蕴七情，中伤六欲，或传染，或误治，种种不同，为痰则一。"(《万氏秘传外科心法》卷七《侧图形十二症》) 元·朱震亨云："大抵食味之过，郁气之积，曰毒、曰风、曰热，皆此三端，变化引换。须分虚实，实者易治，虚者可虑。夫初发于少阳一经，不守禁戒，延及阳明。盖胆经至主决断，有相火，而且气多血少。"(《证因脉治》卷四《瘰》) 皆明达之言焉。

清代·梁希曾云："疬之成症，总不外热痰寒痰两者，患热痰者居其六，患寒痰者居其二。"(《疬科全书·辨疬症之原理》) 瘰疬之病，郁气生痰化热，恒伤少阳经脉为夥，是为老痰顽痰之病。疏解少阳，化痰消滞，乃治则大法。清代·程文囿云："盖瘰之未消，由毒之未净，然毒即火也，欲去其毒，须去其火。"(《程杏轩医案》辑录《胡某令郎麻后颈生瘰疬筹治三法》)

玄参苦寒，清利少阳毒火之大药。金代·张元素云："玄参乃枢机之剂，管领诸气，上下整肃而不浊，风药中多用之……治空中氤氲之气，无根之火，以玄参为圣药。"(《汤液本草》卷四《草部》引)《名医别录》言其"散颈下核"，《药性论》称其"散瘤瘿瘰疬"，用治痰核瘰疬，是其长焉。贝母苦辛而寒，能散心胸郁结之气，乃治热痰圣药。牡蛎咸寒，《神农本草经》曰："主伤寒寒热，温疟洒洒，惊恚怒气，除拘缓鼠瘘。"《名医别录》亦云："主除留热在关节荣卫，虚热去来不定。"显然，亦入少阳半里之要药。其软坚化浊之功，更登消解痰核佳品。诸药相合，清解少阳亢火，搜爬沉积痰滞，软化经络痼积，诚可期矣。

开郁化痰汤合消瘰丸，愚治多种痰核，取效甚好。

【脂瘤案】马男，38岁，职员。全身皮下多处肿块3年。四肢及胸腹背部陆续出现圆形或椭圆形肿块，最大达40mm×30mm，质地颇硬，两年前手术切除右上臂外侧一20mm×20mm类似肿物，确诊多发性脂肪瘤，术后数月复起，近年有增多趋向。体重指数(BMI) 31.6，血脂略高，无明显不适。舌边红，苔薄腻色微黄。两脉弦滑略数。辨证：少阳郁热，积痰不化。处方：玄参30g，生地20g，姜半夏20g，煅牡蛎50g(先煎)，浙贝母20g，茯苓20g，陈皮15g，枳实15g，柴胡15g，甘草10g，黄连10g，皂角刺15g。14剂后，自觉多处肿块变软，续服4个月，全身肿物竟得全消。

张氏消瘰丸

治瘰疬。牡蛎(十两，煅)、生黄芪(四两)、三棱(二两)、莪术(二两)、朱血竭(一两)、生明乳香(一两)、生明没药(一两)、龙胆草(二两)、玄参(三两)、浙贝母(二两)。上药十味，共为细末，蜜丸桐子大。每服三钱，用海

带五钱，洗净切丝，煎汤送下，日再服。(《医学衷中参西录》医方《治疮科方》)

瘰疬者，痰火互结而成，结核最坚最实，因其积染郁结至远至深，故其病不惟伤于气分，或已深入血分，致络脉瘀阻，厥阴滞塞焉。是方乃程氏消瘰丸之加味方（加黄芪、三棱、莪术、血竭、乳香、没药、龙胆草、海带）。玄、牡、贝之功，一如前述。是为久病，多正虚邪实，以黄芪健中壮气，自能运化药力，以达病所。其证根在肝胆，气血两病，加三棱、莪术，以此二药善开肝胆之郁，破至坚之结。佐以血竭、乳香、没药，通气活血，气血了无滞碍，瘰疬自易消散。犹恐少阳之火炽盛，加胆草直入肝胆以泻之。加海带，以增软坚散结之效。较之程氏之方，其扶正祛邪之力，散郁化瘀之能，清降痰火之功，皆大得提拔。少阳厥阴同治，气血兼理，亦治瘰疬结核之一大法焉。

愚以此方化裁，治疗多种结核、结节、息肉、肿瘤，如乳腺腺瘤、甲状腺结节、胆囊息肉等，凡属斯证者，多获佳绩。

【肝癌案】蔡男，61岁，农民。肝细胞癌2年。初始肝左叶原位癌，手术切除并常规化疗半年后停药，一年半后复查，见肝右叶中部见一20mm×35mm占位变，行两次化疗后未见缩小，且难以承受不良反应来诊。形神疲倦，动则出汗，食少便溏，手足麻木。AFP 1230μg/L，CEA 66μg/L，CA199 650kU/L。舌暗红，边尖少苔，中腻薄黄，左关沉弦，右关尺弦细滑。辨证：阴阳两虚，气火内郁。先以升陷汤合知柏地黄丸加减扶助正气，两周后气力渐复，右脉力增。即以张氏消瘰丸加味。黄芪60g，太子参30g，生地黄20g，玄参30g，煅牡蛎50g，川贝母10g，三棱10g，莪术10g，血竭5g（冲），生乳香5g，生没药5g，龙胆草5g，赤芍20g，柴胡10g。2周后自诉良好，精力尚可，能食，二便尚可，出汗大减。舌红较润，苔腻淡黄。两关尺弦细滑，寸脉软。复查AFP 846μg/L，CEA 47μg/L，CA199 570kU/L。B超示肝脏肿块29mm×36mm。初见成效。仍以原法化裁，前后治疗一年余，肿块缩小至15mm×15mm左右，肿瘤指数略高。

海藻玉壶汤

治瘿瘤初起，或肿或硬，或赤不赤，但未破者服。海藻、贝母、陈皮、昆布、青皮、川芎、当归、半夏、连翘、甘草节、独活（各一钱），海带（五分）。水二钟，煎八分，量病上下、食前后服之。凡服此门药饵，先断厚味大荤，次宜绝欲虚心者为妙。(《外科正宗》卷二《瘿瘤论》)

清代·王梦兰云："瘿瘤多缘气与痰，结于身体项颈间。"(《秘方集验》卷上《诸症歌诀》)瘿瘤者，多由调摄失宜，喜怒不节，忧思过度，荣卫气血凝郁，湿痰瘀滞，结于颈项之间，致成斯病焉。颈前两侧，少阳厥阴之位。木郁失调，郁则生火，火盛生痰，痰痹于络。肝胆之病，当其春升，益助其势，阴液暗伤，痰火日盛，莫可制也。可见颈前两旁，结块肿大，按之实硬，或有结节，历久不消，或伴有胸胁胀痛，急躁易怒，脉弦滑或涩，皆少阳相火挟痰上犯之所为。

明代·徐春圃云："治瘿瘤以削坚开郁行气为本。"(《古今医统大全》卷六十七《瘿瘤候》)消坚者，开痰瘀之结塞，开郁者，消木气之滞遏也。海藻玉壶汤因此而制。海藻全禀海中阴气以生，味苦咸而寒。气味俱厚，纯阴，沉也。苦能泄结，寒能除血热，咸能软坚润下，故《本经》曰："主瘿瘤气、颈下核，破散结气痈肿、癥瘕坚气。"清代·陈士铎云："此物专能消坚硬之病，盖咸能软坚也。然而单用此一味，正未能取效，随所生之病，加入引经之品，则无坚不散矣。"(《本草新编》卷四《海藻》)昆布亦海草，咸能软坚，瘿坚如石者非此不除，与海藻同功。二药均具软坚散结、清热化痰之能。然昆布消痰散结之力强于海藻，下气最速；海藻尚能利水泄热，偏于有形实证。二药相伍，取效更著。晋·葛洪即有二药合用治结瘿者，原无方名，《外台》引之，后贤称昆布丸。

昆布丸

《肘后》疗颈下卒结，囊渐大欲成瘿。昆布、海藻等分末之，蜜丸，含如杏核大，含稍稍咽汁，日四五。(《外台秘要》卷第二十三《瘿病方》)

海带似海藻而粗，柔韧而长，与上二药同性，皆散结之佳品，软化少阳痰结而破坚焉。惟其化痰之力不足，故合半夏、贝母，半夏辛苦而温，善入阴发阳；贝母辛苦而寒，善开结降泄，二药升降相因，散化痰滞。少阳痰结则经气不运，惟疏气方助通结，青陈二皮也，斡旋木土之气，木气畅则络畅，土气和则湿化。痰气阻滞必兼血瘀，治结不治血，非其治也，当归、川芎和厥阴以散血壅。郁必生热，火气为病，相火为虐也，连翘苦寒以清之，其寒降之性，本为散结佳品，《神农本草经》曰："主寒热，鼠瘘，瘰疬，痈肿，恶创，瘿瘤，结热，蛊毒。"独活辛温，乃开散良药，明代·卢之颐云："唯独活则阖而能开，开而能阖；当入肝之经，厥阴之阖，具备风木化气之体用者欤？"(《本草乘雅半偈》帙三《独活》)二药相反相成，以助半夏、贝母化浊之力。甘草节清热调中。诸药相合，攻邪为要，气血两治，散结力宏。凡瘿瘰之病初起，气分病为主者，用之效佳。

海藻与甘草属十八反之一，然历代同用方颇多，尤用以治瘰疬、瘿瘤病者常见，如东垣翁之散肿溃坚汤，可见并非禁忌之列。愚亦常用，未见毒力。有报道称：甘草与海藻比例小于1∶2，不但无副作用，且可增强疗效。可参。

是方惟清热之力尚弱，可合夏枯草、龙胆草或黄芩、栀子。夏枯草清肝胆、散痰结之力最宏，单用即可成剂，内服外用皆宜。

夏枯草汤

治瘰疬马刀，不问已溃未溃，或日久成漏，用夏枯草六两，水二钟，煎至七分，去粗，食远服。此生血治瘰疬之圣药，虚甚当煎浓膏服，并涂患处，多服益善。(《外科经验方·瘰疬》)

夏枯草常合昆布、海藻，大有清火散结、消痰软坚之功，于胆火痰结所致之瘰病、瘿瘤、痰核、囊肿、粉刺等，疗效甚著。

愚常以海藻玉壶汤加清胆之品治疗甲状腺功能亢进、单纯性甲状腺肿、脂膜炎、乳腺增生、淋巴结核、胆囊息肉、声带息肉、皮肤硬结病等，多获佳绩。

【桥本病案】缪妇，33 岁，教师。颈前肿大 3 年，诊断为桥本甲状腺炎，甲状腺功能亢进与减退交替发作多次，西药疗效差。焦虑不安，急躁易怒，寒热交作，夜寐不安。拒绝手术治疗。现服甲巯咪唑 15mg/d。甲功基本正常，TPO－Ab 440.3IU/ml。甲状腺双侧呈对称性、弥漫性肿大，质地坚韧，表面细沙粒状，可上下移动。两关脉弦滑，左寸脉浮滑。舌边尖红，苔薄腻微黄。辨证：胆经郁热，痰火内结。海藻玉壶汤合夏枯草汤化裁。处方：海藻 30g，昆布 30g，浙贝母 10g，青皮 15g，陈皮 10g，生地 15g，独活 10g，连翘 15g，酸枣仁 10g，夏枯草 20g，甘草 10g，姜半夏 15g，当归 10g，川芎 10g。嘱减甲巯咪唑至 5mg/d。服药 4 周，复查甲功正常，TPO－Ab 210IU/ml，甲状腺肿大减少 1/3。停西药，继服 1 个月，颈肿明显减少。守方治疗共半年，诸症失，检查正常。

附方

《正宗》夏枯草汤

治瘰疬马刀，不问已溃未溃，或已溃日久成漏，形体消瘦，饮食不甘，寒热如疟，渐成痨瘵并效。夏枯草（二钱），当归（三钱），白术、茯苓、桔梗、陈皮、生地、柴胡、甘草、贝母、香附、白芍（各一钱），白芷、红花（各三分）。先用夏枯草，水三碗，煎至二碗，滤清；同药煎至八分，食后服。将药渣同前夏枯草渣共再煎六七分，临卧时入酒半小钟和服，宜食淡味物件。（《外科正宗》卷二《瘿瘤论》）

消疬汤

疏肝理气，化痰软坚。主肝郁痰结，治疗前列腺肥大。柴胡 9g，白芍 9g，青皮 9g，陈皮 9g，半夏 9g，茯苓 9g，白芥子 9g，香附 9g，莪术 9g，牡蛎 15g，瓜蒌 12g。水煎服，每日 1 剂，日服 2 次。（贵阳中医学学报，1986，4）

七、透解募原

达原饮

槟榔（二钱）、厚朴（一钱）、草果仁（五分）、知母（一钱）、芍药（一钱）、黄芩（一钱）、甘草（五分）。上用水二钟，煎八分，午后温服。（《温疫论》卷上《温疫初起》）

达原者，透达募原也。明清两纪，温病学说兴起，贤明之士发明邪入膜原说，诚乃一大贡献。或有诋病叶氏"温邪上受，首先犯肺"者，良有其理，风温可从口鼻而入，湿温暑温等亦如是耶？温邪首犯膜原，再行传变，更契病理实况，明季吴又可氏居功至伟。

吴有性云："温疫舌上白苔者，邪在膜原也。"（《温疫论》卷上《表里分传》）。感之重者，舌上苔如积粉，满布无隙。盖正气被伤，邪气溢张，营卫受阻，阳气屈曲，故为病热。其始也，格阳于内，不及于表，故先凛凛恶寒，甚则四肢厥逆。阳气渐积，郁极而通，则厥回而中外皆热。此诚湿温、暑温之毒，郁滞内壅，漫及三焦，非在一经一脏矣，若舌苔粗如积粉，扪之糙涩，刮之不尽，湿热已结于胸膈腹膜之原，实一身之半表半里。

疫者，杂气而成，清浊不分，三焦相溷。病虽在三焦，扼要全在中焦枢机为主。中焦者，脾胃是也，而中气之疏达，在木气之条畅矣。相火有权，卫气得畅者，邪可从经而汗解；营气得通者，邪可从腑而下解。否则邪必内陷伤脏，五液注下，便难脐痛，命将难全矣。所以疫证最畏邪伏募原，内壅不溃，气为邪遏，不复宣越，谌为难治。

是方乃为毒气初发募原而设。少阳病理重在"郁"字，邪踞半表之际，不在经表，汗之徒伤表气，热势不减；不在腑里，下之徒伤胃气，其毒愈甚，惟以辛香开达，透畅募原，协力直达其巢穴，使邪气溃败，速离募原，非疏解少阳之郁不可得矣。吴氏云："槟榔能消能磨，除伏邪，为疏利之药，又除岭南瘴气；厚朴破戾气所结；草果辛烈气雄，除伏邪盘踞；三味协力，直达其巢穴，使邪气溃败，速离膜原，是以为达原也。热伤津液，加知母以滋阴；热伤营血，加白芍以和血；黄芩清燥热之余；甘草为和中之用。以后四味，不过调和之剂，如渴与饮，非拔病之药也。"（《温疫论》卷上《温疫初起》）槟榔辛温，性如铁石之沉重，泄胸中至高之气，破滞气下行。厚朴苦温，禀木火之精，通会少阳肌腠募原，消痰下气。草果辛热，刚猛质燥气雄，浮散宣中，破瘴疬疟邪之积，除寒燥湿。三药皆锐利破坚之品，俾气机上通下窜，的为开泄三焦之猛将，无怪乎见谤于重手过狠之偏。然疫疬之气悍烈，沉伏深匿不出，不借猛力不足以解之焉。何况尚有知、芍、芩之监制，甘草之调和乎？斯方一出，实开湿温证治一大门径也。清代徐大椿云："臭秽虽属无形浊气，但黏着募原，必与浊滞有形凝结，不饥呕逆，恶寒发热，浊邪并结坚聚，非达原饮不除。"（《徐批叶天士晚年医案真本》卷下）

是方不惟治疫，内伤之病亦可用之。凡痰湿温毒郁于胆胃之际，腹痛脘痞，呕吐不食，舌苔浊腻者，如胃炎、胆囊炎、肝炎、胆结石、胰腺炎、腹膜炎等，用之多效。

【腹痛案】王男，39岁，职员。腹痛2周。夏受暑气，加之暴食，突发腹痛，发热呕吐，急诊收治入院，诊为急性胰腺炎，行抗炎及胃肠减压等，病势已缓，然上腹痛仍阵作，痛不可忍，须用解痉药方止。胸闷脘胀，食则欲呕，上脘压痛明显，舌边尖红，舌中苔糙腻如积粉，拭之不去，两关脉缓，按之有弦意。湿温内滞，募原不开，达原饮加味。厚朴15g，枳实10g，草豆蔻10g，知母15g，黄芩15g，黄连10g，苍术 15g，赤芍 10g，甘草 10g，延胡索 20g，槟榔 10g，姜半夏 10g。三剂服讫，脘痛已减过半，舌苔大为改观，守原方续服一周，痛止能食，病愈出院。

四时加减柴胡饮子

退五脏虚热。冬三月加柴胡（八分）、白术（八分）、陈皮（五分）、大腹槟榔（四枚，并皮子用）、生姜（五分）、桔梗（七分）；春三月加枳实、减白术，共六味；夏三月加生姜（三分）、枳实（五分）、甘草（三分）。共八味；秋三月加陈皮（三分），共六味。上各吹咀，分为三帖，一帖以水三升，煮取二升，分温三服；如人行四五里进一服，如四体壅，添甘草少许。每帖分作三小帖，每小帖以水一升，煮取七合，温服，再合滓为一服。重煮，都成四服。疑非仲景方。（《金匮要略·杂疗方》）

是方共用药八味：柴胡、白术、陈皮、大腹槟榔、生姜、桔梗、枳实、甘草，依四时加减用之。由所述过简，后贤不明其理，故多不释，更有指是唐际羼入之伪方者，颇嫌武断。白术白字，后人所加，经但云术，当为苍术耳。《外台》所载治伏气方，即是本方，少陈皮、桔梗也。

柴胡汤

疗胸膈间伏气不下食，脐下满。柴胡（三两）、枳实（三两）、生姜（三两）、白术（三两）、甘草（炙，一两）、槟榔（七个）。上六味，切，以水六升，煮取二升，绞去滓，分温二服，服别如人行六七里进一服，小弱人微利。禁生冷、蒜、腥、海藻、菘菜、桃、李、雀肉等。（《外台秘要》卷七《胸膈气方》）

《素问·生气通天论篇》曰："春伤于风，邪气留连，乃为洞泄。夏伤于暑，秋为痎疟。秋伤于湿，上逆而咳，发为痿厥。冬伤于寒，春必温病。四时之气，更伤五脏。"此皆四时不正之气，乘五脏之虚而伤人，邪伏于皮肤之里，脏腑之外，三焦之募原，久则血凝气郁，发而为热，变证百出矣。《外台》柴胡汤，抑或治此证之古方原貌耳。

仲景立此四时柴胡饮子，盖未雨绸缪，思患预防，乘邪之初，集而攻之。夫四时杂气，邪虽不同，伤不即发，郁于少阳半里同也。柴胡为君，引诸药直达三焦之膜原，解散其蕴毒；寒热久者必有积滞，槟榔、枳实破郁下气为臣；邪伏必遏中生浊，苍术、陈皮培中燥湿为佐。生姜以散水气于外；桔梗透郁热于上耳，为使。冬增柴胡以预解其温；春加枳实以早弭其泄；夏加甘草以清血解毒；秋加陈皮以利气宽胸。何非杜渐防微之意乎？滓再合煮者，不离和解少阳、疏透募原之成法也。由此可见，吴又可之达原饮，盖即从本方化出耳。后贤妄批其谬，概未识其源焉，不亦可谅乎？

岭南多絪缊之气，伤人多在少阳募原。若太阴不足，湿重易感，稍有不慎，常生寒热腹胀下利之疾，愚常用此方预防之，多有佳果。

【周期性感冒案】 葛男，41 岁，商人。十余年来，每遇转季，不明所以，即有寒热咳嗽，腹胀便泻，困倦不食，虽不甚重，尚需迁延十余日方平，多方调治，断无效验，当令必作，甚是不堪。欲求一方，截断此蛊。体丰面白，舌质淡红，苔中薄腻色白，两脉细弦，按之无力。处以四时加减柴胡饮子加味。方药：柴胡10g，枳壳10g，人参5g，陈皮10g，槟榔10g，桔梗10g，苍术10g，白术10g，炙甘草10g，生甘草10g，生姜3片，大枣10g。连服3周。后每临节气四立（立春、立夏、立秋、立冬）之前一周，服此方7剂。连用3年，始尚小恙，后则断作。

柴胡达原饮

和解三焦法。柴胡（钱半）、生枳壳（钱半）、川朴（钱半）、青皮（钱半）、炙草（七分）、黄芩（钱半）、苦桔梗（一钱）、草果（六分）、槟榔（二钱）、荷叶梗（五寸）。（《重订通俗伤寒论》章二《六经方药》）

此乃吴氏达原饮加减方，清代·何炳元云：方中"惟知母直清阳明之热，白芍疏泄厥阴之火，与少阳经殊未惬合，俞氏去知母、白芍二味，加枳、桔、柴、青四味，较原方尤为精当"。（《重订通俗伤寒论》章一《伤寒要义》）君以柴、芩，柴胡疏达膜原气机，黄芩苦泄膜原郁火。臣以枳、桔开上，轻宣上焦；朴、果疏中，温通中焦；青、槟达下，直通下焦；共复三焦活机，使膜原伏邪，从三焦而外达肌表。佐以荷梗透之，使以甘草和之。虽云达原，实为和解三焦之良方，较之吴氏原方，奏功尤捷，然必湿重于热，阻滞膜原，始为适宜。即寻常湿热类疾病，用之亦有殊功。

湿温之症，变证最多，见症最夥，因湿热缢缊，蒸腾弥漫，遍布三焦，欲解之者，须三焦兼理，邪毒方难残留，柴胡达原饮诚为佳选耳。愚以之治疗慢性肝炎、胆囊炎、胰腺炎、胃肠炎、带状疱疹及皮炎等，凡湿热偏盛者，多获良效。

【肝炎案】诸男，32岁，职员。乏力腹胀2周。有HBV感染史十余年，2周前淋雨及熬夜后觉全身无力，腹胀纳呆，一周前就诊当地医院，查肝功：ALT 1360U/L，AST 563U/L，TBIL 18μmol/L。以护肝解毒法治疗7天，症状未减，复查肝功：ALT 1863U/L，AST 889U/L，TBIL 29μmol/L。舌边尖红，苔中根厚腻如积粉，两关脉缓，寸脉弦滑。湿热阻滞募原，少阳失降。柴胡达原饮加减：柴胡20g，厚朴20g，草果10g，槟榔10g，枳壳10g，青皮10g，桔梗10g，五味子10g，醋鳖甲15g（先煎），钩藤10g，薏苡仁20g。一周后，腹胀乏力减轻，食欲少复，舌苔积粉减半，两脉关上弦缓。守原法增损，用药2个月，诸症失，肝功复常。

蒿芩清胆汤

和解胆经法。青蒿脑（钱半至二钱）、淡竹茹（三钱）、仙半夏（钱半）、赤茯苓（三钱）、青子芩（钱半至三钱）、生枳壳（钱半）、陈广皮（钱半）、碧玉散（包三钱）。（《重订通俗伤寒论》章二《六经方药》）

温胆汤加青蒿、黄芩、青黛、滑石，即成是方。清代·俞肇源用治湿温暑湿之证："寒轻热重，口苦膈闷，吐酸苦水，或呕黄涎而黏，甚则干呕呃逆，胸胁胀疼，舌红苔白，间现杂色，或尖白中红，或边白中红，或尖红中白，或尖白根灰，或根黄中带黑，脉右弦滑，左弦数，此相火上逆，少阳腑病偏于半里证也。"（《重订通俗伤寒论》章七《伤寒本证》）

伏邪为病，有伏于募原与伏于营血之分，在膜原则水火互结，病多湿温。湿热结于胸膈腹膜之原，谓之膜原，原指膜中空隙之处，外通肌肉，内近胃腑，为内外交界之地，实一身之半表半里，交通之地焉。在外之邪，必由膜原入内，在内之邪，须经膜原达外。今水土郁蒸，湿中有热，热中有湿，浊热黏腻，内外不达，正邪交争，故寒热互作，热重寒轻。邪郁于胆，中精失化，胆汁外泄，故口苦吞酸，面目黄疸。胆热干胃，浊不下流，故膈闷呕吐，呃逆涎黏。三焦失畅，邪滞于下，故便黏尿涩，腹痛泄泻。至于舌红苔腻，脉显弦滑，皆少阳相火为湿热郁逆之象也。

少阳痰湿之滞，惟借轻清灵通之品，缓缓拔醒气机，清胆利湿，和胃化痰，方可透解。青蒿、黄芩，合半夏、甘草，共成发越少阳之剂，小柴胡汤意焉。青蒿味苦性寒。明代·卢之颐曰："蒿青而高，纤柔整密，望春便发，少阳胆药，发陈致新之宣剂也。其味苦，已出乎阳，其气寒，未离乎阴，阴中之阳，阳中之枢象也。"（《本草乘雅半偈》帙六《青蒿》）最能透发郁热，其味芬芳，其气入脾，与胃无犯，尤善清利脾家湿热耳。从胆经领邪外出，疏达腠理之力虽缓于柴胡，而辟秽宣络之功，尤有胜之，故近世喜用而畏柴胡也。体轻而性兼补阴，少用转不得力，故施量宜大。碧玉散，六一散加青黛。青黛，色青味咸性寒，入肝胆二经。丹溪称："能收五脏之郁火，解热毒，泻肝，消食积。"（《本草衍义补遗》）用此大布生阳之气，肝之真气得展，则郁者顿失，故不曰散，而曰收矣。合以六一散，俾痰滞湿火从三焦而泄也。少阳受湿遏热郁，则三焦气机不畅，胆中相火乃炽，是方以蒿、芩、茹为君，清泄胆火；臣以枳壳、二陈，和胃化浊；佐以碧玉，引相火下泄，使以茯苓，俾湿热下出，诸药合和，攒成和解胆经之良方。凡胸痞作呕，寒热如疟者，投无不效。

既解半表以理三焦，加减当有侧重。呕多者，加黄连、苏梗以清上热；湿重者，加藿香、薏苡仁、白蔻仁以化湿浊；溲尿不利，加车前子、泽泻、通草以利小便。

湿温之证，总乏良剂，是方一出，挽袖可用焉。凡湿热弥漫三焦，散之少力，攻之碍手，补之陷邪，用此方三焦分泄，轻中有重，重不过力，俞氏可谓得道之深者矣。此方外感内伤皆用之甚广，如流感，肺炎，肠伤寒，胆囊、胆管病，黄疸，急慢性胃肠病、肾病、疟疾、盆腔炎等，凡湿热不化者，均可一试。

【小儿惊厥案】武仔，5岁。寒热交作5天，每日午后三时许先作寒，继之发热，一小时后发热，体温至39℃以上即惊厥，眼吊肢挛，强力退热后方止，次日复作，血常规、胸片及腹部B超均无异常，儿科未能确诊。倦怠不食，胸腹灼热，干呕尿赤，指纹气关色紫而散漫，关上脉滑，舌红苔黄厚腻。证属胆经痰热，引动风火，三焦失畅。处以蒿芩清胆汤加减：青蒿（后下）15g，黄芩10g，竹叶5g，竹茹5g，法半夏10g，茯苓10g，枳壳5g，滑石（先煎）20g，甘草5g，青黛5g（包，分冲），钩藤（后下）10g。1剂后次日午后低热，体温37.8℃，未发惊厥。续服3剂，热退症消病愈。

截疟七宝饮

（《易简》）治实疟久发不止，寸口脉弦滑，不问鬼疟、食疟，并皆治之疟。常山（酒炒）、草果（煨）、槟榔、青皮、厚朴、陈皮、甘草。等分，用酒水各一钟，煎熟，丝棉盖之，露一宿。于当发之早，面东温服。（《医方集解·除痰之剂》）

此方最早见于南宋·王硕《易简方》，名七宝汤，后又有七宝饮、七宝丹等名，乃治疟名方。

《素问·疟论》曰疟邪："得之夏伤于暑，热气盛，藏于皮肤之内，肠胃之外，此荣气之所舍也。"皮肤之内，肠胃之外，正当腠理募原之处。故又曰："此气得阳而外出，得阴而内薄，内外相薄，是以日作。邪气内薄于五脏，横连募原也，其道远，其气深，其行迟，不能与卫气俱行，不得皆出，故间日乃作也。"明言疟病乃少阳之病焉。明代·喻昌述之颇达："外邪得以入而疟之，每伏藏于半表半里，入而与阴争则寒，出而与阳争则热。半表半里者，少阳也。所以寒热往来，亦少阳所主，谓少阳而兼他经之证，则有之。谓他经而全不涉少阳，则不成其为疟矣。"（《医门法律》卷五《疟证门》）

大抵无形邪气，伏于募原，必郁成有形之痰涎，留滞一处，与日行之卫气相遇，邪正交争乃作，故发有定期，是故贤哲有"无痰不成疟"之说。盖疟邪内搏，则痰浊之邪并不在表，非但随经上下，其必横连于膜，深入于原矣。相火郁于内，痰浊滞于中，惟开解少阳之郁，透散募原之痰浊，方为正治，斯方之理在焉。

常山苦辛性寒，辛开苦泄，善开泄痰结，其性上行，能引吐胸中痰饮。因善祛痰而截疟，故为治疟要药。若抑其致吐之弊，亦有良法，一为酒制，一若张锡纯所云："若欲用之必效，当效古人一剂三服之法，用常山五六钱，煎汤一大盅，分五六次徐徐温饮下，即可不作呕吐，疟疾亦有八九可愈。"（《医学衷中参西录》药物《常山解》）槟榔苦辛性温，能破至高之气，攻下极之邪，消积消痰，亦可截疟。二药一寒一温，开泄膜原，本为治疟效方。

胜金丸

治一切疟病，发作有时，盖因外邪客于脏腑，生冷之物内伤脾胃，或先寒后热，或先热后寒，或寒多热少，或寒少热多，或但热不寒，或但寒不热，或连日并发，或间日而发，或发后三五日再发，寒则肢体颤掉，热则举身如火，头痛恶心，烦渴引饮，气息喘急，口苦咽干，背脊酸疼，肠鸣腹痛，或痰聚胸中，烦满欲呕，并皆治之。槟榔（四两）、常山（酒浸，蒸，焙，一斤）。上为末，水面糊为丸，如梧桐子大。每服三十丸，于发前一日晚临卧，用冷酒吞下便睡。（《太平惠民和剂局方》卷八《治杂病》）

七宝饮以常山涤膈膜之痰，槟榔达肓原之气，草果、厚朴温除肠胃之浊邪，黄芩、知母清理肠胃之热邪，复以菖蒲透膜，青皮达下，甘草和中。值患者阴阳相并，胆气郁结，浊液凝痰，闭塞中脘，所以使气通痰化，而疟自解也。此实开解募原之妙剂，吴氏达原饮，或亦得之于斯剂之启乎？

附方

三香汤

（微苦微辛微寒兼芳香法）湿热受自口鼻，由募原直走中道，不饥不食，机窍不灵，三香汤主之。栝楼皮（三钱）、桔梗（三钱）、黑山栀（二钱）、枳壳（二钱）、郁金（二钱）、香豉（二钱）、降香末（三钱）。水五杯，煮取二杯，分二次温服。（《温病条辨》卷二《中焦篇》）

柴常汤

寻常之疟三四发后，用之甚效。柴胡（酒炒，一钱五分），黄芩（炒，一钱），人参（五分），甘草（五分），草果（煨，一钱），槟榔（一钱），青皮，厚朴（姜汁炒，各一钱），常山（酒炒，二钱），何首乌（二钱）。枣二枚，姜三片同煎。（《医碥》卷六《诸方上》）

八、通解三焦

升降散

温病亦杂气中之一也，表里三焦大热，其证治不可名状者，此方主之。白僵蚕（酒炒，二钱）、全蝉蜕（去土，一钱）、广姜黄（去皮，三分）、川大黄（生，四钱）。称准，上为细末，合研匀。病轻者，分四次服，每服重一钱八分二厘五毫，用黄酒一盅，蜂蜜五钱，调匀冷服，中病即止。病重者，分三次服，每服重二钱四分三厘三毫，黄酒盅半，蜜七钱五分，调匀冷服。最重者，分二次服，每服重三钱六分五厘，黄酒二盅，蜜一两，调匀冷服，胎产亦不忌。轻重分服，用蜜、酒调匀送下。（《伤寒瘟疫条辨》卷四《医方辨》）

此本古方，并非清代·杨璇自创。四药合方，首载于明代·龚廷贤《万病回春》，名"内府仙方"。

内府仙方

治肿项大头病、虾蟆瘟病。僵蚕（二两）、姜黄（二钱半）、蝉蜕（二钱半）、大黄（四两）。上共为细末，姜汁打糊为丸，重一钱一枚，大人服一丸，小儿半丸，蜜水调服，立愈。（《万病回春》卷二《瘟疫》）

许浚《东医宝鉴》名之曰"加味僵黄丸"，由僵黄丸（易老方，僵蚕、大黄二味）加蝉蜕、姜黄而成。清代·陈良佐用治热疫，名"赔赈散"。杨氏立基于陈氏《二分析义》治理大要，更其名曰"升降散"，并推陈立新，由是为基，推衍出治温系列十五方，拓展温病治法，为功甚巨。

杨璇云："温病得天地之杂气，由口鼻入，直行中道，流布三焦，散漫不收，去而复合，受病于血分，故郁久而发。"（《伤寒瘟疫条辨》卷一《脉义辨》）温病怪证奇出，飙举蜂涌，势不可遏，其实不过遍历三焦，种种恶秽，毒火深重，上溷空明清净之气，下败水土重浊之气。或因外感，或缘饥劳，或由焦恼，触动而发，邪气奔迫，上行极下，下行极上，皆属毒火耳。症见头痛眩运，胸闷腹痛，呕哕吐泻；壮热作渴，骨痛肢厥，烦躁喷火；喉肿痰壅，身肿如瘤，斑疹风疮；呕血便血，溲癃便秘；肉瞤筋惕，舌卷囊缩；谵语狂乱，如醉如痴。外证不同，受邪则一，毒郁募原，充斥三焦焉。故其治法："急以逐秽为第一义。上焦如雾，升而逐之，兼以解毒；中焦如沤，疏而逐之，兼以解毒；下焦如渎，决而逐之，兼以解毒。恶秽既通，乘势追拔，勿使潜滋。"（《伤寒瘟疫条辨》卷一《脉义辨》）

陈良佐云："此方以僵蚕为君，蝉蜕为臣，姜黄为佐，大黄为使，米酒为引，生蜜为导，六法俱备，无偏胜之弊，得中和之妙，故其效甚速而其功甚神也。"（《二分析义·陪赈散论说》）僵蚕辛苦气薄，喜燥恶湿，得天地清化之气，轻浮而升，胜风除湿，清热解郁，从治相火，引清气上朝，散逆滞痰浊也，故能辟一切怫郁之邪气，故为君。蝉蜕气寒咸甘，清虚之品，出卑土之下，登极高之上，吸风受清阳之真气，可祛风胜湿；饮露得太阴之精华，能涤热而解毒也，故为臣。姜黄气味辛苦，大寒无毒，祛邪伐恶，行气散郁，入心胆二经，治血中之气，建功逐疫，故为佐。大黄苦寒通行，泻火补虚，荡涤肠胃，化食调中，安和五脏，推陈致新，能戡定祸乱，故为使。米酒辛苦大热，传化以渐，上行头面，下达足膝，外周毛孔，内通脏腑，无处不到，故为引。蜂蜜甘平大凉，清热润燥，自散温毒，故为导。诸药相合，君明臣良，升降并用，治化出焉，补泻兼行，无偏胜之弊，寒热并用，得时中之宜焉。升降之中寒温兼行，气血同施，营卫调和，宣上导下，通利三焦，表里通畅，内外疏达，升清降浊，功大效宏。

是方一经杨氏推介，风流二百余年，甚得名家推崇。吾师赵绍琴先生，平生最喜此方，无论外感杂病，化裁运用，灵活多变，得心应手。如合，银翘散治喉痹，合桑菊饮治痄腮，合栀子金花汤治温毒，合小柴胡汤治失音，合旋覆代赭石汤治胃脘痛，合沙参麦冬汤治胁痛，合痛泻要方治泄泻等，可谓得古方之精旨焉。

【温毒案】（赵师绍琴先生医案）张女，24岁。发热9天，体温38.5~39℃，颌下一50mm×50mm肿物，诊为"急性颌下淋巴结炎"，用青霉素、四环素效差。现发热恶寒，面色黯黄，颌下肿块质坚按痛，皮肤不红，触之不灼，咽红肿痛，纳谷不甘，大便三日未解。脉沉弦而数，按之有力，舌红苔白根腻。火郁三焦，少阳枢机不利，气血壅滞。升降散加味。白僵蚕3g（为末，冲服），蝉蜕6g，片姜黄10g，生大黄6g，柴胡6g，金银花10g，皂角刺5g，黄芩10g，苦桔梗6g，生甘草6g，3剂。药后热退身凉，诸症霍然，颌下肿物仅枣核大小，唯纳差乏力，以竹叶石膏汤、益胃汤加减收功。（《赵绍琴临证验案精选》）

【便秘案】（赵师绍琴先生医案）陆女，26 岁。半年前初产后，大便 3 ～ 7 日一行，常服麻仁丸、润肠丸等。形体肥胖，头目眩晕，心烦急躁，脘腹胀满，纳食不佳，下肢轻肿，大便 2 周未行。舌红苔白腻，脉濡滑且数。湿热积滞，升降失常。疏调气机升降，除湿清热通便。蝉蜕、片姜黄、枳壳、防风各 6g，僵蚕、大腹皮、槟榔、焦三仙各 10g，瓜蒌 30g，大黄 2g。忌食肥甘厚腻。7 剂后，大便日 2 行，偏稀，余症皆减。原方改大黄 1g，去瓜蒌，加莱菔子 10g，隔日 1 剂，连服 3 周，诸症皆愈，体重亦有所减轻。（《赵绍琴临证验案精选》）

双解散

普解风寒暑湿，饥饱劳逸，忧愁思虑，恚怒悲恐，四时中外诸邪所伤，亿觉身热、头疼、拘倦强痛，无问自汗、无汗，憎寒发热，渴与不渴，有甚伤寒疫疠，汗病两感，风气杂病，一切旧病作发，三日里外，并宜服之。防风、川芎、当归（切焙）、芍药、薄荷叶（净）、大黄、麻黄（去根苗节）、连翘、芒硝（别研，各半两），石膏（别研）、桔梗（各一两），滑石（十五两，别研），白术、山栀子、荆芥叶、甘草（四两，剉烂），黄芩（各一分）。上为粗末，每服五钱、六钱，水一大盏半，入葱白五寸、盐豉五十粒、生姜三片，煎至一盏，滤汁去滓，温服无时，日三四服，以效为度。（《伤寒直格》卷下《泛论》）

是方颇具盛名，一名通气防风散，一名通解散，由防风通圣散、天水散各半组成。此乃变治伤寒法而治温病之过渡要方，于温病治法有界碑之重，清代·张璐赞言："昔人但知守真长于治火，不知实开温热病之法门也。"（《伤寒绪论》卷下《杂方》）河间翁竭力推崇之，除普治伤寒温病外，"无问岁数，乃平人常服之仙药也"。所仰者，乃其疏解腠理，透畅募原，升降相助，上下通达，内外兼治之功，以达"周身中外气血宣通，病皆除愈"之效耳。（《伤寒直格》卷下《泛论》）

清代·叶桂云："凡伤寒必究六经，伏气须明三焦。"（《临证指南医案》卷四《痞》）今阳郁气闭，邪热内滞，三焦不通，上不能透达，中不得降泄，故憎寒壮热，头痛身拘，便秘腹胀。此郁热之为病，治以开郁为重，降泄相火为要。名曰双解，原意乃表里并治，看似太阳阳明病合治之法，实三阳阳实兼理之重剂焉。邪热充斥表里上下，郁而不去，乃相火乖张，阳不顺降，逆而为害也。发表解里、透上攻下，即是三焦少阳腠理募原之治矣，谅为后世温病三焦通治大法之鼻祖。

防风、麻黄以解表，薄荷、荆芥以清上，大黄、芒硝涤肠胃，滑石、栀子利水道，桔梗、石膏清肺胃，连翘祛诸经之游火。风热为患，肝木主之，芎、归、白芍和肝血以助息风；湿热未化，脾土主之，白术、甘草健中土以胜湿浊。方中倍用六一者，以伏气所蒸之湿热，半从肌表而泄，半从水道而利也。是方通解之效，常蒙忽视，惟清代·陈念祖得其精要："凡邪在三阳表里不解者，以两许为剂，加葱、姜、淡豉煎服之。候汗下兼行，表里即解。今人不知其妙，以河间过用寒凉，仲景伤寒初无下法，弃而不用，真可惜也。不知其法神捷，莫不应手取效，从无寒中痞结之变。"

（《医学从众录》卷八《伤寒附法》）

愚以是方治疮痈疔毒、痤疮丹毒、牙宣喉痹等热毒盛者，无论便秘与否，常数剂而效。

【红丝疔案】肖男，33岁，工人。1周前左足皮外伤后即见一枝红丝由踝内侧上行，2天后左侧腹股沟成片肿起，红肿热痛，当晚高热恶寒，诊为急性淋巴炎，用抗生素等治疗2天，未见显效。午后发热至38.9℃，恶寒无汗，头痛乏力，便结尿赤，不欲饮食，时时作呕。左腹股沟三枚淋巴结红肿灼手，大如核桃，触之剧痛，左下肢皮肤红赤灼热，肿胀压痛。舌边尖红，舌中苔腻薄黄。两脉滑数，寸脉浮弦。三焦热盛，胆经失降。双解散化裁。石膏50g，生大黄10g，玄明粉5g（冲），麻黄10g，荆芥10g，栀子10g，赤芍10g，当归10g，滑石20g，生甘草10g，连翘15g，防风10g，黄芩10g，柴胡30g。2剂后热退寒止。减石膏至30g，柴胡至15g，续服3剂，疮肿消减大半。加减再用4剂，诸症平复。

三黄石膏汤

石膏（两半），黄芩、黄连、黄柏（各七钱），豉（二合），麻黄（五分），栀子（三十个）。上每服一两，水二钟，煎服。未中病再服，其效如神。（《伤寒六书》卷一《诸方》）

此治邪热郁闭三焦之大方，即明代·陶华所谓"表里皆实，阳盛怫郁，热在三焦，闭涩经络，津液枯涸，荣卫不通"（《伤寒六书》）矣。热郁中上，则见昼夜喘息，两目如火，鼻干面赤，舌燥齿黄；热闭中下，则见身热大渴，身目俱黄，腹胀便实，小便不利；热扰心神，则见谵语昏昧，五心烦热，躁急不宁，狂叫欲走；毒盛动血，则见皮肤斑烂，身如凝血，口鼻吐衄，十指皮脱。至于脉大滑数或洪数，亦毒气内盛，不得外透之征也。是乃古方，原载于南北朝·北齐《深师方》，名石膏汤。

石膏汤

石膏、黄连、黄柏、黄芩（各二两），香豉（一升，绵裹），栀子（十枚，擘），麻黄（三两，去节）。上七味切，以水一斗，煮取三升，分为三服，一日并服出汗，初服一剂小汗，其后更合一剂，分两日服，常令微汗出，拘挛烦愦即瘥，得数行利心开令语毒折也。（《外台秘要》卷一《深师方四首》）

原方云："疗伤寒病已八九日，三焦热，其脉滑数昏愦身体壮热，沉重拘挛，或时呼呻而已攻内，体犹沉重拘挛，由表未解，今直用解毒汤则挛急不瘥，直用汗药则毒因加剧，而方无表里，疗者意思以三黄汤以救其内，有所增加以解其外，故名石膏汤方。"明代·陶华变其剂量，更名"三黄石膏汤"，大加发挥，拓展所治，效神如验，广为后世尊崇，故多误指为其所创，诚活用古方之佳例耳。

盖邪闭于内，表实未解，欲发其表，里证又急，热毒虽盛，未成实耳，下之不可，越趄难措，待毙而已。譬之大军压境，孤城四围，虽欲不溃，不可得耳。此在温病，常是伏邪，夫疫之作也，毒火伏匿募原，纯为燥热之毒，外郁内攻，易入营血，而成嚣张之势耳。欲解之者，当取少阳法。

是方乃黄连解毒汤合栀子豉汤加石膏、麻黄而成。清热当其正治，故以黄芩泻上焦之火，黄连泻中焦之火，黄柏泻下焦之火，栀子通泻三焦之火。然独清则闭难开，热从何解？非开其郁不能也，盖徒苦降则增郁，独辛扬则火越，故佐之以麻黄、淡豆豉之发散，以开外解之路；增石膏体重泻火，气轻解肌，亦表里兼施之药矣。诸药合用，共成内外分消其势，兵之分击者也，虽未用枢机之品，却达斡旋之效耳。清代·费伯雄云："三焦郁热，毒火炽盛，非三黄、石膏不足以祛之。尤妙在麻黄、豆豉开解肌表，使郁火通行。此正如清风涤烦，非发风助火也。"（《医方论》卷一《表里之剂》）

《深师》石膏汤麻黄用量最重，意重在解表耳，原其治伤寒变证，外实闭而内热盛，派遣药力，实大青龙汤法焉。陶氏用治温疫，麻黄大减其量，用意在于轻浮宣透，治温用散之法律耳。后贤有畏其辛温而弃之不用，大违方理原旨焉。明代·张三锡云："其妙正在麻黄，今人不知，减去，往往未得取效。"（《医学六要》卷四《瘟疫门》）诚为经验之谈。又有加姜枣者，不过扶正散邪；细茶者，所以清肃上焦耳。

愚用是方治疗流感、麻疹、肺炎、心肌炎等高热不退而无汗者，效果奇佳。

【肺炎高热案】欧阳囡，7岁。突起高热，最高达40.3℃，急诊入院，诊为病毒性肺炎合并心肌炎，西药治疗3天，热势未退，每日复作二三次，高热同前，干热无汗，烦躁不安，神识时曚，口渴欲饮，腹胀不食，大便时稀，小便黄赤。HR 140次/分，律不齐，时有早搏。两肺呼吸音粗，有大量干啰音。两寸关脉滑数，舌红苔薄黄。用大青龙汤加味治疗两天，汗后复热。改治温疫法，三黄石膏汤加味。麻黄5g，栀子10g，豆豉15g，黄连5g，黄芩10g，石膏20g，知母5g，浙贝母5g，黄柏5g，麦冬10g，浮小麦10g，大枣5g，生姜2片。一剂热退，三剂热去症平。

增损大柴胡汤

温病热郁腠理，以辛凉解散，不至还里而成可攻之证，此方主之。乃内外双解之剂也。柴胡（四钱）、薄荷（二钱）、陈皮（一钱）、黄芩（二钱）、黄连（一钱）、黄柏（一钱）、栀子（一钱）、白芍（一钱）、枳实（一钱）、大黄（二钱）、广姜黄（七分）、白僵蚕（酒炒，三钱）、全蝉蜕（十个）。呕加生姜（二钱）。水煎去渣，入冷黄酒一两，蜜五钱，和匀冷服。（《伤寒瘟疫条辨》卷四《医方辨》）

大柴胡汤去半夏，合黄连解毒汤、升降散，加薄荷、陈皮，合成是方。不惟清解在里之热，且透散半表之毒矣。清代·杨璇云："温病热郁三焦，阴不敌阳，大渴引饮，烦躁不眠，轻则增损大柴胡汤，重则增损双解散，两解表里之热毒以治之。"（《伤寒瘟疫条辨》卷二《里证》）毒斥内外上下，是方诚为佳选，盖升清可以解表，降浊可以清里，则阴阳和而内外俱彻，亦为通治三焦模范之一焉。

是方与河间双解散的有同功之妙，然着力虽皆兼顾三焦，手眼却颇多差异。双解治外偏走太阳，用麻、荆、防，明显伤寒法；此方透表重在少阳，以柴、蚕、蝉，实在温病则。双解清里甘苦并用，此方解毒一派苦寒；双解兼顾气血者重，此方扶助营卫者少。相较而言，双解更趋全面，故可用为常服保健，本方则功专力宏，急重之症可堪大任，当代医家用治乙型脑炎、重症肺炎等，取效出奇（参见李翰卿《伤寒论113方临床使用经验》）。若虑及伤阴之本，宜加玄参、生地，加重白芍，于理更趋明达。

【皮癣案】吴男，33岁。银屑病病史12年，半年前因劳累加重，四肢及背部、头皮大片暗红斑，表面拱起，麸样鳞屑，不断脱落，轻度瘙痒，搔后麻痛出血，诊断为红斑型银屑病。曾用多种中西法内外治疗，未得缓解。情绪低落，急躁易怒，夜寐少安，大便偏干。皮损所累三阳位居多。舌暗红少津，苔中厚腻而干，两脉关上弦滑，尺脉细弦。真阴不足，热聚三焦，厥少风火。增损大柴胡汤加减。柴胡30g，蝉蜕20g，僵蚕20g，生地黄20g，玄参20g，姜黄10g，黄芩10g，黄连5g，熟大黄5g，黄柏10g，栀子10g，赤芍15g，枳实10g，薄荷5g（后下）。2周后皮损未见新增，红色稍浅，脱屑减少，舌干苔腻亦缓。效见端倪，守方续治，头二煎内服，三煎取液以薄纸巾蘸药外敷患处。再2周后皮损四周已见新皮，红肿脱屑得减二成。患者大喜过望，信心倍增。上方增减共治半年，全身皮癣基本消退，残留浅色白斑。

附方

神解散

温病初觉，憎寒体重，壮热头痛，四肢无力，遍身酸痛，口苦咽干，胸腹满闷者，此方主之。白僵蚕（酒炒，一钱），蝉蜕（五个），神曲（三钱），金银花（二钱），生地（二钱），木通、车前子（炒研）、黄芩（酒炒）、黄连、黄柏（盐水炒）、桔梗（各一钱）。水煎去渣，入冷黄酒半小杯，蜜三匙，和匀冷服。（《伤寒瘟疫条辨》卷四《医方辨》）

增损三黄石膏汤

温病主方。表里三焦大热，五心烦热，两目如火，鼻干面赤，舌黄唇焦，身如涂朱，燥渴引饮，神昏谵语，服之皆愈。石膏（八钱），白僵蚕（酒炒，三钱），蝉蜕（十个），薄荷（二钱），豆豉（三钱），黄连、黄柏（盐水微炒）、黄芩、栀子、知母（各二钱）。水煎去渣，入米酒、蜜冷服。腹胀疼或燥结加大黄。寒能制热，故用白虎汤；苦能下热，故用解毒汤。佐以荷、豉、蚕、蝉之辛散升浮者，以温病热毒至深，表里俱实，扬之则越，降之则郁，郁则邪火犹存，兼之以发扬，则炎炎之势皆烬矣。此内外分消其势，犹兵之分击者也。热郁腠理，先见表证为尤宜。（《伤寒瘟疫条辨》卷四《医方辨》）

六一顺气汤

治伤寒热邪传里，大便结实，口燥咽干，怕热谵语，揭衣狂妄，扬手掷足，斑黄阳厥，潮热自汗，胸腹满硬，绕脐疼痛等证，悉皆治之，效不尽述。大黄、枳实、黄芩、厚朴、甘草、柴胡、芒硝、芍药。上先将水二钟，滚三沸后入药，煎至八分，槌法，临时服入铁锈水三匙调服立效，取铁性沉重之义，最能坠热开结，有神。(《伤寒六书》卷三《杀车槌法》)

九、清泄胆热

大柴胡汤

柴胡（半斤）、黄芩（三两）、芍药（三两）、半夏（半升，洗）、枳实（四枚，炙）、大黄（二两）、大枣（十二枚）、生姜（五两）。右八味，以水一斗二升，煮取六升，去滓，再煎，温服一升，日三服。(【103】、《金匮要略·腹满寒疝宿食病脉证并治》)

明代·赵开美本《伤寒论》103 条大柴胡汤无大黄，方后注："一方加大黄二两，若不加，恐不为大柴胡汤。"盖脱简所致，当依《金匮》为正。

仲景用大柴胡汤凡三见："太阳病，过经十余日，反二三下之。后四五日，柴胡证仍在者，先与小柴胡；呕不止，心下急，郁郁微烦者，为未解也，与大柴胡汤下之则愈。"(103 条)"伤寒十余日，热结在里，复往来寒热者，与大柴胡汤。"(136 条)"伤寒发热，汗出不解，心中痞鞕，呕吐而下利者，大柴胡汤主之。"(165 条)

甲木相火，宜降不宜升，下行则蛰藏而温脘腹，上逆则燔腾而焚胸膈。相火升炎，津血易耗，是以少阳病独传阳明者多，木土失和焉。少阳经气随阳明戊土下降，若甲木郁塞，不能顺降，必横干胃土，两经并滞，结阻胸胁胃脘，则心胸痞急、胁肋硬满；郁火炎灼，则郁郁而烦；胆胃郁塞，不消水谷，则呕逆下利；少阳未解，则往来寒热；胃家实滞，则大便秘结。历观《伤寒论》之述，加之《金匮要略》所云："按之心下满痛者，此为实也，当下之，宜大柴胡汤。"可见是方所治，旨在消心下之痞结矣。盖邪热内聚，甲戊失降，结于中焦，经腑壅塞，于是仲景有"热结在里""此为实也，当下之"之述。至于"下利"或"便秘"，非必有之症，热偏在少阳者，多见下利，实偏于阳明者，恒有便秘，而通降之治，皆可用焉。清代·吴谦以为 165 条"下利"当为"不利"，云："岂有上吐下利，而以大柴胡汤下之之理乎？"(《医宗金鉴》卷五《辨少阳病》)此等臆测，或可免旃！

阳明主降，少阳亦降，二经之别，少阳在气，阳明在实耳。若二阳并病，则气实皆窒，治当和降。大柴胡汤，治少阳之经而兼阳明之腑者，少阳经病尚未得解，阳明腑实又已成病，故清解胆热，降泄胃实，两治之法焉。方系小柴胡汤去人参、甘草，加大黄、枳实、芍药合成。少阳禁下，然既与阳明腑实并病，则须表里兼顾，故清代·汪昂云："此乃少阳阳明，故加减小柴胡、小承气而为一方，少阳固不可下，然兼阳明腑证则当下，宜小承气汤，轻则大柴胡汤。"（《医方集解·表里之剂》）重用柴胡为君，达少阳木气而疏其顽土，臣以黄芩，和解清热，以除胆经之热；轻用大黄，配以枳实，泻阳明热结，行气消痞，亦职为臣。芍药敛木滋阴，缓急止痛，配大黄治腹中实痛，伍枳实和中除满；半夏和胃降逆，生姜降逆止呕，共为佐药。大枣与生姜相配，能和营卫而行津液，功兼佐使。清代·吴谦之方解，颇得要领："小柴胡汤加枳实，芍药者，仍解其外以和其内也。去参、草者，以里不虚。少加大黄，以泻结热。倍生姜者，因呕不止也。斯方也，柴胡得生姜之倍，解半表之功捷，枳、芍得大黄之少，攻半里之效徐，虽云下之，亦下中之和剂也。"（《医宗金鉴》卷三十三《删补名医方论》）

柴胡加芒硝汤

柴胡（二两十六铢）、黄芩（一两）、人参（一两）、甘草（炙，一两）、生姜（切，一两）、半夏（二十铢，本云五枚，洗）、大枣（擘，四枚）、芒硝（二两）。上八味，以水四升，煮取二升，去滓，内芒硝，更煮微沸，分温再服；不解更作。【104】

仲景曰："伤寒十三日不解，胸胁满而呕，日晡所发潮热，已而微利。此本柴胡证，下之以不得利；今反利者，知医以丸药下之，此非其治也。潮热者，实也。先宜服小柴胡汤以解外，后以柴胡加芒硝汤主之。"（104条）是亦少阳阳明合病之治焉。伤寒病久不解，既见胸胁满痛，又见日晡潮热，乃少阳胆热仍在，阳明胃腑续结。微利者，误下之而中虚，脾湿不化焉。故以小柴胡汤加芒硝两解其邪，以降胆经而疏胃经，一面和解少阳之经，一面下泄胃腑之热也。

上二方皆小柴胡汤增减，均疗胸胁、心下满痛，呕吐而下利。后方量轻前方量重；后用人参前方不用；后加芒硝前加大黄、枳实、芍药，由此可探其别。邪在少阳，胆胃失和，阳明亦受其累，痰湿不化，中气逆乱，则痞满呕利皆作，其病位偏上，尚未至胃家大实之候，故不可大泻下，攻下之药仅辅佐而已，虽曰两解之制，终以开解少阳，清泄胆热为主，降泄胃气正可助相火之降，胆热之清耳。柴胡加芒硝汤证因误下而致，里气已虚，故不减人参，仅加一味芒硝以润燥通里，此开扶正攻下之先河，可资借鉴。大柴胡汤则里气未虚而热结在里，故加大黄、枳实增大通降之力，芍药助降胆热而和两阳气血耳。寇犯两经地界，缉驱自有分别，当详察正虚邪实，轻重缓急，方不至顾此失彼，此二方之拿捏，诚可垂范。

是二方之用，可谓广矣。凡胰腺、胆囊、肝、胃诸病及胸痹、不寐、耳聋、惊悸、丹毒、眩晕等属少阳阳明合病者，用之皆效。愚用柴胡加芒硝汤治疗妊娠剧吐，用大柴胡汤治疗糖尿病，取效颇好。

【孕吐案】黄妇，32岁。受孕九周，呕吐不止，几不能食，呕清水痰涎为主，至吐青绿胆汁。前曾用小半夏加茯苓汤、旋覆代赭汤治疗乏效。自觉胸满烦躁，不呕则可，一呕不止，未大便六日。脉弦滑。舌红少苔。按少阳阳明治。柴胡加芒硝汤加味。柴胡 15g，党参 20g，黄芩 10g，姜半夏 10g，化橘红 10g，竹茹 10g，生姜 20g，甘草 10g，大枣 10g，玄明粉 5g（分冲）。初服仍呕如前，次日稍缓，当晚得便后吐大减，可食稀粥。续服一周，日晡仍吐，不甚，三餐能食，大便通畅。

【糖尿病案】宣男，37 岁，职员。发现血糖增高 3 个月，拒绝胰岛素治疗求服中药。有脂肪肝及肝内胆管结石，无明显不适，体颇丰，体重指数 32.66。空腹血糖 13.52mmol/L，餐后 1 小时 18.93mmol/L。大便二日一行，不干。舌胖苔腻，脉沉缓。按痰滞胆胃施治。大柴胡汤加味。法半夏 30g，柴胡 20g，黄芩 15g，枳实 15g，厚朴 15g，熟大黄 10g，赤芍 15g，大枣 10g，皂角刺 15g，鸡内金 15g，炒苍术 15g，黄连 5g。服药后大便日行 3 次，同时控制饮食，体重半月内减少 2kg。复查空腹血糖：8.59mmol/L，续方服一个月，血糖基本正常，半年后未见反复。

柴胡连翘汤

治男子妇人马刀疮。中桂（三分），当归梢（二钱五分），鼠黏子（二钱），炙甘草、酒黄柏、生地黄（各三钱），柴胡、黄芩（炒）、酒知母、连翘（各五钱），瞿麦穗（六钱）。右剉如麻豆大，每服五钱，水二大盏，煎至一盏，去渣，稍热食后服之。（《兰室秘藏》卷下《疮疡门》）

是由东垣翁发明，乃治马刀挟瘿名方。是病亦瘰疬之属，生于乳腋下者曰马刀，夹生颈旁者为侠瘿，侠者挟也。马刀，蛎蛤之属，疮形似之，故名马刀；瘿一作缨，发于结缨之处，二疮一在颈，一在腋下，常相联络，皆少阳经之位焉。《灵枢·经脉》曰："胆足少阳之脉……是动则病，颔痛，目锐眦痛，缺盆中肿痛，腋下肿，马刀侠瘿。"又《痈疽篇》曰："其痈坚而不溃者，为马刀挟缨。"乃胆经蕴热结滞所致，是经多气少血，故结核坚而不溃，延蔓串通，若毒传阳明，经多气血，则生脓而溃疡矣。

《灵枢·寒热》篇曰："寒热瘰疬，在于颈腋者，皆何气使生？此皆鼠瘘寒热之毒气也，留于脉而不去者也。"血气痰热，起于少阳一经，湿热生痰，痰甚生火，火甚生风，风甚生热，热甚极而病作焉。仲景曰："马刀侠瘿者，皆为劳得之。"（《金匮要略·血痹虚劳病脉证并治》）阳气以劳外张，火热以劳上逆，与痰相搏，阻滞经络，结为毒核也。风热血燥，或肝肾二经精血亏损，虚火内动，或恚怒忧思，气逆于肝胆二经。木火动而血燥，血燥则筋病，木气主筋，故累累然结若贯珠。初病者，病多在胆，痰火内聚，经络失和，当从本治。明代·孙一奎云："当清肝胆之火，调气开郁，以咸软之剂附之。继以养气血，流动经络之剂收功，不可徒务斑蝥等毒剂攻逐，致成瘰怯。"（《赤水玄珠》卷三十《瘰疬门》）柴胡连翘汤乃因此而制。

是方乃清胆之和剂也。柴胡辛凉，开少阳结气，散胆经郁火；连翘苦寒，清上焦邪热，消肿毒结聚，二味皆透解之药，为君。黄芩、知母、黄柏苦寒，清降三焦之郁热；瞿麦穗、牛蒡子辛苦而寒，散解上焦之壅肿，为臣。生地甘寒、当归辛温，和畅肝胆之血脉，为佐；炙甘草甘温，调和寒热之剂；肉桂辛热，通达内外之药，为使。诸药合和，火降结散，络畅血和耳。

方中所用连翘、瞿麦二药合剂，本为治马刀专方。

瞿麦饮子

治瘰疬马刀。连翘（一斤）、瞿麦穗（半斤）。右为麤末，水煎，临卧服此药，经效多不能速验，宜待岁月之久除也。（《活法机要·瘰疬证》）

连翘清火散结之力颇大，元·王好古云："入手足少阳。治疮疡瘤气，瘿起结核，有神。与柴胡同功，但分气血之异耳。"（《汤液本草》卷四《草部》）瞿麦，《本经》称其苦寒泄降之药，有破血通经之功。清代·严洁云："破血热之郁结，决上焦之痈肿。"（《得配本草》卷三《草部》）明代·卢之颐云："取四达之通瞿，通因塞用，急方之通剂也。"（《本草乘雅半偈》帙五《瞿麦》）两药配伍，清泄相火之上炎，消散内壅之疮毒，诚为治瘰之良剂耳。

柴胡连翘汤诚为治胆经热盛之佳品，不惟马刀，凡相火上熏之疾，用之皆有大效，近人张宗祥云："惟头部各种热毒，非用此药不能速效，即骨槽风初起未化脓，重用柴胡，佐以苁蓉、生地、玄参、黄芩，二三剂即可消去，实具神力。"（《本草简要方》卷二《草部》）愚用之治火眼、耳疔、缠腰火丹等，皆有奇效。

【马刀案】王男，58岁，工人。左腋下肿块2周、略痛，CT片示腋下淋巴结肿块51mm×38mm，诊断为急性淋巴结炎，不除外淋巴结结核，抗生素治疗无效。见左腋窝下肿块如鸡蛋大，表面略不平，可移动，轻压痛。余无明显不适。两关脉弦，尺脉细，右寸脉滑。肝胆郁热，痰火内结。以龙胆泻肝汤合消瘰丸治疗一周，肿块未减反略增大，泄胆之力不足。以柴胡连翘汤加味。柴胡20g，连翘20g，黄柏10g，黄芩10g，知母10g，瞿麦20g，生地15g，当归10g，桂枝5g，牛蒡子15g，生甘草15g，皂角刺10g，姜半夏10g。用药一周，肿块已减三成，压痛消失。守原法治疗3周，结块消失。

【缠腰火丹案】马妇，61岁。左胸背痛3天后，于第五至七肋间皮肤出现连串水疱，最大如黄豆，小若针头，烧灼疼痛，夜不能寐，坐卧不安，须服止痛药方可暂安，且水疱有增多之势。胸闷心烦，口干略苦，大便2日未行。舌边尖红，苔薄腻微黄，两寸脉浮滑，关脉弦。胆经火毒。柴胡连翘汤加味。柴胡15g，连翘10g，石膏20g，知母10g，黄芩10g，黄柏10g，粳米30g，熟大黄10g，瞿麦10g，牛蒡子10g，生地10g，当归10g，延胡索10g，炙甘草10g。外用青黛、冰片，丝瓜皮汁调敷。3剂后胸背痛减半，未出新疱。上方去大黄，加赤芍15g。一周后水疱已干，痛大减。以血府逐瘀汤合生脉散善后。

茵陈大黄汤

治发黄，身面目悉黄如金色，小便如浓煮柏汁，众医不能疗者方。茵陈、栀子（各二两），黄芩、大黄、柴胡、升麻（各三两），龙胆（二两）。上七味㕮咀，以水八升煮取二升七合，分三服。若身体羸去大黄，加栀子仁五六两，生地黄一升。（《备急千金要方》卷十《伤寒方下》）

是为古方，《千金方》前唐代方籍《延年秘录》《近效方》均有载录，用药稍异，方名乃后人所加，后世转录方皆有黄柏，盖原书遗脱耳。

仲景曰："诸黄，腹痛而呕者，宜柴胡汤。"（《金匮要略·黄疸病脉证并治》）言黄疸有土受木克之证，以柴胡汤治其呕痛，非谓柴胡汤可治诸黄也。止言柴胡汤，未分大小，意者可随见证而临时择用也。黄疸之病，始于湿，伤于水，成于燥，胆火为邪，正其成疸之一因。胆生相火，内藏中精，疏泄胆汁，以助土运。胆气内滞，相火必郁，郁则生热，克伐脾胃，土气失运，浊湿斯起，热湿相裹，胆汁失道，蒸熏外溢，身目皆黄耳。此少阳黄疸耳。仲景又曰："哕而腹满，视其前后，知何部不利，利之即愈。"（《伤寒论》381 条）今黄家腹痛而呕，应内有实邪，必有潮热便硬，南宋·杨士瀛所引方治即为："伤寒大热发黄，面目悉黄，小便赤。"（《仁斋直指方论》卷十六《五疸》）若相火内盛，必生燥热，燥热干土，土湿燥化，两燥相合，即成胃家实证，斯乃二阳合病之黄疸矣。必开少阳以泄胆火，泻阳明以降胃实，于是有茵陈大黄汤。

是方与大柴胡汤治理甚同，然大柴胡汤重在痞，本方重在黄。泻胃家湿热者，开胆汁之通道焉；散胆经郁滞者，消相火之焚炽也，两者相因，不可或缺。其中茵陈蒿汤清泄阳明湿热，或加黄柏者，乃合以栀子柏皮汤，理亦同道。柴胡、黄芩、升麻、龙胆者，发泄相火之郁逆，清降肝胆之邪火。龙胆草苦寒，气味俱轻，除胃中伏热，益肝胆之气，退木中郁热，去目中黄染，足厥阴、少阳经气分药也。明代·卢之颐云："合甲胆之体用，宜入肝之府，少阳之枢药也。其气寒，逆治热为本，阳为标，相火为化者也。"（《本草乘雅半偈》帙三《龙胆》）相火寄于肝胆，龙胆有泻无补，所谓益肝胆之气，正以其能泻肝胆之邪热耳。升麻味辛气温，气味俱薄，浮而升，阳也，善入阳明经。升麻引阳明清气上行，柴胡引少阳清气上行。若阳热内郁，胆胃不降，正以此二药相伍，发其郁热，先升后降也。

大柴胡汤泻下之力强，本方开郁之功著，是以重在少阳而轻在阳明，若治黄疸，见胸胁苦满，腹痛便结，呕吐腹痛，口苦目眩，眩晕者，方皆可施用，然当觑何经之轻重而化裁，愚用之治疗淤胆型肝炎、胆管炎、胆石症急性发作者，的有良效。

【胆石症案】钟男，41 岁，职员。脂肪肝、胆石症史 8 年，3 年曾因胆囊炎伴结石反复发作行胆囊切除术。5 天前突然右上腹痛，呕吐，尿黄如酱，身目俱黄，诊为胆总管炎合并结石，拒绝再行手术来诊。轻度恶寒，发热，T 38.1℃，上腹压痛，引及后背，脘腹膨胀，面目中度黄染。自诉口苦不欲食，食则欲吐，三日未便。舌边尖红，苔黄腻，两脉关上弦数。血常规：WBC 1.3×10^9/L，中性粒细胞 78%。肝功：ALT 124IU/L，总胆红素 192μmol/L。胆胃郁热。茵陈大黄汤加味。茵陈 30g，柴胡 15g，升麻 10g，黄芩 15g，生大黄 10g，枳壳 10g，龙胆 10g，栀子 15g，生地 15g，鸡内金 20g，金钱草 30g，生姜 3 片，大枣 15g，甘草 10g。3 剂后腹痛始减，次日黄疸明显转轻，一周后黄疸消失，诸症近失。上方大黄改熟制，去龙胆、升麻，加木香 5g，砂仁 5g，麦芽 30g。续服一周。复查 B 超，胆总管正常，结石消失。肝功、血常规均复常。

附方

柴苓栀子汤

治黄疸，清解之剂。柴胡、黄芩、人参、半夏（各八分），陈皮、炙甘草、白术、茯苓（各一钱），猪苓、泽泻、山栀（各七分）。上水二盏，姜三片、枣一枚，煎一盏，食远服。（《古今医统大全》卷十八《疸证门》）

柴胡解毒汤

疏肝理气，清热利湿，凉血解毒，活血通络。主治各种急慢性病毒性肝炎，以湿热阻滞为特征者。柴胡 12～15g，黄芩 10g，茵陈 15g，炙甘草 6g，土茯苓 15g，蚤休 15g，凤尾草 15g，垂盆草 15g，地鳖草 10g，茜草 10g，白术 10g。用法：每日 1 剂，水煎，每日 2～3 次。（《名老中医经验集·刘渡舟》）

十、清胆利窍

竹叶泻经汤

治眼目瘾涩，稍觉眊矂，视物微昏，内眦开窍如针，目痛，按之浸浸脓出。柴胡、栀子、羌活、升麻、炙草（各五分），赤芍药、草决明、茯苓、车前子（各四分），黄芩（六分），黄连、大黄（各五分），青竹叶（一十片），泽泻（四分）。作一服，水二盏，煎至一盏，食后，稍热服。（《原机启微》卷下《附方》）

官窍者，神气之门户也。清阳上升，则七窍空灵，浊阴上逆，则五官窒塞。肝开窍目，目之清明，仰仗二木之和，必肝血上荣，清阳滋养，则相火和降，中精内敛，乙木升则甲木降也。若肝经内郁，必胆热上逆。肝者阴血也，胆者气火焉。甲木不得下行，则冲击头目，故头目之痛者，甲木之邪也。甲木化气于相火，甲木不降，逆火刑金，故头目胀急而掣痛，白珠红肿而热滞，两眦多眵而视眊也，故清代·黄玉璐云："凡下热之证，因手少阳三焦之陷，上热之证，因足少阳胆经之逆，故眼病之热赤，独责甲木而不责于三焦也。其疼痛而赤热者，甲木逆而相火旺，其疼痛而不赤热者，甲木逆而相火虚也。"（《四圣心源》卷八《七窍解》）

少阳中气为风木，承气为寒水，胆热上攻，必动风气，而引动寒水，兼伤太阳耳。风气循脉，热酿邪毒，逆冲于目，邪深不行，聚久不散，势必成溃。其病目涩不清，视物微昏，内眦开窍，沁沁脓出，发为漏睛也。有两目俱病者，有一目独病者，为热积必溃之病，竹叶泻经汤主之。

竹叶辛寒，辛可发越疏风，寒可清凉解热。清代·周岩云："竹青而中空，与胆为清净之府，无出无入相似。"（《本草思辨录》卷四《竹叶》）凌冬不落者，禀太阳标阳之气也；四季常青者，禀厥阴风木之气也，是以竹叶内可降胆经之亢阳，外能散风木之炎发。清风热可平相火，凉胆热是归中精，以复目之清明焉。用为主药，并以名方。风热须散，必借辛发之品，故用柴胡、升麻、羌活也，此三阳兼治之法，三药引三阳之郁热外弥也；胆热上冲，必挟胃火同逆，且阳明多气多血，易生脓腐血，则有栀子、黄芩、黄连、大黄，乃泻心汤之用，亦通降三阳盛火耳。此七味共成臣药。决明子苦甘微寒，车前子味甘微寒，皆清胆明目之佳品。内眦连于太阳，根在膀胱，"膀胱经多湿，以利小便，除膀胱湿之药为佐"，斯以淡渗之茯苓、泽泻。"肝经多血，以通顺血脉，除肝邪之药"，赤芍是也（参见《原机启微》卷下《附方》）。同为佐药。炙甘草运通中气，用作使药。

是乃风木生火害目之大方焉，凡目赤肿痛，两眦生脓，眼涩睛疼，视物不真，眼眩紧急昏蒙难开，热泪如倾，两弦生疮等，用之皆可获效。

【目赤肿痛案】廖男，28岁，工人。连续熬夜，过食酒肉，致两目红肿，眵多黄腻，视物不清，头角疼痛，心烦不寐，大便干结。病已一周，自服抗炎泻火之药不效，渐至右内眦生脓，痛不可忍，拒绝住院手术。右脉寸关滑数，左关弦滑，舌红而干，苔黄厚腻。胆胃生火，邪热不降，气血腐脓。竹叶泻经汤治之。淡竹叶20g，黄芩10g，黄连10g，栀子10g，生大黄5g，决明子15g，车前子15g，柴胡15g，升麻5g，羌活10g，茯苓15g，泽泻15g，甘草10g，赤芍10g。头两煎内服，第三煎洗眼。三剂肿消脓止，续服一周，诸症平复。

清聪化痰丸

治耳聋耳鸣，壅闭不闻声音，乃饮食厚味，夹怒气以动肝胃之火，宜清窍也。橘红（盐水洗，去白）、赤茯苓（去皮）、蔓荆子（各一两），枯芩（酒炒，八钱），黄连（酒炒）、白芍（酒浸，煨）、生地黄（酒洗）、柴胡、半夏（姜汁炒，各七分），人参（六钱），青皮（醋炒，五钱），生甘草（四钱）。上共十二味，为细末，葱汤浸蒸饼丸，如绿豆大。每服百丸，晚用姜汤、茶清任下。（《万病回春》卷五《耳病》）

《素问·经脉别论》曰："一阳独啸，少阳厥也，阳并于上，四脉争张，气归于肾，宜治其经络，泻阳补阴。"啸者，耳中鸣如啸声。一阳者，少阳也，手足少阳脉皆入耳。气厥即气逆上之谓，少阴气厥，亦同此例。少阳厥者，木火之气郁。木郁之发，松吟高山，虎啸岩岫，逆上而冲于头角耳窍，则鸣响难已。木火上冲，必引手足太阳少阳四脉经气争张，不得下归于肝肾耳。少阳火逆者，邪热炼津，必生痰饮，阻闭聪器，以成耳聋。故耳鸣耳聋者，乃浊气上壅所致，属少阳气厥者病在卫阳，其位在上而病急浅；属少阴气厥者病在营阴，其位在下而病深甚。大约因痰火者其鸣声盛而暴，由肾虚者其鸣微以渐，此其辨也。

仲景曰："少阳中风，两耳无所闻，目赤，胸中满而烦。"（《伤寒论》264 条）经曰：少阳司天，民病聋瞑；又曰：少阳司天，客胜则耳聋。少阳之脉，起于锐眦，走于耳中，其支者，下胸中而贯膈。少阳中风，三焦气壅，胆经失降，相火上窜，上焦气闭，浊气上填，故两耳无闻，轰鸣有声。风火交攻，热泄于窍，故目为之赤；经气壅阻，膈气内郁，热乘包络，肺胃不降，是以胸中烦满。

甲木逆升，相火郁发，惟以和解与清降相因方可治焉，清聪化痰丸乃一良剂。是方实小柴胡汤合二陈汤之加味方。柴胡、黄芩、人参、半夏、甘草，小柴胡汤主药，以解少阳之郁热为主旨，经气得开，相火自复，邪热可降耳。不用姜、枣者，以邪位偏上，减去和中之力，以专注耳目矣。蔓荆子辛苦微寒，为清利头目之要药，由其轻浮升散之性，虽散气不至太甚，诸窍有邪者，俱可用之。明代·张景岳云："主散风邪，利七窍，通关节，去诸风头痛脑鸣，头沉昏闷，搜肝风，止目睛内痛泪出，明目坚齿，疗筋骨间寒热湿痹拘挛。"（《景岳全书》卷四十九《本草正》）青皮味苦性温，为理气开郁之良品，入足厥阴、少阳经气分。元代·朱震亨云："主气滞，破积滞结气，消食，少阳经下药也。"（《本草衍义补遗·新增补药》）蔓荆、青皮，一升一降，正助小柴胡以散少阳之郁气焉。橘红、茯苓、半夏、甘草，二陈汤也，合黄连者，黄连温胆汤之意焉。甲火逆升，必挟痰浊，用此以清解逆火，豁痰开窍矣。两木同体，木炎之证，恒累肝阴，阳热焚灼，必伤真津，加生地、白芍，养肝护阴，亦肝胆共治耳。

是方治暴聋，的有佳效，屡试不爽。

【产后暴聋案】向妇，36 岁，农民。产后 3 个月，精神抑郁，悲苦常泣，十天前感冒发热，即觉右耳鸣痛，闷胀不已，一周前突起不聪，听力全无，现感冒症状已失，右耳聋瞆依旧。精神抑郁，时常惊恐，夜不能寐，口苦心烦，胸闷气短。舌边暗红少津，苔中薄腻微黄，两寸脉浮弦，关脉弦滑。证属相火痰热。清聪化痰汤化裁。柴胡 20g，青皮 10g，香附 10g，法半夏 15g，黄连 5g，黄芩 15g，肉桂 5g，蔓荆子 10g，陈皮 10g，茯神 15g，甘草 10g，党参 10g，生地 15g，夏枯草 15g，服药 3 剂，耳即可闻，仍有鸣响。续服一周，鸣闷亦止。以丹栀逍遥散合二陈汤善后。

星夏汤

（鼻渊）治鼻痔者，始而鼻内生痛，窒塞不能闻味，痛久不愈，结成息肉，如枣核塞于鼻中，气塞不通，由胃中有食积，热痰流注，故气凝结也。南星、半夏、苍术、神曲、细辛、白芷、甘草、黄芩（酒炒）、黄连（酒炒）。（《杂病源流犀烛》卷二十三《鼻病源流》）

《素问·气厥论》曰："胆移热于脑，则辛頞鼻渊，鼻渊者，浊涕下不止也，传为衄蔑瞑目，故得之气厥也。"其症鼻流浊涕，或稠涕若脓血，腥臭难闻，或流黄水，长湿无干，久必头眩，虚运不已。所谓气厥者，气逆也，胆气宜降，今胆热气逆，则热升入脑。挟鼻两旁曰頞，辛頞者，鼻頞辛酸也。胞胆脑髓，奇恒之腑；肠胃膀胱，四形脏也。论奇恒之腑邪毒相传者，谓胆与脑，胞与膀胱，无经络之相通，乃热邪在气而相乘。脑胆以中精相通，故胆邪易移入脑也。脏腑相移，则为寒热之气厥，在气不在经，故《经》曰得之气厥焉。

虽曰肺开窍于鼻，鼻病当责之肺，然胆热上冲，必干上窍，鼻窍实累。今少阳上逆，挟阳明俱盛，泊于额中，温热之气，外郁皮毛，内应太阴，故三焦之火，得以上炎，挟食生痰，流注气窍，热邪壅滞，上焦郁结，生为痈肿，结成赘核，恰若灶火上熏，积为煤炱也。

星夏汤实得之于丹溪翁之治鼻渊方。

丹溪鼻渊汤

治鼻渊：南星、半夏、苍术、白芷、神曲、酒芩、辛夷、荆芥。上水煎，食后服。（《丹溪心法》卷四《鼻病》）

金代·刘完素云："凡痰涎涕唾稠浊者，火热极甚，销烁致之然也。"（《素问玄机原病式·六气为病》）热痰阻窍，鼻塞不通，必化痰浊，以治其标，南星、半夏者也。南星辛苦性温，味辛而散，能治风散血；气温而燥，能胜痰除涎；性紧而毒，能攻积拔肿，乃开散痰结之大药。制以胆汁，则转温为寒，大泄痰热耳。古方有以之专主鼻窒者。

南星饮

治风邪入脑，宿冷不消，鼻内结硬物，窒塞，脑气不宣，遂流髓涕。上等大白南星，切成片，用沸汤荡两次，焙干。每服二钱，用枣七个，甘草少许，同煎，食后服。三四服后，其硬物自出，脑气流转，髓涕自收。（《仁斋直指方论》卷二十一《鼻》）

南星合之以辛温之半夏、苦温之苍术，则痰浊之滞易散。邪热在胆，以苦寒之黄芩清降之。病虽悉由热致，病在上焦，不得不用辛香上达以解散，辛夷、白芷、荆芥是也，若徒仰苦寒清降之品，不特浊不能化，即上热亦难遽除。辛夷辛温，入肺胆二经，能助胃中清阳上行，治头面目鼻之病，多为鼻病专药。清代·陈士铎云："此物通窍，而上走于脑，舍鼻塞、鼻渊之症，无他用。"（《本草新编》卷四《辛夷》）合之以性味相同之白芷、荆芥，发越邪毒之力倍增。元代·朱震亨云："治鼻中息肉，胃中有食积，热痰流注，治本当消食积。"（《丹溪心法》卷四《鼻病》）是以加甘温之神曲。

沈氏星夏饮乃朱氏方以细辛易辛夷、荆芥，加黄连而成。细辛辛温通散之力更强，《名医别录》主治"齆鼻"，北宋《太平圣惠方》有单用为末以治鼻息肉者。加黄连者，以增清降胃胆之力焉。

凡肝胆肺胃邪热上攻而致鼻渊、鼻窒、鼻齆、鼻疮者，以上二方治之，不乏良效。

【鼻窒案】滕男，33岁，药师。慢性鼻炎史10年，长年鼻塞，嗅觉大减，3年前曾行鼻息肉手术，症状稍有减轻。近半年鼻塞加重，两鼻窍交替阻塞，时有脓涕溢出，连绵不断，咽中有痰，咯之难出，体检发现两鼻甲息肉复发。CT示双上颌窦炎，伴积液。诸治不效。时时头痛，畏风畏热。舌边尖红，苔薄黄而腻，两寸关滑。胃胆积热，肺气壅滞。星夏饮合辛夷散加减。胆南星15g，辛夷10g，苍耳子15g，法半夏10g，苍术10g，细辛5g，白芷10g，木通5g，莪术10g，黄芩15g，黄连5g，神曲10g，夏枯草10g。服药2周，鼻脓大减，咯痰亦少，鼻塞好转。续用上方2周，鼻塞已去大半。原方去白芷、木通、黄连，加海浮石30g，昆布10g，连用2个月，鼻息肉消失。

附方

密蒙花散

治风气攻注，两眼昏暗，眵泪羞明，睑生风粟，隐涩难开，或痒或痛，渐生翳膜，视物不明，及久患偏头疼，牵引两眼，渐觉细小，昏涩隐痛，并暴赤肿痛，并皆疗之。密蒙花（净）、石决明（用盐同东流水煮一伏时漉出，研粉）、木贼、杜蒺藜（炒，去尖）、羌活（去芦）、菊花（去土，各等分）。上为细末。每服一钱，腊茶清调下，食后，日二服。（《太平惠民和剂局方》卷七《治眼目疾》）

奇授藿香汤

治鼻渊致虚，痃晕不已。藿香连梗叶九钱，水一碗，煎七分，加公猪胆汁一枚和匀，食后服，重者不过三服即愈，或以藿香为末，猪胆汁熬膏和丸，每服二钱，食远白汤送下。（《外科大成》卷三《鼻部》）

十一、和理木土

黄芩汤

黄芩（三两）、芍药（二两）、甘草（二两，炙）、大枣（十二枚，擘）。上四味，以水一斗，煮取三升，去滓，温服一升，日再夜一服。【172】

黄芩加半夏生姜汤

黄芩（三两）、芍药（二两）、甘草（二两，炙）、大枣（十二枚，擘）、半夏（半升，洗）、生姜（一两半，一方三两，切）。上六味，以水一斗，煮取三升，去滓，温服一升，日再夜一服。【172】

仲景曰："太阳与少阳合病，自下利者，与黄芩汤；若呕者，黄芩加半夏生姜汤主之。"（172条）合病者，两经三经同病也。以两经或三经一时并受，见证齐发，无先后之序，故谓之合病。既言太阳少阳合病，当见太阳少阳证，今惟言"自下利"或

"呕"，少阳病或可见之，必非太阳主症焉。若识"合病"二字乃省文，已涵二证之见，然检视上二方用药，何可解治太阳？后贤解经，纷繁错乱，莫衷一是。北宋·成无己以为病在半表半里，与太阳无干；明代·方有执认定乃太阳少阳阳明三阳并病；清代·柯琴解作证属少阳之"里证"；张璐断指"洎为温病之合病无疑。"（《伤寒缵论》卷下《温热病篇》）至于药理之解，亦难自圆其说。更有甚者，清代·张盖仙云："太少二阳合病，法当合用桂枝、柴胡；兼下利与呕，再合理中，此至当不易之法也。黄芩汤渺不相涉矣，断不可用。"（清代·舒诏《伤寒集注》卷七《少阳经证治大意》）

以愚陋见，斯证虽起病太少合病，由经气虚弱，邪毒化热，直犯于里，少阳亢火，横逆干胃，下伤厥阴，于是有下利呕吐之症焉。杂病自利，多责为虚。伤寒下利，表邪传里，皆是里虚协热之故也。清代·陈念祖云："太阳不能从枢以外出，而反从枢而内陷，其自下利者，内陷之故。"（《伤寒论浅注》卷三《辨太阳病脉证篇三》）所言甚是。

土气者，无论脾胃，均赖相火输布以顺运升降。今邪热内陷，相火伤及中土，水热内聚，化成湿火，三焦失和，是以少阳胆热迫于胃肠，上为呕吐，下为泻利耳。黄芩乃清泄胆热之要药，木火得清，少阳温和，则土气自安。相火内犯，最易伤阴动血，因其少阳本气从化使然，而下利之人，重伤津液，阴精必损，故合以芍药，降泄胆热之际，尚敛阴护肝，清气分热之同时，又凉泄血分，非二药并用不为功。木盛土必虚，故以大枣、甘草益气和中。四药合用，共奏清热坚阴止利之功。清热与养阴兼顾，理气与和血和同，成就少阳厥阴合治之佳配。是以清代·沈明宗云："黄芩汤，原治厥阴本病主方，湮没至今。"（《伤寒六经辨证治法》卷八《厥阴全篇证治大意》）又云："厥阴之为病，消渴气上撞心，心中疼热，饥而不欲食，食则吐蛔，即知邪入本经，撞心入胃，无所不至，邪机贼胃，用黄芩汤以和之。"（《伤寒六经辨证治法》卷五《附门人问答》）诚有斯理焉。若以厥阴论药理，黄芩清肝胆之热，芍药养肝胆之阴，能于土中伐木，大枣、甘草补中扶正，治利后之虚。木气相通，胆主气热，肝主阴血，清胆即是凉肝，养肝即是温胆，以葆气血和调耳。后贤由此发明治痢名方芍药汤，并封其"万世治痢之祖"，并非过誉。加半夏、生姜，不惟可降逆止吐，更可增化痰行湿之力耳。

清代·叶桂云："春温一证，由冬令收藏未固，昔人以冬寒内伏，藏于少阴，入春发于少阳，以春木内应肝胆也。寒邪深伏，已经化热，昔贤以黄芩汤为主方，苦寒直清里热。热伏于阴，苦味坚阴，乃正治也。"（《三时伏气外感篇》）春属风木，内应肝胆，故上升为呕，下注为利。张璐之说，颇得天士翁之首肯，盖出于是耳，此方理之引申为用焉。温病伤阴为要，清热与护阴共营，祛邪同和胃兼理，治法之大要焉。于是有黄芩加半夏生姜汤治温热咳嗽，呕苦水如胆汁者也。

清代·汪昂云："和解之法，非一端也。仲景之书，一字不苟，此证单言下利，故此方亦单治下利。"（《医方集解·和解之剂》）无论伤寒温病、外感内伤，凡呕利因肝胆之热而阴液不足者，见身热口苦，腹痛下利，或痢疾腹痛有热，舌质红，脉弦数，皆可施以是方。

【妊娠呕利案】吴妇，28岁，护士。孕八周，呕吐不止，近一周复外感，咳嗽痰多，腹胀不食，大便稀溏，日行四五次，并肛门灼热，每咳必呕，甚至吐出胆汁，小便失禁。B超示胎儿符合孕周，有胎心。血检正常。寸脉滑数，关脉弦，尺脉细滑。舌质红，苔薄腻。胆热干犯金土。黄芩加半夏生姜汤加味。黄芩15g，白芍药15g，姜半夏10g，竹茹10g，橘红10g，大枣10g，炙甘草10g，茯苓20g，麦冬10g，五味子10g，苏梗10g。另自加生姜4片。4剂。咳嗽大减，便溏亦止，呕吐去半。守原方治疗一周，痰咳愈。

葛根黄芩黄连汤

葛根（半斤）、甘草（炙，二两）、黄芩（三两）、黄连（三两）。上四味，以水八升，先煮葛根，减二升，内诸药，煮取二升，去滓，分温再服。【34】

仲景云："太阳病，桂枝证，医反下之，利遂不止。脉促者，表未解也。喘而汗出者，葛根黄芩黄连汤主之。"（《伤寒论·辨太阳病脉证并治》）太阳桂枝症，脉本弱，误下后而反促者，热乘虚而陷于内也。邪在表也，而反下之，虚其肠胃，为热所乘，遂利不止；喘而汗出者，里热气逆所致也。

此证乃邪热内陷三焦，上下不利，湿火弥漫，是以三阳皆治焉。葛根疏太阳、黄连清阳明，黄芩泄少阳；少阳为枢，枢机失利，加之甘草守中燮理，则三阳和而邪易解焉。或云是方主治阳明，如清代·汪琥云："今阳明病，肠胃协热而利，大肠为手阳明，胃为足阳明，阳明本燥化，燥金之性，喜寒恶热，故汤中用芩连，不过顺其性以救肠胃之热。"（《伤寒论辨证广注》卷四《辨太阳病脉证并治法中》）盖阳明燥热入胃，常成胃家之实，多见便秘，甚少下利。惟少阳火热，连及三焦，易直侵丙火小肠，极易水火逆乱，演成下利耳。

因病从太阳误治而来，尤冀透毒外出，故重用葛根。然葛根另有其功，与芍药可有一比。清代·刘若金云："葛根之用，即《本经》'起阴气'一语，正合于从太阴之湿土，以行其化，提胃中郁热，鼓舞其阳，从以上行，观其首主消渴可知矣。"（《本经疏证》卷六《中品》引）既可清其热，又可散其湿，还可护其阴，真奇药也。治热治湿，均须护阴，免伤血络，传为坏证。肠胃协热，阳邪亢盛则阴气自弱，芩连虽非补药，苦以坚里者，其力能抑阳而扶阴，阴气得扶，则利自止。清代·曹家达云："惟喘而汗出，则阳热内盛，里阴外泄，乃为葛根芩连汤证。"（《伤寒发微·太阳篇》）亦言斯理。

正由是方发表清里，立定少阳，兼治三焦，故其所治不惟在热利，推而广之，可疗甚多。清代日人和久田云："要之，遇项背强、胸中烦、悸有热者，不问其下利、喘、汗之有无，皆可用本方。因而知酒客、火证、热疮、烫伤、小儿丹毒等俱可运用之也。"（当代·陈祖望《伤寒论讲义·太阳病篇》引）皆经验之述焉。

【颈强眩晕案】卢妇，53 岁，主妇。高血压、颈椎病病史 3 年，近因事焦躁不安，血压升高，颈肩拘急不适，两上肢麻痛，头角胀痛，夜寐不安，服降压药及止痛药皆不效。两关寸脉弦滑而数，舌干红苔薄黄。血压：170/100mmHg。肝阴不足，胆热上举。葛根芩连汤加味。葛根 40g，黄芩 10g，黄连 10g，牡蛎 30g（先煎），牛膝 20g，夏枯草 20g，决明子 15g，天麻 10g，赤芍 15g，甘草 15g，胆南星 10g，酸枣仁 10g。一周后复诊，情绪已稳，头颈不适大减，血压 140/90mmHg。脉细滑而弦。前方加麦冬 20g。续服两周，诸症消。血压 130/85mmHg。

黄芩汤与葛根芩连汤同为治利名方，均重用黄芩，其间自有根基相连。黄芩汤治太阳少阳合病，邪热已入少阳，故治从少阳；葛根芩连汤治太阳阳明合病，一阳居二阳、三阳之间，焉有不受病之理？故治亦兼从少阳耳。两方均苦甘合化，苦而就燥，酸甘不腻，能益阴和营，清热化湿，于热邪内犯，腹痛下利，洵为良剂。黄芩汤重在和，着力少阳，只用黄芩，清热之力较弱，伍以芍、草、枣，苦而不燥，酸甘化阴，益阴和营，故治阴伤有热，腹痛下利之轻证。葛根芩连重在清，三阳皆理，芩、连同用，清热之力较大，虽佐甘草，亦苦多于甘，君以葛根解肌升清，故治肠热较重而阴未伤之下利。愚于急慢性腹泻症，凡湿热难化者，恒两方合用，收效尤著。

【腹泻案】贺男，42 岁，教师。慢性腹泻十余年，稍有不慎即泄泻大作，一年前曾因多发性降结肠息肉手术，术后病状如旧，中西多种药治无效。现大便日行三五次，溏鹜量少条细，偶有黏液，无明显腹痛，矢气时多，纳可。舌暗红，苔薄腻，脉关下细弦。从三焦湿热论治。葛根 20g，黄芩 20g，黄连 5g，陈皮 10g，赤芍 10g，白芍药 10g，木香 5g，砂仁 5g，大枣 10g，炙甘草 10g，柴胡 10g，姜半夏 10g。14 剂后，大便日行 2 次，量增，便前肠鸣减少。守原法治疗约 3 个月，其后大便基本正常，食有不慎，偶作而已。

芍药汤

下血调气。《经》曰：溲而便脓血，气行而血止，行血则便脓自愈，调气则后重自除。芍药（一两），当归、黄连（各半两），槟榔（二钱），木香（二钱），甘草（二钱，炙），大黄（三钱），黄芩（半两），官桂（一钱半）。上哎咀，每服半两，水二盏，煎至一盏，食后温服。如血痢，则渐加大黄；如汗后脏毒，加黄柏半两，依前服。（《素问病机气宜保命集》卷中《泻痢论》）

大便脓血，古名肠澼、滞下，后称痢疾。《素问·生气通天论篇》曰："风客淫气，精乃亡，邪伤肝也。因而饱食，筋脉横解，肠澼为痔。"《素问·太阴阳明论篇》曰："犯贼风虚邪者，阳受之；食饮不节起居不时者，阴受之。阳受之则入六腑，阴受之则入五脏。入六腑则身热不时卧，上为喘呼；入五脏则䐜满闭塞，下为飧泄，久为肠澼。"《素问·著至教论篇》曰："三阳者，至阳也，积并则为惊，病起疾风，至如霹雳，九窍皆塞，阳气滂溢，干嗌喉塞。并于阴，则上下无常，薄为肠澼。"盖风者阳也，三阳之气亦阳也，阳并于阴，邪伤五脏，尤以伤肝为著，则䐜满痞塞，发为肠澼耳。木性疏泄为职，甲木主降，乙木主升，升降相因，以运中土，戊己在中，职为中机。食饮不节，中土受伤，土气不转，湿浊滞阻。胆失降路，郁火上壅，肝无升机，滞阳下干。两热并炙，湿邪淫蒸，脂血腐化，阴络内伤，脓血成澼耳。甲木不疏，滞气梗塞，糟粕不行，是以作痛；乙木下陷，沉坠不升，脂血摧剥，是以后重。是以滞下者，木土之病，气血之证耳。无论外邪内伤，何经先病，或由木及土，或由土及木，或虚或实，或由实成虚，或由虚生实，皆土失升磨，木病遏陷，气伤血败者也。

是疾本于太阴，常关时令。长夏令行，土润溽暑，太阴本虚，暑湿不攘，土湿则木郁，木郁则伤土，太阴失健，少阳失达，及饮食失节，水谷不化，至秋金令行，火用不宣，郁蒸之久，而下痢症作矣。始为暑热伤气，继则气病伤血，因而为白、为赤、兼赤白，下迫窘急，腐秽不去，以成后重耳。

元·朱震亨云："泻痢一证，似乎属热者多，属寒者少。……经所谓下迫者，即里急后重之谓也，其病属火，相火所为，其毒甚于热也"（《局方发挥》）热之所为者，湿热血毒焉，治法当泻土湿而疏木郁，凉肝胆而清血毒也，令其脾燥肝升，胆降热解，凝结通达，瘀扫腐清，脂血调和，则痛坠可瘳，脓血弗下矣。

芍药汤的由黄芩汤消息而来，几成治热痢经典圣剂焉。斯证气热尚未透解，相火已犯营阴，少阳厥阴合疾，标本皆病焉。芍药酸苦性寒，酸可理木，苦寒清热，敛津液而益营血，收阴气而泄邪热。明代·李时珍云："白芍药益脾，能于土中泻木。赤芍药散邪，能行血中之滞。"（《本草纲目》卷十四《芳草类》）明代·卢之颐云："裨益肝气，偏行疏泄，虽属在下，先开在上，欲按则举，欲举则按，此必然之势，芍亦两得之矣。"（《本草乘雅半偈》帙四《芍药》）此补泻两用，气血兼达之品也。伍以苦温之当归，养血活血，兼顾湿热血毒之灼络伤血，"行血则便脓自愈"，是治厥阴。臣芩、连清降相火，配大黄沉寒通滞，化湿毒而泄气热，是治少阳，兼治阳明耳；木香、槟榔行气导滞，疏木气而畅三焦，"调气则后重自除"。少佐肉桂，辛热温通，既助行血和营，又监苦寒过降。炙甘草和中调药，与芍药相伍，酸甘化阴，缓急止痛。诸药合用，少阳达、太阴运，湿去热清，气和血宁，滞下何由不愈？

少阳厥阴互见中气，是以少阳相火为病，最易伤及厥阴而入络动血生风，与阳明易燥、少阴动水颇有差异。阳明伤阴重在甘寒生津，而木火损阴则宜酸甘化阴，此道不可不明。芍药汤之制，可谓范本，河间得道多矣。

愚凡遇中下焦风火湿热动血之证，如胃肠出血、痔瘘、尿血等，常选芍药汤。

【黑便案】刘男，26岁，工人。黑便史2年，多次胃肠镜示十二指肠下段溃疡出血，西药治可止血，停药复作，反复不愈，拒绝手术治疗。常右胁下痛，牵及后背不适，急躁易怒，食少便干，近一周因劳作紧张，又见黑便。大便隐血强阳。两脉弦而沉，舌瘦红，苔中根腻。肝胆湿热，相火动血。芍药汤加减。黄芩15g，黄连10g，炮姜5g，熟大黄5g，赤芍药15g，当归10g，木香10g，槟榔10g，醋莪术10g，炙甘草10g，大枣10g，三七粉5g（冲），炒麦芽15g。3剂后大便由漆黑转为黄褐，一周后转黄，隐血转阴。续用药二十天，黑便未作。后以疏肝和胃法治疗半年余，溃疡未见复发。

附方

木香化滞汤

治因忧气，食湿面，结于中脘，腹皮底微痛，心下痞满，心不思饮食，食之不散，常常痞气。半夏（一两），草豆蔻仁、甘草（炙，以上各五钱），柴胡（四钱），木香、橘皮（以上各三钱），枳实（麸炒，去瓤）、当归梢（以上各二钱），红花（五分）。上件剉如麻豆大，每服五钱，水二大盏，生姜五片，煎至一盏，去渣，稍热服，食远。忌酒湿面。（《内外伤辨惑论》卷下《辨内伤饮食用药所宜所禁》）

木香槟榔丸

木香、槟榔、青皮、陈皮、莪术（烧）、黄连（麸炒，以上各一两），黄柏、大黄（各三两），香附子（炒）、牵牛（各四两）。上为细末，水丸如小豆大。每服三十九，食后，生姜汤送下。（《儒门事亲》卷十二《独治于内者》）

十二、调畅三焦

三仁汤

杏仁（五钱）、飞滑石（六钱）、白通草（二钱）、白蔻仁（二钱）、竹叶（二钱）、厚朴（二钱）、生薏仁（六钱）、半夏（五钱）。甘澜水八碗，煮取三碗，每服一碗，日三服。（《温病条辨》卷一《上焦篇》）

此吴氏为治湿温初起，邪在气分，湿重于热而设："头痛恶寒，身重疼痛，舌白不渴，脉弦细而濡，面色淡黄，胸闷不饥，午后身热，状若阴虚，病难速已，名曰湿温。"（《温病条辨》）是证其由或二：秽湿之气由口鼻而入，所谓触犯时令之邪；水湿内聚，复感外毒，内外相引，酿成湿温，即若清代·薛雪所云："太阴内伤，湿饮停聚，客邪再至，内外相引，故病湿热。"（《湿热病篇》）卫阳为邪所遏阻，则见头痛恶寒；湿性重浊，故身重疼痛、肢体倦怠；邪蕴脾胃，运化失司，气机不畅，则见胸闷不饥；湿为阴邪，旺于申酉，邪正交争，故午后身热。盖邪气依募原分布，游走三焦，相火内郁不展，湿热相并郁蒸，阻挠清气流行，营卫不主循环，升降清浊失司，邪在上焦失解，理必延漫中下，而三焦皆为病数矣。

是证之治，吴瑭明示"三戒"："汗之则神昏耳聋，甚则目瞑不欲言，下之则洞泄，润之则病深不解。"（《温病条辨》卷一《上焦篇》）汗伤心阳，湿闭热深，毒入心包；下伤脾胃，湿势下注，中阳不起；润之助湿，两阴相合，锢结不解。

清代·叶桂曰："气病有不传血分者，邪留三焦，犹之伤寒中少阳病也，彼则和解表里之半，此则分消上下之势，随症变法。"（《南病别鉴》卷一《邪留三焦》）治湿热两感，必先通利气机，俾气水两畅，则湿从水化，热从气化，庶几湿热无所缠结。湿从水化者，三焦畅利，湿赖决渎，即化气行水；热从气化者，则宣散而消，热随湿去，所谓两相分解矣。三仁汤治理精妙，专究三焦立法耳。杏仁宣透上焦肺气，气展则湿化；白蔻仁芳化中焦脾气，气行则宽中；薏苡仁淡渗下焦水道，气畅则水利。三仁合用，三焦分消，是为君药。滑石、通草、竹叶甘寒淡渗，赞助利湿清热之功，是为臣药。半夏、厚朴行气化湿，散结除满，是为佐药。综观全方，宣上、畅中、渗下，气畅湿行，暑解热清，三焦通畅，诸症自除。

吴瑭云："治上焦如羽，非轻不举；治中焦如衡，非平不安；治下焦如权，非重不沉。"（《温病条辨》卷四《杂说》）湿温初起，重在上焦，湿热流连卫气之分，阻滞三焦之中，肺失宣降，乃病机键钥。治湿热以畅气为要，而肺为气之帅，是以宣展肺气乃重中之重耳，是方重用杏仁，其理在焉。清代·黄玉璐云："杏仁疏利开通，破壅降逆，善于开痹而止喘，消肿而润燥，调理气分之郁，无以易此。"（《长沙药解》卷三《杏仁》）肺在太阴，兼治阳明太阳，既为气之领袖，亦为水之上源，宣于肤表，降于胸膈，行于经络。杏仁性温味苦辛微甘，味厚于气，可升可降，降中有升，阴中之阳也，行畅肺气之大药正合治上焦如羽之则耳。上焦得开，则太阴亦开，太阳宣展，阳明可降，寒水之气通行，水湿无由不利，湿热可得分解耳。无怪吴氏云："三仁汤轻开上焦肺气，盖肺主一身之气，气化则湿亦化也。"（《温病条辨》卷一《上焦篇》）

此乃治湿温湿热执耳穿鼻之要剂焉，外感内伤皆可施用，凡于湿热裹结，偏在气分者，起效甚宏。三焦金理，视病位偏居而增损，上焦郁闭者，重用杏仁、竹叶，或加藿香、苏叶、桔梗；中焦失畅者，重用白蔻仁、半夏、厚朴，或加苍术、陈皮、神曲；下焦不利者，重用薏苡仁、通草，或加猪苓、茯苓、白茅根。无论上中下，皆宜重用滑石，所谓"欲行三焦，开邪出路"（《温病条辨》）耳。

【小儿高热案】卢仔，6岁。时值暑热，先食冰冻水果，继餐炸鸡热狗，当晚发热，次日高热39.3℃不退，急诊体检未见异常，诊为病毒感染，对症治疗后热退数小时，移时复热如前，日行数次，于第四日来诊。颇恶风寒，高热38.7℃，前额不热，肤热不灼，身润而黏，精神疲惫，纳呆不食，便黏尿赤。舌红润苔中腻薄黄，两寸脉浮数不清，指纹风气关淡紫而粗。湿温在上，三仁汤之治。杏仁20g，藿香10g，滑石20g，苏叶10（后下），厚朴10g，姜半夏10g，茯苓10g，薏苡仁15g，白蔻仁5g（后下），黄芩10g，竹叶15g，通草10g。水煎二次，煎液合并，分三次服，三小时一次。加针大椎、风府、肺俞（泻法）。当天服药第二次后热势始减，当晚退至37.6℃。次日尽剂后热全退，未复热。2天后复诊，身凉能食，苔仍薄腻，以藿香正气散合六一散善后。

甘露消毒丹

飞滑石（十五两）、淡芩（十两）、茵陈（十一两）、藿香（四两）、连翘（四两）、石菖蒲（六两）、白蔻（四两）、薄荷（四两）、木通（五两）、射干（四两）、川贝母（五两）。神曲糊为末。（《医效秘传》卷一《附瘟疫》）

　　是方清代·叶天士所制："凡人之脾胃虚者，乃应其厉气，邪从口鼻皮毛而入。病从湿化者，发热，目黄，胸满，丹疹，泄泻，当察其舌色，或淡白，或舌心干焦者，湿邪犹在气分，用甘露消毒丹治之。"（《医效秘传》）清雍正癸丑年（1733年），疫气流行，先生制此方，全活甚众，时人比之普济消毒饮。是以疫病温热充斥三阳，宜东垣普济消毒饮；湿热郁滞三焦，当天士甘露消毒丹。北宋·钱乙《小儿药证直诀》载古方"玉露散"，一名"甘露散"，由寒水石、石膏、甘草三药组成，治伤热吐泻黄色。金·刘完素《宣明论方》合之以五苓散及六一散，即成治暑湿名方"桂苓甘露饮"。叶氏撷其意而未用其药，此取名"甘露"之由焉。清代·王士雄赞云："此丹治湿温时疫，著效亦神。累年同人合送，价廉功敏，无出此方之右者。"（《随息居重订霍乱论》卷下《药方篇》）。因虑及或疑"甘露"为大寒，"消毒"意外治，故易其名为"普济解疫丹"，示其地位埒等"普济消毒饮"矣。

　　暑湿热疫之邪尚在气分，漫无出路，充斥三焦，气机阻塞，蔓延凝滞，毒气内蕴也，惟以清上、畅中、利下三焦之治方可解焉。方中滑石、茵陈、黄芩用量最重，司为主药。滑石味甘性寒，《神农本草经》曰："通九窍六腑津液，去留结。"其性沉重，其质滑腻，可滑利通窍矣。湿热为病，水不分利则火不散泄，行水所以泄火，由其滑利不伤阴精，大胜淡渗剥削诸品。明代·李时珍解之精当："滑石上能发表，下利水道，为荡热燥湿之剂。发表是荡上中之热，利水道是荡中下之热；发表是燥上中之湿，利水道是燥中下之湿。热散则三焦宁而表里和，湿去则阑门通而阴阳利。"（《本草纲目》卷九《石部》）为三焦通治之品，刘完素用之最活，所制天水散（滑石、甘草）已成千古名剂。黄芩为少阳大药，清上妙品，透解上焦滞郁之热毒，不可或缺。茵陈之绵丝如腠理脉络，芬芳疏利，味苦健行，入者出而结者散矣。《本草图经》谓能"解肌发汗"，《珍珠囊》称可"利水"，因其能开畅三焦经脉，疏利腠理，上可宣湿为汗，下可泄湿为溲耳。不惟去湿，经络畅通，则湿热裹结可散，热亦可随之外越下泄矣。三药相合，正合湿热并重之病机。菖蒲所以利窍，藿香所以辟秽，白蔻所以疏滞，此三味，在热为从治，在湿则正治，悦脾畅中之要着，方之超妙在此，是三者为辅药。连翘、射干、薄荷、贝母，清透上热以助黄芩；木通清利通降，以助滑石、茵陈，共成佐使。纵观全方，利湿清热，两相兼顾，且芳香行气悦脾，寓气行湿化之义；佐以解毒利咽，令湿热疫毒俱去。

　　是方与三仁汤异曲同工，皆疗湿热留滞气分，三仁汤重在祛湿畅气，宜于湿多热少之湿温初起或暑温夹湿；本方重在清利化浊，宜于湿热并重，浊秽弥陷或疫毒上攻。

　　【肠痈案】许男，36岁，工人。慢性阑尾炎史四年，稍有不慎即作，皆求治于愚而缓解，一周前暴饮后复作，脐右下痛不可触，寒热往来，呕吐不食，大便粘腻，上脘满胀。T 38.1℃，B超及血常规均提示急性化脓性阑尾炎。拒绝手术治疗。两脉细滑而数，舌红苔中厚腻，白黄相间。湿温之证，甘露消毒丹加减。滑石40g，黄芩20g，茵陈20g，连翘15g，薄荷5g（后下），丹皮15g，冬瓜子30g，木通5g，石菖蒲

10g，藿香 10g，白蔻仁 10g（后下），厚朴 10g，熟大黄 5g，僵蚕 10g。三剂后腹痛大减，寒热消止。一周后诸症悉除。

苏子降气汤

治男、女虚阳上攻，气不升降，上盛下虚，膈壅痰多，咽喉不利，咳嗽，虚烦引饮，头目昏眩，腰疼脚弱，肢体倦怠，腹肚疞刺，冷热气泻，大便风秘，涩滞不通，肢体浮肿，有妨饮食。紫苏子、半夏（汤洗七次，各二两半），川当归（去芦，两半），甘草（爁，二两），前胡（去芦）、厚朴（去粗皮，姜汁拌炒，各一两），肉桂（去皮，一两半）。一本有陈皮（去白，一两半）。上为细末。每服二大钱，水一盏半，入生姜二片，枣子一个，紫苏五叶，同煎至八分，去滓热服，不拘时候。（《太平惠民和剂局方》卷三《治一切气》）

本方始载于唐《备急千金要方》，原名"紫苏子汤"。宋代·宝庆年间加苏叶，更名"苏子降气汤"而辑入《太平惠民和剂局方》。清代·汪昂《医方集解》载："一方无桂，有沉香。"

《圣济总录·痰饮统论》云："盖三焦者，水谷之道路，气之所始终也。三焦调适，气脉平匀，则能宣通水液，行入于经，化而为血，溉灌周身。三焦气涩，脉道闭塞，则水饮停滞，不得宣行，聚成痰饮。"饮者，清而稀薄，痰者，浊而稠黏，皆津液所化。津液之常，则化汗溲精血，其变，则演为痰为饮。痰饮之生也，由三焦失运；三焦失运，或起于真火不足。《经》曰：三焦者，决渎之官，水道出焉。膀胱者，州都之官，津液藏焉，气化而能出矣。真火者，三焦气化之原力。水在三焦，质清味淡，外泄为汗则味咸，下泄为溺则气臊，皆受真气之蒸化，而非复清淡之本质。火力不运，蒸化无力，则水液停滞，阳不化阴也。或停阻中焦，郁射上焦，或坠陷下焦，无所不至，变化百端，则为寒、为热、为喘、为嗽、为呕吐、为反胃、为肿满、为眩运、为风痫、为嗳气、为吞酸、为嘈杂、为噎膈、为怔忡、为疼痛之类，不可尽状耳。盖饮聚而气必滞，气失和畅，升降必乱，营卫必乖，逆者恒逆，陷者恒陷也。更有甚者，肝肾之阳失升，则心肺虚火必浮，裹挟痰饮逆犯而不降，是谓"虚阳上攻"耳，即清代·叶桂所云："阳虚则形寒汗出，痰饮痞聚，都是阴浊成形，乘阳气衰微，致上干窍隧。"（《临证指南医案》卷五《痰饮》）

是方所治乃元气亏乏，阴盛阳衰，以致津液凝滞，不能输布，留于胸中，水之清者悉变为浊，水积阴则为饮，饮凝阳则为痰，所谓"上盛下虚"也，实由阳不化气，气不运液，三焦失机焉。"上实"者，痰涎上壅于肺，肺不宣畅，而见胸膈满闷、喘咳痰多；"下虚"者，肾阳虚衰于下，一见腰疼脚弱；二见肾不纳气，呼多吸少、喘逆短气；三见水泛为眩、外溢为肿等。若果真元充足，则肾强脾健，三焦气顺，运行不停其机，水升火降，何痰饮之有？故治之之法，补火理气，是治本也；化痰降浊，是治标也。

若溯其源，是方乃仲景半夏厚朴汤加减而成，去茯苓，加前胡、陈皮、当归、甘

233

草、肉桂五味为之，以疏降少阳之气，引带通理三焦焉。紫苏子辛温，《名医别录》曰："主下气，除寒中，其子尤良。"既可开郁，又能润降，最善化痰结，降心肺，润大肠，定喘逆，消五膈，破癥坚，痰气逆射者，非此莫解焉。用为君药。厚朴苦辛而温，亦长下气，兼可宽中；陈皮苦温，善理滞气，推陈出新；或加沉香，味辛性温，明代·张景岳云："其性暖，故能抑阴助阳，扶补相火；其气辛，故能通天彻地，条达诸气。"（《景岳全书》卷四十九《本草正》）三药襄苏子燮理三焦气机，气畅则痰易化，满可除也，同为臣药。半夏辛温，燥湿化痰，降逆散结，前胡苦寒，降肃肺金，化痰消满，亦痰气要药。二药助苏子化痰消滞，浊开则气易降，逆可解焉，亦为臣药。君臣相配，以治上实。肉桂辛热，温壮下元，引火归根，充养三焦阳力，兼可纳气平喘也；当归辛甘而温，《神农本草经》曰："主咳逆上气。"盖味兼辛散，乃血中气药，可治阳不附阴之气逆耳。今用血药补阴，与阳齐等，兼有散血之功，血和则气降。肝肾同源，当归补肝血、滋肝阴，助增肉桂、沉香温补下虚之效。二药职为佐药。略加生姜、苏叶宣肺助阳；甘草、大枣和中调药，是为使药。诸药合用，标本兼顾，上下并治，治上为主，使气降痰消，则喘咳自平。原方注云："常服清神顺气，和五脏，行滞气，进饮食，去湿气。"（《太平惠民和剂局方》卷三《治一切气》）信通理三焦之效焉。愚意茯苓可不去，则含二陈汤矣，燥化中焦，健运土气，则三焦运力更旺焉。

是方理三焦而和气血，温元阳而化痰饮，凡脾肺肾三经阳气内虚，浊气停滞之证，皆可化裁而施之，故所用甚广，明代·戴思恭云："凡为喘、为咳、为呕、为泄、为眩、为晕、心嘈、怔忡、惊悸、为寒热、痛肿、为痞膈、为壅闭，或胸胁间辘辘有声，或背心一片常如水冷，皆饮食所致，此即如水之壅，有瘀浊臭秽，故善治痰者，不治痰而治气，气顺则一身之津液，亦随气而顺矣。"（《秘传证治要诀及类方》卷六《诸嗽门》）

【咳喘眩悸案】计媪，64岁，教师。肺源性心脏病史十余年，1个月前感冒后咳嗽气喘复发，痰多而黏，动则气喘，喘作则心悸头眩，卧则喘剧，立则晕甚，以至终日枯坐。背冷畏寒，头额易汗，口干心烦，足肿至胫，不思饮食，脘腹痞胀。已住院一周，对症治疗，几无屑效。舌淡胖而滑，苔薄白根腻，舌质有暗斑。右寸浮滑，关尺细弦，时有代止。阳虚水泛，胸膈痰浊，上下失和。苏子降气汤合三子养亲汤加味。苏子20g，厚朴10g，当归10g，肉桂5g，熟附子15g（先煎），茯苓20g，陈皮10g，姜半夏10g，莱菔子15g，白芥子10g，丹参10g，大枣15g，炙甘草15g，沉香5g。服药一周，痰喘减半，足肿大退，已可平卧，仍时心悸，眩晕已止。脉滑有减。上方去白芥子、莱菔子，加人参5g，阿胶10g。续服一周。心悸止，咳喘亦少。脉细滑，苔薄滑。五苓散合金匮肾气丸意善后。

资生丸

健脾开胃，消食止泻，调和脏腑，滋养荣卫。白术（米浆水浸，用山黄土拌蒸九次,晒九次,去土切片焙干,三两),人参(去芦,人乳浸透,饭锅上蒸熟,三两),白茯苓(去粗皮,水飞去筋膜,人乳拌,饭锅上蒸,晒干,一两五钱),橘红、山楂肉(蒸)、神曲(炒,各二两),川黄连(姜汁炒)、白豆蔻仁(微炒)、泽泻(去毛炒,各三钱半),桔梗(米泔浸,炒)、真藿香(洗)、甘草(蜜炙,去皮,各五钱),白扁豆(炒,去壳)、莲肉(去心,各一两),薏苡仁(淘净,炒,三两),干山药(炒)、麦芽面(炒)、芡实(净肉炒,各一两五钱)。末之,炼蜜为丸,每丸二钱重,每服一丸,醉饱后二丸,细嚼淡姜汤下。(《医林绳墨大全》卷之三《脾胃》)

此方最早为明代方谷所载,同期名医缪希雍《先醒斋医学广笔记》亦录,后世误认乃其所制,据明代王肯堂所记:"余初识缪仲淳时,见袖中出弹丸咀嚼,问之,曰:此得之秘传,饥者服之即饱,饱者食之即饥。"(《医辨》卷下《拾遗》)清代张璐认为:古方本九味(四君子汤加橘红、楂肉、神曲、黄连、白豆蔻),后人更加桔梗、藿香、泽泻、扁豆、莲肉、薏苡、山药、麦芽、芡实,共十八味。或方有砂仁。盖有所自而未明言,然"药虽繁简不同,而功效不异"。(《张氏医通》卷十六《祖方》)缪氏方无神曲,用于保胎:"妊娠三月,阳明脉养胎。阳明脉衰,胎无所养,故胎堕也。服资生丸。"(《先醒斋医学广笔记》卷二《妇人》)

《易·坤》曰:"至哉坤元,万物资生,乃顺承天。坤厚载物,德合无疆。含弘光大,品物咸亨。"地势坤,君子以厚德载物。脏为孤脏,灌溉四旁,其象应地,地道卑下,在卦属坤,故欲万物繁茂,生生不息,必以强脾为务。中焦者,阴阳之大枢焉,水降液升,火潜阳举,必由中土,为人生后天之本。脾治则百病不生,土乱则诸病续起。中土失健,三焦必滞,反之三焦但滞,土湿必壅,故徒补脾胃,非其治焉,必补消并举,乃是正道。清代王子接云:"三焦五脏生生之气,全资脾胃而输化也。盖土居乎中,而位寄乎五行,三焦分受其气于五脏,故补脾胃而仍分理三焦也。"(《绛雪园古方选注》卷中《内科》)中气之健,当以三焦疏畅为基焉。缪氏用于妊娠安胎,亦取消补兼顾之效焉,畅机运以保胎气,求胎元生发之气不息,故名曰资生。

此方九补九消,补中土三职:人参、白术、甘草补土中正土,扁豆、山药、薏苡补金中之土,莲肉、芡实、茯苓补水中之土,此汇三焦之精以助坤土之力也。通三焦三职:桔梗、藿香、豆蔻畅上焦之气而使之输,黄连、橘红、麦芽驱中焦之气而使之运,泽泻、山楂、神曲理下焦之气而使之化,此驱三焦之气以畅坤土之道焉。三焦气行,五脏气充,而生气勃然矣。立意之稳妥中正,可胜叹哉!清代罗美云:"是方以参、术、茯、草、莲、芡、山药、扁豆、薏苡之甘平,以补脾元;陈皮、曲、麦、砂、蔻、藿、桔之香辛,以调胃气;其有湿热,以黄连清之、燥之。既无参苓白术散之滞,又无香砂枳术丸之燥,能补能运,臻于致和,于以固胎,永无滑堕;丈夫服之,调中养胃。名之资生,信不虚矣。"(《古今名医方论》卷四《资生丸》)

是方非为虚劳特制,亦非为积滞专设,而立足理中为本,消化为标,不燥不热,以资生意。凡衰老稚弱,饥饱不时,劳逸过度,思虑久伤之辈,营卫尤易受病,因虚而滞，因滞而虚者，常服此药，俾升降不忒，周流无滞，可致气旺血畅焉。凡男妇老幼，脾胃虚弱，气血不足，多困食少，体瘦面黄，饥饱失宜，不思饮食，虚膨胀满，呕吐痰水，溲便不调，四肢乏力，盗汗遗精，虚损劳伤等症，并宜治之，可谓通补之大剂，后贤言其"神效不能尽述"，谅非过誉。是以相火以精为体，以通为用，精之本体赖于中土，通之行用借之中枢，互益为道，三焦之化于斯生耳。天行健，地势坤，是方深达乾坤生意焉。

愚以此方治小儿疳积、青少年发育迟缓、成人久食不肉、妊娠胎儿发育延迟等，用之几无不效。

【生长迟缓案】陆仔，7岁。自4岁起生长缓慢，几无变化，身高121mm，体重14kg。曾调治数年，并服用生长激素，并无大效。食少形瘦，时常腹胀，便稀尿少，夜寐常惊，易汗乏力。面色萎黄，发稀软黄，腹大青筋，四肢如柴。两关脉细弱，尺细弦。舌红苔薄少色白。中土不振，三焦失和。资生丸化裁。人参5g，黄连3g，陈皮5g，神曲10g，麦芽10g，莲子10g，山药10g，茯苓5g，桔梗5g，炒白术5g，砂仁3g，炙甘草5g，山楂5g，藿香3g。针双四缝。服药两周，食欲渐旺，食量增加，面色红润。守原方共治疗3个月，体重增至20kg，身高125mm。精神大好。

【胎儿迟长案】应妇，31岁，职员。二胎停经30周，B超示胎儿实际28周。曾有顽固恶阻，其后数月食欲不振，纳则脘膜，多食易呕，口气常秽，呃逆矢气，大便略燥，精神不振，两足时肿，动则气短，腰酸时沉。胎动尚可，羊水正常，脐带血流略速。关尺脉细数，两寸脉短。中气失运，营卫失和。先醒中气，疏通三焦。资生丸化裁。党参20g，白术20g，茯苓10g，炙甘草10g，莲子10g，山药15g，芡实10g，陈皮10g，麦芽15g，神曲10g，白豆蔻5g，泽泻10g，桔梗10g，当归10g，川芎10g。服药一周，食增胀减，精神转旺，续服七日，气色大好，复查B超，胎儿增大较多，于停经周数仅差一周。续服药两周，体重增加2kg，两脉有力，胎儿已同孕周。守方服至足月，顺产一健康男婴。

中满分消丸

治中满，热胀、鼓胀、气胀、水胀，此非寒胀类。白术、人参、炙甘草、猪苓（去黑皮）、姜黄（各一钱），白茯苓（去皮）、干生姜、砂仁（各二钱），泽泻、橘皮（各三钱），知母（炒，四钱），黄芩（去腐，炒，夏用一两二钱），黄连（净，炒）、半夏（汤洗七次）、枳实（炒，各五钱），厚朴（姜制，一两）。右除茯苓、泽泻、生姜外，共为极细末，入上三味和匀，汤浸蒸饼为丸，如梧桐子大，每服一百丸，焙热白汤下，食远服，量病人大小加减。（《兰室秘藏》卷上《中满腹胀门》）

《素问·至真要大论篇》曰："诸胀腹大，皆属于热。"气为阳，气胀大为有余，有余便是火。又曰："诸湿肿满，皆属于脾。"脾主湿土，湿土不化，水邪泛滥，即生肿满。《素问·阴阳应象大论篇》曰："清气在下，则生飧泄；浊气在上，则生膜胀。

此阴阳反作，病之逆从也。"中州久窒，四运失枢，阴气不升，阳气不降，中焦痞结，互相结聚，牢不可破，必成胀满。盖脾主散精，上归于肺，通调水道，下输膀胱，水精四布，五经并行。是脾具坤静之德，兼有乾健之运，能使心肺之阳降，肾肝之阴升，而成天地交之泰。今七情内伤，六淫外侵，饮食不节，房劳致虚，脾土受伤，转输失职，胃虽受谷，不能运化，故阳自升阴自降，而病天地不交之否焉。元代·朱震亨云："于斯时也，清浊相混，隧道壅塞，气化浊血瘀郁而为热。热留而久，气化成湿，湿热相生，遂生胀满，《经》曰鼓胀是也。"（《格致余论》卷上《鼓胀论》）臌胀虽非尽属热，然湿热所致，概属常例，丹溪之论，通于医理也。湿热壅盛，蕴结中焦，浊水内停，斯见腹大坚满，脘腹胀急，烦热口苦，渴不欲饮，或有面目、皮肤发黄，小便赤涩，大便秘结或溏垢，舌边尖红，苔黄腻或兼灰黑，脉象弦数等症耳。

《灵枢·九针十二原》曰："胀取三阳。"明代·马莳注："凡病胀者，当取足三阳经，即胃、胆、膀胱也。"（《黄帝内经灵枢注证发微》卷一《九针十二原》）盖治阳胀之法矣。太阳寒水之经，病则水失其化，且太阳标气为热，阳盛则水热内生耳。阳明经气，阻滞于中，亦湿热生胀之常态。少阳主枢，通利三焦，上下失和，决渎不职，湿热难化焉。《素问·阴阳应象大论篇》曰："中满者，泻之于内。"所谓平治于权衡，去宛陈莝，开鬼门，洁净府也。是以金代·李杲云："脾胃有病，当令上下分消其湿，下焦如渎，气血自然分化，不待泄滓秽。如或大实大满，大小便不利，从权以寒热药下之；或伤酒湿面，及味厚之物膏粱之人，或食已便卧，使湿热之气不得施化，致令腹胀满，此胀亦是热胀，治热胀，分消丸主之。"（《兰室秘藏》卷上《中满腹胀门》）

是方治一切湿热致成胀满。夫胀满之病，皆因中气有亏，健运失常，法当升脾阳健中气为本，清湿热疏壅滞为标。此方乃合六君、四苓、泻心、二陈、平胃而为一方，但所治有主客之异，则分两有多寡之差矣。病在脾胃失职，积湿化热，并非大实之火，当健中为要，以人参、白术、茯苓、甘草甘温益气，醒壮中运。湿热内滞，当清利三阳，以黄芩、黄连、知母苦寒降火。据东垣翁"相火"说，此火乃土令不行，阴火亢甚，乘于脾胃，源在下焦，用知母以清肾火，有消根火之义。治湿不利小便，非其治也，以猪苓、泽泻合茯苓甘淡分利，引湿下走，湿去则热易分离焉。虚则兼其所胜，土不胜者，木之胜也，以枳实、厚朴、姜黄苦温理气，达疏木解郁、透络散满之效。其中姜黄尤为紧要，清代·黄宫绣云："破脾中气血下行。姜黄专入脾。破血立通，下气最速。凡一切结气积气，癥瘕瘀血，血闭痈疽，并皆有效，以其气血兼理耳。"（《本草求真》卷五《血剂》）然湿热既结，即清之、行之、利之，尚不足以解其黏腻之气，故用干姜之辛燥，温以散之；砂仁之辛烈，透以动之，而后湿热之邪从兹解化也。看似药味复杂，实则配伍严谨。清代·费伯雄赞云："惟其寓补脾胃之法于分消解散之中，不伤元气，极为正法。"（《医方论》卷三《利湿之剂》）诚中肯之言。纯补则壅，反不利湿热之散解，惟通补相因，注目三焦，方是正治。

【肾病综合征水肿案】卞仔，9岁。患肾病综合征3年，曾用激素等治疗缓解，近半年外感复发，水肿暴起，全身浮肿，复用激素治疗无效，中医药多法施治2个月亦未见功。浮肿如旧，并见腹水，小便混浊，大腹胀满，呕吐不食，面色潮红，口干而苦，大便黏滞。两脉沉滑，舌红，苔薄腻、色微黄。湿热滞遏三焦，拟中满分消丸原方。人参5g，茯苓20g，泽泻20g，猪苓10g，黄连5g，黄芩5g，知母5g，枳实5g，厚朴5g，姜黄10g，砂仁5g（后下），姜半夏5g，橘红5g，干姜5g，炒白术10g，炙甘草5g。服药十天，水肿去半，便浊大减，复查小便，PRO（＋＋＋），B超示腹水消失。守原方用药二周，水肿已减大半，血检胆固醇及甘油三酯明显降低。坚持服药近3个月，诸症缓解，基本治愈。

附方

桂苓甘露散

（一名桂苓白术散）治伤寒、中暑、胃风、饮食，中外一切所伤传受，湿热内甚，头痛口干，吐泻烦渴，小便赤涩，大便急痛，湿热霍乱吐下，腹满痛闷，及小儿吐泻惊风。茯苓（一两，去皮）、甘草（二两，炙）、白术（半两）、泽泻（一两）、桂（半两，去皮）、石膏（二两）、寒水石（二两）、滑石（四两）、猪苓（半两）。上为末，每服三钱，温汤调下，新水亦得，生姜汤尤良。小儿每服一钱，同上法。此药下神金丸，止泻利，无不验也，并解内外诸邪所伤，湿热。（《宣明论方》卷六《伤寒门》）

藿朴夏苓汤

（《医原》）杜藿香（钱半至二钱）、真川朴（八分至一钱）、姜半夏（二钱至三钱）、光杏仁（二钱至三钱）、白蔻仁（八分冲）、生米仁（四钱至六钱）、带皮苓（三钱至四钱）、猪苓（钱半至二钱）、建泽泻（钱半至二钱）。先用丝通草三钱或五钱，煎汤代水。（清代·何炳元《湿温时疫疗法》章四《卫生及预防》）

第五章 太阴辨证原理及临证指要

第一节 太阴生理

一、太阴中枢

天地人三成，人禀天地之气而生，亦有三气，太阴居乎中。大气之举，风寒在下，燥热居上，湿气居中，火游行于其间。人以六经应之，是以少阴、厥阴在下，太阳、阳明在上，太阴居中，少阳通乎上下，于人禀之为体。此虽六气交互布濩之相输，而上中下之定位不移也。脾上承火，下涵水，奠乎中，火以腐熟，水以滋灌，土以归藏，是合水火而生土，滋养四脏焉。

人之三气，概而厘之，为宗气、中气、冲气。宗气积于上焦心肺，司息贯脉，葆以气血之通，弥沦布濩，如天之有雾。中气并于中土脾胃，泌别糟粕，蒸为精微之气，营血赖之以生，凝聚浮沉，如土之有沤。冲气发于下焦肝肾，贮蕴真气，发为精气原力，三焦仰之以养，沉藏以升，如水之有蒸。三气之运作，重在升降出入，中气为之枢焉。春秋·程本曰："上赤（火）下黑（水），左青（木）右白（金），黄（土）潜于中宫，而五运流转，故有轮枢之象焉。……是以坎离斡乎中气，中天地而立，生育万物，新新而不穷。"（《子华子》卷上《阳城胥渠问》）肺、肝、心、肾，四象攸分，实则脾胃之左右升降而变化者也。

中气者，阴阳升降所成。阳动阴静，静则沉，动则浮，由静而动则升，由动而静则降。升浮降沉一周，则生中气。地面居升浮降沉之中，为大气升降交合之处，故中气属土气。金水木火土，大气圆运动之物质也。彭子益云："中气者，生物之生命也。此大气的圆运动之所由来，亦即造化个体之所由成就。人秉造化阴阳圆运动之大气以有生。"（《圆运动的古中医学·原理上篇·阴阳》）

中气者，脾胃所主焉，脾属太阴，胃属阳明，而以太阴为基。太阴湿土生金而为阳明，是阳明生于太阴，二者合为一体也。阳明之上，燥气治之，中见太阴湿土，既生于土，又以燥胜湿。太阴之上，湿气治之，中见阳明，既能生金，亦以湿治燥也。太阴宜升，升阴液、升精微也，阳明宜降，降阳气、降糟粕也，两者一表一里，一升一降，一燥一湿，共成中气之转输运施耳。宗气主降，冲气主升，必由中气之转，既不可过升，亦不可过降，惟浮沉相谐，机括流畅，斯可气血各归其位，脏腑不失其功。清气左升，赖于肝肾阴中之阳生，阳生则浮动亲上，全赖己土（脾）；浊阴右降，仰乎心肺阳中之阴生，阴生则沉静亲下，尽仰戊土（胃）。戊己升降，全凭中气，中气一失，则全盘皆乖矣。是以清代·黄玉璐云："交济水火，其职在中，中者，四维之枢也，中气运则脾升而胃降，脾土左升，肝血上行而化心火，阳气发生，故精不下走，胃土右降，肺气下行而化肾水，阴气收敛，故血不上溢。"（《素灵微蕴》卷三《吐血解》）

太阴健运，其气不藏，承阳输阴之功至伟，故主开，而成三阴之领袖。

二、太阴运化

春秋·程本曰："中央阴阳交而生湿，湿生土。是故天地之间六合之内，不离于五，人亦如之。血气和合，荣卫流畅，五脏成就，神气舍心，魂气毕具，然后成人。"（《子华子》卷下《北宫意问》）太阴具坤静之德，而有乾健之运，掌太仓之出入，为心、肺、肝、肾四脏备气血待用之府，散精微赡养施用，为胃行津液者也。其职主运，以升为德，其部当水谷之海。

《素问·太阴阳明论篇》曰："脾脏者常着胃土之精也，土者生万物而法天地。"人以胃气为本，所谓清气、营气、卫气、春升之气，皆胃气之别称，诚太阴精气所化生也。饮食入胃，游溢精气，上输于脾，脾气散精，上归于肺，水精四布，五经并行，合于四时五脏阴阳。两太阴因此相联，而成精气之大源。清代·黄玉璐云："太阴以湿土主令，辛金从土而化湿，阳明以燥金主令，戊土从金而化燥。己土之湿为本气，戊土之燥为子气。"（《四圣心源》卷二《六气解》）肺居西方金位，上应阳明燥令，与脾同名太阴者，以其为一身元气之主，出治节以佐君，位居华盖，携脾同行精气以给养众脏焉。脾足太阴主产与供，位在膈下，行阴道多而升；肺手太阴主收与布，位在膈上，行阳道多而降，脾主湿而肺主燥，成又一升降相因燥湿相制之组合。太阴精气旁灌心脉而行布全身，下渗肾脏以生癸水，《经》曰"营出中焦"，缘于此焉。

脾胃者，仓廪之官，五味出焉。《灵枢·营气》曰："营气之道，内谷为宝。谷入于胃，乃传之肺，流溢于中，布散于外，精专者，行于经隧，常营无已，终而复始，是谓天地之纪。"人身以血气为本，精神为用，合是四者以奉生，而性命周全矣。所以行血气而营阴阳，濡筋骨、利关节者；所以温分肉，充皮肤，肥腠理，司开阖者；所以御精神，收魂魄，适寒温，和喜怒者，皆得之以此营气也。是为后天之本，不可一日或缺，诚中气为气血之本焉。无中气则后天无以立，先天无以充，卫气无以养，骨肉无以健，神气无以藏。是以仲景曰："人受气于水谷以养神，水谷尽而神去，故云安谷则昌，绝谷则亡。水去则营散，谷消则卫亡，营散卫亡，神无所依。"（《脾胃论》卷上《仲景所说脾胃》引）

三、太阴湿土

四之气为太阴湿土，坤为太阴，位在未上，自夏至一阴生，至亥以尽于六阴，为下半年坤之行事，时虽溽暑酷烈，六阳极盛，而曰太阴者，以阳已退职也。当此之时，坤居其间，以土合火，而腾其湿气，大雨时行，得以御火生金，阴气渐加焉。

阳中之阳者火在上，阴中之阴者水在下，阴中之阳者木在左，阳中之阴者金在右，土居四气中间以治四维，在阴而阴，在阳而阳，土气以疏松濡润，升腾上输为正，水火二气之权衡至关紧要。泽流万物者，湿土之气，周备于下也。太阴本为阴之起，坤始用事，标本皆阴，喜近阴而远阳，然土气抱阳而生，无阳不成，水火交蒸，但生湿不生燥，则湿日增而燥日减，此自然之事。五行之理，水能克火，火不克水，故火常败而水常胜，此寒热燥湿进退消长之大凡，故中气常多阴而少阳耳。

清代·叶桂云："太阴湿土，得阳始运，阳明阳土，得阴自安，以脾喜刚燥，胃喜柔润也。"（《临证指南医案》卷三《脾胃》）中土之精由阳气之蒸而湿化升腾，其阳热之由来，得之于相火，相火发自于心肾肝心包，火生土焉。相火常温，通于土气，不凛不烈，游行中土，为腐熟水谷之用，助太阴化物之升气，中焦如沤者，状化沃溢之象也。《素问·六节藏象论》曰："凡十一脏，取决于胆也。"诚言相火于中焦阳力为职之重耳。

夫脾属太阴，本是阴脏，然阴中有阳，则脾土运行易于变化，无复有过湿之虞。清代·陈士铎云："太阴湿土，全借肾中至阳之气，以变化之也。"（《辨证录》卷七《大泻门》）肾中真阳，并入冲气，由下焦上行，温养中土。不惟如此，心之阳热，并入宗气，由上焦下行，亦为中土阳气之大源。此二者，君火生土焉。

"土位之下，风气承之"。太阴标本皆阴，气从湿化，然其承气为厥阴风木，虽以厚德载物，育之长之，恒苦于木之尅伐，故木为土雠也。然土泽滋润，常患水火二窒，过湿则土腻而不生，过燥则土坚而不荣，唯有风木之气，常以疏通，葆其升德，则水不为濡，火不为燥，而后能顺行诸经，以行阴精，是故脾胃不可一日离肝胆也。

是以太阳湿土之气，在于水谷之生化滋养及升降流布焉，土质疏松，地力充足，寒湿适度，湿燥相宜，以致燥而能润，温而能和，故能灌溉四旁，蕃长万物耳。

四、手之太阴

通谓太阴，多言脾土，然手之太阴，岂可忽焉？肺居上焦，本体燥金，自与脾土有别。《灵枢·逆顺肥瘦》曰："手太阴独受阴之清；……足太阴独受其浊。"肺金之清气，积蓄膻中，出于喉咙，以贯心脉，而行呼吸。肺为华盖，部位最高，独受阴经之清气，故为清中之清者也；脾居中土，为胃行水谷津液，独受阴经之浊气，故为清中之浊者也。虽同为太阴，而有轻清重浊之异焉。

明代·喻昌云："五脏六腑，大经小络，昼夜循环不息，必赖胸中大气，斡旋其间。"（《医门法律》卷一《一明胸中大气之法》）太阴主开，脾土受水谷之精微，为开无疑；肺金运生真华之宗气，更为开脏大器。脾气所散，上归于肺，与所承天真之气相合，是为宗气，即所谓胸中大气焉。此气能撑持全身，振作精神，以及心思脑力、官骸动作，莫不赖乎此气。营卫分职，营行脉里而主内，太阴所司；卫行脉表而主外,太阳所司,"常与营俱行于阳二十五度,行于阴亦二十五度,一周也,故五十度而复大会于手太阴矣"。(《灵枢·营卫生会》)是以手太阴者,宗气之要脉,阴阳血气之大经也。

两太阴相偕,共主营气,手太阴分职营中之清,足太阴主供营中之浊,二者又隶从母子,而以足太阴为帅,由"脏气者,不能自致于手太阴,必因于胃气,乃至于手太阴也。"(《素问·玉机真脏论篇》)营者,阴也,亦水也,故太阴亦主水。惟太阴主水液之呈供,自与太阳主水液之敷展有别矣。

手太阴主水,有"肺为水之上源"之说(《医方集解·理血之剂》),其所职司,不独主阴液供给,且参与水津升降耳。《素问·经脉别论篇》云:"脉气流经,经气归于肺,肺朝百脉,输精于皮毛。"肺主开发,宣五谷味,熏肤充身泽毛,若雾露之溉。又曰:"脾气散精,上归于肺,通调水道,下输膀胱,水精四布,五经并行。"肺居上位,运水下行,因势而职也。兹二功用,一上一下,一外一内,所谓"肺主宣发肃降",与太阳经之职能若合一契。若勉力区别,手太阴多借天阳,足太阳恒仗人阳耳。

故两太阴经气之质实有大分别,虽本气同为湿,手太阴因肺高在上,体轻而浮,居阳明位,与卫气相通,故经气运化偏行中气(燥金),多喜燥喜凉,自与足太阴固守本气不同。然其又主水湿,恒具湿土之性,宜润宜柔焉。凡论手太阴,此二性兼容之特质不可忽焉。太阴之性,常与时令体质相关,若太阴湿土气盛,则从母化气而为湿;若阳明燥金主令,则从子化气而为燥也。

五、太阴主开

开司动,阖司静,枢司动静。开者,动静之基也。清代·舒诏云:"《经》云太阴亦为开,为开之义究何存?手太阴肺主布散,足太阴脾主运行,血脉精液主疏通,全赖太阴为开情。"(《伤寒集注》卷十三《六经定法歌》)

天食人以五气,天气通于鼻,五气由鼻入,鼻通天气也。手太阴肺乾金,开窍于鼻而司呼吸,鼻通天气而疏豁,是以动息往来无碍,承天阳之精气入输以成宗气,故主开。肺主皮毛,通于太阳,皮毛孔窍舒展畅顺,共领天阳之温热,以成卫气之大源,与"太阳主开"合辙同韵。手太阴肺在上,受容足太阴脾上输之水谷精微,以合成营气,非开莫由。

三阴皆纳气,独手太阴主呼吸以行荣卫,肺兼出纳,接于气交,乃阴阳合体。有开摄之受,方有布陈之授焉。《灵枢·决气》曰:"上焦开发,宣五谷味,熏肤,充身,泽毛,若雾露之溉。"手太阴与功可谓大矣。惟其能开,方可司降。营卫之气职精气之润泽,水液之输布,莫非肺气主开奠成先机欤?

地食人以五味,地气通于口。五味由口入,口通地气也。足太阴脾坤土,开窍于口而司运化,口通地气而承养,是以纳谷采味不滞,受地阴之精微溉灌以成胃气,故主开。人之阴精,主受于水谷,中焦如沤,主出营气。《灵枢·营卫生会》曰:"此所受气者,泌糟粕,蒸津液,化其精微,上注于肺脉,乃化而为血,以奉生身,莫贵于此，故独得行于经隧，命曰营气。"是以太阴者，营阴之始生也，为阴之表，其义为开。

清代·罗美云："太阴健运，而其气不藏，故主开。"（《内经博议》卷一《人道部》）盖由其不藏，必流散布濩。五味之微者，兼真气存焉，得天地之和也，因中焦散精以升于上，而充养心肺；布精以降于下，而归藏肝肾，能升能降，皆中气输运之力焉，不开何为？

六、太阴主脉

营行脉中，始于太阴终于太阴，故曰太阴主脉。《灵枢·营气》曰："从太阴出注手阳明，上行注足阳明……合足厥阴，上行至肝，从肝上注肺……复出太阴。此营气之所行也，逆顺之常也。"手太阴独受阴之清者，是为营气之精华，贯心脉而行呼吸。是以《灵枢·动输》曰："胃为五脏六腑之海，其清气上注于肺，肺气从太阴而行之，其行也，以息往来，故人一呼，脉再动，一吸脉亦再动，呼吸不已，故动而不止。"五味入口，藏于胃以养五脏气，气口亦太阴也。是以五脏六腑之气味，皆出于胃，变见于气口，所谓气口独为五脏主也。肺主一身之气，气非呼吸不行，脉非肺气不布。仲景曰："呼吸者，脉之头也。"（《伤寒论·平脉辨脉法》）经脉虽各有起止，实一气相通，特借手太阴一经之动脉，以候五脏六腑十二经之气血，经虽属肺，实脾胃所主，以脏腑诸气，靡不本之于脾胃也。

肺朝百脉，今所诊者，两手手太阴肺脉也，寸口候五脏之真气，即所谓脉之胃气。南宋·蔡元定云："凡脉不大不细，不长不短，不浮不沉，不滑不涩，应手中和，意思欣欣，难以名状者，为胃气。"（元代·戴起宗《脉诀刊误集解》卷上《诊候入式歌》引）胃气者，营卫调和之气，亦即太阴之气，人体气血之健旺与否，于此可诊也。平人之常气禀于胃，人无胃气曰逆，逆者死。无胃气，四时之脉不得其本脏和气也。盖和缓为土，有胃气而合时，便是平脉。《素问·玉机真脏论篇》曰："脾脉者土也，孤脏以灌四旁者也。"又曰："五脏者皆禀气于胃，胃者五脏之本也，脏气者，不能自致于手太阴，必因于胃气，乃至于手太阴也，故五脏各以其时，自为而至于手太阴也。"

是以候脉者，候太阴精气之盛衰矣。寸口之脉，分寸关尺三部，浮中沉九候，一候宗气于上，二候中气于中，三候冲气于下，三气皆以候胃气为本，而达之于太阴寸口。一叶以知秋，见微而识著焉。

七、太阴经界

【形层太阴】《素问·阴阳离合论篇》曰："中身而上，名曰广明，广明之下，名曰太阴。"中身者，中腹也。中身乃中腹区域，中身以上，即中腹以上之位，阳明所主，而中腹以下，则为太阴所主。又曰："太阴之后，名曰少阴。"太阴之下，即是少阴，为太冲地位，故少阴居中腹之下。由此而知，人之胸腹以纵向标界，脐之上下为中枢,即中身,中焦脾胃所辖,又分上下,亦即由膈至脐两分,上半胃所主,下半脾所主,故太阴之位在脐之上下各三寸,其下为少阴位。又曰:"太阴之前,名曰阳明。"阳明为太阴之子,以表里层次言,阳明者表也,五脏六腑之海也,行气于三阳,太阴为之行气于三阴。太阴紧邻阳明,广义阳明位居胸膈至中腹上位间,其前为心肺胃所居,其后则太阴所主耳。

躯干以形层分列,胸腹壁肌肉所处为阳明,阳明之下,即属太阴,乃肠胃肝肾内脏之实体也,而内脏之脉络血流筋礬,属少阴厥阴耳。是以太阴者,中之位也。

【经络太阴】手太阴经脉,起于中焦,下络大肠,上膈属肺,从肺横出腋下,下循手臂面桡侧,入寸口,上循鱼际,出大指端;其支者,从腕后出次指内廉出其端。足太阴经脉,起于大趾之端,循趾内侧上内踝前廉,上循胫骨后,上膝股内前廉,入腹属脾络胃,上膈挟咽散舌下;其支者,从胃上膈注心中。

手足太阴经脉所循之处,皆躯干四肢阴面最前处,紧邻阳面最前处之阳明经,此亦太阴之前为阳明之所指。肢体前侧最为要据,口舌尤重。

【脏腑太阴】肺在上焦,脾居中焦,经气之内行部分,重在上中二焦,由其与营气之生发敷布相关,中腹为主位,胸胃为次位。清代·程国彭云:"胸膈以下,少腹以上,乃清浊交界之所,为太阴之分野。"(《医学心悟》卷二《厥阴经证》)太阴与阳明始终密联难分,最可注目,切勿言及太阴即是脾土而无肺金也。

八、太阴经时

"丑未之上,太阴主之"。丑未之岁,湿行于上,雨化布天。太阴时值夏至,天当溽暑,六阳正盛,乾阳已极,阴阳分治,坤气始见,一阴初生,其时暑湿燔蒸,地气溢满,能大雨时行而湿物,是以谓之湿土。居于西南,正位季夏,司天则丑未主之,未为正司,丑为对化,上为湿土,下为太阴,标本一同。以年论,凡未年(羊年)为太阴正化年,湿气盛;丑年(牛年)为太阴对化年,湿气弱。以月论,凡六月太阴正化月,湿盛;十二月为太阴对化月,湿弱。以时而论,凡未时(13~15时)太阴正化时,湿盛;丑时(1~3时)为太阴对化时,湿弱。

太阴所主有肺脾二脏,脾纯太阴,全行湿土之令;肺则不同,因位上焦,五行属金,故常依燥金行令。若太阴司天,则辛金常从其母,转行湿土之令也。此其两脏经气之异秉,不可不知。

然《素问·太阴阳明论篇》又言脾不主时:"脾者土也,治中央,常以四时长四脏,各十八日寄治,不得独主于时也。"何谓也?脾脏者,常着胃土之精也,四季之月,土旺各十八日,生万物而法天地,故上下至头足,不得主时也。此强调太阴主养之不限时,并未否没太阴经气旺衰之有时焉。

九、太阴平脉

《素问·至真要大论篇》曰:"太阴之至,其脉沉。"太阴湿土,四之气也,土有地卑之象，故脉沉。沉者，脉气之来行于肌肉之下也。《难经·七难》曰："太阴之至，紧大而长。"太阴时值夏至后三阴用事之始，阴气尚微，故其脉有阳极转阴之象。《内经》言其常气，《难经》言其旺气，视角不同，所见自异。总以太阴主气之时，三部脉略沉，或稍弦紧为平脉。

言其位，太阴主中，则其位在关部，在中取，关部及中取皆得和缓之脉，则是太阴平脉焉。然太阴分脾肺，《素问·平人气象论篇》有"平肺脉来，厌厌聂聂，如落榆荚，曰肺平……平脾脉来，和柔相离，如鸡践地，曰脾平"之说。今多尊南宋陈言之言："足太阴脾脉，在右关上，沉软而缓；……手太阴肺脉，在右寸口，涩短而浮。"（《三因极一病证方论》卷一《学诊例》）然戊土行于左主升，己土行于右主降，故又有脾脉在左关之说。

第二节　太阴病理

一、中气失健

《素问·本病论篇》曰："人饮食劳倦即伤脾，又或遇太阴司天，天数不及，即少阳作接间至，即谓之虚也，此即人气虚而天气虚也。又遇饮食饱甚，汗出于胃，醉饱行房，汗出于脾，因而三虚，脾神失守。"中虚之途或三，一者饮食劳倦所伤，二者太阴司气不足，三者他经所累，如少阳相火不足或过亢之类也。如《经》所云，太阴司天之年，少阳尚为天之左间。若太阴不足，则接者先至而少阳得政，木气横犯，土运失振耳。天气如斯，人气一同。先有病于脾，次遇天虚，脾感天重虚，又遇汗出，而减其精血，乃故名三虚也。

《素问·生气通天论篇》曰："阴之所生，本在五味，阴之五宫，伤在五味。"太阴掌太仓出入，为储粮待用之府，散精供赡运用，为胃行精液者也。脾胃既虚，则五脏六腑、四肢百骸将何所赖以荣养耶？脾伤则内闭九窍，外壅肌肉，卫气解散，此谓自伤气削也。后天之本所赖，岂可或缺？是以脾胃伤乃诸虚之源。金代李杲云："元气之充足，皆由脾胃之气无所伤，而后能滋养元气；若胃气之本弱，饮食自倍，则脾胃之气既伤，而元气亦不能充，而诸病之所由生也。"（《脾胃论》卷上《脾胃虚实传变论》）

明代万全云："有阳土有阴土者，阴土坤也，万物之所归藏也，阳土艮也，万物之所以成始成终也。……阳土备化，阴土司成。受水谷之入而变化者，脾胃之阳也，散水谷之气，以成荣卫者，脾胃之阴也。苟得其养，无物不长，苟失其养，无物不消，此之谓也。"（《养生四要》卷一《寡欲》）中气之虚，不惟在气，即阳土，更在其精，即阴土也。太阴本为阴脏，为三阴之长，所谓主开者，开阴精之受养焉。中气失健，不惟气虚，更甚在其水谷之精虚衰。脾阳不足，水谷固不化，脾阴不足，水谷亦失化也。譬如烹食，釜底无火固不熟，釜中无水亦不熟。元代朱震亨曰："脾土之

245

阴受伤，转运之官失职，胃虽受谷，不运化，故阳自升，阴自降，而成天地不交之痞。"(《格致余论·鼓胀论》)备言脾阴之重焉。

中气失健，诸虚羸之状尽显，如乏力、气短、健忘、面白、头眩、嗜卧等，此皆气血乏源、五脏失养之征。若按五行相生论，土弱不生金，脾虚最先伤肺；如依天阳说论，太阴无粮，则少阴失潜，是以肺脾两虚、脾肾双亏者临证最夥。

脾主运化，脾虚失健，谷气难消，必致纳食之病，如胃呆不食、食后脘痞、偏嗜挑食、小儿疳积等。脾主肌肉而运四肢，既禀气有亏，则四肢倦怠失用。是以"脾病者，身重，善肌肉痿，足不收，行善瘛"。(《素问·脏气法时论篇》)盖因"脾病不能为胃行其津液，四肢不得禀水谷气，气日以衰，脉道不利，筋骨肌肉，皆无气以生，故不用焉"。(《素问·太阴阳明论篇》)李杲则另有新解："脾病则下流乘肾，土克水，则骨乏无力，是为骨蚀，令人骨髓空虚，足不能履地，是阴气重叠，此阴盛阳虚之证。"(《脾胃论》卷上《脾胃盛衰论》)此东垣翁"相火"说之一别论焉。

二、大气下陷

所谓大气下陷有二，宗气下陷与中气下陷，金属太阴阳明升降之失。

中气升降在脾胃。脾以太阴抱阳气，温升而化五味，脾升则磨荡而善腐，是以谷消而不滞。脾虚清气不升，己土失左旋，戊土不右转，阳不升而沉于下，阴不降而郁于上，而成诸多中气下陷之病，见无力升举之证，如肌肉痿坠、内脏下垂、脱肛阴挺、堕胎滑胎等；见正气不固之证，如肠滑遗尿、淋瘘漏汗、疮脓淋漓、便血崩漏等；见气弱不长之证，如囟陷解颅、毛脱发绺、五迟五软、鸡胸龟背等，即明代·张景岳所谓："气陷则仓廪不藏，阴亡则门户不摄。"(《类经》卷十六《疾病类》)

肺兼具太阴阳明二性。肺受脾之精华合成宗气，司大气出入，此亦太阴升举之力焉。肺悬胸中，必赖大气以包举之，而后有所附丽；大气以鼓舞之，而后畅然呼吸。若心肺气虚，则膻中气陷，宗气不举，肃降失行，而成大气下陷之证：满闷者，因呼吸不利而胸觉短气矣；怔忡者，大气既陷而心无依养也；头眩健忘者，大气不上达而脑无凭藉也。至于肌肤甲错，形体羸瘦，或自汗，或咳逆喘促，或寒热不时，或多梦纷纭；或气息将停，或寒热往来，或咽闭声嘶，或肢体酸懒，或神昏呆顿，或吐衄崩遗，皆大气失升、精气不固之征。《素问·六微旨大论篇》曰："出入废则神机化灭，升降息则气立孤危。"所云即诸如此类。气为血之帅，甚则有血随气陷，漏崩下血不止者。

大气下陷之证，最常见喘不纳气，动则气促，呼吸短浅，气息难续，张口抬肩，或咳嗽连声，久不暂停，尿漏矢遗，此肺脾肾三脏同病也。天一生水，肾命先成，有气息萌动，乃乾元资始之气，即是冲气，经所谓"少火生气"也。此气生于下焦肝肾，徐徐上达，培养于后天中焦脾胃水谷之气，而磅礴之势成，绩贮于上焦心肺膺胸空旷之府，而盘踞之根固，三气合和，升降相因，共成大气之传达焉。以五行相生论，辛金生于己土，癸水化于辛金，三者母子根结，少阴职为元基，太阴串联不辍也。张锡纯云："大气不但为诸气之纲领，并可为周身血脉之纲领矣。"（《医学衷中参西录·医方·治大气下陷方》）故气之陷下，常相重叠，肺肾两虚、肺脾不举、脾肾双陷，甚或三脏皆衰者，并为多发，临证不可不察。

三、水湿为病

《素问·阴阳别论》曰："三阴结，谓之水"。三阴者，太阴也，太阴为开，主水湿之制运。手太阴肺不能行水，足太阴脾不能制水，阴气凝结，是以水泛。肺乃水上之源，又与太阳经相合，既宣又降，以成水液之流通。脾主水谷津液之输达制衡，不可一时滞碍焉。太阴开机一失，气液不运，水湿必停，壅留成病。

湿属太阴，所以成病者，或从天地之受，或由人体自生。出于天气者，雨雾之属，多伤人五脏，所谓"太阴司天，湿气下临"。"敦阜之纪……大雨时行，湿气乃用……邪伤脾也"。（《素问·五常政大论篇》）出于地气者，泥水之属，多伤人皮肉筋脉，所谓"地之湿气，感则害人皮肉筋脉。"（《素问·阴阳应象大论篇》）由于饮食者，以偏嗜酒酪，多伤人六腑，所谓"水谷之寒热，感则害于六腑"。（《素问·阴阳应象大论篇》）。由于汗液者，以多汗濡渍，多伤人肤腠，所谓"多汗而濡者，此其逢湿甚也。"（《素问·痹论篇》）

手太阴受水湿之犯，常着于肺，多由外生，由太阳表邪内传者十之七八。仲景曰："肺水者，其身肿，小便难，时时鸭溏。"（《金匮要略·水气病脉证并治》）盖肺水者，水乘金也。肺主气，卫气不行，故其身肿。气生水，肺气不化，故小便难。肺为太阴，化气于湿土，下与大肠相表里，大肠燥金，亦从湿化，收敛失政，故时时鸭溏。由肺卫同体，斯病常从太阳辨证，偏于外者焉。至于水湿由肺达于皮毛，而成丹毒水痘疱疹湿疮者，亦是同例。若水湿化热，结于胸膈，发为结胸之证，又常从阳明辨证，胸膈者，阳明之位矣。然肺为阴脏，若本气太过，寒从中生，燥化无力，湿必上聚，以生痰浊耳。于是有咳嗽痰多，色白而黏，胸闷气阻，咽中不爽，喘急气迫，大便时溏，舌苔浊腻等症，是乃手太阴本经之病也。阳者从阳，阴者从阴，此鉴物之通则矣。

足太阴蒙水湿之难，常着于脾，多从内生，以成湿浊为病之主体。《素问·脏气法时论篇》曰："脾苦湿。"《素问·至真要大论篇》曰："诸湿肿满，皆属于脾。"脾主中土而灌溉四方，一旦失运则湿积水渍。脾土之化在其阳，思虑过度，饮食劳倦，伤及中阳，以至脾运不足，水湿必生，此不足之为病。司气太过，贪食肥厚，酒面过饱，而生浊气，此壅遏之为病。木疏土松，木郁则疏泄无力；火蒸水升，肾寒则土中失温，诸如此类，皆他病以累中焉。

外湿者，皆因水湿之盛，累及太阴湿土之化，至其本气过之，湿胜外遏焉，或由本气先弱，化水之力不足，内外相引而成。病邪所自不一，故所伤有异，则所见诸多，在肤表则寒热自汗，淫疮疱疹；在经络则肌痹身重，筋骨疼痛；在腠理则麻木痿软，胕肿流注，皆水湿不化之征焉。

湿从内生者则不然，多因水不化气，阴不从阳，本气不足使然。太阴经气标本皆阴，中气为燥，惟其得阳之气化，则从中气而疏润不滞。若太阴虚惫，或他脏之浊浸渍壅遏，运无所依，郁滞本气，则从湿为病焉。在肺多为痰饮，在脾多为湿渍诸证，为咳喘、眩悸、呕逆、胀满、溲涩、黄疸、泄泻、下痢、腹痛、浮肿、带下、水疝等。

四、湿病从入

《周易·上经》曰："同声相应，同气相求；水流湿，火就燥；云从龙，风从虎。圣人作，而万物睹，本乎天者亲上，本乎地者亲下，则各从其类也。"湿证虽多，辨要惟二：一曰湿热，一曰寒湿。盖湿虽属阴，本从土化，寄旺四季，随从偏性，春夏得之者，多从阳为湿热，秋冬得之者，多从阴为寒湿。就地位而言，土近东南，火土合气，阳胜则火胜，而湿以化热，故东南之人多病湿热；土在西北，水土合德，阴胜则水胜，而湿以化寒，故西北之人多病寒湿。《素问·至真要大论篇》曰："湿上甚而热。"即湿中于上位、阳经者多从热。隅反可云：湿下甚而寒，即湿中于下位、阴经者多寒。此辨湿热寒湿之大概，不可不知。

《素问·太阴阳明论篇》曰："阴阳异位，更虚更实，更逆更从，或从内，或从外，所从不同，故病异名也。"湿遏脾胃，中气既衰，升降不力，己土不升，陷于水位，水从润下而病寒；戊土不降，逆于火位，火从炎上而病热。水火分离，戊土燥热而己土湿寒者，其常也。然湿终为阴邪，积阴为盛，故戊土之燥热，究不胜己土之湿寒。盖水能胜火，寒能胜热，故寒湿之病终多于湿热为患（参清代·黄玉璐《长沙药解》）。

病入三阳多在卫气，病入三阴多在营血，此病理常轨耳。然太阴为三阴之表，又主开，是以湿土之病多在气分，无论湿热寒湿。然湿性下流，近在阴分，损营伤血者亦不在少数。如湿热深陷厥阴，湿瘀滞于血络，发为痢疾；如少阴精少，湿热下注，损及肾络，发为淋闭溲血；如太阴暑温，挟痰内陷，深入厥阴心包，发为神昏谵语；如肝经寒湿，阻滞胞脉，而成痛经癥瘕；痰湿不化，下壅少阴厥阴，滞抑真阳，而成宫闭不孕等。是皆合病，肇源皆关太阴湿气，理当关注。

《素问·至真要大论篇》曰："诸痉项强，皆属于湿。"《经》谓：土位之下，风气承之。盖湿土之承气乃风木焉。湿胜者，土气亢焉，亢则害，承乃制之，风木之气盛起而抑之，痉象因生，由"诸暴强直，皆属于风"耳。后贤解经，或言病在太阳，水甚兼风；或言湿闭气血，不得流通；或言寒湿凝滞，筋脉失养；或言湿热化燥，血虚生风，皆未中肯綮，惟元代·滑寿之释最有亮眼："湿过极则反兼风化制之，然兼化者，虚象而实非风也。"（《读素问钞》卷上《病能》）肝木主筋，连于肢节，风湿内起，则多痹证，关节肿痛，筋脉拘挛，颈项强直，身重而痛，肉消而痿焉，即如《素问·生气通天论篇》曰："因于湿，首如裹。湿热不攘，大筋软短，小筋弛长。软短为拘，弛长为痿。"不惟如斯，由湿生风，风鼓湿凝，因成风痰，冲逆旁干，而成眩晕、肢麻、震颤诸病矣。

五、痰饮为病

痰饮者，水湿之别名也。内无湿则不生痰，水道清则饮不作。《经》云："太阴所至为积饮，痞隔。"（《素问·六元正纪大论篇》）"岁太阴在泉，……民病饮积。"（《素问·至真要大论篇》）痰饮者，阴精停聚为病也，未聚之前，本皆血气，无非水谷之所化耳。故南宋·陈言云："人之有痰饮病者，由荣卫不清，气血败浊凝结而成也。"（《三因极一病证方论》卷十三《痰饮叙论》）湿气成病，弥漫广泛，痰饮成病，积聚局限，是为两者之别，然源头无异，皆水气作祟，故皆关太阴。

明代·李时珍云："脾无留湿不生痰，故脾为生痰之源，肺为贮痰之器。"（《本草纲目》卷十七《草部》）以水液代谢而言，脾主生与举，肺主布与降，两太阴于痰饮之生成皆密不可分。脾之生痰，多在中宫之弱，健运力微，中焦不能腐谷，水谷津液失输不升，与阴气相聚，遂停滞为痰为饮。肺之生痰，多在肺气之滞，内外邪侵，宣降受阻，上输之气血不能散降，与邪毒裹挟，则壅聚为痰为饮也。为病之机括相异，故见症不同。在脾则呕吐、反胃、肿满、眩运、风痛、嗳气、吞酸、嘈杂、噎膈、怔忡等，一派清阳不升之象；在肺则咳嗽、喘满、痉痹、喉痹、咯痰、结胸、瘰疬、瘿瘤、肢痛、肌麻、癫痫等，诸多浊阴不降之征。脾肺又母子相联，母病常及子，子病亦累母，故交错相染，是以痰饮之病恒纷繁如麻也。

清代·陈念祖云："痰饮证乃水气上泛，得阳煎熬，则稠而为痰，得阴凝聚，则稀而为饮。"（《医学实在易》卷三《里证》）水聚成饮，饮凝成痰，饮多稀薄而痰常稠粘，故饮病阴多而痰证阴少，此是常例，然亦有水热互结成饮及寒凝收引为痰者，不可一概而论。其病性病状常由所挟六气、所在六经之不同而相异，如挟风者常在厥阴少阳，兼热者多在阳明少阳，偏寒者屡在太阳少阴，欲明辨者，常须由痰饮之色质、久暂及兼证而定，如明代·李梴云："风青寒黑湿色白，热黄甚则带红紫；火郁稠黏气如絮，食痞酒癖胁痛加。"（《医学入门》卷四《内伤》）

元代·朱震亨云："百病中，多有兼痰者，世所不知也。"（《丹溪心法》卷二《痰》）太阴兼四气，是以痰饮之病常兼挟他邪，淫泆上下中外，无处不到，故仲景有四饮之说，诸家又有风痰、寒痰、热痰、湿痰、惊痰、食积痰、酒痰、气痰、老痰之名。元代·戴思恭云："痰饮因太阴湿土之化，生于脾胃，宁不生于六经乎？初虞世谓涎为遍身之脂脉津液也，此非六经中之津液灌注于内外者欤？"（《推求师意》卷下《痰饮》）津脂无所不在，故痰病亦无所不在，累犯它经亦理之然，则痰饮不可拘于太阴也。然津脂何由？无非太阴，可弃之而论痰饮乎？

少阳亦多痰病，惟由胆经失畅，相火内郁，火无从泄，清气精微，炼而成浊，壅为痰滞，故少阳之痰病多为热痰、老痰、郁痰，与太阴多湿痰、寒痰自有分别耳。

六、中焦寒病

太阴标本皆阴，为纯阴之经，其性阴寒，从寒化者多，从热化者少，寒病者，太阴之常焉。太阴之上，湿气主之，中见阳明，若不得中见之化，则为脏寒之病。

《经》曰："太阴有余，病肉痹寒中，不足病脾痹。"（《素问·四时刺逆从论篇》）"太阴司天之政……民病寒湿，腹满，身膜愤，胕肿，痞逆，寒厥，拘急。"（《素问·六元正纪大论篇》）太阴本气太过，阴寒偏盛，阴气中生，湿寒埋塞，渍于内外，则有肉痹、腹满、胕肿、痞逆、拘痛诸症，正所谓"阴凝于上，寒积于下，寒水胜火，则为冰雹，阳光不治，杀气乃行"。（同上）他经之病气，亦内传外引，致生中寒。太阳本气、厥阴少阴标气皆寒，偏胜则伤阳；三阳标气、少阳本气均热，不足则阴胜，阳损阴郁，咸沉聚寒气，金可累及太阴耳。

太阴主湿，中气受寒者，阴寒中凝，阳弱不驱，必生湿病，而成寒湿之证。清代·吴瑭云："湿之入中焦，有寒湿，有热湿，有自表传来，有水谷内蕴，有内外相合。其中伤也，有伤脾阳，有伤脾阴，有伤胃阳，有伤胃阴，有两伤脾胃。伤脾胃之阳者，十常八九，伤脾胃之阴者，十居一二。"（《温病条辨》卷二《中焦篇》）寒湿者，湿寒相搏也。盖湿水同类，在天之阳时为雨露，阴时为霜雪，在江河为水，在土中为湿，体本一源，易于相合，最损阳气。凡见腹痛，吐利交作，脘闷不食，六脉沉细或伏，舌苔黑滑或白滑，口不渴饮，此太阴感寒本病，亦寒湿之主症焉。

《伤寒论》273条曰："太阴之为病，腹满而吐，食不下，自利益甚，时腹自痛。"277条曰："自利不渴者，属太阴，以其脏有寒故也。"太阴寒脏，脏寒则病自寒。太阴以湿土而司转输，喜温恶寒，违其所喜，土病乃生矣，故所见证，俱属里阴。腹满而吐，食不下，则满为寒胀，吐与食不下，总为寒格也。今下利益甚，时腹自痛，则肠虚而寒益留中，阴邪用事，升降失职，故有此症。寒邪传于太阴，湿寒过盛，阳气衰微，则自利不渴，乃脾脏受寒，故谓脏有寒也。

病发于阴者，多入太阴为寒，寒伤营阴也。寒伤营血，束闭卫气，而生外寒，故常肢冷；脏腑阳弱，阴气内收，故常腹痛；脾气失升，胃气不降，故常痞满腹胀、呕吐不食。湿者太阴主气，寒者少阴客气，恒相互牵引，水土湿寒，中气埋郁，君相失根，则水湿泛滥，变生下利、水肿、鼓胀、脚气、黄疸、淋浊、痹痛、湿疹、带下诸症。

七、中虚阴火

阴火内侵上犯，常由中虚湿浊而起，此乃金代·李杲慧眼卓识："脾胃气衰，元气不足，而心火独盛。心火者，阴火也，起于下焦，其系系于心，心不主令，相火代之。相火，下焦胞络之火，元气之贼也，火与元气不两立，一胜则一负。脾胃气虚，则下流于肾，阴火得以乘其土位，故脾证始得，则气高而喘，身热而烦，其脉洪大而头痛，或渴不止，其皮肤不任风寒，而生寒热。盖阴火上冲，则气高喘而烦热，为头痛，为渴，而脉洪。"（《脾胃论》卷中《饮食劳倦所伤始为热中论》）

脾胃虚弱，阳气不长，春夏之令不行，五脏之气不生，湿浊下流乘肾，土病克水，阴气重叠，此阴盛阳虚之证。营血大亏，营阴伏于地中，阴中之阳浮越，乘于脾土，阴火炽盛，此虚阳上冲之证也。东垣翁上文所云"心火"者，实指肾中少阴之火，故又称"阴火"，由心肾同司君火也。虚阳上盛，其火在上，故云"心火"。心火炽动，血脉沸腾，则血气逆乱；阳气不治，火独炎上，走于空窍，燎灼周身。清气不升，浊气不降，清浊相干，乱于上下，水不制火，火不运水，两相分离，斯乃东垣"湿热相火说"之大要焉。此发先贤之未发，揭示气虚生热之原理，而为"甘温除大热"之法奠基焉，可谓居功至伟。

此火不惟上亢，又可下侵为患焉："脾胃有亏，下陷于肾，与相火相合，湿热下迫，经漏不止，其色紫黑如夏月腐肉之臭。"（《兰室秘藏》卷中《妇人门》）盖湿火者，中土虚弱为本，阴火内侵为标，火热乘于上，则发热头痛，口渴气喘，眩冒目瞑，面赤目翳；湿热陷于下，则崩漏带下，腰膝酸痛，少腹隐痛，阴痒溲血焉。

中虚多生寒湿，而东垣翁独辟湿热识病之门径，真乃岐黄功臣也。中土乃阴精之源，营血之本，中焦气运不力，必致阴血亏虚，阴虚则内热，热必上燔，此阴阳相失必然之理。太阴本气湿土，虚则湿生，阴湿停滞，与火相裹，聚合纠缠，必生湿热，此水火不谐必成之果焉。东垣翁立足《内经》太阴为诸阴基始、主湿土运化之道，深探其源，大展中气之说，著成《脾胃论》，乃学古用今之垂范大匠。

然东垣先生误认相火为壮火，为君为臣错位，生理病理倒称，肇启后世"相火"之说之乱象，有不审之过矣。

八、脾不统血

《灵枢·决气》篇云："中焦受气取汁，变化而赤，是谓血。"水谷精微乃生血之源，脾之所主也。《难经·二十四难》曰："脾裹血，温五脏。"盖血为气母，气为血帅。心属阳而主血，脾裹血以行气。阳乃推行之力，裹为统摄之能焉。中气强健，运化昌盛，不惟血旺气足，且统束有方也。反之，脾土不足，气血生化乏源，气弱则血失所统，无所制约，越经外溢，斯成出血诸见，如咳血、吐血、便血、血尿、崩漏、紫癜等。

土弱气陷，气衰血溢，多有中焦虚惫之征，如纳呆食少，体倦乏力，气短声低，面色不华，舌淡脉细等，乃太阴本气不足之病焉。然天地之理，阳统乎阴，血随乎气。生土者，火也，《经》云裹血以温五脏，在其阳焉，故君火虚衰者，中土失温，常为血溢之由，除土弱见症外，常有阳虚之征，如胸阳不足者，宗气不煦，于是胸背阴冷，胸闷气喘，咳嗽痰多，咯血不止，口鼻衄血；如肾火衰陷者，冲气失固，于是腰膝酸冷，少腹寒痛，血精崩漏，尿血便血。南宋·杨士瀛"有气虚挟寒，阴阳不相为守，营气虚散，血亦错行，所谓阳虚阴必走是尔"。（《仁斋直指方论》卷二十六《血》）

肝藏血，脾统血。木气疏泄则中土松朗，然木易干土，肝强则脾弱。清代·黄玉璐云："肝血不升之原，则在于脾，脾土滞陷，生气遏抑，故肝无上达之路。肝脾不升，原因阳衰阴旺，多生下寒；而温气抑郁，火胎沦陷，往往变而为热。"（《四圣心源》卷四《劳伤解》）若肝木郁滞，横逆犯脾，中气失和，血不归统，则有木土违戕而出血之证，如胁脘攻痛，腹胀不食，口苦口淡，吞酸呕血，便溏粪血等；若肝胆郁热，侵入脾脉，入络伤血，气血逆乱，则有木火伤土之出血之证，如大便下血，里急后重，腹胀攻痛，崩中胎漏，痔漏便血等。

九、太阴病脉

《经》曰："太阴常多气少血。"（《素问·血气形志篇》）是以"足太阴者三阴也，其脉贯胃属脾络嗌，故太阴为之行气于三阴。"（《素问·太阴阳明论篇》）太阴为三阴之首，主开，多运而少藏，故气多而血少焉，其病常在气少而血弱。无论手足太阴，气少则脉必弱，或细，或芤，或软，或结，或代，或涩，或濡。西晋·王熙曰："右手寸口气口以前脉阴虚者，手太阴经也。病苦少气不足以息，嗌干，不朝津液……右手关上脉阴虚者，足太阴经也。病苦泄注，腹满，气逆，霍乱呕吐，黄疸，心烦不得卧，肠鸣。"（《脉经》卷二《平人迎神门气口前后脉》）"阴虚"者，中沉取而见虚脉也。气弱陷下，提振无力，脉呈弱势，理之必然。

太阴之湿，其脉"或涩或细，或濡或缓，是皆中湿，可得而断"。（《紫虚脉诀》）浮而缓，湿在表也；沉而缓，湿在里也；或弦而缓，或缓而浮，皆风湿相搏也。盖土湿不化，其性沉滞，流衍渗著，脉无滑利之征，多以缓迟细革为象，或微或著，以病之深浅而定。其脉位，亦以关脉为主，如明代·秦昌遇云："右关细紧，太阴寒湿。"（《症因脉治》卷一《腰痛总论》）

痰饮之病脉多弦滑。清代·潘楫云："滑主多痰，弦主留饮。热则滑数，寒则弦紧。浮滑兼风，沉滑兼气。"（《医灯续焰》卷五《痰病脉证》）滑为水物兼有之象，主多痰者，以痰为饮结成形故也；弦则长直而敛，不能抑扬鼓荡，阳运之力薄，故水饮留滞焉。诊太阴痰饮，寸关两部可多关注：如诸部皆缓，寸口独滑，膈上有痰；右寸沉迟，肺寒痰积，右寸弦滑，痰饮呕逆。右关上沉弦，多为悬饮；滑在右关，宿食不化；弦在左关，痰疟癥瘕也。

第三节　太阴证治

一、健中助运

四君子汤

治荣卫气虚，脏腑怯弱，心腹胀满，全不思食，肠鸣泄泻，呕哕吐逆，大宜服之。人参（去芦）、甘草（炙）、茯苓（去皮）、白术（各等分）。右为细末，每服二钱，水一盏，煎至七分，通口服不拘时，入盐少许，白汤点亦得。常服温和脾胃，进益饮食，辟寒邪瘴雾气。（《太平惠民和剂局方》卷三《治一切气》）

药皆中和之品，汤以君子命名，功专健脾和胃，受水谷之精气而输布于四脏，一如君子有冲和成人之德也。脾气者，人身健运之阳气，如天之有日。理脾则烈日当空，片云纤翳，能掩之乎？四君子主理脾胃，中央之枢轴圆转，四畔之机关尽利，气足健运，饮食倍进，后天充盛，余脏受荫而色泽身强矣。脾乃后天之本，万物之母，肺为气之本，百气之源，中气一弱，土不生金，肺气亦虚，太阴经气不振，气血皆衰，则诸脏失养矣。是方也，专为太阴虚惫而设，尤以补脾为先。明代·周之干云："四君子阳中之阴，肺、脾二经药也。"（《慎斋遗书》卷五《古方解》）

丹溪翁有"阳常有余阴常不足，气常有余血常不足"论，在天地赅万物而言，在人身备一体而论，非直指气为阳、血为阴也，《经》曰阳中有阴，阴中有阳，独阳不生、独阴不长是已。真阳由阴而升，真阴由阳而降，然后地天交而营卫通，以奉生身。明代·虞抟云："气虚者，气中之阴虚也，治法用四君子汤以补气中之阴。曰血虚者，血中之阴虚也，治法用四物汤以补血中之阴。"（《医学正传》卷一《医学或问》）正所谓欲达阳者，于阴中求之，此可从人参之性参悟其奥。人参不生原隰而生山谷，偏好树下而不喜风日，是其体虽阴而为阴中之阳，正合于阳中之阴，以交于阴中之阳，而大益真元，故能回元气于无有之乡，而补天元之真气也。益气之真理，蕴涵其中矣。仲景用人参，如白虎加人参汤、小柴胡汤、炙甘草汤、吴茱萸汤、四逆加人参汤等，多为救阴，真寒之证反不施，于斯可见，此惟于甘温、辛温中求其同异焉。古方独参汤即见斯理焉。

独参汤

止血后，此药补之。大人参（二两，去芦）。上每服水二盏，枣五枚，煎一盏细呷之。服后熟睡一觉，后服诸药除根。（《十药神书·十药总论》）

参者，参也，其功与天地人并立为三。失血之后，精气怯弱，神思散乱。有形之阴，不能即复，几微之气，不当急固乎？顿服参二两，不但滋血益气，亦且阳生阴长也。阴阳之在人身，互为其根而不可离者也。若阴道亏乏，则孤阳无所依附，亦自飞越，故令人暴眩仆绝。夫阴生于阳，又太极之妙乎！故以独参主之，取其为固元益气之圣品尔。有诗为赞："功建三才得令名，阴阳血脱可回生，人参二两五枚枣，服后方知气力宏。"（《时方歌括》）

土喜疏松，最忌壅塞，太阴主开之性也。中气不运，总成湿壅，欲振脾阳，必先化湿，白术、茯苓是也。白术甘温，除湿益气，和中补阳，消痰逐水，生津止渴。温燥湿气，甘益中气，燥之则土不濡，足以生阳助运，脾胃可健。茯苓甘平，北宋·寇宗奭云："此物行水之功多，益心脾不可阙也。"（《本草衍义》）金代·张元素云："其用有五：止泻一也，利小便二也，开腠理三也，除虚热四也，生津液五也。"（《医学启源》卷下《用药备旨》）既燥湿而又生津液者，何缘也？除其湿则气周流，而津液生矣。与白术不同，其滤渗行水之力最优，土无浸渍，自然生力无碍。甘草太阴本药，益脾健胃，护中调和。四药相合，甘得中之味，温得中之气，平得中之性，不偏不倚，不湿不燥，谦逊平和，非君子而何？清代·吴瑭之评述，颇值玩味："四君以参、苓为胃中通药，胃者腑也，腑以通为补也；白术、炙草，为脾经守药，脾者脏也，脏以守为补也。茯苓淡渗，下达膀胱，为通中之通；人参甘苦，益肺胃之气，为通中之守；白术苦能渗湿，为守中之通；甘草纯甘，不兼他味，又为守中之守也，合四君为脾胃为两补之方。"（《温病条辨》卷三《下焦篇》）

是方松土施肥之祖方，凡中气虚惫之证皆可施用，范围极广，常分三类。一者素体气弱，中气不振，食少面黄，肌肉瘦削，气短懒言，神思萎顿者。常与健胃之药合用。二者久病不愈，大气不足，正不胜邪，病势迁延者，如偏瘫痿躄、久泻久痢、劳嗽咯血、耳聋内障、脱发阴疽等。常与祛风化湿、逐瘀祛痰、散寒理气之药以治余邪。三者病来骤急，正气大虚，元气暴脱，而见惊风昏厥，手足瘛疭，神思迷愦，冷汗逆冷等，急以此剂救亡图存，常与开窍固脱、镇惊宁心之品合用。

【崩漏案】林妇，46 岁，家务。半年前月经始乱，近 3 个月经量大。现阴道出血15 天，量多，周身乏力，气短汗出，妇科止血治疗一周未效，拒绝手术摘宫来诊。B超示子宫前壁肌瘤 36mm×28mm，激素更年征。血常规：HGB 68g/L。面色㿠白，两关上脉虚大无力，尺沉细。舌苔中腻，色白，舌质淡。气随血脱。急益气固脱。红参30g（另煎兑服）、炒白术 30g、茯苓 20g、炙甘草 20g、龙骨 30g（先煎）、牡蛎 50g（先煎）、桂枝 15g、白芍 15g、大枣 15g、生姜 20g、三七粉 5g（冲服）。服药次日出血量大减，第三日血止。后以益肾化瘀法调治。

异功散

温中和气。治吐泻，不思乳食。凡小儿虚冷病，先与数服，以助其气。人参（切去顶）、茯苓（去皮）、白术、陈皮（剉）、甘草（各等分）。上为细末，每服二钱，水一盏，生姜五片，枣两个，同煎至七分，食前温，量多少与之。（《小儿药证直诀》卷下《诸方》）

六君子汤

四君子汤（治脾胃不调，不思饮食）加陈皮、半夏。（《世医得效方》卷五《脾胃》）

香砂六君子汤

治气虚肿满，痰饮结聚，脾胃不和，变生诸症者。人参（一钱）、白术（二钱）、茯苓（二钱）、甘草（七分）、陈皮（八分）、半夏（一钱）、砂仁（八分）、木香（七分）。上生姜二钱，水煎服。（《古今名医方论》卷一《香砂六君子汤》）

四君子汤既为强健太阴、寓阴发阳之根方，其增味拓功之方不下数十成百，以异功散、六君子汤、七味白术散、参苓白术散最为著名，要在兼治气痰湿耳。

异功散由北宋·钱乙发明。脾中之阳，法天之健，要在流走布行，最忌滞聚。脾虚必湿胜，不能为胃散精布气，水谷之气遂壅滞而不利。清代张志聪云："橘皮能达胃络之气，出于肌腠……能达脾络之气，上通于胃。"（《本草崇原》卷上《本经上品》）故于四君子加陈橘皮一味，燥湿利气，顺其性之所喜，助其流动之功耳。凡脾虚而气壅者，脘痞不食，气逆呕哕，病后闷滞，是方最宜。

六君子汤最早见于南宋杨倓《杨氏家藏方》，乃四君子汤去甘草，加枳壳、陈皮、半夏，至元代危亦林《世医得效方》始定其组方为异功散加半夏，并延迄今。是方二陈汤寓焉，治脾弱痰聚，二太阴病患皆宜。病在脾经，脘膜纳呆，胃逆呕恶，口黏而甜；病在肺经，久嗽不愈，气短喘逆，痰多稀白。脾为生痰之源，肺为贮痰之器，土不生金，太阴湿化，气痰不降，发为诸症，皆可治之。盖脾恶湿，湿濡而困，不能制水，痰浊是生，惟知去痰，不言益脾，非其治焉，以四君子杜生痰之源，橘皮、半夏蠲成痰之流，乃标本兼理，气液同调耳。清代柯琴云："拨乱反正，又不能无为而治，必举夫行气之品以辅之，则补品不至泥而不行，故加陈皮以利肺金之逆气，半夏以疏脾土之湿气，而痰饮可除也。"（《古今名医方论》卷一《香砂六君子汤》引）。若再加木香行三焦滞气，砂仁通脾肾元气，即成香砂六君子汤。四君得四辅，补力倍增，四辅有四君，元气大振，相须而益彰者也。

【痰嗽案】黄翁，84 岁。8 个月前患肺炎，住院治疗 10 天后病情控制，病灶基本吸收。出院后仍痰嗽不已，晨昏尤甚，痰多色白，气短懒言，动即喘汗，体倦纳呆，不思进食，咳甚呕痰稀白量多。形体虚肥，面色少华，两上肺可闻及散在湿啰音。两关下沉细无力，寸脉滑带弦，舌胖苔薄滑色白。太阴虚陷，痰湿内壅。六君子汤加味。人参 10g，姜半夏 15g，陈皮 10g，茯苓 20g，炒白术 20g，炙甘草 10g，大枣 10g，干姜 5g，五味子 10g，砂仁 5g，旋覆花 5g。7 剂。药后气力渐增，咳喘见轻，痰浊亦减，夜可安卧。续以上方 2 周，诸症大好。前后守方化裁调治 2 月余，诸症平复。

保元汤

人参（二钱）、黄芪（三钱）、甘草（一钱，炙）、肉桂（每用五分至七分）。气虚陷顶者，此方主之。（《医方考》卷五《痘门》）

是方胎于东垣翁之黄芪汤，又名调元汤，用治小儿"相火"惊风证，即本方之前三味。此三味皆甘温，能补元气，甘能泻火耳。

东垣黄芪汤

黄芪（二钱）、人参（一钱）、炙甘草（五分）。上哎咀，作一服，水一大盏煎至半盏，去渣，食远服。加白芍药尤妙。（《兰室秘藏》卷下《小儿门》）

金代李杲云："脾虚者，由火邪乘其土位，故曰从后来者为虚邪，火旺能实其木，木旺故来克土，当于心经中，以甘温补土之源，更于脾土中泻火以甘寒，更于脾土中补金以酸凉，致脾土中金旺火衰，风木自虚矣。"（《兰室秘藏》）此明解甘温除热之真理焉。扶中固土，浮火自可回归本原。明代魏直借此以医痘，上下相济，治虽异而道则同焉。计其药性之功，用黄芪能固表，人参能固内，甘草能解毒，究其痘之宜治，必此三味神品。又加助阳之肉桂，前三味，得三才之道体；后一味，扶一命之颠危。"令其内固外护，扶阳助气，则气于焉而生，血于焉而附，气血无恙，斯一身之真元可以保合而无坏乱矣。区区痘毒，借此领载，则何难出之有哉？"（《痘疹全书博爱心鉴·保元汤加减总要》）惟其有起死回生之功，转危就安之力，故改名保元汤。

中气者，长养万物者也。气盛即物壮，气弱则物衰，痘疮陷顶者，责之气虚也。盖小儿元气未充，最易伤残，用此保全，诚幼科王道之妙方。但能因此廓充，则凡气分血分虚寒虚陷等症，皆可随症增减用之，无不可奏神效。

气者，一而已，主肾，为先天真元之气；主脾，为后天水谷之气，此指发生而言。人禀天地之气，负阴抱阳，阳不可陷于阴分，当使脾有春夏发生之气，不使有秋冬肃杀之气也。若天之元气不足，而常陷于浊阴，则地亦无生生之意。故天气升则地气长，而后絪缊和合，霖雨时降，滋生万物，万物各得其所矣。天地合德，生生不息，阴阳二气升降互施，则气血散布于四肢，何病之有？此方用黄芪和表，人参固里，甘草和中，三气治，而元气足。少佐肉桂，激发肾中元阳之气，真气上举，三气皆活焉。且桂能治血，以推动其运，扶阳益气，以充达周身。血在内，引之出表，则气从内托；血外散，引之归根，则气从外护。参芪非桂引导，不能独树其功；桂不得甘草和平血气，不能绪其条理矣。清代·钱斗保云："黄芪保在外一切之气，甘草保在中一切之气，人参保上、中、下、内、外一切之气，加肉桂以鼓肾间动气，诸气治则元气足矣。"（《医方絜度》卷二《保元汤加减总要》引）

是以，后贤用此方不惟治小儿痘疹惊风，且"总治气虚"（《彤园医书》），甚或命其为"治气虚血弱之总方也"（《古今名医方论》）。衍方甚多，如大保元汤（《赤水玄珠》）、十六味保元汤（《寿世保元》）、滋肾保元汤（《外科正宗》）、生脉保元汤（《彤园医书》）等，不一而足。大抵欲升者，加升麻、柴胡；燥湿者，加茯苓、白术；滋血者，加当归、地黄；养阴者，加麦冬、五味子；活血者，加川芎、赤芍；利气者，加陈皮、砂仁。

【手足水疱疹案】黄妇，43岁，工人。双手足掌反复水疱年余，发无定律，遍及指（趾）掌，此伏彼起，细若针鼻，大如绿豆，奇痒无比，刺破水出方缓。曾中西多方医治，用激素药物有效，停后复作。余无不适，形体略丰，舌淡胖，苔薄滑，两脉细沉少力。先以羌活胜湿汤治疗2周，不效。更以保元汤合五苓散加味。黄芪50g，党参30g，生甘草10g，炙甘草15g，肉桂5g，桂枝10g，茯苓15g，炒白术15g，炒苍术10g，猪苓10g，泽泻15g，薏苡仁20g，赤小豆20g。用药10剂，水疱大减，未出新疹。原方加附片10g（先煎），续进2周，诸症消失。守原方隔日续服2周，以固疗效，后未见复发。

寿脾煎

一名摄营煎。治脾虚不能摄血等证。凡忧思郁怒积劳，及误用攻伐等药，犯损脾阴，以致中气亏陷，神魂不宁，大便脱血不止，或妇人无火崩淋等证，凡兼呕恶，尤为危候，速宜用此，单救脾气，则统摄固而血自归源。白术（二三钱）、当归（二钱）、山药（二钱）、炙甘草（一钱）、枣仁（钱半）、远志（制，三五分）、干姜（炮，一二三钱）、莲肉（去心，炒，二十粒）、人参（随宜一二钱，急者用一两）。水二钟，煎服。（《景岳全书》卷五十一《新方八阵》）

夫血得热则行，得寒则凝，失血一证，有寒有热，须辨色之明晦，病之久暂，脉之强弱，审察精详，自无遗误。脾为统血之脏，司健运之职，所以洒陈于脏腑经络。脾脏一虚，则血无统摄，诸出血之症作矣。故先必有中虚之证，兼之以见血也，或崩或漏，或便或溲，或衄或斑，或咯或吐，其色必晦，其病常久，其脉必弱，其舌恒淡，皆气弱不振之见。

明代·张景岳云："此归脾汤之变方，其效如神。"（景岳全书）乃归脾汤去黄芪、茯神、木香、龙眼，加山药、干姜、莲肉。虽云"寿脾"，仍从心脾治焉。"归脾"者，提振脾土统辖之力，俾营血复归。心者，君主之官，又主血脉，血气之陷，多心气不宁，浮散于外。然血之不归，根在中陷，所治仍以益土为要。人参、白术、甘草，大补脾中元气，守其根基也。山药、莲肉助之，不惟补益，兼能固涩。山药甘淡而涩，可"补脾肺，涩精气"（清代·汪昂《本草备要》）；莲子甘涩，"其中所蕴为资始资生之本，微而能着，固而愈强"（明代·卢之颐《本草乘雅半偈》），有固根斯稳焉。当归甘温养血，安宁厥阴。枣仁、远志，宁心和胆者，君相二火宁滥，气血自可静安，救子者，先安其母也。干姜味辛，炮则味苦，能止不移，温中祛寒，暖经止血。不特参、术得之而有力，且能引参、术之力同归血分耳。

是方颇受清代·姚球诟病："脱血气虚而不用芪，不知何故？但知酸敛止涩之法，而不知气能摄血之理，黄芪补气摄血，古人每每用之，何不遵前贤药法而妄自加减？"（《景岳全书发挥》卷四《新方八阵》）是说谌合理中肯，气虚不能收摄而血不止者，"何必寿脾煎，竟用归脾汤可也。"（《景岳全书》卷二《产后类》）然归脾汤着重升补滋养，而此方倾向守中固摄，选药有所偏向，理之常道。太阴主开，中虚气弱，开机不收则气散，则黄芪力在升举，于收摄无益，暂弃不用，或不得已耳。若出血在下，如胎漏经崩、尿血便血，气陷而不上者，理当加入。方后增黄芪、升麻者，即是斯由。出血未止，滑脱不禁者，加乌梅、地榆、文蛤等，增其固涩之力也。

脾之摄力，在其阳也，阳不固则阴失守，失血多则阳必脱焉。是方也，亦脱胎于理中汤。禀赋素弱，多有阳衰阴胜者，中阳不足，心肾失养。其证手足清厥，身为寒慄，肚腹不实，小水频数，眼耳少神，神不守舍，或惊或恐，忽寐忽醒，怔忡不安等。是方亦是佳剂，理中汤加枣仁、远志、山药、莲子、当归者，增其益肾宁心，养血柔肝之力焉。若肾阳虚陷者，可加附子、鹿角、熟地之类。

【胎漏案】陈妇，26岁，职员。停经十周，阴道出血3周。近2年已滑坠三胎，住院保胎十天不效。现阴道出血淡红带褐，时多时少，少腹坠痛，腰酸无力，内心恐惧，夜不能寐，心悸悲啼，饭食不思，气短无力。B 超示胎心正常，宫内积血约 15mm×20mm，血清人绒毛促性腺激素正常，孕酮 43nmol/L。舌淡苔薄滑，舌尖有瘀点。两关脉细软，寸脉小滑，右尺沉细。脾肾气虚，心血不畅。寿脾煎加味。党参 20g，炒白术 20g，黄芪 30g，炙甘草 15g，肉桂 5g，山药 15g，莲子 15g，远志 10g，酸枣仁 15g，炮姜 10g，鹿角霜 30g，当归 15g，熟地黄 15g，仙鹤草 15g。7 剂。药后 3 天血止，心情大好，夜已能寐，诸症亦减。两脉较前有力。复查孕酮 93nmol/L。原方续进一周，诸不适近失，复查 B 超宫内积血已消。

附方

肥儿丸

小儿脾胃素弱，食少而瘦，或素强健，偶因伤食成积而瘦，或因大病之后而瘦者，宜服之。人参、白术（各二钱），陈皮、白茯苓（去皮，各一钱半），甘草（炙）、木香、砂仁、青皮、神曲（炒）、麦芽（炒）、使君子肉（各一钱），山药、莲肉（去心，各二钱），桔梗（一钱）。共为细末，荷叶浸水，煮粳米粉为丸，米饮下。（《育婴家秘》卷一《十三科》）

启脾丸

治脾胃虚弱，气不升降，中满痞塞，心腹膨胀，肠鸣泄泻。可进饮食。人参、白术、青皮（汤洗，去瓤）、神曲（炒）、麦蘖（炒）、陈皮（汤洗，去瓤）、厚朴（去粗皮，剉，姜制一宿，炒）、缩砂仁、干姜（炮，以上各一两），甘草（炒，一两半）。上为细末，炼蜜为丸，如弹子大。每服一丸，细嚼，米饮汤送下，空心食前服。（《是斋百一选方》卷之二《第三门》）

二、益气补肺

补肺汤

治劳嗽。桑白皮、熟地黄（各二两），人参（去芦）、紫菀、黄芪、川五味子（各一两）。上为细末，每服二钱。水一盏，煎至七分，入蜜少许，食后温服。（《妇人大全良方》卷五《众疾门》）

《素问·通评虚实论篇》曰："气虚者，肺虚也。"夫肺主气，五脏六腑皆禀气于肺，脏腑精华，皆上行注肺，气通为卫，流行于诸经脉。肺虚者，肺家元气自虚，气不运而精失养焉，外则畏风怯寒，内则气怯息短，力弱神虚，咽中闭塞，皮毛萎落，面白神羸，情志郁结，嗜卧懒言，遗精自汗，饮食减少，咳嗽无力，痰涎清薄，六脉虚微涩弱，按之无神。

是方乃治劳嗽之主方。肺劳者，不惟肺虚，恒兼及脾肾。辛金者，己土其母，癸水其子。母病可及子，子病常累母。肺虚金不荫水，脾弱土不生金，水虚精耗失养，土虚灌溉无权，肾虚冲气妄举，肺虚痰热留恋，清肃之令不行，清气不分，浊气上干，肺不得清，久嗽难止矣。清代·怀远云："善治者，肺虚则补其气，兼补其脾，使土得以生金；肺有火则补其肾，使子不盗母之气，而水足制火。"（《古今医彻》卷二《杂症》）此本方立法之基焉。

肺虚为上虚，当强健宗气，惟补中益气而已，此救其源也。方用人参、黄芪，乃久咳不已，须培土以生金，取虚则补母之意。清代·钱临述之颇妙："土既虚则金失所生，而不能制木，致木寡于畏，益肆其克土之势，而木抑郁困顿于土中，不能自遂其条达之性，是木土同毙也，强弱同尽也。故培土生金，金旺能制木，而土去其仇，金旺则能生水，而木得其养，是金一旺而木土皆安矣。"（《薛案辨疏》卷上《脾胃亏损停食痢疾等症》）用熟地者，肾为肺子，子虚必盗母，故用肾药先滋其水，补水以制火，其痰自除，且熟地亦化痰之妙品。水土得护，金气自保，即若明代·周之干所云："肺虚补肺即兼补土，肾虚滋肾更宜保金，二者兼顾其母也。"（《医家秘奥·脉法解·卷上》）。凡见咳嗽，自汗，发热，肺虚生痰，不必理痰清热，土旺而痰消热退也。

桑根白皮辛甘而寒，明代·缪希雍云："得土金之气，入手太阴经。甘以固元气而补不足，辛以泻肺邪之有余，故能止嗽也。凡肺中有水气及肺火有余者宜之。"（《神农本草经疏》卷十三《木部中品》）紫菀辛苦而温，《神农本草经》曰："主咳逆上气，胸中寒热结气。"菀，郁也。用其气以散肺结，用其味以顺火性，是以清代·汪昂云："辛温润肺，苦温下气。补虚调中，消痰止渴。治寒热结气，咳逆上气，咳吐脓血，专治血痰，为血劳圣药。"（《本草备要》卷一《草部》）二药一寒一温，共散肺经痰实积气，治其标也。肺为燥金，本气收敛，用五味子酸收，复其本气，以疗久咳之伤气。诸药合用，名曰补肺，土王金生，金王水生，水生火伏，疾恙自去。

《难经·七十五难》曰："子能令母实，母能令子虚。"又曰："东方实，西方虚，泻南方，补北方。"此五行相救之理。凡遇脏腑虚实之证，切忌生硬单行，兼顾生克，方是正治，补肺汤乃称典范。以此六药为基，加味施用，可泛疗肺虚诸证。气阴两虚者，合麦冬、阿胶等；阳虚有寒者，合桂枝、干姜等；兼外寒者，合苏叶、麻黄等；兼痰湿者，合半夏、陈皮等；诸如此类，一以固本去实为务。

【久嗽案】诸男，42岁，工人。2年前支气管肺炎病解后体质大弱，稍有劳累，咳嗽即作，久久方止。1个月前感冒后咳嗽又起，午后连作，气短汗出，痰少白黄，时带血丝，背腰恶寒。外院CT诊为双上肺间质性肺炎，抗感染治疗2周无效。两寸脉浮大而软，按之无力，关尺缓弱。舌淡胖，苔薄黄而滑。肺气大虚，脾肾兼弱，痰热内郁。补肺汤加味。党参20g，黄芪30g，生地黄20g，五味子15g，炒白术15g，橘红10g，诃子10g，姜半夏10g，紫菀10g，桑白皮10g，杏仁10g，肉桂5g，百部10g。服药1周，咳嗽减半。守原法续进1周，咳嗽已止。以补中益气汤合六味地黄丸合方善后。

人参定喘汤

治丈夫、妇人远年日近肺气咳嗽，上喘气急，喉中涎声，胸满气逆，坐卧不安，饮食不下，及治肺感寒邪，咳嗽声重，语音不出，鼻塞头昏，并皆治之。人参（切片）、麻黄（去节）、甘草（炙）、阿胶（炒）、半夏曲（各一两），桑白皮、五味子（各一两半），罂粟壳（蜜刷炙，二两）。上为粗末，入人参片拌匀。每服三大钱，水一盏半，入生姜三片，同煎至七分，去滓，食后，温服。又治小儿久病，肺气喘急，喉中涎声，胸膈不利，呕吐痰沫，更量岁数加减服。（《太平惠民和剂局方》卷四《治痰饮》）

肺为娇脏，气之所主，最不堪破耗。肺体清而法天，下济而司降令，浑浊不得上干者，皆胸中之气健运不息也。不问内伤外感，为热为寒，若肺气稍弛，则降令顿失，浑浊之气遂逆而上行，则为咳嗽、为喘急；肺叶胀举，痰浊上壅，则胸膈紧痛，喉中涎声，鼻塞头晕，声闭不出，呕吐不食。此肺气大弱，敛降无力在先，邪气上干，浊气壅塞在后，治法以人参立名者，可知肺气之不可耗，欲保定肺气，人参之在所必用也。

人参味甘，合五行之正；性温，得四气之和。入脾、肺二经，诸虚皆调，五脏均补。虚人服之，如阳春一至，万物发生，犹饥之得食，渴之得饮也。肺气者，中土所生之宗气，上出于肺，以司呼吸。补肺者，即是补中，宗气生于胃腑也。故清代·徐大椿云："能回元气于无有，肺家专药。功用灵活，五脏之虚，随所引而至。益五脏之阳，生阴生血，阳自生而阴自长。"（《药性切用》卷一《草部》）阿胶甘平，和血滋阴，除风润燥，化痰清肺，乃补肺之圣药。南宋·杨士瀛云："凡治喘嗽，不论肺实肺虚，可汗可温可下，药中须用阿胶，便得安肺润肺，其性和平，肺经要药。"（《仁斋小儿方论》卷四《喘咳》）参胶相合，气血双益，复合之以炙甘草，调补中气，斡旋阴阳，则大气得壮，宗气得复，此仲景炙甘草汤之意焉。宗气虚则易散，须加敛肺固本之药，斯有酸温之五味子、酸寒之罂粟壳所用武矣。正气得固，于是合以治邪之法，则用麻黄宣其郁，半夏行其浊，桑白皮降其热，以顺其秋金之令，则诸邪可驱，喘嗽失音诸症可平。八药合用，以成扶正祛邪之正治，凡肺虚之证，金可借鉴。清代·王又原云："总恃人参之大力握枢而运，已入之邪易出，而将来之邪无从入也。肺邪得随诸药以俱出，而肺气不随诸药以俱出也。"（《古今名医方论》卷二《人参泻肺汤》引）诚为高见。

【虚喘案】葛翁，76岁，农民。半年前右上肺腺癌术后行化疗一次，因不能承受其苦而中断，现咳嗽痰少，痰中血丝，胸闷气喘，动则易汗，稍畏风冷，纳食不健。CT示胸腔少量积液。形体消瘦，面白神疲。舌瘦淡红，苔薄白而腻，两脉虚大，按之无力。宗气大虚，痰浊未化。人参定喘汤加减。人参10g（另炖加入），黄芪50g，阿胶10g（烊），橘红10g，炙甘草10g，生地黄20g，五味子10g，法半夏10g，麻黄5g，干姜10g，桑白皮10g，生姜10g，大枣15g，葶苈子5g。服药一周，自觉精神好转，饮食可进，咳喘稍减。续服一周，气喘已无，咳嗽大好，胸臆已舒。守原方治疗1个半月，诸症近平，复查 CT，胸水吸收。

人参蛤蚧散

治三二年间肺气上喘咳嗽，咯唾脓血，满面生疮，遍身黄肿。蛤蚧（一对全者，河水浸五宿，逐日换水，洗去腥，酥炙黄色）、杏仁（去皮尖，炒）、甘草（炙，各五两）、知母、桑白皮、人参、茯苓（去皮）、贝母（各二两）。上八味为末，净瓷合子内盛，每日用如茶点服，永除，神效。（《卫生宝鉴》卷十二《咳嗽门》）

病已经年，疾久肺有积损，久损必伤肾水，母病及子耳。明代·赵献可云："肺主气，肺有热，则气得热而上蒸，不能下生于肾，而肾受邪矣。肾既受邪，则肺益病。盖肺金之气，夜卧则归藏于肾水之中，肾水干枯有火，无可容之地，于是复上而病矣。"（《医贯》卷四《咳嗽论》）肺肾金水相生，病则金水两亏，金虚在气，气弱无以生水，肾虚在水，水亏无以养气耳。肺为气主，肾为气本，肺不降气，肾不纳气，咳嗽气喘，难于平卧。阴火上攻，伤络动血，故胸中烦热，咯唾脓血；虚火不降，循经外越，则满面生疮，遍身浮肿。此正气衰而邪气盛，乃小人道长，君子道消之象。欲平虚火，当肺肾两治，强金滋水并举，古有人参胡桃汤。

观音人参胡桃汤

（又名观音散、人参胡桃汤）治痰喘。新罗人参（一寸许）、胡桃肉（一个，去壳，不剥皮）。上煎汤服。盖人参定喘，带皮胡桃敛肺故也。（《是斋百一选方》卷十二《咳嗽门》）

是方出自南宋·洪迈《夷坚志》："溧阳洪辑幼子，病痰喘，凡五昼夜不乳食，医以危告。其妻夜梦观音授方，令服人参胡桃汤。辑急取新罗人参寸许，胡桃肉一枚，煎汤一蚬壳许，灌之，喘即定。"（《本草纲目》卷三十《果之二》引）药仅二味。人参无论矣。胡桃肉甘温，入肺肾二经，最补肾精，又能沟连三焦，为命门要药。清代·杨时泰云："胡桃仁状类命门，外皮水汁皆青黑，能入北方通命门，夫命门本阴中之阳，上通于肺，肺气本阳中之阴，下归于命门，上下固相召也。"（《本草述钩元》卷十七《山果部》）三焦者，元气之别使；命门者，三焦之本原，二者一原一委。命门为藏精之宅，三焦乃分治之部，一以体名，一以用名，下通二肾，上联心肺，贯属于脑，为生命之原，精气之府也。二药合用，使肺壮气降，肾强气纳，又促三焦相贯，母子互助，则虚喘可平。药味虽少，合于治理之道焉。

人参蛤蚧散之用蛤蚧，与人参胡桃汤之用胡桃同理。蛤蚧咸平，亦肺肾兼益之品。明代·李时珍云："蛤蚧补肺气，定喘止渴，功同人参。益阴血，助精扶羸，功同羊肉。"（《本草纲目》卷四十三《鳞之一》）气血双补，凡气液衰、阴血竭者，咸宜用之。其物常雌雄相应，情挑交合，两相抱负，故亦职阴阳沟通。清代·张璐云：

"治虚损痿弱，消渴喘嗽，肺痿吐沫等证，专取交合肾肺之气，无以逾之。"（《本经逢原》卷四《龙蛇部》）

肺经有热，当清热化痰，于是有古方二母汤。

二母汤

治肺气壅热咳嗽。知母、贝母（各半两，用巴豆七枚，去壳，同炒黄色，去巴豆不用）。上二味为末，以生姜切片，夹药末细嚼，淡姜汤下，干嚼亦可。（《普济方》卷二十七《肺脏门》）

是方引自明代佚书《医学切问》，明代·武之望称"古二母散"，源自何处，已无从考证。肺虚之治有二法，气虚而阴凑之，治当温补；金衰而火乘之，疗宜寒滋。虚寒易愈，虚火难治。盖火来乘金，谓之贼邪，将作肺痿，甚为棘手。二母皆苦寒，苦能坚金，寒能胜热，润能去燥，两药合方，乃医治肺火阴伤之根方也。后世衍方众多，如明代·龚信《古今医鉴》之二母宁嗽汤（加黄芩、山栀仁、石膏、桑白皮、茯苓、栝楼仁、陈皮、枳实、五味子、生甘草）、明代·秦昌遇《症因脉治》之二母二冬汤（加麦冬、天冬）等，皆基于此而立意也。

人参蛤蚧散人参益气，蛤蚧补真，二母清金，杏仁利气，桑皮泻喘，甘草、茯苓，乃调脾而益金之母也。八味合用，益宗气而和冲气，泻肺实而和中气，三气皆平，虚喘可定也。临证可酌增五味子、磁石、山萸肉、熟地、沉香、胡桃肉等镇敛归气之品，获效更捷。

【小儿虚喘案】曹仔，7岁。一年前患病毒性肺炎、阻塞性肺炎，住院1个月，使用激素治疗等，病情缓解，仍每日阵发痰咳气喘，须用平喘喷剂方缓，移时又作，一日数行。精神疲倦，面色青黄，体丰肢瘦，两上肺呼吸音远，有少量干湿啰音及哮鸣音。舌瘦暗红，苔薄腻水滑略黄，两寸脉浮滑而软，左尺脉细滑无力。肺肾两虚，痰浊内滞。先去实邪为主，兼顾正虚。葶苈大枣泻肺汤合人参胡桃汤、泻白散加味。葶苈子5g，大枣20g，桑白皮10g，地骨皮10g，百部5g，紫菀5g，人参5g（另炖），五味子5g，粳米10g，川贝母粉2g（冲），胡桃肉20g，炙甘草10g。用药4天后咳喘由每日六七次减至四五次，听诊啰音减少，续服一周，气喘日作3次，晨昏明显，舌苔水滑已去。痰湿已减，以补益肺肾为主。人参蛤蚧散加味。人参8g（另炖），蛤蚧10g（另炖），胡桃肉15g，炙甘草10g，五味子5g，生地10g，知母5g，川贝母粉2g（冲），杏仁5g，桑白皮5g，茯苓10g，姜半夏5g，百部5g，橘红5g。服药十天，咳喘偶作，已停用西药。守方治疗1个半月，诸症失，CT复查病灶吸收。

附方

团参饮子

治病因抑郁忧思、喜怒、饥饱失宜，致脏气不平，咳嗽脓血，渐成肺痿。憎寒壮热，羸瘦困顿，将成劳瘵。人参、紫菀茸（洗）、阿胶（蛤粉炒）、百合

（蒸）、细辛（洗去叶土）、款冬花、杏仁（去皮尖，炒）、天门冬（汤浸，去心）、半夏（汤泡七次）、经霜桑叶、五味子（各一两），甘草（炙，半两）。上㕮咀，每服四钱，水一盏半，生姜五大片，煎至七分，去滓，食后温服。（《重订严氏济生方·咳喘痰饮门》）

参芪补肺汤

治肺证咳喘短气，或肾水不足，虚火上炎，痰涎壅盛，或吐脓血，发热作渴，小便短涩。人参、黄芪、白术、当归、陈皮、茯苓（各一钱），山药、山茱萸（各二钱），五味子、炙甘草（各五分），熟地黄（一钱半），麦门冬、牡丹皮（各八分）。上姜、枣，水煎服。（《景岳全书》卷六十四《外科钤古方》）

三、健中化湿

白术散

治脾胃久虚，呕吐泄泻，频作不止，精液苦竭，烦渴躁，但欲饮水，乳食不进，羸瘦困劣，因而失治，变成惊痫，不论阴阳虚实，并宜服。人参（二钱五分）、白茯苓（五钱）、白术（五钱，炒）、藿香叶（五钱）、木香（二钱）、甘草（一钱）、葛根（五钱，渴者加至一两）。上㕮咀，每服三钱，水煎。热甚发渴，去木香。（《小儿药证直诀》卷下《诸方》）

钱氏白术散，又名人参白术散（南宋·陈文中《小儿痘疹方论》）、七味白术散（明代·王纶《明医杂著》），由四君子汤加藿香叶、木香、葛根组成，为医治吐泻之后，阴津大伤，烦渴不止之良剂。是方不惟善治吐泻，更可嘉者，乃治渴名方。金·张元素谓：“治诸烦热渴，津液内耗，不问阴阳，服之止渴生津液。”（《医学启源》卷中《六气方治》）陈文中云：“此药清神生津，除烦止渴。”（《小儿痘疹方论·类集痘疹已效名方》）南宋·杨士瀛用“治消中消谷善饥”。（《仁斋直指方论》卷十七《消渴》）大队温燥之药组剂，竟治燥证，其理安在？

《灵枢·营卫生会》曰：“营出于中焦。”《灵枢·本神》又曰：“脾藏营。”《素问·厥论》曰：“脾主为胃行其津液者也。”太阴为三阴之长，脾本阴藏，其功在阴精之受、藏与运耳，五脏主藏阴，而脾为五脏之原，得水精之气则能灌溉四旁，俾五脏循环而受益。血虽为阴，取汁必在中焦；肾虽主阴，生精恒由水谷，太阴为诸阴之母焉。是以清代·陈念祖云：“千古滋阴都误解，太阴脾土要扶持。”（《医学实在易》卷四《虚痨》）故理脾而致阴，养阴生津润燥之大法也。

太阴标本皆阴，然其运必从阳，无阳则运滞，阴液无从内藏外布。标本之气太过，湿遏中土，阳必失展，阴不输转，反助湿聚，燥渴由是则生，是为由湿生燥耳。其治有二：一则培中阳以健动力，二则化湿浊以消壅遏。四君子汤由阴发阳，助中焦之原力；藿香、木香辛温芳香，可解湿土之困缚，芳香者，脾胃所喜，故能开胃助脾；葛根甘平，倍于众药，其气轻浮，鼓舞胃气，可起阴气，上行津液，又解肌散热，乃行阴生津之胜药也。

理湿者，不惟在运，当借之于透，是方之藿香、木香、葛根，其用在此耳。藿香清和芳烈，明代·张景岳云："善快脾顺气，开胃口，宽胸膈。"（《景岳全书》卷四十八《芳草部》）木香为三焦宣滞要剂，乃阳盛气烈之功，明代·卢之颐云："入脾则夺土郁，入肝则达木郁。土以木为用，木以土为基也。"（《本草乘雅半偈·帙三·木香》）葛根轻扬升发，升阳明清气，清代·黄宫绣云："入脾而不入肺，因其体轻蔓延，周身通达象肌之故。"（《本草求真》卷三《温散》）三药皆透气良品，立于中而走于上、发于外。脾土以松为用，其气宜升，最忌壅滞，土郁而结，无疏而能醒乎？三药主宣通经脉之正气以散邪，冀土疏湿去而复其运转之能，此方中重用之由焉，不可不识。

本方治中气本虚，屡患湿泻，所谓慢性体质，急性起病者，无论小儿大人，效果颇著，多二剂止利。若伴呕泻之后，口燥咽干者，尤为适用。愚用治脾虚湿浊之消渴证，常获佳绩。

【小儿泄泻案】马囡，4 岁，腹泻常行 2 年，饮食稍有不慎或遭风受冷即便溏稀水，近日复发一周，日行五六次，便溏色黄如泥，纳差形瘦，面黄发少。舌苔薄腻，指纹淡红。脾虚风湿。白术散加味。葛根 20g，党参 10g，茯苓 10g，白术 10g，藿香 5g，木香 5g（后下），炙甘草 5g，神曲 10g，防风 5g，炒麦芽 10g。3 剂后泻止。仍以原方调养，隔日一剂，连服两周，再以香砂六君子汤调养 1 个月。食增体健，旧症获愈。

【消渴案】俞妇，43 岁。糖尿病病史 5 年，有家族史倾向，空腹血糖 10～12mmol/L，服二甲双胍等降糖药时有反复，停药后复旧，甘油三酯略高，余血检正常。形体略胖，面白气短，食后脘胀，大便溏薄，日行 3 次。两关脉细软无力，尺脉细沉，苔中腻厚色白。空腹血糖 10.82mmol/L，餐后 1 小时 16.33mmol/L，甘油三酯 3.87mmol/L。中阳不足，湿浊中阻。七味白术散加味。党参 30g，炒苍术 15g，陈皮 10g，茯苓 20g，炒白术 20g，炙甘草 10g，藿香 15g，葛根 30g，木香 5g，姜半夏 15g，肉桂 5g。14 剂，嘱停服降糖药。两周后复查空腹血糖 8.41mmol/L，脘胀已消，大便成形，苔腻减半。守原方续治，稍作化裁，共用药 3 个月，血糖稳定于 6～7mmol/L 间，精神佳。

参苓白术散

治脾胃虚弱，饮食不进，多困少力，中满痞噎，心忪气喘，呕吐泄泻及伤寒咳噫。此药中和不热，久服养气育神，醒脾悦色，顺正辟邪。莲子肉（去皮）、薏苡仁、缩砂仁、桔梗（炒令深黄色，各一斤）、白扁豆（姜汁浸，去皮，微炒，一斤半）、白茯苓、人参（去芦）、甘草（炒）、白术、山药（各二斤）。上为细末。每服二钱，枣汤调下，小儿量岁数加减服。（《太平惠民和剂局方》卷三《治一切气》）

是乃医治脾虚湿盛之要方。中气不健，水湿停运，升降失司，于是饮食不化，胸脘痞闷，肠鸣泄泻，四肢乏力，形体消瘦，面色萎黄，心悸气喘，呕吐咳噫，舌淡苔腻，脉多虚缓。治脾胃者，补其虚，除其湿，行其滞，调其气而已。七味白术散若谓标本兼理，偏于祛湿，参苓白术散则曰重在强脾，偏于运化。本方乃四君子汤加莲子、薏苡仁、砂仁、白扁豆、山药、桔梗而成。

物之生机在于实，实亦谓之仁，仁者，理也，内藏元气生机，可促发中气健运之力，莲子、砂仁、薏苡仁、扁豆之用，其理在焉。莲子味涩，秉秋收之金气而入肺经；味甘，得中正之土气而入脾经；气禀清芳，味得中和，乃补益太阴之真品，有化浊出香之神力。合以山药甘平，入肺脾肾，既可益气又兼滋阴，乃守中固本之良品，阴阳气血之亏皆可用之。斯二药皆补而能守，应中土守职之义。凡脾虚泄泻、带下等有松脱之症，恒用之以助四君之力矣。扁豆甘温，清代周岩云："豆皆甘而入脾，故能于夏令湿盛脾弱之时，布清肃之令，复敦阜之气。"（《本草思辨录》卷二《扁豆》）禀土中冲和之气，通利三焦，升清降浊，和中下气，故专治中宫之病。薏苡仁甘淡而寒，燥能除湿，甘能补脾，淡能渗泄，亦攻补兼施之品。二药补而兼泄，助白术、茯苓以健脾渗湿。更有砂仁辛温，醒脾和胃，行气化滞。明代龚信《古今医鉴》所载参苓白术散，较本方多陈皮，似更合理，与砂仁合用，则补而不滞，颇促中气之灵动通透耳。

最可嘉处在于桔梗之用。桔梗苦辛微温，味厚气轻，阳中之阴，升也。入肺肾二经，金代张元素称其："一为诸药之舟楫，一为肺部之引经。"（《医学启源》卷下《用药备旨》）乃开提肺气之圣药，可为诸药舟楫，能载诸药上浮，又能通天气于地道，清气既得上升，浊气自克下降，而无痞塞之忧。是方用此，引诸药补力入肺金，两太阴相联，则沃土生金，由金可生水，一变而全方可为肺脾肾三脏之通补之剂，于阴滞阳乏之病皆可著效。

综观全方，补中气，渗湿浊，行气滞，通宣三焦，提上焦，涩下焦，而以醒中焦为要者也。诸药相伍，补脾之力极厚，复振太阴本气，土湿之化可成耳。太阴标本皆阴，复本气不惟在阳，亦在养益中焦之阴，是乃本方要点。俗论惟识其为治湿之剂，而忽其复阴之基本，有失偏颇。凡太阴虚惫兼痰湿诸证，如胃肠病、贫血、慢性支气管炎、慢性肾炎以及带下病等，用之皆有良效。

【浮肿案】王妇，55 岁。桥本病病史 10 年，发展为甲状腺功能减退、水肿 5 年，长年服甲状腺素片。每晨起面足部轻度浮肿，起床 2 小时后渐消，次日如故，反复中西诸治法无效。诉乏力气短，易汗，纳少溲少，轻度畏冷。现每日服甲状腺素片 100μg。体检各指数均无异常。关尺脉细弱无力，寸脉濡软，舌胖大有齿痕，苔中根腻。三阴失藏，阳郁水滞。参苓白术散合五苓散。党参 20g，炒白术 15g，陈皮 10g，茯苓 30g，砂仁 10g，炙甘草 10g，薏苡仁 30g，扁豆 15g，山药 20g，桔梗 15g，肉桂 5g，猪苓 10g，泽泻 20g，莲子 10g。14 剂。药后水肿减过半，乏力、尿少等亦明显减轻。脉证同前，仍原方续治，前后加减共服药 3 个月，水肿完全消失，改服甲状腺素片每日50μg，续巩固2个月，水肿未复，甲功复查正常。

升阳益胃汤

脾胃之虚，怠惰嗜卧，四肢不收，时值秋燥令行，湿热少退，体重节痛，口苦舌干，食无味，大便不调，小便频数，不嗜食，食不消。兼见肺病，洒淅恶寒，惨惨不乐，面色恶而不和，乃阳气不伸故也。黄芪（二两），半夏（汤洗，此一味脉涩者宜用）、人参（去芦）、甘草（炙，以上各一两），防风（以其秋旺，故以辛温泻之）、白芍药、羌活、独活（以上各五钱），橘皮（连瓤，四钱），茯苓（小便利、不渴者勿用）、泽泻（不淋勿用）、柴胡、白术（以上各三钱），黄连（二钱）。上㕮咀。每服三钱，生姜五片，枣二枚，去核，水三盏，同煎至一盏，去渣，温服，早饭、午饭之间服之。（《脾胃论》卷上《肺之脾胃虚论》）

是方所医，乃中气虚弱，湿热下流，阴火引水湿上干，阳明肺金从中气化湿，不行宣肃，外郁皮肌，内渗三焦而成其病也。土弱气陷，阳气内郁，不能制湿，故怠惰嗜卧，四肢不收，体重节痛；运化失力，故食少无味，腹胀难消；降肃失宜，故大便不调，小便频数。阳不外达，则洒洒恶寒，惨惨不乐。

夫胃受水谷，清阳升而浊阴降，以传化出入，滋荣一身也。今胃不能纳而谷气衰少，则清无升而浊无降，上不行而下不通，湿热内郁，脾土更滞，肺金愈遏焉。病起于中，治中为要，方用六君子助阳益胃，补益脾肺之上药，重用黄芪补肺而固卫，升举中焦之陷阳，开发上焦之郁阳。上中二焦灵动，则土气可复而水湿可化矣。芍药敛阴而调荣，羌活、独活、防风、柴胡除湿痹而升清阳，茯苓、泽泻泻湿热而降浊阴，少佐黄连以退阴火。补中有散，发中有收，使气足阳升，自然正胜而邪服。

羌活、独活、防风、柴胡，皆风药也，东垣翁善用风药胜湿，颇具高妙之理。一者，散风可抑肝散郁。《素问·五常政大论篇》曰："病在中，旁取之。"中者脾胃；旁者肝胆，甲乙风木也。东方春也，胃中谷气者，便是风化。风药可开肺郁，平肝木，复金气以制木横，肝强得抑，则脾土可复。金·李杲云："肝木妄行，胸胁痛，口苦舌干，往来寒热而呕，多怒，四肢满闭，淋溲便难，转筋，腹中急痛，此所不胜乘之也。羌活、防风、升麻、柴胡、独活……"（《脾胃论》卷上《脾胃盛衰论》）二者，疏风可除湿化浊。《素问·阴阳应象大论篇》云："风胜湿"。东垣云："诸风药皆是风能胜湿也"。（《脾胃论》）以六气论，风为春之主气，春风起，阳气升，土中之湿运化而布则万物生，是风可化湿也。以六淫论，湿淫而溃，风起则水湿升散而燥也。三者，风药可升阳和胃。风药味薄而清轻，性浮而走散，可开解郁气，引领阳气上行，于阴中求阳，则湿火可泄而阳气可伸，清气可展也。故东垣翁又云："泻阴火以诸风药，升发阳气以滋肝胆之用，是令阳气生，上出于阴分，末用辛甘温药接其升药，使大发散于阳分，而令走九窍也。"（《脾胃论》）又湿气在肺，易伤太阳经络，风药宣透，正可通经活络，则身痛畏冷可愈耳。

白芍酸收，和血敛阴，以缓羌、防、柴胡辛散之性。盖古人用辛散，必合酸收，所以防其峻厉，犹兵家之节制也。方内有泽泻，则陷下之邪可泄，有黄连，则膻中之逆可平。

是方发中有收，补中有散，使气足阳升，自可正旺邪驱，后世脾胃诸方多仿于此。清代·吴谦之评可谓中的要语："人参属补，不知君于枳、朴中，即为补中泻也。羌、防辈为散，不知佐于参、芪中，即为补中升也。近世之医，一见羌、防辈，即曰发散不可轻用。亦不审佐于何药之中，皆因读书未明，不知造化别有妙理耳。"(《医宗金鉴》卷二十七《删补名医方论》)

余以此方治疗湿热痢、风湿痹及浸淫疮，每得良果。

【湿疹案】姚囡，8 岁。全身湿疹 4 年，春夏之季尤甚，皮疹见于腹腰、臀部、四肢内侧，以关节阴面最常，粟粒样突起，瘙痒不已，搔后湿液淋漓，久不干爽，近月加重，新疹丛出，瘙痒加重，湿淫浸渍，中西诸治无效。纳差形瘦，面黄体湿。苔薄白腻中厚，舌暗红，两脉寸关细软。太阴湿渍，水气蕴毒。升阳益胃汤。黄芪 20g，党参 10g，姜半夏 5g，炙甘草 5g，防风 10g，泽泻 10g，茯苓 10g，柴胡 5g，炒苍术 5g，羌活 5g，独活 5g，黄连 5g，白芍药 5g，陈皮 5g。服药一周，新损未起，瘙痒少减，续用一周，诸疹竟得干意。守原方续治 2 周，皮疹已减大半。化裁共治 3 个月，顽症得痊。

附方

清暑益气汤

时当长夏，湿热大胜，蒸蒸而炽，人感之多四肢困倦，精神短少，懒于动作，胸满气促，肢节沉疼；或气高而喘，身热而烦，心下膨痞，小便黄而数，大便溏而频，或痢出黄如糜，或如泔色；或渴或不渴，不思饮食，自汗体重；或汗少者，血先病而气不病也。黄芪（汗少减五分）、苍术（泔浸，去皮）、升麻（以上各一钱），人参（去芦）、泽泻、神曲（炒黄）、橘皮、白术（以上各五分），麦门冬（去心）、当归身、炙甘草（以上各三分），青皮（去白，二分半），黄柏（酒洗，去皮，二分或三分），葛根（二分），五味子（九枚）。上件同㕮咀。都作一服，水二大盏，煎至一盏，去渣，大温服，食远。剂之多少，临病斟酌。(《脾胃论》卷中《长夏湿热胃困尤甚用清暑益气汤论》)

养脾丸

养脾进食，调理卫气，和畅荣卫，兼治肌困伤力者。人参、麦芽（炒）、神曲（炒）、归身（各七分），白术（一两半），苍术（制）、陈皮、厚朴（姜汁炒）、莲肉、白茯苓、山药（各一两），砂仁（八钱），炙草（半两），木香（一钱半）。上十四味，各制取末和匀，用粳米粉、荷叶浸水煮糊为丸，如小豆大，每服五七十，米饮下。(《万氏家传保命歌括》卷之五《内伤病》)

四、升气举陷

补中益气汤

黄芪（劳役病热甚者一钱），甘草（炙，以上各五分），人参（去芦）、升麻、柴胡、橘皮、当归身（酒洗）、白术（以上各三分）。上件㕮咀，都作一服，水二盏，煎至一盏，去渣，早饭后温服。（《内外伤辨惑论》卷中《饮食劳倦论》）

土弱湿蕴，不能生金，金羸续艰于生水，进而肾水亏耗失于克火，虚火上炎，内燔消蚀，此东垣"相火论"之要义。东垣所云"相火"，非生理相火，乃病理阴火。"心火"为生理君火，发于下焦而藏于心肾，若中气虚弱，真阴不足，则君火失藏而浮越于外，演成"相火"，所谓龙雷之火焉。此阴火上冲，则气高而喘，身烦热，头痛，口渴，脉来洪大。故云："脾胃之气下流，使谷气不得升浮，是生长之令不行，则无阳以护其荣卫，不任风寒，乃生寒热，皆脾胃之气不足所致也。"（《内外伤辨惑论》）

脾胃一虚，肺气先绝，主以黄芪护皮毛、开腠理；元气不足，气弱陷下，辅以人参补托；炙甘草泻火除烦，补中守气：此三味固本除热之圣药也。大热在上，大寒必伏于内，温能退寒以助地气。地气者，在人乃胃之生气，使真气旺，则气归于平焉。此与热因寒用、寒因热用，必伏其所主，而先其所因，法理同而证不同也。佐白术以健脾；当归以和血；气乱于胸，清浊相干，以陈皮理之，且散诸甘药之滞；中气下沉，升麻、柴胡引胃气上腾，复其本位矣。清代·柯琴赞云："补中之剂，得发表之品而中自安；益气之剂，赖清气之品而气益倍。此用药有相须之妙也。"（《古今名医方论》卷一《补中益气汤》引）明代·赵献可云："后天脾土，非得先天之气不行，是方盖为此气因劳，而下陷于肾肝，清气不升，浊气不降，故用升麻使由右腋而上，用柴胡使由左腋而上，非借参芪之功，则升提无力，是方所以补益后天中之先天也。"（《医贯》卷六《后天要论》）立足后天中土，由脾而及心肾，而及肺肝，由阳而及于阴，真执补益之牛耳焉。是方也，发前人之所未发，为万世无穷之利，其义溥矣。

"甘温除大热"，乃东垣先生一大发明。或云此热非真大热，乃自觉发热而体温实不高，或仅为低热而已，诚乃无临证实践之臆测妄语焉。李杲曰："是热也，非表伤寒邪，皮毛间发热也。乃肾间受脾胃下流之湿气，闭塞其下，致阴火上冲，作蒸蒸而燥热，上彻头顶，旁彻皮毛，浑身燥热，作须待袒衣露居，近寒凉处即已，或热极而汗出亦解。彼外伤恶寒发热，岂有汗出者乎？"（《内外伤辨惑论》卷上《辨寒热》）此非大热者乎？中虚湿蕴于内，阳不归位，蒸腾上亢，可见绵延低热，更可呈炎炎高热耳。金元二巨擘各有一"相火"说，东垣抒气不足阴火上冲论，用补中益气汤，用气药以补气之不足而提其陷也；丹溪发阳有余阴不足论，用四物加黄柏、知母，以血药补阴之不足而降其火也。发明殊途，各有至理。

【产后高热案】翁妇，25岁。产后高热6天。二胎剖宫产后五天起，每日午后二时起高热达39℃以上，持续四五小时不退。烦躁不安，口渴喜凉，身有微汗。恶露不多，手术创口未见红肿，无明显腹痛，血检各项指标均正常，曾用抗生素治疗 3 天无效。脉浮滑而数，舌胖大，苔薄腻中厚。予小柴胡汤合白虎汤及四物汤进 2 剂，未效。念及产后真元不足，中气下陷，脉重按乏力。又热作之际乃未时，太阴正化司气焉，予甘温除热法，补中益气汤合小柴胡汤。生黄芪 40g，红参 10g，炙甘草 15g，当归 15g，升麻 10g，柴胡 20g，陈皮 10g，炒白术 20g，姜半夏 10g，大枣 10g，黄芩 15g，生姜 20g。于午前服头煎，4 小时后服次煎。当日热竟未起。续服 2 剂，身平而愈。

中焦者，中枢焉，脾胃之气不充，则清阳不升，浊阴失降，必有陷下之疾。补中益气汤乃治大气下陷之良方，凡脾虚而致气短少力、脏器脱垂、肌肉痿坠、二便不禁、疮水淋漓、崩漏滑胎等，皆有佳效，方中升柴，虽为佐药，居功至伟。李杲曰："脾胃不足之证，须少用升麻，乃足阳明、太阴引经之药也。使行阳道，自脾胃中右迁；少阳行春令，生万化之根蒂也，更少加柴胡，使诸经右迁，生发阴阳之气，以滋春之和气也。"（《脾胃论》卷中《长夏湿热胃困尤甚用清暑益气汤论》）升麻、柴胡气轻而味薄，升举清阳之气，发之厥阴少阳而用之阳明太阴，转运中州，阳升则万物生，清升则浊阴降，中气得壮，气复归位焉。

【尿失禁案】钱妇，43 岁。尿失禁一年。产二子一女，时用力则漏尿。一年前因胆囊结石手术后，漏尿加重至不堪，凡咳嗽、呵欠、上坡、下蹲等稍用轻力，下必遗溲，以至日更衣数次，不得已常用尿垫。体胖面白，气短易汗，两脉寸浮而关下细软，舌胖苔薄腻色白。中焦气陷，下焦失制。补中益气汤合缩泉丸化裁。生黄芪 50g，党参 10g，炙甘草 15g，陈皮 10g，法半夏 15g，当归 10g，升麻 10g，柴胡 10g，炒白术 20g，乌药 15g，益智仁 20g，茯苓 20g。14 剂。针气海、关元、双足三里，补法。嘱每日行缩肛百次。药后漏尿减半，续前法治疗共 3 个月而愈。

升阳举经汤（东垣）

治崩漏。身热，自汗，短气，倦怠懒食。补中益气汤加白芍、黑山栀。姜枣煎。（《成方切用》卷十上《经带门》）

建中立基，充实后天，补中益气汤之大旨耳，化裁用之，所治极广。李氏自叙之加减法即不下数十，另有依法增减而成定方者，如升阳顺气汤、参术调中汤、补脾胃泻阴火升阳汤、黄芪人参汤、调中益气汤、清神益气汤、升阳举经汤、人参补气汤等，其中升阳举经汤最膺认可。中虚气陷，阴火下移，侵入血海，发为崩漏。以补中益气汤益气升阳，退虚热收自汗以治本气之弱陷，加芍药以敛阴和肝，黑栀以清热宁血。

【崩漏案】方女，16 岁。原发青春期功能性子宫出血 4 年，经来常十余天不净，最长 1 个月方止，曾服西药止血，停药复作。现出血已愈 2 周，色淡红，时多时少，小腹不痛。B 超检查示多囊卵巢征。舌红苔薄少，脉关尺虚细。中虚阴火。黄芪 50g，党参 15g，当归 20g，炙甘草 15g，大枣 15g，炒白术 15g，升麻 10g，柴胡 10g，赤芍 10g，白芍 10g，丹皮 10g，炒栀子 10g，益母草 30g。3 剂血止。

升陷汤

治胸中大气下陷，气短不足以息。或努力呼吸，有似乎喘。或气息将停，危在顷刻。其兼证，或寒热往来，或咽干作渴，或满闷怔忡，或神昏健忘，种种病状，诚难悉数。其脉象沉迟微弱，关前尤甚。其剧者，或六脉不全，或参伍不调。生箭芪（六钱）、知母（三钱）、柴胡（一钱五分）、桔梗（一钱五分）、升麻（一钱）。气分虚极下陷者，酌加人参数钱，或再加山萸肉（去净核）数钱，以收敛气分之耗散，使升者不至复陷更佳。（《医学衷中参西录·医方·治大气下陷方》）

是乃清末张锡纯由东垣补中益气汤引申发明，治大气下陷之名方，疗效卓著，近百年来倍受推崇。

所谓大气者，宗气也，充满胸中，贯心脉以司呼吸，发生于少火，培养于水谷，绩贮于膺胸，由盘踞之根固，则磅礴之势成。是气乃营卫二气互抟而就，统率阴阳，充周流溢，包举四虚。明代·喻昌云："五脏六腑，大经小络，昼夜循环不息，必赖胸中大气，斡旋其间。"（《医门法律》卷一《一明胸中大气之法》）是以大气一衰，则出入废，升降息，神机化灭，气立孤危矣。

宗气充盈上焦心肺，滋养则在中焦脾胃，《灵枢·五味》曰："谷始入于胃，其精微者，先出于胃之两焦，以溉五脏，别出两行营卫之道，其大气之抟而不行者，积于胸中，命曰气海。"东垣补中益气汤着力中焦，遵《内经》"劳者温之""损者益之"之旨而立，缓治为主。升陷汤则重在上焦，然用药仍取东垣根基中土法，脾胃为元气之本，"脾胃之气无所伤，而后能滋养元气"。（《脾胃论》卷上《脾胃虚实传变论》）重用黄芪为君，气分虚极者，酌加人参，以培气之本。膻中为阳明位，"心为火脏"，"肺为娇脏"，均忌辛热，故以知母之寒润济之，以抑芪、参之温。易甘温之剂为甘平之剂，亦营卫相携之道，有温有凉、一升一降，有覆雨翻云之妙。升柴之用一如李杲。加桔梗者，取其舟楫之功，勾连上中二焦，以促手足太阴之合焉。或加萸肉者，防气之涣也，更可引大气下潜入肝肾耳。与补中益气汤相较，量大功专，常为救急之用，以图速效。

是方立足中气，充养宗气，兼顾冲气，真可谓得道之深者也。张氏此方，运用甚广，所列验案，有喘咳、失音、窒息、尿血、吐血、水肿、胸胁闷痛、痿躄、昏愦、头痛、脱肛、少乳、惊悸等，当代临床报道，屡资佳证。愚常用其治宗气不振之证，频获良绩。

【胸闷案】麦男，56 岁，商人。糖尿病史十年。胸闷气短 3 个月，每运动或激动加剧，1 周前体检查心电图示心肌缺血征，心血管 CT 造影示冠脉左前降支、右冠状支分别梗阻 45%、50%。拒绝冠脉支架手术。胸闷气短，动辄加剧，甚时胸痛，疲乏少力，饮食、睡眠可，二便调。形体偏胖，目眶黧黑，舌胖大色暗红有瘀斑，苔薄腻色白，两脉关上细涩，重按无力。宗气虚陷，膻中瘀阻。升陷汤合桃红四物汤意。生黄芪 40g，知母 10g，柴胡 10，桔梗 10g，党参 20g，姜半夏 20g，当归 10g，川芎 10g，桃仁 10g，红花 10g，赤芍 20g，升麻 10g，山萸肉 10g，炙甘草 10g。14 剂。嘱适量运动，控食减重。药后胸闷气短减半，面色亦红。守法治疗共半年，体重减轻 8kg，无明显不适。复查冠脉造影：左前降支、左冠状支分别梗阻 35%、40%。

益气聪明汤

治饮食不节，劳役形体，脾胃不足，得内障耳鸣，或多年目昏暗，视物不能。此药能令目广大，久服无内外障、耳鸣耳聋之患。又令精神过倍，元气自益，身轻体健，耳目聪明。黄芪、甘草（各半两），人参（半两），升麻、葛根（各三钱），蔓荆子（一钱半），芍药（一钱），黄柏（一钱）。酒制，剉，炒黄。上㕮咀，每服秤三钱，水二盏，煎至一盏，去滓，热服，临卧，近五更再煎服之，得睡更妙。（《东垣试效方》卷五《眼门》）

《素问·脉要精微论篇》曰："夫精明者，所以视万物，别白黑，审短长。以长为短，以白为黑，如是则精衰矣。"十二经脉清阳之气，皆上头面而走空窍。目以司视，既暗弗明；耳以司听，既鸣弗聪，欲发不发，久久不瘥，脏气精衰，无所凭借尔。由饮食失节，劳役过度，脾胃虚弱，精微不足，肾肝失养，浊阴不降，清阳不升，邪害空窍，令人耳目失却聪明。夫五脏六腑之精，皆禀受于脾土，而上贯于耳目，此精乃饮食所化，非天一元精也。脾者诸阴之首，诸窍血气之源也。脾虚则五脏精气皆失所司，不能归明于头窍，即《素问·通评虚实论篇》所曰："头痛耳鸣，九窍不利，肠胃之所生也。"况胃气下陷于肾肝，阴火上举而妄行，百脉沸腾，血脉逆上而头目为病，正东垣翁所论之"相火"为害焉。

是方以黄芪、人参之甘温治虚劳为君，甘草之甘平，承接和协，三药补气以起衰也。干葛、升麻、蔓荆轻扬升发，能入阳明，鼓舞胃气，上行头目，中气既足，清阳上升，则九窍通利，耳聪目明矣。其中蔓荆子辛甘微寒，为剂中之轻剂、通剂，其体轻扬，而杪作苦，故善利九窍，凉诸经之血热，止头痛目暗。清代·陈士铎云："蔓荆子佐补药中，以治头痛尤效，因其体轻力薄，借之易于上升也。"（《本草新编》卷四《蔓荆子》）芍药之酸寒，敛阴和血，畅顺肝脉；黄柏之苦寒，补肾生水，清降阴火。酒制又炒者，寒因热用也。东垣于方后注云："如烦闷或有热，渐加黄柏，春夏加之，盛暑夏月倍之。若此一味多，则不效。如脾胃虚去之，有热者少用之。"（《东垣试效方》卷五《眼门》）目为肝窍，耳为肾窍，故又用二者平肝滋肾也。

此方重脾胃而兼治肝肾，立意最精，既升举精气于上窍，又补益精血于下焦，故能"治老人腰以下沉重疼痛如神"。（《东垣试效方》）若肝肾不足较显者，毕竟补益之力不足，可酌加熟地、当归、首乌、续断等。

是方一出，大得后世推崇，由其良效耳。凡头目清窍之病，不惟耳目，若鼻衄、眩晕、头痛、健忘、痴呆，属气虚内火，不得泄越，兼湿热上冲者，用之多有神效。

【梅杰综合征案】周妪，66 岁。双眼睑频繁痉挛 8 个月，渐至睁眼无力，双睑下

271

垂。曾注射肉毒素 2 个疗程，疗效可疑。眼部干燥畏光，瞬目增多，视物不清，目眵增多，颜色淡黄，两颞酸痛，头晕眉紧。情绪颇躁，周身乏力，气短胸闷，腰酸背疼。两关脉细弦，尺脉软，右寸脉浮滑。气虚精弱，湿火上冲。益气聪明汤加味。人参 10g（另炖），黄芪 30g，升麻 10g，炙甘草 10g，大枣 10g，知母 10g，白芍 15g，生地 15g，川芎 15g，蔓荆子 15g，黄柏 10g，决明子 15g，葛根 30g。服药 2 周，自觉精神明显改善，睑挛少减，睁眼无须外力。上方去川芎、决明子，加天麻 10g，菊花 10g，当归 10g，续服 2 周，诸症减半。守原法共治 4 个月，症状大部已失，惟视物欠明。

附方

举元煎

治气虚下陷，血崩血脱，亡阳垂危等证，有不利于归、熟等剂，而但宜补气者，以此主之。人参、黄芪（炙，各三五钱），炙甘草（一二钱），升麻（五七分，炒用），白术（炒，一二钱）。水一钟半，煎七八分，温服。如兼阳气虚寒者，桂、附、干姜随宜佐用。如兼滑脱者，加乌梅二个，或文蛤七八分。（《景岳全书》卷五十一《新方八阵》）

提肛散

治气虚肛门下坠，及脱肛、便血、脾胃虚弱等症。川芎、归身、白术、人参、黄芪、陈皮、甘草（各一钱），升麻、柴胡、条芩、黄连、白芷（各五分）。水二钟，煎八分，食远服，渣再煎服。（《外科正宗》卷三《痔疮论》）

固冲汤

治妇女血崩。白术（一两，炒）、生黄芪（六钱）、龙骨（八钱，煅，捣细）、牡蛎（八钱，煅，捣细）、萸肉（八钱，去净核）、生杭芍（四钱）、海螵蛸（四钱，捣细）、茜草（三钱）、棕边炭（二钱）、五倍子（五分，轧细药汁送服）。脉象热者加大生地一两；凉者加乌附子二钱；大怒之后，因肝气冲激血崩者，加柴胡二钱。若服两剂不愈，去棕边炭，加真阿胶五钱，另炖同服。服药觉热者宜酌加生地。（《医学衷中参西录·医方·治女科方》）

五、柔养建中

小建中汤

桂枝（三两，去皮）、甘草（二两，炙）、大枣（十二枚，擘）、芍药（六两）、生姜（三两，切）、胶饴（一升）。上六味，以水七升，煮取三升，去滓，内饴，更上微火消解，温服一升，日三服。【100】

本方《伤寒论》治"伤寒，阳脉涩，阴脉弦，法当腹中急痛"。（100条）"伤寒二三日，心中悸而烦者"。（102条）《金匮要略》治"虚劳里急，悸、衄，腹中痛，梦失精，四肢酸疼，手足烦热，咽干口燥。"（《血痹虚劳病脉证并治》）"男子黄，小便自利。"（《黄疸病脉证并治》）及"妇人腹中痛。"（《妇人杂病脉证并治》）

小建中汤证治之理，历有阴阳之讼。主阳者，如北宋·成无己云："脉阳涩阴弦，而腹中急痛者，当作里有虚寒治之，与小建中汤，温中散寒。"（《注解伤寒论》卷三《辨太阳病》）是论颇据主导，又有黄芪建中汤、大建中汤为其背书，以至凡言"建中"，即是温阳散寒而已。主阴者，如明代·许宏云："桂枝汤中桂枝、芍药等分，以芍药佐桂枝，而治卫气也；建中汤中芍药多半而桂枝减半，以桂枝佐芍药，而益其荣气也。"（《金镜内台方议》卷五《小建中汤》）是以建中者，养营也，以补中缓急焉。至清代·高鼓峰发端："脾之肝病为贼邪，用建中汤，泻土中之木。"（《四明心法·二十五法方论》）其后柯琴之"肝气不舒，热郁于下，致伤中气"（《伤寒论翼》卷下《厥阴方总论》）及黄玉璐之"木气枯燥，脾胃被刑"（《伤寒说意》卷六《少阳经》）说，皆滥觞于此论耳。

建中者，建立中焦脾土也。盖土为五行之主，脾为四脏之本，即《尚书·洪范》建中立极之义。中气者，交济水火之枢，升降金木之轴，中气健旺，枢轴轮转，水木升而火金降，寒热易位，精神互根，自然强中御外，邪去正复。《素问·金匮真言论篇》曰："腹为阴，阴中之阳，肝也；腹为阴，阴中之至阴，脾也。此皆阴阳表里内外雌雄相输应也，故以应天之阴阳也。"太阴者，坤土行事，阴之始焉，以阴为要，不可一时为亏，营气生成于水谷，水谷转输于脾胃，故中气立，则营卫流行，不失其和。寸脉见涩，少阳不舒；尺脉见弦，厥阴不达，乙木下郁则生风，甲木上郁则生火。营气不足，卫气必亢，于是有太阴虚劳诸症。精血衰于里与下，阳热浮于上与外，气不能胜损，病劳之因缘。里急腹中痛，四肢酸疼，黄疸，小便自利，营弱而卫不用；悸、衄，梦失精，手足烦热，咽干口燥，阴虚而浮火盛。不惟木火上举，心肾君火、肺金燥火均炎上为害矣。

太阴之补，不离阳矣，当从阳中求阴，阴中求阳，此由太阴标本皆阴，本质之需焉，小建中汤由桂枝汤化出，深意在斯。《素问·脏气法时论篇》曰："脾欲缓，急食甘以缓之。"君以饴糖，本稼穑作甘之味，建立中气，即《经》云"精不足者补之以味"是也。清代·黄玉璐云："功专扶土，力可建中，入太阴而补脾精，走阳明而化胃气，生津润辛金之燥，养血滋乙木之风，善缓里急，最止腹痛。"（《长沙药解》卷一《饴糖》）倍用芍药之酸，两药相伍，酸甘化阴，以养其脾阴之血，阴收则阳归附也，是乃方理主义。明代·李时珍云："白芍药益脾，能于土中泻木。赤芍药散邪，能行血中之滞。"（《本草纲目》卷十四《芳草类》）中土虚则木邪肆，重加芍药之微寒苦泄，于土中泻木，使土木无忤，则精气渐复可冀，此柔养脾阴之别一要义。原有桂枝、姜、枣之辛甘，宣上焦阳气，即《经》云"辛甘发散为阳"是也。立于阴而固本气，参之阳而化精微，清代·陈念祖以为"方意在扶脾以生血，不全恃四物之类也。"(《妇科要旨》卷四《杂病》）揭其滋阴之本要，故清代·高学山颂其高妙："此方原属填上气以控下阴，蒸阳精以滋阴液之意。"(《高注金匮要略·血痹虚劳病脉证治》)

是方乃滋阴和阳以疗太阴虚衰之第一方，其用甚广，凡中虚无湿者，皆可用之。若无饴糖，以麦芽糖或红糖代之。

【腹痛案】龚妇，38岁。上脘痛一年半，加重2周。2年前因胆囊结石手术切除后，即反复发作上脘隐痛，时轻时重，重时不能食而低热，上腹灼感，牵及两胁；轻时仅略有不适。曾以慢性胃炎及胆管炎施治，乏效。2周前纳食不节而腹痛大作，诊为胰胆管炎，行抗感解痉等治疗，痛虽减缓，仍阵作不止。饮食俱废，心浮气躁，夜不能寐。低热37.6℃，神疲面黄，心下及右胁下按痛，大便3日未解。两关脉弦缓无力。舌偏红苔薄白。己土不足，木气刚强。小建中汤合小柴胡汤加味。赤芍40g，桂枝15g，黄芩15g，党参10g，柴胡15g，大枣15g，玉竹20g，炙甘草20g，延胡索20g，川楝子10g。自加生姜30g。煎液另加红糖30g。日服。一剂后热退便通，两剂后痛止能食。续治一周，诸症若失。后以芍药甘草汤合香砂六君子汤善后，数月腹痛未复作。

黄芪建中汤

虚劳里急，诸不足，黄芪建中汤主之。于小建中汤内加黄芪一两半，余依上法。(《金匮要略·血痹虚劳病脉证并治》)

"诸不足"三字所赅甚广，《备急千金要方》于本方条下转载《古今录验》《必效方》所述之治，有"虚劳腹满食少，小便多"；"大虚不足，小腹里急劳寒拘引脐，气上冲胸，短气，言语谬误，不能食，吸吸气乏闷乱"；"虚劳，下焦虚冷不甚渴，小便数"；"虚劳里急，小腹急痛，气引胸胁或心痛短气"(《备急千金要方》卷十九《肾脏方》)。小建中汤方加黄芪两半，仅芍药四分之一，何治症增扩如此其多？

小建中汤建其中气，俾饮食增而津液旺，以充血生精，而复其真阴之不足，加黄芪者，助增卫气也。里急之候，皆阳气亏耗之故：宗气上虚而下阴乘之，致吸气不深而喘急；腹中阴位，不得阳气温导而拘急；上气不能传送，阳明失降则便滞坠急也。诸不足者，就阳气而言，即胃分之悍气、胸分之宗气及表分之卫气，俱不足焉。黄芪者，以其走气分，功用有三，住气、提气、固气。清代·高学山云："以建中之全力，得黄芪为主，而温胃蒸胸以及走表而固密之。"(《高注金匮要略·血痹虚劳病脉证治》)不惟如斯，黄芪可宣散营卫之壅蔽，疏表而亦补表，清代·周岩云："芍药用至六两，意在敛里破脾结，加黄芪则为疏营卫之气，俾胃中津液，得输于营卫而无阻。"(《本草思辨录》卷一《黄芪》)诚明达之见。

无阳则阴无以生，通阳健脾益胃而生阴血，是方大旨哉！非特借以固阳，实恃以和阴，俾阴有所生，阳不受迫，阴阳双理，诚乃治虚劳诸证之大要焉。亦为后贤盛言竭力推举是方之缘由耳。

【胃癌案】张男，55 岁。1 个月前诊为胃腺癌，术后化疗 2 次，血常规指标大降，升白剂治疗无效。WBC 2.3×10^9/L，RBC 2.6×10^{12}/L，PLT 66×10^9/L，Hb 66g/L。自觉全身乏力，气短自汗，不欲饮食，少食则胀，大便偏干。面色苍白，舌质淡暗少苔，两脉三部细软无力。气血两虚，中气下降。先以十全大补汤加减治疗 1 周，乏力等症减轻，仍不能食，血常规复查未见明显改善。治以先建中气为主。黄芪建中汤加味。白芍 40g，肉桂 5g，桂枝 5g，黄芪 60g，当归 20g，炒白术 20g，山药 15g，炙甘草 15g，大枣 20g，砂仁 5g（后下），木香 5g（后下），糯稻根 30g。煎液加红糖 30g。10 剂后食欲渐复，气力大增。复查血常规：WBC 3.6×10^9/L，RBC 3.4×10^{12}/L，PLT 87×10^9/L，Hb 79g/L。守原法续治 2 周。血常规基本正常，恢复化疗。

人参养荣汤

治积劳虚损，四肢沉滞，骨肉酸疼，吸吸少气，行动喘嗽，小腹拘急，腰背强痛，心虚惊悸，咽干唇燥，饮食无味，阴阳衰弱，悲忧惨戚，多卧少起。久者积年，急者百日，渐至瘦削，五脏气竭，难可振复。又治肺与大肠俱虚，咳嗽下痢，喘乏少气，呕吐痰涎。白芍药（三两），当归、陈皮、黄芪、桂心（去粗皮）、人参、白术（煨）、甘草（炙，各一两），熟地黄（制）、五味子、茯苓（各七钱半），远志（炒，去心，半两）。上锉散。每服四钱，水一盏半，生姜三片，枣子二枚，煎至七分，去滓温服。便精遗泄，加龙骨一两。咳嗽，加阿胶甚妙。（《太平惠民和剂局方》卷五《治痼冷》）

养荣汤，又名养营汤。养营者，荣养营阴以壮盛精血，俾其谐于卫焉。是方粗观之，为十全大补汤去川芎加陈皮、五味、远志；再视之，又相仿于归脾汤；细察之，诚黄芪建中汤之化裁方焉。五脏皆受气于脾，脾主统血，运行上下，充周四体，故凡补剂，无不重在太阴脾土。重用芍药为君，建中汤诸品俱在，恶饴糖过甜呕，故以熟地、当归、白术、人参诸甘润之品代之，以补至阴。虑其过补之滞，加陈皮、茯苓以防之。用桂心而不用桂枝，补通心阳，启导心火，助其化赤之令。远志、五味，皆通肾达心，少阴之药，敛君火以补心化血，清代王子接云："营出中焦，心经主之，以远志通肾，使阴精上奉于心，佐以五味收摄神明，一通一敛，则营有所主而长养矣。"（《绛雪园古方选注》卷中《内科》）

盖调养之治，必须冲和兼济，此养生之至理。补中者，开血之源也；导心者，化血之功也；敛脉者，成血之用也。五脏交养互益，故能统治诸病，而其要则归于养营也，是以此方实乃三阴并补，气血交养之剂。无怪乎明代治证大家薛己云："气血虚而变见诸症，莫能名状，勿论其病，勿论其脉，但用此汤，其病悉退。"（《内科摘要·各症方药》）

【劳嗽案】伍翁，78 岁。慢性咳嗽史 10 年，每年秋令必起咳嗽痰喘，延至次春方减，苦不堪言。是夏其女引至，期求预防。形体略胖，面色不华，气短食少，大便时溏，夜寐不佳，咽干少痰。三脉细缓，寸脉小滑，舌暗红，苔薄白。太少二阴皆虚，肺肾失和。人参养荣汤化裁。人参5g（另煎），阿胶5g（烊化），黄芪30g，白芍10g，五味子10g，陈皮10g，熟地15g，当归10g，炙甘草15g，大枣10g，肉桂5g，茯苓15g，远志10g，苏子10g。另加生姜20g。服药2个月，诸症好转，续服2个月，旧疾未发，以上料20剂煎膏，继用2个月，次春偶有小咳，余皆安然。

附方

内补当归建中汤

治产后虚羸不足，腹中疞痛不止，吸吸少气，或苦小腹拘急，痛引腰背，不能饮食，产后一月，日得服四五剂为善，令人力壮方。当归（四两）、芍药（六两）、甘草（二两）、生姜（六两）、桂心（三两）、大枣（十枚）。左六味哎咀，以水一斗，煮取三升，去滓，分三服，一日令尽。若大虚纳饴糖六两，汤成纳之于火上暖，令饴消。若无生姜则以干姜三两代之。若其人去血过多，崩伤内竭不止，加地黄六两，阿胶二两。合八种作汤，或去滓，纳阿胶。若无当归以芎䓖代之。（《备急千金要方》卷三《心腹痛》）

六、益气生血

当归补血汤

治肌热，燥热，困渴引饮，目赤面红，昼夜不息。其脉洪大而虚，重按全无。此病得之于饥困劳役。黄芪（一两）、当归（酒洗，二钱）。上件哎咀，都作一服，水二盏，煎至一盏，去渣，温服，空心食前。（《内外伤辨惑论》卷中《暑伤胃气论》）

气虚发热，补中益气汤主之；血虚发热，此方所主。或可云此乃前者之姊妹方，抑可谓前方乃本方增味方，东垣先生"甘温除热"又一佳剂耳，由芪归五一之率即可识其奥理。斯证得之于饥困劳役，血虚气弱，阴不维阳，故肌热面赤、烦渴引饮，脉洪大无力，乃虚阳浮越之象，而有喜热畏冷之实，盖血脱者气亦脱，诚阴阳欲离之危兆耳。明代·张景岳云："当此之际，速宜以气为主。盖有形之血不能即生，无形之气所当急固，但使气不尽脱，则命犹可保，血渐可生。"（《景岳全书》卷三十《杂证谟》）重用黄芪，大举中气而专固卫气，急救欲脱之阳，此其一；黄芪轻清走表，俾郁于皮毛之虚热，仍从微汗透泄，营卫和则热解，此其二；李杲云："血不自生，须得生阳气之药乃生，阳生则阴长，血乃旺矣。若阴虚单补血，血无由而生，无阳故也。"（《本草发挥》卷一《金石部》引）阴根于阳，血生于气者，有形之血生于无形之气，黄芪大补太阴，以资化源，气旺血生，此其三。配以少量当归养血和营，使浮阳秘敛，阳生阴长，气旺血生，虚热自退。

是方乃立太阴、定厥阴以治血证之范例矣。厥阴中气为相火，血虚则浮火上举，补太阴乃能强湿土之气以抑风木，助厥阴血液之归藏耳。是以凡男妇失血、崩漏、产后、外伤，亡血过多，发热如炽、四肢挛急、口噤身痉、睛痛羞明、头痛肢麻、瘙痒疮疹，皆可加味处之。至于疮疡溃后，久不愈合，用之扶正托毒，以利生肌收口，亦是养血收风之良法焉。唯其辨证易误，不可忽焉，东垣翁警言："血虚发证，证象白虎，唯脉不长实为辨也，若误服白虎汤必死。"（《内外伤辨惑论》卷中《暑伤胃气论》）

【产后拘挛案】谭妇，41 岁。二胎顺产后 3 个月。产后一个月始，入夜即发低热37.5～38℃，并常伴两足拘挛疼痛，一小时后微汗出后方热退挛止。经抗炎、补钙等治疗，了无影响。因乳汁稀少，未行喂哺，月经未复。形容疲惫，动则易汗，食少便溏，夜寐欠安。两关尺细软，关上小浮，按之无力。舌苔薄少。中气下陷，血虚生风。当归补血汤合四物加天麻钩藤汤（《不知医必要》）加味。黄芪 60g，当归 20g，川芎 10g，熟地 20g，白芍 10g，炒白术 20g，天麻 10g，钩藤 10g，大枣 15g，炙甘草10g，防风 10g。服药 4 天后，发热渐减，足挛亦轻，十天后热退挛止。

通脉散

治乳少，或无乳。黄芪（生用一两）、当归（五钱）、白芷（五钱）、七孔猪蹄（一对，煮汤吹去浮油）。煎药一大碗服之，覆面睡，即有乳，或未效，再一服，无不通矣。新产无乳者，不用猪蹄，只用水一半，酒一半煎服。（《达生篇》卷中《产后》）

南宋·陈言云："产妇有两种乳脉不行：有气血盛而壅闭不行者，有血少气弱涩而不行者。"（《三因极一病证方论》卷十八《下乳治法》）妇人气血溢下为经，蒸上为乳，皆资于脾胃冲脉之所化生也。乳者血之所化，血者水谷所生，饮食入胃，气通于乳。盖冲为血海，其主厥阴，然冲脉与胃经相通，水谷精微，以资冲脉，藏为阴血，气化上呈，输为乳汁，以养婴儿。若脾胃气壮，冲任脉盛，则乳汁多而浓，衰则少而淡，此自然之理。是以温壮太阴，益气生血，充盛化源，乃血少气弱所致乳汁过少之正治。

通脉散或称通脉汤，并非清代·亟斋居士所创，所自无从考证，明代·喻昌《喻选古方试验》曾载相类无名方，无白芷而有通草。此方或为古法，似由当归补血汤与猪蹄汤合成。

《医门方》疗乳无汁方：母猪蹄（二枚，切）、通草（六两，绵裹）。和煎作羹食之。（《医心方》卷二十三《治产后无乳汁方》）

当归补血加葱白汤

治产后无乳。当归（二钱）、黄芪（一两）、葱白（十根）。上剉，水煎服（此方亦从补法来，而以葱白引入乳房，尤为捷径）。（《济阴纲目》卷十四《乳病门》）

通脉散黄芪、当归相配，温升太阴，通阳固本，生阴化血。血海充足，乳源自旺。明代·傅山所识高妙："无血固不能生乳汁，无气亦不能生乳汁，然二者之中，血之化乳，又不若气之所化为尤速，新产之妇，血已大亏，血本自顾不暇，又何能以化乳？乳全赖气之力，以行血而化之也，今产后数日，而乳不下点滴之汁，其血少气衰可知，气旺则乳汁旺，气衰则乳汁衰，气涸则乳汁亦涸，必然之势也。……治法宜补气以生血，而乳汁自下，不必利窍以通乳也。"（《傅青主女科》下卷《产后气血两虚乳汁不下》）

明代·缪希雍云："乳属阳明，阳明脉弱则乳汁不通，能益阳明经气血，故能下乳。"（《神农本草经疏》卷十八《兽部下品》）本方既以补益气血为要，则宜通又不可过通，故弃通草不用。葱白通阳上达，庶几近之，终不若白芷之优。白芷气温力厚，通窍行表，为手足阳明本经药，走气分，亦走血分，升多于降，阳也。非但助阳明燥金之气下行，且禀阳明中土之气上达。清代·邹澍云："白芷则以其味辛色白性芳洁，而专象阳明燥金，故宜归阳明。第阳明主肠胃，为秽浊之所丛集，而性洁者喜行清道，则其最相近而相隶属者，莫如血海，故其用为入冲脉，为之行其阳，用以去其秽浊芜翳。"（《本经疏证》卷四《中品》）降阳明经气之同步，升冲脉之气血，贯通之功何其良尔？猪蹄亦为通乳之佳品，甘咸小寒，偶趾前向，居下引上，且为血肉有情之物，引血上达，可通阳明经气耳。加酒少许，亦取升举之意。诸药相合，补中有疏，疏以助补，上下通达，取效速捷。

【少乳案】鲁妇，33岁。产后2个月，少乳至于无乳，遍尝通法，如猪肺黄豆汤、猪脚醋姜煲、鲫鱼葱白汤等皆无效。形瘦气短，乳房萎软，食纳不健。两脉浮大中空，舌淡苔薄白。太阴阳明皆虚，气血失升。生黄芪50g，当归20g，党参15g，麦冬15g，川芎10g，木通5g，桔梗5g，炒麦芽20g，白芷15g，炙甘草10g，大枣15g。先以猪蹄2个，去爪壳，剖开，清水文火煮一小时，取汤煎前药。日1剂。3剂后两乳房始振，乳汁始出，十日后哺乳无忧，婴儿足食。

归脾汤

治思虑伤脾，不能摄血，致血妄行；或健忘，怔忡，惊悸，盗汗；或心脾作痛，嗜卧少食，大便不调；或肢体重痛，月经不调，赤白带下；或思虑伤脾而患疟、痢。人参、白术、白茯苓、黄芪、龙眼肉、酸枣仁（各二钱），远志（一钱），木香、甘草（炙，各五分），当归（一钱）。上姜、枣，水煎服。（《内科摘要》卷上《各症方药》）

归脾汤原载南宋·严用和《济生方》，至明代·薛己添补当归、远志二味，斯成定方。其所治亦随诸家临证实验不断扩充，原治思虑过度、劳伤心脾之健忘、怔忡。元·危亦林《世医得效方》增脾不统血之吐血、下血。薛己《内科摘要》增补肢体重痛，月经不调，赤白带下；或思虑伤脾而患疟、痢。

《素问·阴阳别论篇》曰："二阳之病发心脾，有不得隐曲，女子不月。"二阳，阳明也，胃腑失振，水谷不消，得之于心脾二脏，盖心主神脾藏意，人有不得隐曲，神思郁结，心伤必及脾，母病累子；脾弱必损胃，里伤及表也。又脾藏营，为生血之源，心主脉，为行血之径，心脾枯槁，前后失荣，血不养心，心神失宁，则惊悸失寐；脾失统血，血不归经，则吐衄崩漏；脾土郁滞，化谷无力，则纳呆便溏；血不归藏，经脉闭涩，则月事不潮。

"归脾"者，俾营血归于脾焉。心脾思虑之病，总以心脾共养为治，却以提振中气为要，太阴湿土得健，精血方可下藏少阴耳。此方乃少阴、太阴剂也。人参、白术、黄芪、甘草甘温所以补脾；茯神、远志、枣仁、龙眼，甘酸所以补心；当归滋阴而养血；木香调肝而舒脾，既行血中之滞，又助参、芪益气。治实火之血，以顺气为先，气行则血自归经；治虚火之血，养正为先，气壮则自能摄血。明代·赵献可云："凡治血证，前后调理，须按三经用药，心主血，脾裹血，肝藏血，归脾汤一方，三经之方也。……有郁怒伤脾、思虑伤脾者尤宜。"（《医贯》卷三《绛雪丹书》）血之散于外者，悉归中州而听太阴所摄矣，故命之曰归脾汤。

是方所用甚广，愚以治脾不摄统所致血证，心神失舒所致郁证，肝脾失养所致不月，均收效甚佳。

【肌衄案】胡妇，35岁。无端全身皮下瘀紫2年，诊为血小板减少性紫癜，曾经激素治疗一年，收效甚微，已停用半年，病情复旧。自用激素后，时心烦不寐，眩晕、头痛、易惊偶作，明显健忘。四肢紫斑以内侧居多，最大达20mm×30mm，无痛痒，按之不褪色。血小板$18×10^9$/L，骨髓象提示：巨核细胞浆呈退行性变，核浆发育成熟不平衡，成熟型巨核细胞增多。两脉关下细软，关上细滑。舌尖红，苔薄腻。心脾失和，脾不统血。归脾汤化裁。党参30g，黄芪60g，当归30g，酸枣仁10g，五味子10g，龙眼肉10g，茯苓15g，炒白术15g，大枣15g，炙甘草10g，木香10g，血余炭10g，贯众炭10g。服药2周后，新出瘀斑减少，4周后出血得止。两尺脉沉细。上方去血余炭、贯众炭，加熟地20g，肉桂5g。续服4周，新斑偶见。复查血小板：$43×10^9$/L。守原法加减共治7个月，临床基本痊愈。

【悲哭案】汪妇，46岁，护士。半年前丧偶，悲苦欲绝，常无端流泪，精神恍惚，夜常不寐，心悸气短，不思纳谷。舌淡红苔薄白，三脉皆细，关上浮软。心病及脾，脾虚累心。归脾汤化裁。党参20g，黄芪30g，当归15g，炙甘草20g，五味子15g，炒白术15g，茯苓30g，远志15g，酸枣仁20g，木香5g，砂仁5g，黄柏5g，肉桂5g。十剂后精神好转，夜可卧寐四五小时，食增。寸脉细滑，尺小涩。上方续进2周，诸症大好。

天真丸

治先曾损血及脱血，肌瘦，绝不入食，行步不得，手足痿痿，血气枯槁，形神不足。如滑肠绝不入食，守死无法可治者。如咽喉窄，下食不得，只能五七粒渐渐服之，粒数多，便可养起。羊肉（七斤，精者为妙，先去筋膜并去脂皮，批开入药末）、肉苁蓉（十两）、当归（一十二两，洗净，去芦）、湿山药（去皮，一十两）、天门冬（焙软，去心，切，一斤）。上将前件四味置之在肉内，裹定，用麻缕缠定，用上色糯酒四瓶煮，令酒尽掺在药内，再入水二升，又煮，直候肉如泥，再入黄芪末五两、人参末三两、白术末二两、熟糯米饭焙干为末一十两。前后药末同剂为丸，如梧桐子大。一日约服三百粒，初服百粒，旋加至前数。（《御药院方》卷六《补虚损门》）

《素问·阴阳应象大论篇》曰：“形不足者，温之以气；精不足者，补之以味。”是方养形补精以全神，故名“天真”。大衰之体，未有不气血大虚者，惟以气养精，以精生气，两相资助，方能起颓振废，重拾精神耳。久服此剂“令人面色红润，无血者便生血并津液。大便燥者服之自润。实中有虚，虚中有实，皆可治之。服之定觉有精神，美饮食，手足添力，血脉便行，轻健”。（《素问·阴阳应象大论篇》）大效可期焉。

羊肉甘温，气味皆厚，温补中气而生血；俾气血皆得温养，凡一切诸病，形气痿弱，脾胃虚羸不足者，宜之。《易经·说卦传》曰：“兑为羊。”又曰：“兑为口。”兑 ☱ 之为卦，二阳在下，一阴居上。阳牵于阴，虽奋而不刚；阴比于阳，柔和而力厚。乃气血双补之大品也。仲景之当归生姜羊肉汤，即取其温养之功耳。

当归生姜羊肉汤

当归（三两）、生姜（五两）、羊肉（一斤）。上三味，以水八升，煮取三升，温服七合，日三服，若寒多者，加生姜成一斤；痛多而呕者，加橘皮二两，白术一两。加生姜者，亦加水五升，煮取三升二合，服之。（《金匮要略·腹满寒疝宿食病脉证并治》）

此治“产后腹中疙痛，并治腹中寒疝，虚劳不足。”（《金匮要略·妇人产后病脉证并治》）盖产后气血大亏，寒气内生，以此温补精气，散寒止痛。方中当归行血分之滞而定痛，生姜宣气分之滞而止疼。妙在羊肉之多，以其乃气血有情之物，气味腥膻浓厚，入咽之后，即与浊阴混同，旋而得当归之活血，而血中之滞通；生姜之利气，而气中之滞通；通则不痛，而寒气失其潜藏之地，所谓发透之也。

清代·黄玉璐云：“人身之气，清阳左升于肝脾，浊阴右降于肺胃，胃上冲和，气化右转，则辛金清降，息息归根，壬水顺行，滴滴归源，雾露洒陈，津液流布，下趣溪壑，川渎注泻，是以下不虚空而上不壅满。”（《长沙药解》卷一《生姜》）欲复正气者，务使气盛于肺胃，血旺于肝脾也，由肺胃乃气之根，肝脾为血之源也。南北朝·北齐·徐之才《药对·十剂》曰：“补可去弱，人参羊肉之属是也。”人参补气，羊肉补形。二味建基补养之础石焉。

天真丸乃手足太阴药也。人参、黄芪、白术主养肺胃之阳气；羊肉、当归、山药力补肝脾之精血；肉苁蓉甘温，暖肾中之阳，引精气以归根，清代·张志聪云：“禀少阴水火之气，而归于太阴坤土之药也。”（《本草崇原》卷上《本经上品》）阴阳相浃，精气相抱，斯藏精而不泻也。天门冬甘寒，保肺中之阴，致高源于清肃，清代·黄宫绣云：“得此清肃之品，以为化源之自，则肾未必即补，而补肾之基，未必不于所清而先具也。”（《本草求真》卷四《泻剂》）诸药相合立于阴而通于阳，补于中上而根归中下，取义不可不谓高远，无怪明代·喻昌誉之："此方可谓长于用补矣。人参、羊肉同功，而苁蓉、山药，为男子佳珍，合之当归养荣，黄芪益卫，天冬保肺，白术健脾，而其法制甚精，允为补方之首。"（《医门法律》卷六《虚劳门》）

是方和而不同，补而不腻，五脏兼顾，阴阳合调，凡大虚之人，金可用之。愚常用以治癌症术后及放化疗后遗元气大伤者，取效甚捷。

【肾癌案】黄翁，59岁，公务员。2个月前因尿血诊为左肾透明细胞癌，手术治疗后行常规化疗2次，体重暴减10kg，食欲全无，呕吐痰涎，气短汗出，行走无力，动则气喘，精神恍惚，恐惧易悲。血常规：WBC 1.6×10^9/L，RBC 2.3×10^{12}/L，HGB 72g/L。使用支持疗法效果不显，注射升白剂亦未见改善。中止化疗，寻求恢复治疗。面色晦暗，唇色青紫，十甲黧黑，神疲目呆。两脉沉细无力，按之略涩，舌淡红有紫斑，苔薄滑。气血大败，脾肺下陷。天真丸加味。人参10g（另炖）、西洋参10g（另炖）、阿胶10g（烊化）、黄芪60g，炒白术15g，砂仁5g（后下），天冬15g，肉苁蓉15g，五味子10g，当归15g，山药15g，陈皮10g。另精羊肉一斤、精牛肉一斤，洗净文火清炖2小时，去渣，冷凝成冻。上药煎液中加入两匙。服药一周，精神明显好转，稍参进食，体重增加1kg。复查血常规：WBC 2.9×10^9/L，RBC 3.1×10^{12}/L，HGB 76g/L。脉力有增。仍原方续时十天。精神大好，饮食恢复大半，睡眠良好。血常规基本正常。

附方

加减当归补血汤

治妇人有年老血崩者，亦有孀妇年老血崩者，必系气冲血室。原方加杭芍炭三钱，贯众炭三钱，极效。当归（一两酒洗）、黄芪（一两生用）、三七根末（三钱）、桑叶（十四片）。水煎服，二剂而血少止，四剂不再发。服此四剂后，再增入白术五钱，熟地一两，山药四钱，麦冬三钱，北五味一钱，服百剂，则崩漏之根可尽除矣。（《傅青主女科》卷上《年老血崩》）

人参固本丸

（《简易方》）夫人心藏血，肾藏精，精血充实，则须发不白，颜貌不衰，延年益寿，其夭阏者，多由服性热之药，不能滋生精血也。而药之滋补精血者，无出于生、熟二地黄。世人徒知服二地黄，而不知服二门冬为引也。盖生地黄能生心血，用麦门冬引入所生之地；熟地黄能补肾精，用天门冬引入所补之地，四味互相为用，本草又以人参为通心气之主，故宜加焉。生地黄、熟地黄（各酒洗浸）、天门冬（去心，酒浸）、麦门冬（去心，酒浸，各二两），人参（一两）。上为末，炼蜜为丸，梧子大。每服五十丸，空心，温酒、淡盐汤任下。（《仁斋直指方论》卷九《虚劳》）

七、温中散寒

理中丸

人参、干姜、甘草（炙）、白术（各三两）。右四味，捣筛，蜜和为丸，如鸡子黄许大。以沸汤数合和一丸，研碎，温服之，日三四、夜二服。腹中未热，益至三四丸，然不及汤。汤法：以四物依两数切，用水八升，煮取三升，去滓，温服一升，日三服。服汤后，如食顷，饮热粥一升许，微自温，勿发揭衣被。【386】

《素问·六元正纪大论篇》曰："凡此太阴司天之政，气化运行后天，阴专其政，阳气退辟……民病寒湿，腹满身䐜愤胕肿，痞逆、寒厥、拘急。"三阳在上，主右降；三阴在下，主左升。太阴标本皆阴，湿土地位卑下，就阴而近寒，是以喜温乐燥，恶冷憎降，本性自然焉。太阴为三阴领袖，营气之升，要在肺脾之阳，太阴健升则三阴皆升，中阳不振，则三阴皆陷，阴积成洼，则为浊为污也。就阴阳气运言之，太阴之阳运，人阳主之，人阳出地气，性本柔弱，中气常虚衰，阴易进而阳易退，阳弱则生寒，寒胜则湿聚，是以中焦常以寒湿为病。火益亏而水益盛，燥日消而湿日长，寒凝湿滞则中气凝郁，枢轴不运，升降反作，脾陷胃逆，因之有《伤寒论》273条曰："太阴之为病，腹满而吐，食不下，自利益甚，时腹自痛。"277条曰："自利不渴者，属太阴，以其脏有寒故也。"

理中，燮理中枢之义。后天既以中土立极，三焦方各行专司，合之而为一元。用药者，须知立极之要而调之可也。阳之动，始于温，温气得而谷精运，谷气升而中气赡，脾胃如分金之炉，理中汤升阴中之清阳，降阳中之浊阴，助中气之推迁，分其清浊，握其中枢，以运四旁，是治其本也。清代·王子接云："理中者，理中焦之气，以交于阴阳也。上焦属阳，下焦属阴，而中焦则为阴阳相偶之处。……人参、甘草，甘以和阴也，白术、干姜，辛以和阳也。辛甘相辅以处中，则阴阳自然和顺矣。"（《绛雪园古方选注》卷上《温剂》）此理中之旨也。浊阴降则痞呕消，清阳升则痛利止。

清代·陈念祖云："人皆曰：人参补气补阳，温药借之以尽其力量；而余则曰：人参补阴养液，燥药得之则臻于和平。"（《时方歌括》卷上《补可扶弱》）仲景方用人参者凡三十首，或因误治亡液，或因虚劳阴伤，取其甘寒以救阴也，而于辛刚剂中，取其养阴以配阳，即理中汤、吴茱萸汤、附子汤温经汤、干姜人参半夏丸等方之法也。

理中，温散寒气之义。太阴湿土，纯阴之脏，寒化主病。自利腹痛、利而不渴为寒。寒彻于外则四肢厥冷拘急，寒凝于中则结胸胸痹溏泄；霍乱者，寒邪内侵，升降逆乱，或呕或泄，阴阳不和，挥霍缭乱也。凡此皆太阴因虚致寒，理中汤散其寒而补其虚，复中气之治，冀太阴脾土遂其初矣。《素问·至真要大论篇》曰："寒淫所胜，平以辛热。"干姜是也。干姜，味辛气温，禀阳气之正，能令外不敢入；性守不走，能令内不敢出。盖惟中虚，则客气易入；惟中寒，则邪留难出。故理中补虚，即其制出之权；温中驱寒，即其制入之威。仲景理中、四逆、真武、白通诸方为救急驱寒重剂，皆用干姜，用于太阴本经，是固本以逐邪，他经有此阴寒者，亦可通用之，惟散其寒，方可还阳焉。

理中，燥化湿土之义。清代·高鼓峰云："脾之肾病为微邪，用理中汤，泻土中之水。"（《四明心法·二十五法方论》）太阴湿土，土中带湿，原有水象，脾寒即土寒，土寒即水寒也。湿气在内，与脾相搏，发为中满；脾胃素寒，与湿久留，发为水饮，皆土寒水停之证。白术乃燥湿大药。人身元气每困于湿，湿除则气益，惟白术秉坤顺之体，发乾健之用，非等同淡味渗湿，风剂燥湿矣。夫中为湿困，是阴中之阳困，苟不得健阳以召之，将何以为胃行气？惟术能健胃阳，以化脾阴，而召阴中之阳，乃为表里相应，水火互召，元气于是畅益矣。白术可致津气而治烦渴，于斯可见至道。

甘草之用，其意有三：一助气健脾；二缓急止痛；三调和药性，佐使之功。

纵观全方，为中土大寒立法，以姜、术温燥中宫之阳；又恐其刚盛，而以人参之微寒继之，有刚柔相济之义；甘草调和上下，最能缓中。诸药等量，温补并用，以温为主，以补为辅，以燥为佐，以和为使。

理中汤丸方乃太阴根方正剂，太阴标本之病诸多治方皆由此方套出，故所治之症可称溥矣。功用最多，变通更多，方后即有数则加减活例："若脐上筑者，肾气动也，去术，加桂四两；吐多者，去术，加生姜三两，下多者，还用术；悸者，加茯苓一两；渴欲得水者，加术，足前成四两半；腹中痛者，加人参，足前成四两半；寒者，加干姜，足前成四两半；腹满者，去术，加附子一枚。"（《伤寒论·辨霍乱病脉证并治法》）除脘痞、泄泻、霍乱、胃痛、胸痹、呕吐外，凡吐血、浮肿、嘈杂、吐水、咳唾、肢冷、少神，属太阴虚寒有湿者，皆可化裁治之。是以清代·郑寿全云："因内寒湿气，伤及中气者，理中汤如神。"（《医理真传》卷四《五行说》）

【胃痛案】张女，29岁，职员。胃痛史5年，加重2个月。上腹痛，每于午后始作，入暮更重，隐隐而痛，得热稍减，痛甚时呕吐涎沫，时时嗳气，食少，大便时溏，肢冷乏力。胃镜示非萎缩性胃窦炎。诸中西胃药不效。形瘦神疲，舌胖而水滑，两脉关下细软无力。中阳不振，寒湿中滞。理中合丁香半夏丸加味。干姜20g，吴茱萸5g，党参20g，炒白术20g，炙甘草20g，丁香10g，姜半夏10g，陈皮10g，砂仁5g（后下），木香10g（后下），大枣10g，竹茹5g。3剂后脘痛始减，7剂后痛止。守方2周，诸症若失。再调养1个月，食增体丰。

【唾涎案】吴仔，8岁。反复唾涎4个月。每晨起即口中涎沫不断，须反复唾出，质稀色白，数小时方止，以至停课求治，诸剂无效。平素挑食，进食缓慢，裹粒延时，大便时干。舌苔薄白，两脉细软。中焦阴阳不足。理中建中双施。干姜10g，炒白术10g，党参10g，炙甘草10g，桂枝5g，白芍10g，黄芪15g，大枣10g，麦芽15g，鸡内金5g，莪术5g，半夏5g，陈皮5g。一周后口涎大减，两周停止。启脾口服液善后。

桂枝人参汤

桂枝（四两，别切）、甘草（四两，炙）、白术（三两）、人参（三两）、干姜（三两）。右五味，以水九升，先煮四味，取五升，内桂，更煮取三升，去滓，温服一升，日再夜一服。【163】

是方即理中汤加桂枝四两，增甘草一两。《伤寒论》163 条治"太阳病，外证未除，而数下之，遂协热而利，利下不止，心下痞鞕，表里不解者。"表未除而数下，徒伤其胃，己土陷下而为泄，逼迫水谷下奔，协热下利不止；寒邪内陷太阳胸膈，戊土逆上而为痞，则心下痞硬。乃结者自结，利者自利。然太阴空虚，若不救逆，则痞利愈笃。欲解表里之邪，全借中气敷布，故用理中和里，加桂枝解表，以其辛温而能解散外邪，温补而能守中消痞，故为两解表里之剂。不名理中而名桂枝者，提醒先表之意也。

是方乃驱除表里皆寒之佳剂，凡痹证、肢冷、畏寒、自汗，属寒湿者，用之效佳。

【肢冷案】阎妪，66 岁。两下肢冷痛 5 年，加重半年。即便盛夏，亦觉两胫以下寒气外发，须着毛裤以避寒，入夜常数小时足趾不温。纳便皆可。两关脉涩，尺沉细。舌淡红苔薄白。太阴太阳寒化。桂枝人参汤加味。炒苍术 20g，炒白术 20g，干姜 20g，党参 20g，桂枝 20g，桑枝 20g，炙甘草 20g，羌活 15g，防风 10g，黄芪 30g，地龙 10g。2 周后自觉腿冷始减，守方加减，共治疗 3 个月，症状基本消除。

附子理中丸

治脾胃冷弱，心腹绞痛，呕吐泄利，霍乱转筋，体冷微汗，手足厥寒，心下逆满，腹中雷鸣，呕哕不止，饮食不进，及一切沉寒痼冷，并皆治之。附子（炮，去皮、脐）、人参（去芦）、干姜（炮）、甘草（炙）、白术（各三两）。上为细末，用炼蜜和为丸，每两作一十丸。每服一丸，以水一盏化破，煎至七分，稍热服之，空心食前。（《太平惠民和剂局方》卷五《治痼冷》）

是方由理中丸加炮附子而成。桂林本《伤寒论》有"饮水即吐，食谷则利，脉迟而弱者，理中加附子汤主之"及"霍乱，转筋，必先其时已有寒邪留于筋间，伤其荣气，随证而发，脉当濡弱，反见弦急，厥逆者，理中加附子汤主之"之述，其后隋代·巢元方《诸病源候论》载治久冷痢候："今始发热而下，当与理中汤加大附子一枚，连服三四剂，重覆令微汗出，微汗出则热除，不复思冷，胃气温暖，下与发热俱瘥矣。"为本方最古之录，所治吐利、寒热、厥逆，脉沉迟而弱，皆寒湿内盛之证见。

盖上焦法天，以心肺立极；中焦法地，以脾胃立极；下焦法水，以肝肾立极。卫出于下，下阳为上、中二阳之根。下阳本乎先天所生，中阳却是先天所赖，中阳不运，上下即不相交。理中汤原无附子，后人增入，而名附子理中，非偏重下焦，不可以理中名。附子功在先天，理中功在后天，故此方乃先后天并补之剂。少阴君火，中土健运所赖阳力之一，火生土焉。理中汤虽主治脾，亦能入肾，得附子则无经不达，脾肾皆得温养，肾强则脾更健旺，此方之所以神耳。既是脾肾俱寒，真气欲竭，在中宫之界，非附子不能挽欲绝之真阳，非姜、术不足以培中宫之土气。特附子走下，干姜守中，有姜无附，难收斩将搴旗之功；有附无姜，难取坚壁固守之效。是二药合用本是古方干姜附子汤。

干姜附子汤

干姜（一两）、附子（生用，去皮，切八片，一枚）。上二味，以水三升，煮取一升，去滓，顿服。【61】

是方治"下之后，复发汗，昼日烦躁不得眠，夜而安静，不呕不渴，无表证，脉沉微，身无大热者。"（61 条）大汗虚其表，大下虚其里，既汗又下，表里皆虚。阳主于昼，阳虚不能胜邪，正邪交争，故昼日烦躁不得眠；阴主于夜，阳虚不能与之争，是夜则安静。不呕不渴者，里无热也。身无大热者，表无热也。既无表证，脉见沉微，知阳气大虚，阴寒气胜。《太平惠民和剂局方》云："暴中风冷，久积痰水，心腹冷痛，霍乱转筋。一切虚寒，并皆治之。"皆表里虚寒之见，尤以里寒为著，阳气大虚，不足以胜沉寒之阴矣。《经》曰：寒淫所胜，平以辛热，故用干姜、附子大辛大热以为汤者，恢复重虚之阳，而求以协和于偏胜之阴也。清代黄玉璐解之最明："火土俱败，寒水下旺，微阳拔根，不得宁宇。干姜温中以回脾胃之阳，附子暖下以复肝肾之阳也。"（《长沙药解》卷一《干姜》）。中下二阳合治，温阳散寒之大法也。

明代喻昌云："理中者，兼阴阳体用而理之，升清降浊，两擅其长。若脾肾两脏，阳虚阴盛，本方加附子，又以理中之法兼理其下。以肾中之阳，较脾中之阳，关系更重也。"（《医门法律》卷二《中寒门》）脾为至阴，居中宫而抚四方，最畏寒邪为患，仲景制理中、四逆二方，以回阳为要。然他经有此阴寒者，可通用之。用于少阴，暖土以制水；用于厥阴，温水以生木；用于太阳，益火以祛寒也。

【痛泻案】尤男，41 岁，职员。慢性溃疡性结肠炎史 5 年，居食稍有不慎，即左下腹痛而泄泻黏稀便，日作三五次。半月前因遇风冷，旧症加重，腹痛阵作而泻利稀水，日行七八次，诸药不效。舌淡暗水滑，质胖有齿痕。两脉关下沉细。中寒气陷。附子理中汤加味。熟附子 30g（先煎），干姜 20g，党参 20g，炒白术 30g，升麻 10g，茯苓 30g，陈皮 10g，白芍 10g，木香 10g（后下），砂仁 10g（后下），神曲 30g。3 剂泻止，以厚朴温中汤善后。

大建中汤

蜀椒（二合，去汗）、干姜（四两）、人参（二两）。上三味，以水四升，煮取二升，去滓，纳胶饴一升，微火煎取一升半，分温再服，如一炊顷，可饮粥二升后更服，当一日食糜，温覆之。（《金匮要略·腹满寒疝宿食病脉证并治》）

是方治"心胸中大寒痛，呕不能饮食，腹中满，上冲皮起，出见有头足，上下痛而不可触近。"此乃土火俱败，寒水上凌，胃气奔逆，阳明不降。膻中为阳气出入之位，心胸中大寒者，胸阳不宣，阴气上逆也。痛者，阴寒结聚；呕者，阴寒犯胃；不食腹满者，土败失运；上冲皮起出见有头足者，阴寒横逆；上下痛不可触近者，寒水与风木合邪，肆行无畏，排击冲突，势不可当也。

阳明太阴真阳虚极，令阴寒下肆上逆若斯，是必大建中气，以冀奠安中土，扶阳胜阴，中阳四布，上下方可交泰无虞。干姜、蜀椒，大辛大温，大辛散寒，大温聚气，补火而温寒。蜀椒辛热，清代·凌奂云："温脾胃而击三焦之冷滞，补元阳而荡六腑之沉寒。"（《本草害利·脾部药队·温脾次将》）其温性可知。明代·卢之颐云："色香气味，精胜在肤，独无花而实，所含蓄力，幽且深矣。故主温中，自下而上，从内而外，宣达横遍者也。"（《本草乘雅半偈·帙七·蜀椒》）椒性下行，温起下焦之阳，以胜上弥之阴也。干姜主守，蜀椒主走，振阳火以暖四方。辅之人参、饴糖，重建中土之精。服后一炊顷饮粥及食糜温覆者，亦温养中焦之气以行药力。极尽内外扶阳益正之意，则温中正所以除寒，培土正所以建中也。

【腹痛案】顾女，19 岁。腹痛反复发作 8 个月，诊断为克罗恩病，曾用抗炎及激素治疗 2 个月，病情有所缓解，近一个半月复发加重，复用原法无效。脐周及下腹拘挛疼痛，间歇阵发，最多每日四五次，时累及全腹，痛时常便泄、呕吐不食，大便日行三五次，质稀带血，时有低热 37.5℃ 左右，腹冷畏寒。舌暗红，苔薄腻，两关下脉沉弦，时有涩意。太阴寒凝，厥阴血滞。大建中汤加味。蜀椒 20g，干姜 20g，吴茱萸 10g，细辛 10g，当归 15g，川芎 10g，赤芍 10g，白芍 10g，炒白术 20g，炙甘草 15g，党参 20g，木香 10g（后下）。煎液加红糖 50g。3 剂后腹痛未大作，泄泻亦减一二次。一周后低热止，诸症减半。上方前四药酌减量，加黄芪 30g，黄连 5g。续进一周，腹痛基本缓解，大便成形，未见出血。

沉香桂附丸

治中气虚弱，脾胃虚寒，饮食不美，气不调和，退阴助阳，除脏腑积冷，心腹疼痛，胁肋膨胀。腹中雷鸣，面色不泽，手足厥冷，便利无度。又治下焦阳虚，及疗七疝，痛引小腹不可忍，腰屈不能伸，喜热熨稍缓。沉香、附子（炮，去皮脐）、川乌（炮，去皮脐，切作小块）、干姜（炮）、良姜（炒）、茴香（炒）、官桂、吴茱萸（各一两，汤浸去苦）。上为末，醋糊丸如桐子大，每服五十九至七八十九，热米饮汤送下，温酒吞下亦得，空心食前，日二服，忌冷物。（《卫生宝鉴》卷十五《名方类集》）

《素问·举痛论篇》曰："寒气客于五脏，厥逆上泄，阴气竭，阳气未入，故卒然痛死不知人，气复反则生矣。寒气客于肠胃，厥逆上出，故痛而呕也。寒气客于小肠，小肠不得成聚，故后泄腹痛矣。"太阴乃阴之始，标本皆阴，若中气本弱，则极易受寒，斯成中寒之病。如嗜食寒凉，暴时冷饮，阴气内聚，或司气过阴，衣被薄少，触冒寒气，中气遏滞，寒气收引，则见心腹冷痛，肚腹拘紧；运化停顿，则纳呆不食，腹脘痞胀；升降失司，则腹鸣便利，霍乱无度；阳气不展，则面色青灰，手足厥冷。三阴相贯，寒气沉滞，波及肝肾，斯成疝气腰痹，此由中焦病累下焦耳。金·张元素云："脾中寒，则使人腹中痛，不下食，病甚舌强语涩，转筋卵缩，阴股腹中引痛，身重，不思食，膨胀，变则水泄不能卧者，十死不治。"（《医学启源》卷上《五脏六腑证法》）

元·罗天益遥承于洁古老，授受于东垣翁，其学一派所宗，依理立方，承顺其道尔。是方即脱胎于东垣翁之沉香养胃丸。

沉香温胃丸

治中焦气弱，脾胃受寒，饮食不美，气不调和。脏腑积冷，心腹疼痛，大便滑泄，腹中雷鸣，霍乱吐泻，手足厥逆，便利无度。又治下焦阳虚，脐腹冷痛，及疗伤寒阴湿，形气沉困，自汗。附子（炮，去皮脐）、巴戟（酒浸，去心）、干姜（炮）、茴香（炮，以上各一两），官桂（七钱），沉香、甘草（炙）、当归、吴茱萸（洗，炒去苦）、人参、白术、白芍药、白茯苓（去皮）、良姜、木香（以上各五钱），丁香（三钱）。上为细末，用好醋打面糊为丸，如梧桐子大，每服五七十丸，热米饮送下，空心，食前，日进三服，忌一切生冷物。（《内外伤辨惑论》卷中《肾之脾胃虚方》）

东垣方温而兼补，沉香桂附丸乃辛热药之叠砌焉，皆首之以微温之沉香。沉香禀阳气以生，兼得雨露之精气，其气芬芳，味辛无毒，专入三阴经，治冷气、逆气、气郁、气结，殊为要药，寒滞于中下者，最为得力。能降亦能升，气香入脾，故能理诸气而调中。明代·缪希雍云："凡邪恶气之中人，必从口鼻而入，口鼻为阳明之窍，阳明虚则恶气易入，得芬芳清阳之气，则恶气除而脾胃安矣。"（《神农本草经疏》卷十二《木部上品》）中焦者，气之枢焉，以沉香之温通，以达阳气宣畅耳，故李杲云："上至天，下至泉，用为使，最相宜。"（《本草备要》卷二《木部》引）斯用为主药。

夫六气之胜，皆能为病，惟寒毒最重，阴主杀故也。治当以辛热散之，复其阳气，所谓寒邪客之，得炅则痛立止也。惟大辛大热之剂，冲荡中寒，理其正气，方可解焉。附子、乌头，一体兼用，取其附子长于助阳固本，乌头优于温经散寒耳。干姜、良姜，本是古方二姜丸。

二姜丸

养脾温胃，去冷消痰。大治心脾疼痛，宽胸下气，进美饮食。疗一切冷物所伤，并皆治之。干姜（炮）、良姜（去芦头）。上件等分为细末，面糊为丸，如梧桐子大。每服十五丸至二十丸，食后，橘皮汤下。妊娠妇人不宜服。（《太平惠民和剂局方》卷三《治一切气》）

高良姜辛温大热，治客寒犯胃，胃冷呕逆，伤生冷食致成霍乱吐泻之要药。虽与干姜性同，然干姜主守，能去内寒，此则辛散之极，故能以辟外寒之气，阴中通阳，取其从土中外达之能也。二者合用，守中有走，能走又守，不滞不妄，治寒伤于中之佳耦，与乌附之伍同道。茴香、吴茱萸、肉桂，三阴药也，温下者，俱为良品，人阳发于下，欲温中者，舍下焦失其源也。清代·张璐云："盖茴香与肉桂、吴茱萸皆厥阴之药，萸则走肠胃，桂则走肝脏，茴则走经络也，得盐引入肾经。"（《本经逢原》卷三《香木部》）本方有沉香，则肝脾肾同入矣。

沉香桂附丸实救急之用方也。温三阴之药几无缺漏，内外之寒皆有兼顾，沉香之用，仅取其香窜而勾连也。故非大急之证，不可轻施，若虚象已显，东垣之沉香温胃丸尤合其用耳。

【胃痛案】黄男，29 岁，工人。上脘痛半年，诊断为胃窦合并十二指肠球部溃疡，服西药 3 个月无效，又行中药治疗两月亦未功。稍遇冷气及饮食不慎则胃痛，拘急不可忍，身踡不伸，呕吐涎沫，须急服解痉药方渐缓，屡半夜痛醒，呕吐不止。平素胃脘拘凉，纳食尚可，大便时溏。半月前复查胃镜，所见如前，胃窦近小弯二枚溃疡，大者 12mm×8mm，十二指肠球部一溃疡 8mm×9mm，表面有假膜覆盖。舌苔薄腻，质略暗，边有紫痕。两脉关部弦，尺部略紧。中寒内滞，冷积束阳。沉香桂附丸加味。沉香 10g，丁香 5g，高良姜 10g，干姜 10g，黑顺片 15g，制川乌 10g，肉桂 5g，吴茱萸 5g，小茴香 10g，延胡索 15g，制乳香 10g，党参 15g，炙甘草 10g。用药一周，小痛数次，可不用药自缓，大痛仅一次。续用一周，大痛未作，偶有小痛。自觉脐上已暖。两脉缓，按之细。以沉香温胃丸化裁续进 1 个月，胃痛痊愈。

附方

干姜人参半夏丸

干姜、人参（各一两），半夏（二两）。上三味，末之，以生姜汁糊为丸，如梧子大，饮服十丸，日三服。（《金匮要略·妇人妊娠病脉证并治》）

附子粳米汤

附子（一枚，炮）、半夏（半升）、甘草（一两）、大枣（十枚）、粳米（半升）。上五味，以水八升，煮米熟，汤成，去滓，温服一升，日三服。（《金匮要略·腹满寒疝宿食病脉证并治》）

八、温化水饮

茯苓桂枝白术甘草汤

（见太阳辨证章）仲景曰："病痰饮者，当以温药和之。"（《金匮要略·痰饮咳嗽病脉证并治》）此金针之度也。痰饮者，水湿之病。水虽归于肾，终受制于脾；欲其由地中畅行而归谷壑者，非温之以助化气不可；欲其在沟渠不溢而筑堤防者，非温之以固土力不可也。苓桂术甘汤既为温散寒水之要方，亦是温土化饮之神剂，与温肾化水之真武汤对举标立焉。

仲景是方所治，皆阳气失振，水气泛滥之证。心下者，太阴肺脾之部位，吐下误治，阳气大伤，水气不化，壅犯于肺，侵凌于脾，肺失宣肃，脾不输运，痰饮斯积，故曰心下有痰饮也。心胸乃身之太空，阳气往来之道路，饮邪弥漫于胸，必宗气自馁，清阳不司转运，水气盈满于胁肋，溢于支络，故胸胁支满、气短而喘也。太阴乘气风木，饮动则水气荡漾，变态无常，土虚木乘，风木动摇，生头旋转、目冒眩、身振摇、心动悸诸症，皆随风所作也。脉沉紧者，阳气不振，水饮内滞之的征。

苓桂合用以治饮，除本汤外，尚有木防己去石膏加茯苓芒硝汤、桂苓五味甘草汤，俾饮从胸肺而除；桂枝茯苓丸、肾气丸，使饮从肝肾而去；防己茯苓汤、茯苓甘草汤，透水饮从皮毛而散；茯苓桂枝甘草大枣汤、五苓散，蠲饮从三焦而驱，盖温阳固土去饮之法，无所不在焉。

是方较之肾着汤，仅干姜、桂枝之异，虽皆立足太阴以治水，前者治从中下，本方治从中上治，不得不知也。

此乃化气行水之祖方，除用以治水停胸胃逆满、头眩等证外，一切脾虚水肿及痰饮咳喘等，皆得佳效。高血压、脑震荡、妇人带下、溃疡、风湿性关节炎及心力衰竭诸病，皆可用之。

【眩瞢案】龚男，42岁。3个月前酒后突起眩晕，左目视力骤减，查体见左眼视神经盘水肿伴黄斑变性，多方治疗乏效，常头痛耳鸣，眩晕阵作，左眼视物不清，视力0.1。体肥步摇，头晕且重，脘闷食少，恶心欲吐，心悸耳鸣，倦怠便溏。两脉关下沉缓，舌淡苔白。清阳不升，浊阴不降，脾失健运，饮邪上犯。苓桂术甘汤合半夏白术天麻汤化裁。茯苓30g，桂枝15g，白术30g，炙甘草10g，天麻15g，姜半夏10g，钩藤10g，决明子15g，大枣10g，泽泻30g，茺蔚子10g。服药一周，眩晕明显减轻，余症亦改善，续服一周，视物略清。上方加减，共用2个月，诸症大好，痛晕悸鸣已止，视力恢复至0.7，复查视盘水肿已消。

苓甘五味姜辛汤

茯苓（四两），甘草、干姜、细辛（各三两），五味子（半升）。右五味，以水八升，煮取三升去滓，温服半升，日三服。（《金匮要略·痰饮咳嗽病脉证并治》）

苓甘五味姜辛夏汤

茯苓（四两），甘草、细辛、干姜（各二两），五味子、半夏（各半升）。右六味，以水八升，煮取三升，去滓，温服半升，日三。（《金匮要略·痰饮咳嗽病脉证并治》）

苓甘五味姜辛夏杏汤

茯苓（四两）、甘草（三两）、五味（半升）、干姜（三两）、细辛（三两）、半夏（半升）、杏仁（半升，去皮尖）。右七味，以水一斗，煮取三升，去滓，温服半升，日三服。（《金匮要略·痰饮咳嗽病脉证并治》）

苓甘五味姜辛夏杏大黄汤

茯苓（四两）、甘草（三两）、五味（半升）、干姜（三两）、细辛（三两）、半夏（半升）、杏仁（半升）、大黄（三两）。右八味，以水一斗，煮取三升，去滓，温服半升，日三服。（《金匮要略·痰饮咳嗽病脉证并治》）

斯乃仲景治寒饮在胸胃为病而精巧辨施之四首名方。咳逆倚息不得卧，服小青龙汤后冲气逆起，续用桂苓五味甘草汤，冲气即平，而咳逆胸满更甚，盖因支饮在胸膈留伏，为阴邪冲气之东道，相与结聚肆害也。

脾土，在气运则土生金，在脏腑则地天交，今中阳内虚，土不胜水，致痰涎上涌，先脾病而地气不升，继肺病为天气不降，咳必兼喘，皆太阴也。《灵枢·邪气脏腑病形》曰："形寒寒饮则伤肺。"中阳不足，寒从中生，聚湿成饮，伏匿胸膈，寒饮侵肺，宣降违和，故咳嗽痰多、清稀色白；饮阻气机，故胸满不舒；饮邪犯胃，则喜唾涎沫。舌苔多白滑，脉常关上弦滑。

胸膈乃阳明太阴位，宗气所聚，肺金所居，卫阳之海，若寒饮内聚，必以通阳温化治之。苓甘五味姜辛汤君以茯苓健脾渗湿，以杜生痰之源，其理一同苓桂术甘汤。清代·邹澍云："起阴以从阳，布阳以化阴，使清者条畅，浊者自然退听，或从下行，或从外达。是用茯苓之旨，在补不在泻；茯苓之用，在泻不在补矣。"（《本经疏证》卷四《茯苓》）臣以干姜、细辛，干姜既温肺散寒以化饮，又温运脾阳以化湿；细辛辛散温通，助干姜升阳之力；二者相合，开散宗气，胸膈之阳大振，寒水难存，支饮之邪可浸衰矣。不用桂者，以其气胜而主气，而干姜味胜而主形，以冲气既降，而寒饮在胸，寒饮为有形之病，重在形不重在气也，可知古人用药之严谨。佐以五味子敛肺止咳，与姜、辛相伍，一温一散一敛，散不伤正，敛不留邪，节制肺司开合之职，乃仲景治寒饮咳嗽之经典配合（小青龙汤、厚朴麻黄汤及真武汤加味法）。使以甘草，襄助茯苓调其中土以制水也。综观全方，温散并行、开合相济、肺脾同治、标本兼顾，堪称温化寒饮之良剂。

支饮格其阳气，法当昏冒，冒者胃气升逆，必作呕吐，加半夏除饮降逆，即为苓甘五味姜辛夏汤。半夏本为治寒饮要药，金代·张元素云："治寒痰，及形寒饮冷伤肺而咳，大和胃气，除胃寒，进饮食，治太阴痰厥头痛，非此不能除。"（《医学启源》卷下《用药备旨》）仲景有治"呕家本渴，渴者为欲解，今反不渴，心下有支饮故也"之小半夏汤及治"卒呕吐，心下痞，膈间有水，眩悸者"之小半夏加茯苓汤。

小半夏汤

半夏（一升）、生姜（半斤）。上二味，以水七升，煮取一升半，分温再服。（《金匮要略·痰饮咳嗽病脉证并治》）

小半夏加茯苓汤

半夏（一升）、生姜（半斤）、茯苓（三两，一法四两）。上三味，以水七升，煮取一升五合，分温再服。（《金匮要略·痰饮咳嗽病脉证并治》）

若其人形肿者，此卫气之郁，宜加杏仁，利肺壅而泻卫郁，即为苓甘五味姜辛夏杏汤。杏仁苦温，开宣太阴肺以通于太阳膀胱，升降二用，俾水气由汗溲而泄，岂不妙哉？若面热如醉，此为胃热上冲熏其面，加大黄以利之，即为苓甘五味姜辛夏杏大黄汤。此属中焦阳明之积热，故以苦寒下之。以上叙证五变，应变加减，示人以通变之道也。元代·赵良仁云："支饮之变，始终不离小青龙汤之加减，立此规矩准绳，诚足以为万世法也。"（《金匮方论衍义》卷中《痰饮咳嗽病脉证并治》）小青龙汤治重太阳，苓甘五味姜辛治重太阴，经脏有异，治法趋同，病性一致焉。

【咳喘案】崔妪，69 岁。慢性哮喘史十余年。1 个月前感冒后咳嗽气喘大作，诊为特发性阻塞性肺炎，住院抗炎免疫溶栓等治疗无效，咳嗽气喘，不得平卧，胸闷心悸，痰多色白，畏寒背冷，不思饮食，面浮足肿，头眩汗出。舌胖淡水滑，脉两关上滑，两尺脉沉。胸部 CT：两下肺满布斑片状气腔实变，毛玻璃样小结节阴影。胸阳不振，支饮内伏。苓甘五味姜辛夏杏汤加味。茯苓 30g，干姜 15g，五味子 15g，细辛 10g，姜半夏 15g，杏仁 10g，炙甘草 15g，人参 10g（另炖），葶苈子 10g，大枣 20g，肉桂 5g，生姜 30g。4 剂后气喘大减，咳亦转轻，可咯出浓白黏痰，夜能平卧。守方继进一周，喘平咳半，诸症渐平。后以补肺汤善后 1 个月而愈。

实脾散

治阴水，先实脾土。厚朴（去皮，姜制，炒）、白术、木瓜（去瓤）、木香（不见火）、草果仁、大腹子、附子（炮，去皮脐）、白茯苓（去皮）、干姜（炮，各一两），甘草（炙，半两）。上㕮咀，每服四钱，水一盏半，生姜五片，枣子一枚，煎至七分，去滓，温服，不拘时候。（《重订严氏济生方·水肿门》）

所谓阴水，乃肿胀病属虚寒，盖脾肾虚弱也。水气内停，以致外泛作肿，内停作胀，色悴气短，手足不温，口中不渴，大便溏薄，小便涩少，色多青白，舌苔白腻，脉来沉迟。此土崩水溃者也，脾土衰于前，不能制水，阴湿下流，遏郁肾气于后，肾水不振，阳气失温，不能主水，以致水湿浸渍泛滥为病耳。水为阴邪，其性下趋，故身半以下肿甚；脾肾阳虚，失于温煦，则手足不温；水气内阻，气机不畅，则胸腹胀满；脾阳不足，腐熟无权则便溏；口中不渴，舌苔白腻，脉沉弦而迟，亦阳虚水停之征。

是方乃北宋·许叔微同名方加厚朴、白术、木香、茯苓四药而成。南宋·严用和一时太医，声名颇著，后世以其为实脾之祖者，谬矣。

《本事》实脾散

治脾元虚浮肿。大附子（一个，炮，去皮脐），草果子（去皮），干姜（炮，各二两），甘草（一两，炙），大腹（连皮，六个），木瓜（一个，去瓤，切片）。上用水于砂器内同煮，一半以来，擘开干姜，心内不白为度，不得全令水干，恐近底焦，取出锉焙为末，每服空心日午，用沸汤点服。（《普济本事方》卷四《肿满水气蛊胀》）

《经》曰："三阴结，谓之水。"三阴者，太阴也，谓脾肺之脉俱为寒结，阳不化水，水失其制而成病。又曰："诸湿肿满，皆属于脾。"土能制水，一旦失运则湿积水渍焉。夫肾主下焦，开窍二阴，肺脾之气，通调水道，下输膀胱，气化水行而自清净，否则水气菀屈，壅滞身中，当泄去积水，宜此"开鬼门，洁净府"二法。在表者汗之，在里者泄之，权衡于治也。病在中下，汗之无益，而肾主藏令，病常不足，至阴精损削于内，生气不能运化，气已索乏，岂可再泻？若治以甘淡渗泄阳药，独阳无阴，焉可得化？积水留饮伤中，若土浸之于水中则为泥矣，惟用燥脾导气之剂。一则若湿泥得和风暖日，水去阳化，自然疏朗松和；一则肺气开泄，渗道通利，滞水下泄，不成浸濡为害矣。此正不待开鬼门，洁净府而病可已也。实脾饮即循此理而组方。

温阳行水，附子、干姜为君，附子善长温肾阳而助气化以行水；干姜偏于温脾阳而助运化以制水，二药相合，温肾暖脾，扶阳抑阴。臣以茯苓、白术渗湿健脾，使水湿从小便而去。木瓜酸温，醒脾胃筋骨之湿，收脾肺耗散之气。明代·缪希雍云："酸温能和脾胃，固虚脱，兼之入肝而养筋，所以能疗肝脾所生之病也。"（《神农本草经疏》卷二十三《果部三品》）乃和气化浊兼能之品，用为佐药。厚朴、木香、大腹子（槟榔）、草果行气导滞，令气化湿化，气顺则胀消。草果辛温气烈，与草豆蔻，总是一类。清代·张璐云："草果治病，取其辛热浮散，能入太阴、阳明，除寒燥湿，开郁化食，利膈上痰。"（《本经逢原》卷二《芳草部》）乃以气胜浊之品，与厚朴兼可燥湿同理。槟榔辛温，除一切风，下一切气，能泻气行水，破胀攻坚，亦为气中水药。木香辛温，宣展中气，开胃消滞。四药相合，行散土湿之壅，以建堤坝之防耳。甘草、生姜、大枣益脾和中，生姜兼能温散水气，甘草还可调和诸药，同为佐使之用。诸药相伍，脾肾同治，而以温脾阳为主；寓行气于温利之中，气行可助湿化。名曰实脾散者，实土以防水，虽药味皆不实土，然能温其阳，去其邪，乃所以使脾气之自实也。

许氏方重于散寒去浊，严氏增四药，增其建中之力耳，于理更周。若气虚气陷甚者，可加人参、黄芪；溲少水肿甚者，可加猪苓、泽泻；便秘腹胀者，可加牵牛、大黄。攻补之间，相机行事。清代·吴谦云："攻补兼施，或一补一攻，或三补一攻，或九补一攻，审其进退，俟有可攻之机，以意消息，药与元气相当，始能逐邪而不伤正也。"（《医宗金鉴》卷五十四《水肿门》）诚乃正道。

治寒饮三要方，苓桂术甘汤主上焦阳虚，不能输布，水留于上，心下逆满，气上冲胸，故治以扶阳通气，输利水道；实脾散主中焦阳虚，不能蒸化，水渍于中，外泛作肿，故治以培土温中，胜寒除湿也。真武汤主下焦阳虚，不能行水，小便不利，肢体浮肿，喘急腹胀，故治以温阳补火，和阳行水也。三者之异，不可不知。

【水肿案】张翁，76 岁。双下肢浮肿 3 个月。水肿乃渐起，由足跗以上至膝下，两腿沉重行废，按之深凹，甚时足面起水疱如豆。体检未见心肺肾衰竭之征，用利尿药可暂消，停药复起，药后精神极差，不欲饮食，小便短少，大便略溏。舌胖大水滑，质淡而暗，两脉沉缓，关尺细弱。脾肾阳虚，水湿内渍。实脾散加味。熟附片20g，干姜10g，草果10g，木香5g，槟榔10g，黄芪30g，茯苓30g，猪苓10g，炒白术15g，木瓜30g，生甘草10g，大枣10g，生姜3 片。服药 2 剂，尿量始增，足肿已去小半。连服 7 剂，肿去大半。续服一周，肿得全消。以桂枝加黄芪汤合肾气丸善后。

五皮饮

治皮水，四肢头面悉肿，按之没指，不恶风，其腹如故，不喘不渴，脉亦浮。大腹皮（炙）、桑白皮（炙）、茯苓皮、生姜皮、陈橘皮（各等分）。上咬咀。每服四钱，水盏半，煎七分，去滓热服，日二三。近人磨木香水同煎亦妙。（《三因极一病证方论》卷十四《水肿叙论》）

元·罗天益云此方原载东汉·华佗《中藏经》，而现本未见，或已脱失，其属古方盖无可置疑。

此治皮水名方。皮水者，五水之一，多归属太阳，仲景有防己茯苓汤，然亦有归太阴者。脾肺虚弱，不能运行诸气，气虚不理，散漫皮肤、肌腠之间，故令肿满。肺脾为子母之脏，子病未有不累及其母也。故肿满一证，脾实相关，脾有健运之能，土旺自可制水。脾虚不能制水，传化失常，肾水泛滥，反渍脾土，壅塞经络，散溢皮肤，即成皮水焉。于是一身悉肿，肢体沉重，心腹胀满，上气喘急，小便不利，以及妊娠水肿等，苔多白腻，脉呈浮缓。原文"不恶风，不喘不渴"者，仅以辨其非表证耳。

太阴不行，则肺不能治节水气，脾不能为胃行液，是方之用，在于复其运水之能矣。桑白皮辛甘而寒，甘以固元气而补不足，辛以泻肺邪之有余，凡肺中有水气及肺火有余者宜之，故《名医别录》云："主去肺中水气，止水肿，腹满，胪胀，利水道。"泻肺降气，肺气清肃，则水自下趋。茯苓皮甘平，明代·李时珍云："主治水肿肤胀，开水道，开腠理。"（《本草纲目》卷三十七《木之四》）从上导下，大行胸腹之水气。大腹皮辛温，通能下气，泻可行水。辛泄肺，温和脾，清代·严洁云："降逆气以除胀，利肠胃以去滞。一切膜原冷热之气，致阴阳不能升降，鼓胀浮肿等症，此为良剂。"（《得配本草》卷六《果部》）姜皮辛温解散，陈皮理气行痰。五药皆用皮者，取其以皮入皮，以皮行皮，不伤中气之义。陈皮、茯苓两药，本为脾药，其功用皆能行中带补，故是方于泻水之中，仍寓调补之意，匡正除邪，一举而两治之，则上下之邪，悉皆涣散耳。

是方凡水气泛滥者皆可行之，虽清代·陈念祖云："所以为治肿通用之剂。"（《医学三字经》卷三《水肿方》）尤以肿在腰以上者为优。阳水盛，加木通、防己、赤小豆之类；阴水盛，加干姜、肉桂、附子之类。壮年肿病，骤起脉实者，加莱菔子、枳实之类。老弱病久，渐肿脉虚者，加人参、白术之类。

五皮散

治男子、妇人脾气停滞，风湿客搏，脾经受湿，气不流行，致头面虚浮，四肢肿满，心腹膨胀，上气促急，腹胁如鼓，绕脐胀闷，有妨饮食，上攻下注，来去不定，举动喘乏，并皆治之。五加皮、地骨皮、生姜皮、大腹皮、茯苓皮（各等分）。上为粗末。每服三钱，水一盏半，煎至八分，去滓，稍热服之，不拘时候。切忌生冷、油腻、坚硬等物。（《太平惠民和剂局方》卷三《治一切气》）

《局方》之五皮散，以地骨皮、五加皮易桑白皮、陈橘皮，所治雷同。地骨皮苦寒，即枸杞根也。入肺者，盖其质为皮，其用在表也，能降肺中伏火，为根又能入肝肾，以降虚火矣。五加皮辛苦性温，辛能泻肺，苦能坚肾，亦入肺、肾二经，宣祛风湿，补壮筋骨。辛顺气而化痰，苦坚骨而益精，温祛风而胜湿。故是方肺脾肾兼治，于腰以下肿甚好。

【胎水肿满案】苏妇，36岁，工人。孕 32 周。腹大异常，腹皮急亮，时时隐痛，两腿浮肿，外阴水肿，晨起面部水肿，气短乏力，小便短少，食少腹胀，神疲肢软。B 超示羊水指数 25cm。胎儿发育尚可。住院治疗 2 周，未见明显改善。精神疲倦，面色淡黄，舌胖略淡，苔白中根腻，脉沉软无力。脾肾两虚，水湿留聚，浸淫胞中。五皮饮加味。茯苓 30g，桑白皮 15g，五加皮 20g，大腹皮 10g，陈皮 15g，生姜 50g，黄芪 30g，党参 15g，猪苓 15g，杜仲 10g，续断 15g，炒苍术 10g，阿胶 10g（烊化）。服药 2 天，尿量始增，一周后腹胀减半，余症减轻，复查羊水指数 21cm。续用前方一周，羊水指数减至 17cm。水肿全消。守法调养 1 个月，足月产婴。

附方

导水茯苓汤

（《德生堂》）治水肿，头面手足遍身肿如烂瓜之状，手按而塌陷，手起随手而高突，喘满倚坐不得息，不能转侧，不能着床而睡，饮食不下，小便塞涩，溺出如割，便绝少，虽有而如黑豆汁。泽泻、赤茯苓、白术、麦门冬（去心，各三两），紫苏、木瓜、槟榔（各一两），陈皮、砂仁、木香、大腹皮（各七钱半）。上哎咀，五钱重，水二盏，灯心二十五根，煎八分，去滓，空心服。（《普济方》卷一百九十一《水病门》）

疏凿饮子

治水气，通身洪肿，喘呼气急，烦躁多渴，大小便不利，服热药不得者。泽泻、赤小豆（炒）、商陆、羌活（去芦）、大腹皮、椒目、木通、秦艽（去芦）、槟榔、茯苓皮。上等分，哎咀，每服四钱，水一盏半，生姜五片，煎至七分，去滓，温服，不拘时候。（《重订严氏济生方·水肿门》）

九、燥化痰饮

二陈汤

治痰饮为患，或呕吐恶心，或头眩心悸，或中脘不快，或发为寒热，或因食生冷，脾胃不和。半夏（汤洗七次）、橘红（各五两），白茯苓（三两），甘草（炙，一两半）。上为哎咀。每服四钱，用水一钱，生姜七片，乌梅一个，同煎六分，去滓，热服，不拘时候。（《太平惠民和剂局方》卷四《治痰饮》）

是为治痰祖方，清代张璐云："此方本《内经》半夏汤及《金匮》小半夏汤、小半夏加茯苓汤等方而立，加甘草安胃，橘皮行气，乌梅收津，生姜豁痰，乃理脾胃，治痰湿之专剂也。"（《张氏医通》卷十六《祖方》）虽语涉牵强，亦理有所自。《灵枢》半夏秫米汤治夜不能卧，《金匮》小半夏加茯苓汤治"卒呕吐，心下痞，膈间有水，眩悸者"。皆主以半夏化消痰饮。然所以名"二陈"者，不惟半夏，必合以陈皮，以橘、半二物贵乎陈久耳。

痰饮根于土湿，肺肾为标，脾胃乃本，若中虚土败，金水埋郁，必生宿痰留饮之疾。治痰饮当以温药和之者，通阳以散阴滞耳。非仅止于"温"，更在于"和"，切勿妄投汗、吐、下等刚猛劫掠，应以和调、温煦、运通之法，俾三焦升降、运化、渗泄之功复常，方使之化于无形。重中之重在理太阴，是以清代黄玉璐云："悉宜燥土泻湿，绝其淫泆生化之源，去其瘀塞停滞之物，使之精气播宣，津液流畅。"（《四圣心源》卷五《杂病解上》）二陈汤即遵斯法焉。半夏辛温，利胸膈，除痰湿，和胃气。此等功力，在其生当夏半，感一阴之气，于伸展阳气之间，潜化阴精，使其归于三阴，所谓正本清源也。陈皮辛温，北宋方勺云："橘皮宽膈降气，消痰逐冷，有殊功。他药多贵新，唯此种贵陈。"（《泊宅编·卷八》）陈则烈气消散，斯名陈皮。凡痰饮者气必壅滞，陈皮辛香能达胃络之气出于肌腠，则中之留聚自通。太阴喜开，二陈相合，辛开通阳，畅气消积，脾健则足以制湿，气利则痰饮可消矣。茯苓之淡能渗湿，甘草之甘能健脾，茯苓佐半夏，共成燥湿之功；甘草佐陈皮，同致调和之效。四药相合，功在利三焦之道，通经隧之壅，而痰饮自化，合成治痰之妙剂。

二陈汤为治痰饮通剂，丹溪翁极推崇之："二陈汤，一身之痰都能管。如在下，加下引药；如在上，加上引药。"（《金匮钩玄》卷一《痰》）后世化裁方不下百数，最著名者为《重订严氏济生方》导痰汤、《仁术便览》芩连二陈汤、《世医得效方》六君子汤、《太医院经验奇效良方》涤痰汤、《古今医统大全》二术二陈汤、《景岳全书》六安煎、《医方集解》启宫丸等。

六安煎

治风寒咳嗽，及非风初感，痰滞气逆等证。陈皮（一钱半）、半夏（二三钱）、茯苓（二钱）、甘草（一钱）、杏仁（一钱，去皮尖，切）、白芥子（五七分，老年气弱者不用）。水一钟半，加生姜三五七片，煎七分，食远服。（《景岳全书》卷五十一《新方八阵》）

杏仁甘苦温，宣肺利气，开泄滞郁；白芥子辛温，入肺发散，有温中除冷，发汗辟邪，豁痰利气之功。二陈汤合二药，立于中而治上外，斯成太阴肺经痰湿力方。明代·张景岳云："外感之嗽，无论四时，必皆因于寒邪，盖寒随时气入客肺中，所以致嗽。但治以辛温，其邪自散，惟六安煎加生姜为最妙。凡属外感，悉宜先以此汤加减主之。"（《景岳全书》卷十九《杂证谟》）风寒湿邪内侵于肺，痰浊不化，或咳或喘，或呕或肿，或眩或悸，此方颇妙，关上脉弦滑者，最为适宜。

是方平和，手足太阴皆理，痰之源器共治，以此加减，不惟治外，凡痰湿之证，咸可疗之。若冬月寒甚者，加麻黄、桂枝；若风胜邪轻者，加防风、苏叶；若头痛鼻塞者，加白芷、蔓荆；若兼挟寒热者，加柴胡、青蒿；若肺胃有火者，加黄芩、知母；若痰热上壅者，加石膏、葶苈；若阴血不足者，加熟地、当归；若气滞胀满者，加厚朴、苏子等。至于痰盛而痉厥、喑嘶、耳聋、不寐、噎膈、头痛、痹痛、癫痫、癃闭、癥瘕，金可以之为底方加味而施，其用不谓不广矣。

【哮喘案】乌女，39岁，职员。慢性哮喘史9年，每遇外感辄复，几乎每年必发。3周前又作，咳嗽气喘痰鸣，痰多色白不易咯。屡用中西药乏效，喘急时须重用激素喷剂方缓。双中上肺满布哮鸣音。舌胖有齿痕，苔白腻滑，两寸浮滑。痰壅太阴，化痰开饮为治。六安煎合葶苈大枣泻肺汤加味。法半夏20g，陈皮20g，茯苓15g，葶苈子10g，白芥子15g，杏仁10g，大枣20g，甘草10g，厚朴10g，当归10g，熟地10g，细辛5g。3剂后喘咳减半，痰转稀少。关上脉仍弦滑。续用原方一周，咳喘偶作，肺部哮鸣音局限。上方去葶苈、细辛，加党参、乌梅各15g善后，加减调治2周获愈。

丹溪植芝汤

治妇人肥盛无子，以身中有脂膜，闭塞子宫也，宜先服此调理。当归（酒洗，一两），川芎（七钱半），白芍药、白术、半夏（汤泡）、香附、陈皮（各一两），茯苓（二两），甘草（半两）。右剉，作十帖，每帖加生姜三片，水煎，吞后丸

子。(《济阴纲目》卷六《求子门》)

植芝汤丹溪医籍未载，首见于明代·楼英《医学纲目》，方名乃明代·武之望所加。元·朱震亨云："肥盛妇人，禀受甚厚，恣于酒食之人，经水不调，不能成胎，谓之躯脂满溢，闭塞子宫。宜行湿燥痰，用星、夏、苍术、台芎、防风、羌活、滑石，或导痰汤之类。"(《丹溪心法》卷五《子嗣》)所述与本方用法相类，故其传所自，应归溪翁。与之同服之启宫丸(武氏名茂芝丸)则名声更隆，理法一贯。

启宫丸

治子宫脂满，不能孕育。妇人肥盛不孕者，以子宫脂满壅塞，故不能受胎也。芎劳、白术、半夏曲、香附(一两)，茯苓、神曲(五钱)，橘红、甘草(二钱)。粥丸。(《医方集解·经产之剂》)

脾虚者多湿盛，湿盛者多肥胖；肥胖者多痰涎，盖因太阴土弱，不能行水，精不化而湿停为涎，从阴下流，必浸渍胞脉，血海受阻，子宫遮隔，冲气失发，少阳不生，则卵不成形，难以受精，此闭经不孕必然之势也。植芝丸理太阴而化痰浊，用二陈汤为主；白术可易为苍术，或二术同用，即二术二陈汤，增进开解脾土之力；滋真阴而通厥阴，辅以四物汤，减地黄之腻，加香附理肝气，故本方乃太阴厥阴兼治之法。化太阴之痰湿以解厥阴之困，行肝经之阴血以发少火之阳耳。启宫丸为二陈汤加川芎、香附、白术、神曲组成，化浊之力得增而轻于发血。另明代·傅山有加味补中益气汤，亦二陈汤之合方，重在健中气而化腻滞，异曲而功同。

加味补中益气汤

人参(三钱)、黄芪(三钱，生用)、柴胡(一钱)、甘草(一钱)、当归(三钱，酒洗)、白术(一两，土炒)、升麻(四分)、陈皮(五分)、茯苓(五钱)、半夏(三钱，制)。水煎服。八剂痰涎尽消，再十剂水湿利，子宫涸出，易于受精而成孕矣。(《傅青主女科》女科上卷《种子》)

愚以上法医治多囊卵巢综合征之肥胖型闭经不孕者，酌加益肾生精之药，历年所愈，不下百千。

【不孕案】华妇，33岁，农民。月经稀发20年，原发不孕12年。月经13岁初潮后即稀发，最久一年半不至，平均二三月一行，近又十一个月未潮。十年前诊为多囊卵巢综合征，迭经中西药治疗多年无效。形体肥胖，体重/身高=77kg/158cm，前额及后背痤疮多发，四肢多毛，B超及性激素检查均示典型PCOS征。舌胖有齿痕，舌质红，苔中厚腻。三脉沉缓，按之无力。太阴痰浊，真气失发。植芝汤加味。法半夏30g，陈皮20g，茯苓20g，炒苍术15g，炒白术15g，香附10g，当归15g，川芎10g，生地15g，赤芍20g，皂角刺20g，菟丝子10g，山药15g，醋莪术20g。28剂。嘱严格控制食量并运动减肥。一月一诊，每月净减重约3kg，上方化裁，月经仍未至，第四个月来诊，已孕。后足月顺产一子。

三子养亲汤

紫苏子（主气喘咳嗽）、白芥子（主痰）、萝卜子（主食痞兼痰）。右三味各洗净，微炒，击碎，看何证多，则以所主者为君，余次之，每剂不过三钱，用生绢小袋盛之，煮作汤饮，随甘旨，代茶水啜用，不宜煎熬太过。若大便素实者，临服加熟蜜少许，若冬寒，加生姜三片。（《韩氏医通》卷下《方诀无隐章》）

是剂用药虽仅三味，名望甚高，乃儒者为孝亲所制，以疗高年咳嗽，气逆痰痞之良方焉。子者养亲，道不容辞，此取三子之高义也。明代·韩懋云："夫三子者，出自老圃，其性度和平芬畅，善佐饮食奉养，使人亲有勿药之喜，是以仁者取焉。老吾老以及人之老，其利博矣。"（《韩氏医通》）

紫苏子辛温，辛则善散，温能通气，故主下气，除寒中也。明代·卢子颐云："主气下者，可使之宣发，气上者，可使之宣摄。"（《本草乘雅半偈》卷四《茅苨》）惟其轻浮而散，故能散上膈郁而消痰饮；惟其下气最捷，故善降肺胃之积而除壅滞。此升降一体之功，于太阴痰浊何其相宜耳！不惟能降，且性柔润，善通大肠，阳明降则肺胃之滞可解也。白芥子性味相同，辛能入肺，温能散寒，痰在胁下皮里膜外，得此以为搜剔，则内外宣通，而无阻隔窠囊留渍之患矣。清代·陈士铎云："能消能降，能补能升，助诸补药，尤善收功。白芥子消化痰涎，又不耗损肺胃肝心之气，入于气分而实宜，即用于血分而亦当者也。"（《本草新编》卷四《白芥》）正虚人痰浊之所宜。莱菔子辛甘性平，辛宣肺部，甘走脾家，故两入之。生者下气，多食耗血，以辛多于甘也；熟者补脾，多食滞气，以甘多于辛也。下气化痰之功尤著，元代·朱震亨云："其子推墙倒壁之功。"（《本草衍义补遗·莱菔根》）历贤皆云其能破气，若炒熟为末，借以消食顺气，转不伤气，因能多进饮食，气分自得其养，故清代·陈士铎云："补气之药得之，而无大过之忧；利湿之剂入之，而有善全之妙。"（《本草新编》卷四《莱菔子》）

夫痰饮之生也，或因津液所化，或由水饮所成，或因积食所生，皆脾运失常，不化精微而病。然痰壅则气滞，气滞则肺气失肃，为咳为喘。因食积而起，以莱菔子消食行痰；痰壅气滞，以苏子降气行痰；气滞膈塞，白芥子畅膈行痰；三者皆治痰之药，又能于治痰之中，各逞其长，食消气顺，喘咳自宁，而诸证自愈。又痰不自动，因火而动，气有余便是火，气盛火郁，痰火上涌，塞胸滞膈，三物然皆行气豁痰之药，气行则火降而痰消矣。治痰先理气，此治标之论耳。明代·李中梓云："治病先攻其甚，气实而喘，则气反为本，痰反为标。是在智者神而明之，不可以一端泥也。"（《删补颐生微论》卷四《医方论》）

是方不独善治老人痰嗽气喘，凡痰湿蕴肺之证，咳嗽屡作，咳声重浊，因痰而嗽，声如拽锯，痰出咳平，黏稠成块，色白带灰，晨起或食后咳甚痰多，食饮甘腻增重，胸闷脘痞，呕恶食少，体倦便溏，舌苔白腻，脉象濡滑者，皆可施之。可合二陈汤，兼治其本。兼寒者，加干姜、细辛；气虚者，加党参、白术；有热者，加竹茹、枇杷叶；喘甚者，加麻黄、杏仁；肾虚者，加菟丝子、淫羊藿。明代·龚廷贤之同名方，即此方合二陈汤加味南星、枳实、黄芩，乃治痰热喘嗽之良剂。

龚氏三子养亲汤

治老人痰嗽气喘。白芥子（研，八分）、苏子（研，八分）、莱菔子（研，七分）、南星（水泡，八分）、半夏（水泡，九分）、陈皮（去白，六分）、枳实（炒，六分）、片芩（去朽，八分）、赤苓（去皮，八分）、甘草（二分）。右剉一剂，生姜二片，水煎服。（《济世全书》卷一《喘证》）

【哮喘案】荀翁，78岁。慢性支气管哮喘史30年，1个月前感冒后痰喘加重，痰多黏腻，咯之不尽，色白黄带灰，动则气喘，痰气上涌，甚则喷鼻而出，用平喘剂难缓。周身乏力，不思饮食，小便短少，数日未便，两足浮肿。两肺充满哮鸣音及湿啰音。两寸脉浮滑而大，尺脉细滑。舌胖苔水滑质老根腻。肺肾两虚，痰湿壅盛。标本兼治。人参10g（另炖），生地黄20g，五味子10g，干姜10g，莱菔子15g，白芥子15g，紫苏子15g，姜半夏10g，陈皮10g，砂仁5g，厚朴5g，茯苓10g，炒白术15g，大枣15g，生姜3片。服药一周，气力渐增，咳声有力，痰浊易出，夜可平卧，大便已畅，咳喘少减。上方加皂角刺10g。续服一周，痰喘减半，饮食复常，脉浮滑已平。更以补中益气汤合三子养亲汤加五味子，续治两周，咳喘基本痊愈。守方善后。

附方

金水六君煎

治肺肾虚寒，水泛为痰，或年迈阴虚，血气不足，外受风寒，咳嗽呕恶，多痰喘急等证，神效。当归（二钱）、熟地（三五钱）、陈皮（一钱半）、半夏（二钱）、茯苓（二钱）、炙甘草（一钱）。水二钟，生姜三五七片，煎七八分，食远温服。如大便不实而多湿者，去当归，加山药；如痰盛气滞，胸胁不快者，加白芥子七八分；如阴寒盛而嗽不愈者，加细辛五七分；如兼表邪寒热者，加柴胡一二钱。（《景岳全书》卷五十一《新方八阵》）

千缗汤

（又名半夏汤）治急下涎。齐州半夏（七枚，炮裂四破之）、皂角（去皮，炙寸半）、甘草（一寸）、生姜（两指大）。上同以水一碗，煮去半，顿服。沈兴宗待制，常病痰喘，不能卧，人扶而坐数日矣。客有见之者曰："我曾如此，得药一服瘥。"以千缗酬之，谓之千缗汤。可试为之，兴宗得汤一啜而愈。（《苏沈内翰良方·卷五》）

十、化痰定风

东垣半夏白术天麻汤

黄柏（二分），干姜（三分），天麻、苍术、白茯苓、黄芪、泽泻、人参（以上各五分），白术、炒曲（以上各一钱），半夏（汤洗七次）、大麦蘖面、橘皮（以上各一钱五分）。右件㕮咀。每服半两，水二盏，煎至一盏，去渣，带热服，食前。（《兰室秘藏》卷中《头痛门》）

此疗痰厥头痛眩晕之名方，治"吐逆，食不能停，痰唾稠黏涌出不止，眼黑头旋，恶心烦闷，气短促上喘，无力以言，心神颠倒，目不敢开，如在风云中，头苦痛如裂，身重如山，四肢厥冷，不得安卧"。（《兰室秘藏》）亦二陈汤所化之方也。

头眩者，风木之病，所谓高巅之上，惟风可至焉。然《经》曰："诸风掉眩，皆属于肝。"（《素问·至真要大论篇》）又曰："徇蒙招尤，目瞑耳聋，下实上虚，过在足少阳厥阴，甚则入肝。"（《素问·五脏生成篇》）明言其病在肝，何涉太阴脾土？盖痰饮所以作眩，承气所为也。太阴承气乃风木，湿土太过，风木必强起而制之，斯易生风动火耳。元·朱震亨云："无痰不作眩。"（《金匮钩玄》卷一《头眩》）理由斯出。然《灵枢·口问》曰："上气不足，脑为之不满，耳为之苦鸣，头为之苦倾，目为之眩。"故明代·张景岳云："无虚不能作眩。"（《景岳全书》卷十七《眩运》）二贤所言，盖事体之两面，痰与虚皆致眩要素，且常更互作为。本方所疗，即因虚而湿浊下流以成痰饮，因痰饮而阴火上冲，风木之气因而乘之，此亦东垣"相火说"应用范例之一也。

眩晕从痰饮论治，仲圣发端，如苓桂术甘汤、小半夏加茯苓汤、五苓散、葵子茯苓散、真武汤等方证，而以泽泻汤最具代表。

泽泻汤

泽泻（五两）、白术（二两）。右二味，以水二升，煮取一升，分温再服。（《金匮要略·痰饮咳嗽病脉证并治》）

是方治"心下有支饮，其人苦冒眩"。（《金匮要略》）冒眩者，风木上扰而昏蒙眩晕也。先贤有解之为心阳被遏不会于巅者，或心气郁极火动风生者，或水湿上泛逆冲头目者，皆未言及根本也。盖脾湿内郁，木气欲理，强疏不得，则风气亢举耳。清代·黄玉璐云："饮在心下，阻隔阳气下降之路，阳不根阴，升浮旋转，故神气昏冒而眩晕。"（《长沙药解》卷四《泽泻》）庶几合理。泽泻甘寒，生于水中，得水阴之气而能利水，一茎直上，能从下而上，同气相求，领水阴之气下走，然犹恐水气下而复上，故以白术甘温崇土制水以燥固，犹治水之必筑堤防也。此化饮治眩之例法。

东垣半夏白术天麻汤实遵是道矣，驱风定眩立基于建中燥化也，即清代·叶桂所云："治痰须健中，息风可缓晕。"（《临证指南医案》卷一《眩晕》）天麻辛温，味之薄者，阴中之阳，乃自地升天者也。入厥阴经而治诸风，故又名定风草，风虚内作，非此不除。二术二陈汤（减甘草）辛温香燥，助太阴燥化，治湿痰内盛，除风作之源；人参、黄芪合茯苓、白术，益中气而杜生痰之源；泽泻合白术即为仲景泽泻汤，引痰水下走，亦除饮治眩之佳偶；神曲、麦芽宽中消食，助胃健运，襄助参芪之力焉。最可注目者乃姜柏二药。凡太阴病，须时刻顾护真阳，干姜辛热，温通太阴之要药，使气健脾强，自能为胃行其津液。阴火上冲，当监制虚浮壮火以镇风木之妄动，东垣云："黄柏苦大寒，酒洗以主冬天少火在泉发躁也。"（《脾胃论》卷下《调理脾胃治验治法用药》）乃收降其所称"相火"之要药。两物相伍，一寒一热，一升一降，诚疏运太阴，平镇风火之要举焉。

《心悟》半夏白术天麻汤

半夏（一钱五分），天麻、茯苓、橘红（各一钱），白术（三钱），甘草（五分）。生姜一片，大枣二枚，水煎服。（《医学心悟》卷四《眩晕》）（《医学心悟》卷三《头痛》）

清代·程国彭之同名方脱胎于东垣方，由二陈汤加天麻、白术而成。程氏云："有湿痰壅遏者，书云：头旋眼花，非天麻、半夏不除是也，半夏白术天麻汤主之。"又云："痰厥头痛者，胸膈多痰，动则眩晕，半夏白术天麻汤主之。"以化痰消风为首务，亦颇受关注。头痛者加蔓荆子。

上二方应用甚广，大凡眩晕、头痛、心悸、不寐、呕恶、肢麻、癫痫、耳鸣、浮肿等属风火痰湿者，疗效颇著。

【肢麻案】周翁，66岁。右侧肢体麻木2年，诊为小脑腔梗，诸般中西治疗无效。麻木偏于内侧，午后明显，以右前臂及手掌五指较甚，可持续数小时，时头眩头痛。血糖、血脂略高，余无异常。形体略肥，面白略肿，舌胖苔白滑中根腻，两脉关上滑带弦意。痰湿内聚，风火上攻，太阴厥阴合病。东垣半夏白术天麻汤原方。天麻20g，半夏20g，苍术10g，白术15g，黄柏10g，干姜5g，陈皮15g，白茯苓20g，黄芪30g，泽泻30g，党参15g，炒神曲10g，大麦芽10g。2周后复诊，下肢麻木已基本消除，上肢不适亦减半，守原法治疗3个月，诸症若失，血糖血脂均复正常。

导痰汤

治一切痰厥，头目旋运，或痰饮留积不散，胸膈痞塞，胁肋胀满，头痛吐逆，喘急痰嗽，涕唾稠黏，坐卧不安，饮食可思。半夏（汤泡七次，四两），天南星（炮，去皮）、橘红、枳实（去瓤，麸炒）、赤茯苓（去皮，各一两），甘草（炙，半两）。右㕮咀，每服四钱，水二盏，生姜十片，煎至八分，去滓，温服，食后。（《重订严氏济生方·咳喘痰饮门》）

严氏导痰汤由二陈汤加枳实、南星；再加人参、石菖蒲、竹茹，即涤痰汤。

涤痰汤

治中风痰迷心窍，舌强不能言。南星（姜制）、半夏（汤洗七次，各二钱半），枳实（麸炒，二钱），茯苓（去皮，二钱），橘红（一钱半），石菖蒲、人参（各一钱），竹茹（七分），甘草（半钱）。上作一服，水二盏，生姜五片，煎至一盏，食后服。（《太医院经验奇效良方》卷一《风门》）

风痰之病，湿土风木兼挟为疾，得于气脉闭塞，水饮积聚，风气内扰，其状虽有冷热之异，至于心胸痞隔，饮食不化则一，总不离太阴经气乖常也。是证有因风而起者，风壅气滞，三焦不和，则痰饮易积；风能生热，火炼津液，壅而成痰。有因湿而起者，湿滞痰积，木气失畅，亢逆生风；土虚生湿，木火侮之，煽举为风。湿气喜静，风气善动，二者相合，不惟聚于太阴肺脾，且走且壅，无所不在焉。郁于筋脉，则肢痿麻痹，震颤肉瞤；扰乱清空，则头目不利，昏矇眩晕；阻滞心脉，则神昏谵妄，舌强不语；干犯经络，则走注疼痛，风疹疮痏，固不可一概。清代·张璐云："夫水由血不归经所化，蕴积于经而为湿热，则风从内发，津液凝聚为肿胀，为麻痹，为眩晕，为颠仆，为口噤身强，为筋脉拘缓，为口眼㖞斜，各随身之所偏而留着不散，内为积聚，外为痈肿，上为心痛，下为堕胎，种种变端总由湿热所致，盖缘一物二名。"（《本经逢原》卷二《毒草部》）风痰之机，概莫能外。

斯病所自不一，其治则无非化痰定风二则，然病有风气胜及痰气胜之异，则治有从太阴、厥阴之别。导痰汤、涤痰汤乃治重太阴者焉。

南星味苦辛气温，归太阴厥阴二经。牛胆汁拌制则成胆南星，味苦辛性凉，偏走少阳厥阴经。明代·李时珍曰："味辛而麻，故能治风散血；气温而燥，故能胜湿除涎；性紧而毒，故能攻积拔肿而治口㖞舌糜。"（《本草纲目》卷十七《毒草部》）肝易受风，脾多痰饮，南星专主风痰，故并入太阴，兼入厥阴。大抵与半夏同功，但半夏辛而能守，南星辛而善走，其燥急之性，甚于半夏，是以南星专走经络，故中风、麻痹以之为先导；半夏专走肠胃，故呕吐、泄泻以之为引使。古方以牛胆苦寒之性制其燥烈，且胆又有益肝镇惊之功，小儿尤为要药。石菖蒲辛苦性温，芳香气散，能通心利窍，开郁豁痰，为惊痫气闭专药。清代·徐大椿云："菖蒲能于水石中横行四达，辛烈芳香，则其气之盛可知，故入于人身，亦能不为湿滞痰涎所阻。凡物之生于天地间，气性何如，则入于人身，其奏效亦如之。"（《神农本草经百种录·上品》）风痰最易蔽心壅窍，是药堪功。

导痰汤以二陈治痰饮太阴之本，枳实、胆星医风气厥阴之标，顽痰胶固，非二陈所能除者，加胆星以助半夏化痰，加枳实以成冲墙倒壁之功耳。涤痰汤用人参壮太阴经气，助其运化，二陈汤燥化太阴湿浊，枳实、竹茹，破痰利膈，清燥开郁，南星定风化浊，菖蒲通神利窍，于太阴不足，厥阴乘之，痰火壅塞之治，可谓良方矣。

风痰一症，乳儿最多，四时皆有，大凡惊风痰厥之证，冬春之交，常宜温散，夏令秋季，常宜清散，总以涤痰汤化裁，获效甚捷。

【慢惊案】刘囝，11 个月。出生 4 个月起，反复感冒、腹泻，2 个月前寒热之后咳嗽不已，痰声辘辘，便溏不食，夜寐多惊，2 周前哭闹频频，常眼翻露白，手搐握拳，身体反弓，日行二三次。舌质淡红，苔白水滑，指纹淡紫。脾虚风痰。涤痰汤化裁。党参 5g，陈皮 5g，茯苓 5g，半夏 5g，炙甘草 5g，大枣 5g，石菖蒲 5g，枳壳 5g，竹茹 5g，胆南星 5g，另加生姜 10g，5 剂后惊风之状已止，咳嗽亦减，以启脾丸加减善后。

星附六君子汤

　　治肥人气虚挟痰，右手足麻木，神迷欲厥之症。党参（三钱）、白术（二钱）、茯苓（三钱）、炙甘草（五分）、陈胆星（八分）、竹节白附子（酒炒八分）、姜半夏（一钱五分）、橘红（八分）。加姜三片，不渴，加广木香（五分）。治卒中痰迷尤佳。（《医方简义》卷二《中风》）

　　是方首述于明代·喻昌："小儿慢脾风，痰饮，阻塞窍隧，星附六君汤以醒之。"（《医门法律》卷二《毒草部》）即六君子加南星、附子。

　　慢脾风多由慢惊传次而至。慢惊之后，吐泻损脾，病传已极，总归虚处，惟脾所受，故曰慢脾。病则面赤额汗，舌短头低，眼合不开，睡中摇头，吐舌噤口，频呕腥臭，手足瘛疭，四肢厥冷，泻利冷汗，完谷不化，喉内痰鸣，角弓反张，目光昏暗，诸脉沉微。此或缘禀赋虚弱，或因乳食不节，或由误治攻伐，正气大伤，土虚木盛也。盖脾气大伤，土虚不能生金，金弱不能制木，肝木强盛，惟脾是克，所谓虚极生风焉。脾虚必生痰浊，风挟痰浊，此阴风湿晦中于脾络，阻痹厥阴之窍为病也。

　　是病之治，补土化痰，消风平惊，而以健脾固本为要，所谓"补土所以敌木，治本即所以治标。"（《验方新编》卷十《小儿科惊风》）风痰因虚袭入太阴，久病不愈，瘛疭搐搦。盖脾胃者，万物所归，而风木最喜乘之。风痰者，脾之所生，风之所撩也。故以六君子补正气化痰湿，以固其本；南星、白附入祛风豁痰，以制其标，不啻双管齐下也。

　　清代·邹澍云："节之为物，以体象论，则为阴阳之限；以变动论，则为用阳布阴，而其威之所竟，力之所加，又为在下者厚，愈上乃愈微也。"（《本经续疏》卷六《下品》）白附子所主，其旨在节，味辛甘，气大温，性燥而升，风药中之阳草也，有温阳祛风、燥湿散结之功，乃去风痰寒痰之要药。治风痰，常伍以南星，则无所不搜耳。星附六君子汤合之二味，皆冲和纯粹之品，收阳归内，尤为神效，而当寇深之日，有四君以坐镇其间，此为有制之师也。

　　是方不仅治善治脾风，且为虚痫良剂。痫者，痰迷动扰，阻其灵明之气，心窍不宁也。若气虚痰盛者，施以本方，助胃扶脾为主，但使胃气旺，复其稼穑之常，运行之旧，其风岂非不截而自止乎？复加引经风药以向导外驱之，多有良效耳。

　　【小儿癫痫案】孟仔，6 岁。3 岁起反复感冒发热，常以抗生素治疗，体质渐弱，不思饮食，消瘦易汗，4 岁时高热惊厥数次，后发为癫痫，常一周数作，服西药可缓解，然精神萎靡，智力弱下，停药后复作。现常一月抽搐十数次，大发作一二次，手足震颤，持续数十秒，口吐涎沫，目睛上吊，神志不清，发后精疲力竭，瘫软不起。

面色萎黄，目神呆顿，发少而稀，腹大而膨，舌淡苔薄，两脉细软。三气下陷，风痰内扰。先拟星附六君子汤加味。人参5g（另炖），炒白术10g，橘红5g，法半夏5g，茯苓10g，炙甘草5g，熟附子5g（先煎），肉桂3g，白附子5g，天南星5g，沉香3g，炒麦芽10g，神曲10g，生姜2片，大枣10g。服药3周，精神好转，渐能饮食，体力稍增，抽搐小发作减少，大发作一次。效未更方，加地龙5g，续进1个月，精神大好，体重增加，未再用西药，其间小发作数次，舌脉均有改善。后以上方为基础，合归脾汤、醒脾散、豁痰丸等化裁，其治8个月，基本痊愈。

附方

醒脾散

治婴孩小儿吐泻不止，痰作惊风，脾困昏沉，默默不食。醒脾散方。木香（炮，一两）、全蝎（炒，半两）、天麻（炒，一两）、人参（一分）、白茯苓（一两）、白术（炒，一两）、甘草（炙，一两）、白僵蚕（炒，一两）、白附子（炮，一两）。上为末，每服半钱，大者加服。水少许，枣子同煎至五七沸，通口，无时服。（《活幼口议》卷十四《慢惊风传变》）

星砂丸

消痰积，温中顺气。治一切风痰，利胸膈，壮脾胃，及内伤生冷，腹胁胀痛，酒后痰实呕吐，服之神效。南星（四两，汤浸，洗七次）、良姜、缩砂仁（各一两）。上为细末，以生姜自然汁煮面糊为丸，如梧桐子大，每服十五、二十丸，生姜汤下，不计时候，夏月吃生冷尤宜服，虽多至七八十丸无害，加香附子二两尤妙！（《是斋百一选方》卷五《第六门》）

十一、运中燥湿

枳术丸

治痞，消食，强胃。白术（二两）、枳实（麸炒黄色，去瓤，一两）。上同为极细末，荷叶裹烧饭为丸，如梧桐子大，每服五十丸，多用白汤下，无时。白术者，本意不取其食速化，但令人胃气强实，不复伤也。（《内外伤辨惑论》卷下《辨内伤饮食用药所宜所禁》）

是为易水学派鼻祖金代·张元素发明，健中化湿之名方。东垣师承易老，尽传其学，而大加发挥，成就脾胃学说之大家。明代·王纶云："洁古制枳术之丸，东垣发脾胃之论，使人常以调理脾胃为主，后人称为医中王道，厥有旨哉。"（《明医杂著》卷一《枳术丸》）可见此方居补土学说之地位。然若以方源论，实脱胎于仲景枳术汤。

枳术汤

枳实（七枚）、白术（二两）。右二味，以水五升，煮取三升，分温三服，腹

中软即当散也。(《金匮要略·水气病脉证并治》)

是方治"心下坚，大如盘，边如旋盘，水饮所作"。心下者，胸脘及两胁下也。《难经·五十六难》曰："脾之积，名曰痞气，在胃脘，覆大如盘。"胁脘结硬如盘，边如旋盘，谓时大时小，如盘而不如杯，水饮散漫之状也。缘脾气濡滞，所受于胃之精微，不能速化以上输，停于心下，日积月累，以至成形。气水相结，非畅气则水饮不化，故重用枳实破结气为君，白术健脾除水为臣。常言枳实归经脾胃，实则亦入肝胆。《名医别录》曰："除胸胁痰癖，逐停水，破结实，消胀满，心下急痞痛，逆气，胁风痛，安胃气，止溏泄，明目。"非入肝胆经而何？木气壅郁，不能条达，邪塞中焦，则升降不舒而气上逆。其症或气滞而胁痛胀满，或水滞而痰湿癖积，或胃壅而心下自急痞痛，或气冲而目矇头胀。枳实以气为用，专长破散冲走之力，气通则滞可解。元代朱震亨云："枳实泻痰，能冲墙倒壁，滑窍泻气之药也。"(《本草衍义补遗》)水停中脘，胃气郁阻，胆经隔碍，不得下行，痞结心下，坚硬不消，所谓气分之病焉。枳实行木气为先，气行则水易走、痰易散矣；白术甘苦，甘守以固中土经气，苦燥以制水邪之溢。清代·周岩之解颇妙："枳术汤，以白术消水饮，枳实泄心下坚大，枳实气向下，而以味甘而厚之白术载之使不速下，既回翔于心，遂渐及于腹，至腹奥而收功。"(《本草思辨录》卷四《枳实》)

易老法仲景而创枳术丸，易二药主辅之位，白术倍量，健补化浊为主，枳实理气化滞为辅，用虽不同，仅多寡转换之间。要在既病中焦，则皆以肝脾同治为法，颇合"无通少阳，则水湿不化"之理耳。善学医圣，此可斑见。金代李杲之论甚达："白术苦甘温，其甘温补脾胃之元气，其苦味除胃中之湿热，利腰脐间血，故先补脾胃之弱，过于枳实克化之药一倍。枳实味苦寒，泄心下痞闷，消化胃中所伤。此一药下胃，其所伤不能即去，须待一两时辰许，食则消化，是先补其虚，而后化其所伤，则不峻利矣。……荷叶之一物，中央空虚，象震卦之体。震者，动也，人感之生足少阳甲胆也，甲胆者风也，生化万物之根蒂也。人之饮食入胃，营气上行，即少阳甲胆之气也；其手少阳三焦经，人之元气也，手足经同法，便是少阳元气生发也。胃气、谷气、元气，甲胆上升之气，一也，异名虽多，止是胃气上升者也。荷叶之体，生于水土之下，出于秽污之中，而不为秽污所染，挺然独立。其色青，形乃空，清而象风木者也，食药感此气之化，胃气何由不上升乎？其主意用此一味为引用，可谓远识深虑，合于道者也。更以烧饭和药，与白术协力，滋养谷气而补令胃厚，再不至内伤，其利广矣大矣！"(《内外伤辨惑论》卷下《辨内外饮食用药所宜所禁》)

东垣于荷叶之释尤为精当，可谓得易老真传。土之化，其开启者、其推广者，春升阳化之气，即所谓"少阳甲胆之气"，温煦升发之力也。《素问·六元正纪大论篇》云："少阳中治，时雨乃涯，止极雨散，还于太阴，云朝北极，湿化乃布，泽流万物。"少阳春发之气，初阳始萌，水湿敷布，触动太阴，泽及万物，生气方运，长养始作。李杲曰："胃气者，荣气也，卫气也，谷气也，清气也，资少阳生发之气也。人之真气衰旺，皆在饮食入胃，胃和则谷气上升。谷气者，升腾之气也，乃足少阳胆、手少阳元气始发，生长万化之别名也。"（《内外伤辨惑论》卷下《辨内外饮食用药所宜所禁》）太阴湿土无少阳则无所化，欲运太阴阳明脾胃，必先升发厥阴少阳肝胆之气。升举少阳者，荷叶、桂枝、柴胡、橘皮、升麻、砂仁、木香、白豆蔻、防风等金堪选用。可知枳术丸乃木土同治，舍二者协力，何由复兴中焦之运化？绝非一补一消之法，学者切勿徇此陋语，而为有识者笑哉！

以此方立基，李杲加味变化，发明一系列卓有成效之太阴治方，如橘皮枳术丸、曲蘖枳术丸、木香枳术丸、半夏枳术丸、三黄枳术丸、白术丸、除湿益气丸、枳实导滞丸、木香干姜枳术丸、木香人参生姜枳术丸、和中丸等，东垣之学，透此孔罅，或可窥知端倪焉。凡中焦痞隔，气不升降，水湿内停者，用之无不生效。

【痞硬案】肖仔，6岁。3岁时患急性腹泻后，渐厌食腹胀，大便时溏，体弱易感，时时惊哭。一年前始见上脘板硬，按之觉痛，肚大青筋外露，时有低热。诸消积健脾之法无效。舌苔薄腻，指纹淡红。肝木侮土，湿痰困中。木香人参生姜枳术丸加味。枳实10g，白术15g，莪术5g，制半夏5g，茯苓10g，干姜5g，木香5g，党参10g，陈皮5g，白蔻仁5g，厚朴5g，砂仁5g。针双四缝、足三里。14剂后食欲少增，大便不溏，心下略软。守方其治3个月，精神大好，脘部痞硬已消，体重增加。

平胃散

治脾胃不和，不思饮食，心腹胁肋胀满刺痛，口苦无味，胸满短气，呕哕恶心吞酸，面色萎黄，肌体瘦弱，怠惰嗜卧，体重节痛，常多自利，或发霍乱，及五噎八痞，膈气反胃，并宜服。苍术（去粗皮，米泔浸二日，五斤），厚朴（去粗皮，姜汁制，炒香）、陈皮（去白，各三斤三两），甘草（炒，二十两）。上为细末。每服二钱，以水一盏，入生姜二片，干枣二枚，同煎至七分，去姜、枣，带热服，空心，食前。入盐一捻，沸汤点服亦得。常服调气暖胃，化宿食，消痰饮，辟风、寒、冷、湿四时非节之气。（《太平惠民和剂局方》卷三《治一切气》）

公认是方首见于《太平惠民和剂局方》（初刊于1078年后），然早此数十年王衮《博济方》（1047年刊行）即有载录，多人参、茯苓二药，方后注明："此药本无人参、茯苓二味，好事君子加之。"清代·王子接云："相传出自龙宫禁方。"（《绛雪园古方选注》中卷《内科》）诚知古已有之，因《局方》乃北宋官修，流传极广，故隶名下。是方广为后世推崇，被指"祖方"之一，诸家所制加味方繁以百计，著名者如胃苓汤、柴平汤、不换金正气散等。金代·李杲极好之，仅加味法便以十数，其弟子王好古更广之达数十，竟使明代·张景岳误称为东垣所作。

平胃者，平复胃气矣。《内经》曰：土运太过，谓之敦阜，湿气乃用，燥政乃辟，其病腹满；土运不及，谓之卑监，其发濡滞，留满痞塞，其病飧泄，二者均邪伤太阴湿土。平胃者，敦者削之，卑者培之，以至平和，中气复常，则湿去谷运也，两相平整，消滞化积也。

术有赤、白，赤术即苍术。古用术，无分苍白，宋以降始有分别，言苍术苦辛气烈，白术苦甘气和，各施其用，而建中除湿则一，惟异刚柔耳。清代·杨时泰云："术之用，补中益气，力优在白，除湿快气，能专于苍，所谓祛邪之功胜，而益阴之效亏者，当以坐苍，不得概蔽之白，至于燥肾闭气，又宜坐白，不能混及于苍。"（《本草述钩元》卷七《山草部》）平胃散既为古方，所用当不分苍白，若泥于"苍术"，失其原旨矣。白术入脾，其性静专故长于守；苍术入胃，其性动荡故长于行。入胃则兼达辛金而降浊，入脾则并走乙木而达郁。白术偏入戊土，健化之功多，苍术偏入己土，消壅之力旺，己土强则清升而浊降，戊土壮则浊降而清升。若中虚为甚，当升清为要，宜重白术，培其卑监；如湿浊偏重，当除湿作力，则仰苍术，消其敦阜也。然中土痰湿，多实中见虚，虚中含实，难以概析，二术之用，自此达彼者，兼善之力也，后彼先此者，专效之能也，是以脾胃双医，则苍术、白术并用，兼功互助，当是良法。

厚朴味苦性温，《名医别录》谓其"温中益气，消痰下气"。盖痰湿为阴，当求阳开，温通中脉，正当其治。苦则能降，削平其壅。既能开，又可降，治中土敦阜，舍我其谁？张元素称其为结者散之之神药。至其益气厚肠胃，盖邪去正气自复，积消肠胃自厚之意耳，非消散之外，复有补益之功也。陈皮味苦辛性温，在上可开胸膈之气，在中可畅胃肠之气，总以降气为职。《汤液经》云：陈皮治高。言其力在中上，太阴药也。陈皮治气与厚朴相异，轻用其苦，而重用其辛，故求效在"开散"，不在攻坚，轻灵舒展而宣透太阴之气机，则湿可化而痰可消矣，即《药性论》所云："能治胸膈间气，开胃，主气痢，消痰涎。"（《证类本草》引）。术、朴、陈总为攻伐之品，燥刚有余，当有监制之力缓其刚猛，由物不可太过，过刚则折，当如有制之师，能戡祸乱而致太平，是以甘草中州之药，能补能和者赞辅之，使湿去而土不伤，致于和平也。

平胃散功力强劲，然临证施用，法宜权变。新病重实，可用原方，重用苍术、厚朴；缓病轻虚，变通药剂，重用白术、甘草，总以去除中焦秽滞为要。

【胃痛案】卞男，28岁，职员。胃脘作痛2年，时作时止，食稍不节，病即复发，常服胃药可止，1个月前野餐后复作，无论空腹、食后，皆隐痛不已，胃镜示浅表胃窦炎，中西药遍施无效。食少胃胀，大便黏滞，时时恶心。两关脉濡软，舌苔白厚而腻浊。太阴阳明湿滞。平胃散加味。炒苍术20g，炒白术20g，厚朴15g，陈皮15g，炙甘草10g，砂仁10g（后下），木香10g（后下），大腹皮10g，炒麦芽20g，大枣10g，川楝子10g，延胡索10g。另加生姜20g。一周后痛止胀减，续用一周诸症平。以香砂养胃丸善后。

厚朴温中汤

（见阳明辨证篇）《素问·太阴阳明论篇》曰："阴者，地气也，主内。食饮不节，起居不时者，阴受之。阴受之则入五脏，入五脏则䐜满闭塞，下为飧泄，久为肠澼。"《素问·异法方宜论篇》曰："脏寒生满病。"脾为阴中之至阴，若戊土已衰，不能运化，最易客寒，聚为满痛。大抵脾湿有余，无阳不能施化，如土之久于雨水，则为泥矣，岂能生化万物？虚寒之痞，凡过于忧思劳倦，或饥饱失时，或病后土伤，或脾胃素弱，妄用寒凉克伐，以致重伤脾气者，皆能有之。寒主收引，气必凝滞，胀痛因起。土不化谷，则有痞满不食，泄泻肠澼等症。盖脾胃属土，土虚者多因无火，土寒则气化无权，故多痞满，此即寒生于中也。是方所治，乃寒湿伤中，气机凝阻，脾土失运者也，故行气与燥湿并行，运中与温阳共施。所用诸药，皆入脾胃，不特可以温中，且能化浊，贵得其宜耳。

是剂气药为主，刚燥之气颇甚，故治胀为主。若虚甚者，可加人参、白术；寒甚者，加附子、桂枝；湿甚者，加半夏、薏苡。必待和风暖日，以甘温补脾为主，湿去阳生，以行壅滞之气，庶使脾土旺健，胀满运行，斯可愈矣，即经所谓塞因塞用，从治之法耳。

【腹胀案】曹男，46岁，职员。脐上胀满5年，无明显规律，空腹食后均作，情绪波动后愈显，时轻时重，轻时随胀随起，矢气可解，重时终日痞闷，不思饮食。肠鸣辘辘，大便时溏。曾行数次胃肠镜检查，未见特殊，服西药可缓一时，移时复发。形体稍丰，面白多油，舌淡胖，苔白腻，中根厚，两寸关脉细缓，尺脉沉细。中焦虚寒，湿浊内阻。厚朴温中汤合理中汤加味。厚朴20g，陈皮20g，草豆蔻10g，木香5g，茯苓15g，炙甘草10g，生姜3片，党参15g，炒苍术10g，炒白术15g，干姜10g，炒麦芽20g，鸡内金10g。服药2周，腹胀大减。守原法续治3个月，又隔日服1个月，久疾痊愈。

佐关煎

治生冷伤脾，泻痢未久，肾气未损者，宜用此汤以去寒湿，安脾胃。此胃关煎之佐者也。厚朴（炒，一钱）、陈皮（炒，一钱）、山药（炒，二钱）、扁豆（炒，二钱）、炙甘草（七分）、猪苓（二钱）、泽泻（二钱）、干姜（炒，一二钱）、肉桂（一二钱）。水一钟半，煎服。如腹痛甚者，加木香三五分，或吴茱萸亦可；如泻甚不止者，或破故纸，或肉豆蔻，皆可加用。（《景岳全书》卷五十一《新方八阵》）

《素问·脉要精微论篇》曰："仓廪不藏者，是门户不要也。"《素问·水热穴论篇》曰："肾者胃之关也，关门不利，故聚水而从其类也。"戊土温运之能，源自癸水之阳，肾者胃之关，亦即脾之关焉。欲保肾气，当先顾护脾阳，中阳不陷，胃关可守焉。土中无火，湿气不化，流聚为寒，凡病内湿留滞者，阳虚则寒从中生，寒生则湿气留之。此之变病，惟肿胀、泄泻、痰饮、呕吐等证多有之，病之微者，肾气未损，宜温、宜利、宜燥，佐守其胃关也。故明代·张景岳云："脾肾虚弱之辈，但犯生冷，极易作痢。无论大人小儿，凡系脾虚致痢，别无实热等证者，先宜佐关煎温其脾气。如或稍深而病及肝肾者，即宜胃关煎（熟地、山药、白扁豆、炙甘草、焦干姜、吴茱萸、白术）为最妙之治，勿以新病畏而弗用也。"（《景岳全书》卷五《痢疾》）

是方既温阳醒脾，又化湿护肾，用药不可过燥。故以厚朴、陈皮辛温之品开畅太阴，灵动中土，气药疏之。以山药、扁豆甘温之药化湿和中，兼补中气，柔药养之。以干姜、肉桂辛热之剂升阳温里，阳药举之。以茯苓、猪苓平淡之物分利水湿，兼护肾气，淡药渗之。炙甘草甘温以谐中也。遣药之谨，平衡于中焦，斡旋于水土，自有其道，用心可谓良苦矣。清代·姚球评曰："生冷伤脾泄泻，不用苍、白二术健脾，惯用山药、扁豆，此未见东垣《脾胃论》也。"（《景岳全书发挥》卷四《新方八阵》）未免苛责之嫌。

凡虚寒泄泻痢疾，日久不愈，脾虚有寒而肾气未成大虚者，施用此方常有佳效。

【久泄案】朱妇，41 岁，工人。慢性腹泻十余年，饮食稍有不甚或气候变化，则大便稀溏，日行五七次，无不消化物，小腹不痛，矢气时作，平素大便二三次，多不成型，食少易胀。近日受寒，腹泻 2 周，稀水不爽，日作十次，小腹略痛，肛门欲脱，疲倦不堪。两脉沉细而缓，苔薄白中根腻。先以参苓白术散加味治疗一周，未效。拟佐关煎合四神丸加味。厚朴 15g，陈皮 15g，猪苓 15g，茯苓 30g，干姜 10g，肉桂 10g，山药 15g，扁豆 15g，肉豆蔻 10g，五味子 10g，补骨脂 10g，炒白术 15g，服药一周，日泻减至三次，已可见型。续进 2 周，腹泻已止。续以原法巩固 1 个月，大便正常。

附方

正气散

治伤寒阴证，憎寒恶风，正气逆冷，胸膈噎塞，胁肋膨胀，心下坚痞，吐、痢，呕逆酸水，咳逆，怠惰嗜卧，不思饮食。甘草（炒，七钱），陈皮、藿香（去梗）、白术（各一两），厚朴、半夏（同厚朴各三两，为末，生姜四两，研烂，同为饼子，微炒）。上为细末。每服二钱，生姜三片，枣一枚，水一盏，煎至七分，食前稍热服。又治久患疟疾，膈气心痛，日进三服。常服顺气宽中，辟除瘟疫。（《太平惠民和剂局方》卷二《治伤寒》）

神术散（太无）

人受山谷瘴雾，湿土敦阜之气，憎寒壮热，一身尽痛者，此方主之。苍术（制）、厚朴（制，各一两），陈皮（二两），石菖蒲、甘草（炙）、藿香（各一两五钱）。湿气蒸腾，由鼻而入，呼吸传变，邪正分争。阴胜则憎寒，阳胜则壮热，流于百节，则一身尽痛。苍术之燥，制其瘴雾之邪；厚朴之苦，平其敦阜之气；菖蒲、藿香辛香物也，能匡正而辟邪；甘草、陈皮调脾物也，能补中而泄气。《内经》曰"谷气通于脾"，故山谷之气感之，则坏人脾。此方但用理脾之剂，而解瘴之妙自在其中。太无高识如此，诚不愧为丹溪之师矣。（《苍生司命》卷二《湿证》）

苍术地榆汤（洁古）

治脾经受湿，下血痢。苍术（三两）、地榆（一两）。每一两，水二盏，煎一盏，温服。（《证治准绳类方》卷六《泄泻滞下总治》）

十二、运脾逐秽

桂枝加芍药汤

桂枝（去皮，三两）、芍药（六两）、甘草（炙，二两）、大枣（擘，十二枚）、生姜（切，三两）。右五味，以水七升，煮取三升，去滓，温分三服。本云桂枝汤，今加芍药。【279】

桂枝加大黄汤

桂枝（去皮，三两）、大黄（二两）、芍药（六两）、生姜（切，三两）、甘草（炙，二两）、大枣（擘，十二枚）。右六味，以水七升，煮取三升，去滓，温服一升，日三服。【279】

《伤寒论》279 条曰："本太阳病，医反下之，因尔腹满时痛者，属太阴也，桂枝加芍药汤主之；大实痛者，桂枝加大黄汤主之。"二方皆治腹痛之剂，前方乃桂枝汤倍用芍药，后方则再加大黄二两。

太阴之上，湿气主之，中见阳明。若不得中见，则成寒湿；若中见过者，而变湿热；若中见太过，或转燥证耳。或谓太阳病误下伤阴，邪毒内传，伤及脾气，下败中阳，己土湿陷，脾家气血不利，肝木气郁不达，而生风燥，侵克中土胃肠，是以腹痛。此乃太阴之邪从阳化所为焉。通论太阴病皆虚寒，焉知竟有实与热者？清代·尤怡云："太阴者，土也，在脏为脾，在气为湿。伤寒传经之热，入而与之相抟，则为腹满吐利等证；直中之寒，入而与湿相抟，亦为腹满吐利等证。但有肢冷、肢温，脉迟、脉数，口渴、不渴之异耳。"（《伤寒贯珠集》卷六《太阴篇》）

仲景曰："脾家实，秽腐当去。"（《伤寒论》278 条）脾胃同处中宫，位同职异，太阴主出，阳明主纳。今太阴从阳则燥化，脾阴不足而风气内扰，秽腐之出不利，故腹时痛；阳热内滞，燥气伤津而胃气失降，秽腐燥结不行，故大实而痛。脾胃相连，太阴失开，便成阳明过阖，不得不借阳明之捷径，以去脾家之腐秽焉。

桂枝加芍药汤乃小建中汤意，当为助润脾阴而设，绝非所谓表里双解之剂。芍药味酸气平微寒，可升可降，阴中之阳，其功全在养阴柔肝，肝平则不克脾胃，而脏腑各安，二便自利，火热自散，郁气自除耳。清代·周岩云："能入脾破血中之气结，又能敛外散之表气以返于里，凡仲圣方用芍药，不越此二义。……腹痛为太阴血中之气结，芍药以木疏土而破结，故为腹痛专药。"（《本草思辨录》卷一《芍药》）金·李杲亦云："中焦用白芍药，则脾中升阳，使肝胆之邪不敢犯也。……腹中痛者，加甘草、白芍药，稼穑作甘，甘者己也；曲直作酸，酸者甲也，甲己化土，此仲景妙法也。"(《脾胃论》卷上《脾胃盛衰论》)皆悟道之深者焉。若阴伤燥盛者，再增大黄，权开阳明捷径，泻己土而消满，以去脾家之腐秽也，诚救阴之要举也。

正因太阴之实邪，因阳道实而满痛，是太阴阳明皆实而不转，故以桂甘枣辛甘助脾通阳，加芍药疏脾之气，加大黄下阳道之实，借脾之气而通腑之实。又以土虚为基，故仲景又曰："太阴为病，脉弱，其人续自便利，设当行大黄、芍药者，宜减之，以其人胃气弱，易动故也。"(《伤寒论》280 条)示人以脉观证，时时顾及太阴本气，严控攻药用量，以防过剂伤正，有所为而权衡善应耳。

是二方临证颇有大用，凡下利、腹痛、便秘、呃逆、噎膈等属太阴失升、阳明不降者，皆可得效。

【便秘案】刘姬，71 岁。慢性便秘十余年，时重时轻，1 个月前急性胆囊炎手术后，便秘加重，大便七八日一行，粪若羊矢，每用开塞露，仍坚结难出，服常润茶、番泻叶亦不效，苦不堪言。体弱食少，时时汗出，腹脘痞胀，少腹偶痛。舌淡红少苔，关脉细弦，尺脉沉细。脾阴不足，腐秽不出。桂枝加大黄汤加味。桂枝 10g，白芍 30g，熟大黄 10g，炙甘草 10g，大枣 15g，枳壳 5g，炒白术 30g，当归 10g，莱菔子 20g，北沙参 15g。加生姜 15g。7 剂后，大便 2 日一行，质地转软，继用一周，排便基本正常，余症亦减。后去大黄，化裁巩固，间日服 2 个月善后。

《千金》温脾汤

治腹痛，脐下绞结，绕脐不止方。甘草、附子、人参、芒硝（各一两），当归、干姜（各三两），大黄（五两）。上七味哎咀，以水七升煮取三升，分服，日三。(《备急千金要方》卷十三《心脏方》)

《千金》温脾汤凡四，此仅其一，盖皆录自古方，非孙氏发明。若云桂枝加大黄汤用治脾阴亏耗之积滞，是方乃其对应方，以疗脾阳虚冷之积滞。

凡积之所成，无不由正气之虚衰，本气内伤者也。太阴运通，疏化中土，输转精微，其所仰赖者，阳气也。中阳不足，运化无力，阴寒内生，寒性收引，凝聚成积，腐秽不下，斯成寒积，即若《素问·六元正纪大论篇》曰："阴凝于上，寒积于下，寒水胜火，则为冰雹，阳光不治，杀气乃行。"寒实积阻胃肠，腑气不通，故便秘腹痛、绕脐不止；脾阳不足，四末失煦，当见手足不温；关尺脉常沉弦而迟，亦是阳弱阴盛之征。

证虽寒积，脾阳不足乃致病之本，若纯用攻下，必更毁中阳；单用温补，则固积难去，惟攻逐与温补并用，方得两全。温脾汤乃四逆汤（姜、附、草）加人参、当归、大黄、芒硝四药所成。因积滞甚固，寒实不化，上下失通，故重用大黄五两，急泻已成之冷积，芒硝一两，润肠软坚以襄助之，冀此速救陷落之危阳；四逆汤温阳祛寒，提振太阴本气，衰阳方可收复；人参甘温培气，当归苦温养血，使气血复其常度，俾泻不伤正，人参护阴，当归滋润，亦有助通之力。以病因寒起，故以姜、附之辛热，使阳气走者走，守者守，祛寒散结，纤悉无遗；硝、黄导之，由胃入肠，何患乎积之不去哉！诸药协力，泻下、温通、补益三成，寓温补于攻下焉。

是方溯其本源，或以《金匮》大黄附子汤为嚆矢。

大黄附子汤

大黄（三两）、附子（三枚，炮）、细辛（二两）。右三味，以水五升，煮取二升，分温三服；若强人煮取二升半，分温三服，服后如人行四五里，进一服。（《金匮要略·腹满寒疝宿食病脉证并治》）

是方治"胁下偏痛，发热，其脉紧弦。"（《金匮要略》）盖虚寒则温补，实热则寒下，然阴寒成聚之证，若非温药，不能已其寒，若非下药，不能去其结，故仲景曰："此寒也，以温药下之。"（《金匮要略》）胁下偏痛发热，其脉紧弦，此阴寒成聚，虽有发热，乃阳郁所致，非大黄不能攻其实，非附子不能温其寒，非细辛不能散其结，三药实并行不悖也。

【肠梗腹痛案】某男，54岁，教师。2年前结肠癌术后，曾经化疗，一年前反复便秘，诊为术后肠管粘连，曾行扩张松解术，未能缓解，肠梗时作，腹膨如鼓，胀闷不食，大便常不行逾周，呕吐呃逆，服通泻药方能稍缓，时须泻药灌肠。近已7日未便，服泻药无效，烦躁不安，少腹胀痛，腹皮坚紧，按之板硬，食欲全无，精神疲倦。两脉弦紧，按之无力，舌淡暗，苔糙腻。寒实内结，正气不举。先温中泻下以缓其急。温脾汤加味。熟大黄10g，生大黄5g（后下），熟附子15g，干姜15g，党参20g，炙甘草15g，当归15g，细辛5g，芒硝5g（冲），牵牛子末2g（分冲）。服药一剂，泻下大量积便，腹胀即缓。去牵牛子、生大黄，加柴胡10g，枳实10g，厚朴10g。续服一周，大便一二日一行，余无不适。再去芒硝，加炒白术30g，白芍20g。连服1个月，诸症皆失。

《本事》温脾汤

治痼冷在肠胃间，连年腹痛泄泻，休作无时，服诸热药不效，宜先取去，然后调治易瘥，不可畏虚以养病也。厚朴（去粗皮，姜制）、干姜（炮）、甘草、桂心（去皮，不见火）、附子（生，去皮脐，各半两），大黄（生，四钱，碎切，汤一盏渍半日，搊去滓，煎汤时，和滓下）。上细锉，水二升半，煎八合后，下大黄汁再煎六合，去滓澄去脚，不要晚食，分三服温服。（《普济本事方》卷四《脏腑滑泄及诸痢》）

北宋·许叔微之温脾汤，亦颇为后世推举。是方亦为实寒内积所制，由四逆汤合厚朴大黄汤去枳实加桂心合成。痼冷久聚，阳光不治，惟大力温阳，兼小力攻下，先去其壅，方可获效。夫痼冷在肠胃而致滑泄，温药中宁敢多用大黄之猛，重困之乎？大黄只用四钱，深合仲景以温药下之之法，乃知叔微之得于仲景者多矣。

凡三阴气滞寒积见胁腹疼痛、腹胀气急、痞块癥瘕、痢下艰涩、后重虚努、腹内冷疽皆可以上法治之，常有难期之佳绩。

【紫癜案】刘仔，9岁。1个月前突发腹痛并下半身出现紫斑，诊为过敏性紫癜收治入院，经激素等治疗无效，又服凉血中药仍无缓解，现两下肢见大小不等的密集紫斑，色暗，无痛痒，按之不退色，时时腹痛，大便数日一行。面色㿠白，两眶发青，脐周紧拘，按之作痛，两脉象弦迟，舌苔薄白中厚。寒实内结，脉络失和。许氏温脾汤加味。附片15g，熟大黄10g，炙甘草10g，党参15g，当归10g，细辛5g，桂枝5g，当归5g，干姜5g，芒硝5g（冲），田七粉5g（冲）。3剂后，大便日一二行，腹痛除，未见新斑，旧斑见隐。上方减大黄5g，续进一周，旧斑大部消退。以温中健脾法善后。

升阳除湿防风汤

苍术（泔浸，去皮净，四两），防风（二钱），白术、白茯苓、白芍药（以上各一钱）。上件㕮咀。除苍术另作片子，水一碗半，煮至二大盏，纳诸药，同煎至一大盏，去渣，稍热服，空心食前。（《脾胃论》卷中《肠澼下血论》）

是乃东垣翁治痢名方："大便闭塞，或里急后重，数至圊而不能便，或少有白脓，或少有血，慎勿利之，利之则必致病重，反郁结而不通也，以升阳除湿防风汤举其阳，则阴气自降矣。"（《脾胃论》）

《素问·阴阳别论篇》曰："结阴者，便血一升，再结二升，三结三升。"邪在五脏，则阴脉不和，阴脉不和，则血留之。营阴结者，营主血脉，结则血不归络，漫溢妄行，渗入肠间，由便而下，所谓"阴络伤则血内溢"也。太阴为三阴之长，太阴滞结，土湿木陷，则血从便下，愈结愈脱也。其病常由素体亏虚，或下血久远，气血愈亏，脾胃中气下陷，不能统运周身血脉，遂沉陷大肠而成结阴便血。在下清气不举，便血而兼飧泄；在上浊气凝结，中满而兼喘嗽，甚至肢体浮肿，胸腹胀闷而死。此上下清浊颠倒之证也，即清代·张璐所云："阳陷于下，则成飧泄，湿犯于上，则令头痛，清浊倒置而然。"（《张氏医通》卷十三《专方》）

中气固已沉陷于下，湿浊又因缠滞于中，其治既应升其陷阳，复当除其壅浊也。升阳除湿防风汤颇用风药，风能胜湿并能升举，是诚对症之法，与补中益气意同而理实异也。苍术辛温燥烈，升清阳而开诸郁，以为君；白术甘温，茯苓甘淡，佐之以健脾利湿；风能胜湿，防风辛温，胜湿而升阳；土病木乘，白芍酸寒，敛肝而和脾也。升阳实脾，而浊阴自化，燥中以求其通，升中而得其降，真明医理之真者焉。明代·刘纯赞曰："饮食入胃气上升，输精心肺，然后下降。若脾胃有伤，不能上升，反下流肾肝而成泄痢者，法宜填补中气，升之举之，不可疏下，此东垣发前人所未论也。"（《玉机微义续增》卷六《泄泻门》）

戊土之降，仰赖于己土之升，由无所升而无由降，升降本一体两面耳。结阴之证，不惟见于痢疾便血，但凡清阳不升而至浊阴失降之证，如眩晕、泄泻、便秘、头痛、脘痞，皆可依上法治之。东垣翁于方后注云："如此证飧泄不禁，以此药导其湿；

如飧泄及泄不止，以风药升阳，苍术益胃去湿；脉实，膜胀，闭塞不通，从权以苦多甘少药泄之；如得通，复以升阳汤助其阳，或便以升阳汤中加下泄药。"（《脾胃论》卷中《肠澼下血论》）此治飧泄之范例耳，余证皆可循此。愚常此方加重芍药用量治疗长年便秘，多有斩获。

【便秘案】吴翁，76岁。便秘史20余年，常五七日一行，便质不硬，时有鹜溏，虚努难下，耗时难下，少腹痞闷，食少力弱，长年须服通便药。月前行肠镜检查发现降结肠及乙状结肠多发息肉，已行切除，术后大解之难不减反增，并服泻药亦无动于衷。面青无泽，舌质胖淡，苔薄腻白，两关脉细软，尺脉沉缓。中气下陷，秽浊失降。升阳降湿防风汤合附子理中汤加味。炒苍术20g，炒白术30g，赤芍20g，白芍20g，茯苓15g，防风15g，苏叶10g，苏梗10g，干姜10g，党参15g，炙甘草10g，大枣15g，服药一周，大便2日一行，较前明显畅爽，续服一周，日便一次，已能成形。守原方续治2个月，大便基本正常。

附方

三物备急丸

大黄（一两）、干姜（一两）、巴豆（一两，去皮心，熬，外研如脂）。上药各须精新，先捣大黄、干姜为末，研巴豆纳中，合治一千杵，用为散，蜜和丸亦佳，密器中贮之，莫令歇。主心腹诸卒暴百病。若中恶客杵，心腹胀满，卒痛如锥刺，气急口噤，停尸卒死者，以暖水若酒服大豆许三四丸，或不下，捧头起，灌令下咽，须臾当瘥，如未瘥，更与三丸，当腹中鸣，即吐下便瘥。若口噤，亦须折齿灌之。（《金匮要略·杂疗方》）

第六章　少阴辨证原理及临证指要

第一节　少阴生理

一、封藏之本

《素问·六节藏象论篇》曰："肾者，主蛰，封藏之本，精之处也，其华在发，其充在骨，为阴中之少阴，通于冬气。"肾为少阴之器，通于冬气，冬令主藏。《素问·四气调神论篇》曰："冬三月，此谓闭藏。"凡物气之化，藏政属水，长令属火。封藏者，阴气以上，阳气以下，天地之化，至此而藏也。肾主蛰藏，一身之精，归藏于肾，是为精之处，乃生气之本。盖气生于精，即阳根于阴之道也。其藏阴之途，概而有三。

一者，太阴归精。脾土后天，化生精微，摄聚阴精，下归于肾；肺金敛收，聚拢精气，下养肾水，母气生子焉。

二者，阴血滋养。心主血脉，共属少阴，运血滋肾，同气相通；肝木藏血，肾水藏精，精血互助，乙癸同源焉。

三者，中精下润。胆腑中精，潜运相火，化生膏脂，下充肾水。另有小肠分清泌浊、膀胱津液气化，所生阴液，亦归聚肾脏矣。

《素问·上古天真论篇》曰："肾者主水，受五脏六腑之精而藏之，故五脏盛，乃能泻。"脏腑之阴精归聚于肾，是乃藏阴，实亦潜阳焉。阳气内收而盛壮，则阴气归位，伏蛰以备阳用，所谓"藏精而起亟"耳。《素问·生气通天论篇》曰："凡阴阳之要，阳密乃固。……阳强不能密，阴气乃绝。"故曰阴在内，阳之守也，阳在外，阴之使也。清代黄玉璐云："阴根在上，阳根在下，阴气封藏，阳根下秘，则精神气血，保固不失，此乃阴阳之要也。"（《素问悬解》卷一《养生》）是以阴气封藏，阳气所为焉。肾为先天根本，真阳藏纳，然阳无阴敛，何能久藏？

北宋施肩吾云："真气为阳，真水为阴。阳藏水中，阴藏气中。气主于升，气中有真水；水主于降，水中有真气。真水乃真阴也，真气乃真阳也。"（《钟吕传道集·三章·天地》）两肾为水，命之火寓焉。一阳藏于二阴，于卦为坎☵。元阳固守于中，不离其位，五脏六腑，皆得此温和之气，各归其部，则各有其位；各效其能，则各显其明。水得火，则气常温而不至于寒；火得水，则形常润而不至于槁也。是故肾为藏水之器，亦为藏火之脏，真气宜藏不宜泄，此少阴之所为焉。

315

《灵枢·本神》曰："所以任物者，谓之心。心有所忆，谓之意。意之所存，谓之志。因志而存变，谓之思。因思而远慕，谓之虑。因虑而处物，谓之智。"心者君主之官，志意之所存，神明出焉。志本心之用，而藏于肾者，阳藏于阴中也。盖火根于肾，而属诸心。肾卦为坎，令冬位北，水之宅也，阳根于阴则火生，下潜而上举。心卦为离☲，令夏位南，火之宅也。肾火升而旺，水从其旺而藏之心也。肾主精，五脏之本，精生髓，百骸之主，精髓充足，伎巧出焉，志之用也。真阴真阳者，心肾中之真气也。阴精乃藏阳之体，志意为本体之用，惟其有藏，则用之达道。清代·周学霆云："性藏于心，命藏于肾，命即指此火也。有水，火可以引之归元；无水火亦无所归宿。"（《三指禅》卷二《痨症脉数论》）少阴经气盛旺，则水火归藏于心肾，上下互资，则志意安宁，神清意和也。

二、少阴君火

少阴君火有二，心之君火与肾之君火，二者共生共荣，协成真阳之总司焉。

《素问·阴阳离合论篇》曰："圣人南面而立，前曰广明，后曰太冲。"明代·马莳云："广明者心也，心位南方，火位主之，阳气盛明，故曰广明。"（《黄帝内经素问注证发微》卷一《阴阳离合论》）广明以心胸为言，在前在南，主离位☲。君火在天，而居离宫，离卦之偶爻，阳中之阴也。太阳承天之阳气，经少阳转输，汇聚于膻中，沉潜于心脏，又受肾中元阳之资，斯成真阳之大源，心之君火由斯而成。心属少阴，其君火输于膻中，襄就阳明之盛阳，以职宗气之流布，此亦少阴本气之天性焉。

太冲以肾腰作论，在后在北，主坎位。君火在地，而居坎府☵，坎卦之奇爻，阴中之阳也。坎为水，属阴，而真阳寓焉。水火并而为肾，一阳二阴为坎，是以肾具水火之道。清代·郑寿全云："天一生水，在人身为肾，一点真阳，含于二阴之中，居于至阴之地，乃人立命之根，真种子也。"（《医理真传》卷一《乾坤大旨》）子后一阳生，肾之生气也。人之元阳，根植于先天，滋育于后天，由命门元机点触，或督脉天阳激活，或肝经春气之冲荡，皆关冲气之营运，此即"后曰太冲"之蕴意焉。

心之君火，汇成宗气，上养头面胸胁，中滋脾胃中土，下温肝肾水木，最终归藏于癸水，以助育先天之精气焉。肾之君火，集为冲气，由下焦升举，行养中焦，并于上焦，与心君丁火相合于膻中，是天阳与人阳共聚一体耳。心为火脏，其性光明，烛照万物，阳气为用，生机不息。是以心者，真阳之领袖，五脏之系，皆属于心，故谓君主之官，乃一身之主宰，十一官之所听令者也。

三、心主血脉

《经》曰：心主身之血脉，诸血皆属于心。概有二义：心生血、心运血。《素问·平人气象论篇》曰："藏真通于心，心藏血脉之气也。"此"血脉之气"者，君火焉，君火发源于心，取资于脾肾，阴液秉火气之化，而生血液，故其色象火象心而赤焉。心为火脏，火气宣明，则能化生血液，流畅经脉，血脉流行。

血者，中焦之汁，奉心神而化赤。《素问·经脉别论篇》曰："食气入胃，浊气归心，淫精于脉。"《灵枢·决气》曰："中焦受气取汁，变化而赤，是谓血。"心火运化，能生脾土而资健运，火生土焉。惟其相生，故能相养。心脉下缘于胃脉，犹树木根须生于地下。根于心者，大哉乾元，万物资始；缘于胃者，至哉坤元，万物滋生。水谷精微之气，皆由胃出，而上注于心，奉心化赤为血。是以《经》言：营气之道，内谷为宝。

真元之气通于心，以生血脉。南北朝·褚澄云："人之初生受胎，始于任之兆，惟命门先具，有命门，然后生心，心生血。"（《医贯》卷一《玄元肤论》引）《圣济经》云："命门既肇，然后生心，以壬之阳水合丁之阴火之象也。命门合心，心乃生血，盖与丁之生丙者无以异也。"心主血脉资始于肾者甚焉。肾所藏之精既为心生血之前提，更为血液代谢之后备。《灵枢·经脉》曰："少阴者，冬脉也，伏行而濡骨髓者也。"骨之精气，受充于肾，须离中真阳点化，变生血液以充脉荣身也。清代·张开之云："肾藏之精液，奉心神化赤而为血。气者，精气也，故浮为阳而主血，沉为阴而主气。"（《黄帝内经灵枢集注》卷二《骨度》）是以血脉之生始出入，金从天地之气以流行，由人之合于天地之道也。清代·张志聪云："血脉始于足少阴肾，生于足阳明胃，主于手少阴心，输于足太阴脾。"（《黄帝内经素问集注》卷四《通评虚实论》）良为精辟之解。

心之运血，乃其应火之动而运行周身。夫人之周身经脉，皆植根于心，上通于肺，而回旋于肾，若树之有根有干有枝，百体内外，一气流通，运行血脉，交相出入，故曰诸脉皆属于心。此"一气"者，宗气也，由君火引领，上通下达，浸淫于脏腑经络经脉肌肉筋膜爪甲皮毛，无所不至，无处不在。无心君之火，何以成其动，何以成其养哉？

四、君主神明

《素问·灵兰秘典论篇》曰："心者，君主之官也，神明出焉。"心藏神，神之舍也。春秋·程本曰："生之所自谓之精，两精相搏谓之神，随神往反谓之魂，并精出入谓之魄，所以格物谓之心。"（《子华子》卷正《北宫意问》）两精者，阴阳之精也。搏，交结也。二五之精，妙合而凝，是诚两精相搏之谓。万物生成之道，莫不阴阳交而后神明见。精于神而言，神为阳而精为阴。聚精而生神，阳生于阴耳，先天后天之精血，汇集于心，与君火交融抟结，以生此任物之灵气，是谓之神明焉。隋·萧吉云："心藏神者，神以神明照了为义，言心能明了万事，神是身之君，象火。"（《五行大义》卷三《论杂配》）东汉·班固云："性者，阳之施；情者，阴之化也。人禀阴阳气而生，故内怀五性六情。情者，静也，性者，生也，此人所禀六气以生者也。"（《白虎通义》卷八《性情》）心之为言，任也，心有此任物之神明，触而生情，斯有喜怒忧思悲恐惊之七变焉。

《难经·三十六难》曰："命门者，诸神精之所舍，原气之所系也。"东汉·华佗亦曰："肾者，精神之舍，性命之根。"（《中藏经》卷中《论肾脏虚实寒热生死逆顺脉证之法》）肾为先天之根，藏精之府，天根之处，乃生气之原，其精内蕴，其气上腾，以养心存神焉。凡储精之处，以为养神者，不特太冲之下，有关元命门，孕结金水之气，藏为精海而汇之，又于华盖之上，有太冲之精，结为髓海而蕴之，此正所谓"君火之下，阴精承之"者也。清代·罗美最识大要："顾人之心为神之主，前后上下，既能积精以养神，而归于太冲所起之肾矣。"（《内经博议》卷一《人道部》）此少阴合神之道也。

是以神明者，少阴所维系焉。心在上，为神灵之主宰，思虑之所出，七情之所发，皆由其统帅；肾在下，乃精气之肇基，志意之所藏，神光之所养，咸仰其筑就焉。金·刘完素云："神明之出，皆在于心，独不观心为君主之官，得所养，则血脉之气，王而不衰，生之本无得而摇也，神之变无得而测也。肾为作强之官，得所养，则骨髓之气，荣而不枯，蛰封藏之本，无得而倾也，精之处无得而夺也。夫一身之间，心居而守正，肾下而立始。"（《素问病机气宜保命集》卷上《原道论》）此解最得先圣之旨。

"脑为元神之府"，始于明代·李时珍《本草纲目》辛夷解，意指清阳通于天而连于脑，本与神明无涉。"元神"者，道家之言，五代·张澡引《上清洞真品》云："脑实则神全，神全则气全，气全则形全，形全则百关调于内，八邪消于外。元气实则髓凝为骨，肠化为筋，其由纯粹真精，元神元气，不离身形，故能长生矣。"（《元气论·并序》）所云乃人体一冲和之气，亦少与神志关联。直至清代·王清任《医林改错》始有"灵机记性不在心在脑"之说，其为西学之东渐而坐实，然总未离乎肾主髓成脑而有神明之论，少阴心肾乃神灵之舍之原理，全未因之颠覆耳。心主神灵之为说，本阴阳气血大论之延展，重其功而轻其形。《孟子·尽心上》曰："尽其心者，知其性也，知其性，则知天矣。存其心，养其性，所以事天也。"心者，性灵者也，备于天道耳。

五、命门天癸

《素问·上古天真论篇》曰："女子二七而天癸至，任脉通，太冲脉盛，月事以时下，故有子。丈夫二八，肾气盛，天癸至，精气溢泻，阴阳和，故能有子。"天癸者何？天一所生之真精，乃阴阳合体也，在人身是谓元阴，亦曰元炁。人之未生，此气根于父母，谓之先天元炁；人之既生，此气蕴于我身，谓之后天元炁，是以天癸乃先天后天之合气。

少阴水火并而为肾，一阳居二阴间为坎☵，是以肾具水火之道。两肾之间，谓之命门。《难经·三十六难》曰："命门者，诸神精之所舍，原气之所系也。"少阴所藏精气汇集于此，而成冲任，一由命门先天元机之点触，一由督脉承接天阳所激发，涌生原气，是乃冲气，兼具阴阳之性，非独为阳也，之所以名动气者，盖有动则生，亦有阳乃动，此太极之动所以行之大道焉。冲气孕养天癸，气之初生，真精甚微，天癸尚弱；及其既盛，精血乃旺，天癸斯成。唐·王冰云："肾气全盛，冲任流通，经血渐盈，应时而下，天真之气降，与之从事，故云天癸也。"（《重广补注黄帝内经素问》卷一《上古天真论》）少阴主繁衍，盖理由斯出。精气虽生于脏腑，必由肾主归藏以滋养天癸，方能成其用耳。

男女阴阳之质不同，天癸精血之形有异，阴静海满而潮血，阳动应合而泄精，二者冲和，故能有子。冲为血海，精血朝会，男子运而行之，女子停而止之，运行无积不满，动也；停止有积而能满，静也。不满者，阳也气也；能满者，阴也血也。满者以时而溢谓之信，男子以气运，故阳气应日而一举；女子以血满，故阴血应月而一下。

清代·尤怡云："元气是生来便有，此气渐长渐消，为一生盛衰之本。元精者与气俱来，亦渐长渐消，而为元气之偶。"（《医学读书记》卷下《通一子杂论辨》）天癸既附于冲气，则随其盛衰而长消，必因冲气盛而生，亦由冲气衰而竭焉。男子为阳，阳中有阴，阴中之数八，故一八而阳精升，二八而阳精溢。女子为阴，阴中有阳，阳中之数七，故一七而阴精升，二七而阴血溢。天癸大数，女尽于七七，男尽于八八，材力之半，女居四七，男居四八，故身体盛壮，长极于期。至五七、五八，盛极始衰也。女为阴体，不足于阳，故其衰自阳明始；男为阳体，不足于阴，故其衰自少阴始。至冲气大弱，精血衰少，天癸大数尽竭，地道不通，故形坏而无子也。

六、少阴主枢

《素问·皮部论篇》曰："少阴之阴，名曰枢儒。"阴阳之运，各有其枢，少阳在表主纳，故为阳枢，少阴在里主出，故为阴枢。少阴居阴之半里，本阳而标阴，性属火而行水令，兼具水、火两性而统行敛蓄运通之职，是以"少阴主枢"耳。与少阳相火展布阳气有别，其枢转之功有二：一者，少阴乃君火，人主之神，宜静宜安，须根深而不飞动，潜藏布阴为职，本性使然；二者，君火以明，主发令而不行令，运筹中帐，交合水火，调谐阴阳者也。

清代·罗美云："少阴蓄水藏火，独兼二气，故主枢，有枢而两阴始不迫促，是以能合而致一阴之用。"（《内经博议》卷一《人道部》）太阴为开，居阴分之表；厥阴为阖，居阴分之里；少阴为枢，居阴分之中也。开者主出，阖者主入，枢者主出入之间。少阴为枢者，主化精气以运脉中。手少阴心经，内合包络，下生脾土，故能为二经之转枢；足少阴肾经，上济肺金，下生肝木，亦能为二经之转枢也。太阴精微为阴液主流，下归于肾，再由肾布养，大趋有三。

一者，填髓生肝。《灵枢·经脉》曰："少阴者，冬脉也，伏行而濡骨髓者也。"藏真下归于肾，肾藏骨髓之气。《素问·阴阳应象大论篇》曰："肾生骨髓，髓生肝。"肾肝乃水木母子，肾精生髓，化生血液，归藏于肝，"乙癸同源"说，盖由斯焉。

二者，充盛血海。《灵枢·五癃津液别》曰："五谷之津液，和合而为膏者，内渗入于骨空，补益脑髓，而下流于阴阳（股）。"肾精肝血，共聚命门，汇为血海，由天癸所动，满而时溢，以司生殖。

三者，滋养心肺。肺肾金水母子，心肾君火同气，肾精乃润养心肺阴液之源也。

少阴者，上下水火而主枢机焉。清代·柯琴云："阴阳互为其根，阴中有阳则生，无阳则死，独阴不生故也。是以六经以少阴为枢。"（《伤寒论注》卷四《少阴脉证》）人身三气，分列三焦。上气者宗气，心肺主司；中气者胃气，脾胃主司；下气者冲气，肝肾主司。上下相交，全凭升降，宗气之降，由于冲气之升，冲气之升，又因宗气之降，而宗气冲气之动，皆由君火之引领耳。夫肾属水就下，缘何而升？因水中真阳，水随阳而升至于心，以生心火。心属火炎上，缘何而降？因火中真阴，火随阴而降至于肾，以生肾水。元代·朱震亨云："人之有生，心为火居上，肾为水居下，水能升而火能降，一升一降，无有穷已，故生意存焉。"（《格致余论》卷一《房中补益论》）升降者水火，其所以升降者，水火中之真阴真阳也。真阴真阳者，心肾中之真气，即君火也。是以明代·周之干云："两肾中间一阳藏处，命门是也。命门三焦之本，呼吸之原，犹天之北辰，而人身之枢也。"（《慎斋遗书》卷一《阴阳脏腑》）

七、少阴主水

《素问·水热穴论篇》曰："少阴何以主肾？肾何以主水？……肾者至阴也，至阴者盛水也，肺者太阴也，少阴者冬脉也，故其本在肾，其末在肺，皆积水也。"水生地中，上升于天，下归于泉，天气与水气上下相通，故在地为水，在天为寒。天为阳，地为阴，泉在地下，为至阴而受水盛多也。又曰："诸水皆生于肾乎？……肾者，牝脏也。地气上者，属于肾而生水液也。"肺属太阴主天气，水在天为云，云从天降入地由肺所司；肾属少阴主地气，水在地为泉，泉从地升天由肾所司。人体水液之源本在下，少阴主水而司冬令，其脉贯膈入肺，故曰水气本肾末肺焉。

肾主水，而行水之腑实为三焦。肾者，主天一之水，地二之火，主藏精而为生气之原。三焦具少阳相火之气，发之于少阴君火，司水液游行于上下，通会于腠理，乃中渎之府，联属膀胱，水道出焉。是以《灵枢·本输》有"少阳属肾，肾上连肺，故将两藏"之说。君火阳热，乃水运原动之力，是乃肾者主水之要旨焉。

肾者，受水谷之精微而藏之，复由肾气发动，因气运之需而缘三焦输于脏腑，则入心为汗，入肝为泪，入肺为涕，入脾为涎，自入为唾，是五液皆出于肾，而五脏六腑之气，亦借肾之所藏以濡养，气化所为，以成水从上降，复从下升，乃津液环转之道。阳为阴之使，此肾总统水液之要义，自与肺之肃降、脾之运化有别焉。

太阳少阴皆主水，二者岂无分别？《经》云：三阳为父，二阴为雌。太阳本寒标热，少阴本热标寒，互为中气，相成表里焉。太阳主表，其运水之力，借天阳之热为要，故司外上之水为主，少阴主里，其运水之力，赖人阳之温发力，故司里下之水为主。然两者互助借力，相依成功焉，人阳天阳，乌可截然两分？是不得不明！

八、少阴经界

【里下少阴】《素问·阴阳离合论篇》曰："太阴之后，名曰少阴。"太阴之下，为太冲地位，故少阴居中腹之下。清代·柯琴云："自腹至两肾及膀胱溺道，为少阴地面。"（《伤寒论翼》卷上《六经正义》）此言其下。清代·周学海云："其里少阴，少者，小也。居背之里，稍近于前，故曰少阴。"（《伤寒补例》卷上《伤寒论难读并宜补大旨》）此言其里。论少阴位通言在下，常忽其里，偏识之误颇著。脊前大脉区域，沟通心肾之要冲，乃少阴所主，理之必然。

【经络少阴】手少阴经脉，起于心中，出属心系，下膈，络小肠。其支者，从心系上挟咽，系目系。其直者，从心系上肺，出腋下，下循臑内后廉，下肘内，循臂内后廉，抵掌后锐骨之端，入掌内后廉，循小指内出其端。足少阴经脉，起于足小趾之下，斜走足心，循内踝后，别入跟中，上腨内，出腘内廉，上股内后廉，贯脊，属肾，络膀胱。其直者，从肾上贯肝膈，入肺中，循喉咙，挟舌本。其支者，从肺络心，注胸中。

躯干胸腹前内侧、四肢阴面内后侧，为两少阴经循行之主位，以合《经》云"后曰太冲，太冲之地，名曰少阴"之说。于头颈部，则咽后及舌本尤为关要。

【脏腑少阴】少阴水火相衔，为生阴生阳之本。少阴之属心肾二脏，其位在胸腹之里，上下连通，乃两君火互助，精血相汇之要道，水火气交之机轴耳。此间有心之大窍、虚里大脉、命门血海、胞宫、精窍，皆阴阳气血聚合之渊谷焉，岂非重中之重乎？

九、少阴经时

"子午之上，少阴主之。"子午之岁，阳光熠燿，暄暑流行，热之化也。子午之时，承厥阴春气之发，正阳而治，德施周普，五化均衡，气高性速，燔灼蕃茂，火政明曜，水火寒热，持于气交。午时火气为实，热多寒少；子时火气为虚，寒多热少也。若以年论，凡午年（马年）为少阴正化年，火盛；子年（鼠年）为少阴对化年，火气弱。以月而论，凡五月少阴正化月，火气盛；十一月为少阴对化月，火气弱。以时而论，凡午时（11 至 13 时）少阴正化时，火气盛；子时（23 至 1 时）为少阴对化时，火气弱。《伤寒论》291 条："少阴病，欲解时，从子至寅上。"各经解于所王之时，而少阴独解于阳生之时，阳进则阴退，阳长则阴消，即所谓阴得阳则解也。

十、少阴平脉

《素问·至真要大论篇》曰："少阴之至其脉钩。"《素问·宣明五气篇》曰："心脉钩。"盖夏脉者心也，南方火也，万物之所以盛长也，阳气盛而阴气衰，故其气来盛去衰，如大潮拍岸也。《难经·七难》曰："少阴之至，紧细而微。"《素问·宣明五气篇》曰："肾脉石。"盖冬脉者肾也，北方水也，万物之所以收藏也，阳气衰而阴气盛，故其气来微去寂，如石之沉水也。两少阴脉一浮一沉，一动一静，悬隔如斯，盖因虽皆司君火，一主正化，一主对化焉。少阴水火之经，于此可见一斑。然火宜潜而不宜浮，少阴之脉当有敛象，方为平脉，明代·邹志夔云："六气以

君火为尊，君惟无为而治，故当少阴之位，常隐深而微伏，而不与诸脉应也。"（《脉理正义》卷五《萃经》）

南宋·陈言云："足少阴肾脉，在左尺中，沉濡而滑；……手少阴心脉，在左寸口，洪而微实。"（《三因极一病证方论》卷一《学诊例》）具言少阴脉之分部。以愚陋论，少阴之脉当两候之，两寸两尺皆相较而参，以视君火之盛衰及交汇之离合，方不致偏颇耳。

《素问·阴阳别论篇》曰："阴搏阳别，谓之有子。"妊脉也，此平脉之特例，血气和调，阳施阴化也。心主血脉，少阴心脉也，寸脉动甚者，妊子也；肾主胞门子户，尺中肾脉也。尺脉按之不绝者，妊娠也。

第二节　少阴病理

一、少阴寒化

少阴水火之经，本气不足，必致标气过张，虚寒之证成其主病。有直中、有传变，有专表、有专里者，至其深重，则表里俱病矣。直中者发于阴，其人君火素衰，邪气所中，不能相抗，为其所夺，直为虚寒者矣。传里者发于阳，或因误治久延，阳气斫伤，里气渐弱，寒气内生，演为虚寒矣。若里未甚衰，表气虚寒，邪气相得，稽留卫表，故犹有发热，此病为轻；若里阳素弱，表气从虚，表里感邪，径为虚寒，则无热恶寒，此病为重。

君火者，生阳之气，温而不烈，清而不寒，润而不湿，热而不燥，所以煦濡经脉，长养腑脏者也。少阴统心肾，客邪伤君火之化，是为少阴正病。肾气下衰，阳虚于内，寒邪传入，必挟少阴标气阴寒水性而发，内外皆冷，则有"恶寒，身蜷而利，手足逆冷"（《伤寒论》295 条），"口中和，其背恶寒者"（304 条），"身体痛，手足寒，骨节痛"（305 条）诸症。恶寒者，少阴标阴外呈而不得太阳标阳；身蜷者，少阴神机内逆而不得君火本热也；中焦土气不和则下利，下焦生气不升则手足逆冷，乃阴寒不得阳热之化。口中和，里寒而津液未伤；背恶寒，阳衰而背为寒侵，知为阳气衰也。肾合于骨，肾寒经气内陷，气寒血痹则身体痛、手足寒、骨节痛。

少阴司水火，阴阳升降，为其枢纽。阴寒沉陷，格拒阳热，水寒搏击，虚阳外越，则成阴寒盛而水火离之征，证显里寒外热之象，则有"身反不恶寒，其人面色赤"（317 条）、"反发热"（292 条）、"烦躁不得卧寐"（300 条）、"头眩，时时自冒"（297 条）诸症。是皆阴阳分离之危候，断不可轻视。若见言语错乱者，实非谵语，乃气虚阳脱，神无所主之征也。

三阴皆有虚寒，由经气标本差异，则病机有别。太阴标本皆阴，故其阴证多为纯寒，极少寒热合病；厥阴标阴本阳，其病多阴阳气不相顺接，常见寒热错杂之证；惟少阴气兼水火，虽亦本标相异，然因上下相悬（心肾）、表里违隔（少阴、太阳），其病则多寒热分离，此其大要，不得不知。

二、少阴热化

少阴心肾水火同俱，邪伤其经，或从火化而为热，是为虚热之证。伤寒病，心肾阴液先弱于内，或失治误治，或伏气内发，伤及阴精，邪气入里，从本气化为火，于是有少阴热化之证。其症，有"心中烦，不得卧"（《伤寒论》303 条），乃肾经邪热，上犯于心，扰乱心神也；有"下利六七日，咳而呕渴，心烦不得眠"（319 条），乃经中水热搏结，侵于肺，逆于胸，干于心也；有"一身手足尽热者，以热在膀胱，必便血"（293 条），乃少阴邪热，传入太阳之腑也。

《素问·六元正纪大论篇》曰："六气之用，各归不胜而为化者是也。……少阴热化，施于阳明。"不胜，受其制也。不胜而为化，犹言制则生化也。夫六气之用，制化为先，是以各归不胜而为化。少阴热化，火也，施于阳明则火制其金，而火之子土复生其金，故少阴热化易伤阳明焉。其症，有"下利，咽痛，胸满，心烦"（猪肤汤证），是心肾气热，因致肺胃津伤，津枯气热，内铄外干也；有"少阴病，二三日，咽痛"（桔梗汤、甘草汤证），是心邪乘肺，而营热外泄气分也；有"咽中伤，生疮，不能语言，声不出"（苦酒汤证），是少阴心营郁热上侵肺金，内陷肝络，气热陷血为变也；有"得之二三日，口燥，咽干者"，"自利清水，色纯青，心下必痛，口干燥者"，"六七日，腹胀，不大便者"（大承气汤证），是邪热内陷，灼及脉内精血，燥胜水涸，肾液有立竭之象也。

伤寒少阴热化，无非阴少而火盛，水液枯耗为本，君火内炽为标，较之阳明热证，实热炽燔为本，阴液受伤为标，两者悬异而相通，是以治阳明之剂常可治少阴，降阳明火热，乃救少阴真液焉。

《素问·金匮真言论篇》曰："夫精者，身之本也。故藏于精者，春不病温。""冬伤于寒，春必温病。"《素问·生气通天论篇》曰："凡阴阳之要，阳密乃固。故阳强不能密，阴气乃绝。因于露风，乃生寒热。冬伤于寒，春必温病。"人身之精，少阴所藏，为元气之本，精气伏藏，阳不妄升，则春无温病。精耗则阴虚，阴虚则阳邪易犯，故善病温，时肾阴已亏，一交春阳发动，即病未发，而周身经络，已莫非阳盛阴虚之气所布濩，故至春发为温病者也。可见病温者精气先虚。凡温病之作，发热恶热、口干欲饮、尿少便秘，剧则如惊痫、时时瘛疭、神识昏蒙等，皆关少阴精虚也。

三、阴火内炽

虚损之病，惟少阴心肾二脏最多。盖心属火，火降则血脉流通，四肢和畅；肾属水，水升则精神满溢，气盛体和。《素问·上古天真论篇》曰："恬惔虚无，真气从之，精神内守，病安从来？"人能保惜，乃知固养之道，或失调理，终致心肾有亏，左阳不升，右阴不降，禀赋素弱，寒暑劳役，色役过度，俱能耗散真气，以致肌体羸瘦，腰膝无力，小便频涩，大便勤泄，遗精自汗，是谓真阴亏虚之证。心肾水火相依，其所藏之真火，是为少火，全赖真阴之守，而成生气之火。若真阴虚少，不涵真阳，阴阳失平，阳离其位，是为壮火，反为食气之贼，浮游乎三焦，蒸烁乎脏腑，炮炙乎肌肉，则成阴火内炽病矣。

《素问·太阴阳明论篇》曰："阳者，天气也，主外；阴者，地气也，主内，故阳道实阴道虚。"元代·朱震亨云："人受天地之气以生，天之阳气为气，地之阴气为血。故气常有余，血常不足。"又云："主闭藏者肾也，司疏泄者肝也，二脏皆有相火，而其系上属于心。心君火也，为物所感则易动，心动则相火亦动，动则精自走，相火翕然而起，虽不交会，亦暗流而疏泄矣。""人之情欲无涯，此难成易亏之阴气，若之何而可以供给也！"（《格致余论·阳有余阴不足论》）此即丹溪翁之"相火论"。其立基在天主阳动而地主阴随，故阳恒强而阴恒弱。此与金代·刘完素所云"六气之中火居二而水居一"说相通，然首重者在心火易动而肾水易亏，是以"阳常有余阴常不足"耳。

七情六欲之火时动于中，饮食劳倦之过屡伤乎体，渐至阴水枯竭，阴血既伤，则阳气偏胜，阴火上炎，以成内炽之证。其症无所不在，所苦繁多，如口燥舌干、头晕头痛、口疮耳鸣、目矇鼻窒、发落齿槁、牙宣面赤、形瘦皮槁、烦躁不寐、心神恍惚、梦多焦恐、咳嗽咯血、虚喘气短、潮热盗汗、白浊遗精、膝膝酸疼、便干尿涩、月闭梦交、不孕不育，要在火性炎上与火灼阴伤二者。

火之性易生风动血、炼痰蒙窍，阴火内炽亦不能外，常见其候。斯已火伤厥阴，而成厥阴少阴同病也，不得不识。

四、心肾阳衰

少阴寒化常邪从外受，而心肾阳衰多虚自内生。君火者，少阴本气，本气不足，火气暗弱，自然生机衰惫耳。

明代·张景岳云："天地为对待之体，而地在天中，顺天之化；日月为对待之象，而月得日光，赖日以明。此阴阳之征兆，阴必以阳为主也。故阳长则阴消，阳退则阴进，阳来则物生，阳去则物死，所以阴邪之进退，皆由乎阳气之盛衰耳。"（《类经》卷二《阴阳类》）《素问·阴阳应象大论篇》曰："壮火之气衰，少火之气壮。壮火食气，气食少火。壮火散气，少火生气。"火，天地之阳气也。天非此火，不能生物；人非此火，不能有生。故万物之生，皆由阳气。然阳和之火主生物，亢烈之火反害物，故火太过则气反衰，火和平则气乃壮。造化之道，少则壮，壮则衰，自然如此。真阴者，真阳之本也，水火皆宅于命门，拆之则二，合之则一，造化由此而生，万物由此而出。其在人身，为性命之根柢，为脏腑之化源。是以真阴者，非常有不足，真阳者，非常有余，惟阴阳合一，方成和气而为生气。若为病者，真阴虚少必致真阳衰弱，壮火食气焉；阴水盛淫必由火气衰亡，阳退阴进焉，是以张氏又云："天之大宝，只此一丸红日；人之大宝，只此一息真阳。"（《类经附翼》卷三《求正录》）是即著名"阳非有余阴常不足"论。而真阳不足之证，心肾最夥，由君火之弱耳。

心主血脉，心阳虚弱而宗气不布，阴邪僭居，则有胸闷心悸，胸痹心痛，奔豚气逆，自汗背冷，眩晕疲惫，耳聋视弱，面色苍白，面浮肢肿，形寒肢冷，唇青肢厥等。

心主神志，心阳内陷而气机不展，神思失养，则有郁郁寡欢，迟钝不言，喃喃自语，嗜睡不醒，避人不群，语无伦次，癫痫昏蒙，悲苦欲哭，频梦阴魂，心慌怔忡等。

肾主生殖，肾阳失振而天癸贫弱，精冷血寒，则有阳痿早泄，宫冷不孕，性欲冷淡，经闭早衰，少腹冷痛，癥瘕囊肿，经漏血淡，胎元不长，胎心失发，流产胎漏等。

肾主骨髓，肾阳不足而骨质失滋，疏松不坚，则有肢冷骨痹，腰膝酸痛，骨脆易折，身高不长，骨软肌痿，脊背凉楚，关节痹痛，骨疽冷痛，齿寒易脱，足寒无力等。

肾主闭藏，肾阳虚弱而精气失固，精微不守，则有遗精白浊，冷汗阴湿，带下不止，二便失禁，溲频夜尿，更泻清谷，衄嚏不已，清涕长流，冷泪不收，清涎不止等。

肾主温养，肾阳衰惫而阳气内陷，阳热不升，则有面色苍白，形寒畏冷，四末不温，呕吐清水，脘腹冷痛，口鼻气冷，行动迟缓，小便清长，大便稀溏，精液清冷等。

五、心肾不交

东汉华佗曰："火来坎户，水到离扃，阴阳相应，方乃和平。阴不足则济之以水母，阳不足则助之以火精，阴阳济等，各有攀陵。"（《华氏中藏经》卷上《阴阳大要调神论》）心属离火在上，肾属坎水在下。离中耦画生阴，心气日欲下交；坎中奇画生阳，肾气日营上承。火水相交，何病之有？苟失其交，百病生焉。造化至春，天气下降，地气上升，是成三阳泰卦，而万物萌生。若心火太炎，天气不降矣，肾气不盛，地气不升矣，是为否象，精气何从生？是以"水火通济，上下相寻，人能循此，永不湮沉。"（《华氏中藏经》）

清代柯琴云："天一之真水不足，地二之虚火妄行，所谓天气者蔽塞，地气者冒明。日月不明，则邪害空窍。"（《古今名医方论》卷四《磁朱丸》引）是以见面赤烘热，耳鸣耳聋，口疮牙宣，神物昏曚，神光短少，目生翳膜，面痤疖肿，咽干声嘶，喉痹乳蛾等症。

心者，神所舍也，宜静而安。肾者精所藏也，宜固而秘。不安不秘，是为不交，不交则精神浮散，神魂不藏。是以见神志不宁，虚烦不寐，心悸怔忡，头目眩晕，心怯怵惕，心悬若饥，健忘善惊，五心烦热，性急求速，狂躁自大，神思错乱，胡言乱语等症。

神伤于上，精败于下，心肾不交，里真无藏，肾关不固，心动神驰，神耗精败，此宗气失固于上，冲气失藏于下也。是以见性欲过亢，遗精梦交，滑精早泄，惊恐遗溺，余沥不尽，五心多汗，盗汗带下，消渴尿糖等症。

心肾睽隔，不惟阴火，上下失济，常在阴阳。肾在下主水，心在上主火；水济于心，火交于肾，阴阳协调，水火既济，始能相安无事。肾水寒盛于下，心火热亢于上，上阴不足而阳不下潜，下阳虚陷而阴不上承，是为上热下寒之证。是以见心烦不寐，面热头汗，口苦咽干，惊悸不宁之同时，又见下肢畏冷，小便不利，足跗水肿，少腹冷痛，脐下动悸，阳事不举，宫寒不月等症。

上下君火皆弱，真阳失用，宗气不下达，冲气失上呈，则为心肾阳虚。是以见上下皆寒水为患之症。

六、少阴水病

少阴本气为火，标气为水，以本气运标气为职。水之本在下，故足少阴肾为标气之脏，水气之主也。肾下肺上，肺天肾地，地气上升为云，天气下降为雨，皆君火所为。故水者，其本在肾，其末在肺，肾脏之水合膀胱水府，外出于皮毛，皮毛者肺之合，循行失职，肺肾不交，皆积水也。《素问·水热穴论篇》曰："肾何以能聚水而生病？……肾者胃之关也，关门不利，故聚水而从其类也。上下溢于皮肤，故为胕肿。"肾络膀胱，为胃腑水注之关。关门不利，水道不行，则胃腑所化之水，不能下出，故聚水而从其类也。水道不行，则泛溢于外，胕肿者，皮肌胀满，水气不行，是聚水而生病。肾为水脏，在其主营气化，又外通太阳，中通太阴，下通膀胱，外通皮毛，肾气不化，气液必聚，积而不散，则水病滋生。

水有癸壬二分，癸水属阴，壬水属阳，肾足少阴、膀胱足太阳，两相表里，癸水主藏，壬水主泄。清代·黄玉璐云："癸水温而壬水寒则治，癸水寒而壬水热则病。癸水病则必寒，壬水病则多热。以丁火化于癸水，故少阴之脏，最易病寒；壬水化于丙火，故太阳之腑，最易病热。"（《四圣心源》卷二《六气解》）

病寒者，多责癸水。肾气以温为常，阳潜而化气焉，阳弱则生寒，气不化则水气失升，而成寒水之病。常见少腹拘急，腰腹冷痛，脐下动悸，小便不利，足跗浮肿等症。若寒水累中，则有五更泄泻，下利清谷，腹水臌胀，泛恶呕吐，纳差腹胀；若阴水上泛，则有头目昏眩，心悸胸闷，喘促咳唾，气怯痰多；若肾阳衰微，水毒扰神，无尿少尿，全身浮肿，面白唇暗，口中尿臭，神识昏蒙。

病热者，多责壬水。膀胱以寒为常，阳浮而津蓄焉，阳盛则生热，气郁则水气失降，而成水热之病。若癸水虚少，阴火外越，侵累壬水，常见发热汗出，渴欲饮水，小便不利，心烦不寐，呕逆溲赤。若丁火内炽，下移丙火，兼犯壬水，常见口渴面赤，口糜舌疮，小便黄赤，茎中作痛，热淋不利；若乙木内陷，甲木火扰，三焦失疏，热犯壬水，常见尿频尿急，涩痛淋沥，癃闭不通，小腹急满，尿汁膏脓，砂结溲血，或口燥咽干。

七、天癸失和

《难经·三十九难》曰："命门者，精神之所舍也，男子以藏精，女子以系胞，其气与肾通。"心谓之性，肾为之命。心者主火，肾者主水，生育之本也。肾气上行，外合于督，心气下行，内合于任，下输则化精以施天癸。天癸乃肾精变化之源，生殖有形之化是也。天一癸水，男女皆可互称，非独月使之谓，亦非精虫卵子之称，上奉则生神而灌髓海，由心肾二者交合之化，非心肾交则不能生神化精者也。

督、任、冲同起胞中，一源三歧。统宗诸阳者为"督"；统宗诸阴者为"任"，气血发轫者为"冲"，积蓄胸中为气海，贮藏命门为血海，乃全身气血运行之要冲。三者生理同源互根，病理彼此相累，皆关少阴经脉之合调焉。

《灵枢·本神》曰："血脉营气精神，此五脏之所藏也。至于淫泆离藏则精失，魂魄飞扬，志意恍乱，智虑去身。"心肾违和，性为之乱，命为之错，天癸失序，必成逆乱，于是性欲倒错，异癖淫泆，迷恋不拔。乃心非所安，肾失所蓄，督脉下陷，任脉逆冲，冲气紊乱，长此以往，则若《灵枢·终始》所曰："形体淫泆，乃消脑髓，津液不化，脱其五味，是谓失气也。"

阴为之守，阳为之使，阳密乃固。心不能任，肾失其固，则精气散泄。阳气衰惫，天癸下陷，精气失守，则有阳痿性冷，滑精早泄，白淫带下，阴湿淋漓。虚火失降，亢阳相感，冲气逆妄，则有遗精梦交，迷淫幻觉，阳强频起，淫思纷飞。此心肾不能宁敛致天癸妄乱矣。

北宋·吴提云："散专精而孕气，动而有能，植而有生者，均赋是也。惟赋形于天地之散精，则气之达，味之成，滋荣乎生化之宇者，莫不具焉。"（《圣济经解义》卷一《体真篇》）所谓"专精"者，天癸之精气焉，得之先天而长养之后天，由少阴谐调耳。少阴气衰，精气先弱，天癸早竭者，于是有性欲大减，须发先白，精疲力弱，腰酸腿软，肤斑皮皱，齿豁骨疏，月事早绝。五脏之精，其或有禀赋之亏，亦有人事之伤焉，小儿失长，盖由是焉。于是有解颅目突，体瘦语迟，骨软步艰，齿缓身短，智力呆钝者。若天癸失育，则致子宫不全，卵巢萎小，阳物细短，精子不生，卵泡失长。若育养过当，饱暖失度，致天癸早发，则有双乳先隆，身高暴增，阴睾增大，声粗毛旺，骨骺早合，早恋思淫等。此肾之精气失谐，阳亢耗阴之征焉。

吴提又云："阳施阴化，胚胎既融，必有为形之始者焉，命门是也。命门既肇，然后生心，以壬之阳水合丁之阴火之象也。命门合心，心乃生血，盖与丁之生丙者无以异也。"（《圣济经解义》卷二《原化篇》）冲为血海，任主胞胎，两脉皆系于心肾。少阴精血之和以充养天癸，斯成胎元之长育焉。少阴失藏，阴不生阳，阳不助阴，冲任不足，故有不育之患，于是胎心失发，胎漏停育，反复流产，胎萎不长，胎形畸变，先天失发者也。

八、乙癸不谐

肝肾同处下焦，母子相连，经气互通，肾应北方壬癸，于卦为坎☵，于象为龙，龙潜海底，龙起而火随之；肝应东方甲乙，于卦为震☳，于象为雷，雷藏泽中，雷起而火随之。泽也，海也，莫非水也，莫非下也，所谓乙癸同源是也。

清代·叶桂云："肝肾内损，延及冲任奇脉，遂至经漏淋漓，腰脊痿弱，脉络交空，有终身不得孕育之事。"(《临证指南医案》卷九《崩漏》)肝藏血，肾藏精，同属归敛之脏，精血之归聚，少阴厥阴同司，故一荣共荣，一损俱损也。八脉隶乎肝肾，冲为血海通于厥阴，任主胞宫通于少阴，二经同职生殖之任矣。癸水不足必致乙木失养，失血肝弱亦致精少肾虚，故有经血少绝，精子匮乏，宫冷不孕，胎元失养，性力衰减，阳痿阴缩，产后虚冷等症。肾主骨而肝主筋，肝肾不足，精血不滋，则见骨软筋疲，腰脊酸软，肢麻骨松，四肢无力，齿牙松落诸苦。耳目乃乙癸之窍，精血虚少则聪明同损，于是有目昏耳鸣，内翳重听，雀目耳疳。

肾主闭藏，肝主疏泄，闭藏者蓄精以为降，疏泄者发阳以为升，此一升一降以主精血体用耳。木气滞郁，疏泄不利，阳气受阻，则使阳痿不举。明代·王纶云："少年人阳痿，有因于失志者。苟志意不遂，则阳气不舒，惟气者，即真火也。譬诸极盛之火，置之密器之中，闭闷其气，使不得发越，则火立死而寒矣，此非真火衰也，乃闷郁之故也。"(《冯氏锦囊秘录》卷十四《方脉阳痿》引)同理，肝气郁结，冲任失畅，血海失蓄，则胞脉失养，天癸失发，可见卵子不长、排卵障碍、月经后期、痛经闭经、经行吐衄、胎动不安、滑胎胎萎、不孕缺乳、经漏不止等。

清代·江涵暾云："肝之虚，肾水不能涵木而血少也，脉左关必弱或空大，其症为胁痛，为头眩，为目干，为眉棱骨眼眶痛，为心悸，为口渴，为烦躁发热。"(《笔花医镜》卷二《脏腑证治》)木生于水，下连肾水，上接心火，肾精衰少，水不滋木，虚风易生，亢阳妄举，可见五心烦热、盗汗不卧、手足心热、眩晕头痛、奔豚咯血、颜面潮红、肢体震颤、肌肉眴动、皮糙身痒、手足麻木等。

肝肾同居下焦，地之分际，阴多阳少。冲任起于胞中，与肝肾相连，循阴腹而上，主气之升举耳。若阳气不降，下焦虚寒，地下无阳，则冲任阳虚，亦即肝肾虚寒也，病同其类。是以冲任寒病，多从少阴厥阴辨证。

《素问·骨空论篇》曰："任脉为病，男子内结七疝，女子带下瘕聚。冲脉为病，逆气里急。"《素问·举痛论篇》曰："寒气客于冲脉，冲脉起于关元，随腹直上，寒气客则脉不通，脉不通则气因之，故喘动应手矣。"任为阴脉之海，冲为血海，阴凝气滞，肝肾寒郁，故见男子内结七疝，女子带下瘕聚，阴寒聚于下也。肾主蛰藏，肝主疏泄，寒水旺则木气郁，郁而结滞则为疝瘕、为痔、为前后痛涩、为癃闭，郁而沉陷则为带下、为遗溺、为胎漏、为经闭、为阳痿、为阴冷，郁而风逆则为奔豚、为头痛、为呕呃、为胁肋痛，郁而经冷则为腰重痛、为腿足寒、为筋骨痹、为足胕肿。

九、少阴病脉

《伤寒论》281 条曰："少阴之为病，脉微细，但欲寐也。"是为少阴病纲领，多以为凡属少阴，无论寒热，脉皆微细，似不尽然。清代·唐宗海云："内之血虚故脉细，外之阳气虚故脉微。"（《伤寒论浅注补正》卷一中《辨太阳病脉证篇》）微者，阳气不能鼓动，故其动轻微；细者，脉管之中血少，故缩而窄细，是以微是肾中阳气虚，细是心中血液少焉。少阴虽本君火，病则还标，寒水司权，多阴少阳，故脉微细；阳动阴静，静则善蛰，故但欲寐。仲景少阴篇主述少阴伤寒虚寒之证，以"脉微细"冠之，于理不谬。

《伤寒例》曰："尺寸俱沉者，少阴受病也。"少阴肾水也，性趋下，故其脉沉。然沉脉之中，辨别阴阳为第一关捩。清代·魏荔彤云："少阴之为病，其脉微细之中，必以沉为主，其为传经之热邪则带数，其为直中之寒邪，则但沉细而不数。是为少阴之总脉也。"（《伤寒论本义》卷十四《少阴经前篇总论》）阳气内陷，无论心肾，或寸或尺，皆见沉细，理之宜焉。若虚阳上扰，心脉受灼，寸部脉不沉而见浮大芤滑，亦颇常例，然按之总是无力，又不得不辨。

少阴病理常有兼邪，或痰或湿或瘀或风，兼脉或短或弦，或滑或涩，或结或促，于细弱之中细探寻，才可识真。少阴之病恒心肾同累，故候脉切勿泥于尺而忽于寸焉。上下同参，方得少阴大概，识证方能少误。

第三节　少阴证治

一、回阳散寒

干姜附子汤

（见太阴辨证篇）三阳经标气皆阳，为病多阳证；三阴经标气皆阴，为病多阴证，乃医理之常。三阴寒证之治，三经通用，此仲景原旨，以姜附汤为根方焉。

仲景姜附合用方凡十首，计干姜附子汤、乌头赤石脂丸、四逆汤、通脉四逆汤、乌梅丸、茯苓四逆汤、白通汤、白通加猪胆汁汤、四逆加人参汤、通脉四逆加猪胆汁汤，加之化裁配伍者小青龙汤、真武汤、理中丸三方，共计十三方，皆阴寒深重之证治。

干姜附子汤治"下之后，复发汗，昼日烦躁不得眠，夜而安静，不呕不渴，无表证，脉沉微，身无大热者"。（《伤寒论·辨太阳病脉证并治法》）太阳底面是少阴，先因误下，少阴既虚，复误汗，一线之阳难以自维，阳王于昼，阳欲援同气之救而不可得，故烦躁不眠；阴王于夜，阳必俯首而不敢争，故入夜趋静。此火土俱败，寒水下旺，阳为阴逼，不能安处，虚阳浮越，真寒假热焉。《经》曰：寒淫所胜，平以辛热。干姜温中以回脾胃之阳，附子暖下以复肝肾之阳。火败土木必寒，救阳兼温三阴矣。《太平惠民和剂局方》："一切虚寒，并皆治之。"《鸡峰普济方》："治咳逆，中寒心腹冷痛，痰饮痞满，饮食不下，腹内拘急，胁肋牵疼。"皆滥觞于斯法。

所谓"一切虚寒，并皆治之"者，疗阴寒证之方基焉，凡六经脏腑一切阴冷之疾皆可籍之加味而施。仲圣方凡用干姜，总不外乎温中。清代·邹澍云："火者其禀，土者其体，金者其用。贯而属之，则具火性于土中，宣土用于金内，姜之能事尽矣。"（《本经疏证》卷六《中品》）土者，脾与胃，厚德载物，敷布一身；金者，肺与大肠，节宣诸气，泌清泄浊。营出中焦，布于上焦，温其阳则助后天之化源。理中补虚，即其制出之权；暖中驱寒，即其制入之威焉。附子虽可通补上下之阳，却以下焦为重。清代·黄宫绣云："通行十二经，无所不至，为补先天命门真火第一要剂。凡一切沉寒痼冷之症，用此无不奏效。"（《本草求真》卷一《补剂》）附子为温少阴专药，治少阴神机之病，能入其窟穴而招之，引火归原，使自下而上而脉生，周行通达而厥愈，建基于先天之根柢之力可谓大焉。二药相须互助，则气阳之根复立，营血之守可期，自然阳回而寒消耳。

【肠癌案】张翁，69岁，退休工人。降结肠腺癌术后一周，精神大衰，畏寒多汗，动则气短，全无食欲，体重暴减10kg，人工肠瘘排出物清稀而淡黄，语言无力，声音嘶哑。面白神呆，情绪低落，舌质胖淡，两边齿痕，苔中根薄腻，色白，两脉关尺沉细无力，左寸小涩。阳气大虚，寒湿留滞。回阳为主。姜附汤合香砂六君子加味。炮干姜20g，熟附子20g（先煎），红参10g（另炖），炒白术15g，砂仁5g，木香5g，炙甘草10g，茯苓15g，黄芪40g，莪术10g，肉桂5g，知母5g。服药一周，精神大振，食欲复半，能进半流饮食，语声渐清，两脉较前有力，苔腻减。原方续进一周。身体状态基本恢复至术前水平，原方减干姜至10g，去知母，加五味子10g，麦冬10g。服药一周，顺利进入化疗。

四逆汤

甘草（炙，二两）、干姜（一两半）、附子（生用，去皮，破八片，一枚）。右三味，以水三升，煮取一升二合，去滓，分温再服。强人可大附子一枚、干姜三两。【323】

姜附汤增干姜加炙甘草，即成四逆汤，亦三阴同疗，如治太阴（277条）："自利不渴者，属太阴，以其脏有寒故也，当温之，宜服四逆辈。"治少阴（323条）："少阴病，脉沉者，急温之，宜四逆汤。"治厥阴（354条）："大汗，若大下利而厥冷者，四逆汤主之。"然终以治少阴为本，盖因其乃真阳真阴之发源矣。

清代·郑寿全云："仲景立法，只在这先天之元阴、元阳上探取盛衰，不专在后天之五行生克上追求。"（《医理真传》卷二《客疑篇》）病见三阳，投以寒凉，是其阴不足而阳有余，故重在存阴；病见三阴，投以温热，是其阳不足而阴有余，故重在回阳。症见爪甲青黑，腹痛下利，大汗淋漓，身重畏寒，脉微欲绝，四肢逆冷，纯是一派阴寒为病，此际若不以四逆回阳，一线之阳光，即有欲绝之危。人身全赖一团真火，先有真火，后有君火，真火为体，君火为用，真火存则君火存，真火灭则君火灭矣。真火欲绝，故病见纯阴。附子为热药之冠，能补欲绝之火种，佐干姜之辛散以荡尽阴邪，始能迎阳归舍。阳回无土覆，光焰易奄熄，虽生不永，故以甘草之甘缓而护之，冀命根长固。此启于下而立于中，寻根求本之大法焉，焉可忽诸？少阴主藏，蓄阴而涵阳，真火欲绝，则三阴皆寒，四逆汤以附、姜、草三味，起死回生，易如反掌，非专补立极之火种，何能如斯之速乎？清代·王子接述之甚明："凡三阴一阳证中，有厥者皆用之。故少阴用以救元海之阳，太阴用以温脏中之寒，厥阴薄厥，阳欲立亡，非此不救。至于太阳误汗亡阳亦用之者，以太少为水火之主，非交通中土之气，不能内复真阳。故以生附子、生干姜彻上彻下，开辟群阴，迎阳归舍，交接于十二经。反复以炙草监之者，亡阳不至于大汗，则阳未必尽亡，故可缓制留中，而为外召阳气之良法。"（《绛雪园古方选注》卷上《温剂》）所以然者，或壮微阳使外达，或招飞阳使内返，或断鳌立极，以镇元阳根柢，此在少阴真阳命蒂，故以回阳为亟也。

三阴之阳衰阴盛，见证何其夥矣，于何候见斯证而可用斯方，仲师明指辨证要素。四逆：四肢厥冷，拘紧畏寒，久熨不温。火衰于下，木郁于内，阳不外达，阴阳不接也。下利：以下利清谷，自利不渴为要。火不温土，中气下陷，水谷失化，水气下渗。身热：多身热而微，常伴里外畏寒，身体疼痛。阴盛于内，格阳于外，表热里寒，假热戴阳也。呕吐：或饮食入口即吐，或心中温温欲吐，或干呕，常伴腹满。寒滞于中，土气失降，胸中寒饮，逆而上举也。汗出：或大或小，皆凉不温，动即不止，或粘若油。冲阳不发，卫气失固，阴沉于内，阳脱于外也。腹痛：拘紧而痛，绵绵不止，常喜按揉，得温可减。阴寒内闭，木郁血滞，阳气不入，脉络失和也。脉沉：或沉细而微，或沉迟而弱，或微弱欲绝。真火衰弱，鼓血乏力，阳微不展，游气欲离也。凡上列诸候，但有一二，皆可施之，不必悉具。

较之干姜附子汤，虽皆急救回阳之剂，后者若将，猛而力捷，直捣黄龙；本方似帅，威而沉稳，坐镇中帐耳。较之理中汤，理中用白术，取其守中，故专治太阴；四逆用生附，取其温下，故兼治三阴，即太阳亦可通用。清代·柯琴云："四逆为太阴主方，而诸经可以互用。在太阴本经，固本以逐邪也；用于少阴，温土以制水也；用于厥阴，和土以生木也；用于太阳，益火以扶元阳也。"（《伤寒论翼》卷下《制方大法》）颇中鹄的。

【腰痛案】栾女，39岁。腰骶冷痛十余年。26岁产后数月患急性盆腔炎，高热腹痛腹水，经治缓解，然遗留腰骶部阴冷作痛，劳寒则甚，时大作而不可忍。5年前诊为盆腔淤血综合征，行腹腔镜手术，亦未见好转。近2个月疼痛加重，迭经抗感染、针灸、理疗等治疗，无稍缓解，腰骶冷痛，日轻夜重，下肢畏冷，大便略溏，经来腹痛。形瘦面黯，容色憔悴，腰髋拘僵，少腹按痛，舌质暗红，两尺沉细。沉寒久积，真阳内闭，络脉瘀滞，少厥同病。熟附子20g（先煎），干姜20g，炙甘草20g，醋龟甲10g，鹿角霜20g，醋三棱10g，醋莪术10g，乌药10g，肉桂10g，香附10g，川芎

10g，蜈蚣 1 条，大枣 10g。一周后，腰痛减半，适当月事，色乌有块。更以少腹逐瘀汤加鹿角霜，连服 5 剂，排出乌血甚多。续用前方 2 周，腰痛大缓，肢冷亦减，守原方加减，调治 3 个月，诸症若失。

通脉四逆汤

甘草（一两，炙）、附子（大者一枚，生用，去皮，破八片）、干姜（三两，强人可四两）。右三味，以水三升，煮取一升二合，去滓，分温再服。其脉即出者愈。面色赤者，加葱九茎；腹中痛者，去葱，加芍药一两；呕者，加生姜一两；咽痛者，去芍药，加桔梗一两；利止，脉不出者，去桔梗，加人参一两。病皆与方相应者，乃服之。【317】

通脉四逆加猪胆汁汤

甘草（一两，炙）、干姜（三两，强人可四两）、附子（大者一枚，生，去皮，破八片）、猪胆汁（半合）。右四味，用水三升，煮取一升二合，去滓，内猪胆汁，分温再服，其脉即来。无猪胆，以羊胆代之。【390】

四逆汤减甘草而增附子、干姜用量，即为通脉四逆汤，治"少阴病，下利清谷，里寒外热，手足厥逆，脉微欲绝，身反不恶寒，其人面色赤，或腹痛，或干呕，或咽痛，或利止脉不出者"。（317 条）或厥阴病"下利清谷，里寒外热，汗出而厥者"。（370 条）再合猪胆汁，则成通脉四逆加猪胆汁汤，治霍乱"吐已下断，汗出而厥，四肢拘急不解，脉微欲绝者"。（390 条）

是证乃四逆汤证复深重一层，阴寒内盛，真阳内郁，以致脉微欲绝，甚则脉不出。阴阳欲离，游阳外越，故有身热面赤，汗出不恶寒之假热伪象矣。急用干姜、生附夺门而入，驱散阴霾，甘草监制姜附烈性，留顿中宫，扶持太和元气，冀败阳回转，绝脉复出，故命之"通脉"焉。因加减中有面色赤者加葱之例，后人遂以加葱为通脉四逆，实非仲景本意，不可轻更原训矣。由吐已下后，以法启固微阳，然阴甚格拒，恐阳药甫入，强梁不伏，故以猪胆汁苦寒从阴之性，胆苦入心而通脉，胆寒补肝而和阴，引置阳药不被格拒，先和阴而后复阳。

白通汤

葱白（四茎）、干姜（一两）、附子（一枚，生，去皮，破八片）。右三味，以水三升，煮取一升，去滓，分温再服。【314】

白通加猪胆汁汤

葱白（四茎）、干姜（一两）、附子（一枚，生，去皮，破八片）、人尿（五合）、猪胆汁（一合）。右五味，以水三升，煮取一升，去滓，内胆汁、人尿，和令相得，分温再服。若无胆，亦可用。【315】

干姜附子汤加葱白四茎，即是白通汤，治"少阴病，下利，脉微者"。若"利不止，厥逆无脉，干呕烦者。"（315 条）再加人尿、猪胆汁，则成白通加猪胆汁汤。

少阴本水火之经，标寒本热，标气大旺，水寒土败，格阳于外，极易致本气浮越而丁火上炎，水火不交，则下为续利，上为躁烦焉。葱白味辛性温，升也，阳也。明代·卢子颐云："白根层理，绿茎空中，上达横遍，阳气前通之象也。方之奇方、急方，剂之宣剂、通剂也。故主阳气闭塞，致寒风外侮，作汤荡涤之，前通阳气，扬液为汗也。"（《本草乘雅半偈·帙六·葱茎白》）葱白不离于阴，以通阴中之阳也。少阴病上下格拒，阴阳不接，正可用此功耳，故通脉四逆汤证见面色赤者加之，白通汤用之，亦循斯理焉。猪胆汁清相火而止呕，人尿清君火而除烦，皆平抑腾越之虚阳以促水火之相合也。

【烦躁汗出案】缪妇，66 岁，农民。尿毒症血液透析治疗 3 年，近 2 个月入夜烦躁不安，阵阵作汗，以至夜不安卧，至晓方平。精神疲惫，面色晦暗，两尺脉沉细而微，寸脉小滑，舌质淡暗而滑，边尖略红。少阴水火格拒。通脉、白通意。熟附子30g（先），干姜 20g，炙甘草 20g，生甘草 20g，浮小麦 30g，黄连 5g，黄柏 5g，砂仁10g（后下），龙骨 30g（先煎），肉桂 5g，五味子 15g。自加葱白 9 根。3 剂后烦躁大减，每晚可入睡 3 小时，1 周后汗出亦少。守原方调治 2 周，烦汗均止。

四逆加人参汤

甘草（一两，炙）、附子（一枚，生，去皮，破八片）、干姜（一两半）、人参（一两）。右四味，以水三升，煮取一升二合，去滓，分温再服。【385】

是方治"恶寒，脉微而复利，利止，亡血也"。下利者，水土虚寒而致，大下后不惟阳气大衰，津液并竭，无物可下，利无可利，故曰：利止亡血也。四逆汤回阳胜阴，加人参生津益气，以补下后之虚。清代·魏荔彤云："急于温中之中，佐以补虚生津之品，生津即生血也，四逆加人参汤主之。凡病后亡血津枯者，皆可用也，不止霍乱也，不止伤寒吐下后也。"（《伤寒论本义》卷十八《霍乱》）

先贤疑四逆汤本应有人参，如清代·柯琴云："脉迟而利清谷，且不烦不咳，中气大虚，元气已脱，但温不补，何以救逆乎？观茯苓四逆之烦躁，且用人参，况通脉四逆，岂得无参？是必因本方之脱落而成之耳。"（《伤寒论注》卷四《四逆汤证》）今人如李翰卿亦言，无论是否"亡血"，四逆汤皆宜加人参，可大补元气力增原方之治功，均较单用效优。（参见刘渡舟《伤寒论讲稿》）

救真精之竭，不用生地、麦冬、芍药，而用人参，何谓也？仲景用人参，多为救阴，无庸赘述。人参为阴中之阳药，能入阴生津，生津则益阴，益阴则分扶阳之力。清代·陈念祖云："四逆原方主救阳，加参一两救阴方，利虽已止知亡血，须取中焦变化乡。"（《长沙方歌括》卷六《厥阴方》）《经》曰：中焦取汁变化而赤，是谓血。用人参滋中焦之汁，非取其回阳也。

【下利案】吕男，29 岁，职员。2 天前食可疑沾染农药蔬菜后腹痛呕吐，下利不止，日行十余次，经急诊输液等治疗，腹痛止，仍呕吐时作，下利未止，时肛门下坠，虚努无便，无寒热，不欲食，时汗出。三脉沉细而数，舌暗薄白少津。太少下利，大气下陷。四逆加人参汤加味。熟附子 20g（先煎），干姜 20g，炙甘草 20g，党参 30g，五味子 10g，麦冬 15g，乌梅 20g，建曲 30g，诃子 10g，木香 5g，砂仁 5g（后下），大枣 10g。自加生姜 30g。3 剂，诸症悉息。调养 1 周而愈。

附方

茯苓四逆汤

发汗，若下之，病仍不解，烦躁者，茯苓四逆汤主之。茯苓（四两）、人参（一两）、附子（一枚，生用，去皮，破八片）、甘草（一两，炙）、干姜（一两半）。右五味，以水五升，煮取三升，去滓，温服七合，日二服。【69】

回阳救急汤

治寒邪直中阴经真寒证，初病起，无身热，无头疼，只恶寒，四肢厥冷，战栗腹疼，吐泻不渴，引衣自盖，蜷卧沉重，或手指甲唇青，或口吐涎沫，或至无脉，或脉来沉迟而无力者，宜用。熟附子、干姜、人参、甘草、白术、肉桂、陈皮、五味子、茯苓、半夏。或呕吐涎沫，或有小腹痛，加盐炒茱萸。无脉者，加猪胆汁一匙。泄泻不止，加升麻、黄芪。呕吐不止，加姜汁。水二钟，姜三片，煎之。临服入麝香三厘调服。(《伤寒六书》卷三《秘用三十七方》)

六味回阳饮

治阴阳将脱等证。人参（一二两或数钱）、制附子（二三钱）、炮干姜（二三钱）、炙甘草（一钱）、熟地（五钱，或一两）、当归身（三钱，如泄泻者，或血动者，以冬术易之，多多益善）。水二钟，武火煎七八分，温服。(《景岳全书》卷五十一《新方八阵》)

二、温里透表

麻黄细辛附子汤

麻黄（一两，去节）、细辛（一两）、附子（一枚，炮，去皮，破八片）。右三味，以水一斗，先煮麻黄，减二升，去上沫，内诸药，煮取三升，去滓，温服一升，日三服。【301】

麻黄附子甘草汤

麻黄（一两，去节）、甘草（一两，炙）、附子（一枚，炮，去皮，破八片）。

上三味，以水七升，先煮麻黄一两沸，去上沫，内诸药，煮取三升，去滓，温服一升，日三服。【302】

少阴太阳相成表里，互以对方本气为自身中气矣。少阴君火本卫气之源，火衰必卫弱，太阳经气于是不振，易感寒水之邪；太阳标气受天阳之熙，水寒必阳弱，少阴经气于是衰减，演成君火虚惫之疾耳。是以两经之气，成则互助，病则同感焉。明于斯理，可得麻黄细辛附子汤及麻黄附子甘草汤二方之旨也。

少阴病不可发汗，仲景有明言："少阴病，脉细沉数，病为在里，不可发汗。"（285条）"少阴病，脉微，不可发汗，亡阳故也。"（286条）本为里虚之证，发汗则动血伤阳，故在禁忌之列。上二汤皆为汗剂，岂非设禁自犯之谬乎？

麻黄细辛附子汤治"少阴病，始得之，反发热，脉沉者"（301条）。少阴病本无发热，今见之，故曰"反"，此少阴证似太阳者也。既言"少阴病"，本有恶寒但欲寐之阴寒虚象，若并见发热者，其因或三：复感寒邪，里虚不能鼓邪外出，正邪交争于卫表；里有虚寒，水火相隔，格阳于外，浮热外越；里之阴寒，由里传表，与卫相争，表里同病。戴阳为少阴重证，通脉四逆汤或白通汤主之。余二证即麻黄细辛附子汤证矣。或曰此乃太阳少阴并病，其实不然，仲景既明言"少阴病"，本为少阴病之一类，少阴经标本同病也，一如太阳经标本同病之大青龙汤证焉。清代尤怡谓斯证属"阴病之在经，而未入于脏者"（《伤寒贯珠集》卷七《少阴篇》）。此又不然。当是寒水之邪，先致少阴之脏本气不足，复累少阴之经耳，否则断无用附子之理也。

邪在少阴之经者，用麻黄以发之，解经气之寒郁。邪在少阴之脏者，用附子以温之，壮本气之虚弱。细辛辛温，根芳茎直，能通少阴之生气上升，用之以佐，以其专经而向导。导寒邪直从阴分以出阳，又有辛散之能，以襄赞麻附，共建其功。清代张志聪云："麻黄附子细辛汤主助太阳之阳，内归于少阴，少阴之阴外通于太阳，非为汗也。"（《伤寒论集注》卷四《辨少阴病脉证篇》）此明了方理之真者也。

以甘草易细辛，即为麻黄附子甘草汤证："少阴病，得之二三日，麻黄附子甘草汤微发汗，以二三日无证，故微发汗也。"（302条）此本证之轻者矣。少阴中寒之初，脉沉恶寒无热之际，与此方取微汗散邪，无里证者，无吐利心烦不卧四逆等证也。以邪尚未入脏，而寒亦未变热，故用温经散邪之法，如麻黄附子细辛之例，不用细辛者，阴寒未曾逼阳于外，无事乎入阴返阳。但用甘草甘缓，以缓解其寒紧之气于经，于温散之中寓有和意矣。

是二方虽云汗剂，并未麻、桂合用，故非求汗为治，意在沟通少阴之标本表里，开通心肾之精血，俾营卫畅和，以成阳回寒去之功矣。

【咳嗽案】陆男，69岁，教师。感冒后咳嗽1周。平素常感，数月一行，病则咳作，迁延逾月。1周前复感，恶寒，低热37.8~38.1℃，头痛，背冷，四肢不温，咳嗽阵发，连作不止，入夜尤甚，痰黏色白，不欲饮食，便溏不实。舌苔白滑，两寸脉细弦，尺脉沉细。少阴标本俱病。麻黄附子细辛汤合六安煎法。麻黄15g，细辛10g，炙甘草10g，熟附子（先煎）15g，杏仁10g，白芥子10g，苏子10g，半夏10g，陈皮

10g，茯苓 10g，党参 15g，大枣 10g。自加葱白 4 茎。2 剂热退寒止，咳嗽大减，续服 4 剂痊愈。

麻黄附子汤

麻黄（三两）、甘草（二两）、附子（一枚，炮）。右三味，以水七升，先煮麻黄，去上沫，内诸药，煮取二升半，温服八分，日三服。（《金匮要略·水气病脉证并治》）

少阴主水，盖因君火为诸阳之根蒂，其本气乃水气蒸腾之原力，其标气又合太阳寒水经气，共司水液之降泄耳。腰以下主阴，阳衰气郁，决渎无权，水逆横流，当开门户，以利小便则愈，洁净府是也。腰以上主阳，邪袭肤表，阳气被郁，水气壅滞，当开腠理，取汗通阳则愈，开鬼门是也。利水发汗，乃言其常，若治变之法，欲汗者，当兼补阳，即麻黄附子汤，治"水之为病，其脉沉小，属少阴。"（《金匮要略》）重用麻黄，职为君药，盖气水郁于肌肤，当发汗开腠，开鬼门而已。然病脉沉小，乃少阴阳虚阴盛，所以以附子固护表里之阳，助麻黄、甘草通阳散邪，俾邪出而真阳不出，即开鬼门之变法也。

与麻黄附子汤同法，仲景治里水者，又有甘草麻黄汤。

甘草麻黄汤

甘草（二两）、麻黄（四两）。右二味，以水五升，先煮麻黄，去上沫，内甘草，煮取三升，温服一升，重覆汗出，不汗，再服。慎风寒。（《金匮要略·水气病脉证并治》）

斯为开鬼门取汗治水之根方，加入炮附子，即成麻黄附子汤，亦即《伤寒论》麻黄附子甘草汤增量甘草、麻黄耳。麻黄用量甚重，职为君药，以宣通表气为要。麻黄气味轻清，无孔不入，既能透出肌肤毛窍之外，又可深入积痰凝血之中，凡药力不到之处，惟此能达，故不特在表之风水可用，在里在肾之水，咸可施也，是以仲景曰："水，发其汗即已。"（《金匮要略》）

然水病始得，多由肾虚而受寒，卫气郁住，胃关不利，水邪泛溢，以致通身肿满，故当补阳之中兼用轻浮通阳、开郁利窍之剂，则真阳宣而邪自去，正谓不治水而水自愈。麻黄、附子，一散一补，固本通阳，有病去而不伤阳气之妙耳。清代·王子接云："欲发汗者，当以熟附固肾，不使麻黄深入肾经劫液为汗。更妙在甘草缓麻黄，于中焦取水谷之津为汗。则内不伤阴，邪从表散，必无过汗亡阳之虑矣。"（《绛雪园古方选注》上卷《汗剂》）深得医圣厥旨矣。

【湿疹案】向男，56 岁。阴部湿疹史十余年，加重 3 个月。阴囊、会阴、臀尖及两大腿内侧大片皮疹，部分破溃，渍湿淋漓，瘙痒难忍，此伏彼兴，痛苦不堪。曾用诸多外用涂剂不效。前两周施以龙胆泻肝汤、消风散意治疗，亦不效。舌淡红，苔中根腻水滑。两脉关下沉细。太少合病。麻黄附子汤合茯苓四逆汤加味。麻黄 20g，熟附子 20g（先煎），生甘草 10g，炙甘草 10g，茯苓 20g，党参 15g，苏叶 10g，大枣 10g，防风 10g，当归 10g，滑石 15g，猪苓 15g，葛根 15g。自加生姜 30g。7 剂后诸症大减，阴囊收干不痒，臀阴皮损半消。守方续治一个月，疹痒尽愈。

桂枝去芍药加麻黄细辛附子汤

桂枝（三两）、生姜（三两）、甘草（二两）、大枣（十二枚）、麻黄（二两）、细辛（二两）、附子（一枚，炮）。右七味，以水七升，煮麻黄，去上沫，内诸药，煮取二升，分温三服，当汗出，如虫行皮中，即愈。（《金匮要略·水气病脉证并治》）

水虽分阴阳，要皆阴象，少阴肾脏专司。少阴真阳蟠据，蛰然不露，则水皆内附，与肾气同其收藏，而无水患。必肾中真阳亏损，水不化气，然后泛滥周身，则心火受其湮郁，脾土受其漂没，势成滔天莫返之灾矣。

桂枝去芍药加麻黄细辛附子汤，仲景治"气分，心下坚，大如盘，边如旋杯，水饮所作"。（《金匮要略》）气分病，大气不转，心下坚大如盘者，实心肾交病，下焦阴寒之气，逆塞上焦阳位，上中二焦之气，不能分运，水饮聚于两间，凝聚不动，而成此证焉。少阴火弱，不司温化，心阳不下，肾阳不升，寒饮凝聚，积留心下，则胸脘痞结而坚，触之如盘如杯；水寒中聚，则腹满肠鸣下利。阳气失展，则畏寒身冷，手足厥逆，骨节疼痛。

心下者，太阳之位，上下水火沟通之要冲。心下固属胃口之上，然肾为胃关，倘心肾君火无亏，客邪焉能凝结于此而坚且大耶？边如旋杯，形容坚结而气水不通，水饮从旁漉转，状如此也。太阳为六经藩篱，主水气之升降，唯真火不足，气阳内郁，故上不能降，下不能升，荣卫之气，无由得通，膻中大气，不得流转。方中用麻黄、桂枝、生姜温散太阳经气；附子、细辛温通少阴经气；甘草、大枣温助太阴经气，庶上下之气交通，所谓大气一转，气分遂和，其结乃散也。

是方乃桂枝汤与麻黄附子细辛汤合方，因主旨温散，故去芍药之寒收。所谓气分者，水气偏于上外，于是麻桂合用，汗剂之峻者也，开腠而通表里之阳，俾汗出如虫行皮中，则饮湿散去，而胸中旷若太虚矣。然毕竟少阴本虚，切勿恣意久用，水结甫消，当复入芍药，求其和焉。

【喘悸案】滕翁，91 岁。肺源性心脏病史二十余年，近 2 周感冒后心悸、气喘不能平卧，自觉胸口如物所塞，气不上下，两下肢肿胀至膝，按之不起，足冷畏寒。形体较肥，面色晦暗，口唇稍紫，两上肺布满哮鸣音，心率 72 次/分，频发早搏。舌苔薄白腻，舌暗红，脉沉紧而结。先以小青龙汤合甘麦大枣汤治疗五天，疗效不甚明显。当从太阳少阴治，桂甘姜枣麻辛附子汤加味。熟附子（先煎）20g，麻黄 15g，桂枝 15g，细辛 10g，大枣 20g，炙甘草 20g，生甘草 10g，干姜 10g，党参 20g，黄芪 30g，鹿角霜（先煎）20g，茯苓 20g。3 剂喘悸大减，可平卧，续服 3 剂，足肿亦消大半。以三子养亲汤合《金匮》肾气丸善后。

阳和汤

治鹤膝风，贴骨疽，及一切阴疽。熟地（一两）、肉桂（一钱，去皮，研粉）、麻黄（五分）、鹿角胶（三钱）、白芥子（二钱）、姜炭（五分）、生甘草（一钱）。煎服。（《外科证治全生集》卷四《煎剂类》）

阴疽一证，多由素体阳虚，营血不足，寒凝痰滞，痹阻肌肉、筋骨、血脉而成。阴寒沉聚，故肿势弥漫、皮色不变，肿硬不痛，于是有鹤膝风、贴骨疽、骨槽风、脱疽、流注、痰核等，并见口中不渴，舌淡苔白，脉沉细或迟细。脉络空虚，寒毒乘入，痰瘀凝结，以成斯证。夫色之不明而散漫者，气血两虚也；患处不痛平塌者，毒痰凝结也。本证虚是本，寒是标，虚在少阴，精血失藏；寒偏太阳，经脉不和。少阴心肾，一主血脉，一主水液，阳虚不温血脉，气凝水停，邪从寒化，偏伤太阳，寒水失化，着于筋骨、血脉、腠理，遂致血气凝滞，痰浊壅阻矣。此少阴太阳标本气阳之病而累及厥阴太阴者焉。

夫痈疽流注之属阴寒者，温散之治无疑，然痰凝血滞之证，当令正气充足，方可畅行无碍，邪之所凑，正乃所虚之处，受邪之地也。病因血分，必从血求之，故以大剂熟地充养营血，填精补髓，鹿角胶补血益精，温肾助阳。二药相伍，阳中求阴，阴中求阳，则化源不竭。此二味着眼于虚，以为君。鹿角不惟兼补阴阳，且为疏通滞血之良药。清代·严洁云："入足少阴经血分。补阴中之阳道，通督脉之血舍。"（《得配本草》卷九《兽部》）明代·缪希雍云："咸能入血软坚，温能通行散邪，故主恶疮痈肿，逐邪恶气，及留血在阴中，少腹血急痛，折伤恶血等证也。"（《神农本草经疏》卷十七《兽部中品》）引患处未败之血，归隶原统之经而上萦，以免诛伐无过之咎。病在筋脉皮腠，偏重太阳，当宣其经络，肉桂入营，麻黄达卫，共效解散之功。麻黄之用，颇领其要。麻黄破血滞，化痰凝，有温阳补血、散寒通滞之功。清代·徐大椿云："麻黄轻扬上达，无气无味，乃气味之最清者，故能透出皮肤毛孔之外，又能深入积痰凝血之中。凡药力所不到之处，此能无微不至，较之气雄力厚者，其力更大。盖出入于空虚之地，则有形之气血，不得而御之也。"（《神农本草经百种录·中品》）或云：熟地得麻黄则不腻膈，麻黄得熟地则不发表。不知此方之意，正取其通里发表也。二药为臣。既虚且寒，非暖补之可速效，炮姜温中散寒，能入血分，引地、胶直入其地，以成其功。白芥子辛温，可达皮里膜外，温化寒痰，通络散结；生甘草解毒而调诸药，且赖其为九土精英，百毒遇土则化耳。二药佐使。

药虽六品，鹿胶、熟地得姜、桂、芥、麻之宣通，则补而不滞；麻、芥、姜、桂得熟地、鹿胶之滋补，则温散而不伤。若煎时加酒，则取效更捷。酒能和血养气，通经脉，行药势，故服后再饮好酒数杯以助药力。温阳与补血并用，祛痰与通络相伍，可使阳虚得补，营血得充，阳和气达而阴凝气散矣，犹如春回寒谷，阳热一布，和煦普临，阴霾驱散，诚得"阳和"之名焉。是方一出，后贤效之，疗效卓著。清代·张锡纯赞云："阳和汤，为治阴证第一妙方。"（《医学衷中参西录·医方·治疮科方》）

诚非浪得虚名。

是方不惟善治阴疽，凡气血阴阳大虚，血脉寒滞之证皆可施用，如久咳、哮喘、心悸、尿浊、痔漏、恶核、顽癣、痛经、痹证等。可伍之以乌头、木瓜以通痹，附子、细辛以散寒；半夏、南星以化痰；丹参、红花以化瘀；茯苓、泽泻以消水；人参、黄芪以益气；土茯苓、忍冬藤以解毒；山萸、菟丝以益肾。常用于治疗结核病、骨髓炎、骨膜炎、淋巴结炎、类风湿关节炎、血栓闭塞性脉管炎、肌肉深部脓疡、慢性气管炎、支气管哮喘、痛经、盆腔炎、湿疹、心功能衰竭、腰骶椎病等属阴寒凝滞者。

【足癣案】单妪，62岁，农民。两足底及趾缝反复瘙痒溃疡，脓水淋漓3个月，诸法内治外敷皆无效。现两足肿胀，前掌满布溃口，最大者20mm×8mm，皮肤暗红，间有水疱，挟脓血渗出，疡面有黄白色分泌物，拭之出血，趾甲缝中散布脓点。自诉体倦无力，腰背畏冷，食纳二便尚可。舌苔薄白中腻，左脉尺部细沉，关脉沉缓，右关尺脉细弱。肾虚寒湿，表气失和。阳和汤加味。鹿角胶15g（烊化），熟地黄30g，麻黄10g，桂枝15g，肉桂5g，白芥子15g，干姜10g，生甘草15g，忍冬藤15g，土茯苓20g，补骨脂15g，薏苡仁30g，蛇床子15g，制乳香10g。加黄酒100ml同煎。服药一周，两足肿胀大减，溃疡面缩小，痛痒亦轻。续服一周，溃疡愈合。守原方续治十天而病痊。

【心悸案】窦男，51岁，教师。2年前急性心肌梗死经抢救及冠脉支架后病情缓解，常心悸怔忡，气短，畏寒肢冷，心胸憋闷，头晕易汗，服用多名西药疗效不佳。十天前因受寒而病势加重，心胸如有石压，悸动不已，气短如喘，面足浮肿，住院治疗一周亦未缓解。Hr 49次/分，频发早搏。BP 112/54mmHg。面浮晦暗，口唇发绀，两脉结代，寸脉小浮，尺脉沉涩，舌胖淡胖大或齿痕，苔白滑，舌下青紫有瘀斑。少阴寒滞，阳郁不布。阳和汤加味。熟地30g，鹿角胶15g（烊化），红参15g（另炖），麻黄10g，黑顺片10g，桂枝20g，干姜10g，泽泻20g，丹参20g，红花10g，白芥子15g，茯苓20g，黄芪40g，炙甘草15g，五味子10g。先行3剂，即见佳效，胸闷减去三成，已可安寐，Hr 63次/分，面唇转红。续服5天，心悸减半，面足肿已消。守法加减共医治2个月，诸症若失。

附方

麻桂四物汤

治银屑病，或呈点状，或如钱币，或成红片状，上有鳞屑极易脱落。虽四季可发但以冬季较剧，至夏多能缓解和瘾退。生麻黄15g，桂枝15g，当归12g，白芍12g，大生地12g，北沙参12g。（夏少农《中医外科心得·皮肤病的经验治法》）

三、温阳利水

真武汤

茯苓、芍药、生姜（切，各三两），白术（一两），附子（一枚，炮，去皮，破八片)。右五味,以水八升,煮取三升,去滓,温服七合,日三服。若咳者,加五味子半升,细辛、干姜各一两;若小便利者,去茯苓;若下利者,去芍药,加干姜(一两;若呕者,去附子,加生姜,足前为半斤。【82】)

真武汤证治,《伤寒论》凡两见:316 条:"少阴病,二三日不已,至四五日,腹痛,小便不利,四肢沉重疼痛,自下利者,此为有水气。其人或咳,或小便利,或下利,或呕者,真武汤主之。"此少阴本病,寒气在肾,阳不制水,阴寒内持,湿胜水滞,因而内渗外薄,波翻浪涌,横流逆射,无所不至。腹痛者,寒湿内甚也;肢重疼痛,寒湿外甚也;溲不利、自下利者,湿胜水谷不别也。诸多或见之症,皆水饮泛滥所致焉。82 条:"太阳病发汗,汗出不解,其人仍发热,心下悸,头眩,身瞤动,振振欲擗地者,真武汤主之。"此误治坏病。汗为心液,过汗伤损心阳,虚不制水,水逆心位,故心悸;虚阳内动,故头眩;汗多液少,不荣筋肉,故筋惕肉瞤;阳不制阴,水气摇荡,故振振欲仆矣。总以心肾两虚,阳气不达四体,病水流溢上下焉。

夫少阴神机二合,在外者真气上浮通于太阳,在内者天气下降归于太阴,皆心肾合体,上下君火相谐之所为。坎为水,一阳居其中,柔中之刚,故名真武,阳根于阴,静为动本之义。盖水体本静,动而不息者,火之用也。火失其位,病水逆行,阳虚于内,水逆于上则凌心肺,留于中则困脾胃,滞于下则溃肝肾,水患诸证并起矣。

真武者,北方玄武七宿镇水之神也,以之名汤者,收拾分驰离绝之阴阳,镇潜于北方少阴之位。其所收拾者,阴阳互根之坎水,使龙潜而不见也。清代·顾靖远云:"玄天真武,坐镇北方,摄伏龙蛇,不使起陆,以故地动而水不动,水不动而水中之火,火中之风,自不动也。仲景于阴盛亡阳之症,必用真武汤以救逆者,非以此乎?"(《顾松园医镜》卷五《论治大纲》)君以附子,纯阳之药,亟驱阴邪下从阴窍而出,迅扫浊阴之气还返地界,乃得功收再造,一洗天界余气,俾返冲和,所谓壮君火以消阴翳,逐留垢以清水源。制水者土也,肾为水脏,借土气输布,白术、茯苓,入脾走肾,升运脾土,逐水祛湿,共为臣。芍药收肝敛阴,土中泻木,阴平阳秘,用为佐。生姜宣通经脉,散水降浊,兼可止呕,以为使。

是方何药为君,历代颇多左议。有以为制水者,脾土为主,盖土克水焉,故以茯苓为君,如北宋·成无己、明代·许宏、清代·赵羽皇等诸贤。证属少阴,方名真武,病为寒水,当然壮火为主,舍此无可依仰,附子当仁不让。若云土败堤溃,亦由阳衰在先,火阳不复,何以塘渠再造?扶太阴主力以治水,仲景有苓桂术甘汤,清代·石寿棠以为"此亦阳虚水逆之证,即真武证之轻者。"(《医原》卷下《论张仲景伤寒论》)良为明见。又清代·舒诏云:"芍药阴重之物,羁绊附子雄大之势,必致迁缓无功,此真武汤中,芍药断断不可用。"(《伤寒集注》卷三《太阳下篇》)焉知少阴水火之经,最忌浮阳外越,于大剂辛热刚燥之中加入敛阴和营之品,以为阳之附也,正以求营卫之谐,诚组剂之极高境界,不亦宜乎?清代·张璐所识惟明:"其人不但真阳不足,真阴亦已素亏,或阴中伏有阳邪所致,若不用芍药固护其阴,岂能胜附子之雄烈乎?即如附子汤、桂枝加附子汤、芍药甘草附子汤,皆芍药与附子并用,其温经护营之法，与保阴回阳不殊。"（《伤寒缵论》卷上《少阴上篇》）欲阴阳再造，惟以太极真法为旨矣。

此剂乃温阳利水之根方，以小便不利，体重浮肿，舌质淡胖，苔白脉沉为辨证要点。于水肿、呕逆、眩悸、自汗、咳喘、带下、振掉、痹痛、痿软、胸腹痛等，凡心肾阳虚之水病，皆可用之，疗效卓著。

【眩悸案】黎妇，53岁，退休教师。高血压病合并心衰十余年，反复胸闷心悸，气短喘促，下肢浮肿，入院心内科治疗，症状未见明显缓解。诉心悸气喘，不能平卧，腹胀食少，头重时眩，大便时溏，小便量少。体形稍胖，精神疲惫，面晦唇暗，双睑略浮，手足冷湿，下肢浮肿。CT示心包及胸腔少量积液。舌暗红干，中根腻浊，寸浮小滑，关尺细弱，三部无力。心肾阳衰，水饮内聚，浮阳上扰。真武汤合桂枝汤、泽泻汤化裁。熟附子15g（先煎），麸炒白术30g，肉桂5g，桂枝20g，白芍15g，大枣10g，炙甘草10g，茯苓30g，干姜10g，泽泻20g，姜半夏10g，黄连5g。5剂。5剂后尿量渐增达每日2000ml以上。悸喘明显减轻，舌苔腻浊减，关尺仍细弱。水饮渐泄，胸阳得复，守方续进。加五味子10g，以固心阴。7剂后悸喘偶发，平卧入眠，腹胀头眩轻微，足肿已消。B超示心包积液及胸腔积液消失。后以桂枝加附子汤及龙骨牡蛎汤合生脉散加味善后。

附子汤

附子（二枚，炮，去皮，破八片）、茯苓（三两）、人参（一两）、白术（四两）、芍药（三两）。右五味，以水八升，煮取三升，去滓，温服一升，日三服。【304】

此少阴固本御邪之剂，与真武汤止差一味，以人参易生姜矣，然附子倍量，白术四倍，义理之异，自可显见。《伤寒论》304条曰："少阴病，得之一二日，口中和，其背恶寒者，当灸之，附子汤主之。"305条曰："少阴病，身体痛，手足寒，骨节痛，脉沉者，附子汤主之。"看似皆治外寒痹痛所施，其实不然。背为太阳部分，然少阴肾脉贯脊，与太阳相表里；背为胸中之府，君火聚发于心胸，转行于背；背行督脉，统督诸阳上行。少阴本气君火，标气寒水，君火之阳从中气以行标气，故背常温。《素问·皮部论篇》曰："少阴之阴，名曰枢儒……其入经也，从阳部注于经，其出者，从阴内注于骨。"今本气大弱，阳无从受气以卫其背，阳气凝聚而成阴，水寒之邪聚于一处，是以背恶寒矣。同理，身体疼者，君火不能周遍一身；手足寒者，君火不能充达四肢；骨节痛者，君火不能游行出入；脉沉者，君火不能自下达上。此皆少阴君火内虚，神机不转之所为焉。寒水凝集，客搏经络，阳气不得发泄，蕴于肌肉之间，谓之寒湿，自然口和不渴矣。

附子汤之证，本于津液凝滞也。清时日人川越正淑云："表里之津液，为邪凝滞者也。是故，举身体痛手足寒，以证表之凝滞，举骨节痛脉沉，以证里之凝滞者也。"（《伤寒脉证式》卷七《辨少阴病》）盖阳气素亏，筋骨乏液，水寒因以浸渍经络，是为内外皆病，与真武汤之证本于寒水泛滥脏腑者有别，是以倍附子以兼治经脏矣。术味苦性温，宋前不分苍、白，《本经》曰："主风寒湿痹死肌。"仲景用术，多以治在经之寒湿，如麻黄加术汤、防己黄芪汤、白术附子汤、甘草附子汤、桂枝芍药知母汤、桂枝去桂加茯苓白术汤、甘草干姜茯苓白术汤、桂枝附子去桂加白术汤皆用之，本方用至四两，足见所倚之重。其又可固中运湿者，以心肾必借中土之气而交合也。佐以人参，取其甘润以抑附之大辛；佐以芍药，取其苦降以泄附之大毒，监中有助，以达阴阳之和焉。茯苓淡渗，兼通内外之水湿，俾阳不因水而泛，阳斯秘矣，利水即赞助通阳，亦治少阴之要素也。

是方温通内外，阴阳兼理，气血共调，乃治少阴病之通方，凡表里寒湿之证，皆可用之，起效甚捷。

【背寒僵痛案】赖男，39岁，职员。强直性脊柱炎史十余年，长期服免疫抑制剂及止痛药。近半年每至午夜后即由项至腰，脊骨寒痛僵直，几不能侧身，上午阳出后方缓。原服西药加量无效。余无明显不适。舌暗红，苔中根薄腻色白，两脉关下沉紧，按之无力。少阴寒湿。附子汤加味。熟附子20g（先煎），制川乌10g（先煎），炒苍术20g，炒白术20g，党参15g，茯苓30g，白芍10g，赤芍10g，羌活10g，桂枝10g，桑枝10g，补骨脂10g，鹿角霜20g，制乳香10g。嘱原西药量减半。3剂后背脊寒痛始减，一周后痛减半，僵拘感亦缓，疼痛时间如前。效不更方，增川乌至20g，续服2周，背痛已去过半，活动大利。守原法共治8个月，西药全停，背痛偶作。

甘草干姜茯苓白术汤

甘草、白术（各二两），干姜、茯苓（各四两）。右四味，以水四升，煮取三升，分温三服，腰中即温。（《金匮要略·五脏风寒积聚病脉证并治》）

是方又名肾着汤，治"肾著之病，其人身体重，腰中冷，如坐水中，形如水状，反不渴，小便自利，饮食如故，病属下焦。身劳汗出，衣里冷湿，久久得之，腰以下冷痛，腹重如带五千钱。"（同上）寒湿著于肾府，故名肾著。肾乃水脏，标气为寒，湿寒相召，入则直著于肾者，物从其类也。腰为肾之府，肾著寒，故腰中冷；肾著湿，故腰下如坐水中；阳虚寒水凝著，则浮肿如水状。口不渴，阳明不曾热也；小便利，膀胱未尝病也；饮食如故，中焦亦无恙也，故曰：病在下焦。冷痛者，阴沁切责，冷气逼阳之象；腹重者，坚癖沉坠，湿气下注之象。少阴君火虚于内，寒湿之邪痹于外，如斯而已。

清代·尤怡云："其病不在肾之中脏，而在肾之外腑。"（《金匮要略心典》卷中《五脏风寒积聚病》）腰腹之际，带脉之位焉，带脉虽系于腰肾，然其脉绕中焦一周，又属脾土，是以原为肾中冷湿，所以温之、燥之，仲景用药注意，却在中焦脾胃。君干姜，辛热以除寒，臣茯苓，淡渗以除湿；佐甘草、白术，甘温以守中。盖暖土可以祛寒，燥土尤能胜湿也。若用桂、附，反易耗伤肾之阴藏矣。堤岸固于江乡，浸淫之患自息，制方之意，概可知矣。以治太阴之法疗少阴之证，是方当为范例，三阴之治互通，于斯可见。

临证施用，凡肾阳虚怠而水湿下聚者皆可用之，虽则清代·叶桂云："通阳不在温，而在利小便。"（《外感温热篇》）然毕竟君火乃运水之根，若无阴虚之征，皆可加附、桂以壮温阳之力。《难经·十四难》曰："损其肾者，益其精。"合之以鹿角、续断、杜仲等填精之品，则取效更著。

【腰痛案】魏妇，41 岁。腰痛 2 年，诊为腰椎管狭窄伴椎间盘膨出，近 1 个月疼痛加重，腰脊有冷气外涌，腰胯沉重如石，拒绝手术治疗来诊。两脉关下沉缓，舌胖苔薄腻。寒湿浸渍，肾着汤加味。干姜 20g，茯苓 30g，熟附子 15g（先煎），肉桂 10g，桂枝 15g，炒苍术 15g，炒白术 20g，炙甘草 10g，续断 15g，杜仲 15g，枸杞 10g，黄柏 5g，大枣 15g。另加生姜 30g。一周后腰中冷气渐止，痛亦减半。守上方治疗 2 个月。腰部重痛基本消除。

济生肾气丸

（又名加味肾气丸）治肾虚腰重脚重，小便不利。附子（炮，二两），白茯苓（去皮）、泽泻、山茱萸（取肉）、山药（炒）、车前子（酒蒸）、牡丹皮（去木，各一两），官桂（不见火）、川牛膝（去芦，酒浸）、熟地黄（各半两）。上为细末，炼蜜为丸，如梧桐子大，每服七十丸，空心。米饮下。（《重订严氏济生方·水肿门》）

盖水肿乃脾、肺、肾三脏之病。水为至阴，其本在肾；水化于气，其标在肺；水惟畏土，其制在脾。肺虚则气不化精而化水，脾虚则土不制水而水泛，肾虚则水无所主而妄行，以致肌肤浮肿，腹水膜胀，气息喘急，腰重溺少，病标上及脾肺，病本皆归于肾也。气者，阳也，阳旺则气化，而水即为精；阳衰则气不化，而精即为水。水不能化，因气之虚，岂非阴中无阳乎？故治肿者，必先治水；治水者，必先治气；治气者，必先温阳；温阳者，必先暖肾焉。惟下焦之真气得行，始能传化；真水得位，始能分清。必峻补命门，使气复其元，则五脏皆安矣。

是方乃《金匮》肾气丸加车前子、川牛膝而成。八味丸蒸动肾阳，前、膝通关利水，即清代·顾靖远所云："此蒸动肾气开关之剂，果属真阳衰弱，投之自然神效。"（《顾松园医镜》卷九《肿胀》）肾气丸诸药各减过半，惟倍增附子，乃提振肾火，宣布五阳之崙药。更加牛膝、车前，为少阴厥阴向导。车前子味咸性寒，入足太阳少阴，能利小便而不走气，与茯苓同功。清代·张璐云："车前专通气化，行水道，疏利膀胱，湿热不致扰动真火，而精气宁谧矣。"（《本经逢原》卷二《隰草部》）牛膝味甘性平，入足厥阴少阴，入肝之药，性皆上升，独牛膝通津利窍，下走至阴。清代·陈士铎云："善走十二经络，宽筋骨，补中绝续，益阴壮阳，除腰膝酸疼，最能通尿管涩痛，引诸药下走。"（《本草新编》卷一《牛膝》）二药皆助水下泄之良佐焉。用官桂而不用桂枝者，需桂、附蒸动三焦，俾决渎有权，水气得化矣。

若分而论之，是方用地黄、山药、丹皮养阴中之真水；山茱萸、肉桂、附子化阴中之真阳；茯苓、泽泻、车前、牛膝利阴中之滞浊。诸药相合，能使气化于精，即所以治肺也；补火生土，即所以治脾也；壮水利窍，即所以治肾也。补补而不滞，利而不伐，治水诸方，更无有出其右者。不惟治水肿胀满，凡三阴虚寒，水湿不化之心悸、咳喘、泄泻、痹痛等证，皆可用之。若肾精大亏者，可加巴戟天、炒杜仲、续断以补肾强腰；如气虚下陷者，酌加黄芪、党参、升麻以益气升阳。

【妊娠水肿案】汤妇，43岁，职员。二胎孕33周，自30周起渐见双下肢水肿，曾服利尿药可消，停药复作。B超示胎儿发育正常，惟羊水指数略高。自觉腰酸时坠，肩背畏冷，多动气短，两足酸软，小便欠利，夜尿二三次，略有不尽，尿后余沥。形体略肥，面白无华，两足肿至膝下，按之深凹，久久不起。血尿常规及肝肾功能皆正常。舌暗苔白根腻，两脉关尺沉细。脾肾阳虚，水气失化。济生肾气丸加味。熟附子15g（先煎），肉桂5g，茯苓30g，泽泻20g，车前子15g，川牛膝10g，生地黄20g，山茱萸10g，丹皮10g，山药20g，菟丝子15g，杜仲15g，炒白术15g，黄芪30g。另加生姜20g。服药2剂，尿量大增，腰酸好转，足肿始减，一周水肿基本消退。前方隔日续服2周，未见复肿。

附方

复元丹

治水肿。夫心肾真火，能生脾肺真土，今真火气亏，不能滋养真土，故土不制水，水液妄行，三焦不泻，气脉闭塞，枢机不通，喘息奔急，水气盈溢，渗透经络，皮肤溢满，足胫尤甚，两目下肿，腿股间冷，口苦舌干，心腹坚胀，不得正偃，偃则咳嗽，小便不通，梦中虚惊，不能安卧。附子（炮，二两）、南木香（煨）、茴香（炒）、川椒（炒去汗）、独活、厚朴（去皮，剉，姜制炒）、白术（略炒）、陈橘皮、吴茱萸（炒）、桂心（各一两），泽泻（一两半），肉豆蔻（煨）、槟榔（各半两）。上一十三味为末，糊丸，梧子大。每服五十丸，紫苏汤下，不以时。（《三因极一病证方论》卷十四《水肿》）

四、益肾填精

六味地黄丸

（一名地黄丸，一名肾气丸）治肾虚作渴，小便淋秘，气壅痰涎，头目眩晕，眼花耳聋，咽燥，舌痛，齿痛，腰腿痿软等症，及肾虚发热，自汗盗汗，便血诸血，失音，水泛为痰之圣药，血虚发热之神剂。又治肾阴虚弱，津液不降，败浊为痰，或致咳逆。又治小便不禁，收精气之虚脱，为养气、滋肾、制火、导水，使机关利而脾土健实。熟地黄（八两，杵膏），山茱萸肉、干山药（各四两），牡丹皮、白茯苓、泽泻（各三两）。上各另为末，和地黄，加炼蜜丸桐子大。每服七八十丸，空心食前滚汤下。（《明医杂著》卷六《附方》）

六味地黄丸或许原系古方，通识以此本于《金匮》肾气丸，北宋钱乙以小儿纯阳，故减附、桂以治小儿"肾怯失音，囟开不合，神不足，目中白睛多，面色㿠白等。"（《小儿药证直诀》卷下《诸方》）千余年来，诸贤推崇备至，盛赞为益肾填精之神方。

少阴主藏，精之处矣，以肾为本，所主水也。北宋陈抟云："一阳中陷为二阴为坎☵，坎以气潜行于万物之中，为受命之根本，故曰：润万物者莫润乎水。盖润，液也，气之液也。一阴上彻于二阳为兑☱，兑以形普施于万物之上，为发生之利泽，故曰：说万物者莫说乎泽。"（《正易心法注·十二章》）水者，火之本也，此水火互根之原理。然水之藏，不惟少阴，乃三阴共营。是以本方主旨，乃三阴互荣，相谐以成耳。熟地黄甘温，补养少阴，填精益髓，为君。山茱萸酸平，补养厥阴，兼可涩精；山药甘温，补养太阴，亦能固肾，共为臣。三药配合，肾肝脾三阴并补，是为"三补"，熟地用量乃萸、药之和，仍以肾藏为尚。盖水之归蓄，当求多源，此自然之道，人身概莫能外，亦养阴之大要焉。

阴水之贮藏，求其充足能润，切忌满盈泛溢，益之俾壮，损之防壅，《尚书·大禹谟》"满招损，谦受益"之德焉。况肾气虚惫，水火乖常，水湿易积，火毒易扰，更当泄之，以固根基。肾主五液，若阴水不守，则真水不足，阳水不流，则邪水逆行。明代李中梓云："古人用补必兼泻邪，邪去则补自得力，专一于补，必致偏胜之害。"（《删补颐生微论》卷三《药性论》）故补肾益精，必以泽泻味咸入膀胱，开气化之源，分导下焦邪浊；补肝固精，即以丹皮味辛入胆，清中正之气，降泄血分浮热；补脾生精，则以茯苓味淡入胃，利入出之器，疏利中焦湿滞。斯称"三泻"，皆为佐药。药止六味，三补三泻，补药用量重于泻药，总以补为主，而大开大合，三阴并治，相和相济，不燥不寒，以成平补之功，乃平淡之精奇，洵补方之正鹄，王道之圣剂也。清代柯琴述有精论："一阴一阳者，天地之道；一开一阖者，动静之机。精者，属癸，阴水也，静而不走，为肾之体；溺者，属壬，阳水也，动而不居，为肾之用。……滋化源，奉生气，天癸居其所矣。壮水制火，制其一端耳！"（《古今名医方论》卷四《六味地黄丸》引))

是方又为抑阴火之大剂。盖阴虚者，阳必凑之，故热。仲景曰："阴不足，阳气下陷入阴中，则发热也。"（《伤寒论·辨脉法》）阳邪陷入太阴脾部，当补中益气以升举之，清阳复位而浮火自降也；若陷入少阴肾部，当六味地黄丸以对待之，壮水之主而亢火自平也。二方皆为治虚火要方，其组方之理，颇类神合。清代尤怡析之甚明："阳虚者，气多陷而不举，故补中益气多用参、芪、术、草，甘温益气，而以升、柴辛平助以上升；阴虚者，气每上而不下，故六味地黄丸多用熟地、萸肉、山药，味厚体重者，补阴益精，而以茯苓、泽泻之甘淡助之下降。气陷者多滞，陈皮之辛所以和滞气；气浮者多热，牡丹之寒所以清浮热。然六味之有苓、泽，犹补中之有升、柴也；补中之有陈皮，犹六味之有丹皮也。其参、芪、归、术、甘草，犹地黄、茱萸、山药也。法虽不同而理可通也。"（《医学读书记》卷下《补中益气汤六味地黄汤方合论》）此以阴阳相制、升降相因阐述方理，真明道之高深者焉。

凡三阴虚弱者，此方皆可化裁施用，其变化之术，古贤颇精，非拘于六味成法焉，如血虚阴衰，熟地为君；精滑头昏，山茱为君；小便或多或少，或赤或白，茯苓为君；小便淋沥，泽泻为君；心虚火盛及有瘀血，丹皮为君；脾胃虚弱，皮肤干涩，山药为君。言为君者，其用八两，地黄只用臣分两（参朱橚《普济方》卷二百十七《诸虚门》）。

【闭经案】吴妇，39 岁，职员。两年前意外受孕后人流，随即闭经，迭经多法治疗无效，渐致烦躁不安，夜难入寐，偶有潮热，两颧生斑。性激素：FSH 33.17mIU/ml，LH 26.32mIU/ml，P 0.69nmol/L，E_2 67.12pmol/L，AMH 0.16ng/ml。舌红少苔，关上脉弦，关下细。少阴厥阴精血不足，虚阳上扰，心肾失和。六味地黄丸合丹栀逍遥散化裁。熟地黄 30g，山药 20g，山茱萸 15g，丹皮 15g，栀子 10g，当归 15g，赤芍 15g，柴胡 10g，茯苓 15g，泽泻 20g，生白术 15g，炙甘草 10g，香附 10g，五味子 15g，服药 2 周，诸症大减，夜可安寐。续服 2 周，阴道少量见红。守方续治 2 个月，月经复至，惟量不多。复查激素水平，明显改善。

【五迟案】栾仔，2.5 岁。32 周早产，体质素弱，食少易惊，身高 66cm，体重 11kg，前囟未全闭，皮肤干燥，发少色黄，时常外感，便少而干。两脉沉细小数，指纹色淡，舌瘦红少苔，中薄腻。真阴不足，三阴虚愆，真阳不资。加味六味地黄丸（《医宗金鉴》）化裁。山茱萸 10g，熟地黄 15g，山药 10g，牡丹皮 10g，泽泻 10g，茯苓 10g，补骨脂 10g，巴戟天 10g，肉苁蓉 10g，醋龟甲 10g，鹿角霜 10g，桑寄生 10g，炙甘草 5g。服药 1 个月，前囟即闭，食增发长，夜寐少惊。以原方煎膏连续服用一年，状态明显改善，身高 71cm，重重 16kg。

左归饮

此壮水之剂也。凡命门之阴衰阳胜者，宜此方加减主之。熟地（二三钱，或加至一二两）、山药（二钱）、枸杞（二钱）、炙甘草（一钱）、茯苓（一钱半）、山茱萸（一二钱，畏酸者，少用之）。水二钟，煎七分，食远服。（《景岳全书》卷五十一《新方八阵》）

左归丸

治真阴肾水不足，不能滋养营卫，渐至衰弱，或虚热往来，自汗盗汗，或神不守舍，血不归原，或虚损伤阴，或遗淋不禁，或气虚昏运，或眼花耳聋，或口燥舌干，或腰酸腿软，凡精髓内亏，津液枯涸等证，俱速宜壮水之主，以培左肾之元阴，而精血自充矣。宜此方主之。大怀熟（八两）、山药（炒，四两）、枸杞（四两）、山茱萸肉（四两）、川牛膝（酒洗，蒸熟，三两，精滑者，不用）、菟丝子（制，四两）、鹿胶（敲碎，炒珠，四两）、龟胶（切碎，炒珠，四两，无火者，不必用）。上先将熟地蒸烂，杵膏，加炼蜜丸，桐子大。每食前用滚汤或淡盐汤送下百余丸。（《景岳全书》）

　　明代·张景岳绍《难经》左肾右命说，左肾藏真阴、右命藏真阳，组方左归、右归丸饮，以归藏少阴精气。自明末迄今，几与六味地黄丸、《金匮》肾气丸齐名，颇得后世认同。

　　盖五脏之本，本在命门，神气之本，本在元精，真阴之谓也。五脏五液，各有所主，是五脏本皆属阴。然肾者主水，受五脏六腑之精而藏之，故五液皆归乎精，而五精皆统乎肾，肾有精室，为天一所居，真阴之腑。精藏于此，精即阴中之水也；气化于此，气即阴中之火也。介宾翁云："虽云肾脏之伎巧，而实皆真阴之用，不可不察也。所谓真阴之病者，凡阴气本无有余，阴病惟皆不足。即如阴胜于下者，原非阴盛，以命门之火衰也；阳胜于标者，原非阳盛，以命门之水亏也。水亏其源，则阴虚之病叠出；火衰其本，则阳虚之证迭生。"（《类经附翼》卷三《求正录》）斯即著名之"阳非有余，阴本不足"论。所谓肾虚者，精虚为本，气虚为标，阴虚者，阳必随之，而成阴阳俱损之证，故补肾者，填精滋阴乃治法大要。

　　是以六味地黄丸证，真阴既虚，不宜再泄，用茯苓、泽泻，渗利太过，大补之中，未免减去补力，奏功为难矣。"自河间主火之说行，而丹溪以寒苦为补阴，举世宗之，莫能禁止"。（《类经附翼》）苦寒之品，祗能耗精，焉益养阴？于是张氏"用六味之意，而不用六味之方，活人应手之效，真有不能尽述者"。（《类经附翼》）去淡渗之泽泻、苦寒之丹皮，加枸杞、甘草，合成左归饮；仅留三补而去三泻，加枸杞、川牛膝、菟丝子、鹿胶、龟胶，合为左归丸，而成此填精纯补之剂。

　　左归丸所用鹿胶、龟胶，即龟鹿二仙胶，出自明代·王三才。

延龄育子龟鹿二仙胶

　　此方试极效，专治男妇真元虚损，久不孕育，或多女少男，服此胶百日，即有孕生男，应验神速，并治男子酒色过度，消铄真阴，妇人七情伤损血气，诸虚百损，五劳七伤，并皆治之。鹿角（用新鲜麋鹿杀角，解的不用，马鹿角不用，去角脑梢骨二寸绝断，劈开，净用十斤）、龟板（去弦，洗净，五斤，捣碎）。右二味，桑柴火煮七昼夜，候角酥取出，将清汁另放，外用人参十五两，枸杞子三十两，熬，以渣无味为度，将前龟鹿汁并参杞汁和入锅内，文火熬至滴水成珠不散，乃成胶也。每服初一钱五分，十日加五分，加至三钱止，空心酒化下。（《医便》卷一《男女论》）

　　明代·李时珍曰："龟、鹿皆灵而有寿。龟首常藏向腹，能通任脉。故取其甲以补心、补肾、补血，皆以养阴也。鹿鼻常反向尾，能通督脉，故取其角以补命、补精、补气，皆以养阳也。乃物理之玄微，神工之能事。"（《本草纲目》卷四十五《介部》）二者皆血肉之品，养精血之要药，长于入奇经，通阳摄阴以实奇脉。故龟、鹿相合，为补督任、谐阴阳之绝配。任督得补，精血得充，阴阳得和，则冲脉健旺而经脉和畅也。方中人参善于固气，气固则精不遗。枸杞善于滋阴，阴滋则火不泄。此药行则精日生，气日壮，神日旺矣。以二味草本之精华配血肉之精华，则养血益气之力更宏。此其所谓精极者，当补其精也，即《素问·阴阳应象大论》所云："形不足者，温之以气；精不足者，补之以味。"

张氏左归二方，纯用滋补，诚可医治精气大损，年力俱衰，真阴内乏，不能滋溉营卫，渐至衰羸者，然遣药的有腻滞之偏，常蒙后贤诉病。如甘草之用，即成口实。清代·尤怡讥之："左归、右归二饮，亦仿肾气之意，乃去泽泻之咸，而加甘草之甘，既减下趋之势，更与缓中之权，虽与之归，其可得乎哉？"（《医学读书记》卷下《通一子杂论辨》）然清代·陈念祖则誉之："治肾水大虚，能治六味丸所不能治之症，妙在甘草大甘，从脾以输精于肾也。"（《医学实在易》卷五《各证诸方》）张氏功过，纷纭诸说，惟当以实验证之。

【胎漏案】崔妇，44 岁，教师。继发不孕 6 年，试管置胚五次，前三次未着床，半年前第四次置胚后孕九周自流，中药调治半年后第五次置胚四周，阴道出血鲜红，量不多，小腹隐痛时作。血检：孕酮 19ng/ml；绒促性素 2645IU/L。B 超：宫内孕囊 13mm×20mm，未见卵黄囊及胚芽。精神紧张，夜不能寐。舌红少苔，两尺沉细，寸脉小弦。精血不足，胎元失养，真阳失发。左归丸加味。熟地 20g，山萸肉 15g，山药 20g，炙龟甲 10g，鹿角霜 20g，枸杞 15g，菟丝子 20g，怀牛膝 10g，黄芩 10g，白术 15g，肉桂 5g，仙鹤草 20g。2 剂后血止痛消。一周后复查：孕酮 41ng/ml；绒促性素：18393IU/L。B 超：宫内孕囊 28mm×19mm，已见胚芽 4mm。原方化裁共治 6 周，胎见发育正常停药。后足月产一健康男婴。

七宝美髯丹

（《积善堂方》）乌须发，壮筋骨，固精气，续嗣延年。用赤白何首乌各一斤（米泔水浸三四日，瓷片刮去皮，用淘净黑豆二升，以砂锅木甑，铺豆及首乌，重重铺盖蒸之。豆熟，取出去豆，曝干，换豆再蒸，如此九次，曝干为末）、赤白茯苓各一斤（去皮研末，以水淘去筋膜及浮者，取沉者捻块，以人乳十碗浸匀，晒干研末），牛膝八两（去苗，酒浸一日，同何首乌第七次蒸之，至第九次止，晒干），当归八两（酒浸晒），枸杞子八两（酒浸晒），菟丝子八两（酒浸生芽，研烂晒），补骨脂四两（以黑脂麻炒香）。并忌铁器，石臼为末，炼蜜和丸弹子大，一百五十丸。每日三丸，侵晨温酒下，午时姜汤下，卧时盐汤下。其余并丸梧子大，每日空心酒服一百丸，久服极验。（《本草纲目》卷十八《蔓草类》）

是方又名七珍至宝丹、却老乌须健阳丹、益元延年益寿七宝丹，明代·李时珍引自同代鹿元居士所辑方籍《万氏积善堂集验方》。此盖古方也，明嘉靖间，方士邵应节进呈宫廷，世宗服之，连生皇子，遂盛行于世。

此少阴厥阴之剂，补肝肾精血虚弱之主方。肝藏血，肾藏精，乙癸同源，肾者主骨，骨中有髓，肾之精也。腰为肾之外候，脊乃肾之道路，肾精衰亏，骨髓空虚，精气沉而不上。肝为乙木，内藏营血，中寄阳魂，胆为甲木，内含相火。肾水既亏，岂能涵木？木失所养，精血失养，水走火飞，相火不潜，虚阳易亢。于是羸弱周痹，腰脊酸软，滑胎无子，消渴淋沥，遗精崩带，痈疽痔肿，须发早白，发稀斑秃，齿牙动摇，头晕耳鸣，在所不免矣。

东方之木，有虚不易补，补肾即所以补肝；北方之水，有实难行泻，泻肝即所以泻肾，故曰肾肝同治，是方为其楷模。何首乌成药较晚，传为晚唐元和年间（806－820）采药人名何首乌者首用之，因得强筋健体、益寿延年、乌发种子之佳效而得名。故唐前古籍无载，最早录之者为五代《日华子本草》。其后，北宋《开宝本草》曰："何首乌，味甘性温无毒。治五痔、腰膝之病，冷气心痛，积年劳瘦痰癖，风虚败劣，长筋力，益精髓，壮气驻颜，黑发延年，妇人恶血萎黄，产后诸疾，赤白带下，毒气入腹，久痢不止，其功不可具述。"（《本草纲目》卷十八《蔓草类》引）明代·李中梓力推其为阴阳双补药："补阴而不滞不寒，强阳而不燥不热，禀中和之性，而得天地之纯气者欤？"（《本草征要》卷一《补益药》）其益肾养肝，滋阴补血之功最著。雌雄二种，遇夜则交，有阴阳交合之象，故能令人有子。肝主血，肾主精，益二经则精血盛，发者，血之余也，故乌髭鬓。以黑豆盦制者，黑豆甘平，其形类肾，又黑色通肾。清代·周岩云："黑大豆本肾谷，蒸罯为豉，则欲其自肾直上。因其肾谷可以治肾，故《千金》崔氏诸方，用以理肾家虚劳。"（《本草思辨录》卷二《淡豆豉》）乃助肾之良品也。故用为主药。茯苓甘平，交心肾而渗水湿；牛膝酸温，强筋骨而益下焦。当归辛温以养血，枸杞甘润而补水。菟丝子益三阴而强卫气，补骨脂助命火而暖丹田。此皆固本之药，使营卫调适，水火相交，则气血太和，而诸疾自已也。

是方补益之功效甚大，明代以降盛得推崇，奉为养精延寿之佳品，服可达神效。明代·高濂云：能使"目视光明，两手火热，精气通贯，发白返黑，齿落更生，阳事强健，丹田如火，行走如飞，气力加倍"。（《遵生八笺》卷十七《丹药》）夫人有阴阳失藏之异，其阴藏不足者，是方颇佳，为有补骨脂温暖真阳也，若虚阳上亢者，加熟地黄、酒知母，可令水火两平而免偏胜之患也。或加杜仲，名八珍丹，人称获效更佳（参明代·黄承昊《折肱漫录》）。

【须发早白案】胡男，38岁，商人。少白头已十余年，近五年因生意不顺，精神紧张而白发加重，头发已白至四分有三，胡须亦成半白，腰酸乏力，性欲不振，夜常难寐，多梦健忘，神思欠安，夜尿数次，时时头晕。两脉关尺细数，寸脉虚浮，舌红瘦苔薄少。肝肾虚怠，精血两亏，虚火内扰。七宝美髯丹合酸枣仁汤化裁。何首乌40g，茯苓神20g，酸枣仁15g，怀牛膝15g，补骨脂15g，知母10g，川芎15g，当归15g，枸杞子15g，菟丝子15g，麦冬15g，五味子10g，熟地黄15g。另补骨脂200g，以40%酒精500ml浸泡一周后，取浸液外涂发须，日2次。服药2周，夜寐改善，夜尿减少，精神好转。守原方治疗1个月后，部分发根始转黑。前后共断续服用一年，白发约三分一转成黑色。

二至丸

清上补下第一方，价廉而功极大，常服累有奇效。冬至日取冬青子，不拘多少，阴干，以蜜酒拌透盒一昼夜，粗布袋擦去皮，晒干为末，新瓦瓶收贮，待夏至日取旱莲草数十斤，捣自然汁，熬膏和前药末为丸，如梧桐子大。每服百丸，临卧时酒送下。其功甚大，初服便能使老者无夜起之累，不旬日使膂力加倍，又能变白须发为黑，理腰膝，壮筋骨，强阴不走酒色，痰火人服尤更奇妙。(《养生类要·前集·诸病所忌所宜》)

是方不知所由，民间传为明末安徽名医汪汝桂发明，甚为无稽，因明中期杨起《简便单方俗论》即有传录。

冬青子即女贞实，禀天地至阴之气，其木凌冬不凋，得少阴君火之气，则其益肾之功，自可推矣。盖肾本寒，因虚则热而疲软，此药气味俱阴，正入肾除热补精之要品，肾得补则五脏自安，精神自足，百疾去而身健矣。是以清代·汪昂云："甘苦而平，少阴之精，隆冬不凋。益肝肾，安五藏，强腰膝，明耳目，乌髭发，补风虚，除百病。"(《本草备要》卷二《木部》)旱莲草古名醴肠，味甘酸气平，其色紫赤，肝肾之色也，明代·李时珍云其："乌髭发，益肾阴。"(《本草纲目》卷十六《隰草类下》)又善凉血，须发白、齿不固者，皆肾虚有热也，凉血益血，则须发变黑，而齿亦得固。二药相伍，共奏补肝益肾、强壮筋骨、凉血止血、乌须黑发之功效，用治肝肾不足之头晕目眩、失眠健忘、须发早白、目暗不明、腰膝酸软，以及阴虚火旺、迫血妄行引起之鼻衄、齿衄、咯血、吐血、尿血、便血、崩漏等出血之症。二药采于冬夏二至，取冬至一阳生、夏至一阴生之义，又能暗转阴阳也，故阴亏人最宜长服，方名由斯。

一方加桑椹子为丸，或熬膏和入。是方价廉而功大，初服便能使老者无夜尿之累，久服理腰膝，壮筋骨，固精血，止漏遗，使膂力加倍，须发变白为黑。清代·费伯雄云："二至丸，取意甚佳，尚嫌力量浅薄，加入天冬、地黄、人参，以三才合二至始为得力。"(《医方论》卷一《补养之剂》)谅为通达之谈。愚每于肾虚精微泄漏之证合用是方，效亦颇佳。

【肾炎尿浊案】李妇，36岁，工人。慢性肾小球肾炎史8年，经多方医治病情反复，近3月浮肿又起，尿蛋白增加，经西药免疫抑制剂等治疗无效。晨起面浮足肿，腰痛隐隐，两膝酸软，周身乏力，心烦寐差，两足畏冷，小便混浊多泡。肾功能正常。尿常规：PRO+3，RBC+2。两脉尺部细弦，舌暗红，苔薄腻根厚。肾虚湿热。猪苓汤合二至丸加味。猪苓20g，阿胶10g（烊化），茯苓30g，滑石20g，泽泻15g，女贞子30g，墨旱莲30g，车前子10g，牛膝15g，生地黄15g，肉桂5g，白茅根30g。服药2周，尿量增加，小便泡沫减少。复查尿常规：PRO+2，RBC+1。加金樱子15g，芡实15g。守方续进2周，尿渐转清，PRO+1。共用药3个月，病情缓解，尿检阴转。

附方

麦味地黄丸

大熟地（八两）、山药（四两）、丹皮（三两）、白茯苓（三两）、山萸肉

（四两）、泽泻（三两）、寸冬（二两）、五味子（二两）。共为细末，炼蜜为丸，如梧桐子大。此丸专治肾水不足，虚火上炎，消渴饮水，五心烦热，心火不降，阴水不升，咳嗽痰血，五脏各损，腰痛耳鸣，眼目昏花，四肢无力，盗汗遗精等症。每服二钱或三钱亦可，盐汤送下。忌萝卜、烧酒等热物。（《太医院秘藏膏丹丸散方剂·卷二》）

五、滋水降火

知柏地黄丸

（又名滋阴地黄丸）治下元虚损，心肾不交，腰疼耳鸣，小便频数，心火不降，肾水不生，不能既济而形体瘦弱，精神困倦，潮热往来，遗精便血，自汗盗汗，虚烦消渴，淋漓等症，并皆治之。熟地（八两）、山萸（四两，炒）、山药（四两，炒）、丹皮（三两，酒洗）、茯苓（三两）、泽泻（三两）、盐柏（二两）、知母（二两）。共为细末，炼蜜为丸，如梧桐子大。每服二钱，空心淡盐汤送下，滚白水亦可。常服补肾养血，固本培元。此药降无根之虚火，滋肾水之圣药也。忌猪血、萝卜、烧酒等物。（《太医院秘藏膏丹丸散方剂·卷二》）

《素问·至真要大论篇》曰："诸寒之而热者取之阴。"唐·王冰注："壮水之主，以制阳光。"（《重广补注黄帝内经素问》卷二十二《至真要大论》）苦寒治热而热反增，非火之有余，乃真阴之不足也。肾水不升，心火失降，于是诸症并起。火之为病，有发于阴者，有发于阳者。发于阴者，火自内生，为五内之火，宜清宜降者也。元代·朱丹溪善用滋阴降火及泻火保阴之法，从肝肾论治，重在调养精血。水之主，肾也。肾水固强则火自下伏，所谓壮水之主，即滋阴也；以制阳光，即制火也，即育坎藏之真阴，清离明之阴火。肾水上升，心火下降，心肾交而成既济之功。

此方乃六味地黄丸加黄柏、知母各二两而成，故名知柏八味丸。定型于明代，成名于清代，清代·吴瑭以为丹溪发明，盖附会于"阴常不足，阳常有余"之论焉。

知母、黄柏皆性寒味苦，黄柏能制下焦阴中之火；知母既清阳明又助少阴，故洁古、东垣、丹溪皆以为滋阴降火要药。二味相伍成方，东垣名疗本滋肾丸，益肾坚阴之名方也。

疗本滋肾丸

黄柏（酒炒）、知母（酒炒，以上各等分）。右为细末，滴水为丸，如梧桐子大，每服一百丸至一百五十丸，空心盐白汤下。（《兰室秘藏》卷上《眼耳鼻门》）

明代·李时珍云："知母之辛苦寒凉，下则润肾燥而滋阴，上则清肺金而泻火，乃二经气分药也。黄柏则是肾经血分药。故二药必相须而行，昔人譬之虾与水母，必相依附。"（《本草纲目》卷十二《山草类》）然二药毕竟苦燥，若非阴火盛旺，宜谨用慎施。治少阴本气失敛，浮热外越，尤其心肾失和，阳热失降，阴水不升者，无论头目眩晕、口疮耳鸣，潮热汗出，牙宣咯血，浊淋遗精，消渴便秘，腰膝酸痹者，皆疗效卓著，于妇人天癸将竭之虚热证，用之必验。

【潮热案】覃妇，49岁。潮热汗出3个月。经乱半年，3个月前始潮热汗出，并渐加重，近两周日行十余次，头汗多，夜数起易衣三五次以至眠废，伴腰酸膝软。舌暗红少苔，关上脉弦滑，尺脉细。天癸近竭，阴火内燔。知柏地黄丸合桂枝甘草龙牡汤。知母15g，黄柏15g，丹皮20g，泽泻15g，甘草10g，肉桂5g，黄连5g，熟地20g，山茱萸10g，山药15g，茯苓15g，龙骨30g（先煎），牡蛎30g（先煎）。2周后潮热汗出减半，续服半月，潮汗日行仅二三次。原法续调治2个月，诸恙悉愈。

大补丸

（又名大补阴丸）降阴火，补肾水。黄柏（炒褐色）、知母（酒浸炒，各四两），熟地黄（酒蒸）、龟板（酥炙，各六两）。右为末，猪脊髓蜜丸。服七十丸，空心盐白汤下。（《丹溪心法》卷三《补损》）

丹溪翁治阴火首重黄柏，几至每方必用，其另一同名方，即以单药成剂。肾者主水，真阴不足，虚火上浮，真阳失潜，水气失化，不惟火盛，湿亦易生，黄柏苦降其火，又燥其湿，两用兼效，此丹溪翁优选明择之高识耳。

真阴不足，反施苦燥，此举颇遭后贤垢病，如明代·赵献可云："可惜大补阴丸、补阴丸二丸中，俱以黄柏、知母为君，而寒凉之弊又盛行矣。嗟乎！丹溪之书不息，岐黄之道不著。"（《医贯》卷三《血证论》）言近詈责，以养葵翁力主温补，出此厉语，立场所自，情有可原，然终陷门见户识之窠臼。盖阳以阴资，阳盛阴耗，阴虚者阳必亢，火旺者液速亡，一如灯烛膏残焰炽之理。清代·姚球云："阴虚以邪火之偏胜也，邪火之偏胜，由真水之不足。即此而论，水因邪火而耗，当滋水而兼降火。譬之釜中之水，灶底之火煎熬而耗，若但加水而不退火，终无益也；加水而兼退火，则水不干，如六味加知、柏是也。"（《景岳全书发挥》卷一《传忠录》）当此之际，非用苦寒，阳妄不芻，虚阴必竭，仲圣行急下存阴之法，丹溪施寒降救液之术，圣贤之道相通耳。斯即"苦寒坚阴"之理，苦寒泻火者，不过折其威势而使之暂伏耳。明代·李中梓甚达其意："丹溪以补气养血为急，血为阴，主下降，虚者多上逆，故补血药中加黄柏、知母，敛而降之，以象秋冬之降。使仲景而当春夏，谅不胶于辛热；守真而值隆冬，决不滞于苦寒；东垣而疗火逆，断不执于升提；丹溪而治脾虚，当不泥于凉润。故知天时者，许造张刘之室；达病本者，可登朱李之堂。庶几不以辞害志，而免尽信书之失乎！"（《医宗必读》卷一《四大家论》）明理之要，在达观通识。是方诸多版本，药量有异，原著诸药等分，有地龟重于知柏者，则君臣互易，与证互动，方得窾要耳。

是方黄柏苦寒泻火坚阴；知母苦寒而润，上清肺金，下清肾水，两药相合，降火保阴，平抑亢阳，救标之用，共为君药。熟地、龟板滋阴潜阳，壮水制火，培本之施，共为臣药。猪脊髓、蜂蜜，血肉甘润之品，填精益髓，既助地、龟滋阴，又制知、柏苦燥，俱为佐使。奇经八脉，阴阳汇聚所在，血气涵充之地。方中龟甲、猪脊髓，乃通养奇经之品，以之滋固真水，良为佳作。龟甲潜通奇脉，介类潜阳，其性善藏，伏敛冲任之气，俾水火不致妄动。猪为水畜，脊髓者，能通任督，系于肾命，以骨入骨，以髓补髓也。

阴火之证，徒滋阴则虚火难清，单清热则犹恐复萌，须培本清源，使阴复阳潜，虚火降而诸症悉除。清代·唐宗海云："盖阴虚火旺者，非此不足以泻火滋阴，夫人之生气，根于肾中，此气全赖水阴含之。若水阴不足，则阳气亢烈，烦逆痿热，方用知柏折其亢，龟板潜其阳，熟地滋其阴，阴足阳秘，而生气不泄矣。"（《血证论》卷七《方解上》）丹溪参透造化阴阳之妙以制此方，力较六味地黄丸更优，能治其所不能，勿以知柏之苦寒而疑之也。凡阴火上攻之咳喘、痨瘵、呃逆、盗汗、低热、痿躄，用之皆有奇效。

【痿躄案】黄妇，36 岁。患重症肌无力 5 年，全身肌肉无力痿缩，双下肢为甚，严重时不能行走，曾用免疫抑制剂治疗 3 年，病情缓解。近半年来旧疾复发，且进行加重，施用原法无效。全身乏力，双腿瘦削，无力挪步，仗椅而行，心浮气躁，夜常失寐，时时盗汗。两脉细，寸尺脉皆滑，按之无力。舌瘦老暗红少苔。真阴亏耗，虚阳内燔。大补阴丸加味。熟地黄 20g，败龟甲 20g（先），醋鳖甲 20g（先），知母 15g，黄柏 15g，牛膝 20g，杜仲 15g，补骨脂 10g，赤芍 10g，五味子 15g，肉桂 5g，当归 10g。加自购猪脑及脊髓 3 剂，洗净，加少量精盐，加水适量，文火炖熬 3 小时，去浮油，入蜂蜜十分之一，搅匀候凉冷藏。上煎剂取汁，加入髓蜜冻胶 30ml。日 2 服。停用激素及环磷酰胺。2 周后自觉下肢较前有力，已可自主站立。1 个月后诸症改善，可扶杖缓行。守方化裁，共治疗 8 个月，下肢肌肉已丰，慢行自如。

当归六黄汤

治盗汗之圣药也。当归、生地黄、熟地黄、黄柏、黄芩、黄连（各等分），黄芪（加倍）。右为粗末，每服五钱，水二盏煎至一盏，食前服，小儿减半服之。（《兰室秘藏》卷下《自汗门》）

《素问·宣明五气篇》曰："五脏化液，心为汗。"心之所主，藏于内者为血，发于外者为汗，汗乃心之液也。醒而汗出为自汗，因卫阳虚而不固；寐而汗出为盗汗，营阴虚而火扰也。阴虚则阳盛，入夜而寐，卫气入阴，两阳相加，阴火炽蒸，表液失固，于是漐漐然汗出；盖肾主五液，化为五湿，肾水上行，乘心之虚，心火内炎而干肺，欺其不胜，皮毛以开，为汗出也。寤则两阳分离，卫气复出，表气复固矣。明代·徐春甫云："汗为心液，心火不蒸则液不出。惟火郁蒸，津液上腾如雾，卫气不固，则泄出而为汗也。"（《古今医统大全》卷五十一《自汗门》）脏腑表里之阳，皆心之主以行其化，随其阳气所在而生津，亦随其火扰所在泄而为汗，是汗尽由心出。故盗汗者，少阴病焉，阴液失藏而虚于内，虚火内燔而浮于上，不惟盗汗，当同见面赤心烦，口干唇燥，夜热骨蒸，饮食减少，四肢无力，足膝酸疼，大便干结，小便黄赤，舌红苔黄，两脉虚数诸症也。因之治盗汗者，降少阴亢火为先，丹溪翁有三补丸。

三补丸

治上焦积热，泄五脏火。黄芩、黄柏、黄连（各等分）。右为末，蒸饼丸。（《丹溪心法》卷三《补损》）

是乃经典苦寒坚阴法。《素问·脏气法时论篇》："肾欲坚，急食苦以坚之，用苦补之。"少阴肾者，藏精之脏，虚则精少火盛，不能作强。极苦之药，寒降之性，直入下焦，热除则阴可保，阴精可复，是即所谓坚阴，故又曰泻火存阴或泻火保阴法焉。或可云：坚者，固护之义，苦寒之品可固肾阳潜藏，阳不外越则虚火不举，阴气可保焉。黄连、黄芩、黄柏三药，苦寒之至，泻药无疑，丹溪却名"三补"，列属补损之剂，盖循经旨"用苦补之"耳。仲景之泻心汤，大黄、黄连、黄芩三品，泻实火之剂，丹溪以黄柏易大黄，一改而成泻虚火之方，其所重者，黄柏耳。

黄柏滋肾，易水首倡，金代·张元素云："治肾水膀胱不足，诸痿厥，腰脚无力，于黄芪汤中少加用之，使两足膝中气力涌出，痿软即时去矣。"（《医学启源》卷下《用药备旨》）东垣继之："黄柏以救肾水，能泻阴中之伏火。"（《内外伤辨惑论》卷中《饮食劳倦论》）元·王好古云："泻膀胱经火，补本经及肾不足。疗下焦虚，坚肾。"（《汤液本草》卷五《木部》）丹溪翁更大加发挥，前述之大补丸即是实例。

盖坚阴补水，清降腾上之阴火，火清则水得坚凝，不补而补焉。阴中邪火，本非命门真火，不妨苦寒除之。若肾脏真水不足，水中真火虚浮，宜用滋养，水足火自归脏也。故清代·吴瑭云："救阴之法，岂能出育阴坚阴两法外哉！"（《温病条辨》卷二《湿温》）于是有当归、二地也。当归辛养肝血，生地凉营分之热，熟地补髓中之阴，令阴液得其养。当归辛甘微温，配以生地、熟地，得其凉和，则互养肝肾耳。

黄芪加倍，蕴何真意？夫阳争于阴，汗出营虚，卫亦失固，倍加黄芪者，一完已虚之表，一固未定之阴耳。《经》曰：阴平阳秘，精神乃治，理在其中矣。清代·陈念祖解之尤妙："此方之妙，则在于苦寒，寒则胜热，而苦复能坚之。又恐过于苦寒，伤其中气，中者，阴之守也。尤妙在大苦大寒队中倍加黄芪，俾黄芪领苦寒之性，尽达于表，以坚汗孔，不使留中而为害。"（《时方歌括》卷下《涩可固脱》）

组方甚奇，极合医理，自然效卓，广得盛赞，堪称圣药。后贤化裁甚多，如元·罗知悌加枸杞子、地骨皮、知母；朱震亨加甘草、麻黄根、炒栀子；明代·万全加浮小麦；而以虞氏加减当归六黄汤最合古意，心肾兼顾，上下共治，泻敛同施。

加味当归六黄汤

治阴虚盗汗。当归、黄芩、黄连、黄柏、生地黄、熟地黄（各一钱），黄芪（二钱），枣仁、牡蛎、麦冬（各七分），五味（九粒）。加枣二枚，煎服。（《苍生司命》卷七《汗证》）

是方育阴泻火固表为治，亦补亦泄，泻南补北之义，肾水还于本脏，玄府闭而汗自止矣。甘柔与苦寒相伍，泻火合育阴补气共投，虚火、实火兼清，补泻并重、阴阳兼调，绝非囿于治盗汗一症焉。凡水虚火旺之证，皆可施用，凡围绝经期综合征、甲亢、肝炎、肝硬化、肾炎、白塞综合征、结核病等，均获佳效。

【面部红斑案】陆妇，31岁，职员。红斑狼疮病史6年，鼻翼两侧红斑常见，曾伴有小便出血、晨僵、四肢关节疼痛等，经西药免疫治疗后，余症消除，仍服维持量。2个月前鼻侧红斑再现，逐渐加重扩大，约30mm×25mm，色暗红，深浅均匀，略有热感，夜寐时差，易躁梦多，体倦常汗。余无明显不适，拒绝西药加量来诊。补体 C_3：0.54g/L。舌质红暗，舌苔薄少，两关脉细弦，左寸脉细滑。少阴虚火，阳毒发斑。当归六黄汤合青蒿鳖甲汤加味。黄芪30g，当归15g，黄柏10g，黄芩10g，黄连5g，生地20g，熟地15g，青蒿10g，醋鳖甲10g，知母10g，丹皮10g，生甘草10g，地骨皮15g，红花5g。服药2周后红斑色始变浅，继服1个月，斑色已去大半。血检补体 C_3：0.69g/L。效不更方，守原法加减共治疗4月有余，红斑全消。

附方

虎潜丸

治痿。黄柏（半斤，酒炒），龟板（四两，酒炙），知母（二两，酒炒），熟地黄、陈皮、白芍（各二两），锁阳（一两半），虎骨（一两，炙），干姜（半两）。上为末，酒糊丸，或粥丸。（《丹溪心法》卷三《补损》）

保阴煎

治男妇带浊遗淋，色赤带血，脉滑多热，便血不止，及血崩血淋，或经期太早，凡一切阴虚内热动血等证。生地、熟地、芍药（各二钱），山药、川续断、黄芩、黄柏（各一钱半），生甘草（一钱）。水二钟，煎七分，食远温服。（《景岳全书》卷五十一《新方八阵》）

黄芪鳖甲散

治虚劳客热，肌肉消瘦，四肢倦怠，五心烦热，口燥咽干，颊赤心忪，日晚潮热，夜有盗汗，胸胁不利，减食多渴，咳唾稠黏，时有脓血。人参、肉桂（去粗皮）、苦梗（各一两六钱半），生干地黄（洗，焙干，三两三钱），半夏（煮）、紫菀（去芦）、知母、赤芍药、黄芪、甘草（爁）、桑白皮（各二两半），天门冬（去心，焙）、鳖甲（去裙，醋炙，各五两），秦艽（去芦）、白茯苓（焙）、地骨皮（去土）、柴胡（去芦，各三两三钱）。上锉为粗末。每服二大钱，水一盏，煎至七分，去滓温服，食后。（《太平惠民和剂局方》卷五《治诸虚》）

六、交通心肾

交泰丸

黄连一两，肉桂一钱。为末蜜丸，淡盐汤送下。(《病机沙篆》卷下《怔忡惊悸恐草部》)

名以交泰丸者诸多，以连桂立方者，首述于明代·韩懋："火分之病，黄连为主……生用为君，佐官桂少许，煎百沸，入蜜，空心服，能使心肾交于顷刻。"(《韩氏医通》卷下《药性裁成章》)明代·李中梓首定方名。

东汉·华佗曰："阳务其上，阴务其下，阳行也速，阴行也缓，阳之体轻，阴之体重。阴阳平，则天地和而人气宁，阴阳逆，则天地否而人气厥，故天地得其阳则炎炽，得其阴则寒凛。"(《华氏中藏经》卷上《阴阳大要调神论》)肾属水，水性润下，如何而升？因真阴涵蓄真阳，真阴之水须赖真阳而升至于心，以生心中真阳之火，心中真火亦必涵于真阴而潜藏为用，方不致外越。若肾阳下陷，必致阴不上升，心阴不滋，则阳热外浮，是为阴火；若肾水本虚，真阳亦少，自无力上呈阴精，其果亦同。是以无论肾虚属阴属阳，皆成离火上亢之缘由焉。于是阴火腾于心胸，肾气虚于肾命，阴阳脱联，浮火内扰，则虚烦不寐，额红面赤，头晕目眩，口干耳鸣梦遗，腰腿酸软，月经愆期，怔忡惊恐，心悸烦躁，甚则叫呼不宁，时悲时笑耳。

《易·第十五卦》曰："☷☶谦，亨，天道下济而光明，地道卑而上行。"此天地交泰之道焉。明代·周之干云："欲补心者须实肾，使肾得升，欲补肾者须宁心，使心得降……乃交心肾之法也。"(《慎斋遗书》卷一《阴阳脏腑》)既宜清泻心火以导浮阳下降，又当扶助肾阳以鼓肾水上承。《经》曰：苦先入心，以苦泄之。清代·姚球云："黄连气寒，秉天冬寒之水气，入足少阴肾经；味苦无毒，得地南方之火味，入手少阴心经。气味俱降，阴也。"(《本草经解》卷二《草部下》)引阳入阴，黄连独到之功也，制偏亢之心阳，非此莫属。肉桂亦如之。明代·李中梓云："肉桂在下，有入肾之理；属火，有入心之义；而辛散之性，与肺部相投；甘温之性，与脾家相悦，故均入焉。"(《药性解》卷五《木部》)二药耦联，入肾上行，益火消阴，大补阳气，下焦火不足者宜之；入心下行，引火归源，通于肾命，上焦火虚亢者宜之。清代·陈士铎云："黄连、肉桂，寒热实相反，似乎不可并用，而实有并用而成功者。盖黄连入心，肉桂入肾也……黄连与肉桂同用，则心肾交于顷刻，又何梦之不安乎？"(《本草新编》卷二《黄连》)蜂蜜味甘性平，《神农本草经》曰："安五脏诸不足，益气补中，止痛解毒，除众病，和百药。"补益安中之际，兼和表里上下，谐调连、桂共成其功耳。

是方黄连十数倍于肉桂，无疑用治阴虚壮火而设，重用黄连，因火之不同（所谓君火、相火、邪火、龙火）而拌炒之法有异，实火以朴硝、假火以酒、虚火以醋、痰火以姜汁、下焦伏火以盐水等（参见《韩氏医通》），虽不免烦琐，亦颇合药理。若证属上热下寒者，可加重肉桂之比，当视寒热不谐之度而活用，切勿泥于旧律。

交泰丸安神助眠，的有神效，屡用不爽。阴液虚甚者，合以生地、玄参、麦冬、枸杞等滋阴清热，烦躁不宁者，加朱茯神、磁石、龙骨、牡蛎等镇心安神。

【不寐案】尚男，34 岁，职员。因工作繁重并升职不顺，心烦易怒，夜不能寐，历时 3 个月。近周加重，入睡极难，以至宵通目不交睫，或有浅寐，移时惊醒，梦遗常作，曾服安眠药少效。两寸浮弦，两尺细弱，舌边尖红，苔薄腻。心肾不交，胆火失降。交泰丸合酸枣仁汤加味。黄连 20g，肉桂 5g，酸枣仁 20g，茯苓 30g，知母 10g，川芎 10g，炙甘草 15g，浮小麦 20g，磁石 40g（先煎）。二剂后即可入睡 2～3 小时，一周后可安卧 5 小时。守方调治两月而心平寐宁。

黄连阿胶汤

黄连（四两）、黄芩（一两）、芍药（一两）、鸡子黄（二枚）、阿胶（三两）。右五味，以水六升，先煮三物，取二升，去滓，内胶烊尽，小冷，内鸡子黄，搅令相得，温服七合，日三服。（《伤寒论·辨少阴病脉证并治法》）

此少阴热化证主方，治"少阴病，得之二三日已上，心中烦，不得卧。"（303 条）传经阳邪，热气内侵，尽入血中，灼伤阴液，少阴蒙害矣。手少阴心火有余，足少阴肾水不足，火有余者，阳热内盛，水不足者，阴血下虚。心火无制，神志不宁，自焚欲死焉。必当清降亢阳与急救衰阴并举，泡降火滋阴之圣剂矣。

清代·柯琴云："此少阴之泻心汤也。"（《伤寒附翼》卷下《少阴方总论》）凡泻心，仲景必借芩、连，以清降膈上之积热。阳明之热，有诸泻心汤。少阴之热，借黄连泻心汤，用黄连、黄芩，直折心膈之亢阳，因"少阴热化，施于阳明"，外泻阳明壮火，方可内坚少阴真阴。阴火不归其部，少阴之热不除，惟其寒方可清，惟其苦才能降，此盖不避二药苦寒之理焉。《素问·六微旨大论》曰："君火之下，阴精承之。"阿胶制成于济水伏流，乃十二经水中之阴水，乌驴皮黑而属水，制热而走阴血，合而成胶，为滋养阴精之上品。明代·李时珍曰："鸡子黄，气味俱厚，阴中之阴，故能补形。昔人谓其与阿胶同功，正此意也。"（《本草纲目》卷四十八《禽部》）鸡黄色赤，入通于心，补离中之血，阿胶色黑，入通于肾，补坎中之精，俾气血有情之物交媾其水火，降火归原之妙配焉。芍药之酸，收摄其欲亡之微阴；之苦，降泄其逆上之木火，职为上二组药用之津梁耳。

方中黄连用至四两，阿胶三两，重水火之交合焉，而治热之力甚宏，是以清代·吴瑭云："壮火尚盛者，不得用定风珠、复脉。邪少虚多者，不得用黄连阿胶汤。阴虚欲痉者，不得用青蒿鳖甲汤。"（《温病条辨》卷三《下焦篇》）君火内盛之病，用之常效，尤其血热之证，如痢疾、血淋、焦虑、胎漏等，获验多捷。

【漏胎案】吴妇，33 岁。一年前首、次孕自流。现孕七周，阴道出血 3 天，血色鲜红，量少，小腹略坠。B 超示宫内胚芽 4mm，有胎心，孕囊下有无回声区 25mm×12mm。血检孕酮及绒促性素正常。两尺脉细滑，舌红苔薄少。用泰山磐石散加味治疗一周，出血未止，量略增加。复查 B 超：胚芽 9mm，心管搏动正常，孕囊下无回声区增至 32mm×18mm。心烦焦躁，夜不能寐，两寸脉浮滑，尺脉细弱无力。少阴心肾不交，血热上攻。黄连阿胶汤合犀角地黄汤加味。黄连 20g，黄芩 10g，阿胶 10g（烊），丹皮 10g，赤芍 10g，水牛角片 20g（先煎），生地 20g，枸杞 15g，菟丝子 20g，杜仲 10g，仙鹤草 20g。另煎液中加鲜鸡蛋黄一枚，搅匀共服。3 剂后阴道出血减少，呈暗褐色，腹坠感止。一周后出血停止。B 超：孕囊下无回声区 12mm×8mm。脉浮滑减，舌红少苔。继原方一周，B 超示积血已消。后以益肾清热法保胎至孕 13 周。后顺产一健康女婴。

《素问·生气通天论篇》曰："冬伤于寒，春必温病。"要在冬不藏精也。烦劳多欲之人，阴精久耗，入春则里气大泄，木火内燃，强阳无制，燔燎之势，直从里发，必见壮热烦冤，口干舌燥之候。故主治以泻邪热存津液为第一法则，明末以后，江南温病学家多用黄连阿胶汤治风温冬温之病，理出于斯。如清代·叶桂云："津枯火炽，急急泻南补北，黄连阿胶汤。"（《南病别鉴》卷上《论黑舌》）清代·周扬俊云："里热当祛之，内燥须滋之，然滋之而即得其润，祛之而适涤其热，惟圣人合宜也。"（《温热暑疫全书》卷一《温病方论》）少阴温病，邪陷营血，心肾失和，惟此法可当矣。

【阴伤邪热入营案】（赵绍琴医案）王男，79 岁，画家。持续高热，咳嗽痰黄，神志昏迷，诊为肺炎。经甘寒育阴，清心开窍，兼以化滞利胃，宣展气机法医治，药后神志已清，舌绛转红，薄白之苔已生，神清，二便如常。唯皮肤作痒，心烦难以入寐。此乃阴分不足，虚热扰神，拟复脉汤与黄连阿胶汤加减，亦泻南补北之意。方用：白芍 15g，山药 10g，阿胶 10g（烊化），沙参 15g，白扁豆 10g，远志 10g，海蜇皮 10g，马尾连 3g，鸡子黄 2 枚搅匀冲服。3 剂。药后已能下床活动，饮食二便正常，X 线查：两肺吸收，血化验正常，调理数日，痊愈出院，且恢复了工作。（谢路《温病阐微·第三章·营分证》）

天王补心丹

宁心保神，益血固精，壮力强志，令人不忘，清三焦，化痰涎，祛烦热，除惊悸，疗咽干，育养心神。人参（去芦）、茯苓、玄参、丹参、桔梗、远志（各五钱），当归（酒浸）、五味、麦门冬（去心）、天门冬、柏子仁、酸枣仁（炒，各一两），生地黄（四两）。右为末，炼蜜丸桐子大，用硃砂为衣。每服二三十九，临卧竹叶煎汤送下。（《校注妇人大全良方》卷六《妇人热劳方论》）

此方最早载于元·危亦林《世医得效方》，多石菖蒲、熟地黄、杜仲、百部、茯神、甘草。或云源自东晋《道藏经》，乃南北朝齐、梁时僧人志公禅师梦中受之于天王，冀神其剂，以彰其神效。现行通方定药十四味，明代·薛己叙传，王肯堂《证治准绳类方》有黄连。

心者，神明之官，忧愁思虑伤心，心伤则神去，主不明而十二官危，故健忘怔忡。心藏神，肾藏志，心肾不交，火无所制，故神志不宁。心主血，血燥浑枯，虚必生火，火郁生痰，痰动心络，故惊跳梦魇。舌为心窍，君火炎上，故舌疮咽干。脏热移腑，小肠膀胱受炮，故尿赤溲涩。

是方乃调和心肾要剂。生地为君，血分大药，下入足少阴以滋水主，水盛可伏火；上入手少阴以伏火主，火伏可滋水也。二冬以益心精，当归以生心血，玄参以清心火，丹参以通心血，心血顺足而神自藏矣。行走之品，必得人参之力驾驭其间，方有阳生阴长之妙。枣仁、柏仁，养心神者也，清代・柯琴云："清气无如柏子仁，补血无如酸枣仁。"（《古今名医方论》卷四《天王补心丹》引）茯苓、远志泄心热而宁心神，去痰化湿，清宫除道，使补药得力。五味子收其耗散。以桔梗为使者，欲载诸药入心。衣以硃砂，重以镇虚逆，寒以降浮阳，且其色赤属离，内含阴汞，与人心同气相求、同类相从之物也。若心火太旺，加黄连以直折之。诸药相伍，以肾为基，重力在心焉。

此方乃安神定志之佳品，凡心肾双亏、虚火上亢之证，见于情感障碍、更年期综合征、注意力缺乏综合征等，用之咸有大效。

【精神障碍案】马女，14 岁。失眠并脑鸣半年。读书颇致力，然成绩不佳，面临中考，渐夜难入眠，时彻夜难寐，近半年时闻脑鸣，如有人语，情绪不稳，或悲或喜，皆过常态，诊为轻度精神障碍，拒绝住院治疗来诊。神疲乏力，面赤形瘦，絮絮多语，舌瘦而红，舌尖有刺，两尺细弱，寸脉小滑。心肾失和。天王补心丹化裁。酸枣仁 20g，五味子 20g，麦冬 15g，天冬 20g，熟地黄 20g，柏子仁 10g，远志 10g，太子参 15g，丹参 15g，玄参 10g，桔梗 10g，当归 10g，茯苓 20g。2 周后，睡眠明显改善，情绪亦趋稳定，脑鸣时作，较前轻浅。效不更方，续服一月，精神大好，已复半课。

三才封髓丹

降心火，益肾水，滋阴养血，润补下燥。天门冬（去心）、熟地黄、人参（各半两），黄柏（三两），砂仁（一两半），甘草（炙，七钱半）。上六味为末，面糊丸如桐子大，每服五十丸，苁蓉半两切作片子，酒一盏，浸一宿，次日煎三四沸，去渣，空心食前送下。（《卫生宝鉴》卷六《名方类集》）

是方由三才丸与封髓丹二方合成。

三才丸

治嗽。人参、天门冬（去心）、熟干地黄（以上各等分）。上为细末，炼蜜为丸，如樱桃大。含化服之。（《儒门事亲》卷八《咳嗽痰涎》）

三才者，天地人也。天为至阳，阳极变阴，故坤卦上配；地为至阴，阴极变阳，故乾卦以成。天地泰也，以应人，得阴阳交泰之位。人者，得天地之正，灵于万物者也，亦成三才，命者，天之赋也；精者，身之本也；神者，生之制也。北宋・邵雍："神统于心，气统于肾，形统于首，形气交而神主乎其中，三才之道也。"（《皇极经世书·观物外篇·衍义卷四》）上中下三气互通，中气灵运，三气畅汇而三才立，水升火降，而合既济之理矣。

三才丸不明所自，古方无疑，其录最早见于金·张从正《儒门事亲》，后世医著广为转载，所治显然不仅"治嗽"，元代·许国祯《御药院方》所述"滋阴养血，润补不燥，养气和血，养神"方是正功。金代·张元素所云"主阴亏内热，自汗，盗汗，夜热，目眩，干咳"乃是正治（《医方絜度》卷一《三才丸》引）。

是方立意归藏真阴，由阴生阳，由阳壮气，由气通神，神而一贯，气运亨通耳。三药之中，熟地甘温，益肝肾之精以固养于下，天冬甘寒，滋心肺之精以内守于上。天冬又为肺肾双补之佳品，明代·李时珍云："天门冬清金降火，益水之上源，故能下通肾气，入滋补方，合群药用之有效。"（《本草纲目》卷十八《蔓草类》）人参甘温，补五脏之真元。参者，参也，其功与天地人并立为三，故名参。天地不交，则阴阳之真元不济也。别药止补一脏一腑，独人参备天、地、人三才之气，能补五脏六腑之元神，故必用之。三药合用，共培精、气、神三才。清代·汪昂云："药有天地人之名，而补亦在上中下之分，使天地位育，参赞居中，故曰三才也。"（《医方集解·补养之剂》）斯称热伤阴液之神方也。若属外感温热病，深入下焦，消烁真阴，必以复阴为主，其或元气亦伤，又必兼护其阳。于是鞠通翁改丸为汤，两复阴阳，偏于复阴为多者也。

三才汤

（甘凉法）暑邪久热，寝不安，食不甘，神识不清，阴液元气两伤者，三才汤主之。人参（三钱）、天冬（二钱）、干地黄（五钱）。水五杯，浓煎两杯，分二次温服。（《温病条辨》卷三《暑温伏暑》）

封髓丹

降心火，益肾水。黄柏（三两）、缩砂仁（一两半）、甘草。上件捣罗为细末，水煮面糊稀和丸，如桐子大。每服五十九，用苁蓉半两，切作片子，酒一大盏浸一宿，次日煎三四沸，滤去滓送下，空心食前服。（《御药院方》卷六《补虚损门》）

封髓丹亦古方也，由先有三才封髓丹之记（南宋·杨士瀛《仁斋直指方论》），后有单方之录焉，最早见于元·许国祯《御药院方》，甘草用量七钱半，一方无量。

是又一交通心肾之良方，亦为固精之要药。肾为坚脏，多虚少实，心为神脏，火盛水虚。方中黄柏用量最重，为君，性味苦寒，强于坚肾，则阴水不虞其耗散；寒能清肃，则阴火不至于奋扬，水火交摄，阴精自得安其正位者也。砂仁用量次之，为臣，性味辛温，能散能润，温和畅达者也，通三焦达津液，纳五脏六腑之精而归于肾，肾家之气纳，肾中之精自藏矣。清代·邹澍云："导之行者，升降自由金木；导之归者，往返自随水火，是其交通阴阳，不与诸豆蔻之分理阴阳者同。"（《本经疏证》卷四《中品》）能润肾燥，引诸药归宿丹田。肾虚气火不能归藏，用为向导，最为稳妥。甘草甘温，用量最少，为佐。甘能和中缓急，兼泻伏火，且使水土合一，以坚封藏之固。三药相伍，更有妙处，柏苦草甘，苦甘能化阴；砂辛草甘，辛甘能化阳，阴阳合化，交会中宫，则水火既济，而三才之道，存于斯矣。清代·陈念祖赞叹："此方，庸医每疑其偏寒少补而不敢用，而不知大封大固之妙，实夺造化之权！"（《时方歌括》卷下《涩可固脱》）

　　三才封髓丹，集二方一体，亦合养固于一炉耳。火盛精泄浮越于外者，固摄收纳以归其本位；水虚气弱不守于中者，滋化源泉以培其根荄耳。阴火或上或下，皆令人病，在上则有牙疼、喘促、耳鸣、面肿，在下则有遗尿、淋浊、带下、崩漏，若能识得此浮阳出没，善施此方，收纳阳光，仍返其宅，真有百发百中之妙，用治一切虚火上冲、牙疼、咳嗽、喘促、面肿、喉痹、耳肿、目赤、鼻塞、遗尿、滑精诸症，均可获奇效耳。愚以此方常合二至、六味地黄、生脉、龟鹿二仙、水陆二仙、大补阴等方，常应手而验。

　　【老年带下案】 叶妪，69 岁，退休工人。阴道出水 3 个月，无明显痛痒，少腹无甚不适，每日阴中黄水淋漓，时多时少，体检未见异常，白带正常。惟偶有腰酸，夜寐多梦。两尺脉细弦，关脉沉细，寸脉略滑，舌淡红苔薄白。先以滋肾化湿及益气升陷之法治疗一个月，未有寸效。因念年老阴阳不足，虚阳失固，肾精外泄，以三才封髓汤加味。黄柏 20g，天冬 15g，党参 15g，砂仁 10g，炙甘草 10g，熟地黄 15g，金樱子 15g，芡实 15g，山茱萸 10g，五味子 10g，牡蛎 30g（先煎），车前子 10g。服药一周始效，黄带减半，续服 2 周，基本痊愈。

附方

朱砂安神丸

　　朱砂（五钱，另研水飞为衣）、甘草（五钱五分）、黄连（去须净，酒洗，六钱）、当归（去芦，二钱五分）、生地黄（一钱五分）。上件除朱砂外，四味共为细末，汤浸蒸饼为丸，如黍米大，以朱砂为衣。每服十五丸或二十丸，津唾咽下，食后，或温水、凉水少许送下亦得。（《内外伤辨惑论》卷中《饮食劳倦论》）

磁朱丸

　　（又名神曲丸）主明目，百岁可读注书方（清代·陈念祖《医学实在易》："治癫、狂、痫及耳鸣、耳聋如神。又治目内瘴及神水散大等症，为开瞽第一品方。"清代·钱敏捷《医方絜度》："主心肾不交，虚阳上越，神光短少，耳鸣，狂。"）神曲（四两）、磁石（二两，研）、光明砂（一两，研）。上三味末之，炼蜜为丸如梧子大，饮服三丸，日三，不禁。常服益眼力，众方不及，学者宜知此方神验不可言，当秘之。（《备急千金要方》卷六上《七窍病上》）

七、宁心安神

桂枝甘草龙骨牡蛎汤

桂枝（一两，去皮）、甘草（一两，炙）、牡蛎（一两，熬）、龙骨（一两）。右四味，以水五升，煮取二升半，去滓，温服八合，日三服。【118】

此桂枝甘草汤减桂四分之三，加龙骨、牡蛎二药，治"火逆下之，因烧针烦躁者"。(118 条)《经》曰：阴内阳守，阳外阴使也。《素问·生气通天论篇》曰："阳气者，精则养神。"伤寒病火逆阳亢于上，若遽下之，则阴陷于下，又烧汗泄其阳，阴阳不交，神失所养，精气欲离，则烦躁不宁。膻中之阳，心阳也，汗下误治，最易斫伤，心阳失守，神必不收。伤寒如之，内伤更夥，离宫火衰，失于潜养，神气浮越，则胸闷心悸、怔忡易惊、烦躁不寐、神疲易汗，诸症蜂起。

桂枝甘草汤乃固护胸阳之主方，减其量者，虑其发散之敝，于证失合。北宋·成无己云："辛甘发散，桂枝、甘草之辛甘，以发散经中之火邪。"（《注解伤寒论》卷三《辨太阳病》）此识颇谬，误人实深。后人一见桂枝，即云发散，殊不知其乃通阳之要品焉。桂枝养精神，通达脏腑，益于内也；和颜色，调畅血脉，益于外也。辛香四达，引药以通周身经络也。清代·徐大椿云："桂性温补阳，而香气最烈则不专于补，而又能驱逐阴邪。凡阴气所结，能与药相拒，非此不能入也。"（《神农本草经百种录·上品》）桂枝本少阴血分药，仲景三阴例中，阴尽复阳，靡不用之，即厥阴方当归四逆汤，未尝不本于桂枝汤也。桂枝辛温，温壮阳热于胸襟，启升下阴交于上阳。最妙甘草之多，资助中焦，俾阴阳交通于中土。龙骨、牡蛎皆水族之物，固涩重镇、潜纳心神之要药。清代·邹澍曰："龙骨之引火归土，可借以化气生精；牡蛎之召阳归阴，可借以平阳秘阴矣。"（《本经疏证》卷五《牡蛎》）二者抑亢阳以下交于阴，则诸烦躁自平。四药合用，成就虚惊诸方之祖。

是方用治心阳失振之烦躁心悸、失眠、汗多、遗精、健忘、痴呆等，常得良效。愚常以肉桂易桂枝，或二桂合用，亦多与附子并施。

【怔忡案】夏妪，62 岁。心悸史 2 年，诊为频发室性早搏，服用抗心律失常药后症患时轻时重。近 2 个月心悸加重，胸闷怔忡频作，剧时不得平卧，惕惊若捕。动态心电图示 24 小时室性早搏 22540 次，时有三联律，平均心率 67 次/分，心肌轻度缺血征。拒绝安置心脏起搏器来诊。体丰面白，足踝略肿。两脉关下沉缓，两寸浮弱，脉结代。舌淡胖少苔。心阳失振，浮阳不收。肉桂 10g，桂枝 10g，炙甘草 20g，熟附子 20g（先煎），龙骨 40g（先煎），牡蛎 40g（先煎），茯苓 20g，石菖蒲 10g，远志 10g，人参 5g（另炖），大枣 20g。7 剂后怔忡减半，惊躁少安，守原方续治十天，自觉大好，夜可平卧，早搏平均 5 次/分。以调和营卫法善后。

养心汤

治心虚血少，惊惕不宁。黄芪（炙）、白茯苓、茯神、半夏曲、当归、川芎

（各半两），远志（取肉，姜汁淹，焙）、辣桂、柏子仁、酸枣仁（浸，去皮，隔纸炒香）、北五味子、人参（各一分），甘草（炙，四钱）。上粗末。每服三钱，姜五片，枣二枚煎，食前服。加槟榔、赤茯苓，治停水怔悸。（《仁斋直指方论》卷十一《惊悸》）

阴血亏于内，宗气浮于外，气不归原，撼于胸臆，虚里悸动，病名怔忡。常伴心悸气短，动则自汗，面色㿠白，神疲肢乏，胸部闷痛，神思恍惚，魂梦颠倒，善悲欲哭，言语无序，面健忘失忆，失眠多梦，舌淡苔白，诸脉细弱或结或代等症。

《老子·十章》曰："载营魄抱一，能无离乎？专气致柔，能如婴儿乎？""抱一"者，守道静虚之本也。少阴主沉潜封藏，神志固以静定为安，是以《灵枢·本脏》曰："志意者，所以御精神，收魂魄，适寒温，和喜怒者也。"心藏神，神足则方寸之中灵慧自生，故心别名灵台，一曰神室。神所主者心，心所养者血，心血一虚，神气不守，此惊悸之肇端也。心血虚而阴郁生痰，扰乱心志，则耳闻大声、目击异物、遇险临危、触事丧志，心为之忤，故有惕惕之状；心阳虚而水气失化，聚而滞神，则胸中渗漉，虚气流动，水既上乘，心不自安，故有快快之感。

是以治心虚之神志不守者，无非扶虚定扰而已。扶虚不过调养心血，和平心气。芪、参以壮心肺之气，芎、归以益心肝之血，枣、柏二仁以养心胆之精，五味、茯神以敛心肾之液。此数者，充神室之真精者也。定扰不过排壅去滞，宁聚心神。惊者，当豁痰定惊；悸者，宜逐水消饮焉。半夏去扰心之痰涎，茯苓除渍心之水湿，远志开郁闭之心窍，三药皆具安神定志之功。此数者，畅灵台之通路者也。《易》曰："火就燥。"肉桂辛热从火，能引诸药直达心君，所谓从治是也。甘草守中土、和诸药。润以滋之，温以补之，酸以收之，香以舒之，则心得其养矣。清代·费伯雄云："方中心经药为多，而其余佐使，亦能配合，引入心脏。故专以养心为名，制方极有意义。"（《医方论》卷二《理血之剂》）心者，神明之君主，泰然于天钧之上矣，润以滋之，温以补之，酸以敛之，香以舒之，此养心之旨也。

归脾汤与养心汤，一补脾血为主，一养心血为主，用药多有重叠，然所向有异焉。归脾以白术、木香引入脾经，养心以桂心、五味引入心经，各有至理，侧重不同，不可易也。心脾两虚者，兼而施之常得大效。

愚以养心汤治悸忡之症，兼心血瘀滞者，常加丹参、红花；兼肾阳虚陷者，加巴戟天、肉苁蓉；兼心伤悲哭者，加浮小麦、牡蛎；兼脉结代不宁者，加紫石英、磁石；失眠梦多者，加合欢花、夜交藤。

【太息案】江男，39岁，工人。半年前因炒股失败，债台高筑，神气不宁，健忘恍惚，近二周来渐至整日太息，不能自止，心慌气短，茶饭不思。已服抗焦虑药一周不效。目光呆滞，神情僵木，口唇淡紫。舌淡苔薄腻，两脉细弱力，寸脉沉微。心气大虚，宗气下陷。养心汤化裁。黄芪50g，党参20g，当归15g，川芎10g，姜半夏10g，远志10g，柏子仁10g，酸枣仁10g，升麻10g，柴胡10g，茯苓20g，炙甘草20g，五味子15g。一周后，太息减半，再服7剂，心悸气短亦大好。守方调养2个月，情绪大为改善。

黄连清心饮

治心有所慕而作梦遗，此君火既动相火随之，当治在心。黄连、生地（酒洗）、当归身（酒洗）、甘草（炙）、茯神、远志、酸枣仁、人参、石莲肉。水煎服。（《万氏家抄济世良方》卷二《梦遗》）

元代·朱震亨云："主闭藏者肾也，司疏泄者肝也。二脏皆有相火，而其系上属于心。心君火也，为物所感则易动，心动则相火亦动，动则精自走，相火翕然而起，虽不交会，亦暗流而疏泄矣。"（《格致余论·阳有余阴不足论》）此"相火"者，肝肾之阴火也，阴不足者，虚火易起，若心神失制，乙癸失藏，二火俱起，火乘阴虚，入客下焦，鼓动精房，不得聚藏，遗泄因作耳。精之主宰在心，精之藏制在肾。凡梦遗者，或用心过度，心损失摄；或色欲不遂，精气失位；或淫心太过，滑泄不固，皆关乎心矣。明代·李梴云："梦遗之病全属心，交感之精，虽常有一点，白膜裹藏于肾，而元精以为此精之本者，实在乎心。日有所思，夜梦而失之矣。"（《医学入门》卷四《火类》）

是以遗泄者，心肾之病。肾元不足，虚火流行，以致精海脱泄。治法当先治其心火，后及其余，此治遗泄之大旨也。大凡心肾失和，或心肝火举，少寐多梦，梦则遗精，阳事易举，色欲难遏，心中烦热，头晕目眩，口苦胁痛，小溲短赤，舌红少苔，脉细弦而数，皆宜其法施用焉。

是方未明所自，方中用量未标。名之以黄连清心，黄连必是君药。苦先入心，火必就燥。黄连苦燥，乃入心经，攻于热烦，则安于宁谧也。禀少阴水阴之精气，主治热气者，水滋其火，阴济其阳。清代·张志聪云："大凡苦寒之药，多在中品下品，唯黄连列于上品者，阴中有阳，能济君火而养神也。"（《本草崇原》卷上《本经上品》）心火收制，则肾精敛藏矣。生地黄甘寒、当归甘温，滋藏乙癸而收养阴精，阴血得壮则火自内敛矣，二药治本之品，以为臣药。酸枣仁甘酸，收摄浮阳；远志苦温，开窍化痰；茯神甘平，通阳化阴，皆安神宁心之品，畅心机而归欲念耳，用为佐药。人参、炙草、莲子益中精而谐三才，平冲气而调水火，是为使药。治荡散之病证，并不镇涩，要在固其本体耳，是方为范。

愚用此方不惟治遗泄，凡阳强、心悸、耳鸣、梦交、不寐、惊恐、尿浊等属斯证者，皆用之可效。可加知母、山栀重降阴火；天冬、玄参壮水益阴；桑螵蛸、益智仁收精固泄；蒺藜、决明子凉降肝阳；车前子、萆薢清泄湿热。

【阳强案】洪男，42岁，职员。近3个月性欲旺盛，每日必欲行房，否则彻夜难寐，阳强不倒，其妻苦不堪言，曾抑无效，促迫来诊。两尺脉细滑，寸脉浮滑，舌尖红，苔薄黄，舌根腻黄。心肾不交，浮火相冲。先补水抑火，以知柏地黄丸合安神定志丸治疗一周，尺脉略壮。续以黄连清心饮加味。黄连15g，生地20g，熟地10g，远志10g，酸枣仁10g，柏子仁10g，茯神10g，黄柏10g，龙骨30g，莲子15g，莲子心

10g，当归 10g，炙甘草 10g。服药 1 周，阳强已缓，入夜欲寐。续服 2 周，诸症获平。

甘麦大枣汤

妇人脏躁，喜悲伤欲哭，象如神灵所作，数欠伸，甘麦大枣汤主之。甘草（三两）、小麦（一升）、大枣（十枚）。上三味，以水六升，煮取三升，温分三服。亦补脾气。（《金匮要略·妇人杂病》）

仲景未明言何"脏"，后贤诸说因起，元代赵良仁以为肝肺，明代王肯堂谓之心肺，清代·张志聪赅云五脏，沈明宗云是子宫，所论或皆有理，然此证总关乎心焉。盖神明之出，皆在于心。心为君主，心得所养，血脉之气，旺而不衰，则生之本不摇，神之变无乱也。心静则神藏，失之则躁扰不宁。《灵枢·本神》曰："心藏脉，脉舍神，心气虚则悲，实则笑不休。"《灵枢·根结》曰："少阴为枢。阖折即气绝而喜悲。"喜悲伤欲哭，是神不能主情；象如神灵所凭，是心不能神明；数数欠伸，是心不能得养也。心主失安，必波延余脏，则有伤肺之易悲、伤肾之易恐、伤肝之易怒，所谓"心动则五脏六腑皆摇"（《灵枢·口问》）也。故是病不惟妇人独有，大凡心神不宁，多疑易惊，悲忧善哭，喜怒无常，或时时欠伸，或手舞足蹈，或骂詈呼叫等，无论男女长幼，皆脏躁之所见也。

元代朱震亨云："血气者，身之神也。神既衰乏，邪因而入，理或有之。若夫血气两亏，痰客中焦，妨碍升降，不得运用，以致十二官各失其职，视听言动，皆有虚妄。"（《格致余论·虚病痰病有似邪祟论》）有无痰客无论，总由虚作。五脏属阴，阴虚火乘，既已成燥，不必拘于何脏，则病证皆同。血虚不濡，病以心肝为首，由心生血，肝藏血，病则悲哭，像见神灵，此心之病象；而数欠喜伸，则是肝肾病象。所以然者，血虚不濡，内必关心，阴脏既伤，而穷必及三阴耳。

是方三药皆甘，濡润之剂，所以补阴血而濡其燥也。甘草三两，用为君药。黄中通理，厚德载物之君子也，非但益气，又能生血，归水火之间，培植中州，养育四旁，交媾精气之妙药，调济气血之灵丹。清代·杨时泰云："心火乘脾，阳不能生阴而反厉阴，惟甘温能缓正气，即以养阴血，是又可通于养心血之义矣。"（《本草述钩元》卷七《山草部》）《经》云："诸躁狂越，皆属于火。"（《素问·至真要大论篇》）甘草生用，诚泻火之良药。金代·李杲云："生甘草补脾胃不足，大泻心火。"（《本草发挥》卷一《草部》引）火清归宅，气阴安宁，心神自静耳。小麦一升，以为臣药。《素问·五常政大论篇》曰："升明之纪，正阳而治……其类火……其令热，其脏心，其畏寒，其主舌，其谷麦。"故麦属火，心之谷也。《名医别录》云："主除热，止燥渴咽干，利小便，止漏血唾血。"皆心之病也。《素问·金匮真言论篇》又曰："东方青色，入通于肝，开窍于目，藏精于肝，其病发惊骇，其味酸，其类草木……其谷麦。"则麦又属木，肝之谷也。《名医别录》言其"养肝气"，理之宜焉。故小麦者，心肝之谷。其色赤，得火色而入心，其气寒，乘水气而入肾，其味甘，具土味而归脾胃。妙能联水火之气，而交会于中土，诚宁心和肝之要品也。大枣十枚，以为辅药。脾家之果，助脾益血，治在中土而斡旋于上下，可以滋润五脏，缓和躁急也。

三药看似平和，实涵大义。轻柔之中，取其要领，抑其浮亢，定其魂魄，润五脏而消其燥，敛心神而宁其志焉。清代·周岩云："藏阴之受荫者大矣，治在滋燥而屏血药不用，岂血虚劳损者比乎？"（《本草思辨录》卷三《大枣》）方后云"亦补脾气"，不亦宜乎？用之临证，收效极显，不惟善治脏躁，若小儿夜啼、癫痫狂证、胸胁拘挛、盗汗自汗、喜笑不止、失眠眩晕、头痛肢麻，皆可获效，清代·莫枚士云："此为诸清心方之祖。"（《经方例释》卷上《甘麦大枣汤》）洵非虚言。

愚于是方常合郁金、菖蒲、合欢皮解郁宁志；当归、生地、天麻养血息风；酸枣仁、茯神、制首乌养心安神；半夏、芒硝、青礞石化痰定惊。

【产后抑郁案】支妇，31岁，小商。3个月前顺产第三女，因公婆不满而生嫌隙，终日郁闷不乐，悲哀时哭，憎恶初婴，拒绝哺育，心烦不宁，坐立不安，夜难入寐，甚则无端大呼，如见鬼魅。曾抗抑郁治疗1个月，效果不显。面色潮红，神情呆顿，流泪不止，悲不自持。两脉细数，关尺细滑，舌红苔薄白。少阴虚火，厥阴风郁。甘麦大枣汤合四物汤加味。炙甘草20g，生甘草15g，浮小麦30g，大枣20g，当归10g，生地黄20g，赤芍10g，川芎10g，酸枣仁15g，石菖蒲10g，郁金10g，青礞石30g，合欢皮10g。一周后复诊，神情明显好转，可夜寐5小时。守原法治疗共一月，情绪大好。

附方

柏子养心丸

柏子仁（四两），生地黄（二两），枸杞（晒干）、玄参（各二两），麦门冬（去心）、白茯神（去皮木）、当归（各一两），石菖蒲（去尾洗净）、甘草（各五钱）。右为细末，除柏子、地黄，石白捣如泥，余末加炼蜜，丸梧桐子大，每服四五十丸，临睡白汤下。宁心保神，益血固精，祛烦热，除惊悸，长聪明，久服令人不忘。（《扶寿精方·诸虚门》）

平补镇心丸

治丈夫、妇人心气不足，志意不定，神情恍惚，夜多异梦，怵悸烦郁，及肾气伤败，血少气多，四肢倦怠，足胫酸疼，睡卧不隐，梦寐遗精，时有白浊，渐至羸瘦。酸枣仁（去皮、隔纸炒，二钱半），车前子（去土，碾破）、白茯苓（去皮）、五味子（去枝、梗）、肉桂（去粗皮，不见火）、麦门冬（去心）、茯神（去皮，各一两二钱半），天门冬（去心）、龙齿、熟地黄（洗，酒蒸）、山药（姜汁制，各一两半），人参（去芦，半两），朱砂（细研为衣，半两），远志（去心）、甘草（炙，一两半）。右为末，炼蜜丸，如梧桐子大。每服三十丸，空心，饭饮下，温酒亦得，加至五十丸。常服益精髓，养气血，悦色驻颜。（《太平惠民和剂局方》卷五《治诸虚》）

八、益精固涩

桂枝加龙骨牡蛎汤

（见太阳辨证篇）少阴本气君火，标气寒水，倘本气不足，恒标气用事，于是有虚寒之劳证。是方用治"失精家少腹弦急，阴头寒，目眩，发落，脉极虚芤迟，为清谷亡血，失精。脉得诸芤动微紧，男子失精，女子梦交"。即此虚劳诸症之具象。肾者主水，受五脏六腑之精而藏之，所谓天一，脏本之立始也。若肾气衰惫，枢气失职，五脏失养，于是发落齿槁、目眩神疲；虚寒不温，于是少腹弦急、阴头寒冷；精气不固，于有清谷亡血、失精梦交。精血虚少，则脉极虚芤微；阴寒内盛，则脉迟而动紧。

桂枝加龙骨牡蛎汤已述于太阳篇，虽为太阳表虚不固之要方，亦通用于少阴病。盖太阳之本原为少阴之标，表里相依耳。太阳本气不足者，多呈表气失固之证；少阴标气为病者，常见里气不禁之证焉。用于少阴虚寒者，以桂枝汤调营卫而生精血，加龙骨镇心安神而摄肾水，以牡蛎养肾涩精而制心火，俾心肾相交，则阴虚得补，阳虚得敛，失精梦交，庶可得瘥。以愚陋见，斯处之桂枝当易之以肉桂，若二桂合用，以固守内阳，则得效更著。

天雄散

天雄（三两，炮）、白术（八两）、桂枝（六两）、龙骨（三两）。右四味，杵为散，酒服半钱匕，日三服。不知，稍增之。（《金匮要略·血痹虚劳病脉证并治》）

天雄散则用于阳虚不摄之证，力专效宏，补阳摄阴，从脾肾气血之总根处立法，以补虚为大纲也。天雄，即附子之长而尖者。明代·缪希雍云："天雄、乌头、附子，本是同生，第其形质有异，老嫩或殊，大热大毒则未始有别也。"（《神农本草经疏》卷十《草部下品》）清代·蒋介繁云："乌附天雄，皆是补下焦，命门阳虚之药，补下所以益上也。"（《本草择要纲目·热性药品·天雄》）肾寒精泄之证，自非他药所能胜任，故用精气充实不泄之天雄，并以之名方。证见清谷亡血失精，肾损已然及脾，或脾损已然及肾，不补脾则生精之源绝，故白术用至八两。佐使桂枝、龙骨，至微至妙。桂枝使太阳少阴经气俱得气化，可壮下焦真阳。龙骨为阳，牡蛎为阴；阳衰阴泄，不当镇以咸寒之牡蛎，得龙骨则引火下归而不损真阳。且桂枝、龙骨辅天雄则固肾涩精，辅白术则固脾祛湿。四药相伍，以治阳弱精失，义实至精至确。

清代·尤怡云："此疑亦后人所附，为补阳摄阴之用也。"（《金匮要略心典》卷上《血痹虚劳病脉证并治》）诚不明是方乃仲景开温元补涩之先河，而成医治阳虚失精之祖方，《千金方》天雄散即滥觞于此。后世医家，竟失此意，一味滋阴，真仲景罪人哉！

《千金》天雄散

治五劳七伤，阴痿不起，衰损者方。天雄、五味子、远志（各一两），苁蓉（二两半），蛇床子、菟丝子（各六两）。上六味治下筛，酒服方寸匕，日三，常服勿止。（《备急千金要方》卷二十《膀胱腑方》）

是方以天雄、蛇床温下焦之真阳，苁蓉、菟丝补精髓之水火，五味、远志宁心宫之君火，阳旺阴谐，自可固精振痿。

凡真阳虚弱之阳痿、早泄、淋浊、遗精、带下、遗尿，施以上法，收效常著。

【劳淋案】龚男，36岁，教师。尿后余沥淋浊3个月。早年有手淫史多年，近半年劳神过度，常梦遗，一周数次，每尿后余沥滴白逾三月，历时十余分钟，诊为慢性前列腺炎，曾服多种中西药乏效。会阴坠胀，尿细不畅，白浊如浆，性欲低下，神疲膝酸，阳事不坚，稍举即泄，遗精频作，夜难安卧。舌质淡润，两尺脉沉细，关脉略紧。肾阳虚损，精气失收。天雄散加味。附子（先煎）20g，肉桂10g，蛇床子20g，炒白术20g，龙骨（先煎）30g，五味子15g，远志10g，肉苁蓉20g，菟丝子20g，山萸肉10g，补骨脂10g，乌药10g，益智仁15g。14剂。余沥白浊减半，腰酸阴胀亦轻。守方加减共治3个月，诸症基本消除。

固精丸

治心神不安，肾虚自泄精。知母（炒）、黄柏（酒炒、各一两），牡蛎（煅）、龙骨（煅）、芡实、莲蕊、茯苓、远志（去心）、山茱萸肉（各三钱）。上为末，煮山药糊丸梧子大，朱砂为衣。服五十九。（《仁斋直指方论》卷十《梦泄》）

《灵枢·本神》曰："恐惧而不解则伤精，精伤则骨酸、痿厥、精时自下。"《素问·痿论篇》曰："思想无穷，所愿不得，意淫于外，入房太甚，宗筋弛纵，发为筋痿，及为白淫。"筋痿者，冲气不固，宗筋失收也。梦遗精滑，总属失精，证虽不同，所致之本则一。遗精之始，无不由心，正以心肾皆藏君火，心有所动，肾必应之。夫肾藏天一，悭吝为事，潜欲澄心，精气内守，阴平阳秘，真元固密。故凡多欲之人，心有妄思，外有妄遇，思想外淫，房室太甚，丁火炽于上，癸水摇于下，淫泆不守，滑泄而下。初泄不意，至再至三，渐至不已，精道久滑，随触皆遗，欲遏不能矣。盖精之藏制虽在肾，而精之主宰则在心。心家之虚，不能主宰，或心受热灼，阳气不收，此泄如瓶之侧而出者也；脏腑积弱，真元久亏，心不摄念，肾不摄精，此泄如瓶之罅而漏者也。总由心肾不交，精关失固。

元代·朱震亨云："梦遗精滑，专主乎热，热则流通，宜滋阴降火。劳神思者，安神养心。久而虚脱者，须兼补药及收涩之药，无有不愈。"（《景岳全书》卷二十九《杂证谟》引）《直指》固精丸即由此而立焉。重用知柏，苦能坚阴，专司收制少阴阴火，知母行上，黄柏行下，两相协力，心肾之虚妄得抑。茯苓、远志开泄心热而安宁心神，平抑心君浮躁。山茱萸、山药补养肾精而涵蓄真阳。芡实、莲须，益肾生精之同时，又可守固精关，乃止涩滑遗之要品。龙骨、牡蛎交通阴阳而敛潜君火。十药相合，兼补兼涩，敛固并举耳。

芡实甘涩性平，固肾益精，补脾去湿，乃益肾治浊良药。既可补精，又可涩精，何也？清代·陈士铎云："夫遗精之病，必能补而后能止。使芡实不能益精，又何能止精？况芡实不但止精，而亦能生精也。去脾胃中之湿痰，即生肾中之真水。"（《本草新编》卷五《芡实》）与金樱子配合，则为涩精名方水陆二仙丹。

水陆二仙丹

取鸡头去外皮，取实连壳杂捣，令碎，晒干为末。复取糖樱子，去外刺并其中子，洗净捣碎，入甑中蒸令熟。却用所蒸汤淋三两过，取所淋糖樱汁入银铫，慢火熬成稀膏，用以和鸡头末，丸如梧桐子大。每服盐汤下五十丸。久服固真元，悦泽颜色。（《洪氏集验方·卷三》）

是方最早载于《本草图经》。芡实又名鸡头米、鸡头实，北宋·苏颂云："鸡头实……服饵家取其实并中子，捣烂，曝干，再捣，下筛，熬金樱子煎和丸服之，云补下益人，谓之水陆丹。"（《本草图经》卷十六《果部》）芡实粉枯涩味甘，能固精浊而防滑泄；金樱膏濡润味涩，能滋少阴而固滑泄。两药配伍，能使肾气得补，精关自固，则遗精、遗尿、带下蠲除。樱产于山，芡生于水，阴阳相和，人健如仙，是以得名"水陆二仙"。

金锁固精丹

治梦遗精滑，及交感不久者服，甚妙。莲花蕊、芡实、沙苑蒺藜（各二两），龙骨（煅，一两）。上为末，用莲肉作粉，打糊丸如桐子大，每服七八十丸，空心淡盐汤下。不禁，加牡蛎（煅）一两。（《济阳纲目》卷五十六《遗精》）

明清以降颇为流行之金锁固精丸（丹），实脱胎于《直指》方。此亦少阴药也，蒺藜补肾益精，莲子交通心肾，牡蛎清热补水，芡实固肾补脾，合之莲须、龙骨，皆涩精秘气之品，以止滑脱也。是方重在固涩，滋阴降火之力略显不足。

真阴虚耗、阴火偏亢之遗精滑泄，用固精丸法，常效。

【梦交案】桑妇，31岁。半年前失恋后性情时或低沉，时或亢躁，夜常不寐，频作梦交，每周必行，甚则一周数次，苦状难言。舌质红绛，舌尖起刺，寸脉浮滑，尺脉弦细。阴火上举，肾关失固。固精丸加味。知母20g，黄柏20g，龙骨30g（先煎），牡蛎30g（先煎），莲子15g，芡实15g，山药15g，远志10g，酸枣仁15g，柏子仁15g，生地黄15g，山茱萸10g，金樱子10g。2周后复诊，睡眠明显改善，情绪较前稳定，梦遗2次。舌红不绛，苔脉如前。守原法化裁，其治3个月，诸症如失。

草薢分清散

治真元不足，下焦虚寒，小便白浊，频数无度，溺面如油，光彩不定，溺脚澄下，漩如膏糊。或小便频数，虽不白浊，亦能治疗。益智仁、川萆薢、石菖蒲、乌药。上件各等分为细末。每服三钱，水一盏半入盐一捻，同煎至七分，温服，食前。(《杨氏家藏方》卷九《补益方》)

本方出自南宋·杨倓《杨氏家藏方》，原名"萆薢分清散"，至元代《丹溪心法》更名为"萆薢分清饮"，沿用至今。

精通尾膂，溲出膀胱，泾渭攸分，源流各异，皆由少阴肾气所主。经气充盛，精溢精室，津聚胕囊，分道而泄，气化所为焉。若气化受滞，津精失藏，必化为湿，于是清浊不厘，浑浊淆乱，于是溲溺为之不禁，尿液为之膏浊。即古论所云："雨气之复不应，山泽无不蒸溽。"(《运气易览》卷一《运气说》)小便膏浊者，湿气盛行，蒸溽之象也。水性就下，故淋沥不已。真元不足者，肾阳不振，必致下焦虚寒，水气失化，肾失封藏，膀胱失约，故小便频数，浊如米泔，或如脂膏。

是方乃温补下焦，分清化浊之剂，由严氏缩泉丸加味而成。

《济生》缩泉丸

治脬气不足，小便频数。天台乌药、益智仁。上等分，为细末，酒煮山药末糊为丸，如梧桐子大。每服七十丸，临卧，用盐汤送下。(《重订严氏济生方·小便门》)

《素问·脉要精微论篇》曰："水泉不止者，是膀胱不藏也"。脬气者，太阳膀胱之气也，少阴肾气所发，气寒则夜遗尿，气虚则溲不禁，惟以温壮肾气以复其秘藏之性可也。益智仁辛温，行阳退阴，三焦命门气弱者宜之。明代·缪希雍云："禀火土与金，故燥而收敛，以其敛摄，故治遗精虚漏，及小便余沥。"(《神农本草经疏》卷十四《木部下品》)乌药辛温，《日华子》云："治一切气，除一切冷。"(《证类备急本草》卷十三《乌药》引)上入脾肺，下通肝肾，尤善驱膀胱、肾间冷气，疏逐邪逆诸气，乃温通下焦之要药。二药相合，敛抑肝肾，藏纳归源，以强本行敛，温通行敛，非收涩之敛也。又以山药为糊成丸，有健脾补肾、固精止遗之效。三药共成温养补涩之剂，则脬气复其性，禁固复其常矣。是以又名"三仙丸"。

若房劳伤损颇重，可加补骨脂、菟丝子；滑精遗泄不禁，宜加桑螵蛸、鸡内金。如下焦沉寒固冷者，须重加温阳之力，于是有魏氏同名方。

《魏氏》缩泉丸

治丈夫小便频(史越王方)。乌药、川椒(去目并合口者，出汗)、吴茱萸(九蒸九晒)、益智(炒)，各等分。上药为细末，酒煮面糊为丸，如梧桐子大。每服五六十丸，临卧盐汤下。(《魏氏家藏方》卷四《白浊》)

由斯可知，乌药、益智相伍乃温固肾元之根方，古方无疑。增川萆薢、石菖蒲二味，则是萆薢分清饮。萆薢苦平，除湿之大药也。苦能降，故善行下焦；平不偏，则寒热皆宜，非专主湿热也。《神农本草经》曰："主腰背痛，强骨节，风寒湿、周痹。"为祛风除湿，补益下元之要药，南梁·甄权云："主男子臀腰痛，久冷，是肾间有膀胱宿水。"（《证类备急本草》卷八《萆薢》引）小溲旋多白浊，乃湿气下流，用此除湿浊而固下焦，故能去浊分清，肾无邪湿之扰，自能收摄如常。石菖蒲辛温，亦祛浊之佳品，又开九窍而通心，乃手少阴、足厥阴经药。少阴通则心肾交，阳气化而孔窍畅也。或有方书后云"一方加茯苓、甘草"，则其利湿分清之力益佳。得盐之润下，并合乌药，亦不致药力上窜也。综观全方，利湿化浊以治其标，温暖下元以固其本。明代·李中梓云："燥可去湿，故用菖蒲、乌药，以平湿土之敦阜。益智入肾，可纳气归源，肾水得令，则自能闭藏而小便有节。至于使水道转入大肠，分清泌浊者，独萆薢之力也，故曰萆薢分清饮。"（《删补颐生微论》卷四《医方论》）是法之精要，在于温补真阳以达浊去精回，其治不惟下焦，凡肾虚而九窍不固者皆可用之，取效可期。

【耳漏案】吴男，17 岁，学生。左耳流脓 3 年。游泳后左耳道入水继发中耳炎并鼓膜穿孔，长年流黄白脓水，时清时浊，久久不止，迭经中西疗法，或重或轻，终未得愈。检其所用中医治方，清热凉肝、补中益气、燥湿化浊等。自觉余无不适，偶感头重，精力不足。面白神疲，形体瘦弱。舌胖略淡，舌根白腻，两尺脉细缓乏力。拟肾虚湿浊，精微失化论治。萆薢分清饮加味。益智仁 20g，乌药 15g，石菖蒲 10g，绵萆薢 20g，茯苓 20g，甘草 10g，鹿角霜 20g，补骨脂 15g，芡实 10g，山药 15g，煅龙骨 30g，柴胡 10g。服药 2 周，耳水减半，续服 2 周，流脓已止。续以前方治疗一个月，诸症已消，复查鼓膜已修复。

【老年尿频案】刁翁，68 岁。夜尿史十余年，近一年加重，夜起五七次，且余沥不净，溲流缓细，会阴时胀坠不适，服用治疗前列腺肥大西药半年，诸苦无甚缓解，拒绝手术。伴腰软无力，动则易汗，足胫时肿。舌胖暗淡有齿痕，苔中根白腻，左尺沉涩，右寸关脉革。肾阳不足，痰瘀内结，脬气失固。缩泉丸合三子养亲汤加味。益智仁 30g，乌药 20g，莱菔子 15g，苏子 15g，白芥子 15g，五味子 10g，茯苓 15g，土鳖虫 10g，肉桂 5g，补骨脂 15g，山药 15g，熟附片 10g，牛膝 10g，车前子 10g。2 周后复诊，夜尿减至三次，尿流亦较前转顺，仍少有余沥。续前法加肉苁蓉 10g。续服 2 周，夜尿一次，已无不尽。

附方

桑螵蛸散

安神魂，定心志，治健忘、小便数，补心气。桑螵蛸、远志、菖蒲、龙骨、人参、茯神、当归、龟甲（醋炙）。以上各一两，为末。夜卧，人参汤调下二钱。（《本草衍义》卷十七《桑螵蛸》）

巩堤丸

治膀胱不藏，水泉不止，命门火衰，小水不禁等证。熟地（二两），菟丝子

（酒煮，二两），白术（炒，二两），北五味、益智仁（酒炒）、故纸（酒炒）、附子（制）、茯苓、家韭子（炒，各一两）。上为末，山药糊丸，如桐子大。每服百余丸，空心滚汤，或温酒下。如兼气虚，必加人参一二两更妙。（《景岳全书》卷五十一《新方八阵》）

九、壮火益土

四神丸

治脾肾禀虚，泄泻不食，或不食去后不实，或乳母患此，致儿为患。肉豆蔻（二两）、补骨脂（四两）、五味子（二两）、吴茱萸（一两）。上为末。用水二碗，生姜八两，红枣一百枚，煮熟，取枣肉，和为丸，麻子大。每服二三十丸，空心食前，白汤下。子母并服。（北宋·阎孝忠《钱氏小儿直诀·卷四》）

此治肾泄名方。肾泄又名五更泄、鸡鸣泻。《素问·金匮真言论》曰："鸡鸣至平旦，天之阴，阴中之阳也，故人亦应之。"五更平旦寅时，阴盛阳萌之际，命门火衰者，阴寒内盛，真火不温脾土，脾阳不升而水谷下趋，故令泄泻。

肾乃胃之关，开窍于二阴，二窍之收放开闭，皆关肾气。肾气若壮，丹田火盛，上蒸脾土，土气温和，中焦自治，在五行为火生土，于脏腑乃脾肾合。少阴君火为冲气之领袖，太阴脾阳为中气之动机，惟冲气自下涵蒸，中气始得运变，譬如鼎釜之中，置诸米谷，下无火力，虽终日米不熟，其何能化？南宋·杨士瀛云："脾肾之气交通，则水谷自然克化，此所谓妙合而凝者也。"（《仁斋直指方论》卷二《证治提纲》）命门无火，不能为中宫腐熟水谷，藏寒在肾，谁复司其闭藏？肾之真阳虚惫，将交阳分，不能健闭，阑门失守则泄；脾之清阳下陷，不能运化，阑门元气不足，不分清浊亦泄。两证皆由肾命火衰，不能上生脾土故也，故徒施固涩难行其效，壮火生土方为正治。

本方由《普济本事方》二神丸与五味子散两方组合而成。

二神丸

治脾肾虚弱，全不进食。破故纸（四两，炒香）、肉豆蔻（二两，生）。上为细末，用大肥枣四十九个，生姜四两，切片同煮，枣烂去姜，取枣剥去皮核用肉，研为膏，入药和杵，丸如梧子大。每服三十丸，盐汤下。（《普济本事方》卷二《心小肠脾胃病》）

补骨脂又名破故纸，味辛大温，禀火土之气，兼得天令之阳。明代·白飞霞《方外奇方》云："破故纸属火，收敛神明，能使心包之火与命门之火相通，故元阳坚固，骨髓充实，涩以治脱也。"（《本草纲目》卷十四《草部》引）是为少阴君火之剂，温暖水脏，阴中生阳，壮火益土之要药。劳伤之病多起于脾肾，以其能补火生土，真阳得补而升，自能腐熟水谷，蒸糟粕而化精微，以荣养五脏，故主五劳七伤所生病。肉豆蔻味辛气温，禀火土金之气。辛能散能消，温可和可通，其气芬芳，香先入脾，脾主消化，胃喜温暖，温和辛香，故为理脾开胃，消宿食，止泄泻之要药。是方君补骨脂之辛燥，入肾以制水，佐肉豆蔻之辛温，入脾以暖土，丸以枣肉、生姜以养营和卫，真己癸生阳以运谷气之良方焉。

五味子散

治肾泄。五味子（二两，拣）、吴茱萸（半两，细粒绿色者）。上二味同炒香熟为度，细末。每服二钱，陈米饮下。（《普济本事方》卷四《脏腑泄滑及诸痢》）

五味子得乎地之阴，兼乎天之阳，故能补五脏，酸咸入肝而补肾，辛苦入心而补肺，甘入中宫益脾胃。其酸收之力，又能固摄下焦。吴茱萸辛苦大热，入足太阴血分，少阴、厥阴气分，故专入肝而旁及脾肾，润肝燥脾，温中下气，除湿解郁。盖肾泄者，少阳气虚无以发陈也，五味子散君五味子之酸温，收坎宫耗散之火，少火生气以培土；佐吴茱萸之辛温，顺肝木欲散之势，开水气滋生之路，共助少阳生气以奉春生也。

是二方皆治肾泄，所由则异，四神丸采二方之长。命门无火，水浊斯萌，木不疏泄，虽是木邪干土，实肾脾之虚也。此际补脾不如补肾。补骨脂有温中暖下，五味子酸收固涩，吴茱萸散邪补土，肉豆蔻涩滑益脾。暖肾而使气蒸，破滞而使气壮，补肾仍是补脾矣。清代·柯琴云："二神丸是承制之剂，五味散是化生之剂也。二方理不同，而用则同，故可互用以助效，亦可合用以建功，合为四神丸，是制生之剂也。制生则化，久泄自瘳矣。"（《古今名医方论》卷四《四神丸》引）

【溏泻案】高男，42岁，职员。5年前饮食不慎患菌痢，遗留慢性腹泻，日行大便五七次，溏泻不型，量少而黏，时挟黏液，无不消化物，便前小腹略不适，迭经医治，时轻时重。舌质略淡暗，苔薄白水滑，两关脉缓，尺脉沉细。脾肾虚泻。四神丸合苓桂术甘汤加味。补骨脂30g，吴茱萸10g，五味子10g，肉豆蔻10g（后下），茯苓15g，肉桂10g，炒白术20g，炒苍术10g，炙甘草10g，木香10g（后下），神曲30g，大枣10g。另加生姜20g。2周后大便日行二三次，便质软，略有型。守原法治疗三个月，日便一二次，基本成型。

纯阳真人养脏汤

治大人、小儿肠胃虚弱，冷热不调，脏腑受寒，下痢赤白，或便脓血，有如鱼脑，里急后重，脐腹疞痛，日夜无度，胸膈痞闷，胁肋胀满，全不思食，及治脱肛坠下，酒毒便血，诸药不效者，并皆治之。人参、当归（去芦）、白术（焙，各六钱），肉豆蔻（面裹，煨，半两），肉桂（去粗皮）、甘草（炙，各八钱），白芍药（一两六钱），木香（不见火，一两四钱），诃子（去核，一两二钱），罂粟壳（去蒂、盖，蜜炙，三两六钱）。上件剉为粗末。每服二大钱，水一盏半，煎至八分，去滓食前温服。老人、孕妇、小儿暴泻，急宜服之，立愈。忌酒、面、生

冷、鱼腥、油腻。如脏腑滑泄夜起，久不瘥者，可加炮了附子三四片，煎服。（《太平惠民和剂局方》卷六《治泻痢》）

是方托名唐末道家全真派祖师吕嵒（洞宾，纯阳真人），或因其教义重阳惜阴，与方机治理相通耳。

此治久泻而脾肾虚寒，脏气不摄。痢虽脾疾，久必传肾，以肾为胃关，司下焦而开窍于二阴也。关门不利，久泻脱肛，由火不温土，中气下陷耳。养脏者，温养脾与肾耳。养脾用人参、白术、炙草，重在益卫和营，复其机运；养肾用肉蔻、肉桂，重在温壮真阳，固其关钥。久不瘥者，加用附子，亦遵此义。痢者，气血皆病，气下陷则血亦伤，振阳之时，必兼和阴，故以当归、白芍和血养血。然是方最可注目者，在其涩剂之用。民国·罗振湘云："大肠虚滑不能自收而重，其重至圊后随减，宜用御米壳等涩剂，固其滑、收其气则愈。以此辨之，百不失一。"（《治痢南针·痢疾之治法》）脱则散而不收，故用酸涩温平之药，以敛其耗散。脏气大亏，精微失固，当于补提之际，涩固真气，收敛真阴，方不至正气随阴液两竭耳。老幼孕妇，虚弱之体，暴泻证危，速服救急，理同斯出。

罂粟壳又名御米壳，酸涩微寒，敛肺涩肠而固肾，治久嗽泻痢，遗精脱肛，心腹筋骨诸痛。涩药主收，合于阳明金气，故入肺与大肠。金能生水，能收则助藏，故又入肾，金·李杲云："收敛固气，能入肾。"（《本草纲目》卷二十三《谷部》引）入肾则固二阴之锁钥，足少阴药焉。南宋·杨士瀛云："罂粟壳治痢，人皆薄之固也。然下痢日久，腹中无痛，当涩肠岂容不涩？……但中间有药辅之耳。"（《仁斋直指方论》卷二《证治提纲》）是方重用以为君药，应急之施也。诃子苦温酸涩，亦是入肺肾之品，止久泻之良药，仲景有诃黎勒散。

诃黎勒散

诃黎勒（十枚，煨）。右一味，为散，粥饮和，顿服。（《金匮要略·呕吐哕下利病脉证治》）

诃黎勒苦温能开，酸涩能收。开则化痰涎，消胀满，下宿食，发音声；收则止喘息，已泻痢。仲圣用治气利，气利者，气与矢俱包，必有痰涎阻于肠中。诃黎勒既可涩肠而又化痰涎，于是证最为相得。养脏汤用量亦重，以辅助粟壳，颇称佳配。

泻痢日久，气分与血分不无虚而留滞，以木香理气，且用量之多，收敛之剂与行郁泻湿之药并用，则补涩而不壅郁，亦是见解超人之处。

清代·罗国纲云：治泻之法有十，其中"一曰疏利，痰凝气滞，食积水停，皆令人泄，随证祛逐，勿使存留，所谓通因通用也。一曰甘缓，泄而趋下，甘为土味，可以缓中，善禁急速也。一曰酸收，泻下者必气散而不能收，惟酸可以助收肃之权也。一曰燥脾，泻由脾湿，湿由脾虚，仓廪得职，水谷自分也。一曰平肝，木旺侮土，土亏不能止水，其病在肝，宜平肝，乃可以补土也。一曰温肾，肾主二便，封藏之本，虽属水位，真阳寓焉，脾虚者，补肾之阳，火以生土也。一曰固涩，泄久道滑，虽补无功，须行涩剂，庶拨度合节也"。（《罗氏会约医镜》卷十《杂证》）养脏汤汇此五法于一身，标本兼治，以治标为主。凡脱肛久痢，虚泻无度，遗矢失溲之症，用之常获奇效。

【脱肛案】罗妇，42岁。二胎产后1年，近半年来每便肛门即脱坠，久久不收，须手纳始入，平素每一用力，亦自坠而出，曾服多药无果。气短乏力，食少便溏，畏冷易汗。两关尺脉沉细而软，舌淡红苔薄腻。脾肾虚陷。真人养脏汤加减。罂粟壳30g，诃子15g，党参30g，当归20g，白术20g，肉豆蔻10g，肉桂5g，炙甘草10g，补骨脂10g，木香10g，附子10g（先煎），大枣10g，水煎服。另用罂粟壳20g，诃子20g，煎取液100ml，加精盐10g，备用。每遇肛脱，以温水洗净，用此液外涂周遍，再施手纳入。2周后复诊，云服药1周即见显效，脱肛次数减半，脱出亦无多，可自收回。续服2周，气力大增，脱肛偶作。以肾气丸合香砂六君子丸善后。

黄土汤

下血，先便后血，此远血也，黄土汤主之。亦主吐血衄血。甘草、干地黄、白术、附子（炮）、阿胶、黄芩（各三两），灶中黄土（半斤）。上七味，以水八升，煮取三升，分温二服。（《金匮要略·惊悸吐衄下血胸满瘀血病脉证并治》）

夫五脏六腑之血，全赖脾气统摄，中土健运流行，则肺气通调，血随气转，会于膈俞，而统分脏腑，周身经络，斯无瘀逆之患。若统运失常，戊土不降，逆而上行，血随气转则吐血；己土下陷，血随气沉为便血矣。于五行言，火乃土之母；于阴阳论，阳为阴之使，少阴君火乃太阴湿土之根基，无火则冲气失位，阳弱而土失其统。北宋·寇宗奭云："土者冲气之所生，冲气则无所不和。"（《本草衍义》卷一《序例上》）冲气发之肝肾，负阴而抱阳，温土而和血。中焦者，禀天地之冲气，阴阳清浊攸分，十二经络所始。或不得其平，则寒热偏胜，荣卫涩滞，清浊不分，而生诸病。

远血者，先便而后血。《素问·阴阳别论篇》曰："结阴者，便血一升，再结二升，三结三升。"冲气下陷，阳气虚弱，阴气内结，不得外行，血无所禀，脾寒不统，渗入肠间，渣滓前行而下，血惟继后而出，所以先便后血。是以仲景曰："小肠有寒者，其人下重便血。"（《金匮要略·五脏风寒积聚病脉证并治》）阳虚气寒，失其统御之权，血为之不守也，脾去肛门甚远，故曰远血。因之清代程国彭云：此证当有"脉细无力，唇淡、口和、喜热、畏寒，或四肢厥冷"诸见症也（《医学心悟》卷三《便血》）。盖冲气为病，下焦本虚，血下持久，阴损及阳，阳伤累阴，斯成阴阳不和之证，故有所述诸苦焉。

是方乃益冲气、壮脾阳、和气血之要剂。灶中黄土又名伏龙肝，辛甘性温，因色赤如肝，故以肝名。得火土之气而成，火炼之而成阳土，土气之和已转温，冀火土相生，土得母燥而不湿，血就温化，则所积者消，所溢者止，故治血证。《名医别录》曰："伏龙肝，味辛，微温。主治妇人崩中，吐下血。"失血过多，阴损及阳，中气虚陷，辛可温阳，甘能补中，温能和血也。土位居中，此得水上火下之气，故用以为君而命名。仲景未明言此药服法，似与余药同煎。后世有"取干土水煮三五沸，绞去滓，暖服一二升"（《本草拾遗》），有"新汲水一升，淘汁，和蜜服"。（《广利方》）今人多以之煎汤数沸，澄清去滓留液煎余药。

附子辛热，为少阴专药，冲气阳虚有寒宜温者，取效甚捷，附子理中汤治腹满、黄土汤治下血、附子泻心汤治心痞、薏苡附子败酱散治肠痈，诸如此类，皆无往不利。黄土汤亦如之，惟其挟纯阳之性，奋至大之力，阳气下陷，非此不能举之，阴寒遇之辄解，合之黄土，则脾阳可复焉。夫阳生于阴，冲气本阴阳合体，无阴不成其阳，且便血已久，阴血已伤，故用地黄甘寒以资天一之水，阿胶甘平以养肝肾精血，二药皆行离中之阴以下降，治阴燥出血之良药也。与附子、黄土配伍，阳生阴长，水火升降，冲气斯和，血络可宁耳。三药共担臣职。甘草、白术健脾养胃，培植中土。黄芩苦寒，可以止血，又可佐制温热以防动血；入于温热药中，无碍方之大意，又以血虚易生火，故用以清之。三药职为佐使。七药相合，温凉兼用，燥润兼施，刚柔相济。黄土为君，而濡血三味，煦气三味，任均力佹，仲景用意在充补冲气而成统血之功，后人其能识乎？清代·汪培荪云："黄土汤一法，补少阴之火，生太阴之土，抑且恐温药性烈，内有生地以益阴，阿胶以养营，冀其刚柔相济，火土合德，统摄有权，则血自归经矣。"（《汪艺香先生医案·附·十八案》）

愚用是方治呕血下血及妇人崩漏，每获良效。缺灶心黄土，以赤石脂代之，或以碎红砖先煎取汁代水煎药。出血多者加三七粉、白及、蒲黄；虚寒甚者，加炮姜、鹿角霜、紫石英；中气陷者，加党参、黄芪、升麻。

【吐血便血案】黄叟，54岁，农民。脘腹疼痛，时时下血，或呕吐带血5年，诊为十二指肠溃疡及升结肠溃疡，反复发作，用西药可缓解，起居稍有不慎即发病。半月前饮酒后左腹痛，呕血一次，持续黑便，西药治疗未效，空腹痛，食后止，得温缓，胃纳不健，偶有烧心，时欲呕吐，大便稀溏，便色青黑，四肢不温，口干欲饮。面色黧暗，舌暗红苔薄，两脉关尺弦细。少阴太阴合病，火不行土。黄土汤加味。赤石脂30g，熟附子20g，炮姜10g，炒白术10g，党参20g，生地黄15g，阿胶5g（烊化），三七粉5g（冲服），黄芩10g，白及10g，炙甘草10g，大枣15g，鸡内金10g。服药3天，脘痛即止，四肢渐温，黑便已少。服满一周，偶有少量黑便，两关脉已缓。上方加地榆炭10g。续服一周，大便正常。

【崩漏案】杜妪，55岁，退休职员。3年前始经乱，或数月一行，或一月数行，淋漓不净，甚则数十天不止，量皆不多。1个月前经来不畅，曾量多凝块，后中小量持续不净，色暗红。已服激素药及中药凉血之剂皆不效。时时潮热汗多，畏风畏寒，腰腹酸冷，夜寐多醒，周身疲倦，心烦易怒。两尺脉沉细，左寸脉小滑，舌淡胖有齿痕，舌尖红。心肾失和，冲气失温。黄土汤加味。赤石脂50g，紫石英40g（先煎），阿胶10g（烊化），熟地黄15g，熟附子20g（先煎），黄芩10g，当归15g，炒白术10g，炮姜10g，肉桂5g，鹿角霜20g，生甘草10g，炙甘草10g。服药5天，崩漏即止。续服一周，潮热寐差等诸症亦大减。以金匮肾气丸合大补阴丸善后。

附方

桃花汤

赤石脂（一斤，一半全用，一半筛末）、干姜（一两）、粳米（一升）。右三味，以水七升，煮米令熟，去滓，温服七合，内赤石脂末方寸匕，日三服。若一服愈，余勿服。【306】

椒附丸

治小肠虚冷，小便频多。椒红（炒出汗）、桑螵蛸（酒炙）、龙骨（生用）、山茱萸（取肉）、附子（炮，去皮）、鹿茸（酒蒸，焙）。上等分，细末，酒糊为丸，如梧桐子大，每服七十九，空心，盐汤送下。（《重订严氏济生方·五脏门》）

赤石脂禹余粮汤

伤寒，服汤药，下利不止，心下痞鞕。服泻心汤已，复以他药下之，利不止。医以理中与之，利益甚。理中者，理中焦，此利在下焦，赤石脂禹余粮汤主之。复不止者，当利其小便。赤石脂（一斤，碎）、太一禹余粮（一斤，碎）。右二味，以水六升，煮取二升，去滓，分温三服。【159】

十、温壮真阳

肾气丸

干地黄（八两），山药、山茱萸（各四两），泽泻、牡丹皮、茯苓（各三两），桂枝、附子（炮，各一两）。右八味末之，炼蜜和丸梧子大，酒下十五九，加至二十五九，日再服。（《金匮要略·血痹虚劳病脉证并治》）

是乃温壮少阴底火之根方，大为明清肾命学派推举，以至明代医家薛己言无不及，统治百病，赵献可极赞其功，奉为神丹，其中真理，不谓无由。

《金匮》所载，原治多病，有"虚劳腰痛，少腹拘急，小便不利者"。（《血痹虚劳》），有"短气有微饮"（《痰饮咳嗽》），有"男子消渴，小便反多，以饮一斗，小便一斗"（《消渴小便不利淋病》），有"妇人病转胞，烦热不得卧，而反倚息者，不得溺也"（《妇人杂病》）。盖肾主藏精，司气化而布水液。腰为肾府，肾精虚竭，不能自强，故痛。少腹少阴位，肾虚阳无和化，阴气凝切，故拘急。膀胱肾腑，肾气虚弱，令化自滞，故小便不利。阳不化气，水不下行，故倚息不得卧；气不布液，关门失利，故转胞不得溺。肾阳下弱，阴霾四布，阻塞升降，宗气失位，三焦不和，水饮上泛，则短气有微饮。肾中无火，气化不司，关门失守，精气下泄，故消渴崩溺，男子以阳为本，故斯病男子居多。

清代·汪昂云："男女媾精，皆禀此命火以结胎，人之穷通寿夭，皆根于此，乃先天无形之火，所以主云为而应万事，蒸糟粕而化精微者也。无此真阳之火，则神机灭息，生气消亡矣。"(《医方集解·补养之剂》) 人阳之根在命火，以成冲气之源，胸中之宗气，胃中之中气，皆赖之以驱动。肾精乏而气自馁，阳不旺则火如萤，命门底火不振，既不能生悍气以上供，又不能温中土以助运，正气衰薄，生意萎顿焉。故凡诸气之虚，金缘命门之火虚惫，而命门之虚，又由精血枯竭。是以欲振阳光，先生阴水，寓生阳于藏阴之中。惟附子、肉桂，能入肾命之间而补之，加入六味丸中，乃成补火之剂。

附子辛热。元代·王好古云："通行诸经引用药。入手少阳经三焦、命门之剂。"(《汤液本草》卷三《草部》) 浮中沉无所不至，有退阴回阳之力，起死回生之功。明代·虞抟云："以其禀雄壮之资，而有斩关夺将之势。"引补气药行诸经，追复散失之元阳；引补血药入血分，滋养不足之真阴；引发散药开腠理，驱逐在表之风寒；引温暖药达下焦，蠲除在里之冷湿。(《医学正传》卷一《中风论》) 温癸水而益肾气，舍附子其谁更雄？

肉桂辛热，其质在中半以下，故其性专走肾经，本乎地者亲下，能引无根虚火降而归经。况相火寄于甲乙之间，肝胆木旺则巽风动而烈火焰。古人谓北方不可泻，泻肝即所以泻肾。本草曰木得桂而枯，乃伐肝之要药也。仲景原方用桂枝，而后世皆用肉桂，何谓也？盖中古本桂枝、肉桂未分，唐宋后始厘之晰然，以桂枝偏入太阳，长于温荣卫而通表里，故多用于上表之证；肉桂偏入少阴，长于补肾阳而温三阴，故常施于下里之证耳。

桂附与火同气，温命宫、开腠理、致津液、通气道，据其窟宅而招之，同气相求，火必下降矣，固壮命火之正药。肾气丸内有桂附，所以斡旋肾中颓坠之气，而使上行心肺脾胃之分，不然则滋阴润燥之品，同于饮水无济，但益下趋之势而已。

明代·张景岳云："善补阳者，必于阴中求阳，则阳得阴助，而生化无穷；善补阴者，必于阳中求阴，则阴得阳升，而源泉不竭。"(《景岳全书》卷五十《新方八阵》) 肾中一水一火，六味壮水之主，附桂益火之原，水火既济之道。六味下补精血之性，将辛热之桂附包藏下纳，使由肝肾徐徐炊动，不特下焦渐温，且致上焦津升，水火可得交融耳。盖浮阳上扰者，乃少阴寒冷，龙宫无可安之宅，不得已游行于上，血随火妄，用附、桂纯阳之火加于六味纯阴之水中，俾肾中温暖，如冬月一阳来复于水土，命门之火归就本宅，自然火去血安。若阴水干而虚火炎者，去附、桂而纯用六味，以神水配火，火自内潜，血自宁静。总之，保火为主，此六味、八味之合于道之神妙焉，后人崇拜，不亦宜乎？

【糖尿病案】陈男，55岁，商人。糖尿病史5年，用胰岛素每日36IU，另服二甲双胍，可稳定控制血糖。近半年来病情加重，空腹血糖升至13.2mmol/L，增加降糖药用量效差。口时干渴，饮不能解，尿多而频，精神不振，腰膝无力。面白体丰，舌胖有齿痕，苔薄白滑，两关脉缓软，尺脉细弱。阳不化精。肾气丸合瓜蒌牡蛎散加味。熟附子20g（先煎），桂枝10g，肉桂10g，泽泻20g，茯苓20g，熟地黄20g，天花粉30g，牡蛎40g（先煎），山萸肉10g，怀山药15g，丹皮10g，五味子15g，益智仁10g。嘱停用二甲双胍，仍注射胰岛素如前。2周后，血糖降至8.4mmol/L，守原方。嘱减胰岛素至20IU/d。再服1个月，血糖6.6mmol/L，减胰岛素至8IU/d。前后共用药半年，胰岛素已全停，血糖控制于6.6～7.2mmol/L间。

【面黯黑案】刘妇，44岁。3年前两眶发乌，并渐加深，近一年前额及两颊皮色加深，渐见黑斑，逐月扩展，已至口角，诸养颜美容法及皮肤用药皆不效，曾服疏肝活血之剂亦罔验。两年前已绝经，性激素更年期反映。神疲乏力，时时烦躁，夜难入寐，性欲全无，腰腿无力。舌尖略红，中根淡白，寸脉小浮，尺脉沉细。肾阳不足，心肾失交，虚阳外浮，肾色外泛。温阳益肾，调谐少阴。熟地黄30g，熟附子10g（先煎），桂枝5g，肉桂5g，黄连5g，山药2g，山萸肉10g，泽泻10g，丹皮10g，茯苓10g，补骨脂10g，酸枣仁15g。2周后面色改善，面斑似浅，精神大好，夜可安卧。原方化裁共治3个月，全面黑斑几去大半。

右归饮

此益火之剂也，凡命门之阳衰阴胜者，宜用此饮加减主之。大怀熟地（二三钱或加至一二两）、山药（炒，二钱）、山茱萸肉（一钱五分，凡吞酸畏酸者，当少用之）、甘草（炙，一钱）、枸杞（二钱）、杜仲（姜汤炒，二钱）、肉桂（自一钱用至二钱）、制附子（随宜用之，至三钱止）。水二钟，煎七八分，食远温服。（《景岳全书》卷五十一《新方八阵》）

右归丸

治元阳不足，或先天禀衰，或劳伤过度，以致命门火衰，不能生土，而为脾胃虚寒，饮食少进，或呕恶膨胀，或反胃隔塞，或怯寒畏冷，或脐腹多痛，或大便不实，泻利频作，或小水自遗，虚淋寒疝，或以寒侵溪谷，而为肢节痹痛，或以寒在下焦，而为水邪浮肿。总之真阳不足者，必神疲气怯，或心跳不宁，或四体不收，或眼见邪魔，或阳衰无子等证，俱速宜益火之源，以培右肾之元阳，此方主之。大怀熟地（八两）、山药（炒，四两）、山茱萸（微炒，三两）、枸杞（微炒，四两）、鹿角胶（炒珠，四两）、菟丝子（制熟，四两）、杜仲（淡姜汤炒，四两）、当归（三两，便溏者勿用之）、大附子（自二两渐可加至六两，因人而用）、肉桂（自二两渐可加至四两，因人而用）。上丸法如前，或丸如弹子大，每嚼服二三丸，以滚白汤送下，则效速更妙。（《景岳全书》）

右归饮丸一如左归法，以专补为职。右归饮即左归饮去茯苓，加杜仲、肉桂、附子，亦即八味肾气丸去三泻，加枸杞、炙甘草、杜仲。右归丸即左归丸去牛膝、龟甲胶，加杜仲、当归、肉桂、附子，亦即八味肾气丸去三泻，加枸杞、菟丝、鹿角胶、杜仲、当归。膝、龟过于阴柔，有抑阳郁气之弊，除之有理。明代·李时珍云："杜仲，古方只知滋肾，惟王好古言是肝经气分药，润肝燥，补肝虚，发昔人所未发也。"

（《本草纲目》卷三十五《木部》）益肾补肝，则精血自足。当归更为入肝补血之圣药。盖乙癸同源，益血即是填精，且肝乃少阳生发之地，肝血充足，少火易于舒展，于命火之振兴大有裨益。

清代·陈念祖云："景岳亦会得甘温之理，或变而为甘寒至静之用，视惯用苦寒戕伐中土者颇别。然方方重用熟地，自数钱以及数两，古法荡然矣。且熟地之用滞，非胃所宜，其性湿，非脾所喜。彼盖取滋润以填补其精，而不知精生于谷，脾胃伤则谷少久而不生其血，血少自不能化精，而虚劳日甚。"（《医学从众录》卷一《虚痨续论》）清代·陆懋修则云："右归饮，则自以为益火之剂也。右归丸，则自以为培肾之阳也。而皆用熟地，皆以纯阴之药予以回阳之名，则下焦阴气势必上陵阳位，阳未回而阴益甚，不至如《内经》所谓"地气冒明不止"。补阳之义，果安在哉？"（《文十六卷》卷五《文五》）此二贤之辨理或可立，然仲景八味丸亦重用地黄，何赞誉有加？介宾之弊，实不在地黄，而在专补不泻。抑或因其所医之人多达官贵胄，论补则喜，淡泻色变，于是专一滋腻为务，此其不明之处。清代·姚球即大刺其误："此方可谓之了命丹，往往富贵之人借此纵欲，以为有药扶持，及至发毒，或噎膈，或类中，至死而不知此方之害也。"（《景岳全书发挥》卷四《新方八阵》）惟临证确有脏腑大亏者，非大补不能振危解困，亦无可厚非，否则斯二方缘何沿用至今？

【子宫内膜菲薄案】王妇，41 岁。继发不孕 14 年，曾试管助孕 5 次失败，皆未着床，查子宫内膜菲薄，未超 6mm，西药助长内膜无效，现有备胚 5 枚。月事周期正常，量少，2 天净，无明显痛经，白带少。卵巢储备 AMH：0.39ng/ml。B 超：子宫内膜 4.5mm（经期第 19 天）。余无明显不适。舌淡红苔薄白，两尺脉细缓。益肾气养肝血。熟地黄 30g，枸杞子 20g，当归 15g，牛膝 15g，山茱萸 10g，山药 20g，鹿角霜 20g，熟附子 15g（先煎），肉桂 10g，杜仲 20g，阿胶 10g（烊化），菟丝子 20g，肉苁蓉 10g。守方化裁施用 4 个月，经量渐增，复查 AMH：1.31ng/ml。子宫内膜 9mm（经期第 14 天），次月置胚，成功着床。

还少丹

大补心肾脾胃，一切虚损，神志俱耗，筋力顿衰，腰脚沉重，肢体倦怠，血气羸之，小便昏浊。干山药、牛膝（酒浸一宿，焙干，各一两半），山茱萸、白茯苓（去皮）、五味子、肉苁蓉（酒浸一宿，焙干）、石菖蒲、巴戟（去心）、远志（去心）、杜仲（去粗皮，用生姜汁并酒合和，涂炙令熟）、楮实、舶上茴香（以上各一两），枸杞子、熟干地黄（各半两）。上捣罗为末，炼蜜，入枣肉为丸，如梧桐子大。每服三十九，温酒盐汤下，日进三服，皆食空时。（《洪氏集验方·卷一》）

是方皆云出自南宋·杨士瀛《仁斋直指方论》，实先载于同代洪遵《洪氏集验方》，名曰"西川罗赤脚仙还少丹"，由"陈晦叔敷文传"（《洪氏集验方》）。此丸功同八味丸，火未大虚者，更觉相宜，且因功效卓著，"久服令人身体轻健，筋骨壮盛，悦泽难老。"(《证治准绳类方》卷一《虚劳》)奉为延寿还阳至宝。若加川续断，名打老儿丸（明代·万表《万氏家抄济世良方》），俗传貌若青壮少妇打其年老儿子不肯服此丸，故有斯名。

姜附椒桂，热药也，如夏天烈日可畏，此方诸品，固肾补脾，温药也，如冬日暖阳可爱。正合《内经》"劳者温之，损者温之"之义，温养和平，以俟虚羸自复。虚劳初见端倪者宜之，若病势已成，此又迂缓不切矣。大约中年无病，男女服之必效，方名还少，意可知焉。

肾为先天根本，脾为后天根本，二本固则老可还少，二本伤则少有老态。肾间命火，乃先天真阳，此火衰微，无以熏蒸脾胃，饮食减少，精气日衰矣。苁蓉、巴戟入肾经血分，茴香通肾经气分，同补命门君火，火旺土强，脾能健运矣；熟地、枸杞，精不足者补以味，水足可以济火矣；山茱萸、五味子，酸入东方，以充肝血，是肾肝同治矣；杜仲、牛膝、楮实直达少阴，补腰膝以助肾精；茯苓、山药渗湿以助脾；远志、菖蒲通心以交肾；大枣益气强脾；此水火平调，火土交补之剂，避去附子、肉桂之纯阳，于温补中寓润养之义。

愚用此方医治卵巢早衰者，每获良效。

【闭经案】高妇，39 岁。早年流产数胎，3 年前孕产一胎，产后经量渐少，竟至半年前闭经。阴道干涩，性欲极低，时时健忘，耳鸣目昏。性激素：FSH 43.5IU/L，LH 33.1IU/L，P 0.19nmol/L，E_2 62.6pmol/L。两关尺脉细弱无力，舌淡红苔薄白。三阴不足，肾气下沉。打老儿丸化裁。熟地黄 20g，枸杞 15g，山药 15g，牛膝 10g，远志肉 10g，山萸肉 10g，茯苓 15g，巴戟天 20g，石菖蒲 10g，杜仲 15g，五味子 10g，苁蓉 20g，何首乌 10g，小茴香 10g，大枣 10g。2 周后精神好转，阴道见润。上方加香附 10g，续一个月，阴道见红，色淡量可，2 天净。守原方服 3 个月，月经已见常色，量增。复查性激素：FSH 11.2IU/L，LH 8.3IU/L，P 0.35nmol/L；E_2 111.4pmol/L。

青娥丸

治肾气虚弱，风冷乘之，或血气相搏，腰痛如折，起坐艰难，俯仰不利，转侧不能，或因劳役过度，伤于肾经，或处卑湿，地气伤腰，或坠堕伤损，或风寒客搏，或气滞不散，皆令腰痛，或腰间似有物重坠，起坐艰辛者，悉能治之。胡桃（去皮、膜二十个）、蒜（熬膏，四两）、破故纸（酒浸，炒，八两）、杜仲（去皮，姜汁浸，炒，十六两）。上为细末，蒜膏为丸。每服三十丸，空心温酒下，妇人淡醋汤下。常服壮筋骨，活血脉，乌髭须，益颜色。(《太平惠民和剂局方》卷五《治诸虚》)

《局方》青娥丸共两方，另一无蒜。盖衍之于"郑相国方"（破故纸十两，胡桃肉二十两，蜜调如饴）。据北宋·苏颂记载：郑氏"为南海节度，年七十有五，越地卑湿，伤于内外，众疾俱作，阳气衰绝，服乳石补益之药，百端不应。元和七年，有诃陵国舶主李摩诃，知予病状，遂传此方并药。予初疑而未服，摩诃稽颡固请，遂服之，经七八日而觉应验，自尔常服，其功神验。"（《本草图经·第七·草部中品之下》引）又《良方》通气散，亦斯二味组成。

通气散

治妊娠腰痛，状不可忍。此药神妙。破故纸不以多少，瓦上炒令香熟，为末；嚼核桃肉半个，空心，温酒调下二钱。（《妇人大全良方》卷十二《妊娠门》）

《灵枢·五癃津液别》曰："五谷之津液，和合而为膏者，内渗入于骨空，补益脑髓，而下流于阴阳（股）。阴阳不和，则使液溢而下流于阴，髓液皆减而下，下过度则虚，虚故腰背痛而胫酸。"《素问·脉要精微论篇》曰："腰者肾之府，转摇不能，肾将惫矣。"肾之所惫，少阴精失其藏而虚不健骨焉。夫腰为肾之外候，诸脉贯于肾而络于腰，肾气一虚，腰必痛矣，故腰痛属虚者十居八九。凡阳虚之候，形色必青白，间或见黧黑；脉息必和缓或细微；或行立劳动更甚，而卧息少可。阳热不足者，风冷必乘之，寒凝则瘀，故腰痛如折，俯仰不利，转侧不能。火能升阳化湿，火虚则湿必著之，于是酸胀痹痛，坠胀沉重，起坐维难，足跗肿胀矣。《灵枢·五邪》曰："邪在肾，则病骨痛，阴痹。阴痹者，按之而不得，腹胀，腰痛，大便难，肩背颈项痛，时眩。"所论即是斯理。

少阴肾者，水火并焉。水衰，则阳光独治，而令肾热；火衰，则阴翳蔽之，而令肾寒。水火俱衰，土气乘之，而邪实于肾，均令人腰痛。今肾阳不足，寒气内生，则以温阳为主。补骨脂味辛大温，明代·张景岳云："性燥而降。能固下元，暖水脏，治下焦无火，精滑带浊，诸冷顽痹，脾肾虚寒而为溏泄下痢。以其暖肾固精，所以能疗腰膝痿疼，阴冷囊湿，缩小便，暖命门小腹，止腹中疼痛肾泄。以其性降，所以能纳气定喘。"（《景岳全书》卷四十八《芳草部》）胡桃肉甘平，为滋补肝肾、强健筋骨之要药，善治腰腿筋骨疼痛。又能固齿牙、乌须发，治虚劳喘嗽、气不归元、下焦虚寒、小便频数、女子崩带诸证。二药相伍，一火一水，补两肾之间，通命门、利三焦，有同气相生之妙，甚合肾元体用之道焉。杜仲甘辛温平，色紫而润。甘温能补，微辛能润，故能滋肝补肾，肝充则筋健，肾充则骨强，子令母实，屈伸利用，强腰之大药也。大蒜又名葫蒜，辛温，属火，性热喜散。唐代·陈藏器云："大蒜，去水恶瘴气，除风湿，破冷气，烂痃癖，伏邪恶，宣通温补，无以加之。"（《证类备急本草》卷二十九《葫》引）乃温经祛邪佳品，可助散解少阴之寒湿焉。《三因》方以生姜易大蒜，其意同理。四药相合，温养滋填，且能封固，又可散邪，洵有奇功。

是方诚治肾虚腰痛之祖方也，由其疗效卓著，后世加味方众多。如北宋·王璆《是斋百一选方》补髓丹，本方加鹿茸、没药，"升神水于百会，降神火于涌泉，还淳返朴，体合自然，骨正筋柔，益寿延年。"元代·沙图穆苏《瑞竹堂经验方》喝起丸，本方加胡芦巴、小茴香、草薢，"治小肠气及腰痛"。明代·虞抟之青娥丸又增一义。

虞氏青娥丸

治肾虚腰痛。破故纸（酒浸片时略炒）、川草薢（童便浸一宿）、黄柏（盐水炒)、知母（酒炒）、杜仲（姜盐汁炒，去丝）、牛膝（净，各四两），核桃肉（去皮八两）。共蜜为丸。(《苍生司命》卷五《腰痛证》)

是方补骨脂、杜仲、胡桃，三药味厚而温；黄柏、知母、牛膝，三药味厚而寒。温者养阳，寒者养阴，味皆厚重，均能下走。萆薢者，苦燥之品，足以利水土之邪而平其气也。七味合成，涵阴阳之坎离，全夫水火之真尔。喘与咳，由痰随气升；腰脚痛，由精不归肾。青娥丸法温肾纳气，则喘咳自平，腰脚自强矣。故又可治肺肾两虚之痰喘咳逆也。

【腰痛案】吴男，53岁，公务员。腰骶冷痛1年，加重3个月。自觉腰骶阴痛如冰，并由右臀牵射至腨足，坐立不得，卧时得缓。MRI 示 L3/4 及 4/5 椎间盘膨出并椎管狭窄，拒绝手术来诊。痛苦面容，右足跛行，右腿湿冷。舌胖大有齿痕，舌淡红，中根腻。两尺脉沉细。肾虚寒湿。补髓丹加味。补骨脂30g，巴戟天20g，胡桃肉30g，杜仲15g，鹿角霜20g，萆薢15g，制乳香10g，没药10g，徐长卿15g，肉桂5g，干姜5g，桑寄生15g，牛膝15g，黄柏5g。煎加黄酒100ml。服药一周即见效，2周后腰痛大减，坐立行走颇利，守原法共治疗2个月，腰腿冷痛偶作。

【痰喘案】顾妇，36岁，职员。慢性肺病十余年，每值秋冬即咳喘多痰，色白而稀，伴腰冷畏寒。面白体胖，两寸脉浮滑，左尺脉细缓，舌胖苔薄腻色白有齿痕。肺肾两虚。缓治其虚痰。青娥丸加味。补骨脂30g，五味子15g，干姜10g，胡桃肉30g，杜仲15g，菟丝子15g，知母5g，浙贝母10g，茯苓10g，鹿角胶10g，沉香5g，熟地黄15g。上为一料，十料为剂，熬膏服一月。共服三料，痰咳大减。

附方

无比薯蓣丸

（又名无比山药丸）治诸虚劳百损方。山药（二两），苁蓉（四两），五味子、菟丝子、杜仲（各三两），牛膝、山萸肉、地黄、泽泻、茯神（一作茯苓）、巴戟、赤石脂（各一两）。上十二味为末，蜜丸如梧子，食前酒服二十九，加至三十九，日再。(《备急千金要方》卷十九《肾脏方》)

地黄饮子

（双名地黄饮）治肾气虚厥，语声不出，足废不用，地黄饮方：熟干地黄（焙）、巴戟天（去心）、山茱萸（炒）、肉苁蓉（酒浸，切，焙）、附子（炮裂去皮脐）、石斛（去根）、五味子（炒）、桂（去粗皮）、白茯苓（去黑皮各一两），麦门冬（去心焙）、远志（去心）、菖蒲（各半两）。上一十二味，锉如麻豆，每服三钱匕，水一盏，生姜三片，枣二枚，劈破，同煎七分，去滓食前温服。(《圣济总录》卷五十一《肾脏门》)

十一、清利丙壬

导赤散

治小儿心热，视其睡，口中气温，或合面睡，及上窜咬牙，皆心热也。心气热则心胸亦热，欲言不能，而有就冷之意，故合面睡。生地黄、甘草（生）、木通（各等分）。上同为末，每服三钱，水一盏，入竹叶同煎至五分，食后温服。（《小儿药证直诀》卷下《诸方》）

赤色属心，导赤者，导心经之热而下出者也。小肠丙火，心属丁火，丙丁一气，以心与小肠为表里；膀胱壬水，肾属癸火，壬癸一气，以肾与膀胱为表里也。水根在离，丙火下降化壬水；火根在坎，癸水上升化丁火。癸水化火，阴升而化阳，故丁癸同少阴以君火主令；丙火化水，阳降而化阴也，故壬丙共太阳以寒水司权。丁癸和合，丙壬互助，阴阳交济，水火互根，故丁火常温而丙火常清，癸水常温而壬水常清。

丙火气化，清浊所由泌分，丙火之化壬水，壬水之清常赖丙火之温也。若丙火过亢，必致壬水不清而膀胱病热，而丙火之烈，又恒因丁火盛旺，表里相移所由焉。是以明代·张景岳云："无论焦心劳力，或厚味酒浆，而上中二焦五志口腹之火，凡从清道以降者，必皆由小肠以达膀胱也。"（《景岳全书》卷三十《血证》）是即导赤散之所治之证者也。

钱氏制此方，原意专治"心胸之热"，即心火过亢者也。心属火，其色赤，命之曰"导"，而非"清"与"降"者，盖脏病之热，常非实热，多由阴藏不足，偏阳独盛，诚非苦燥寒降之所宜，当以凉润之品导之以由里及表，从腑而出焉。斯为治脏热大法，古圣所立，不可违焉。钱氏另有治心脏实火专方，乃单味黄连。两方显有分庭。

泻心汤

治心惊实热。黄连。上为末。每服五分，临卧温水化下。（北宋·阎孝忠《钱氏小儿直诀》卷三十《血证》）

小肠丙火，亦曰"赤肠"，火热下迫，失其传化，常作口糜舌疮，尿痛溲赤者，乃丁火内炽，下移丙火，旁侵壬水，亦可导赤以治："导赤散，治小肠实热，小便秘赤。"（《钱氏小儿直决》）泄丙壬，即可导心火，泻心火，当由泄丙壬也，两导其赤，两火并清，"导赤"之真意蕴焉，同气相求之道也。

清代·吴谦以是证"水虚火不实"括之，最为贴切（《医宗金鉴》卷二十九《删补名医方论》）。心火上燔，则心胸烦热、面赤、啮齿、口舌生疮；火灼阴耗，故口渴饮冷；肠热下侵，乃溲涩淋痛，尿赤精浊。火炎而又阴伤，故治宜清心与养阴兼施，利水以导热下行。生地甘寒而润，入心肾经，凉血滋阴以制心火；木通苦寒，入心、小肠经，上清丁火，下导丙热，两药相合，滋阴制火而不恋邪，利水通淋而不伤阴，共为君。竹叶甘淡，清心除烦，淡渗利窍，导火下行，为臣。生草梢清热解毒，直达茎中止痛，并调和诸药，防生地、木通寒凉伤胃，共为佐使。清代季楚重识之颇精："泻心汤用黄连，所以治实邪，实邪责木之有余，泻子以清母也；导赤散用地黄，所以治虚邪，虚邪责水之不足，壮水以制火也。此方凉而能补，较之用苦寒伐胃，伤其生气者远矣。"（《古今名医方论》卷一《导赤散》引）钱氏以小儿稚阴稚阳、易寒易热、易虚易实、变化迅捷，立法治实防虚、治虚防实，识见高明，诚养阴制水之妙剂焉。

是方可分而用之。心经火盛，心烦易惊者，合泻心汤，即泻心导赤汤，可加麦冬、百合、五味子、玄参、灯心，取效尤速。

泻心导赤散

治上发口糜，下泄即止，及至下泄，口疮即愈，上下相移，此心经实热。生地、木通（各二钱），甘草梢、淡竹叶（各一钱），川连（五分）。口糜发时，先服此数剂。（《彤园医书·妇人科·卷三》）

热在小肠膀胱，淋涩不通者，用木通汤，可加芦根、白茅根，治血淋效佳。

木通汤

治过食煎炒、酒面、辛热物，热结膀胱，小便短赤，尿窍作痛者。木通、生地、条芩、赤茯（各二钱），赤芍、海金沙、甘草梢（各一钱），淡竹叶（十皮）。（《彤园医书·妇人科·卷四》）

【惊惧案】向仔，19个月。先心手术后半年，每晚入睡艰难，睡后必惊醒啼哭二三次，稍有动静声响，即烦躁不安。形瘦毛黄，食少便干。指纹命关色紫内曲分叉，舌红瘦尖刺少苔。心火内燔，神志失敛。泻心导赤散加味。生地15g，黄连5g，生甘草10g，木通5g，淡竹叶5g，百合5g，麦冬10g，五味子5g，灯心草5g，龙骨20g（先煎），牡蛎20g（先煎），生麦芽10g。7剂。针双神门、双内关、大椎1次，泻法。3剂后入睡改善，1周后夜仅醒啼1次。守法治疗1个半月而愈。

【血精案】桑男，35岁，工人。血精2周，伴射精掣痛，会阴部胀痛，小便滞涩不畅，尿等待及尿后余沥。余无不适。前列腺液：RBC（＋＋＋＋），WBC（＋＋），卵磷脂小体（＋）。舌红少苔根腻，两尺弦细滑，寸脉略浮。心肾失和，湿热下注。木通汤加减。生地30g，竹叶20g，木通10g，黄芩10g，黄柏10g，茯苓15g，猪苓10g，滑石20g，海金沙10g，生甘草15g，丹皮10g，白茅根20g。1周后会阴不适基本消除，小便畅利。2周后诸症失。复查前列腺液：RBC（－），WBC（－），卵磷脂小体（＋＋＋）。

猪苓汤

猪苓（去皮）、茯苓、泽泻、阿胶、滑石（碎，各一两）。上五味，以水四升，先煮四味，取二升，去滓；内阿胶烊消。温服七合，日三服。【223】

清代·黄玉璐云："少阴癸水与太阳壬水，两相表里，皆主蛰藏，癸水之藏，以其温也，壬水之藏，以其寒也。五行之气，热则发宣，寒则凝闭，癸水之温而善藏者，壬水之寒而善闭也。"（《四圣悬枢》卷一《温病解》）肾为水脏，癸水受五脏六腑之精而藏之；膀胱水腑，壬水受五脏六腑之津而藏之。膀胱者州都之官，唯气为水母，必太阳气化，膀胱之溺始出。然水者阴也，气者阳也，气为阳根，火为阳兆，气动有余，便成壮火而病邪热。壮火上行三焦，则伤太阳之气；邪热下入膀胱，则灼州都之津，火胜则水亏，理之固然。化源不清，非关决渎失职，五脏之阴虚，太阳之气化衰弱矣。

《伤寒论》猪苓汤证凡两见，一为阳明病："脉浮、发热、渴欲饮水、小便不利者。"（223条）；一为少阴病："下利六七日，咳而呕、渴，心烦不得眠者。"（319条）一方两柄，孰当真属，历世纷纭。伤寒为阳热之证，甚易化热伤阴，其始中于太阳，渐次阳化深入，而成阳明热证，伤津耗液乃例循之途。若阴不抑阳，节节败北，癸水阴精内损，壮火驱入下焦，深陷壬水膀胱，则成猪苓汤证，已离阳明而入少阴矣。北宋代·成无己之论，颇契仲景厥旨："此下后，客热客于下焦者也。邪气自表入里，客于下焦，三焦俱带热也。脉浮发热者，热也；渴欲饮水者，中焦热也；小便不利者，邪客下焦，津液不得下通也。"（《注解伤寒论》卷五《辨阳明病脉证并治法》）邪虽下潜，犹遗上、中二焦残热，故有脉浮热渴诸症。癸水陷则壬水逆，小便不利、口渴、心烦不寐，金由阴虚水热而起。小便不利以尿少而赤，淋涩不畅，或少腹拘痛为主，亦可见溺浊不净，夜起频数，会阴滞胀等，临证当以水、热、虚三者之偏重而详辨。口渴以咽干频啜为常，此因水热互结，津液失输或阴火妄动所致，与五苓散证相仿，然以阴虚为要。心烦不寐乃心肾不交，水火失济而成，亦确诊病在少阴之要素耳。若壬水失闭，饮邪泛溢，或有下利、咳嗽、呕吐诸症，邪犯何经，厥有何症，当精准参辨，不可赍副证作通例，以防持偏概全也。

欲解猪苓汤方义，先考二苓汤同异，二方皆用茯苓、猪苓、泽泻，五苓散用桂枝、白术；猪苓汤用滑石、阿胶。五苓散证主病上中二焦，水饮盛而热内郁，故以通阳化气为要，桂枝、白术，味甘辛为阳主外；猪苓汤证主病下焦，水热抟而阴液亏，故以滑利滋润为要，阿胶、滑石，味甘寒为阴主内。清代·尤怡云："五苓散行阳之化，热初入者宜之；猪苓汤行阴之化，热入久而阴伤者宜之也。"（《金匮要略心典·消渴小便不利淋病脉证治》）"行阳""行阴"异秉，切中窾要。

既有阴虚，又有饮聚，且水热互结，何以解之？饮聚者，当消水而不可助水，阴虚者，当滋水而不可泄水；投鼠忌器，动辄得咎。仲景自有妙法，正在阿胶、滑石耳。阿胶以潜阴之济水，熬滋肾之驴皮，得养精血、补真阴之胶饴。与真水天然亲和，入水而不伤水，养阴生新去瘀，于肾中利水，即于肾中养阴；故虽有水病，不害滋阴，与沙参、麦冬、熟地诸腻膈之品不可同语。补肾养心，增液益精，乃少阴热化证治大法，舍阿胶别有何求？《伤寒论》炙甘草汤、黄连阿胶汤、猪苓汤，皆用阿胶，可见仲景着力之重。滑石味甘，性寒，无毒。《名医别录》曰："通九窍六腑津液，去留结，止渴，令人利中。"滑利之性乃其功力之要，滑则利窍，诸窍涩滞者均可用之，为壬水本经药，上开腠理而发表，下走膀胱而行水，通六腑九窍津液，行水所以泄火。由其滑利，故不伤阴精，不比淡渗剥削诸品耳。猪苓汤五药虽等量齐观，无所高下，然阿胶、滑石二药，当职方眼耳。阴虚水热，固本清源为要，两药相携，养真精而不助浊邪，行废水而不伤真水，水热分离而解，病去而根本不摇也。

本方义理，清代·柯琴述之颇为明通："五味皆甘淡，得土中冲和之气，是水位之下，土气承之也。五物皆润下，皆滋阴益气之品，是君火之下，阴精承之也。以此滋阴利水而升津，诸症自平矣。"（《伤寒附翼》卷下《少阴方总论》）故于诸下焦阴虚湿热之证，无所不治焉。

【尿毒症案】马妪，64岁，农民。半年前因眩晕尿少诊断为尿毒症，诸法治疗无效，肾功能恶化加重，拒绝血液透析来诊。自诉全身乏力，肌肉酸痛，时时头晕，夜不能寐，心烦易躁，尿少而涩。形瘦面黯，精神不振，舌色暗红，舌根浊腻，两脉尺部沉细，关上细滑。血压：156/94mmHg。肾功能：Cr 398μmol/L，ECT 29ml/min。肾精亏耗，水热血瘀。猪苓汤合六味地黄丸加味。猪苓30g，阿胶15g（烊化），茯苓20g，滑石20g，泽泻20g，生地黄15g，山萸肉10g，山药15g，丹皮10g，土鳖虫10g，青蒿10g，鳖甲15g（先煎），桂枝5g。停西药。服药1个月后，自觉精神可，尿量增加，每日自测尿量可达1100ml/24h。复查肾功：Cr 366μmol/L，ECT 34ml/min。血压稳定。守方服药2个月，尿量1000～1300ml/24h，复查肾功：Cr 321μmol/L，ECT 39ml/min。连续服药一年，病情稳定，未见加重。

八正散

治大人、小儿心经邪热，一切蕴毒，咽干口燥，大渴引饮，心忪面热，烦躁不宁，目赤睛疼，唇焦鼻衄，口舌生疮，咽喉肿痛。又治小便赤涩，或癃闭不通，及热淋、血淋，并宜服之。车前子、瞿麦、萹蓄、滑石、山栀子仁、甘草（炙）、木通、大黄（面裹，煨，去面，切，焙，各一斤）。上为散。每服二钱，水一盏，入灯心，煎至七分，去滓，温服，食后，临卧。小儿量力少少与之。（《太平惠民和剂局方》卷六《治积热》）

水根在离，丙火化壬水；火根在坎，癸水化丁火。水火交济，故丁火常温而丙火常清，癸水常温而壬水常清。若丁火无制，丙火必盛，而壬水沸腾为病耳。少阴乃太阳之底面，两相表里，少阴有火，则太阳标化为火，膀胱乃太阳之腑，必水热而成疾焉。心经热盛，心神浮越，于是惊悸怔忪，烦躁面赤，燥渴引饮；君主失宁，臣工震动，膻中气火，升举上扰，必犯五官，故见咽肿喉痛，目赤睛痛，鼻衄口疮。下焦积热，水液伤络，则有小便赤涩，癃闭不通，血淋热淋耳。

八正散正为两清上下而设，清热泻火，利水通淋，上清则下热无源，下利可导热外泄。栀子、滑石用为主药。栀子苦寒，轻飘象肺，色赤象火。《名医别录》曰："主治目热赤痛，胸心大小肠大热，心中烦闷，胃中热气。"乃清利胸胃积热之大药，又能去热毒，利五淋，通小便，兼泄下焦郁热。既有轻越之性，又有肃降之能，三焦大热，非此莫功。血随气行，气降则火降，火降则血宁，故可职凉血止血之大任。滑石甘寒，滑可利窍，不独小便也。上能利毛腠之窍，下能利精溺之窍。元代·朱震亨云："燥湿，分水道，实大府，化食毒，行积滞，逐凝血，解燥渴，补脾胃，降妄火之要药也。"（《本草衍义补遗》）热散则三焦宁而表里和，湿去则阑门通而阴阳利。河间翁之益元散用之，通治表里上下诸病，盖取斯义矣。木通、大黄以为辅药。木通苦寒，清上利下，导诸湿热由小便出，兼通大便，利九窍、血脉、关节，善治三焦火症；大黄苦寒，降泄上下热毒。萹蓄、瞿麦、车前子职为佐药。萹蓄苦平，能通利三焦，搜挟隐微湿热之邪。瞿麦苦寒，功专泻心利水，通达四衢。车前子甘寒，通气化，行水道，疏利膀胱湿热，不扰真火，而精气宁谧矣。三者均清利通淋之常品。甘草、灯心任为使药。甘草甘寒，调和诸药，兼能清热缓急。灯心甘寒，通利丙火下由溺出，是为引经之品。一方加木香，金代·刘完素又增沉香，取其辛香，盖取其能化气于中，降气于下耳。

《经》云：火郁发之。发越之谓也。火郁于内，降以泄之，利以导之，非越之之义欤？若夫淋之为病，虽有多端，若有邪实，其来必痛，或湿热，或瘀毒，悉从肾与膀胱而来也。然膀胱一腑，其水皆从大小肠之分别清浊而下渗为溺，则知湿浊瘀毒，亦由此二处渗入膀胱为病焉。八正散或清心而下降，或导浊以分消，兼泻二肠，湿热之邪，尽从溺道而出，自然痛止热蠲，阴阳分清，太阳之气自化，源清而流自洁耳。

是方清心之力略弱而通淋之功甚宏，故于五淋之证尤为常用，凡属湿热下注者均可用之。血淋者，宜加生地、小蓟、白茅根凉血止血；石淋，可加金钱草、海金沙、石韦化石通淋；膏淋，应合萆薢、菖蒲分清化浊。

【血精案】高男，31岁，商人。血精史半年。因思欲不遂，沉溺手淫，发为血精。每泄见红，会阴刺痛。稍有欲念，阳即亢起，少腹坠胀，小溲刺痛，尿流不畅。以致烦躁不安，夜难入寐，生意几废。舌尖边红少苔中根黄腻，两寸关弦滑，尺脉细滑。心肾失和，下焦浊热。八正散合琥珀散化裁。栀子15g，滑石15g，木通5g，车前子15g，萹蓄10g，熟大黄5g，生甘草10g，瞿麦15g，灯心草3g，琥珀5g（研冲），当归10g，郁金10g，生地黄20g，五味子10g。十剂后心烦不寐改善，阳不妄起，射精2次，出血减少。原方加地榆10g。续服十天，血精已止，诸症均失。

附方

萆薢分清饮

川萆薢（二钱），黄柏（炒褐色）、石菖蒲（各五分），茯苓、白术（各一钱），莲子心（七分），丹参、车前子（各一钱五分）。水煎服。（《医学心悟》卷四《赤白浊》）

小蓟饮子

治下焦结热血淋。生地黄（洗，四两），小蓟根、滑石、通草、蒲黄（炒）、淡竹叶、藕节、当归（去芦，酒浸）、山栀子仁、甘草（炙，各半两）。上㕮咀，每服四钱，水一盏半，煎至八分，去滓，温服，空心食前。（《严氏济生方·小便门》）

十二、凉营清热

清营汤

（咸寒苦甘法）犀角（三钱）、生地（五钱）、元参（三钱）、竹叶心（一钱）、麦冬（三钱）、丹参（二钱）、黄连（一钱五分）、银花（三钱）、连翘（连心用，二钱）。水八杯，煮取三杯，日三服。（《温病条辨》卷一《上焦篇》）

是方虽吴氏发明，实得之于清代·叶桂，方中所列诸药，皆天士翁清营泄热所惯用，《临证指南医案》相关案例不下数十，可资为证。如某妪中风案："心火亢上，皆为营液内耗，先以补心汤，理心之用。人参（同煎一钱）、川连（水炒，六分）、犀角（二钱，镑）、元参（二钱）、鲜生地（五钱）、丹参（一钱）、卷心竹叶（二钱）。"马某温热案："少阴伏邪，津液不腾，喉燥舌黑，不喜饮水，法当清解血中伏气，莫使液涸。犀角、生地、丹皮、竹叶、元参、连翘。"

温热伤及营阴，即见营分证，乃气分邪热未解，深入营血，耗伤真阴者矣。营分证者，伤血之液，血分证者，伤血之质焉，是以营分证属血分证之浅者，血分证为营分证之深者，两者名异实连，绝难断割。心与包络同居上焦，肝与肾皆处下焦，母子相联，阴血与共，生则同养，病则相累，然概而厘之，营分证隶属少阴，血分证归类厥阴。

营分见证虽夥，不外少阴之伤也。如："心神不安，夜甚无寐，或斑点隐隐。"（《外感温热篇》）"时有谵语，目常开不闭，或喜闭不开。""寸脉大，舌绛而干，法当渴，会反不渴者。""舌黄燥，肉色绛，不渴者。"（《温病条辨》）"夏季久伏之邪，由里而发，汗泄不能解彻，稚年阳盛阴虚，病当夜甚。"（《眉寿堂方案选存》）"夜热早凉，热退无汗，其热从阴而来。"（《临证指南医案》）热窜入营，邪气虽实，正气转虚。日间正弱，抗邪无力，身热不著；夜得阴助，邪正相争，则发热转盛。热在营中，浮阳不潜，则烦躁不眠；心为热扰，神失所养，故谵语目钝。内热蒸腾，营阴上潮，口中尚润，故不甚烦渴。舌绛乃营阴内损之的征。营热耗阴，血液稠滞，阴络受损，则舌面少津，舌色红绛，甚或紫暗。阴精虚少，卫气失营，液不外润，则肤燥少汗。阴液干涸，血热伤络，欲动未妄，故斑点隐隐。

营热深入，内闭心包，生痰生瘀，窍闭昏愦；郁滞肝络，动风伤络，痉狂出血，已成厥阴之证矣。

营热内炽，首当清营凉血，犀角、黄连、生地是也。犀角咸寒入心肝，南北朝·甄权云："辟中恶毒气，镇心神，解大热，散风毒。"（《本草纲目》卷五十一《兽部》引）。今由禁用，水牛角可代，用量须倍加。《日华子本草》云："煎汁，治热毒风及壮热。"（《本草纲目》）黄连苦寒入心肾，清心降热。生地甘寒入肺肾，生津凉血。元·王好古云："凉血补血，补肾水真阴不足。……诸经之血热与他药相随，亦能治之。"（《汤液本草》卷三《草部》）三药合用，凉血热以消燔灼，启肾水以济心阴。阴精虚亏，次当凉润滋阴，玄参、麦冬是也，生地亦与焉。水不足火有余，大剂甘寒之品，补水即可灭之，此不可或缺耳。增液不惟可助撤热，还可助力消瘀，阴液充则血不稠滞，血行畅利，亦为透热转气之用。叶天士、王孟英治营热，尚有天冬、石斛、天花粉、西洋参、沙参等，情同斯理，有不厌其多之意。

营热毕竟血热之浅层，尚有外出之机，故天士翁云："乍入营分，犹可透热，仍转气分而解。"（《吴医汇讲》卷一《温证论治》引）其后清代·王士雄更为："入营犹可透热转气。"（《温热经纬》卷三《叶香岩外感温热篇》引），将此法之用扩至营分证全体。竹叶、银花、连翘是也。营热之来路在气，以清气热毒之药，所谓溯其源也，此其一；群队养阴之品易遏气机，加辛凉宣透之药，以防腻滞壅郁也，此其二；血药沉降，气药浮宣，两药联用，可促伏热外发也，此其三。

透热转气，要在"透"字。民国·吴瑞甫云："治温热病，虽宜用凉解，然虑其寒滞，宣透法仍不可少。"（《中西温热串解》卷四《叶香岩温热论注解》）营热内郁之机颇众，有湿有痰，有气有瘀，橘红、胆星、石菖蒲、郁金、钩藤、竹沥、姜汁、金汁、茅根、芦根、川贝等，均在随证应选之列。若无痰浊，仅为阴少，最易津枯血滞，丹参当为首选。丹参味苦气平，入手少阴、厥阴之经，心与包络血分药也，破宿血，补新血。清代·张锡纯云："丹参性凉清热，色赤活血，其质轻松，其味微辛，故能上达于肺，以宣通脏腑之毒血郁热而消融之。"（《医学衷中参西录·医方·治肺病方》）清宣消郁，两相不误，气血两道津梁之药焉。

临证所见，纯营之证并非常见，气营两盛每是惯例，斯亦清营汤颇堪大用之由。愚以此方治小儿发热夜甚无汗者每得佳绩。

【发热案】鲁仔，5岁。发热一周未退，每日午夜后即作，热盛时达39.5℃，强行发汗后至次晨而退，烦躁难寐，时如梦语，咽中略痛，小咳少痰。曾用抗生素治疗两天无效。面红目赤，颈前及后背少点状出血点，舌红少苔，指纹风气关色紫暗，寸脉浮。营热内郁。清营汤加味。水牛角20g（先），玄参10g，生地黄15g，丹参5g，银花5g，连翘5g，竹叶5g，丹皮5g，黄连5g，麦冬10g，沙参10g，白茅根10g。针双神门、合谷、少海，泻法，不留针。当晚发热降至38.1℃，3剂后热退神安。

清宫汤

元参心（三钱）、莲子心（五分）、竹叶卷心（二钱）、连翘心（二钱）、犀角尖（磨冲，二钱）、连心麦冬（三钱）。（《温病条辨》卷一《上焦篇》）

是方亦吴氏抽绎叶氏类案所制，与清营汤相较，用药相仿，不用生地、丹参、银花、黄连，易以莲子心。参其所治，清营汤无疗神昏，而斯方专治："太阴温病，不可发汗，发汗而汗不出者，必发斑疹，汗出过多者，必神昏谵语。……清宫汤主之。""温毒神昏谵语者，先与安宫牛黄丸、紫雪丹之属，继以清宫汤。"（《温病条辨》）所异之由，或有其道。

吴氏云："此咸寒甘苦法，清膻中之方也。"（《温病条辨》）名曰清宫，主向心之宫城心包络也。心乃君主，不受浊邪，心包代过，必有痰瘀阻蔽心窍，是方诸药，仅有清营养阴之力，而无涤痰开窍之能，单施热陷厥阴之证，并非妥帖。叶氏用此法，必加逐秽之品，如菖蒲、郁金、竹沥、金汁，并合以三宝，方是正治。吴氏亦云先用安宫、紫雪之属开窍醒神，亦是此意。

是方之长，在其清心。火能令人昏，水能令人清，神昏谵语，水不足而火有余，秽浊自生，清窍失爽也。"手太阴病不解，本有必传手厥阴心包之理，况又伤其气血乎！"（《温病条辨》）六药俱用心者，心能入心，有生生不已之意，少阴之药焉。补坎中将竭之水，制离中虚亢之火，以消秽浊之源，救性命于微芒也。元参属水，补离中虚；犀角辟秽解毒，善通心气；莲心清透心火，沟通水火；连翘象心，善退心热。竹叶心辛凉宣络，通窍清心；麦冬心滋阴养心，通续络脉。诸药相合，补泻相助，宣降相依，凡营火内燔，心火不制，神明不清者，用之必有佳效。

【秽语案】肖男，16 岁。长期同窗不谐，常言语冲突，时时斗殴，近一月因琐事争端又起，遂致烦躁不安，夜不能寐，秽语不止，甚则打人毁物，亲疏不避。曾服氟哌啶醇等效果不显。形体偏瘦，面色潮红，寸脉弦滑，尺脉弦细。舌质红绛，舌尖起刺。营热内闭，心火独亢。清宫汤加味。水牛角 40g（先煎），磁石 60g（先煎），连翘 15g，麦冬 20g，莲子心 10g，玄参 20g，牡蛎 30g（先煎），淡竹叶 15g，生地 15g，琥珀粉 10g（分冲），柏子仁 10g，五味子 15g。2 周后情绪较前稳定，发作减半，夜寐增至 4~5 小时。守方加减，共治半年，情绪平静，偶有动粗，已易校复学。

附方

导赤各半汤

（又名导赤泻心汤）治患伤寒后心下不硬，腹中不满，大小便如常，身无寒热，渐变神昏不语，或睡中独语一二句，目赤唇焦，舌干不饮水，稀粥与之则咽，不与则不思，形如醉人。庸医不识，而误人者，多矣。殊不知热传手阴心也，心火上而逼肺，所以神昏，名越经证。黄连、黄芩、甘草、犀角、麦门冬、滑石、山栀、茯神、知母、人参。水二钟，姜、枣煎之。槌法，加灯心一握，煎沸，热服。（《伤寒六书》卷三《杀车槌法》）

牛黄清心丸

治心热神昏。黄连（生，五钱），黄芩、山栀仁（各三钱），郁金（二钱），辰砂（一钱半），牛黄（二分半）。共研细末，腊雪调面糊丸，如黍米大，每服七八九，灯心汤下。(《痘疹心法》卷二十二《古今经验诸方》)

犀连承气汤

火旺生风，便闭，宜用犀连承气汤，急泻其火。犀角（一钱）、小川连（一钱）、元明粉（三钱）、川朴（八分）、生大黄（三钱）、小枳实（二钱）、生甘草（八分）。上七味，以水二碗，先煎犀角，再煎余味，成一碗，温服。(《感症宝筏》卷二《药方》)

第七章　厥阴辨证原理及临证指要

第一节　厥阴生理

一、两阴交尽

《素问·至真要大论篇》曰："厥阴何也？两阴交尽也。"又曰："两阴交尽故曰幽，两阳合明故曰明，幽明之配，寒暑之异也。"厥，极也；两阴，太少二阴也。厥阴主阖，两阴汇集于是，阴之极也，恰若太少二阳之合于阳明而成盛阳焉。厥，尽也，诸阴尽极于是，重阴必阳，而一阳初萌，气之微者也。幽明者，阴阳也。两阴交尽，阴之极也，故曰幽；两阳合明，阳之极也，故曰明。阴极阳生，阳极阴生，寒往暑来，暑往寒来，故幽明之配，寒暑之易也。阳之动始于温而盛于暑，阴之动始于清而盛于寒，四时往来，总属阴阳寒暑之二气耳。

厥阴又作"一阴"。《素问·阴阳类论篇》曰："三阳为表，二阴为里，一阴至绝，作朔晦，却具合以正其理。"盖太阳为表，少阳为半表半里，阳明始里，至厥阴则合阴而生阳也。阴阳消长，一阴至绝，而有复作之理，朔晦相生之妙，具于其中。盖阴尽为晦（每月末日），阳生为朔（每月首日），气尽为晦；气生为朔，既见其晦，又见其朔，厥阴之绝，而复作合，彼晦朔之妙，正此厥阴之理也。由是终始循环，气数具合，得以正其造化之道。

春气生于冬日，相火生于君火，厥阴之初阳肇基于少阴之真火焉。清代·黄玉璐云："乙木生于癸水而植于己土"。（《长沙药解》卷一《胶饴》）两阴合于肝，是为重阴，由命门之元阳激活，生发相火之嫩阳。此阳毕竟少弱，须赖藏肝之血滋养，渐成少火。其运展之途有二：一者脏内相传，以生心火，所谓"乙木生丁火"，五行相生之理；一者脏腑相传，达于胆腑，终成相火，表里相通之道焉。心包亦属厥阴，受命于心之君火，同行相权，胸阳内生于膻中，统汇节制于胆经，流布于三焦，以成相火之大用也。

《素问·阴阳离合论篇》曰："厥阴根起于大敦，阴之绝阳，名曰阴之绝阴。是故三阴之离合也，太阴为开，厥阴为阖，少阴为枢。……阴阳䨥䨥，积传为一周，气里形表而为相成也。"生者，气质之所出；会者，气化之所始。气之大会于太阴肺，血之大会于厥阴肝。厥阴之体用，经寒而藏温，阳外而阴内，阴阳相错，变化因生。天

393

覆地载，万物方萌，未出地者，名曰阴中之阴，既出地者，名曰阴中之阳。以气血之运行，至阳而起，至阴而止，自太阴而少阴、厥阴，为荣卫一周循环之度，阴尽则复出之阳，如环无端，终而复始。既名以阴之绝阳，又谓为两阴交尽，乃荣卫气血，在人体躬，于循环开阖之中，复合有生会之机。

是以厥阴者，以阴阳之气两相顺接为要，尤重主司阴气交接阳气。《素问·六微旨大论篇》曰："厥阴之上，风气治之，中见少阳。"仲景所谓阴阳相顺接者，即《内经》所谓"从中见之化"也。厥阴与少阳表里者，少阳主膜原之气，厥阴司筋络之血，血中纳气，气中涵血，气和而生，血气交膈，阴阳顺接，而后阴经、阳经得以通贯。肝自阴出阳，化火以寄于少阳之位，中气之化焉，阴阳彰伏变易之用，其理诚微妙而难穷也。

二、肝主藏血

《灵枢·本神》曰："肝藏血。"与脾藏荣、心藏脉、肺藏气、肾藏精同列。藏血者，归藏之义。厥阴主阖，肾所藏之阴精与脾所化之精微皆归聚于肝以化生血液，贮藏于此，以备大用。厥阴肝木，生于肾水，而长于脾土，水土温和，则肝木发荣，木静而风恬。《素问·经脉别论篇》所谓"食气入胃，散精于肝"者，脾精化血也。清代·黄玉璐云："肝以厥阴风木，生于癸水，癸水温升，而化血脉。血者，木之精液，而魂之体魄也。"（《长沙药解》卷二《当归》）肝居阴位，其体重沉，藏血象阴，归聚者也。肝酸肾咸，二味皆敛，血之所以能维气者，以其肝肾之敛性俱在也。肝主藏血，非其体能藏，以其性之司敛故也。精由血生，血由精化，藏血之功须赖镇纳封藏之力，厥少相资之道，焉可忽诸？

藏血者，布藏之义。《素问·五脏生成篇》曰："人卧血归于肝，肝受血而能视，足受血而能步，掌受血而能握，指受血而能摄。"血中之气，备五气以应五行；血中之液，具五液以布五脏。人寤则动，动则血随气行阳分而运于诸经；人寐则静，静则血随气行阴分而归于肝脏。不惟行卧，凡血之需藏时皆赖其归聚于内，血之需用时咸仰其布散于外，肝主分血以贯输诸络，皆由其木气冲和条达，得之于其所蕴生发之气而调畅舒缓耳。

由此延展而论，则厥阴主藏血，肝如之，心包亦如之，心包乃上血海，主调畅膻中之血流。心主血脉者，必借心包之大络流转于周身，故心包乃调节输布精血之枢密机关也。

三、冲气调畅

肝为藏血，生养冲气，血海之汇聚布养，俾冲任之脉以成血潮精泄者，皆其统属之。《灵枢·海论》曰："冲脉者，为十二经之海。"又称血海、血室，为营阴藏聚之所，精血集会之处，受纳诸经之灌注，故主渗灌溪谷。《内经》言冲脉之起始凡四（气街、关元、胞中、肾下），既为奇经之一，谓"经脉之海"，其源绝非一经一隧，其位谅非一点一穴，乃深湖大泽，若溪谷之会，在于两肾间至会阴之整片区域，尤以两肾之中为要，即命门所在焉。

《灵枢·逆顺肥瘦》曰："冲脉者，五脏六腑之海也，五脏六腑皆禀焉。"血海者，诸经之会焉。唐代王冰云："任脉、冲脉、督脉者，一源而三歧也。"(《重广补注黄帝内经素问》卷十六《骨空论》)金为奇经，任、督二脉亦肇于斯域。足少阴肾经、足厥阴肝经、足阳明胃经亦同汇此地，尤以合阳明于气街为要。是以冲脉真无愧乎"经络之海"之盛名，可谓行贯上下内外，融通阴阳气血。冲气之盛，灌三阳，渗三阴，包三焦，经谓之"五脏六腑之海"，良由是耳。清代罗美云："凡督任阴阳之会脉，皆冲为之也。唯冲为之，故太冲之精气，常得与三焦营卫之行，合行隧道，而绕周身，充微皮毛，而灌脏腑。人知营卫之出于三焦，而不知先天脉气有与之偕行者，日夜五六十周，盖先后之天齐至也。"(《内经博议》卷一《人道部》)

冲脉与少阴肾经根脉相连，五脏六腑之精气，由其枢转，归聚血海，领命于元气而为用，此汇聚之气，即为冲气。冲气乃太极质变有气而成，故常呈冲动之态，若水气之流涌摇震荡耳。其冲动之原力，由阳明之悍气、癸水之元阳、督脉之真阳聚合激活，发为春气，属之于肝，由其调畅节制。清代唐宗海云："冲脉起于血室，故又属肝……血室，在男子为丹田，在女子为子宫，其根系于右肾，肾中真阳寄于胞中，为生气之根，乃阴中之阳，肝木得之，发育条达，是为相火。"(《血证论》卷二《吐血》)真明眼高见耳。

夫肝之疏泄，原以济肾之封藏，相火萌动，冲气乃发，肝阳潜运，冲气乃和。血海朝会，连于精室，系之胞宫，精血以期而聚，以时而动者，皆厥阴相火之所为焉。男子气盛为基，冲气易动，故阳事应日而举；女子血聚是本，冲气常伏，故阴血应月而下。天癸未成，了无春意；及其既盛，男常欲交，女恒思接，春意盎然矣；至其已衰，欲念寡淡，秋分冬至也，是皆肝阳疏泄之力、浮沉之由。交合激荡之际，男精之冲泄，女津之涌举，正赖肝气冲鼓之力耳。

妇人阴柔之体，以血为本，又谓以肝为本，乃厥阴冲气主职焉。阴血如水之行地，阳气若风之旋天，故风行则水动，阳畅则血调，此自然之理也。气血宣行，平素经畅，卵元至期而熟；已孕胎植，血聚胞脉充养；产后宫收，血液上举成乳，皆肝气疏布调畅所成。

四、厥阴风木

《经》曰：厥阴之上，风气主之。在天为风，在人应木，故云"厥阴风木"，厥阴之性，因是立基。《素问·六元正纪大论篇》曰："厥阴所至为和平……为风府，为璺启；……为生，为风摇……为风生，终为肃；……为毛化，……为生化；……为挠动，为迎随。"所谓司化布政之常，尽在其中矣。厥阴之至焉，隆冬已尽，寒生春气，一阳初萌，流水不冰，和风渐起，云雾迴绕，细雨始霖，万物苏醒。

风性动摇。风性属阳，阳主动也。厥阴藏阴而用阳，其生发之力乃真阳之初升，俾种壳微裂而开，新枝甫抽嫩芽，是谓璺启，初裂曰璺，开坼曰启，皆风化之所致，解冻启蛰是也。风府者，谓厥阴气化所司，风主物之生化，春气舒缓，和风细雨，温化布育，万物始生，故至其和平耳。

风性升举。宇宙既成，五方已别，地之运行始于东，人体应之，阴阳运转，亦自左升而右降，循周不息。厥阴处纯阴之位，而一阳已生，阳生必升，是以肝主左升。厥阴能生，阳气左升而木荣，风气盛畅者，生意不遂也。《素问·阴阳应象大论篇》曰："左右者，阴阳之道路也。水火者，阴阳之征兆也。"就血气升降而言，木自左升，金自右降，如环无端，升降不息，皆应乎天。清代·黄玉璐云："气统于肺，凡脏腑经络之气，皆肺金之所宣布也，其在脏腑则曰气，而在经络则为卫。血统于肝，凡脏腑经络之血，皆肝血之所流注也，其在脏腑则曰血，而在经络则为营。营卫者，经络之血气也。"（《四圣心源》卷一《天人解》）二者以成气血营卫之组合。就气火升降而言，肝以乙木生君火，胆以甲木化相火，肝自左升，胆从右降。肝胆之气，表里相合，肝主气火之生与养，胆主气火之枢与布，木气谐，共成气火之用。"厥阴所至为挠动，为迎随"，义在其中矣。

木性条达。《素问·五常政大论篇》："敷和之纪，木德周行，阳舒阴布，五化宣平，其气端，其性随，其用曲直，其化生荣，其类草木，其政发散，其候温和，其令风，其脏肝。"木之平气曰敷和，木德周布宣行，阳气以舒，阴气以布，五行各有所化，一气平则五气皆平。其气端，木质正直也；其性随，木性柔顺也。其用曲直，其政发散，木功条达也。条达者，条理畅达，所谓疏泄之能，阳舒则气顺随，阴布则液畅和焉。

厥阴舒和，肝气畅达，精气柔养，魂魄安宁，气定神闲，志意开达，无怒无郁，逍遥自得。

乙升己土，甲降戊土，肝脾左旋，胆胃右转，木气条达，土气疏朗，运化无碍，精微充裕。

乙木条达，癸水温升，三焦和畅，膀胱清利，疏泄无停，汗溺皆司，水液畅利，无饮无湿。

厥阴藏血，木中津液，木气调畅，经脉流行，络脉畅遂，无溢无陷，不滞不瘀，难成癥结。

五、膻中包络

《灵枢·胀论》曰："胸腹，脏腑之郭也；膻中者，心主之宫城也。"心主者，心包络也。心主之宫城，即心包所居。《内经》论十二官，独缺心包络而多膻中，心包位居膈上，经始胸中，正值膻中所在，故以膻中指代心包络。包络本与心相依，位当两乳间，故以膻中名，非十二官之外，另有膻中一官也。心之周遭，筋膜如系，联通心肺，黄脂漫络。其间有承心之大道，输心之小脉，联膈之细络，共接心脏始发之血液，裹其流布于脏腑，敷展于全身，诚百脉之宗主，统御百体以奉生身，其为用者广溥矣。是以心包络者，上焦之"血海"耳，与肝脏遥相呼应，共属厥阴，惟"下血海"长于血之藏，"上血海"善于血之运，此其异也。

《素问·灵兰秘典论篇》曰："膻中者，臣使之官，喜乐出焉。"君火以明，相火以位，心藏君火，心包近臣，代君行事，以用为职，故曰心主。相心布令，直受心君真阳，权宜施用，发为少火。秉相火之气，以壮心阳，涵真水之精，而济君火。此火内通肝经春气之初阳，外连胆经少阳之温热，长育于三焦，而成温通上下之相火耳。故心包络者，与肝相仿，亦为相火肇源也。是以金代·刘完素云："手少阳相火之热，乃心包络三焦之气也。"（《素问玄机原病式·六气为病·火类》）心包与三焦，互为表里，同司相火，共成气血流布之要冲。明代·李梴云："手厥阴心胞络，乃胞络十二经之总，不系五行，乃坤元一正之土，虽主生长，喜静恶燥，禀乎少阳元气，乃能生育。故曰：三焦为元气之父，胞络乃阴血之母。"（《医学入门》卷七《杂治赋》）阳气谓之父，万物之所资始；阴血谓之母，万物之所资生也。一气一血，称为父母。心包既为血海，又生相火，清代·陈士铎云："心主即膻中包络也，为心君之相臣，奉心君以司化。其出入之经，较五脏六腑更近，真有心喜亦喜，心忧亦忧之象，呼吸相通，代君司化以使令夫三焦，俾上中下之气，无不毕达，实心之系通之也。"（《外经微言》卷二《考订经脉篇》）此心包气血融汇，营卫相合，与运宗气之要职耳。

《灵枢·邪客》曰："心者，五脏六腑之大主也，精神之所舍也。其藏坚固，邪弗能容也，容之则心伤，心伤则神去，神去则死矣。故诸邪之在于心者，皆在于心之包络。"心包络，象如仰盂，心居其中，九重端拱，寂然不动，若深门宫禁。其膈膜与脊肋周旋，相著遮蔽，护佑心君，不使浊气上熏内干，以葆心神安静，正犹君主有当城也。是以护心者，全借心包之力也，职当卫士，一如肝为将军之官，拱卫癸水之元阳真精焉。

心肾少阴，同藏君火，皆君主之官，君不受辱，必由臣仆当之，故有"肾无实证"，"心不受邪"之说，实滥觞于古代政治之诡论焉。君火既隶六气之一，必有太过不及之患，如心火炽盛、肾水泛滥等，理之必然。然心肾毕竟纯洁之脏，不容遏伐，宫禁森严，护卫密实，不易受邪，亦是常态。是以干犯心肾之邪，恒先侵其护卫，故包络与肝二脏，常为心、肾二君纳污藏垢之所，尤以心包为甚。明代·张景岳云："心与心胞，本同一脏，其气相通，皆心所主，故诸邪之在于心者，皆在于心之包络。"（《类经》卷八《经络类》）岂可忽诸？

六、多血少气

《素问·血气形志篇》曰："厥阴常多血少气。"人之脏腑，雌雄相合，自有常数，阳有余故少血多气；阴有余故多血少气。气血多少，与天道寒热盛衰相应。气阳配热，血阴配寒，厥阴乃天之初气，天气寒盛热弱，在人应手足厥阴二经，故多血而少气。

肝藏血，肺藏气。肺脏两属太阴阳明，皆多气之经，又属燥金。是以肝肺二者，金木之间耳，气血之间耳，上下之间耳，升降之间耳，润燥之间耳。二者经气虽俱敛阖，然一在敛气，一在敛血矣。木气常得金气之降，方能全其少火之升，阴血随之可藏可举，又常受金气之制而不至过刚，气为血之帅，盖由是理。益气方可生血，补气才能行血，道在其中矣。厥阴少气，初阳嫩火，恒易郁遏，常须阳明多气之助，宗气冲气才可贯通不滞，涵养心肺之器量，以壮肝胆之气魄，道亦在其中矣。

明代·邹志夔云："金者水之母，居于上以生水，则水得其原不至下而不返矣。相火者，君火之辅，居于下以行令，则火有其用，不致亢而难制矣。"（《脉理正义》卷一《明诊》）气火之和，在于阴水之充耳，养肺精自可抑亢阳。明清温病学派大剂甘寒之剂助消营血之热即由此义哉。

厥阴血多气少，少阳气多血少，肝胆相照，互为中气，共襄气火之运，亦为魂魄之资。清代·黄玉璐云："胆以甲木而化相火，随君火而交癸水，君相下根，则精温而清升，神肃而浊降。神胎于魂，魂藏于血，血统于肝，肝胆之气，表里相合。"（《素灵微蕴》卷四《耳聋解》）肝血上滋，以生中精，则甲木常温；胆热下煦，以壮嫩阳，则乙木恒柔。温柔之质，肝胆之本焉。欲肝气不郁，常养胆之精气；忌乙木过刚，恒抑胆火之旺，肝为将军，非中正之官之制约，难成其大用耳。

七、厥阴经界

【体位厥阴】《素问·阴阳离合论篇》曰："厥阴之表，名曰少阳……少阴之前，名曰厥阴。"厥阴阴极于里，以生表出之阳，盖以前为阳，上为阳，表为阳也。少阴主水，水主生木，故厥阴在少阴之前也。此为一说。以愚褊识，心包与肝乃少阴之护卫，必当于前。清代·章楠云："少阴居太阴之后，今言少阴之前名厥阴者，以三脏部位如∴（音伊）字，互为前后也。"（《灵素节注类编》卷三《经解》）此说甚妙，颇通易理。于经络论，厥阴的在少阴之前。清代·柯琴云："自腹由肝，上膈至心，从胁肋，下及小腹宗筋，为厥阴地面。"（《伤寒论翼》卷上《六经正义》）心膈乃手厥阴位，胁肋下至会阴是足厥阴位，此仅就体表言。若云脏腑，少阴附于脊，太阴附于胸腹壁，厥阴居两者之间，亦合两阴汇聚，重阴生阳，水火顺接之道焉。

【经络厥阴】心主厥阴经脉，起于胸中，属心包络，下膈历络三焦。其支者，循胸出胁，上抵腋下，循臑内，行太阴、少阴之间，入肘下臂入掌，循中指出其端。又支者，别掌循小指次指出其端。肝厥阴经脉，起于大趾，上循足跗，交太阴之后，上腘循股入毛中，过阴器抵小腹，挟胃属肝络胆，上贯膈布胁肋，循喉咙入颃颡，连目系出额，与督脉会于巅。其支者，从目系下颊环唇。又支者，从肝贯膈注肺。

头面、躯干及四肢阴面之侧，为两厥阴经循行之主位。民国·陆守先云："厥阴一经，通行三焦，主一身之里症，犹之周京夹铺之国。"（《士谔医话》）即是此理。

【脏腑厥阴】厥阴有二，上下各一。上厥阴主膻中血海，属心主包络；上厥阴主冲任血海，属肝。心包与肝，皆风木之脏，藏血为体，疏泄为用，崇卑相联，一体为功耳。惟心包上承心君之火，与神明紧密相关，肝下接肾命之阳，与天癸休戚与共，两者发功之处，各有千秋，而气血之贯通，不可分离。

八、厥阴经时

"巳亥之上，厥阴主之"。巳亥之岁，风高气远，云飞物扬，风之化也。巳亥之时，诸阴总汇，极阴生阳，风行于上，木化布天，风淫所胜，太虚埃昏，云物以扰，风木主温，寒生春气，流水不冰，风胜金承，清肃气行，蛰醒不出。厥阴属木，木生于亥，故正化于亥，对化于巳也。亥时木气有余，风气偏胜；巳时木气不足，风气偏弱。若以年论，凡亥年（猪年）为厥阴正化年，风气盛；巳年（蛇年）为厥阴对化年，风气弱。以月而论，凡十月厥阴正化月，风气盛；四月为厥阴对化月，风气弱。以时而论，凡亥时（21 至 23 时）厥阴正化时，风气盛；巳时（9 至 11 时）为厥阴对化时，风气弱。《伤寒论》328 条："厥阴病，欲解时，从丑至卯上。"少阳旺于寅卯，从丑至卯，阴尽而阳生也。厥阴病解于此时者，中见少阳之化也。三阳解时，在三阳旺时而解，三阴解时，亦从三阳旺时而解，伤寒以生阳为主也。

九、厥阴平脉

《素问·至真要大论篇》曰："厥阴之至其脉弦。"《素问·玉机真脏论篇》曰："春脉者，肝也，东方木也，万物之所以始生也。故其气来软弱，轻虚而滑，端直以长，故曰弦。"风木之性，其气升发，当春之际，万物开甲，阳气始生，如芽萌蘗，蠢蠢欲振矣。此象厥阴阴极生阳之"阳"矣。《难经·七难》曰："厥阴脉至，沉短而敦。"沉，深也，阴之甚；短，窄也，阳不展；敦，迫也，阳将动也。明代·卢之颐云："复得甲子，厥阴王，阴气既隆，即阳气胚兆，是以厥阴之至，沉短而敦，沉短显诸阴，敦厚存乎阳也。"（《学古诊则·帙二·言六十首王时之脉》）此象厥阴阴极生阳之"阴"矣。或曰"脉弦"乃以寒暑分阴阳，"沉短"是以六气分阴阳，意实牵强。盖阴阳有更变，脉必随于时，人应气令必然之理。阴盛之象，本气对化之征；阳动之象，标气正化之征焉。

《素问·脉要精微论篇》曰："尺外以候肾，尺里以候腹。中附上，左外以候肝，内以候膈；右外以候胃，内以候脾。上附上，右外以候肺，内以候胸中；左外以候心，内以候膻中。"此"左脉候心肝肾、右脉候肺脾命"之发端矣，就厥阴言，则左关外侧诊肝、右寸内侧诊心包。然经中所论明指病脉，非平脉焉。若云平脉，肝属下焦，候之当尺；心包上焦，候之应寸。若以汉前右尊左卑论，厥阴位少阴前，君右相左，则左尺候肝，左寸候心包，以"沉而微弦"为正。此愚之陋测，纰缪之处，容望斧正。

第二节　厥阴病理

一、寒热错杂

厥阴为三阴之尽，本是阴分，自多寒证。然阴之尽即是阳之初，阴阳递嬗之交，生生不息之机寓焉。且风木藏涵相火，两极转化，阴极生阳，阳气来复，故厥阴之动又多阳病。《伤寒论》第326条："厥阴之为病，消渴，气上撞心，心中疼热，饥而不欲食，食则吐蛔。下之利不止。"厥阴当分上下，手经包络，上含甲火，主行血通脉；足经肝脏，下含癸水，主藏血活络。凡邪客于内，各随体质阴阳、脏腑寒热，从火化者为热证，从水化者为寒证，从水火合化者，则为寒热错杂之证。虽云厥阴风气，亦有寒热，邪至其经，从阳化热，包络挟胆火发动于上，则为热风；从阴化寒，肝气裹肾水相应于下，则为寒风。厥阴本气为风，标气为阴，中见少阳火气。体阴而用阳，运化不从标本而从中气，水寒火热，两从阴阳，故其证最多寒热错杂，阴阳混淆也。消渴，胃饥，撞心疼热者，膈上之热也；不食，吐蛔，下利不止者，膈下之寒也。又有寒格之证，热郁于上，寒滞于下，两相格拒，故食入口即吐。

阳极则阴生，阴极则阳生，此阴阳推荡，必然之理也。邪在厥阴，邪正交争，正由厥阴外通少阳，内连少阴，其病向所趋，有阳化从少阳、阴化从少阴之异，从少阳则发热，从少阴则厥寒，两相游移，阴阳错杂，互相胜复，则成厥热胜复之证焉。清代·吴谦曰："若阳交于阴，是阴中有阳，则不厥冷；阴交于阳，是阳中有阴，则不发热。惟阴盛不交于阳，阴自为阴，则厥冷也；阳亢不交于阴，阳自为阳，则发热也。盖厥热相胜则逆，逆则病进；厥热相平则顺，顺则病愈，今厥与热日相等，气自平，故知阴阳和，而病自愈也。"（《医宗金鉴·订正伤寒全书·辨厥阴病脉证并治全篇》）所以有胜复者，在于人身阴阳之消长，邪气之弛张耳。阳胜阴退，则热胜厥退，斯有热多厥少之证；若胜之太过，热气独盛，则成厥阴热证，见"必发痈脓"（332条）、"咽中痛者，其喉为痹""必便脓血"（334条）、"口伤烂赤"（335条）、"烦躁……厥而呕，胸胁烦满者，其后必便血"（339条）等症。阴胜阳退，则厥胜热退，斯有厥多热少之证；若胜之太过，寒气独盛，则成厥阴寒证，见"腹中应冷，当不能食"（333条）、"小腹满，按之痛者"（340条）、"大汗出，热不去，内拘急，四肢疼，又下利厥逆而恶寒"（353条）、"其人面少赤，身有微热，下利清谷者"（366条）等证。

仲景曰："凡厥者，阴阳气不相顺接，便为厥。厥者，手足逆冷者是也。"（337条）厥阴主阴阳交接，故病则两不顺接，必见手足逆冷，无论寒厥热厥。寒厥者，寒盛阳弱，气不外达也。热厥者，热盛阴弱，阳遏于内也，是以有"厥深者，热亦深；厥微者，热亦微"（335条）之理。若厥热不甚者，常有"指头寒，嘿嘿不欲食，烦躁"（339条）之症，亦为寒热错杂识证要点之一。

二、厥阴寒证

厥阴寒证，在伤寒则厥胜热败，在杂病则寒沉极阴，皆阴盛阳弱之病也。厥阴风木主令，胎于癸水，秉母气必下寒，母胜则厥，厥胜则水盛而土衰，是以其证极类太阴、少阴之寒证。

四肢厥逆者，阴邪肆逆，阳气衰微，不充四末也。干呕吐涎、呕吐者，寒侵阳土，气不化液，胃气逆上也。心下满烦，饥不能食者，邪结胸中，阴邪在膈，阳气不伸，寒冷在胃也。厥而心悸者，阴寒在里，水液不布，阻滞脉道也。腹痛，下利腹满，寒伤阴土，中气失振，脾阳将败也。面赤微热，下利清谷者，阴寒内逆，虚阳上浮，真阳大虚也。汗出身热，内拘肢疼，又下利厥逆而恶寒者，阴极于里，阳浮于外，交相迫促也。诸若此类，其脉或弱，或细欲绝，或微，或沉迟，其病或在上焦胸膈，或寒在中焦脐脘，或在下焦少腹，且交互牵累，所谓三阴寒证相通，非虚言矣。

厥阴少气多血，阳易郁、血易滞、气易逆、饮易聚。是以厥阴之寒常致气滞血瘀、痰浊内阻之变局。在上有胸痹心痛、胸胁苦满、胃脘痞胀、噎膈痰瘤、胁痛奔豚等，此皆手厥阴心包之病；在下有痛经经闭、宫寒不孕、癥瘕疝肿、囊缩筋急、腹脐冷结等，此咸足厥阴肝经之病。

三、厥阴热证

清代·柯琴云："两阴交尽，名曰厥阴，又名阴之绝阳，是厥阴宜无热矣。然厥阴主肝，而胆藏肝内，则厥阴热症，皆少阳相火内发也。要知少阳厥阴，同一相火。相火入于内，是厥阴病；相火出于表，为少阳病。"（《伤寒论翼》卷下《厥阴病解》）厥阴热证，在伤寒则热胜厥败，在杂病则热亢耗阴，皆阳盛阴弱之病。厥阴热炽，脏邪还腑，外发少阳，则有"呕而发热者"之小柴胡汤证（379 条）；郁热在里，复归阳明，阻绝阳路，则有"脉滑而厥者，里有热也"之白虎汤证（350 条）；阴液耗伤，虚热上扰，闭郁膻中，则有"下利后更烦，按之心下濡者"之栀子豉汤证（375 条）；热炽津伤，阳土燥结，邪毒乱神，则有"下利谵语，有燥屎也"之小承气汤证（374 条）。诸如此类，皆厥阴火热之邪干犯气分为病，与少阴热化之证何其似焉！然此热毕竟阴之绝阳，乃复气所为，残阳如血，强弩之末耳，仲景以少阳阳明之剂救其万一耳，故厥阴病多死证，缘于此焉。

厥阴血脏，阴不胜阳，邪伏不宣，热匿血分也。厥阴热证之极，络脉受损，血肉腐败，曰"口伤烂赤"（335 条）、曰"必圊脓血"（363 条）、曰"必发痈脓"（332 条），无不关乎血分。血热上攻，是成口疮、牙宣、喉痹、目赤如鸠眼、昏谵等；血热下攻，是成便血、痔疮、溲血、血精、崩漏等；血热内攻，是成溃疡、内痈、疮疽、咯血、吐血、斑疹等，皆此类耳。是以厥阴血病，本经本病，识厥阴不识血病，蒙若瞽聩者焉。明清之际，温病学派于厥阴血病大加发挥，于是有卫气营血之血分证，蔚然成就医学至理之一大发扬，居功甚伟！

伤寒热入血室之变，厥阴血热之常例。冲为血海，即血室也。男女皆有血室，亦均有冲脉，冲之得热，血必妄行，在男子则为"下血，谵语者"（216 条）；在妇人则于经水适来适去之时"胸胁下满，如结胸状，谵语者"（143 条），"续得寒热，发作有时……如疟状"（144 条）及"昼日明了，暮则谵语，如见鬼状"（145 条）。邪传经络，与正相搏，上下流行，乘虚入血，上迫心包，下侵肝脏，所谓血海受病焉。热入其室，水火交争，故寒热如疟；风火内攻，神主受扰，故谵语见鬼；血热动血，络伤血溢，故崩漏下血。皆一派阴伤血热、邪伤心包之征。清代·叶桂发明之温热"逆传心包"论，盖滥觞于此耳。

四、热入血分

热入血分乃温邪深重危笃，病位重在心包与肝。清代·叶桂云："入血就恐耗血动血。"（《温热论》）盖耗血与动血相依，营血同病，入血必先伤营，营阴耗损，方有血热，是以热入厥阴血分，必已有少阴心肾之病耳，二者岂可断然分割？

血热动血：火盛蒸腾，血藏不宁，动扰魂魄，故见灼热无汗，夜热早凉，神昏躁扰，惊悸不宁；血热伤络，迫血妄行，奔突而溢，故有衄血咯血，吐血尿血，身发斑疹，痈脓血痢。

血热动风：风木之体，热灼火激，动摇不止，故见暴怒发狂，抽搐反弓，惊厥目吊，眩晕癫仆；阴液亏耗，水不涵木，内风滋扰，故有手足瘛疭，肌肉瞤动，皮痹肢麻，筋脉拘挛；湿热挟风，入于络脉，筋急风动，则有口噤目定，四肢拘急，筋急痉挛，头目昏蒙。

热陷心包：热入营血，灼液成痰；或热邪伤阴，津涸成瘀；或湿热深入，酝酿秽浊，皆可蒙蔽心包，阻遏心窍，是以妄听妄见，神识昏愦，谵语狂言，深寐不醒，目呆神滞等。

盖无论肝与心包，厥阴乃藏血之脏，中多络脉，邪热入络，以其气钝少而不灵，血必壅郁而化火，热必耗阴而生瘀，以生上列诸证。清代·何秀山云："厥阴病以血热、络郁为眼目。"（《重订通俗伤寒论·章一·六经病证》）乃明眼识真之语矣。

五、风动为病

《素问·阴阳应象大论篇》曰："风胜则动。"《素问·至真要大论篇》曰："诸风掉眩，皆属于肝。"《素问·五脏生成篇》又曰："肝之合筋也，其荣爪也。"所谓动风者，筋急拘挛也。风者，木气所化，在天为风，在地为木，在人为肝，足厥阴风木主令，手厥阴相火化气于风木，子气初胎，火令未旺也。厥阴风木，生于少阴水，长于太阴土，制于阳明金。水土温和，肝木发荣，木静风恬。木气疏朗为性，泄而不藏，以郁为雠，一经拂郁，经气失利，筋失所养，刚急僵掣，动摇斯起。

《素问·痿论篇》曰："肝气热，则胆泄口苦筋膜干，筋膜干则筋急而挛。"火盛伤阴，水不滋木，筋急风摇，此血热动风之证，已述于前。

《素问·六元正纪大论篇》曰："阳明燥化，施于厥阴。"阳明主燥，乃厥阴承气，燥胜则干，侮犯木气，于是有"痉为病，胸满口噤，卧不着席，脚挛急，必齘齿"之大承气汤证（《金匮要略·痉湿暍病脉证并治》）。他如过汗过下，衄家疮家误治致痉，皆燥伤筋膜之病也。

寒水外郁，滞阻木气，筋脉拘紧，于是有"身体强，几几然，脉反沉迟"之栝楼桂枝汤证及"无汗而小便反少,气上冲胸,口噤不得语"之葛根汤证(《金匮要略》)。

《素问·生气通天论篇》曰:"湿热不攘,大筋𫐄短,小筋弛长,𫐄短为拘,弛长为痿。"己土湿陷,木失发达,郁气来侮,风气斯发,故生筋缩肉拘、眩晕动摇之病。另有少阳失和,相火郁逆,从化风木,挟痰内扰,斯有郁冒目蒙、震颤麻痹之疾。

六、百病之长

西汉《龙鱼河图》曰:"风者,天地之使也。"(《太平御览》卷一《天部九》引)使者,使节、信使也。北宋《圣济经》云:"四时之化,始于木也。十二经之养,始于肝也。"春时风起于上,雷动于下,万物无不畅茂条达,各遂生意。仲景曰:"夫人禀五常,因风气而生长,风气虽能生万物,亦能害万物,如水能浮舟,亦能覆舟。"(《金匮要略·脏腑经络先后病》)木气主生,生气不足,十常八九,木气抑郁,百病始生,于是有"风者百病之始"(《素问·生气通天论篇》)、"风者百病之长"(《素问·玉机真脏论篇》)之论。六气之中,惟风全兼五气,盖因风能鼓荡五气而伤人,此乃外感;若云内伤,多因乎郁,郁可生风、生火、生痰、生湿、生瘀、生寒,至其变化,非唯一途,乃为他病焉。如雷头风,痰火化风,壅于气道也;类中风,风动痰瘀,阻闭脑窍也;风疹,血热风毒,搏于肌肤也;白癜风,风郁气滞,皮窍闭塞也;破伤风,风毒入阴,直伤筋脉也;肠风,热毒下滞,生风动血也,等等。

《素问·痹论篇》曰:"所谓痹者,各以其时重感于风寒湿之气也。"又曰:"风寒湿三气杂至,合而为痹也。其风气胜者为行痹,寒气胜者为痛痹,湿气胜者为着痹也。"虽云三气,总以风气为主,风邪引领,挟寒挟湿,乘虚袭入,方才深入脏腑经络骨节筋脉。三气杂至,壅蔽经络,血气不行,久而为痹,则为疼痛、为肿胀、为酸楚、为麻木。入于骨,重而不举为骨痹;入于血,凝而不流为脉痹;入于筋,屈而不伸为筋痹;入于肉,肌肉不仁为肉痹;入于皮,肤肿毛敝为皮痹。《素问·四时刺逆从论篇》曰:"厥阴有余病阴痹,不足病生热痹。"痹证之生成演化,由厥阴本体强弱而定。厥阴有余者,阴多阳少,风引寒化,斯成风湿寒痹;厥阴不足者,阴少阳多,风引热化,则为风湿热痹。

七、脉络瘀滞

厥阴藏血,收放自如,布展为职,由木喜条达焉。血犹水也,水行地中,百川顺理则无壅遏之患。木气条达,以通疏泄之路,经脉流行,各安其道,以遂生养。厥阴体阴含阳,得温则升,得清则降,动则发散,静则归藏。木气郁陷,发生不遂,经血凝滞,瘀结形成,百病根生焉。知百病生于气,又孰知血为百病之胎乎?

血流其道,宁顺为职,润养是务,离经之血,固成瘀滞,若堤塘破损,成洪水泛溃；经中之血，壅遏迟滞，亦是瘀患，如堰塞阻拒，聚瘀生灾。故凡气滞、气虚、血虚、痰浊、湿滞、血热、血寒、伤损等，皆为血瘀之机缘，于是有疼痛、痈肿、癥瘕、出血、癫狂、麻痹等症。

（1）疼痛：气火燔炙，寒气闭拒，肿瘤压迫，血溢滞塞，致脉络滞塞，疼痛是起。如真心痛证，手足青至节，胸痛彻背，且夕而死，乃瘀阻心包；如妇人痛经，腹冷拘急，乃肝经血寒；如跌打肿痛，乃络损血出，离血阻迫。血痛有定，乃其特征。

（2）痈肿：火热熏灼，寒痰溃蚀，郁蒸腐化，血肉成脓，痈肿斯成。是以但凡痈疽疮疡，无论寒热，皆关厥阴伤络，血瘀内滞。

（3）癥瘕：瘀血内停，阻于经络脏腑，结成癥瘕。凡气火寒瘀痰湿，皆可为之，气多者为瘕聚，血多者是癥积。如颈前瘿肿，乃气火炼痰，瘀滞胆经；如异位妊娠，乃胎元旁置，塞经破络。

（4）出血：瘀血内滞，血流不循常道，必有外溢旁流之变。有瘀必有阻，有阻流多缓，故瘀血出血恒有阴滞之象，其溢淋漓，其色乌青。

（5）癫狂：癫出积忧积郁，病在心脾包络之阴，蔽而不宣，气郁痰迷；狂由大惊大恐，病在肝胆胃经，三阳并升，火炽痰涌。无论郁火痰湿，皆致心血瘀滞，脑络失和，心窍闭塞，神志混淆耳。

（6）麻痹：痹者，闭也。五脏六腑正气，为邪所闭，则痹而不仁，内有瘀血，其闭更著。筋脉皮肌失养，不惟麻木，尚有痿软无力，肌肉萎缩，肌肤甲错，鳞屑脱毛等症。

八、厥阴病脉

《伤寒论·伤寒例》曰："尺寸俱微缓者，厥阴受病也。"六经皆有上下，厥阴亦然，寸以候心包，尺以候肝。厥阴病或寒或热，或寒热错杂，端绪难理，脉亦难辨。仲景述厥阴病脉征，即有热证之"脉数""脉滑""寸脉反浮数，尺中自涩者"，有寒证之"脉迟""脉微""脉细欲绝"，有寒热相杂之"寸脉沉而迟……下部脉不至""脉绝，晬时脉还"等，须依病势阴阳所从而断。厥阴乃阴尽复阳之界，阴之极而阳之初，本体脉征多阴少阳，多血少气，故平脉之"弦"及"沉短而敦"皆属阴脉。厥阴受邪，云其"微缓"，阴分伤而阳分郁，不特正气之虚，邪亦向衰之征，此厥阴本气为病之通例焉。

清代·刘恒瑞云："奕虚而滑，端直以长，为弦之平脉。实强则病，微亦病，不直长亦病，不常其位亦病，位而非弦亦病。"（《丹溪脉诀指掌·四季人迎寸口脉》）平则端直以长，病则沉短而散，理之宜焉。厥阴病机总在一"郁"字，阳气失展，阴血不布，脉体甚短，脉位偏沉，脉气难聚，是其大要。至其亢强，生风动血，弦大洪滑，乃其变局，又当因证而辨也。

第三节　厥阴证治

一、滋养阴血

四物汤

凡伤重肠内有瘀血者用此。白芍药、川当归、熟地黄、川芎。上等分，每服三钱。水一盏半，煎至七分，空心热服。（《仙授理伤续断秘方·医治整理补接次第口诀》）

是方虽首载唐代蔺道人所著伤科方书，实本古方。或曰始于华佗，了无实据；或云由《金匮》芎归胶艾汤减味而成，亦无确证，皆流于臆测。古方精当，近乎天成，后贤致用，多所发挥。

是乃厥阴病之根方。厥阴本阳标阴，运化从中气而为火，藏血为基，运血为用，守阴度阳焉。血本属阴，血不归藏则阴虚，津枯则血涩瘀滞，阴少则血郁生热，热盛则生风动血，厥阴为病，大要若此。本方之治，在"凉血、活血而已。……盖血活而凉，何由致壅滞以生疾？"（北宋方勺《泊宅编·卷八》）是以明代周之干云："四物汤治血之有余，不治血之不足。盖有余之血，溢而不归经，则用芎、归。川芎上至巅顶，下至九泉，所以行血，当归引血归经，二位走而不守；白芍酸以收之，地黄直达丹田，二味守而不走，使血安于其位也。"（《周慎斋遗书》卷五《古方解》）言虽偏颇，亦通其理。然欲活血凉血，必先藏血，故首以养血为要，斯成润养阴血之大方耳。

人之所赖，惟血与气，补偏救弊，亦惟血与气耳。故一切补气诸方，皆从四君化出，一切补血诸方，皆从四物而化；补气求之脾肺，补血求之肝肾，治血必求血药，在其四物矣。地黄血中血药，通少阴经，性味甘寒，能生真阴精血；芍药阴分要药，通肝脾经，性味酸寒，养血和血，敛阴制阳；当归血中主药，通厥阴经，性味辛温，补活兼功，归身补血，全用活血，各归其经；川芎血中气药，通厥阴经，性味辛散，通行血滞达于气分也。补血者，滋三阴矣，一如六味丸之三补；活血者，通厥阴矣，必由木中脉络求之，调遣阴药组方，必取则于斯焉。主以地黄、芍药之寒，佐以当归、川芎之温；地、归主治血分，芎、芍偏重气分，血荣气卫，以成调谐滋养之实。四药相伍，寒温适中，动静相宜，补不滞血，行不伤血，温而不燥，滋而不腻。

太极之真，二五之精，妙合而凝，乾道成男，坤道成女。女以坤道用事，故治妇人者多阴中求之。金代刘完素云："妇人童幼天癸未行之间，皆属少阴，天癸既行，皆从厥阴论之，天癸已绝，乃属太阴经也。治胎产之病，从厥阴经者，是祖生化之源也。"（《素问病机气宜保命集》卷下《妇人胎产论》）坤道阴血为本，病有三易：易虚、易瘀、易热也。其治皆关厥阴，血荣自有生理，故四物汤有"妇人至宝""调经圣方"之佳誉。晚唐以降，凡言是方，不离女科，几成专剂："治冲任虚损，月水不调，脐腹疗痛，崩中漏下，血瘕块硬，发歇疼痛，妊娠宿冷，将理失宜，胎动不安，血下不止，及产后乘虚，风寒内搏，恶露不下，结生瘕聚，少腹坚痛，时作寒热。"（《太平惠民和剂局方》卷九《治妇人诸疾》）故是方乃治妇人之总药，随症加减，不胜枚举，妙用无穷，仲景即有胶艾汤及当归散。

芎归胶艾汤

川芎、阿胶、甘草（各二两），艾叶、当归（各三两），芍药（四两），干地黄（六两）。上七味，以水五升，清酒三升，合煮取三升，去滓，纳胶令消尽，温服一升，日三服，不瘥更作。（《金匮要略·妇人妊娠病脉证并治》）

胶艾二物组剂，本是古方，载南北朝·陈延之《小品方》。

胶艾汤

治损动母，去血腹痛方。胶（一斤，炙）、艾叶（一苢）。上二味，以水五升，煮取二升半，分三服。（《小品方》卷七《治妊胎诸方》）

冲为血海，为血脉汇聚之处；任主胞胎，有胎元任载之义。合之督脉，皆起下极，同源异流，约以带脉，管束阴血，皆关联厥阴。妇人之病，隶于八脉者多，通补奇经，治乃常法。阴精长养成胎，皆坤土资之，阴阳抱负，则坤土堤防，胎宁不漏。今阴阳不谐，冲任失和，则去血腹痛也。阿胶滋血海以达肺肝，使左右升降之道路润泽自如，为胎产百病要药。艾叶暖命门而通冲任，理奇经行温养，为调经安胎专品。两药合用，水火交而地天泰，血气流行，阴阳和合，胎元自安。

芎归胶艾汤即四物汤合古方胶艾汤加甘草，治"妇人有漏下者，有半产后因续下血都不绝者，有妊娠下血者。假令妊娠腹中痛，为胞阻"。（《金匮要略·妇人妊娠病脉证并治》）胞阻者，胞中气血不和，阻其化育也。宿有瘀浊客于冲任，阴自结涩，不得交合于阳，故有漏下半产，下血不绝之变。凡妊娠胎气，阳精内成，阴血外养，若阴血自结，与胎阻隔，独阴在内，气血不和，阻其化育，则腹痛下血。胶艾汤养血止血，温经暖胞；四物汤补血养肝，敛阴益荣；甘草调和诸药，缓中解急，行以酒势，合之为厥阴、少阴、阳明及冲任之神剂，共奏温暖胞宫、调补冲任之效。然加减又必从宜，若脉迟缓，阴胜于阳，则加炮姜；或见数大，阳胜于阴，则加黄芩，可不言而喻。

胞阻之治，仲圣立安胎万世法律焉。今人护胎，畏通若虎，以至当归、川芎不敢轻用。要知斯二药合方本为护胎古剂。

芎归汤

治一切去血过多，眩晕闷绝，不省人事。伤胎去血，产后去血，崩中去血，金疮去血，拔牙去血不止者，心烦眩晕，头重目暗，耳聋，举头欲倒，悉能主之。芎䓖、当归各等分。上哎咀，每服四钱，水一盏半，煎七分，去滓，热服，不以

时候。(《易简方·校正注方真本易简方论》)

此方又名佛手散，谓治妇人胎前、产后诸疾，如佛手之神妙也。凡去血者，必有瘀，厥阴血不归经焉。单用养血，瘀阻络道，血难归藏，惟养血清瘀并举，气血复畅，精血自然归养。当归、川芎乃血分之药，甘辛而温，温能和血，甘能补血，辛能散血，施之于气郁血凝，无不奏效，使瘀去新生，自归其所也。清代·吴谦云："血既有所归，则血安其部，而诸血病愈矣。至妊娠胎动，胎伤下血，非血壅胎伤，即血乱妄下，服此以探之，血乱胎未动者，血顺则痛止，血壅胎未损者，血行痛止，则胎因之而安也；已动已损者，血得顺行，则胎亦因之而顺下也。"(《医宗金鉴》卷二十六《删补名医方论》)凡先兆流产，腹痛下血，胞宫积血，阻其胎气，行将坠毙，速以此方此法治之，多应手而效。

【妊娠积血案】商妇，37 岁。首孕 13 周，一周前腹痛下坠感，腰酸下血较多，住院保胎未效来诊。现阴道仍有少量鲜血，色暗，小腹隐隐坠痛。B 超：NT 正常。孕囊下见 44mm×29mm 积血。血检：孕酮 29.54ng/ml；绒促性素 6627IU/L。舌淡红，舌根苔薄腻。尺脉细滑，关脉略涩，寸脉缓。瘀血阻胎，血不养元。芎归胶艾汤加味。熟地 20g，当归 20g，川芎 10g，阿胶 15g (烊)，艾叶 15g，赤芍 10g，炙甘草 10g，菟丝子 15g，续断 15g，三七粉 5g (冲)，黄芪 30g，党参 15g，猪苓 10g。一周后腹痛下血皆止。复查 B 超：积血 26mm×12mm。血检正常。续服 7 天，积血全消。

当归散

妇人妊娠，宜常服当归散主之。当归、黄芩、芍药、芎䓖 (各一斤)，白术 (半斤)。上五味，杵为散，酒饮服方寸匕，日再服。妊娠常服即易产，胎无所苦，产后百病悉主之。(《金匮要略·妇人妊娠病》)

此乃养胎防病之例方。结胎者，胞宫气血相搏，精留血裹，阴阳组合，变化斯成。元代·赵良仁云："妊娠之血，不可以静，静则凝，凝则泣，亏少则虚，皆不能与化胎之火相合。"(《金匮要略衍义》卷下《妇人妊娠病》)欲葆胎孕生化，必先和阴阳，利气血，常服养胎之药，非惟安胎易产，且免产后诸病。胎元赖木气以生，借土气以养，四物汤 (原方无地黄，若增之则更胜) 滋养肝血，疏通肝络，补任和冲，则胎无枯槁留滞之患矣。妊养之际，精血下聚，血凝易滞气，血盛气亦盛，气盛多生热，常耗血伤阴，黄芩抑壮火而返少火，清肝热而生胎气。阴血足养，阴易聚湿，过湿滞土，精血乏源，白术之用，一则燥脾益胃，致精微以充养胎元；二则去腰脐间之陈瘀，解胎囊外之宿滞。清代·费伯雄云："养营血，清血热，健脾胃而安胎。怀孕者最宜。"(《医方论》卷四《经产之剂》)清热而行瘀，土旺木荣，妊娠无余事矣。

是方乃减味四物汤加黄芩、白术而成。元代·朱震亨云："产前安胎，白术、黄芩为妙药也。"(《丹溪心法》卷五《产前》)斯论或得之于此方，后人推崇倍加，盖基于此。以白术益脾，能培万物之母；黄芩泻火，能滋子户之阴，兴利而去害，故曰"安胎圣药"。

丹溪翁又云："条芩，安胎圣药也。俗人不知，以为害而不敢用，反谓温热之药可养胎。殊不知产前宜清热，令血循经而不妄行，故能养胎。"（《丹溪心法》）"产前宜凉"之论由此发端。妇人始孕，胞中一点真阳日吸母血以养，故阳日旺而阴常衰，厥阴一虚，风火必盛，不能全其形体，多病半产坠胎，故胎前宜凉之说，颇为近理。然若以方证论之，当归散治其常，胶艾汤治其变焉，当以气盛气虚详辨定夺。气虚阳弱，再用黄芩，阴损胎元，暗残母气，以致产妇羸困，或儿多脾病，恒由乎此。若但以圣药，以为胎家必用，无论阴阳强弱，凡属安胎，无不用之，其害不少，切不可胶柱鼓瑟焉。

【羊水过少案】文妇，41岁，孕19周，小腹时痛，B超提示胎儿发育符合孕周，余项指标正常，唯羊水指数34mm。舌暗红少苔，两关尺脉细滑，寸脉浮滑。血虚胎热。当归散加味。当归20g，白芍20g，川芎15g，熟地20g，黄芩10g，黄柏15g，知母10g，白术10g，砂仁5g，山茱萸10g，山药20g，太子参20g。嘱每日散步1.5小时。一周后腹痛偶作，复查羊水指数49mm。续服2周，腹痛止，羊水指数达77mm。

一贯煎

用北沙参、麦冬、地黄、当归、枸杞、川楝六味，出入加减投之，应如桴鼓。口苦燥者，加酒连尤捷。可统治胁痛、吞酸、吐酸、疝瘕，一切肝病。（《柳洲医话良方·按语八十五条》）

此剂成方颇晚，然二百余年来，倍受关注，诚为养血柔肝之名方。厥阴风木，藏阴用阳，不可屈焉。肝者将军之官，谋虑出焉，稍有拂郁，则横凌冲逆。若肾水亏损，肝血不足，则厥阴失藏。大凡脏气一衰，必所胜侮之，独肝性刚暴，风火易盛，虽虚非但不肯受制，反欲侮其所胜。倘抑之平之，徒激其烈，更广病机也，惟宜济之以柔，清代·魏之琇创立此方，所谓以柔克刚焉。柔者滋荣养血，补其肝体，体足自柔，所谓"令百炼钢化绕指柔"。柔者冲和濡润，呼应风木春生、万物发荣之性，较之抑伐，相胜甚远矣。

阴血亏虚，肝体失养，郁滞失疏，横逆犯胃，故胸脘胁痛、吞酸吐苦；风木久郁，经气不利，肝络瘀滞，则生疝气、瘕聚等症；血亏阴陷，津不上承，故咽干口燥、舌红少津；阴血亏虚，血脉不充，故脉细弱或虚弦。方中地黄可重用，滋阴养血，滋水涵木，为君。当归、枸杞归藏肝血，柔养肝络，为臣。沙参、麦冬滋益肺胃，养阴生津，意在佐金平木，扶土制木，为佐。川楝子，疏肝泄热，理气止痛，复其条达，为使。口苦而燥，是上焦之郁火，故以酒连泄火。黄连本苦燥，入于大剂养液之队，反为坚阴之用。诸药合用，肝体得养，木气得舒，诸症可解。因之民国·张寿颐赞云："是为涵养肝阴第一良药。凡血液不充，经脉窒滞，肝胆不驯，而变生诸病者，皆可用之。"（《中风斠诠》卷三《古方平义》）名曰一贯，或有深义，盖以地黄养肾、枸杞养心、麦冬养胃、沙参养肺、当归养肝，又以川楝泄肝以监制，以复五脏相生循环之机，而一方贯之也。

愚用此方加味，用治慢性肝病、萎缩性胃炎、闭经、慢性胆囊及胰腺疾病，最得良效。

【肝硬化案】赖男，62岁，商人。乙肝病史二十余年，肝功持续轻度损伤，ALT波动于正常至150IU/L间，平素除胸胁偶不适，余无所苦。近半年来自觉乏力，时有低热，食欲下降，体重减轻，右胁胀感，小便色黄。肝病专科诊断为早期肝硬化，服抗病毒及护肝药物效果不显。肝功能：ALT 124U/L，GGT 68U/L，TBIL 26μmol/L，DBIL 6.8μmol/L，ALB 36g/L，GLB 39g/L。CT：肝脏体积略缩小，实质密度不均匀，可见数处低密度区，最大15mm×18mm，边界清晰。两尺脉细软，关脉濡缓。舌瘦暗红，苔薄少。肝虚血热，厥阴失和。一贯煎合青蒿鳖甲汤裁。生地黄20g，熟地黄10g，川楝子10g，枸杞子10g，麦冬15g，沙参15g，当归15g，鳖甲20g（先），青蒿15g，丹皮15g，五味子15g，麦芽20g，茵陈10g。服药2周，低热已止，食增尿清。续服2周，诸症平，复查肝功：ALT 66U/L，ALB 39g/L，GLB 27g/L，余正常。守方用药半年，肝功维持正常，CT检查亦恢复，未见低密度区。

附方

活血丹

与四物苍术各半汤相表里，治遍身骨节疼痛，有神。熟地黄（三两），当归、白术、白芍药、续断、人参（各一两）。右细末，酒糊丸桐子大。（《医垒元戎》卷十一《厥阴证》）

二、血气共建

炙甘草汤

伤寒脉结代，心动悸。甘草（炙，四两）、生姜（切，三两）、人参（二两）、生地黄（一斤）、桂枝（去皮，三两）、阿胶（二两）、麦门冬（去心，半升）、麻仁（半升）、大枣（擘，三十枚）。上九味，以清酒七升，水八升，先煮八味，取三升，去滓，内胶烊消尽，温服一升，日三服。一名复脉汤。【177】

仲景曰："脉按之来缓，时一止复来者，名曰结。又脉来动而中止，更来小数，中有还者反动，名曰结，阴也。脉来动而中止，不能自还，因而复动者，名曰代，阴也。得此脉者，必难治。"（178条）此脉结代，心动悸，与少阴病之脉微细，四肢逆，大不相同。厥阴多血少气，今气少固然，复血亦大亏，阴阳气不相顺畅接续也。先秦佚著《本病》曰："大经空虚，发为肌痹，传为脉痿。"（《素问·痿论篇》引）结阴代阴，阴液衰竭，阴气不交于阳，发为脉痿，所谓"阴皆将尽之孤注，阳仅膏覆之残焰"（《本经疏证》卷二《上品》）也，岂非厥阴血海枯痿之病欤？惟此方可增其经内络外之真液也。清代·陈念祖所识甚明："东方之气在于肝，肝木敷荣五气安，

仲景遗来灸甘草，滋阴真谛已开端。"（《医学实在易》卷四《虚证八条》）

心包位居膻中，为上血海，与下血海两相照应，共属厥阴。上血海融汇宗气，下血海祖生冲气，皆营卫气血敛藏布濩之基地，休戚与共，荣损俱同。今血海亏耗，阴虚已不足以养，气弱复无力以运，宗气难成接续，心血迟滞，则脉成结代，心为怔悸，必有之症焉。是方养阴通阳，从中宫以分布上下，无非复精回气，融通水火耳。阴阳接，脉复通，当然结代止，心悸宁，方名"复脉"，义在其中矣。不惟如斯，《千金翼方》以疗虚劳，《外台秘要》用治肺痿，皆由此理。后世滋补方剂，多从此方化裁而出。明代·沈晋垣云："此汤为千古养阴之祖方也。"（《温热经纬》卷五《方论》引）诚属平正之论。

灸甘草本为治悸要药。五代《日华子诸家本草》云："安魂定魄，补五劳七伤，一切虚损、惊悸、烦闷、健忘，通九窍，利百脉，益精养气，壮筋骨，解冷热。入药灸用。"（《证类本草》卷六《甘草》引）北宋·高若讷《伤寒类要》载单药灸甘草为方疗悸者："伤寒，脉结代者，心悸动方：甘草二两。水三升，煮取一半，服七合，日二。"（《证类本草》引）有独用专达之效。灸之则气温，补元气，缓正气，养阴血。重用四两，并以之名汤，取其甘温养胃益气，资脉之化源，又协和群品，有元老之功；普治百邪，得王道之化也，用之为君。人参、大枣增其力，是养其气也。地黄甘温，《名医别录》云："补五脏内伤不足，通血脉，益气力。"养血滋阴，通血脉而益肾气，量至一斤，同为君药。阿胶、麦冬、麻仁共赞其效，乃滋其血也。北宋·赵佶云："津耗为枯，五脏痿弱，荣卫涸流，湿剂所以润之。"（《圣济经》卷十《审剂篇》）此之义焉。甘草、地黄为领袖，各率一列，分壮气血，共襄营卫。然风木之职，在守阴而发阳，故组方之妙义，竟在桂枝、生姜、白酒耳。天地之机，动则始化，静则始成，使诸药不得桂、姜、酒，激荡其间，则不能化阴宣阳，通行内外焉。荣卫通，津液致，气之所至，血亦随至矣。诸药共理，阳以相阴，阴以含阳，阳生于阴，柔生于刚，刚柔相济，则营卫和，气血化，津液生，百虚理，脉之危绝，安有不复者乎？

是方极为后贤赞誉，凡血气大虚，尤以阴血亏耗诸证，用之无有不效，明清之季温热学家柔养真阴之复脉汤系列方，即胎生于此。愚用治心悸、胎漏、肺痿、虚劳、弱精、痿症等，施之大验，常以熟地易生地，或二地、二桂同用。

【冠心病心悸案】张男，56岁，农民。胸痛、心悸3个月余，冠脉CT造影示左前降支及右冠状支分别梗阻70%及65%，心电图：室性早搏频发，ST段下降。乏资行冠脉支架来诊。心胸时痛，心摇头晕，动辄胸闷，气促难行，形瘦神疲。两脉细软，按之无力，尺脉尤弱，结代频频。舌暗红苔薄少色白。气虚大弱，血脉失和。灸甘草汤加减。灸甘草30g，生地黄20g，熟地黄20g，桂枝5g，肉桂5g，党参20g，麦冬15g，阿胶10g（烊化），鸡蛋黄一枚（冲入），麻仁10g，丹参20g，三七粉5g（冲服），大枣15g。自加生姜20g，高度白酒10ml。用药2周，胸痛已失，心悸大减，气力亦增。守方化裁共治2个月，诸症尽失，拒绝复查冠脉造影，带药回籍。

圣愈汤

治诸恶疮，血出多而心烦不安，不得睡眠，亡血故也，以此药主之。生地黄、熟地黄、川芎、人参（各三分）、当归身、黄芪（各五分）。右㕮咀，如麻豆大，都作一服，水二大盏煎至一盏，去粗，稍热，无时服。（《兰室秘藏》卷下《疮疡门》）

东垣方无芍药，丹溪增之："圣愈汤：治出血太多。四物汤、人参、黄芪。"（《脉因证治》卷四《金疮》）

清代·张璐云："四物为阴血受病之专剂，非调补真阴之的方。"（《伤寒绪论》卷下《杂方》）四物汤可治一切血虚、血热、血燥诸证，盖心生血，肝藏血，凡生血者究之于心，调血者当求之于肝也。是方乃肝经调血专剂，非心经生血主方，能补有形之血于平时，不能生无形之血于仓猝；能调阴中之血，难培真阴之本，可为血分立法，非专女科套剂也。后世咸谓四物补阴，以治阴虚发热，火炎失血等证，有失偏颇。若崩中、疮疡、化疗、术后，血液大亏者，单用不能骤补，反有滑脱之弊。古云：见血休治血，必先调其气，当补气生血，助阳生阴长之效焉。

是方取参、芪配四物，乃治一切失血之良药。盖阴阳互根，阴虚阳无所附，所以烦热燥渴；气血相依，血脱气无所归，所以睡卧不宁。血脱无骤补之法，培阴藏阳，方有生血之机。血之流行，半随冲任而行于经络，半散于脉外而充于肌腠皮毛。凡一切失血之症，其血不归其本位，必从窍道涌出不止。四物汤温濡畅络，助血液归聚脏腑，安行经络。得黄芪之鼓动，俾精血散于肌腠皮毛，源流俱清，其血自止；至于血亏燥热，得黄芪微汗，则表和热退，即当归补血汤义也。得人参之兼补，五脏之气壮而阴长，烦热既除，则津血自生，非白虎加人参之义乎？

愚以此方治崩漏下血，烦躁不安者，颇获佳效。

【青春期功血案】桑女，15岁。12岁初潮后即经时愆期，经至则时多时少，久不能止，有2个月不净者。本月经血已行2周，血量颇多，色泽鲜红，小腹不痛，心烦意躁，夜不能寐，伴有低热。B超提示为多囊卵巢综合征。HGB 97g/L。舌淡红少苔，关尺脉细滑，两寸脉浮滑。血虚伤气，阳浮外越。圣愈汤加味。黄芪50g，党参30g，熟地黄20g，生地黄20g，赤芍20g，丹皮15g，当归20g，川芎10g，麦冬15g，五味子15g，天冬15g，血余炭10g，贯众炭10g。3剂血止，热退能寐。

泰山磐石散

治妇人气血两虚，身体素弱，或肥而不实，或瘦而血热，或脾胃少食，四肢倦息，素有坠胎之患。人参、黄芪（各二钱），白术、炙甘草（五分），当归（一钱），川芎、白芍药、熟地黄（各八分），续断（一钱），糯米（一撮），黄芩（一钱），砂仁（五分）。上用水钟半，煎七分，食远服。但觉有孕，三五日常用一服，四月之后方无虑也。此方平和，兼补气血。脾胃觉有热者，倍加黄芩，少用

砂仁；觉胃弱者，多加砂仁，少用黄芩。更宜戒欲恼，远酒酸辛热之味，永保无堕。(《古今医统大全》卷八十五《胎产须知》)

养胎者血也，护胎者气也，凡气血两虚，无所荣养，则有坠胎之虞。盖胎元若悬钟在梁，梁软则钟坠，故安胎者必以养气血、固中气为要。《经》云：冲为血海，任主胞胎。任者，妊养也，任脉者，阴脉之海，胎元之固，必赖任脉充盛。然任之润养，须待血海之盈冲。血海属厥阴，乃三阴之汇，今血海空虚，精不生血，血不养元，必三阴共建，方保无虞。安胎法理，大意在此，泰山磐石散亦循其轨辙耳。

方中白术、人参、炙甘草、糯米补太阴，中气健则气血有源；当归、川芎、白芍药补厥阴，血海足则冲气充盈；熟地、续断补少阴，阴精藏则任养可葆。黄芩之用，一如前述，苦寒坚阴，清肝凉血，安胎之宝。至于黄芪，本可益气，又可通表里，透散内蕴之胎热于外。砂仁之用，尤为紧要。单用即是宁胎要剂。

独圣散

治胎前心腹诸痛，胎动不安，此药安胎止痛行气故也。若非八九个月，不宜多服。砂仁(不拘多少，去皮，略炒)。上为细末。每服一匕，热酒或艾汤、米饮、盐汤皆可调服，如觉胎中热即安矣。大抵孕妇不可缺此。(《仁斋直指方论》卷二十六《子嗣》)

是方后世又称"安胎独圣散"，盖古方也，北宋《温隐居方》及《孙尚药方》即已载录。南宋·杨士瀛云："缩砂安胎顺气。"又云："安胎之剂，阿胶、缩砂、桑寄生又不可缺。"胎元既植，聚血养护，易致气壅，由厥阴少气之性焉，又妇人多因郁气伤胎，故安胎尤重顺气，气行血畅，胎体自固。合方用之，又可防壅补之弊。然过用则耗气无补，是以胎元初结，只宜少用，若于临蓐，可加重剂量，以备顺产也。

泰山磐石散实系八珍汤去茯苓，加黄芪、续断、黄芩、砂仁、糯米而成，去茯苓，因其淡渗易致津液下行外泄，不利养胎。诸药相合，平和稳健，助阴和阳，补而不滞，堪当平葆胎气之良方。凡体弱而孕，或曾经半产、停育、滑胎者，甫见初孕，即行施用，成胎之率极高。

【滑胎案】熊妇，29岁。三年内连续失育三胎，首孕11周自流，二胎8周无胎心，三胎9周停育。孕前以补益冲任法调治2个月，停经31天，血检：孕酮14ng/ml；绒促性素78IU/L。略头晕乏力，余无明显不适。苔薄白，舌暗红，关脉细，尺脉细小滑，右寸缓。肝肾两虚，血海不足。泰山磐石散加减。熟地20g，白芍15g，炒白术20g，黄芪20g，党参15g，黄芩10g，砂仁5g(后下)，当归10g，续断15g，杜仲10g，菟丝子20g，炙甘草10g，大枣10g。1周后验血：孕酮56ng/ml；绒促性素1436IU/L。守方续治10天，B超示：宫内孕囊21mm×17mm，卵黄囊5mm，有胚芽及胎心搏动。关脉细弦，寸尺脉皆滑。上方加减用药至孕12周，NT及血检一切正常，停药。后顺产一健康女婴。

附方

八珍散

治月水不调，脐腹疗痛，全不思食，脏腑怯弱，泄泻，小腹坚痛，时作寒热，此药调畅荣卫，滋养气血，能补虚损。当归（去芦）、川芎、熟地黄、白芍药、人参（去芦）、甘草（炙）、茯苓（去皮）、白术（以上各一两）。上为咬咀，每服三钱，水一盏半，生姜五片，枣一枚，煎至七分，去滓，不拘时候，通口服。（《瑞竹堂经验方·妇人门》）

托里消毒散

治痘毒，气血虚弱，不能起发，腐溃收敛，或发寒热，肌肉不生。人参、黄芪（炒）、当归（酒洗）、川芎、芍药（炒）、白术（炒）、陈皮、茯苓（各一钱），金银花、连翘、白芷（各七分），甘草（五分）。上每服三五钱，水煎服。（《小儿痘疹方论·附方》）

三、顺接阴阳

乌梅丸

乌梅（三百枚）、细辛（六两）、干姜（十两）、黄连（十六两）、附子（六两，炮，去皮）、当归（四两）、黄柏（六两）、桂枝（六两，去皮）、人参（六两）、蜀椒（四两，出汗）。右十味，异捣筛，合治之，以苦酒渍乌梅一宿，去核，蒸之五斗米下，饭熟捣成泥，和药令相得，内臼中，与蜜，杵二千下，丸如梧桐子大。先食饮服十九，日三服，稍加至二十九。【338】

是方虽云治蛔厥："病者静而复时烦者，此为脏寒，蛔上入其膈故烦，须臾复止，得食而呕又烦者，蛔闻食臭出，其人常自吐蛔。"实为厥阴病寒热错杂证之主方。厥者，四肢逆冷是也。少阴四逆者，纯寒无热，即便有热，亦为戴阳假热，本气不足，标气作祟焉。厥阴四逆则不然，厥阴于卦为震☳，一阳居二阴之下，本气风木属阳，中气相火亦阳，阳安于内而阴覆于上也。病则阴陷于下，是为"脏寒"，阳逆于上，是为壮火。厥阴病提纲所云"厥阴之为病，消渴，气上撞心，心中疼热，饥而不欲食，食则吐蛔"。即此实征。

清代·陈念祖云："厥阴为风木之脏，从热化者多，从寒化者少，以木中有火故也。"（《伤寒医诀串解》卷六《厥阴篇》）厥阴之地，相火游行之区，通达三焦。厥阴两阴交尽，阴寒为基。主肝与心包，而胆与三焦与之表里，相火藏内，故厥阴热症，皆少阳相火内发也。厥阴失和，相火越于表，极似少阳之热，阴寒沉于里，绝类少阴之寒，寒下热上，互不顺接，错杂为害，诸症斯起。壮火逆上，郁于心包，内扰胸膈，则躁烦失宁，心内疼热；刚木犯土，胃失和降，下寒阴冷，肠蛔失安，闻臭而

413

出，常呕吐蛔。逆者自逆，陷者自陷，阴失上养，扰于邪火；阳亡脾败，乙木陷泄，而下利不止也。

乌梅味酸气平，明代·缪希雍云："梅得木气之全，故其味最酸，所谓曲直作酸是也。经曰：热伤气，邪客于胸中，则气上逆而烦满，心为之不安。乌梅味酸，能敛浮热，能吸气归元，故主下气，除热烦满，及安心也。下痢者，大肠虚脱也；好唾口干者，虚火上炎，津液不足也。酸能敛虚火，化津液，固肠脱，所以主之也。"（《神农本草经疏》卷二十三《果部三品》）所主诸病，皆取酸收之义。厥阴属木，《尚书·周书·洪范》曰："木曰曲直……曲直作酸。"《内经》曰：木生酸，酸入肝，以酸泻之，以酸收之。乌梅大酸，是伏其所主也，归藏厥阴本有之气，所谓还其所固有；敛降逆上之亢气，所谓去其所本无。归木精即可养少火，敛逆火则能温沉寒，所以顺接阴阳，臻于上理也。用量巨大，领衔为君。

仲景曰："夫肝之病，补用酸，助用焦苦，益用甘味之药调之。"（《金匮要略·脏腑经络先后病脉证》）臣药二组。一者，苦寒之黄连、黄柏，其中黄连之量颇大。壮火盘踞胸胃，纳之使下，名曰安蛔，实安胆胃，降伏不羁焉，导逆上之火，还震卦下一画之奇。一者，辛热之干姜、细辛、蜀椒、附子、桂枝，几集三阴温药于一身。救重阴之厥寒，回下陷之沉阴，经脏俱得温通，返震卦上四画之偶。干姜居重用之次，固护中土，以守沟通上下之要冲。一寒一热，实职顺接阴阳之要职。佐药有二。寒热并用，五味兼收，则气味不和，人参助气安五脏，调其中气；当归益血养肝阴，引血归经，共施调补，以促木土之和，兼缓苦辛之烈。诸药相伍，逆之从之，随利而行，调气使平，则热清寒解，肝气条达，心包敷布，阴阳复接，诸症自失。清代·柯琴云："仲景制乌梅丸方，寒热并用，攻补兼施，通理气血，调和三焦，为平治厥阴之主方，犹总督内地之大帅也。"（《伤寒论翼》卷上《六经正义》）

是方绝非仅为安蛔剂，若明代·吴崑云："乌梅味酸，蛔得之而软；连、柏味苦，蛔得之而伏；椒、细味辛，蛔得之而死。"（《医方考》卷一《伤寒门》）此臆测方义甚浅焉，酸苦辛味使蛔畏而俯首，仅其余义矣。借之以主久利，又是一番壶天。盖利起本寒，成于化热，始于伤气，久则脱血，故辛热治本寒，苦寒治化热，蜀椒固气，细辛提之；当归益血，桂枝行之；加人参合补气血，总交于乌梅之酸温，以敛其滑陷之机。

乌梅丸临证应用甚广，凡消渴、眩晕、腹痛、心悸、癫狂、郁证、头痛、不寐、腹泻、痢疾等属上下不交、寒热不均者，皆可施之，且收效颇捷。

【糖尿病案】吴男，43岁，公务员。糖尿病史2年，服降糖药二甲双胍及阿卡波糖等，近2个月血糖控制不良，空腹血糖8~10mmol/L，拒绝胰岛素治疗来诊。工作繁重，应酬频仍，心浮气躁，夜寐欠安，乱梦纷纭，精力不济，腰膝酸胀，健忘心悸。查心脏及肝肾功能正常，血脂略高，血压正常。右关尺沉弦，左关下沉细，两寸小滑。舌胖苔薄腻。肝经积寒，心包积热，厥阴失和。乌梅丸加味。乌梅30g，黄连15g，干姜15g，黄柏10g，附片10g（先煎），川椒5g，细辛5g，肉桂5g，党参15g，当归 10g, 牡蛎 30g（先煎）, 葛根 20g, 酸枣仁 15g。嘱每日运动 1 小时, 谢绝酒宴, 暂不减原降糖药。2 周后, 睡眠大好, 精力颇佳, 两寸脉缓。空腹血糖 7.2mmol/L。嘱仍服二甲双胍, 余西药停服。续服 14 剂。血糖降至 6.7mmol/L, 精神大好。停用西药。减黄连、干姜各 5g, 加天花粉 30g。前后用药 3 个月, 血糖 5.9 ~ 6.8mmol/L, 自觉良好。

麻黄升麻汤

麻黄（去节, 二两半）、升麻（一两一分）、当归（一两一分）、知母（十八铢）、黄芩（十八铢）、葳蕤（一作菖蒲, 十八铢）、芍药（六铢）、天门冬（去心, 六铢）、桂枝（去皮, 六铢）、茯苓（六铢）、甘草（炙, 六铢）、石膏（碎, 绵裹, 六铢）、白术（六铢）、干姜（六铢）。上十四味, 以水一斗, 先煮麻黄一两沸, 去上沫, 内诸药, 煮取三升, 去滓, 分温三服。相去如炊三斗米顷, 令尽, 汗出愈。【358】

是方药味众多, 貌似庞杂, 用量悬殊, 颇有疑之乃后人僬入者, 清代柯琴云："其方味数多而分两轻, 重汗散而畏温补, 乃后世粗工之伎, 必非仲景方也。"（《伤寒论注》卷四《少阴脉证》）和之者甚夥。然《伤寒论》别本《金匮玉函经》、唐代孙思邈《千金翼方》及王焘《外台秘要》均载此方, 后者并引《小品》注云："此张仲景《伤寒论》方。"（《外台秘要》卷一《〈小品方〉四首》）所录皆类, 必非有欺。注解古书, 切忌妄以己意轻断, 深宜为戒!

《伤寒论》357 条以此方治"伤寒六七日, 大下后, 寸脉沉而迟, 手足厥逆, 下部脉不至, 喉咽不利, 唾脓血, 泄利不止者"。厥阴者, 阴极阳生, 既可挟寒以贼土, 又可孕热以生土, 最忌本气内郁, 标气下陷。经气滞遏不展, 阳气沉陷于下, 水气失运, 则泄利不止；阳气浮壅于上, 气血逆乱, 则喉咽腐溃；水火内滞, 阴阳不接, 阳不外达, 则手足厥逆, 寸脉沉迟。厥利咽痛三症俱全, 火热鼎盛, 水寒凌冽, 内外上下不通, 岂非厥阴郁滞之证焉？清代张志聪云："风气盛于上, 火热见于中, 阴液泄于下, 乃厥阴标本中见之气皆病, 不得其法以救之, 则束手待毙。"（《伤寒论集注》卷四《辨厥阴病脉证篇》）仲景言"难治", 良由是也。

由方末用法谓"汗出愈", 可探方旨其要。《伤寒论》治厥阴寒热错杂三方, 乌梅丸偏于收敛, 干姜黄芩黄连人参汤偏于降逆, 本方由阳气郁遏, 故治重宣发耳。麻黄用量最重, 开畅肌表之大药；升麻甘平, 用量次之, 明代缪希雍云："升阳气于至阴之下, 春气生生而上升, 升麻正得之, 故主解百毒。感清阳之气者必能破幽暗, 故杀百精老物殃鬼, 辟瘟疫瘴气邪气, 蛊毒入口皆吐出。"（《神农本草经疏》卷六《草部上品之上》）。二麻合用, 启阴中之初阳, 达于肌表；发上焦之郁毒, 散于外周, 所谓火郁发之是也。阳回阴转, 两相通顺, 厥气畅达, 用为君药, 携冠方名。当归量同升麻, 养血和阴, 归藏厥阴标本之气, 疏经安络, 用为臣药。上热壅盛, 清之降之, 石膏、知母、黄芩。其中石膏辛凉化汗, 功长彻热, 从里阴外达肌腠, 助升麻解毒之力。下阴沉陷，温之升之，桂枝（或肉桂）、干姜。其中桂枝宣畅卫气，功长和营，从肺气通达四末，赞麻黄发散之能。阴伤于上，滋荣增液，芍药、玉竹（葳蕤）、天冬，清养肝肺；其中芍药酸敛逆气，助当归平抑风木。湿滞于中，强中运土，茯苓、白术、甘草，安脾止泻；其中甘草甘温益气，和诸药平调寒热。诸药小量，共为佐使。用药虽众，纪律森严，孰识良工苦心哉！

愚用本方医治寒热错杂之咽喉肿痛，得效颇速，以无汗为辨。

【喉痹案】李妇，39 岁，教师。慢性咽炎史数年，十天前感冒发热，咽喉肿痛，用抗生素治疗 3 天无效，喉症更甚，咳痰似脓，声闭嘶哑，体倦无力，不欲饮食，时时欲呕。舌胖苔白，舌尖红，三脉细。先以参苏饮合黄连解毒汤化裁，3 剂不效，无汗畏冷，四肢不温，大便略溏。两寸脉沉缓。膻中有热，厥阴有寒。麻黄升麻汤。麻黄 20g，升麻 15g，当归 15g，知母 10g，黄芩 10g，生石膏 10g，玉竹 10g，白芍 10g，天冬 10g，桂枝 10g，茯苓 10g，甘草 10g，白术 10g，干姜 10g。一剂后肢体微汗，手足转温，咽痛大减，咳痰亦少。续服 7 剂，咽痛近愈。

干姜黄芩黄连人参汤

干姜、黄芩、黄连、人参（各三两）。上四味，以水六升，煮取二升，去滓，分温再服。**【359】**

此寒格呕吐要方。《伤寒论》359 条："伤寒本自寒下，医复吐下之，寒格，更逆吐下；若食入口即吐。"寒格者，下焦本寒，阴邪下伏，遏阻胸阳顺降，因令热格于上，上焦反热，故食入口即吐。《经》云：反顺为逆，是谓内格。格，拒也，内乱格拒天道。隋·巢元方云："荣卫不调，致令阴阳痞塞，阳并于上则上热，阴并于下则下冷。"（《诸病源候论》卷十二《冷热病诸候》）阴液上奉，阳热下降，是为顺遂。今逆者自逆，陷者自陷，阴阳气机失于贯通，厥阴上下不交之证焉。《素问·至真要大论篇》曰："诸逆冲上，皆属于火；……诸呕吐酸，暴注下迫，皆属于热。"食入即吐，属胃热冲逆之证。厥阴风火在上，隔阻于中，标阴在下，肝脾已陷而为利，胆胃更逆而为吐也。清时日人丹波元坚云："大旨不过本是胃虚膈热，医误吐下，故热搏于上，而冷甚于下也。"（《伤寒论述义》卷二《述厥阴病》）

"食入口即吐"乃审证的据，故所治重点乃胃热呕吐。然病机以下寒格热为本，气机升降失用，必清上与温下并进，方使清阳上升，浮热下降。黄芩、黄连苦寒泄降，乃泻心之半，治逆上之心胃积热；人参、干姜甘温升举，是理中之半，治下陷之肝脾阴寒。药虽四味，实邪正兼顾、运通上下之良剂。细玩"本自寒下"，诚素质虚寒，或本下寒上热，由误治吐下生变，于是因证施药，又兼顾素体宿恙焉。

半夏泻心汤即是方加半夏、甘草、大枣（黄连用一两），治证重在中焦湿热痞结，故重用半夏辛开壅滞，甘草、大枣和中助胃。黄连汤乃是方去黄芩，加桂枝、半夏、甘草、大枣，治证亦同，惟上热偏盛，中气阻隔，故重用黄连寒降胃热，桂枝沟通阴阳。二方所治，虽皆寒热不合，实阳明太阴合病，疆域未出戊己，着重在"和"。本方所治，乃阳明厥阴合病，疆域重在甲乙，着力在"通"，此其别耳。清代·柯琴云："入口即吐，不使少留，乃火炎上之象，故苦寒倍于辛热。不名泻心者，以泻心汤专为痞硬之法耳。要知寒热相结于心下，而成痞硬，寒热相阻于心下，而成格逆，源同而流异也。"（《伤寒附翼》卷上《太阳方总论》）若循斯理，上热盛者，可加葶苈子、连翘、栀子、夏枯草、龙胆草等；下寒重者，可加吴茱萸、川椒、肉桂、附子、天雄等，皆视证之寒热偏颇也。

清时日人浅田宗伯《忽药医室方函口诀》云："此方治膈有热不受食而吐逆者。半夏、生姜诸止呕药无效者，此方有特效。亦可用于噤口痢。"最是经验之谈。愚以是方治上热下寒之呕利并作，屡获佳果。

【呕利案】戈男，41岁，出租车司机。慢性胆囊炎史十余年，经常胸胁不适，胃胀便泻，近十日因饮食不节，旧疾复作，午后低热，右胁下痛，脘胀不食，食则呕吐，甚则吐出胆汁，大便溏泻，日行五七次。曾用抗生素治疗不效，以平胃散合小柴胡汤用药4天亦未解。舌边尖暗红，苔中薄腻，关下小细弦，两寸浮小滑。风火在上，寒热格拒。干姜黄芩黄连人参汤加味。黄芩20g，黄连10g，夏枯草15g，金钱草30g，党参15g，干姜10g，吴茱萸10g，木通5g，竹茹10g，枳壳10g，桂枝5g。3剂后吐止热退，大便日行2次。以黄芩汤合小柴胡汤调治两周而愈。

柏叶汤

柏叶、干姜（各三两），艾（三把）。右三味，以水五升，取马通汁一升，合煮，取一升，分温再服。（《金匮要略·惊悸吐衄下血胸满瘀血病》）

《备急千金要方》载此方有阿胶，《外台秘要》方后注："一方有阿胶无艾。"《本草纲目》所录仲景方即如此，且宋代著名方书如《圣济总录》《鸡峰普济方》《是斋百一选方》所录本方皆有阿胶，料必脱误，亦古法无疑。

仲景曰："吐血不止者，柏叶汤主之。"（《金匮要略》）此方治述过简，用药寒热同炉，后贤方理之解亦冰炭相左，虚寒虚热之说分举，更有语焉不详者，启于元代·赵良仁《金匮方论衍义》反佐说，而清代·陈念祖之"伏火说"最合医道："凡吐血者，热伤阳络，当清其热，劳伤阳络，当理其损，今吐血服诸寒凉止血之药而不止者，是热伏阴分，必用温散之品，宣发其热，则阴分之血，不为热所逼而自止。"（《金匮要略浅注》卷七《惊悸吐衄下血胸满瘀血病》）血生于肝而敛于肺，升于脾而降于胃，总统于中气，肝脾左升而不下泄，肺胃右降而不上溢。今邪伤厥阴，热气伏藏于阴分，阴阳不接，寒阻于中，阴热内炽，逼血妄行耳。

侧柏叶苦涩性寒，最清血分火热。明代·王肯堂云："柏叶生而西向，乃禀兑金之气而生，可制肝木，木主升，金主降，取其升降相配，夫妇之道和，则血得以归藏于肝矣。"（《证治准绳·杂病·册三·诸血门》）复木气为职，是为君药。阴阳失守，营气虚散，血气瘀凝，泛溢错行者，此干姜、艾叶之所用也。干姜性热，炒黑则止而不走，温中散寒止血；艾叶性温，入内而不炎于上，引阴阳之气内接。是为臣药。热郁于内，营血必伤，阿胶养血助阴，助血液归藏，此其抑风火之亢，止血躁不宁焉。马通汁乃马粪浸液清汁，《名医别录》云："马通，微温。治妇人崩中，止渴，及吐下血，鼻衄，金创，止血。"血既浮盛上溢，马通沉降引之使下，以泻浮逆之火。陈念祖云称可以童便代之，愚常用生甘草合木通，导赤散意焉。共为佐使。清代·张秉成云："有热伏阴分，用寒凉直折其热，而热仍不解者，则必以辛温芳香之品，从血分以宣发其邪，使热自阴出阳，然后清之、泄之，乃为得当。"（《成方便读》卷二《理血之剂》）此识明达。

至于寒热之辨，清代·唐宗海视界颇高："血者喜阴而恶寒，寒则涩而不流，温则消而去之，且有热伏阴分，凉药不效，而宜用从治之法，以引阳出阴者，方用仲景柏叶汤，为寒凝血滞之正治，亦瘀血伏于阴分之从治法也。"（《血证论》卷二《吐血》）病寒者重在太阴，仲景有黄土汤；病寒热错杂者，重在厥阴，即是此方，二方皆寒热药并用，阴阳偏性，权衡轻重，重在临证，明于一心。

【尿血案】马女，38 岁，工人。尿血时作 5 年，诊断为 IgA 肾病，服西药数年不效，尿血时轻时重，尿 RBC 计数游移于 100 ~ 500 个/HP，无明显不适，偶有腰酸。舌苔薄白，关尺脉缓。曾以益肾凉血、健脾统血及清利湿热等法治疗 2 个月不效，改柏叶汤加味。侧柏叶 20g，炮干姜 10g，艾叶 10g，木通 5g，生甘草 15g，阿胶 10g（烊），槐花 10g，炒荆芥穗 10g，当归 10g，丹皮 10g，桑白皮 10g。用药 4 周，尿 RBC 从 397 个/HP 降至 63 个/HP，续用 2 个月，计数在 36 ~ 50 个/HP 间波动。

附方

连理汤

即理中汤加茯苓、黄连。上为末，每服二钱，沸汤，不拘时，点服。如中暑作渴，小便赤涩，每服半钱，温热水调服。（《证治要诀类方》卷一《汤类》）

四、温壮厥阴

当归四逆汤

当归（三两）、桂枝（去皮，三两）、芍药（三两）、细辛（三两）、甘草（炙，二两）、通草（二两）、大枣（擘，二十五枚；一法，十二枚）。上七味，以水八升，煮取三升，去滓，温服一升，日三服。【351】

当归四逆加吴茱萸生姜汤

当归（三两）、芍药（三两）、甘草（炙，二两）、通草（二两）、桂枝（去皮，三两）、细辛（三两）、生姜（切，半斤）、吴茱萸（二升）、大枣（擘，二十五枚）。上九味，以水六升，清酒六升和，煮取五升，去滓，温分五服。【352】

厥阴寒证，阴盛阳弱之病也。厥阴母气少阴癸水，所胜太阴戊土，受母气之寒，犯所胜之阳，则水盛而土衰，三气相联，三经共累，其治常同。是以治太阴、少阴寒证之方，亦可用治厥阴寒证矣。如"大汗出，热不去，内拘急，四肢疼，又下利厥逆而恶寒者"（353 条）、"大汗，若大下利而厥冷者"（354 条）、"呕而脉弱，小便复利，身有微热，见厥者"，主以四逆汤；"下利清谷，里寒外热，汗出而厥者"（370 条），主以通脉四逆汤；"伤寒，厥而心下悸"（356 条），主以茯苓甘草汤；"干呕，吐涎沫，头痛者"（378 条），主以吴茱萸汤。惟当归四逆汤乃厥阴寒证之专方。

通脉四逆汤治"手足厥寒，脉细欲绝者"（《伤寒论·辨厥阴病脉证并治》）及"下利脉大者，虚也，以其强下之故也。设脉浮革，因尔肠鸣者"。（《伤寒论·辨不可下病》）手足逆冷与少阴同，而脉之"细"则与少阴之"微"异。西晋·王熙云："微脉，极细而软，或欲绝，若有若无。……细脉，小大于微，常有，但细耳。"（《脉经》卷一《脉形状指下秘决》）细者，小而细弱；微者，极细若无。脉微欲绝，衰阳若离，少阴病矣；脉细欲绝，阳气本衰，阴血复弱，厥阴病焉。盖厥阴藏血之脏，营行脉中，阴血虚少，脉气失充，虚细而小也。下利肠鸣者，太阴少阴皆有，脉或"缓"或"微"，此言革者，厥阴血少也。仲景曰："脉弦而大，弦则为减，大则为芤。减则为寒，芤则为虚。寒虚相搏，此名为革。妇人则半产、漏下，男子则亡血、失精。"（《伤寒论·辨脉法》）此芤弦相合，如按皮革，均主失血。脉浮大为虚，下利脉大者，津液下泄，血虚也，以强下亡阴之故。设脉浮革，此复有寒，寒虚相搏，乘虚下转，故见肠鸣。

手足厥寒者，阳气外虚，不温四末；脉细欲绝，阴血内弱，脉行不利，血虚寒凝，斯有胸腹冷痛，下利崩漏，经痛经闭，寒疝囊缩，骨痛筋拘等。是方所以温壮厥阴，助阳生血也。当归苦辛甘温，补血和血；芍药苦酸微寒，益阴合营，二者厥阴血分主药，合而归藏阴血，共为君药。桂枝辛甘性温，宣通阳气，鼓舞血行，温经散寒，畅通血脉；细辛大辛气温，启发肾气，鼓动诸阳，外温经脉，内暖脏腑，通达上下；二者厥阴气分主药，合而温通血脉，同是臣药。甘草、大枣益气健脾，既助归、芍之补血，又助桂、辛通阳；是为佐药。木通，中古至隋唐称通草，五代·南唐·陈士良《食性本草》易为木通，其名遂用至今，故是方之通草即今之木通。历代本草所载者为木通科木通，而非马兜铃科关木通。关木通颇具肾毒，不可轻用。木通甘淡微寒，上通心包，下通肝肾，疏利九窍关节血脉，厥阴要药焉，用为使药。诸药相合，阴血充，客寒除，阳气振，经脉通矣。

当归四逆加吴茱萸生姜汤治"若其人内有久寒者"（352 条），以其真火不足，加吴萸之辛热，直达厥阴之脏；生姜之辛散，温行厥阴之筋，清酒以温畅经络，筋脉复利，气血如故，则四肢自温，脉息自至。此温通经脏血寒之剂也。

当归四逆汤乃桂枝汤去生姜，加当归、细辛、木通而成，于是又有"阴经表药"之说，如清代·柯琴云："此厥阴伤寒发散表邪之剂也。"（《伤寒附翼》卷下《厥阴方总论》）又云："当归四逆汤解厥阴之表寒。"（《伤寒论翼》卷下《制方大法》）和之者甚众。桂枝汤岂可认定仅为发表之剂？甫见桂枝，即云解表，诚后世注解仲景书

419

之通弊！桂枝既可发表，亦可通里，厥阴乃重阴之地，何曾有表证？管测臆见，甚无可取。若云通解厥阴之寒滞于外则可，云解厥阴之表证则不可。愚用是方，常桂枝、肉桂合用，即循是理。

是方临证可堪大用，凡辨为厥阴寒证者，无论血虚与否，位在上下，皆可化裁而施，盖治厥阴温通之际必养阴血，无血之归藏，厥阴经气焉复？

【胸痛案】荀翁，67 岁。阵发胸痛 3 年。初半夜起胸部闷痛不适而醒，坐起后数分钟缓解，体检排除心脏疾患，胃镜提示反流性食管炎，西药治疗有效，亦常发作。近 3 个月加重，每晚必发，亥至寅时不定，剧痛难止，须服食热饮及面食，持续数十分钟方缓，迭用中西多法不应。饮食尚可，二便亦畅，无明显腹胀、烧心、逆气。面形生斑，舌苔薄腻，质略暗淡，两关下脉细略弦。先以理中汤合香砂六君子化裁，服药一周不效，又以柴胡疏肝散合丁香半夏丸意治疗十天，仍无验。遂辨为厥阴心包寒证，以当归四逆汤合《金鉴》香苏饮加减。当归 20g，赤芍 20g，炙甘草 10g，桂枝 10g，肉桂 5g，细辛 5g，大枣 15g，木通 5g，藿香 10g，厚朴 10g，枳实 5g，木香 5g，薤白 30g。服药一周，大效，7 天内仅发作 2 次，痛亦大减，守方用药一个半月，巩固治疗 2 个月，顽症痊愈。

吴茱萸汤

吴茱萸（一升，洗）、人参（三两）、生姜（六两，切）、大枣（十二枚，擘）。右四味，以水七升，煮取二升，去滓，温服七合，日三服。【309】

《伤寒论》吴茱萸汤证治凡三：243 条"食谷欲呕者，属阳明也"。309 条"少阴病，吐利，而手足逆冷，烦躁欲死者"。378 条"干呕，吐涎沫，头痛者"。一方而通治阳明、少阴、厥阴，不惟三阴可兼治，即或三阳之寒证，亦可同施，此为力证。盖阴阳之道一焉，理阴调阳之情亦同，仲景言脏有寒当温之，宜服四逆辈，四逆汤、通脉四逆汤、白通汤、理中汤、当归四逆汤、茯苓四逆汤、附子汤属焉，吴茱萸汤亦属焉。

厥阴肝木，虽两阴交尽，一阳真气实寓其中，此生阳大虚，则三阴浊阴之气，上逼胸中清阳之界，不惟本经诸症悉具，且太阴阳明失职，复至少阴真阳浮露，而致胆胃皆寒。真阳下郁，不安本位，欲上不能，浊气涌动，故干呕、吐涎沫、呕吐。三阴脉惟厥阴上连目系，与督脉会于巅，而非至颈胸而还，肝经寒气挟风上攻，故头痛。浊气在上，戊土失降，故食谷欲呕。清气在下，己土不升，故下利。阴寒内盛，阳不接阴，故手足厥冷。阴阳内争，虚阳扰乱，故烦燥欲死。

吴茱萸辛苦大热，清代·汪昂云："其气燥，故专入肝而旁及脾肾。润肝燥脾，温中下气，除湿解郁，去痰杀虫，开腠理，逐风寒。"（《本草备要·木部》）禀东方气色，入通于肝，肝温则木得遂其生矣。苦以燥肾，则水不寒；辛以散邪，则土不扰，招其垂绝不升之阳以达上焦，必以为君。生姜辛温，与吴萸同气相应，两药相伍，仲景治脏寒之良耦，如当归四逆加吴茱萸生姜汤，治"其人内有久寒者"；温经汤，治"妇人少腹寒，久不受胎"，皆二药并用。生姜又为平逆止呕要药，用以为臣。木气拔根，中气大伤，非人参无以奠安中土，人参甘寒，功专滋养脾阴，于阳中和阴，乃治厥阴之要举；大枣之甘，能调胃阳，二土得补，皆具生机，转运复行，气运可畅。共为佐使。四药共襄祛浊之功，由是清阳得升，浊阴必降。仲景之法，于少阴重固元阳，于厥阴则重护生气，由斯方阐明真谛。清代·柯琴云："此方鼓动先天之少火，而后天之土自生；培植下焦之真阳，而上焦之寒自散。"（《伤寒附翼》卷下《少阴方总论》）启厥少之阳关，俾三阴各得其位，真巨椽手笔耳。

【经行头痛案】叶妇，33 岁。原发痛经近二十年，3 年前产后经来腹痛加重，复伴经前一天始头痛，经来头痛增剧，甚时呕吐不能食，左颞至巅顶为甚，持续 3 天，苦不堪言。经来血块甚多，色偏暗。舌质暗，两边瘀痕，苔中腻色白，两脉关尺弦细。肝经寒滞，瘀血内停。吴茱萸汤合四物汤加味。吴茱萸 15g，党参 15g，大枣 20g，当归 15g，川芎 20g，熟地黄 15g，赤芍 10g，升麻 10g，苍术 15g，苏叶 10g。另自加生姜 30g。经前一周，日服一剂。经至易方《医林改错》少腹逐瘀汤连服 5 剂。首月头痛经痛大减，经来排出大块瘀血。连用 3 个月，顽症竟愈。

温 经 汤

吴茱萸（三两），当归、川芎、芍药（各二两），人参、桂枝、阿胶、牡丹皮（去心）、生姜、甘草（各二两），半夏（半升），麦门冬（一升，去心）。上十二味，以水一斗，煮取三升，分温三服。亦主妇人少腹寒，久不受胎；兼取崩中去血，或月水来过多，及至期不来。（《金匮要略·妇人杂病脉证并治》）

是方治"妇人年五十所，病下利数十日不止，暮即发热，少腹里急，腹满，手掌烦热，唇口干燥……此病属带下。……曾经半产，瘀血在少腹不去……其证唇口干燥。"乃仲景最受争议方之一，清代·高学山云："《伤寒》《金匮》中，最难理会之文，莫如本条，以问意答意方意，俱似不相承贯故也。"（《高注金匮要略·妇人杂病》）亦有赞之绝妙者，清代·陈念祖云："《金匮》温经汤一方，无论阴阳、虚实、闭塞、崩漏、老少，善用之无不应手取效。此不特今之习女科者闻之吐舌，即数百年来注《金匮》之家，或识见不到而不能言，或珍为枕秘而不肯言。"（《女科要旨》卷一《调经》）个中真理，颇堪深掘。

《素问·骨空论篇》曰："任脉为病，男子内结七疝，女子带下瘕聚。"妇人年逾七七，天癸近竭，地道不通，经水已乱，下血不止。清代·吴谦云："所病下利之'利'字，当是'血'字，文义相属，必是传写之讹。"（《医宗金鉴》卷二十《妇人杂病》）颇合临证常例。所谓"带下"者，赤褐带下焉，以"下利"释"带下"，义实牵强。病之缘由，曾经半产，血海瘀积，不能生新，厥阴寒滞，经气不通，上焦之阳不入，遂成少腹里急，腹满。胞脉已虚，阴不维阳，虚阳浮越上外，是见暮即发热，手掌烦热，唇口干燥。在下血虚寒瘀为本，在上阴虚燥热为标，斯成厥阴上下阴阳不相顺接之错杂证，于理何舛？

　　瘀血结滞，成于阴盛，用吴茱萸汤（甘草易大枣）乃治三阴寒滞之要剂，以开痹破阴，引阳行下，泻湿驱寒，益新推陈，能入肝驱邪，化阴凝为阳和。桂枝温通血脉，沟通阴阳；半夏入阴开阳，降气散结，皆辅佐之义。当归、芍药、阿胶，收敛滋润，补血止血，柔木息风，血海荣阴得以归藏，厥阴之气可以上济，上下阴阳方能贯通，风木虚妄才可收敛，此固护本气之要着焉。川芎、丹皮，活血行瘀，升降木气，既可助结之散，又能助血之养，此理厥阴之必需。丹皮还可清血分虚热，以降上焦之浮火。重用麦冬，其义实深，本气已虚，浮阳上举，断不可苦寒再伐木体，只能以甘寒清润之剂，抑燥平热，引阳热归阴焉。诸药合用，温清消补并用，却以温经补养为主；大队温补药配伍少量寒凉，全方温而不燥、刚柔相济，共成滋柔通化之剂。立意遣药，诚富绝高之想。清代·李彣云："汤名温经，以瘀血得温即行也。方内皆补养气血之药，未尝以逐瘀为事而瘀血自去者，此养正邪自消之法也。"（《金匮要略广注》卷下《妇人杂病》）无怪乎妇人少腹寒，久不受孕；崩中去血，月水过多，至期不来等，并皆主之。清代·曹家达云："此为调经统治之方，凡久不受胎，经来先期后期，或经行腹痛，或见紫黑，或淡如黄浊之水，施治无不愈者。"（《金匮发微·妇人杂病》）确属经验之谈。

　　【崩漏案】钟妇，52岁。经乱一年，或数月不至，至则逾月不止，半年前曾因阴道出血行清宫止血。3周前经血迄今未至，量时多时少，有小血块，小腹时冷痛，入夜频作潮热，中醒数次，口燥欲饮。B超示子宫多发肌瘤，最大者34mm×22mm。两脉关尺细弦，舌苔薄白尖红。先少阴血热，以知柏地黄丸合槐花散化裁用药一周不效。易以大温经汤。吴茱萸15g，人参10（另炖），炙甘草15g，麦冬20g，姜半夏10g，当归20g，赤芍10g，阿胶10g（烊化），肉桂5g，川芎10g，丹皮15g，贯众炭15g。另加生姜30g。3剂血止。后以吴茱萸汤合桂枝茯苓丸调养而愈。

附方

当归建中汤

　　治产后虚羸不足，腹中疴痛不止，吸吸少气，或若小腹拘急挛痛引腰背，不能饮食，产后一月，日得服四五剂为善，令人强壮内补方。当归（四两）、桂心（三两）、甘草（炙，二两）、芍药（六两）、生姜（三两）、大枣（十二枚，擘）。上六味，㕮咀，以水一斗，煮取三升，分为三服，一日令尽。苦大虚，纳饴糖六两作汤成，纳之于火上暖，令饴糖消。（《千金翼方》卷六《妇人二》）

艾附暖宫丸

　　治妇人子宫虚冷，带下白淫面色萎黄，四肢酸痛，倦怠无力，饮食减少，经脉不调，血无颜色，肚腹时痛，久无子息。服药更宜戒恼怒生冷，累用经验。艾叶（三两），香附（六两），吴茱萸、大川芎、白芍药、黄芪（各二两），川椒

（三两），续断（一两五钱），生地黄（一两），官桂（五钱）。上为细末，上好米醋打糊为丸如梧桐子大。每服五七十丸，淡醋汤食远送下。（《仁斋直指方论》卷二十六《妇人》）

五、和血解郁

四逆散

甘草（炙）、枳实（破，水渍，炙干）、柴胡、芍药。上四味，各十分，捣筛，白饮和服方寸匕，日三服。咳者，加五味子、干姜各五分，并主下利；悸者，加桂枝五分；小便不利者，加茯苓五分；腹中痛者，加附子一枚，炮令坼；泄利下重者，先以水五升，煮薤白三升，煮取三升，去滓，以散三方寸匕，内汤中，煮取一升半，分温再服。【318】

是方《伤寒论》原载少阴篇，治"四逆，其人或咳，或悸，或小便不利，或腹中痛，或泄利下重者"，似属少阴证治无疑，后贤多相沿顺解。然通观少阴全篇，其述甚为突兀，用药立意与少阴生理病机了无相干，少阴之治以助藏为正，而此乃发郁之剂，显有不通。亦有另寻别解者，北宋·成无己云："四逆者，四肢不温也。伤寒邪在三阳，则手足必热；传到太阴，手足自温；至少阴则邪热渐深，故四肢逆而不温也；及至厥阴，则手足厥冷，是又甚于逆。四逆散以散传阴之热也。"（《注解伤寒论》卷六《辨少阴病脉证并治》）明代·李中梓云："此本肝胆之剂，而少阴用之者，为水木同元也。"（《伤寒括要》卷下《少阴篇凡十四方》）夫太阳受邪，行尽三阳气分，传次三阴血分，热入既深，表虽厥冷，真热内郁。厥阴风木条达之性受遏，厥深热亦深，厥微热亦微是也。开达郁气而透解者，有四逆散；攻下热结而降解者，有承气汤，视微甚而治之。清代·沈明宗云："盖少阴机标已向厥阴，故从机而治厥阴，则少阴亦解。……此方原系治厥阴热厥主方，后人不识其旨，湮没已久，今表出之。"（《伤寒六经辨证治法》卷六《少阴前篇证治大意》）谌炼达之明见。后世温病学派治热入营血之"透热转气"法，或得启于是法之高义焉。

是方长沙及桂林古本《伤寒论》皆名"柴胡芍药枳实甘草汤"，所治同为"少阳病，气上逆，令胁下痛，痛甚则呕逆，此为胆不降也"。（刘世祯《伤寒杂病论义疏》卷十上《辨少阳病脉证并治》）惟桂林本药量稍异，而四逆散乃四逆汤改散而已。此可证原方错简，非少阴病方，亦可解方后加减法与方理相左之缘由耳。

四逆散证为邪壅正气，或咳、悸、小便不利，或腹中痛、泄利下重，虽上下寒热不同，总阴之不与阳通，而各自为病也。木气不达，阴阳不和，土失其运，则有腹痛泻利；水失其泄，则咳悸小便不利。不惟如斯，凡内外上下气机不相接续之病，如消渴、胸痹、伏暑、肠痈等，所见诸症皆同斯例。后世谓本方乃调和肝脾之剂，手眼颇低。

厥阴乃少阳之底面，调畅相火，是方与小柴胡汤乃对剂。小柴胡汤导相火下行，四逆散引相火上行，立法解郁透邪为机要。柴胡升发阳气，疏达木气，透热外散，为君。白芍敛阴养血，柔抚木体，为臣。厥阴体阴用阳，柴胡激活木气之用，芍药强健阴血本体，两药相伍，气阳血阴，相得益彰，阴守阳使，行阳气而无耗阴血之弊。清代·周扬俊云："盖少阴脏中重在真阳，阳不回则邪不去；厥阴脏中职司藏血，不养血则脉不起。"（《医方集解·祛寒之剂》引）佐枳实理气解郁，泄热破结，与柴胡为伍，一升一降，增力升清降浊之功；与白芍相配，一气一血，加大气血调和之力。使以甘草，调和诸药，益脾和中。四药共奏，气畅血调，郁解邪去，清阳得伸，四逆自愈。原方用白饮（米汤）和服，亦取中气和则阴阳之气自相顺接之意。

方理在解郁，与小柴胡汤同理，然有气血之别，是方重在解血中之气郁，清代·王清任之血府逐瘀汤用之以治胸中之血瘀，即循斯道。故凡血气内滞之痛胀痹麻诸患，皆宜施用。

【乳癖案】余某，33岁。近半年因家事纠纷，烦躁易怒，半月前始左乳痛，可触及肿块，质硬压痛。B超：两乳腺多发纤维结节，最大于左乳房外上限，17mm×15mm，边缘尚清。拒绝手术来诊。诉易胸闷善太息，晨起口干苦，大便干，2日一行。舌边红少苔，两尺沉弦。厥阴内郁，痰火伤阴。四逆散合滋水清肝饮加味：柴胡20g，枳实10g，赤芍10g，甘草10g，生地10g，酸枣仁10g，当归15g，丹皮10g，玄参30g，茯苓10g，牡蛎30g，浙贝母10g，栀子10g。2周后复诊：服药4天胸痛即消，一周后肿块变软。续服2周。复查B超：肿块最大者已减至12mm×9mm。余症皆消。

逍遥散

治血虚劳倦，五心烦热，肢体疼痛，头目昏重，心忪颊赤，口燥咽干，发热盗汗，减食嗜卧，及血热相搏，月水不调，脐腹胀痛，寒热如疟。又疗室女血弱阴虚，荣卫不和，痰嗽潮热，肌体羸瘦，渐成骨蒸。甘草（微炙赤，半两），当归（去苗，锉，微炒）、茯苓（去皮，白者）、芍药（白）、白术、柴胡（去苗，各一两）。上为粗末。每服二钱，水一大盏，烧生姜一块切破，薄荷少许，同煎至七分，去渣热服，不拘时候。（《太平惠民和剂局方》卷九《治妇人诸疾》）

是方未明出处，明代·赵献可称其"古方"，盖有所自。所列治症，皆一派阴血亏虚、劳热内盛之见，非本方堪任者，其由何在？元代·朱震亨云："此系火郁之证，乃痰郁其火邪在中，用逍遥散以开之，下用补阴之剂可愈。"（《医贯》卷四《咳嗽论》引）方名逍遥，即疏散之义。

盖东方生木，木者，生生之气，乃天阳火热之气附于木中。木喜条达，最忌郁遏，其气一郁，火亦内郁焉。郁证虽六，火郁其首，火郁则土郁，土郁则金郁，金郁则水郁，五行相因，理固宜然。木性刚急，上行则顺，下行则郁，郁则火动，火动伤阴，血不归藏，而诸病生矣，发于上则头眩、耳鸣，或为目赤；发于中则胸满、胁痛，或作吞酸；发于下则少腹疼疝，或溲溺不利；发于外则寒热往来，似疟非疟；发于内则心悸盗汗，劳倦骨蒸。风木之郁，其因常二：土虚不升木，血少不藏肝也。乙木生于癸水而植于己土，肝木全赖脾土滋培、肾水灌溉，中气一虚，九地不升，木因之郁；阴血虚少，木无水润，枝干遂枯焉。

肝气内郁已甚，急当疏泄，柴胡首选，令木复条达之性，为君药。欲复木气本性，必养藏阴血，白芍酸苦微寒，养血敛阴，柔肝缓急；当归甘辛苦温，养血和血，活血理气；二药合用，补肝之阴，和肝之血，理肝之气，共为臣。木郁必土衰，土弱致木郁，肝病易传脾，脾病常累肝，白术、茯苓、甘草健中益气，醒脾化湿，实脾土以抑木，俾营血生化有源，共为佐。加薄荷以疏郁散气，透达肝热；煨生姜以祛湿化痰，降逆和中，共为使。清代费伯雄云："逍遥散，于调营扶土之中，用条达肝木，宣通胆气之法，最为解郁之善剂。"（《医方论》卷二《和解之剂》）明代赵献可云："予以一方治其木郁，而诸郁皆因而愈，一方者何？逍遥散是也。"（《医贯》卷二《郁病论》）不亦宜乎？

加味逍遥散

（又名八味逍遥散、丹栀逍遥散）治肝脾血虚发热，或潮热，晡热，或自汗盗汗，或头痛，目涩，或怔忡不宁，或颊赤口干，或月经不调，肚腹作痛，或小腹重坠，水道涩痛，或肿痛出脓，内热作渴等症。当归、芍药、茯苓、白术（炒）、柴胡（各一钱），牡丹皮、山栀（炒）、甘草（炙，各五分）。上水煎服。（《内科摘要》卷下《各症方药》）

逍遥散本因肝经郁火而设，冀发越和解以消内热，清降之力实有不足，明代薛己加炒丹皮、栀子，所以伐其实也，斯成凉肝名方。二药皆可清肝火，丹皮入血分，栀子入气分，清降之时尚有透散之力，散郁之际又可透邪外出。如此一气一血，合于前方，自能解郁散火，火退则诸病皆愈耳。

凡气郁火郁之属厥阴者，无论心包与肝，而见胸胁痛、腹脘痛、耳目鼻病、月经病、不孕症、情志病等，用之多有神功。

【闭经案】刘妇，32岁。2年前二胎产后患抑郁症，停哺后经偶至，时数月一行，量少色乌，经来腹坠，迄今已三月未至。心烦气躁，易悲易怒，夜常盗汗，中醒数次。两尺沉细而短，关脉小弦。舌边尖红，苔薄腻。B超：子宫39mm×33mm×25mm。性激素检查呈围绝经期征。肝经郁滞，胆火挟痰。丹栀逍遥散合酸枣仁汤。柴胡15g，当归15g，赤芍10g，茯苓20g，知母10g，川芎10g，半夏10g，陈皮10g，白术10g，丹皮10g，栀子10g，炙甘草10g，薄荷10g，炮姜5g。2周后，情绪明显改善，阴道较前滋润，夜寐甚安。苔脉亦缓。上方加三棱20g，去白术。续服2周，经至，量少，复查性激素，较前有明显好转。守法调理2个月，月经基本正常。

【胁痛腹泻案】苟男，37岁。患慢性胆囊炎6年，近3年经常胁腹痛，凡痛必腹泻，日行五六次，稀溏便，便后肛坠感。近月因食海鲜，旧疾复作，右胁痛引脐周不适，大便稀烂，日四至八次。检体见胆囊毛糙，有息肉数枚，最大12mm×

8mm。关脉缓，尺脉沉小滑时有弦意，舌淡红，苔中根腻色白。肝脾失和。痛泻要方合温胆汤。用药2周，诸症稍减，未见大效。逍遥散合痛泻要方加味。柴胡20g，陈皮20g，白芍10g，当归15g，茯苓20g，白术15g，炙甘草10g，薄荷10g（后下），炮姜5g，诃子10g，大枣10g，党参15g，牡蛎20g（先煎）。一周后胁腹痛失，大便日2次，已成型。2周痛诸症若失。守法调治3个月，复查B超，胆囊炎症已消，息肉仅残留一枚，6mm×3mm。

奔豚汤

甘草、芎劳、当归（各二两），半夏（四两），黄芩（二两），生葛（五两），芍药（二两），生姜（四两），甘李根白皮（一升）。右九味，以水二斗，煮取五升，温服一升，日三夜一服。（《金匮要略·奔豚气病脉证治》）

仲景曰："奔豚气上冲胸，腹痛，往来寒热，奔豚汤主之。"（《金匮要略》）奔豚为腹气上冲之证，邪发于肝，证关冲脉。心肺为五脏上盖，聚合宗气，主脏腑气机下行；肝肾为五脏础基，孕育冲气，主脏腑气机上行。两气顺行，周而复始，皆有常度。肝藏血，生养冲气，聚血布养，燮理冲任，皆其统属。太冲精气，恒与三焦营卫之行，合循隧道，环绕周身，充微皮毛，渗灌脏腑耳。夫肝之疏泄，原以济肾之封藏，相火萌动，冲气乃发，肝阳潜运，冲气乃和。若厥阴失畅，经气郁滞，而肝为刚脏，稍有连遇，冲气必逆，上撞心胸，发作奔豚耳。木气横干，犯于所胜，土气失和，腹痛斯起。少阳乃厥阴之表，里气失和，恒伤表气，胆经逆乱，腠理争拗，则往来寒热。更有甚者，即如隋代·巢元方所云："气满支心，心下闷乱，不欲闻人声，休作有时，乍瘥乍极，吸吸短气，手足厥逆，内烦结痛，温温欲呕。"（《诸病源候论》卷十三《气病诸候》）乃郁气内乱，风火上攻，逆犯心包之证焉。清代·黄玉璐云："厥阴，风木之气，风动血耗，木郁热发。"（《金匮悬解》卷九《内伤杂病》）《难经》曰：奔豚乃肾之积，盖肝肾同源，肾精失藏者，肝气必弱，其虚气逆冲，必籍厥阴，故此病皆关肝与心包耳。惟肾之积，下阳不纳，即挟肝邪，如奔豚之类，总为下虚之候。

病发于肝，当以养肝为主，复厥阴木气，此当归、川芎、芍药之所用，治其本也。风动热发，当以制衡为要，抑刚烈横暴，此黄芩、葛根、李根白皮之所用，抑其亢矣。逆气不降，当以平冲为辅，制其乱气所苦，此半夏、生姜之所用，治其标耳。甘草和中，冀守胃气之顺焉。诸药相合，标本同治，治标为重。清代·陈念祖言之颇达："此言奔豚之由肝邪而发者，当以奔豚汤畅肝气而去客邪也。第此为客邪立法，若肝脏本病发作，以乌梅丸为神剂。此即《金匮》之正面处，寻出底面也。"（《金匮要略浅注》卷四《奔豚气病》）

甘李根白皮，味涩性寒，入足厥阴、太阴两经，主降热气下行，证象偏热者可用。若无药，愚常以桑根白皮或椿根皮代。

愚以此方加减医治脏躁、哮喘、眩晕、多汗症、嗜铬细胞瘤性高血压、围绝经期综合征、心动过速等属肝胆郁热，痰湿不化者，常可获效。

【奔豚案】纽妇，52 岁。绝经一年，半年前常觉热气从少腹上冲咽喉，胸腹闷胀，并伴潮热，每日数次，时时眩晕，夜寐时不安，情绪易怒。自测血压升高，BP：140~160/86~94mmHg，服诸药不效，偶用降压药。曾以镇肝熄风汤法治疗两周，未有稍缓。舌边尖红，关尺脉弦细。以厥阴郁火治之，奔豚汤加味。葛根 30g，椿根皮15g，桑白皮 15g，姜半夏 10g，黄芩 10g，乌梅 20g，赤芍 10g，当归 15g，川芎 15g，川牛膝 15g，怀牛膝 15g，生甘草 10g，生姜 20g。服药一周，冲逆减半，再服 2 周，诸气平复，夜寐得安。血压 130/84mmHg。

附方

滋水清肝饮

熟地（君）、山药（臣）、萸肉（佐）、丹皮（佐）、茯苓（佐）、泽泻（使）、柴胡（臣）、白芍（臣）、山栀（使）、枣仁（佐）、归身（臣）。（《医宗己任编》卷六《西塘感症》）

抑肝散

治肝经虚热发搐，或痰热咬牙，或惊悸寒热，或木乘土而呕吐痰涎，腹胀少食，睡卧不安。软柴胡、甘草（各五分），川芎（八分），当归、白术（炒）、茯苓、钩藤钩（各一钱）。上水煎，子母同服。如蜜丸，名抑青丸。（《保婴撮要》卷一《肝脏》）

六、清肝降胆

左金丸

治肝火。黄连（六两，一本作芩）、吴茱萸（一两或半两）。上为末，水丸或蒸饼丸。白汤五十九。（《丹溪心法》卷一《火》）

是方别名回令丸、黄连丸、茱连丸、佐金丸，乃连萸六一之比而成方，清泻肝胆之火正剂也。木郁于内，少火不潜，必从中气之化而合成肝胆亢火，即丹溪翁所云之"相火"也："相火易起，五性厥阳之火相煽，则妄动矣。火起于妄，变化莫测，无时不有，煎熬真阴，阴虚则病，阴绝则死。……相火之气，经以火言之，盖表其暴悍酷烈，有甚于君火者也，故曰相火元气之贼。"（《格致余论·相火论》）其气冲于上则目赤耳聋、口苦呛咳、头眩昏蒙、胸闷心痛；横于中则胁腹攻撑、呕吐吞酸、脘痞不食、呃逆烧心；滞于下则少腹筋急、溲频尿血、下痢赤白、囊湿痔肿。盖少阳相火与厥阴风木互为中气，表里相通，肝气失升与胆气失降皆致相火逆亢，常互成因果，病机相连耳。两木共病，伯仲难分，惟于气血多少见彼此，即胆火者气分多血分少，肝火者血分多气分少也。

本方重用黄连为君，直折其炎上内攻之势。黄连极苦，寒降之性可通治诸阳之亢，不独心火耳，清代·汪昂云："心者，肝之子，实则泻其子，故用黄连泻心清火。"（《医方集解·泻火之剂》）落入强解归经之俗套，不足为据。苦能达下，即可制木，不必牵及"实则泻子""土中泻木"等旁意曲解。吴茱萸辛热，入厥阴经，开气解郁，惩其扞格，复其本气，又能引热下行，以为反佐，一寒一热，寒者正治，热者从治，相济立功，与少阴要方交泰丸理同一揆。此又泻心汤之变法也，黄连配干姜，泻阳明痞结，令热从中散；配吴萸，泻厥阴痞结，令热从下泄。经脉循行，左升右降，药用苦辛，行于升道，故曰左金。

左金丸治胁腹痛极效，肝实非黄连不泄，非吴萸不开，此辛开苦降法之大用焉。连多萸少不至助热，足解郁滞之热，肝脾两获其益，木不横逆，中土自安，故腹痛用之，每有神验。然此乃治实之法，必本气实而土不虚者，庶可相宜。愚临证常合用金铃子散，取效更捷。

金铃子散

治热厥心痛，或发或止，久不愈者。金铃子、玄胡（各一两）。上为细末，每服三钱，酒调下。（《素问病机气宜保命集》卷中《心痛论》）

此剂亦凉肝胆、止腹痛古方，主治木火内盛，干犯三焦，气滞血瘀，痰湿壅阻，症见心痛，脘痛，呕逆，癥瘕，溺赤，淋浊，下利，腹痛，奔豚，带下，疝气等。金铃子即川楝子，味苦性寒，《神农本草经》曰："主温疾伤寒，大热烦狂，杀三虫、疥疡，利小便水道。"明代·李时珍云："楝实，导小肠、膀胱之热，因引心包相火下行，故心腹痛及疝气为要药。"（《本草纲目》卷三十五《木之二》）乃治厥阴实火之大药。延胡索味辛气温。明代·缪希雍云："温则和畅，和畅则气行。辛则能润而走散，走散则血活。"（《神农本草经疏》卷九《草部中品下》）二药相合，一泄气分之热，一行血分之滞，气血共建，以复厥阴体用。河间用治热厥心痛，热厥属肝经郁逆，心痛乃心包血滞，正合所用焉。清代·钱敏捷赞誉有加："方虽小制，配合存神，却有应手取效之功，勿以轻淡而忽之。"（《医方絜度·卷二》）

【胃痛案】张男，44岁。慢性胃炎史十余年，一周前酒后觉胸胃烧灼而痛，牵及两胁，呕吐吞酸，间有苦水，食则痞胀。舌红苔焦黄，两脉关尺弦寸弦滑。木郁中伤，痰热积滞。左金、金铃子散合二陈加味。黄连15g，吴茱萸5g，姜半夏15g，陈皮10g，茯苓20g，甘草10g，砂仁5g（后下），川楝子10g，延胡索15g。三剂痛止呕平，续以半夏泻心汤调治。

戊己丸

治脾受湿气，泄利不止，米谷迟化，脐腹刺痛。小儿有疳气下痢，亦能治之。黄连（去须）、吴茱萸（去梗，炒）、白芍药（各五两）。上为细末，面糊为丸，如梧桐子大。每服二十九，浓煎米饮下，空心日三服。（《太平惠民和剂

局方》卷六《治泻痢》）

是亦古方，先载于北宋《苏沈内翰良方》，名芍药散，药量略异。戊为胃土，已为脾土，用是方以调脾胃，故曰戊己丸。病在中土，根在厥阴。肝经郁热，横逆伤中，不惟伤气，水湿不化，且损血络，腐生脓血，以成赤白痢疾。是以用黄连苦寒，凉肝胜热，除湿厚肠；吴茱萸辛燥，疏通肝郁，燥化湿滞；白芍苦酸，收阴和血，平抑肝亢。凡相火亢盛致气血两伤者，用之恒效。

【痔疮案】诸男，39 岁。混合痔病史 8 年，已行手术治疗两次，愈后反复，起居饮食稍有不慎即肛痛便血。5 天前因酒后大怒复发，肛门坠痛，频繁下血，日行数次，或射血如线，或涓滴淋漓。体肥身壮，面赤若醉，肛周红肿，一混合痔核约 12mm × 21mm，表面渗血。关脉弦滑，寸脉略浮，尺脉略紧。舌质暗红，苔中厚腻。肝胆郁热，湿火动血。戊己丸合《外科大成》苦参地黄丸加味。黄连 15g，吴茱萸 10g，苦参 15g，生地黄 20g，白芍 15g，丹皮 10g，槐花 10g，生地榆 10g，侧柏叶 10g，贯众炭 15g，甘草 10g。前二煎内服，日二次；第三煎外洗后涂马应龙痔疮膏。3 剂后痔痛大减，出血已止。续服一周，诸症尽消。后以丹栀逍遥丸意善后。

龙胆泻肝汤

（《局方》）治肝胆经实火湿热，胁痛耳聋，胆溢口苦，筋痿阴汗，阴肿阴痛，白浊溲血。龙胆草（酒炒）、黄芩（炒）、栀子（酒炒）、泽泻、木通、车前子、当归（酒洗）、生地黄（酒炒）、柴胡、甘草（生用）。（《医方集解·泻火之剂》）

是方历代同名者约二十五首，用药大同小异，清代以来通用方乃汪昂《医方集解》引自《局方》，且无剂量，然现行本《局方》并无此方，仅羚羊角散用药相仿，其真实方源待考。

肝经绕阴布胁，连目入巅；胆经起于内眦，循布耳中，亦入股绕阴布胁肋。肝为风木之脏，内寄胆府相火，肝气有余，发生胆火，共成肝胆实火，猖狂莫制，裹挟素体湿浊，为病诸多。循经上炎则头痛目赤，耳聋颧红，口苦咽肿；扰动心包则烦躁不寐，怔忡惊悸，癫狂乱语；横燔中焦则胁腹胀痛，嘈杂吐酸，烦渴善饥；湿热下注则二阴痒肿，筋痿带下，淋浊溲血。盖木气连风，木横风助，其病无所不至。舌红苔黄腻，脉弦数有力，皆肝胆实火内盛及湿热浸扰之象。

龙胆草大苦大寒，既泻肝胆实火，又利木中湿热，两擅其功；柴胡疏畅肝胆之气，修复生发之机，清理少阳胆火，又引诸药归经，共为君。黄芩、栀子苦寒泻火、燥湿清热，大助君药；生地、当归，养阴补血，柔木抑亢，以复厥阴本气，共为臣。清代·吴谦云："盖肝为藏血之脏，补血即所以补肝也。而妙在泻肝之剂，反作补肝之药，寓有战胜抚绥之义矣。"（《医宗金鉴》卷二十九《删补名医方论》）车前子、泽泻导热下行，俾邪有出路，则湿火无留，为佐。木通畅利疏泄之道，贯通肝、胆、心包、三焦；甘草调和诸药，护胃安中，为使。十药为剂，泻中有补，利中有滋，降中寓升，祛邪而不伤正，泻火而不伐胃，火降热清，湿浊得泄，循经所发诸症皆得其痊耳。清代·何秀山云："此为凉肝泻火，导赤救阴之良方，然惟肝胆实火炽盛，阴液未涸，脉弦数，舌紫赤苔黄腻者，始为恰合。"（《重订通俗伤寒论·第二章·六经方药》）诚乃中肯之论。

【暴聋案】房妇，39岁。3个月前因家庭变故，烦躁不安，双耳鸣响渐起，或细如虫嘶，或轰若鼓击。3周前晨起突两耳寂声无闻，诊为神经性耳聋，用阿片受体拮抗药及高压氧舱治疗二周无效。心悸胸闷，入夜难眠，口苦舌干，大便不畅。两脉关上弦滑，尺脉短散，舌暗红，苔薄腻，色微黄。木气内郁，肝火生风。龙胆泻肝汤加味。龙胆草15g，柴胡15g，生地20g，当归20g，蜈蚣2条，牡蛎30g（先煎），黄芩10g，栀子10g，车前子10g，泽泻20g，木通10g，生甘草10g，酸枣仁15g。针听宫（双）、风府（双）、太冲（双）。服药7天，情绪及睡眠明显改善，两耳已有些许声闻。续用前方2周，听力恢复大半，仍有轻微耳鸣，守原法合滋水清肝饮意调治2个月，耳聋痊愈。

【带下案】章妇，29岁。3年前剖宫产后即患阴道炎，用阴道栓剂或清洗、坐浴等法治疗，缓解后不越多时即复作，甚至每月复发。近一周加重，带下如脓，色似黄酱，阴中时疼时痒，宫颈重度糜烂，外阴红肿。左尺脉弦，按之有力，右关脉缓，舌边尖红，苔薄腻色黄。肝经湿热。龙胆泻肝汤加味。龙胆草15g，柴胡15g，生地20g，当归15g，丹皮15g，蛇床子10g，黄芩10g，栀子10g，车前子10g，泽泻15g，木通10g，生甘草10g，地肤子10g。头二煎内服，三煎坐盆。用药3天即效，外阴肿痒大好，白带亦减。守方续治十天，诸症尽消。后以六味地黄汤合程氏萆薢分清饮调治3个月，宫颈修复，旧疾未发。

附方

栀子清肝散

（一名柴胡栀子散）治三焦及足少阳经风热发热，耳内作痒生疮，或出水疼痛，或胸乳间作痛，寒热往来。柴胡、栀子（炒）、牡丹皮（各一钱），茯苓、川芎、芍药、当归、牛蒡子（炒，各七分），甘草（三分）。上水煎服。（《保婴撮要》卷六《发热》）

当归龙胆丸（当归龙荟丸）

治肾水阴虚，风热蕴积，时发惊悸，筋惕搐搦，神志不宁，营卫壅滞，头目昏眩，肌肉瞤瘛，胸膈痞塞，咽嗌不利，肠胃燥涩，小便溺闭，筋脉拘奇（奇犹急也，重也），肢体痿弱，喑风痫病，小儿急慢惊风。常服宣通血气，调顺阴阳，病无再作。当归（焙）、龙胆草、大栀子、黄连、黄柏、黄芩（各一两），大黄、芦荟、青黛（各半两），木香（一分），麝香（半钱，另研）。上为末，炼蜜和丸，如小豆大，小儿如麻子大，生姜汤下，每服二十丸。（《宣明论方》卷四《热门》）

七、调肝和脾

当归芍药散

当归（三两）、芍药（一斤，一作六两）、茯苓（四两）、白术（四两）、泽泻（半斤）、芎䓖（半斤，作三两）。右六味，杵为散，取方寸匕，酒和，日三服。（《金匮要略·妇人妊娠病脉证治》）

足厥阴、太阴皆主升，乙木疏和，则己土健运，肝血之盛，又赖脾精之资，此木土相成之道焉。木性易郁，或气或血，必致脾土下陷；土气不振，或虚或湿，必成肝血失和。于是有当归芍药散，理肝健脾，和血除湿耳。是方之用，《金匮》凡两见：治"妇人怀妊，腹中疠痛"及"妇人腹中诸疾痛"，分述于"妇人妊娠"及"妇人杂病"二篇，因条文过简，后贤多有疑其脱简者，然以药测证，当为调肝和脾之力方。

是方主治妇人腹痛，此痛由何而起？清代·沈明宗云："腹中即血海也，妇人虽以血海为主，实赖脾胃资生之，化而统血于海，则无诸病。"（《金匮要略编注》卷二十《妇人杂病》）妇人以血为本，血以中气为本。妊胎之时，血气下聚，厥阴易滞，太阴失升，胃气不降，上为恶阻，下壅湿毒，血涩气阻，故腹中诸痛。非妊之痛，亦无非血气虚阻耳，盖木强则脾弱，土陷湿壅，风气内扰，则拘挛而痛焉，疠音绞，腹中急也。清代·周扬俊云："此腹痛者，由中气脾土不能升，阴阳二气乖离，肝木乘克而作痛，故用是汤补中伐木，通行阴阳也。"（《金匮玉函经二注》卷二十二《妇人杂病》）

芍药重用，其功有三：止痛、泻肝、和血。味苦酸性微寒，《神农本草经》曰："主邪气腹痛，除血痹，破坚积寒热，疝瘕，止痛。"能破阴凝，布阳和，盖阴气结，阳不入，筋拘挛，急痛起，结开阳布，拘痛自止。其破凝之功又在其养血散血之力，肝血归藏，厥阴气和，血流畅顺，木气复达，则无逆亢之灾，三能实一体相通矣。当归、芎䓖辅之，养血行气以增通和之效。是方以当归芍药为名者，疏理厥阴为主焉。白术苦温，强脾主药，虽曰气分之剂，确有功于血分。清代·邹澍云："治湿治血，初无二理。盖术能益津液者，血胜正同湿胜。而脾不能举其职，则气之清浊何由别？气之清浊无所别，则津于何上腾，血于何受气？"（《本经疏证》卷二《上品》）健脾即是养血，化湿便能活血。茯苓、泽泻助之，泄水去湿以益其健运之功。"酒和"者，借以和血通脉。此真调养肝脾之祖剂焉。清代·朱光被言之颇明："芎归芍药，足以和血疏肝，苓术泽泻，足以运脾胜湿，此即后人逍遥散之蓝本也。"（《金匮要略正义》卷下《妇人妊娠》）

是以本方不惟治妇人腹痛，南宋·陈言云："常服通畅血脉，不生痈疡，消痰养胃，明目益津。"（《三因极一病证方论》卷十七《妇人论》）清代·高学山云："盖真阴虚，则内络急痛，外水积，则内络窒痛，当归芍药散，能补血行饮，故主之。"（《高注金匮要略·妇人杂病》）清时日人汤本氏以消"水毒"用之，治足挛、膝胀、

431

眩晕、目痛、脱肛等，皆得奇效。(《皇汉医学·妇人杂病》) 当代医家用之益广，颇可注目。愚最常用治痛经及妊娠腹痛，疗效颇佳。

【妊娠腹痛水肿案】张妇，34 岁，农民。孕 31 周，1 个月前始足肿，渐加重，十天前始每晚 11~12 时始阵发小腹痛，持续数小时自止，产检未见异常。大便干，两日行，小便少，两足肿至膝下。左尺脉沉缓，两关上细。苔薄白舌暗红。肝瘀水停。当归芍药散加味。当归 15g，川芎 10g，白芍 15g，赤芍 15g，炙甘草 10g，生甘草 10g，炒白术 15g，炒苍术 10g，茯苓 30g，泽泻 20g，阿胶 10g（烊化），肉桂 5g，猪苓 15g。一周后复诊，言服药 3 天后，尿量增，水肿消，腹痛随之而止。

痛泻要方

（刘草窗，又名白术芍药散）治痛泄要方。白术（三两，炒）、白芍药（二两，炒）、陈皮（一两五钱，炒）、防风（一两）。上细切，分作八服，水煎或丸服。久泻，加升麻六钱。(《医学正传》卷二《泄泻》)

是方又见于《丹溪心法》，无方名，药治皆同，然后世方书咸明指源自刘草窗，丹溪翁高足虞抟亦无例外。刘溥，约 1436 年前后在世，明代太医，号草窗。《丹溪心法》并非朱震亨亲著，乃其门生据其所述纂辑而成，首刊于景泰年间（1450－1457），后世传本乃明代·程充删订，刊于 1481 年，极可能掺入刘氏名方。

《素问·六元正纪大论篇》曰："湿胜则濡泄。"泄泻虽责于湿，亦责于虚也。中虚湿壅，阳气不举，久泻尤甚。故《素问·阴阳应象大论篇》曰："清气在下，则生飧泄。"本虚标湿，土弱木必侮之，此为弱相之肝脾失和；若肝木过亢，气机横逆，凌辱脾土，脾虚湿停，清浊不分，此为强相之肝脾失和。肝强则生风，肠为之苦鸣，腹为之苦痛；风摇则水涌，则痛来即泻，痛止泻停。明代·吴崑云："泻责之脾，痛责之肝；肝责之实，脾责之虚。脾虚肝实，故令痛泻。"(《医方考》卷二《泄泻门》)

无论强相弱相，咸宜抑肝强而扶脾弱，升阳气而除湿浊，此方药味虽少，诚以此为则。白术三两（原书二两，然后世转载之本皆三两），用量最大。凡中湿下利，非苦温不能去湿，湿去则中气复立。泄泻者，水去太甚，津液易损，用白术分清泌浊，则气得周流而津液滋生，故兼具助阳和阴之功，为治泻圣药。白芍二两，入肝脾经。苦泄而酸柔，泻肝之强而养肝之血，肝得抑则木不刚，血得养则气畅达，木性柔利，大助脾胃之运耳。故清代·陈士铎云："能泻能散，能补能收，赤白相同，无分彼此。其功全在平肝，肝平则不克脾胃，而脏腑各安，大小便自利，火热自散，郁气自除，痈肿自消，坚积自化，泻痢自去，痢痛自安矣。"(《本草新篇》卷二《芍药》)两药相合，为抑肝扶脾之佳配。陈皮两半，辛苦气温，既可助白术化湿去浊，又襄白芍疏肝散逆，复合防风祛风升阳。防风一两，辛甘气温，为祛风要药，以风散湿，又为升阳力药。四药组合，建中化湿，助阴和阳，则痛泄可止。

风药治泻，金代·李杲最为推崇，其理概三。一者，祛风可抑肝。肝旺木盛而摇动生风，故散风可平木。"肝木妄行，胸胁痛，口苦舌干，往来寒热而呕，多怒，四肢满闭，淋溲便难，转筋，腹中急痛，此所不胜乘之也。羌活、防风、升麻、柴胡、独活……"（《脾胃论》卷上《脾胃盛衰论》）二者，散风可除湿。《素问·阴阳应象大论篇》云："风胜湿。"太阴湿土之承气为厥阴风木，湿淫而渍，风起则水湿升散，东垣云："诸风药皆是风能胜湿也。"（《脾胃论》）泄泻不离湿，湿性沉滞伤阳，风药升散而通阳，故为治湿必用也。三者，风药可醒脾。风药多体轻灵动，善升举阳气，可解脾之困、胃之呆耳。东垣又曰："清气在阴者，乃人之脾胃气衰，不能升发阳气，故用升麻、柴胡助辛甘之味，以引元气之升，不令飧泄也。"（《脾胃论》卷中《随时加减用药法》）三者无非调木理土而已，脾胃学说之精华，可窥一斑。推而广之，本方之治道亦在其中矣。

是方可通治肝强脾弱之证，如腹痛腹泻，带下经痛，小儿疳积、虚风瘛疭等。

【慢脾风案】林仔，8岁。阵发面搐腹痛3个月。不自主面颊肌肉抽搐，同时脐周腹痛，无腹泻便秘，剧时日行数次，持续数分钟，已排除癫痫等脑部疾患，拒绝服西药来诊。舌淡红，寸脉小滑。以天麻钩藤饮意用药十天不效。按慢脾风治，痛泻要方加味。炒白术20g，防风10g，白芍10g，赤芍10g，陈皮10g，木香5g，砂仁5g，羌活10g，水蛭粉5g（冲），甘草10g。服药一周，面抽大减，腹痛偶作。守方治疗一月而愈。

完带汤

白术（一两，土炒）、山药（一两，炒）、人参（二钱）、白芍（五钱，酒炒）、车前子（三钱，酒炒）、苍术（三钱，制）、陈皮（五分）、黑芥穗（五分）、甘草（一钱）、柴胡（六分）。水煎服。二剂轻，四剂止，六剂则白带痊愈。（《傅青主女科》卷上《白带》）

带下者，由劳伤冲任，风入胞中，血受其邪，随脏腑寒热所化，而带下秽浊。五色带下，皆从湿化，咸关太阴耳。以带名者，带脉属太阴，不能约束，精微湿化，泄下为病。带脉通于冲任，冲连厥阴，任连少阴，是以带病多由肝肾不调而起。隋·巢元方云："冲任之脉既起于胞内，阴阳过度，则伤胞络，故风邪乘虚而入于胞，损冲、任之经，伤太阳、少阴之血，致令胞络之间，秽液与血相兼，连带而下。"（《诸病源候论》卷三十七《妇人杂病诸候》）所谓伤太阳者，易伤寒水之经，斯成水瘕之病也。冲任乃阴脉之海，任主精而冲主血，任伤则精伤，冲损则血损，精伤及肾，血损及肝。是故有任督失衡，带脉不束，阴虚阳损，经脉凝滞，荣卫失和之候，实为肝肾精血所伤。肾伤则精气不固，水湿辄起；肝伤则血脉郁结，经气不畅。是以白带乃湿盛火衰，肝郁气弱，湿土下陷，脾精不守，反成白滑之物，欲禁不得也。故傅青主云："治法宜大补脾胃之气，稍佐以舒肝之品，使风木不闭塞于地中，则地气自升腾于天上，脾气健而湿气消，自无白带之患矣。"（《傅青主女科》卷上《白带》）

是方重用白术、山药各一两为君，俾脾土健运，湿浊可消；山药并有固肾止带之功。芍药五钱为臣，疏肝解郁，养血和营，肝木条达则脾土自强。佐药有三，用量二至三钱：人参补中益气，助补益之功；苍术燥湿运脾，增化浊之力；车前子利湿清毒，令湿从下走。使药有四，量小未过一钱：陈皮理气燥湿，既监补药之滞，又可行气和中；柴胡、芥穗辛散，得白术则升发清阳，配白芍则疏肝化滞；甘草调药和中。诸药相伍，何其严谨！脾气健旺，肝气条达，清阳得升，湿浊得化耳。傅氏自述方解："此方脾、胃、肝三经同治之法，寓补于散之中，寄消于升之内，开提肝木之气，则肝血不燥，何至下克脾土？补益脾土之元，则脾气不湿，何难分消水气？"（《傅青主女科》）

若溯方源，是剂盖脱胎于东垣翁之升阳除湿汤。

升阳除湿汤

（一名调经升麻除湿汤）治女子漏下恶血，月事不调，或暴崩不止，多下水浆之物。当归（酒洗）、独活（各五分），蔓荆子（七分），防风、炙甘草、升麻、薰本（各一钱），柴胡、羌活、苍术、黄芪（各一钱五分）。右剉如麻豆大，勿令作末，都作一服，以洁净新汲水三大盏煎至一大盏，去渣，空心热服。（《兰室秘藏》卷中《妇人门》）

李方力主脾虚湿浊下流，下焦阴火（李氏相火）内郁立论，健中化湿之外，迭用辛散之品，所谓"火郁发之"耳。傅方取其所长，又要点窜出，肝脾为重，的确更合临证常病，诚有高人之处，无怪是方一出，风行三百余年，当代医家，尤为首肯。愚以此方治带下、崩漏、痛经及肝脾失和之腹痛、头痛、下痢等，皆得良效。

【赤带案】钟妇，26岁，文员。3年前人流后经期延长至十余天方净，白带增加，时阴痒，偶有房后出血。曾按宫颈炎及子宫内膜炎以西药治疗，效果不佳。现经时12~14天净，色暗红，伴白带多，色灰白，小腹时不适，房事后加重。舌淡苔薄白腻，两脉关下细缓无力。按太阴厥阴合病论治。完带汤加味。炒白术30g，炒苍术10g，山药30g，党参10g，当归10g，白芍10g，赤芍10g，陈皮10g，车前子10g，炒荆芥穗10g，柴胡10g，炙甘草10g，贯众炭10g。经期用少腹逐瘀汤加党参，连服5剂。后用此方十剂。当月经来十天净，余症亦减。守上法治疗4个月，经来7天净。复查白带常规正常。

附方

固胎煎

治肝脾多火多滞而屡堕胎者。黄芩（二钱），白术（一二钱），当归、芍药、阿胶（各钱半），陈皮（一钱），砂仁（五分）。水一钟半，煎服。（《景岳全书》卷五十一《新方八阵》）

八、凉血散血

犀角地黄汤

（又名芍药地黄汤）治伤寒及温病应发汗而不汗之内蓄血及鼻衄、吐血不尽，内余瘀血，大便黑、面黄，消瘀血方。犀角（一两）、生地黄（八两）、芍药（三两）、牡丹皮（二两）。上四味㕮咀，以水九升煮取三升，分三服。喜妄如狂者加大黄二两，黄芩三两。（《备急千金要方》卷十二《胆腑方》）

是乃血热祖方，即《外台秘要》转载《小品方》之芍药地黄汤。热入血分，火在血室，血不荣经，虽有经腑之分，要皆厥阴血热也。热扰膻中，神明逆乱，则谵语妄笑，烦躁暴怒，瞆迷如痴，神昏狂妄，手足扬掷；热盛动血，络损血溢，则口鼻吐衄，溲便出血，斑疹透发，崩中下血，类中仆厥；邪热深伏，炽耗阴液，则高热不退，夜热早凉，肤灼无汗，舌绛起刺，脉细而数；热伤肝脉，筋急动风，则眩晕目赤，舌卷囊缩，肢厥振挛，目睛上吊，颈强反弓。但凡热毒深陷血分，皆可消息治之。

清代叶桂云："入血就恐耗血、动血，直须凉血、散血。"（《温热论》）血热本火，因热而耗阴、动血、生风、扰神、成瘀，由病位深伏，非若卫气之热，辛散苦降所能折，轻举过用更易伤阴动风，惟咸寒、清润之法可施，稍佐辛苦以助热邪宣透降泄耳。《素问·至真要大论篇》曰："热淫于内，治以咸寒，佐以甘苦。"力主咸寒。清代何炳元云："燥热伤阴，邪闭心宫，舌绛无苔，神昏谵妄者，宜用清润开透，用药最要空灵。"（《重订通俗伤寒论·第七章·伤寒本证》）清代俞肇源云："脏腑热极而肝阴已涸也，虽多不治，能受大剂清润泻药者，亦可十救一二。"（《重订通俗伤寒论》第六章《伤寒脉舌》）皆清润之治为要。是方用咸寒之犀角为君，凉血泄热解毒，使火平热降，毒解血宁；臣以甘寒之生地，清凉滋阴生津，一以助犀角凉血止血；一以复已失之阴血，用力直在厥阴耳。

散血者，消散血热所成之瘀，以达散热之效耳。热迫血妄，灼伤血络，血溢离经，经气瘀阻，此其一；邪热伤阴，血液稠涩，黏滞难行，经脉失畅，此其二；热入血室，血耗液涸，真精不归，血失渗灌，此其三。三者皆血热致瘀之常态。至于素有瘀伤，经水适来适断，复感邪热，皆其变机耳。病证如斯，焉可无活血散瘀之施？何炳元云："清火兼通瘀者，因伏火郁蒸血液，血被煎熬而成瘀，或其人素有瘀伤，不得不兼通瘀法以分消之。"（《重订广温热论》卷二《验方妙用》）赤芍味苦微寒，丹皮辛苦微寒，不惟可助清热凉血，更有活血散瘀之功，血畅则热易解，瘀除则血归经焉，共为佐药。咸寒清热可消致瘀之源，清润增液能除成瘀之机，四药相配，共成清热解毒、凉血散瘀之剂，热清血宁而无耗血动血之虑，凉血止血又少冰伏留瘀之弊。

是方与清营汤皆主以犀角、生地，惟后者伍以银花、连翘等轻清宣透之品，寓意"透热转气"，适用邪初入营分尚未动血；本方配伍赤芍、丹皮泄热散瘀，寓意"凉血散血"，适用热入血分已然动血。纯营纯血之证并非常见，两方清热之法常可相资互用，即使热陷厥阴，亦非排斥气药，天士翁"散血"之意，无非治热而已，清代·王子接同名方可资借鉴。

《绛雪园》犀角地黄汤

（新改）暹罗犀角三钱、生地五钱、连翘三钱、生甘草五分。上水二钟，武火煎八分，温服，无时候。（《绛雪园古方选注》卷中《内科》）

是乃原方去丹皮、赤芍，加连翘、甘草。王氏云："温热入络，舌绛烦热，八九日不解，医反治经，寒之散之攻之，热势益炽，得犀角地黄汤立效者，非解阳明热邪，解心经之络热也。"（《绛雪园古方选注》）"温热入络"，意指热入膻中血海，厥阴包络焉。连翘寒凉辛苦，气味俱薄，轻清而浮。明代·李时珍云："连翘状似人心，两片合成，其中有仁甚香，乃少阴心、厥阴包络气分主药也。"（《本草纲目》卷十六《隰草类》）清代·张锡纯言其入肝经："连翘善理肝气，既能舒肝气之郁，又能平肝气之盛。"（《医学衷中参西录·药物·连翘解》）味虽苦，却兼辛，而具升浮宣散之力，能流通气血，既达太阳卫分、阳明气分，又入少阴营分、厥阴血分，由中达外之品，治十二经血凝气聚，真可谓沟通表里气血之要药也，清末温病大家凡治血热，多与此药合用，以助散热，盖由是理。甘草入足厥阴太阴二经，生用则寒，可解血毒，火热急甚者，必以此缓之。两药合用，散热解毒，消血热之鼎沸，宁扰乱之神明，王氏云："革去丹皮、赤芍，易以连翘入心散客热，生甘草入心和络血，以治温热证热邪入络之方，于理无悖，敢以质诸当世。"（《绛雪园古方选注》卷中《内科》）是方乃清营汤意，以愚褊测，若邪热已然深陷，不去丹芍，不更宜乎？

【紫癜案】章妇，46岁，工人。半年前突发全身紫斑，诊为血小板减少性紫癜，服激素治疗三个月，病情缓解，后减泼尼松龙至15mg/d，病情复作如前，拒绝激素加量来诊。全身皮肤泛见紫红色瘀斑，两下肢阳面密集成片，面色潮红，舌暗红少苔，两脉细数，尺部尤甚，寸脉略滑。血小板 45×10^9/L。血热阴伤，瘀滞内停。犀角地黄汤加味。水牛角片50g（先煎），羚羊角粉1g（冲服），生地30g，丹皮20g，赤芍15g，连翘15g，生甘草15g，麦冬15g，紫草30g，三七粉5g（冲服），仙鹤草20g。激素仍服原量。2周后复诊，新斑未见，旧斑转黄。舌脉如前。血常规：血小板 79×10^9/L。嘱减泼尼松龙至10mg/d。守原方续治两周，全身瘀斑尽消，血小板增至 216×10^9/L。原法共治疗3个月，激素全停，血小板 $(400 \sim 600) \times 10^9$/L，肌衄未发。

【鼻洪案】刘囡，6岁。鼻常衄血3年，半月前感冒时鼻大出血一次，用电灼止血缓解。近周稍有咳甚则鼻衄不止，须冰块冷敷止血。一天前又作，现左鼻孔以棉纱压迫。咳嗽阵作，痰黏气急，形瘦面赤，神情烦躁。舌瘦干红，舌尖起刺，苔腻薄黄，两寸浮滑，尺脉细弦。指纹风气关紫暗。痰热阻肺，深入血络。宜化痰清热，凉血宁络。水牛角片20g（先煎），连翘10g，银花5g，白茅根20g，芦根10g，丹皮5g，赤芍5g，杏仁5g，炒荆芥5g，川贝母粉1g（冲服），生甘草5g，生地10g。3剂后咳痰大减，鼻衄未作，续治一周，诸症平，以滋阴清肺法善后。

桃核承气汤

桃仁（去皮尖，五十个）、大黄（四两）、桂枝（去皮，二两）、甘草（炙，二两）、芒硝（二两）。上五味，以水七升，煮取二升半，去滓，内芒硝，更上火微沸，下火。先食温服五合，日三服，当微利。【106】

此由调胃承气汤加桃仁、桂枝而成，治"太阳病不解，热结膀胱，其人如狂，血自下，下者愈"。（《伤寒论》）后贤注家，囿于原文"热结膀胱"，竭力顺意太阳译解，愈描愈晦，难以自圆；亦有因方类属承气，注释病在阳明。如清代·郑寿全云："鄙意以桃仁承气汤，乃阳明下血之方，而用之于太阳，似非正法，理当分别处究，血从大便则宜，血从小便则谬。"（《伤寒恒论》卷一《太阳上篇》）至言"蓄血"，论其病位则众说纷纭，有"下焦少腹""下焦血分""小肠""膀胱""大肠""中焦""少阳枢纽间"等，莫衷一是，乱象丛出。

以伤寒医理而论，是证实属热陷血海，厥阴瘀热。下血海其位颇广，乃两肾间至会阴之整片区域，大肠、小肠、膀胱与胞宫、精室皆与。太阳病不解，热毒入里，深陷下焦，伤及冲脉，血海受病焉。热入其室，水火交争，故寒热如疟；风火内攻，神主见扰，故谵语如狂；血热动血，络伤血溢，故下血，一派阴伤血热、邪犯厥阴之征，亦即"阴伏"之证。仲景曰："病者如热状，烦满，口干燥而渴，其脉反无热，此为阴伏，是瘀血也。"（《金匮要略·惊悸吐衄下血胸满瘀血病》）清代·徐大椿所识尚清："热甚则血凝，而上干心包，故神昏而如狂；血得热而行，故能自下，则邪从血出……小腹急结，是蓄血现症。"（《伤寒论类方》卷二《承气汤类》）清代·曹家达云："热入血室用桃核承气，则此证实以厥阴而兼阳明燥化。"（《伤寒发微·厥阴篇》）此解最是明达。盖燥金乃厥阴承气，厥阴热证常兼阳明燥化，理之宜矣，并非即属阳明或阳明厥阴合病。仲景曰："妇人伤寒发热，经水适来，昼日明了，暮则谵语，如见鬼状者，此为热入血室，治之无犯胃气及上二焦，必自愈。"（《金匮要略·妇人杂病脉证并治》）谆嘱"无犯胃气"，明言非属阳明病耳。

桃仁甘苦性平，《神农本草经》曰："主瘀血、血闭、瘕邪，杀小虫。"为破血散瘀要药，善行厥阴经气也。明代·陈嘉谟云："入手厥阴包络及足厥阴肝经。润大肠血燥难便，去小腹血凝成块。逐瘀血止痛，生新血通经。盖苦以破气，甘能生新血故也。"（《本草蒙筌》卷七《果部》）桂枝本血分药，又为膻中通阳良品，助厥阴布血于上下，以之襄赞化瘀，不亦宜乎？《名医别录》言其"通血脉，理疏不足，宣导百药"，即是此义。桂枝之用，后贤误解颇深，多以其分解在外之余邪，或云："太阳随经之热，原从表邪传入，非桂枝不解耳。"（《伤寒论后条辨》卷五《辨太阳病脉证篇》）热已深陷，邪既沉痼，何外之有？但见桂枝，即牵表邪，罹患此病已越千年！明代·王肯堂云："以上证玩之，当是桂，非桂枝也。盖桂枝轻扬治上，桂厚重治下。"（《证治准绳·伤寒》卷六《蓄血》）此说有理，可从。

调胃承气汤之用，意在解入血之郁热，承气者，泻热之剂，非为攻下也。瘀热在下，非降泄不能去，大热已陷，非峻力不可解。不用大承气者，以血分阴伤，不可再行枳朴之燥，且减芒硝之量，借缓攻之力以泻热散瘀耳。大黄本血分大药，明代·李时珍云："大黄乃足太阴、手足阳明、手足厥阴五经血分之药，凡病在五经血分者，宜用之。"（《本草纲目》卷十七《毒草类》）又可去一切壅滞，为活血要品，泻去亢火，使之平和，则血自归经而安。清代·魏荔彤云："仲师之治热邪，盖皆顺其热（势）而驱除之，所以用力少而成功多也。"（《伤寒论本义》卷十六《厥阴全篇》）因势利导，治热大道也。

桃核承气汤亦凉血散血之主方也，五药相伍，以桃仁、大黄领军，芒硝、桂枝、甘草辅佐，共奏破血下瘀泻热之功。服后"微利"，使蓄血除，瘀热清，邪下出，诸症平。

桃仁承气汤

（苦辛咸寒法）大黄（五钱）、芒硝（二钱）、桃仁（三钱）、当归（三钱）、芍药（三钱）、丹皮（三钱）。水八杯，煮取三杯，先服一杯，得下止后服，不知再服。（《温病条辨》卷三《下焦篇》）

吴氏此方脱胎于仲景桃核承气汤，治"少腹坚满，小便自利，夜热昼凉，大便闭，脉沉实者，蓄血也"。（《温病条辨》）血热深结下焦，邪伏阴分，则少腹坚满、大便不通；热结非在膀胱，则小便自利；夜热者，阴热也；昼凉者，邪隐也，一派热陷厥阴之象，沉实之脉是其征。吴氏去留中之甘草，温阳之桂枝，加当归、芍药、丹皮，增强养血和血，凉血活血之力，可谓识证之真者焉。学仲景当效其法而勿泥其方，鞠通翁堪为良师！

愚以桃核承气汤法治胎死不下、妇人癥瘕、经前躁狂、痛经、肠痈、瘾疹、血淋等，常得良效。

【经前躁狂案】滕妇，23岁，教师。平素娴静少语，每至经潮前2日，即多言乱语，怒不可遏，打人毁物，近乎癫狂，哭笑无常，夜寐不安，经来渐平，血止自愈。历时三年，家人不堪。临时不可自控，事后悔意颇深。经来腹痛，血紫块多，大便偏干。舌暗红两边青紫，苔薄少，两脉关下弦。血室瘀热。桃仁承气汤加味。桃仁20g，生大黄10g，熟大黄10g，玄明粉5g（冲），肉桂5g，甘草10g，当归10g，赤芍15g，川芎10g，生地10g，红花5g，川楝子10g。经前一周始服7剂，经来连服少腹逐瘀汤加黄柏、鳖甲5剂。用药首月，经来虽仍急躁易怒，原症已减大半。连用3个周期，获愈。

【崩漏案】葛妇，33岁，公务员。产后3年，经潮后常出血不止，或崩或漏，曾有2个月未止者，一年前诊为子宫内膜增殖症行清宫术，病势未缓。现经后淋漓已二旬，量少色暗，小腹隐痛，按之略坚，腰部酸胀，下阴坠感。舌红苔少，两脉关尺细数。B超：子宫内膜19mm，回声不均匀。血海瘀热沉伏。桃仁承气汤加味。桃仁

20g，熟大黄 15g，玄明粉 5g（冲服），当归 20g，赤芍 15g，川芎 10g，生地 20g，红花 5g，丹皮 15g，香附 10g，沉香 5g，三七粉 5g（冲服）。服药 3 天后，下血块较多，色紫暗，续服 4 日，血行即止。复查：子宫内膜 4mm，回声可。后以丹栀逍遥散加减调治 3 个月而愈。

清胃散

治因服补胃热药，致使上下牙痛疼不可忍，牵引头脑，满面发热大痛，足阳明之别络入脑，喜寒恶热，乃是手阳明经中热盛而作也。其齿喜冷恶热。当归身、拣细黄连（夏月倍之）、生地黄（酒制，各三分），牡丹皮（五分），升麻（一钱）。右为细末，都作一服，水一盏半煎至一盏，去渣，带冷服之。（《兰室秘藏》卷中《口齿咽喉门》）

阳明多气多血，邪入则热盛病实，热炙胃肠，燥其津液，烦渴便结，此伤在气分。若热邪内壅，火热不宣，逆于经络，此伤在血分，所谓"伏火"焉。郁火内陷，病位已越阳明而沉入厥阴，木气滞遏，风火逆亢，循经上扰，于是见牙痛衄血，头面胀痛，发热恶热。厥阴藏血，中多络脉，邪热入络，其气常钝而不灵，其血必郁而化火，血中之热遏阻难出耳。

邪伏深久，阴液已伤，气机复钝，治当凉血清火，宣气透邪为要。宣气尤为首务，惟气畅则血热能解，伏火可散，此方中重用升麻之由，东垣翁或启于仲景麻黄升麻汤意，亦未可知。清代·俞肇源云："宣气之法，非香苏所能疏，非参芪所能托，惟藉辛凉芳透，轻清灵通之品。"（《重订通俗伤寒论·第八章·伤寒兼证·冬温伤寒》）清络宣气，清其血热，灵其气机，俾无形者旋转，有形者流畅也。升麻辛苦微寒，明代·卢之颐云："升麻禀天地清阳之气以生，故能升阳气于至阴之下，显明灭暗，致新推陈，升麻两得之矣。"（《本草乘雅半偈·帙八·升麻》）火在上，非升不散；气陷下，非升莫举，惟东垣善用之。升麻物纹空通，升转甚捷，轻清灵通，拨醒气机，宣通络瘀，庶邪去而正不与俱去，即若炉中伏火，拨开虽焰，不久自息，职为君药。黄连苦寒，清降血热，兼折胃经毒火；丹皮苦寒，凉血清热，专泻肝经伏火，是为臣药。升、连相伍，升降相因，黄连得升麻，泻火而无凉遏之弊；升麻得黄连，散火而无升焰之虞。生地凉血滋阴，当归养血活血，凡治血热伤络之必备焉，功在佐使。咽喉口舌牙齿之病，病位在上，升宣合之清降，自高下达，引火归根，此治血热又一良法耳。

北宋·朱肱《类证活人书》论犀角地黄汤，云若无犀角，以升麻代之。二药性属两途，虽皆用治血热，取法不一，焉可混代？犀角地黄汤，散瘀为主，故用犀、芍，清胃散宣郁专司，故用升、连。其后明代·薛己制加味清胃散，则兼二方之长。

加味清胃散

清胃散治醇酒厚味，唇齿作痛，或齿龈溃烂，或连头面，颈项作痛。黄连

（炒，一钱五分），当归、生地黄、牡丹皮（各一钱），升麻（二钱）。上水煎服。加味清胃散即前方加犀角、连翘、甘草。实热便秘加大黄。（《口齿类要·附方并注》）

是方清络透热与凉血和血兼优，气血两治，薛氏临证大家，颇可效法，前述晋三翁之新改犀角地黄汤盖脱胎于此。愚以是法治五官疮疖、衄血属血热内郁者，鲜有失手。先贤有言火热在上忌用升发之药，盖于实情难合。

【目衄案】王妇，52岁，商人。反复双目球结膜出血3年，时轻时重，甚则一月再作，查眼底及血管无异常，血压正常。急躁易怒，晨起常有黄眵，视物不清，绝经2年，时潮热盗汗。曾用龙胆泻肝汤及镇肝熄风汤化裁治疗1个月不效，目衄又作，右眼外侧新鲜出血斑约8mm×11mm。右寸脉浮大，左尺细弦数。舌暗红少苔。加味清胃散意。水牛角片（先煎）30g，升麻15g，黄连10g，当归10g，赤芍15g，丹皮15g，生地20g，连翘10g，白茅根30g，生甘草10g，肉桂5g，三七粉5g（冲服）。用药一周，衄斑转黄，眵消目清。续前法加减共治3个月，诸症消，衄未作。

神功丸

治多食肉人口臭不可近，牙齿疳蚀，牙龈肉将脱，牙齿落血不止。兰香叶（如无，用藿香叶代之）、当归身、藿香（用叶）、木香（各一钱），升麻（二钱），生地黄（酒洗）、生甘草（各三钱），黄连（去须酒洗）、缩砂仁（各五钱）。右同为细末，汤浸蒸饼为丸，如绿豆大，每服一百丸或加至二百丸止，白汤下，食远服。兼治血痢及血崩及血下不止，血下褐色或紫色黑色及肠澼下血，空心服，米汤下。其脉洪大而缓者，及治麻木，厥气上冲，逆气上行，妄闻妄见者。（《兰室秘藏》卷中《口齿咽喉门》）

是乃清胃散去丹皮，加佩兰叶、藿香叶、木香、砂仁、甘草，手法为之一变，斯成治湿热入血之力方。

湿滞热结，胶黏不化，阻遏通路，热不得出，必陷血分，耗阴败络，或蒸郁蒙蔽，浊邪害清，头目昏矇，齿龈疳蚀，口秽疮疡；或抟结中焦，腐肠败膜，痢下脓血，腹痛阵作，痔漏淋漓；或深陷血室，胞气逆乱，赤白带下，血精淋浊，崩漏下血。当此之际，邪毒内郁，无路可出，治血之法无从措手，苦降遏气而邪更郁，甘润助湿而热益陷，惟宣气透络之法可行。病起太阴，当从上中解之。

佩兰名兰香叶，俗名省头草，味辛气平，元代·朱震亨云："其叶能散久积陈郁之气，甚有力，入药煎煮用之。"（《本草衍义补遗》）清代·叶桂云："湿热气聚，与谷气相抟，土有余也，盈满则上泛，当用佩兰叶芳香辛散以逐之。"（《温热论》）藿香味辛微温，善理中州湿浊痰涎，为醒脾快胃，振动清阳之妙品。二药皆芬芳轻灵，拨醒气机，缓通中阳，爬梳脾胃之湿以达外。取其味而非赖其力，故用量颇轻，点到为止。砂仁、木香，辛香气温，摇动中土，和中行气，乃畅滞化壅之主力，则用量颇大。加之升麻抬举之力，使郁气大开，则湿化热透，邪毒可由中上而解。通路得畅，治血之药方得展力，于是有黄连、当归、生地用武之地焉。生甘草既赞中气，又助解毒。清代·王子接赞之有加："东垣意在清热，仍以去湿为首务。……以清胃散中之当归、生地滋湿之品，引领风燥之药，并去其血分之湿热。非东垣具过人之识，不及此也。"（《绛雪园古方选注》卷下《咽喉科》）是方之建，开湿热入血之解郁凉血证治先河，后世温病学家从中启迪良多，东垣翁真无愧仲景功臣矣。

愚用是方于口疮龈肿、赤白带下及下痢久不愈者，常有奇效。

【赤带案】覃妇，33岁，护士。慢性宫颈炎3年，反复发作，妇科外用洗塞，停用又复，近3个月白带呈赤褐色，淋沥不止，阴道涩痒，外治无效。小腹时拘坠不适，腰骶酸胀。右尺沉细，左关下沉弦。舌暗红，苔薄腻微黄。湿热陷入下焦血分。神功丸意。藿香5g（后下），佩兰5g（后下），当归10g，丹皮10g，生地15g，黄连10g，黄柏10g，木香10g，砂仁10g，升麻10g，土茯苓15g，败酱草15g。头两煎内服，第三煎坐盆10分钟。用药一周，带下大减，褐色已止，2周后阴中痒止。守法医治3个月，阴道清洁度Ⅱ度。

大黄牡丹汤

大黄（四两）、牡丹（一两）、桃仁（五十个）、瓜子（半升）、芒硝（三合）。上五味，以水六升，煮取一升，去滓，纳芒硝，再煎沸，顿服之。有脓当下，如无脓，当下血。（《金匮要略·疮痈肠痈浸淫病脉证并治》）

仲景曰："肠痈者，少腹肿痞，按之即痛如淋，小便自调，时时发热，自汗出，复恶寒。其脉迟紧者，脓未成，可下之，当有血。脉洪数者，脓已成，不可下也。大黄牡丹汤主之。"（《金匮要略》）斯方之制，一如桃核承气汤，为下焦血热之设，用药相仿，乃去桂枝、甘草，加牡丹皮、瓜子。

《素问·生气通天论篇》曰："营气不从，逆于肉理，乃生痈肿。"《素问·气穴论篇》曰："邪溢气壅，脉热肉败，荣卫不行，必将为脓。"盖热胜则腐肉，肉腐则为脓，乃邪热入血，络伤血败，肠痈概莫能外焉。元代·朱震亨云："肠痈，大肠有热积，死血流注。"（《医学纲目》卷十九《心小肠部》引）肠痈位在少腹，仲景瘀血治剂，如桃核承气汤、下瘀血汤、桂枝茯苓丸、抵当汤抵当丸，皆以此位目的处之，厥阴血室位焉，乃躯体最下之腔罅，瘀血最易沉坠停聚。膏粱厚味、食饮不节，致气血乖违，湿痰壅滞，郁生火毒，血室瘀热，腐败气血，肠痈斯生。少腹疼痛拒按，甚则肿痞成癥者，湿热血气互结，不通而壅；按痛如淋非淋，而小便自调，热伤厥阴，脉连阴器，牵引不畅也；屈足不伸，伸则痛剧，阴络拘挛也；寒热自汗，痈疽已成，血热外蒸，营卫失和也。至于脓未成而脉迟紧，血热沉伏，内郁不发，阳气滞闭，蓄血之类焉；脓已成而脉洪数，营既热腐，毒火弥漫不收，热气张扬，血腐之类焉。

正由血热壅滞，故凉血散血为治。大黄涤血中之热，丹皮清血分之瘀，二药为君而名方。佐桃仁破血，瓜子溃脓，芒硝散结，血闭得开，瘀热得散，脓消结化，痈疽可愈。五药之合，专以行血清热，消肿破痈为务，非泄剂也，故曰"不可下"。大黄、芒硝、丹皮并涤血热，大黄下夺而厉，芒硝咸降而濡，丹皮辛散而养，道异而共建。丹皮之力尤不可忽，清代·黄玉璐云："牡丹皮辛凉疏利，善化凝血而破宿癥，泻郁热而清风燥。缘血统于肝，肝木遏陷，血脉不行，以致瘀涩，而生风热，血行瘀散，则木达风清，肝热自退也。"（《长沙药解》卷二《牡丹皮》）妙在瓜子一味，盖子生瓤中，其仁饱具生阳，常有努出之势，故善入痈中，主透痈溃毒之用。凡仁类多有此性，于是有肠痈专剂薏苡仁汤。

薏苡仁汤

治肠痈。薏苡仁（一两），牡丹皮、桃仁（汤浸去皮尖，双仁，炒，各一两半），瓜子仁（半两）。上四味，粗捣筛，每服五钱匕，水一盏半，煎至七分，去滓空心日晚温服。（《圣济总录》卷一百二十九《肠痈》）

是亦古方，丹皮清血热，散瘀滞，诸仁善开壅滞而决脓血。明代·陈实功以栝楼仁代瓜子仁，加白芍，和血之力更强（参《外科正宗》）。

大黄牡丹汤方后曰："顿服之，有脓当下，如无脓当下血。"本已昭示无脓当下，有脓当急下，悉主以本汤之意，非误解所言脓成不可用焉。近代日本汉医大家汤本求真极崇是方，识其为厥阴血热要剂，除肠痈外，泛治诸多疾患，如闭经、哮喘、便秘、疫痢、头疮、疥癣、下疳、癫痫、狂证、盗汗、臌胀、痔疮、淋疾、瘰疬、流注等，常收奇效（参《皇汉医学》）。愚踵其迹，亦斩获良多。

【癥瘕不孕案】葛妇，31岁，农民。继发不孕3年。小腹时痛，带下色黄带血，经准量可，块多色乌，经痛首日。半年前输卵管造影示双侧近端梗阻，即时B超：左侧附件区见一33mm×10mm积液。腹诊两少腹深压痛。舌红绛苔中厚腻，两尺脉沉细涩。厥阴湿热，肝脉瘀滞。大黄牡丹汤加味。熟大黄10g，丹皮20g，赤芍10g，桃仁10g，当归15g，薏苡仁30g，玄明粉5g（冲服），黄柏10g，败酱草30g，冬瓜子15g，木通5g。首、次煎内服，第三煎浸足20分钟。配合红外线照射少腹每日20分钟。2周后复诊，腹痛已消。续用2周，白带正常，复查B超：左侧附件区积液已消。熟大黄减至5g，去玄明粉，加川楝子15g，绵萆薢20g。续治2个月，复检输卵管造影，双侧已通。原方加滋肾药，2个月后得孕。

【肠痈案】顾男，46岁，商人。一周前暴食醉酒后腹痛发热，诊为急性阑尾炎，用抗生素治疗3天无效，拒绝手术来诊。右下腹痛，右足难伸，发热38.6℃，血常规：WBC $21 \times 10^9/\mu L$，中性粒细胞86%。右下腹压痛及轻度反跳痛，B超示阑尾肿大。两脉滑数，尺脉弦。舌红苔薄腻黄。血热下郁。大黄牡丹汤合红藤汤化裁。生大黄10g，芒硝10g，丹皮30g，红藤40g，赤芍10g，桃仁10g，冬瓜子15g，三棱10g，莪术10g，败酱草20g，皂角刺10g，柴胡15g。3剂。大便泻下日四五次，排脓血先多后少，热退痛止。复查血常规WBC $9 \times 10^9/\mu L$，中性粒细胞74%。易《外科正宗》薏苡仁汤加味，调治十天而愈，复查B超正常。

附方

抵当汤

水蛭（熬）、虻虫（去翅足，熬，各三十个），桃仁（去皮尖，二十个），大黄（酒洗，三两）。上四味，以水五升，煮取三升，去滓，温服一升，不下更服。【124】

犀地清络饮

清宣包络瘀热法（俞氏经验方）。犀角汁（四匙，冲）、粉丹皮（二钱）、青连翘（钱半，带心）、淡竹沥（二瓢和匀）、鲜生地（八钱）、生赤芍（钱半）、原桃仁（九粒去皮）、生姜汁（二滴同冲）。先用鲜茅根一两，灯心（五分，煎汤代水），鲜石菖蒲汁（两匙冲）。（《重订通俗伤寒论·第二章·六经方药》）

九、凉血和血

白头翁汤

白头翁（二两）、黄柏（三两）、黄连（三两）、秦皮（三两）。右四味，以水七升，煮取二升，去滓，温服一升。不愈，更服一升。【371】

此治厥阴湿热入血下利之专剂，仲景述之甚简，371条："热利下重者，白头翁汤主之。"373条："下利欲饮水者，以有热故也，白头翁汤主之。"热利而至下重，湿热交并，秽气奔逼广肠，故魄门重滞难出。欲饮水者，乃木火炽盛，热烁津液，与脏寒利而不渴自殊。于其脉征，仲景言之颇细："下利，脉数而渴者，令自愈。设不差，必圊脓血，以有热故也。"（367条）脉数而渴利，乃寻常热证，邪尚不深，可令自愈。若见脓血，热毒已陷厥阴矣。"下利，脉沉弦者，下重也；脉大者，为未止；脉微弱数者，为欲自止，虽发热，不死。"（365条）沉主里，弦主急，故里急后重，滞下之征。脉大，邪热甚也，故为利未止。微弱数，邪热已退，真阴将复，故利自止也。"下利，寸脉反浮数，尺中自涩者，必圊脓血。"（363条）病在下焦，脉自当沉，得浮脉，故曰反，此里热不少敛也。尺中涩，阴虚也，阳邪乘阴分之虚，必壅瘀而为脓血。

下利赤白脓血，古称肠澼、滞下，多由肝经风毒邪热沉陷下焦，胁迫大肠，水火逆乱，湿热阻滞，败伤气血。邪热已伤厥阴血分，自与太阳、阳明热利邪毒仅累卫、气有别。清代·薛雪云："湿热证，十余日后，左关弦数，腹时痛，时圊血，肛门热痛，血液内燥，热邪传入厥阴之证。"（《湿热病篇》）厥阴血多气少，血易伤则络破出血，气易滞则急迫重坠，湿热裹则黏滞不爽，是以"下重""圊脓血"乃其特征。若邪毒上犯心包，扰神动风，甚或见神昏谵语，痉厥抽搐，冷汗肢厥，脉微欲绝之危证。

白头翁,辛苦性寒(《本经》言温,传写之误),专入血分,苦能下泄,辛能解散,寒能凉血,殆非散热凉血行瘀之要药欤?其功颇似紫草、紫参、地榆,主治亦复相近。清代·何炳元云:"白头翁有白毛茸茸,其性轻扬,颇能升清,以治滞下,非特苦泄,而有升举下陷之意。"(《本草正义》卷二《山草类下》引)的是此药真谛。清代·陈士铎云:"伤寒中之下利,乃热毒也,芩、连、栀子不足以解其毒,必用白头翁,以化大肠之热,而又不损脾气之阴,逐瘀积而留津液,实有奇功也。"(《本草新编》卷三《角集》)用为君。秦皮专入肝胆,平肝凉血之要药。明代·李时珍云:"色青气寒,味苦性涩,乃是厥阴肝、少阳胆经药也。故治目病、惊痫,取其平木也。治下痢、崩带,取其收涩也。"(《本草纲目》卷三十五《乔木类》)用为臣。黄连、黄柏为佐使者,性寒能除热,味苦能坚阴也。诸药相合,总使风木遂其上行之性,则热利下重自除,风火不煽,则热渴自止矣。

是方乃急救之设,尚未顾及阴血之伤,若果如斯,仲圣自有兼顾之法,即白头翁加甘草阿胶汤。

白头翁加甘草阿胶汤

白头翁(二两)、甘草(二两)、阿胶(二两)、秦皮(三两)、黄连(三两)、柏皮(三两)。右六味,以水七升,煮取二升半,内胶令消尽,分温三服。(《金匮要略·妇人产后病脉证治》)

是乃上方加甘草、阿胶各二两,治"产后下利虚极"。桂林本《伤寒论》曰:"下利,其人虚极者,白头翁加阿胶甘草汤主之。"或更近实情,非单指产后血虚矣。邪热已耗精血,阴伤至极,以甘草培中气,守生血之源,阿胶滋风木,养阴血而驱血海之风,一如炙甘草汤之意,合四味之苦以坚之,正复邪去,源流俱清而血利自止。古方驻车丸原理一同。

《延年》驻车丸

主赤白冷热痢腹痛方。黄连(六两)、干姜(二两)、当归(三两)、阿胶(炙三两)。上四味捣筛,三年酢八合消胶令熔和,并手丸如大豆,以饮服三十丸,日再(《外台秘要》卷二十五《赤白痢方》)

此以黄连、阿胶凉血坚阴,和血止痢,两药合用,本为治痢古方"调气饮",出《金匮玉函经·附遗》。增当归以复厥阴本气,少佐干姜之苦辛,炮黑则能去瘀摄血。前二方治热迫伤阴动血,此治湿热瘀积久而阴伤,故佐使加减不同。

愚以是法用治热毒痢、克罗恩病、痔漏、出血性肠炎、崩漏等常效。

【便血案】吴男,26岁,快递员。2年前腹痛便血,肠镜提示克罗恩病,曾用美沙拉嗪、柳氮磺吡啶及皮质激素等,效果不显,经常复发,发则脐周腹痛阵作,腹泻脓血、腹部肿块、恶心呕吐,腹胀不食。3周前腹痛又起,右小腹痛甚,有肿块约20mm×25mm,压痛,血便日行五七次。舌质干红,舌中根苔腻,两尺脉细数而短涩，关上小滑。血热湿浊瘀结下焦。白头翁加甘草阿胶汤加味。白头翁 30g，丹皮 15g，秦皮 15g，黄连 15g，黄芩 10g，黄柏 10g，当归 15g，滑石 15g，阿胶 10g（烊），生甘草 10g，炙甘草 10g，砂仁 5g，赤芍 15g，熟大黄 5g。针双天枢、外陵、太冲。泻法。1 周后腹痛减半，大便日行 3 次，血量减少。续服 2 周，腹痛止，腹部包块亦减半。守原法治疗 2 个月，诸症已失。后以丹栀逍遥散加味调治半年，复查肠镜示黏膜修复后表现。

仙方活命饮

治一切疮疡，未成者即散，已成者即溃。又止痛消毒之良剂也。白芷、贝母、防风、赤芍药、当归尾、甘草节、皂角刺（炒）、穿山甲（炙）、天花粉、乳香、没药（各一钱），金银花、陈皮（各三钱）。上用酒一大碗，煎五七沸服。（《校注妇人大全良方》卷二十四《疮疡门》）

此疡门开手攻毒第一方，明清医家盛赞其功，至有"神效不可具述"（明代吴正伦《脉症治方》）、"止痛消毒之圣药"（明代张景岳《景岳全书》）、"外科之首方"（清代吴谦《医宗金鉴》）之誉。明代薛己得之何处，未曾言明，亦未标明"自制"，或为古方也。

《灵枢·痈疽》曰："营卫稽留于经脉之中，则血泣而不行，不行则卫气从之而不通，壅遏而不得行，故热。大热不止，热胜，则肉腐，肉腐则为脓。"痈毒初起，肿大焮赤，由血气不通，营郁生热，脉乃浮数；血滞热伏，阳不行表，寒热乃起；血热蕴蒸，侵腐肌肉，痛焮乃甚。厥阴主筋，司肉理血脉，血多气少，极易壅滞，是以痈疽之发，咸为营气阻遏，血结痰壅，蕴热聚毒为患。故其所治，无非通厥阴之结，散深伏之热，佐之以豁痰、理气、解毒，清凉之、发散之耳。

穿山甲咸寒善窜，专能行散，通经络，达病所，入厥阴、阳明经，总因善走之功，而为行破之用。清代张锡纯云："气腥而窜，其走窜之性无微不至，故能宣通脏腑、贯彻经络、透达关窍，凡血凝、血聚为病皆能开之。"（《医学衷中参西录·药物·穿山甲解》）皂角刺辛温善通，其锋尖锐，直透患处，溃散痈疽。元代朱震亨云："治痈疽已溃，能引至溃处，甚验。"（《本草衍义补遗》）凡痈疽未破者，能开窍，已破者，能引达疮所，乃诸恶疮痈癣要药。两者相伍，开闭之力尤强。赤芍、归尾活脉络而清血热，复厥阴本气；乳香定痛和血，没药破血散结，皆行血愈疮之品。陈皮辛温，通经理气疏滞；白芷、防风辛温，驱风透热外解；银花、生甘草甘寒，清火解毒护阴；贝母、花粉苦寒，清热化痰散结，皆行气分透毒之药焉。清代唐宗海云："盖血凝于气分之际，血行则气行，故以破血为主，是善调气之法也。……气乘乎血分之内，气降则血降，当以破气为主，一内一外，反观自知。"（《血证论》卷三《疮血》）是诚高论，直道方理矣。

但凡火毒内郁，血热难散，疖肿疮疡、痈疽肿毒、粉刺癣疮，病程未久者，处以此方，多有佳效。

【粉刺案】王男，18岁，学生。半年来两颊、前胸及脊背反复暴出粉刺，密若蜂巢，红肿痛痒，时破溃出脓渗血，迭经中西治疗，未见寸效。舌红绛苔黄腻，胖大有齿痕，两脉关上弦滑，尺脉细数。三阳积热，厥阴伏火。仙方活命饮加减。银花15g，生甘草15g，当归15g，赤芍15g，连翘15g，黄芩10g，浙贝母10g，天花粉15g，防风10g，白芷10g，橘红10g，穿山甲粉5g（冲服），皂角刺10g。2周后痤疮减少近半，脓血已止。去山甲，加丹皮15g。共调治2个月而愈。（注：穿山甲禁用，须以他药代之。）

茜根散

治鼻衄，终日不止，心神烦闷。茜根草、黄芩、侧柏叶、阿胶（杵碎，炒令黄燥）、甘草（锉，生用，以上各一两）。上件药。捣粗罗为散，每服三钱，以水一中盏，入生地黄半两，煎至六分，去滓。温温服之。（《太平圣惠方》卷三十七《鼻衄论》）

是方非仅治鼻衄，凡各类血证属血热者皆宜。《圣惠方》茜根、阿胶、黄芩三药组方治诸血有多方，凡下痢脓血、虚劳吐血、咳唾脓血等，于斯可逆推此乃古法焉。

夫肝藏血主左升，肺主气司右降，阳明之降以抑厥阴过升，肝木之举可资肺金之肃，二经皆敛，一主降敛、一主收敛矣。血之与气，相随而行，内荣脏腑，外循经络。今金之液亏则气火不降，木之血虚则亢阳不制，二者敛性尽失，热乘血气，血性得热，流散妄行耳。若邪从外入，内陷燔灼，阴血大耗于内，毒火炽盛于外，风火相煽，络脉焉能不破？当此危机，救阴抑阳，凉血清热，诚乃正治。

茜草根，色赤入营，气温行滞。酸走肝，咸走血。清代·汪昂云："入厥阴（心包、肝）血分。能行血止血（能行故能止。消瘀通经，又能止吐崩尿血），消瘀通经（酒煎一两，通经甚效）。"（《本草备要》卷一《草部》）功似紫草，然紫草仅入肝凉血，使血自通活，此则双入肝及心包，使血必为走泄，散而能止，方显其优。色赤茎空，行壅通脉，偏以之止血，何耶？夫脉络结涩，则血不四周，惟通其脉络，正使血不内崩，复返正道，以归厥阴本体焉。是为君药。侧柏叶，味苦滋阴，带涩敛血，专清上部逆血；黄芩苦寒，可清金木之火，又是止血良药；共是臣药。阿胶、生地，既润肺金之燥，又养肝木之血，厥阴安藏，自无风火逆衄，同是佐药。生甘草能缓急、能和中、能解毒，单为使药。

明代·缪希雍提出著名"治吐血三要"论："宜降气，不宜降火""宜行血，不宜止血""宜补肝，不宜伐肝"。（《神农本草经疏》卷一《续序例上》）血随气行，气降则火降，则血无上溢之患；血得热则行，得寒则凝，气降血行，则血循经络，出血自止；补肝则气平血藏，伐之则血无所归，血愈不止矣。不惟疗吐血当循之，凡一切血热出血之治皆无例外，茜根散即尊是法立方，故通治诸血。

【咯血案】胡妇，43岁，药师。咳嗽半年，常唾脓血，时轻时重，诊为支气管扩张症。近半月咯血复作，入夜明显，常咯出鲜红血块，用抗生素治疗十天无效。胸闷气紧，阵咳时作，剧时咳血带痰色黄。两尺细数，右寸浮滑。舌红苔薄少。左上肺呼吸音粗，右中下肺散在干湿啰音。肺火侵络，血热不宁。茜根散加味。茜草根20g，侧柏叶15g，阿胶10g（烊化），黄芩15g，生地黄15g，生甘草10g，炙甘草10g，五味子10g，炮姜5g，牡蛎30g（先煎），百合15g，竹茹10g。3天后咳血止，入夜肺宁不咳。续前方用药十天，咳亦止。以百合固金汤善后。

附方

槐花散

治肠风脏毒。槐花（炒）、柏叶（炼杵焙）、荆芥穗、枳壳（去瓤，细切，麸炒黄）。上修事了，方秤等分。细末，用清米饮调下二钱。空心食前服。（《普济本事方》卷五《肠风泻血痔漏脏毒》）

四妙勇安汤

（殷注：方名今人另加，治脱疽）头角太阳生疮：当日头重如山二日即变青紫，三日青至心胸而死。此症有因好服春方药而生者，有因食煎炒厚味而生者。初起用金银花二斤，煎汤饮数十碗，方可少解其毒。然必溃烂，再用金银花、元参各三两，当归二两，甘草一两。水煎，日服一剂，七日始可收口。又手脚指头生疮，亦多不救，亦可以此法治之。（《验方新编·下》卷一《头部》）

四生丸

疗吐血。凡吐血、衄血，阳乘于阴，血热妄行，宜服此药。生荷叶、生艾叶、生柏叶、生地黄。上等分烂研，丸如鸡子大，每服一丸。水三盏，煎至一盏，去滓温服，无时候。（《妇人大全良方》卷七《妇人吐血方论》）

十、活血化瘀

桂枝茯苓丸

桂枝、茯苓、牡丹（去心）、桃仁（去皮尖，熬）、芍药（各等分）。上五味，末之。炼蜜和丸如兔屎大，每日食前服一丸。不知，加至三丸。（《金匮要略·妇人妊娠病脉证并治》）

是方治妇人宿有癥病而致胎漏不止者，今人但见妊娠，畏活血之药若虎狼，殊不知化瘀安胎之法，古已有之。盖血瘀妨胎之由大致有二：一者，癥瘤害。仲景曰："妇人宿有癥病，经断未及三月，而得漏下不止，胎动在脐上者，为癥瘤害。"癥乃瘀血所积，妇人恒有之疾，宿病阻于血脉，血溢常道，则漏下不止；血行失畅，不归血海，则脐上常悸；冲任脉虚，胎气失助，则停育滑堕矣。二者，血海滞。胎成经断，血室盈满，不复流溢，阴盛阳弱，血多气少，行血无力，易致埂瘀，瘀血蓄积，阻碍

447

经络，血不上济，胎妊失养，则胎萎不长也。

瘀血阻胎，妊娠恒常，故仲景有"妇人妊娠，宜常服当归散主之"之说，盖厥阴血海蓄溢有度，自能充养胞宫，妊滋胎元，故常使血脉流畅，乃护胎必需之举。若果是胎脉瘀塞，更当活血安胎，即"当下其癥"，桂枝茯苓丸正合其用。

夫癥者，阴血凝聚之证，通阳可医。桂枝辛温，通达阳气，温通血脉；芍药酸寒，养血和营，疏瘀通络，两药相合，桂枝汤意，调和营卫耳。清代·张璐谓"桂枝"当为"桂心"，乃传写之误，由"桂枝气味俱薄，仅堪走表，必取肉桂之心，方有去癥之功"。并径自易方名为"桂心茯苓丸"（《张氏医通》卷十《妇人门上》）。以张氏之贤，尚不免跌入"见桂枝即是表"之例坑，以己意妄测古义，甚不可取。然病在下焦，肉桂行下，长于温肾，易以桂心并非无理，终不若桂枝之兼通上下更优。愚用是方，常二桂同用，兼取其长焉。丹皮辛寒，疏解郁血以通血海；血不行则积为水，茯苓平淡，渗湿导水以畅三焦，两药配合，血水并畅，瘀结易散。桃仁苦平，破瘀专品，化癥力药也。逐瘀者赖丹、桃，而桂、苓行阳化气，为血药之前驱；芍药行阴，为气药之管束，五药共治，各称其职耳。清代·林礼丰解方理颇有心得，可资参考："桂枝通肝阳，芍药滋肝阴，茯苓补心气，丹皮运心血，妙在桃仁监督其间，领诸药直抵于癥瘕而攻之，使瘀结去而新血无伤，瘀既去，则新血自能养胎，虽不专事于安胎而正所以安胎也。"（《金匮方歌括》卷六《妇人妊娠病方》引）五味各等分蜜丸，远非温经汤、下瘀血汤之攻力可比，妊娠之时，宜渐磨不宜急攻，是化瘀消癥之缓剂焉。

活血安胎之法，仲景后几近绝迹，惟止漏绝神丹孤盏一枝，颇为醒目。

止漏绝神丹

治胎漏方。白术（五钱）、熟地（一两）、三七根（末，三钱）。水煎服。此方妙在三七根，乃止血神品，故奏效如响，名止漏绝神丹。（《万氏女科》末卷《保产良方》）

是方乃黑白安胎散加三七末而成。化瘀当立于养血之基，方能散不伤正，斯亦化瘀护元之法律耳。

黑白安胎散

治胎动方。白术（一两）、熟地（一两）。水煎服。此方妙在用白术以利腰脐，用熟地以固根本，药品少而功用专，所以取效神也。此方可以救贫乏之人，名黑白安胎散。（《万氏女科》末卷《保产良方》）

三七根，又名田七，甘辛微寒，入五脏之经，最止诸血，外血可遏，内血可禁，崩漏可除。清代·陈士铎云："其味初上口时，绝似人参，少顷味则异于人参耳，故止血而又兼补。"（《本草新编》卷三《三七根》）善化瘀血，以治女子癥瘕、月事不通，化瘀不伤新血，止血不滞经络，允为理血妙品，入于补血补气药中则更神。盖止药得补，而无沸腾之患；补药得止，而有安静之体也。以此代桃仁消瘀宁胎，惊为神品。

愚每遇胎漏、宫内妊娠积血，凡尺脉细涩者，以活血消瘀药加入调补冲任剂中，几无失手。

【妊娠下血案】黄妇，31 岁，职员。2 年前首孕十二周自流，现停经 9 周，阴道出血 4 天，量颇多，有小血块，小腹微坠，住院西医保胎 3 天不效，血量增加，色鲜红，当天血量可湿透卫生巾，拒绝放弃治疗来诊。血检正常。B 超：宫内积血 26mm×17mm，胚芽大小正常，有胎心。精神紧张，舌色淡红，苔薄白，两脉关下沉细缓，时有涩意。冲任血滞。活血养血安胎。熟地黄 20g，三七粉 5g（冲服），当归 15g，白芍 15g，丹皮 10g，肉桂 5g，桂枝 5g，丹参 15g，续断 15g，桑寄生 15g，川芎 10g，茯苓 15g，党参 15g，黄芪 20g。一剂出血减，三剂出血止。复查 B 超：宫内积血 16mm×8mm。守原方一周。出血未作，B 超示宫内积血已消，以泰山磐石散合当归散续护胎 2 周。后成功产子。

桂枝茯苓丸不仅为安胎良药，凡妇人血瘀之证，皆可用之。南宋·陈自明用治胎死不下，更名夺命丸；明代·龚廷贤以之催生，易称催生汤。

夺命丸

专治妇人小产，下血至多，子死腹中。其人憎寒，手指、唇口、爪甲青白，面色黄黑。或胎上抢心，则闷绝欲死，冷汗自出，喘满不食；或食毒物；或误服草药，伤动胎气，下血不止。胎尚未损，服之可安；已死，服之可下。牡丹皮、白茯苓、桂心、桃仁（制）、赤芍药。上等分为细末，以蜜丸如弹子大。每服一丸，细嚼，淡醋汤送下。速进两丸，至胎腐烂腹中，危甚者立可取出。（《妇人大全良方》卷十二《妊娠门》）

催生汤

候产母腹痛腰痛、见胞浆水下方服。桃仁（炒，去皮）、赤芍、牡丹皮（净）、官桂、白茯苓（去皮，各一钱）。上剉一剂，水煎热服。（《万病回春》卷六《产育》）

启于是二用，愚以之合《良方》牡丹散治胎停不下，免患妇人流之伤苦，可获八成之效，一周内排出胎块，且无残留及崩漏之虞。

【胎停案】但妇，34 岁，工人。二胎停经 66 天，B 超示宫内孕囊约 8 周大小，无胎心。阴道无出血，无明显腹痛。苔薄白，脉缓。胎停血瘀。桂枝茯苓丸加味。桃仁 15g，生大黄 10g，肉桂 10g，赤芍 15g，丹皮 15g，牛膝 10g，三棱 10g，莪术 15g，当归 10g，茯苓 10g，枳实 10g。2 剂后阴道始出血，第三天排出鸡蛋大胎块，出血不多，次日血止。复查 B 超，宫内无孕囊及积血。

牡丹散

治妇人久虚羸瘦，血块走疰，心腹疼痛，不思饮食（出《卫生方》）。牡丹皮、桂心、当归、延胡索（各一两），莪术、牛膝、赤芍药（各二两），京三棱（一两半）。上为粗末，每服三钱。水一盏，酒半盏，煎七分温服。（《妇人大全良方》卷七《众疾门》）

陈氏言是方出自《卫生方》，已不可考。两宋医籍类方甚夥，用药出入无多，咸医瘀血成劳。较之桂枝茯苓丸，无桃仁、茯苓，增当归、延胡索、牛膝、三棱、莪术，行气活血之力大增。

三棱苦辛性平，入足厥阴、太阴经。明代·缪希雍云："从血药则治血，从气药则治气。老癖瘕瘕积聚结块，未有不由血瘀、气结、食停所致，苦能泄而辛能散，甘能和而入脾，血属阴而有形，此所以能治一切凝结停滞有形之坚积也。"（《神农本草经疏》卷九《草部中品》）血分气药也，能破血中之气，散血消结，盖血随气行，气聚则血瘀，故癥癖之患，非其不治。莪术苦辛性温，亦入肝、脾二经，气分血药也。明代·张景岳云："善破气中之血。通月经，消瘀血，疗跌扑损伤血滞作痛。在中焦攻饮食气滞不消，胃寒吐酸膨胀；在下焦攻奔豚疝癖，冷气积聚，气肿水肿。"（《景岳全书》卷四十八《本草正》）二药相仿，所谓"血中气、气中血"者，云皆入血分，而三棱化血力优，莪术理气力胜，相合而用，借长补短，相辅相成矣。世人畏其性烈，不敢轻用，不知二者理中健胃之能常可养气焉。然久攻力伐，必有伤损，明代·杜文燮之论颇为中肯："棱莪二剂，气味皆苦辛，用之者，中病即已，不可过服，以损真元。若用于破气药中，必须用补气药为主；用于破血药中，必须用补血药为主；用于消食药中，必须用补脾药为主。此其大法也。"（《药鉴》卷二《莪术》）延胡索味苦微辛气温，能行血中气滞，气中血滞，故专治一身上下诸痛，用之中的，妙不可言。兼具棱莪二药之功，用治血气之痛，最为得力。

厥阴多血少气，癥瘕积聚，不惟血积，气复不畅，故是方乃血气兼理之剂，气血周流，结者可散矣。牡丹皮、当归、赤芍活血养血，以复肝之体；延胡索、三棱、莪术消癥行气止痛，以振肝之用；桂心温经通络，疏理气血道路；牛膝养肝益肾通经，引药下达病所。但凡气滞血瘀之证，如痛经、死胎、疝癖、癥块、肿瘤、息肉等，病位偏下者，皆可用之。

【痛经案】刘妇，33 岁，警员。5 年前人流后始经至腹痛不可忍，腹坠后重，CT见卵巢囊肿，诊为子宫内膜异位症，二年前手术后未效，经痛如前，3 个月前 B 超示左卵巢混合包块 43mm×37mm，拒绝再行手术来诊。经时准，首日剧痛约 4 小时，多块色乌，五天净，形瘦面青，舌紫若豚肝，两尺脉细涩。肝肾两虚，血气瘀滞。牡丹散加味。三棱 20g，莪术 20g，延胡索 15g，熟地 15g，当归 15g，赤芍 15g，川芎 15g，桂枝 10g，肉桂 5g，牛膝 10g，黄芪 30g，制乳香 10g，鸡内金 15g。非经期连服 3 周余，经期加服少腹逐瘀汤 5 剂。次月经来，痛减半，血块亦减，未用止痛药。守法共治半年，痛经已愈，盆腔肿块亦消。

血府逐瘀汤

当归（三钱）、生地（三钱）、桃仁（四钱）、红花（三钱）、枳壳（二钱）、赤芍（二钱）、柴胡（一钱）、甘草（一钱）、桔梗（一钱半）、川芎（一钱半）、牛膝（三钱）。水煎服。（《医林改错》卷上《血府逐瘀汤所治症目》）

《素问·脉要精微论篇》："夫脉者，血之府也。"清代·王清任释医理每多不经，于"血府"之叙可见一斑："血府即人胸下膈膜一片，其薄如纸，最为坚实，前长与心口凹处齐，从两胁至腰上，顺长如坡，前高后低，低处如池，池中存血，即精汁所化，名曰血府。"（同上《会厌左气门右气门卫总管荣总管气府血府记》）臆测多于实证，时之局限，无可厚非。然此正暗合上"血海"之说。心之周遭，筋膜如系，联络心肺，共接心脏始发之血液，襄其流布于脏腑，敷展于全身耳，诚百脉宗主，名之曰"血府"，宜矣，谌若王氏所云："血自血府入荣总管，由荣总管灌入周身血管，渗于管外，长肌肉也。"（《医林改错》卷上《气血合脉说》）

胸中血府，气之所宗，血之所聚，厥阴二经循行之分野。血瘀胸中，气机郁遏，清阳不升，则胸痛头痛，痛如针刺，日久不愈，固定不移；胸中血滞，阳明不降，胃气上逆，故呃逆干呕，甚则水入即呛；瘀久化热，则内热瞀闷，入暮潮热；瘀热扰心，则心悸怔忡，失眠多梦；郁滞日久，肝失条达，故急躁易怒，胁肋胀满；至于唇暗眶乌，舌质暗红，瘀斑瘀点，脉涩弦紧，皆为瘀血征象（《医林改错》上卷《血府逐瘀汤所治症目》）。是方之立，为胸中血府瘀滞而设。凡此之类，总以化瘀理气为要。故是方乃气血两治之合方，由桃红四物汤合四逆散加桔梗、牛膝而成。

桃红四物汤

治先期经行，脉实便秘，血多有块，紫赤稠黏，瘀血停者。即四物内加红花（一钱，去皮尖，研）、桃仁（七粒）。酒兑煎服。（《彤园医书·妇人科》卷一《调经门》）

是乃调经要方，元代·徐彦纯《玉机微义》引自同朝王好古《医垒元戎》，名加味四物汤（原方不可考），桃红四物汤方名始于清代·吴谦《医宗金鉴》。

此剂重在祛瘀，辅以养血、行气，理厥阴血滞之常道焉。以破血之品桃仁、红花为主，活血行瘀；辅以熟地、当归滋阴补肝、养血调经；芍药养血和营，增补血之力；川芎活血行气，助化瘀之功，共成化瘀生新之效。故其功远非限于调经，海藏翁用治瘀血腰痛，朱丹溪将理中风左瘫（参《丹溪心法》），虞天民施疗历节挫跌（参《医学正传》）、汪石山以医腹痛癥块（参《外科理例》），所治可谓广矣，凡血瘀之候，无论男妇，正气未至过虚者，皆可用之。

四逆散为治邪壅真气之正方，理血中之气，配伍之精当，诸方无出其右者。

桔梗苦辛微温，乃舟楫之药，清代·黄宫绣云："质浮色白，系开提肺气之圣药，可为诸药舟楫，载之上浮，能引苦泄峻下之剂至于至高之分成功，俾清气既得上升，则浊气自克下降。"（《本草求真》卷三《散剂》）牛膝苦酸性平，乃引绳之药，明代·卢之颐云："牛膝妙用，使下者仍顺乎下，则上者仍安乎上矣。……此药根下行，而能引伸，力之大而健可知。"（《本草乘雅半偈·帙二·牛膝》）

血府逐瘀汤以桃红四物汤散血，四逆散散气；桔梗主升，牛膝主降。十一药相合，一气一血，既散血分瘀滞，又解气分郁结；一补一泻，破瘀无耗血之虑，行气无伤阴之弊；一升一降，既升达清阳，又降泄邪积。药力顺达其位，瘀滞散泄而走。勋臣翁真乃得神力之助，所立治瘀诸方，除本方外，尚有通窍活血汤、膈下逐瘀汤、身痛逐瘀汤、少腹逐瘀汤、补阳还五汤、癫狂梦醒汤，皆用药合理，配伍精当，大拓活血治法之疆域，长盛不衰，虽其论多粗舛，常遭诟病，不碍其堪当岐黄仲景功臣矣。

愚用是方治症良多，一切瘀滞之病，正未大伤者，皆可加减用之。尤以胸膈瘀痛之证疗效称奇。

【胸痛案】盛男，61岁，教师。阵发夜间胸痛5年，每于午夜后睡眠时发病，突发前胸压榨样痛，自服解痉药可缓解。近3个月发作频繁，数至二三日一行，疼痛加重，痛时延长至十余分钟。诸检已排除心脏疾患，胃镜提示反流性食管炎可能。胸口略闷，食纳可，二便调。余无不适。三脉沉缓，尺脉细，舌苔薄白，质略暗。血海瘀阻，阴阳失接。血府逐瘀汤加减。柴胡15g，当归10g，赤芍10g，红花5g，枳实10g，甘草10g，川芎10g，桔梗10g，牛膝15g，桃仁10g，生地黄15g，瓜蒌皮15g，肉桂5g。2周后复诊，述药后仅复作两次，痛亦减轻。守原法治疗3个月，诸症未复。

附方

大黄䗪虫丸

大黄（十分，蒸）、黄芩（二两）、甘草（三两）、桃仁（一升）、杏仁（一升）、芍药（四两）、干地黄（十两）、干漆（一两）、虻虫（一升）、水蛭（百枚）、蛴螬（一升）、䗪虫（半升）。上十二味，末之，炼蜜和丸小豆大，酒饮服五丸，日三服。（《金匮要略·血痹虚劳病脉证并治》）

补阳还五汤

此方治半身不遂，口眼歪斜，语言謇涩，口角流涎，大便干燥，小便频数，遗尿不禁。黄芪（四两，生）、归尾（二钱）、赤芍（一钱半）、地龙（一钱，去土）、川芎（一钱）、桃仁（一钱）、红花（一钱）。水煎服。（《医林改错》卷下《半身不遂论叙》）

十一、凉解虚热

加减复脉汤

（甘润存津法）炙甘草（六钱）、干地黄（六钱）、生白芍（六钱）、麦冬（不去心，五钱）、阿胶（三钱）、麻仁（三钱）。水八杯，煮取八分三杯，分三次服。剧者加甘草至一两，地黄、白芍八钱，麦冬七钱，日三夜一服。（《温病条辨》卷三《下焦篇》）

此救阴退热，乙癸同疗，治热邪劫阴之总司大剂也。清代·吴瑭云："热邪深入，或在少阴，或在厥阴，均宜复脉。"（《温病条辨》）温邪久羁，阳土焦燥，未有不克癸水者，土实则水虚，渐至耗损少阴，水虚木伤，渐至劫累厥阴，邪已越离气分，营血两耗焉。尚浅之时，热在营阴，则见口微渴，舌微干，面微赤，身微热，手心热，脉微数或虚大；更深之际，邪热入血，即有口燥咽干，心震舌强，神倦欲眠，耳聋目闭，神昏痉厥、舌赤苔老，脉来结代。病已至此，急下存阴之法已无可用武，当急急复其阴血，阴回阳留，庶可救危亡于将至也。效仲景力挽败局之法，用炙甘草汤，仲景治伤于寒之脉结代心动悸，取参、桂、姜、枣以复阳；今治伤于温之阳亢阴竭，不得再补其阳，故减去阳药，加白芍以增敛三阴，斯成加减复脉汤。

是法亦得之于天士翁："尝考圣训，仲景云凡元气已伤，而病不愈者，当与甘药，则知理阳气，当推建中，顾阴液，须投复脉，乃邪少虚多之治法。"（《临证指南医案》卷二《咳嗽》）叶氏医案，凡热在营血，真阴大伤者，恒以炙甘草汤去辛药施救，验例不下数十，复加白芍者即有头风·朱氏案、咳嗽·费氏案、胎前·金氏案等十数例。清代·吴瑭云："肾主五液而恶燥，或由外感邪气久羁而伤及肾阴，或不由外感而内伤致燥，均以培养津液为主。肝木全赖肾水滋养，肾水枯竭，肝断不能独治。所谓乙癸同源，故肝肾并称也。"（《温病条辨》卷三《下焦篇》）热病液涸，急务救阴，苟胃关得苏，渐以冀安。是以重用甘草健脾振胃，以保中土之资；地黄、麦冬、阿胶、白芍、麻仁大补阴血，以冀救将竭之液，惟真阴之复，方可抑逆亢之阳，所谓壮水之主以制阳光是也。

重用白芍，蕴意可探。白芍酸苦微寒，气薄味厚，阴也，降也，手足太阴行经药，入肝脾血分。清代·陈嘉谟云："芍药何入手足太阴也？盖酸涩者为上，为收敛停湿之剂故尔。虽主手足太阴，终不离于收降之体。又至血海而入九地之下，直抵于足厥阴焉。"（《本草蒙筌》卷二《草部中》）"停湿"者，酸敛谷精之气以归养耳，且以收藏于肝经血海为重，乃扶脾柔肝之大药。肝失强悍，木返本气，自可助土生养，身兼二任，能于土中泻木。苦寒之性，可防邪热上僭，酸敛之性，可制虚火浮游。滋肝则肝火可清，肝风可去，肝气可舒，欲救阴液以培生气，舍之可得乎？

是方乃养阴凉血要剂。凡阴血大亏、余热未清之虚劳、目盲、耳聋、失胎、崩漏、痿躄，用之皆可得效。

【目盲案】顾男，51岁，医生。高血压病史十余年，长年服降压药。一月前晨起右目突然失明，诊为视网膜黄斑变性并出血，降压止血无效，拒绝手术。现右目仅有光感，时头痛头晕，两目酸痛干涩，口干便秘，心烦寐差。舌质暗红近绛，边尖少苔，两尺细数，关上略弦。真阴虚愈，血热上攻。滋阴凉血，化瘀止血。复脉汤加味。生地黄20g，熟地黄20g，炙甘草20g，生甘草10g，麦冬15g，阿胶10g（烊化），白芍15g，麻仁15g，五味子10g，菊花15g，决明子15g，牛膝20g，三七粉5g（冲服）。服药一周，头晕痛已消，目涩痛亦减，余症改善，续服2周，右目已可模糊视物，舌绛转红，两脉仍细。守方治疗2个月，视力恢复大半，复查眼底，出血已基本吸收，以杞菊地黄丸意善后。

青蒿鳖甲汤

（辛凉合甘寒法）青蒿（二钱）、鳖甲（五钱）、细生地（四钱）、知母（二钱）、丹皮（三钱）。水五杯，煮取二杯，日再服。（《温病条辨》卷三《下焦篇》）

《温病条辨》同名"青蒿鳖甲汤"二首。一治"脉左弦，暮热早凉，汗解渴饮，少阳证偏于热重者"，药用青蒿、知母、桑叶、鳖甲、丹皮、花粉六味（《温病条辨》卷二《中焦篇》），录自天士翁翁氏疟疾案（《临证指南医案》卷六《疟症》）。一治"夜热早凉，热退无汗，热自阴来者。"即本方。亦本叶案："王，夜热早凉，热退无汗，其热从阴而来，故能食，形瘦，脉数左盛，两月不解，治在血分。生鳖甲、青蒿、细生地、知母、丹皮、淡竹叶。"（《温病条辨》卷五《温热》）两方同名，而药味主治各异，吴氏之粗忽失审焉。

卫气日行于表而夜入于里，夜热早凉，热退无汗，乃伏热未去，阴液大亏。阴本伏热，阳入助热，两阳相加，阴不制阳，故入暮身热。晨阳出表，阳出于阴，则热退身凉；热伏阴分，阴津益耗，无以作汗，故热退无汗。不惟热若骨蒸，且口燥不渴，两胁酸痛，神多虚烦，甚或惊惕，疲倦至极，或多盗汗，脉右浮大无力，左弦数无力，甚则细数，舌色焦紫起刺，或舌紫无苔有点，或罩白苔，皆肝络血热，阴血深耗之征，病势较实火之证似缓实重耳。

伏邪内乱，速宜透解，第邪势深潜，惟事养阴透邪，此亦"凉血散血"法之又一用焉。由此时血热混处气血之中，不可纯事养阴，又非壮火，更不得任用苦燥。青蒿苦寒，《神农本草经》曰其主"留热在骨节间"，最入血分。明代·李中梓云："苦寒之药，多与胃家不利。惟青蒿芬芳袭脾，宜于血虚有热之人，取其不犯冲和之气耳。"（《本草征要》卷一《通治部分》）其性类柴胡而力软，然芳香逐秽开络之功独胜，用之领邪外出，大当其任。叶氏两案或用桑叶，或用竹叶，亦透热法焉，吴氏于方中撤去竹叶，实未全领叶氏真意。鳖甲咸平，清代·张璐云："鳖色青，入厥阴肝经及冲脉，为阴中之阳。"（《本经逢原》卷四《介部》）凡骨蒸劳热自汗皆用之，为其能滋阴而清肝经血分之火也。二者相伍，青蒿得鳖甲，可潜入阴分清伏邪；鳖甲得青蒿，可引阴分之邪达肌表。二药共奏清虚热、除伏邪、退骨蒸之功。同职君药。生地甘凉，滋阴凉血；知母苦寒，滋阴降火，共为臣药。佐以丹皮辛苦性凉，泻阴中伏火，火退而阴生。血得凉而热得解，阴可复而残寇剿矣。

凡重病后期或久病、产后、术后体虚，低热不退者，施用此方，多获良效。

【低热案】胡翁，79岁。慢性粒细胞性白血病十年，3月前始低热，入夜10时后发热，最高达38.5℃，平均38.1℃，凌晨则退，中西诸治不效。口干欲饮，少饮即解，移时又渴，全身疲乏，纳少便干，夜不能寐，时烦躁易怒。舌红绛少苔，三脉皆细数，尺部尤甚。阴液大伤，伏热不出。青蒿鳖甲汤合黄连阿胶汤加减。青蒿15g，鳖甲20g（先煎），知母10g，生地10g，熟地10g，丹皮10g，竹叶10g，黄连5g，五味子 10g，麦冬 15g，玄参 15g。煎液另加生鸡蛋黄一枚。一周后发热降至 37.8℃，精神改善，舌苔见润。续服 2 周，低热全退。

秦艽鳖甲散

治骨蒸壮热，肌肉消瘦，唇红，颊赤，气粗，四肢困倦，夜有盗汗。柴胡、鳖甲（去裙，酥炙，用九肋者）、地骨皮（各一两），秦艽、当归、知母（各半两）。上六味为粗末，每服五钱，水一盏，青蒿五叶，乌梅一个，煎至七分，去渣温服，空心临卧各一服。（《卫生宝鉴》卷五《名方类集》）

叶氏青蒿鳖甲汤法或得之于本方，无柴胡、秦艽、当归、地骨皮，加生地、丹皮。而元代罗天益是方则源自北宋《圣济总录》之地骨皮汤，去枳壳、甘草，加青蒿。

骨蒸，痨瘵之渐也，内无真阴以充养骨髓，故夜热日凉，邪火不退，相传递累，耗烁精滋，五脏俱困也。明代何瑭云："肝与命门皆属风木，木中有火，则精血之中有热气也。然精血体润，水也。火与水相守，故不发，至发而为热，则皆精血将枯之所致也，譬木枯则火易焚耳。"（《医门法律》卷一《先哲格言》引）肾者主骨，是以骨蒸当在少阴，然不惟少阴营分精少，厥阴血分亦已深耗，是以风火内郁而盛，古贤称之"风劳"，良有其理。邪火之偏胜，缘精血不足，故其为病，或烦渴骨蒸，或咳血吐血，或淋浊遗泄，虽明是火证，诚非实火可比。实热之火其来暴，必有感触之由；虚热之火其来徐，必有积损之因，当于精血根本处求之。

秦艽辛苦性平，苦坚阴，辛散风。清代汪昂云："去肠胃之热，益肝胆之气，养血荣筋。风药中润剂，散药中补剂。"（《本草备要》卷一《草部》）既养肝血，又散风热，故深入厥阴，散肝经郁热也。柴胡辛凉风药，可引血入气，青蒿能领诸药入肌骨而解其蒸。三药皆辛香轻浮，为透热佳品。阴血大虚，切忌过用辛苦，只可轻疏灵动，略事开通，给热出路耳。地骨皮苦寒，兼走表里，可疗在表无定之风邪，其根下行直达黄泉，禀地之阴气最厚，又最入血分，性凉长于退热，主传尸有汗之骨蒸。明代·李时珍云："去下焦肝肾虚热。"（《本草纲目》卷三《虚损》）明代张景岳云："凡不因风寒而热在精髓阴分者，最宜此物。凉而不峻，可理虚劳。气轻而辛，故亦清肺。"（《景岳全书》卷四十九《本草正》）鳖甲咸平，知母苦寒，皆滋阴降火良药，三者伍用，齐奏除蒸之功。当归导血补血，乌梅敛阴归阴，复厥阴木气之本。八药组合，散收对举，补泻相因，深入浅出，真治内伤血热之妙剂也。

劳热之证，无论痿躄、咳喘、出血、低热、盗汗、不寐、焦虑、痈疡等，以是方施治，良效可待。

【骨蒸鼻衄案】杨妇，44 岁，公务员。积劳半年，精力大降，渐发骨蒸，每于午后体内灼热，入夜尤甚，五心烦灼，体温正常，午夜后渐解，病已八月，诸检无病，遍医乏效。近 2 个月反复鼻衄，平均 3 日一行，血鲜量多，五官科科医治未验。烦躁易怒，乏力难寐，月经已乱，大便略干。右尺细滑，寸脉浮大，左关下弱。厥阴少阴劳热。秦艽鳖甲汤加味。秦艽10g，鳖甲20g，丹皮15g，地骨皮15g，生地15g，当归15g，柴胡10g，青蒿10g，知母15g，乌梅15g，五味子10g，贯众炭10g。另以川椒20g，艾叶20g，煎水浸足，每日一次。2周后复诊。骨蒸已减，发作延后至入夜，程度亦浅，烦躁难寐趋缓。鼻衄再作3次，血量不多，冷敷后自止。两尺脉细弱带数。续治一月。鼻衄未作，骨蒸大减。易交通心肾之剂善后。

附方

清骨散

专退骨蒸劳热。银柴胡（一钱五分），胡黄连、秦艽、鳖甲（醋炙）、地骨皮、青蒿、知母（各一钱），甘草（五分）。水二盅，煎八分，食远服。血虚甚加当归、芍药、生地。嗽多加阿胶、麦门冬、五味子。（《证治准绳类方》卷一《虚劳》）

滋阴降火汤

养血降火之圣药也。川归身（酒洗）、地黄（凉血用生，补血用熟）、天门冬（去心）、白芍药（薄荷炒）、白术（各一钱），麦门冬（去心）、甘草（炙，各五钱），知母、黄柏（俱蜜水蒸）、远志、陈皮（洗）、川芎（各六分，久病去之）。上哎咀。姜水煎服。（《仁斋直指方论》卷十五《火论》）

十二、平镇息风

羚角钩藤汤

凉息肝风法（俞氏经验方）。羚角片（钱半，先煎）、霜桑叶（二钱）、京川贝（四钱，去心）、鲜生地（五钱）、双钩藤（三钱，后入）、滁菊花（三钱）、茯神木（三钱）、生白芍（三钱）、生甘草（八分）、淡竹茹（五钱，鲜刮，与羚角先煎代水）。（《重订通俗伤寒论·章二·六经方药》）

风火皆阳，火旺必生风，风胜增火势，两相助虐。温病如风温、暑温，火籍风势，深入厥阴，燔灼肝经，耗伤阴血，筋脉失养，致风火煽动。病发急骤，势重多变，既有热盛阴伤之症，如高热面赤，头痛口渴，烦躁神昏；又有动风痉瘛之象，如目吊项强、手足抽搐，角弓反张。内伤如癫痫、子痫，原无外风，厥阴本热，郁火燔盛，损阴伤筋，可致风气内动，起病尚缓，时作时止，必见瘛动之症，却少热盛之象，此其所别焉。然皆属邪热亢盛，伤及营血，内陷厥阴，热极生风，其治无非凉血息风，羚角钩藤汤乃其正方。

羚羊角味咸性寒，元·朱震亨云："属木，入厥阴经为捷。"（《本草衍义补遗》）咸以收敛，寒以趋下，可复肝木本气，凡风张之势皆可抑之。明代·张景岳云："能清肝定风，行血行气，辟鬼疰邪毒，安魂魄，定惊狂、祛魇寐，疗伤寒邪热，一切邪毒，中恶毒风，卒死昏不知人，及妇人子痫强痉，小儿惊悸烦闷，痰火不清。"（《景岳全书》卷四十九《本草正》）钩藤甘苦微寒，藤棘如钩，中虚而通，离明之象，于经络靡所不入。明代·李时珍云："手足厥阴药也。足厥阴主风，手厥阴主火。惊痫眩晕，皆肝风相火之病。钩藤通心包于肝木，风静火息，则诸证自除。"（《本草纲目》卷十八《草之七》）二药迭加，清热凉肝，息风止痉之功益著，共为君药。桑叶、菊花清热平肝，增进宁风之效。清代·顾锡云："风本阳邪，必有外感，方是真风。因风生热，风去火自息，此宜散之风也。若无外感，只因内火上炎，热极生风，热去风自息，此不宜散之风也。"（《银海指南》卷一《六气总论》）用此二药，有兼疏外风之意，亦透热转气之法，用为臣药。风火相煽，最耗阴液，鲜地黄凉血滋阴，白芍药柔肝泄热，二药化阴增液，舒筋缓急；邪热亢盛，炼液成痰，以川贝母、鲜竹茹清热化痰；热扰心神，以茯神木平肝宁心，俱为佐药。甘草兼调诸药，为使。综观全方，凉肝息风为主，配以滋阴、化痰、安神之品，标本兼治，乃解热定风之佳品。

清代·吴瑭云："热初入营，肝风内动，手足瘛疭，可于清营汤中，加钩藤、丹皮、羚羊角。"（《温病条辨》卷一《上焦篇》）清代·薛雪云："湿热证，壮热口渴，舌黄或焦红，发痉神昏，谵语或笑，邪灼心包，营血已耗，宜犀角、羚羊角、连翘、生地、元参、钩藤、银花露、鲜菖蒲、至宝丹等味。"（《湿热病篇》）所用之法，理出同轨，盖邪已入厥阴血分，致风火相煽者，治当平肝定风，凉血透热共施耳。

【高热惊厥案】阚仔，1.5岁。高热3天，最高达40.5℃，体温一超39℃即颈强反张，手足抽动，强力退热后方缓，数小时后复作，外院诊为病毒性肺炎，诸法治疗不解。面赤身热，手足不温，呼吸气促，喉中有痰，哭闹不止。T 38.6℃，两下肺有干湿啰音及哮鸣音。舌红苔薄腻，两手指纹气关紫黑。邪热内陷，已入厥阴。先针双内关、双太冲，泻法挤血。羚角钩藤汤化裁。羚羊角粉2g（冲服），钩藤10g，生地10g，赤芍5g，桑叶5g，野菊花5g，川贝母粉2g（冲服），竹茹5g，杏仁5g，半夏5g，橘红5g，黄芩5g，甘草5g。2剂后发热降至38℃以内，未再抽搐，指纹色紫转淡。改竹叶石膏汤加味治疗一周全愈。

镇肝熄风汤

治内中风证，其脉弦长有力，或上盛下虚，头目时常眩晕，或脑中时常作疼发热，或目胀耳鸣，或心中烦热，或时常噫气，或肢体渐觉不利，或口眼渐形歪斜，或面色如醉，甚或眩晕，至于颠仆，昏不知人，移时始醒，或醒后不能复原，精神短少，或肢体痿废，或成偏枯。怀牛膝（一两）、生赭石（一两，轧细）、生龙骨（五钱，捣碎）、生牡蛎（五钱，捣碎）、生龟板（五钱，捣碎）、生杭芍（五钱）、玄参（五钱）、天冬（五钱）、川楝子（二钱，捣碎）、生麦芽（二钱）、茵陈（二钱）、甘草（钱半）。（《医学衷中参西录·医方·治内外中风方》）

《素问·生气通天论篇》曰："阳气者，大怒则形气绝，而血菀于上，使人薄厥。"《素问·调经论篇》曰："血之与气并走于上，则为大厥，厥则暴死，气复反则生，不反则死。"内中风又名类中风，风自内生，非由外来。肝为将军，不制易怒，因怒生热，煎耗肝血，遂致所寄相火，暴掀风发，裹挟气血，上冲脑部，以致昏厥。血不自升，必随气升，上举至极，脑血充滞。气反下行，血随下行，其人可生；气升不反，血必溢充，脑脉破裂，犹可望其复生乎？此厥阴风气本病，因虚生热，因热生风，因风动血耳。肝肾阴虚，肝阳独亢，亢阳化风，风阳上扰，故头目眩晕、目胀耳鸣、脑部热痛、面红如醉；肾水不济心火，神魂失宁，则心中烦热；风火鸱张，气血逆乱，遂致卒中。轻则风中经络，肢体不利，口眼㖞斜；重则风中脏腑，眩晕颠仆，昏不知人。张锡纯云："此因肝木失和，风自肝起。又加以肺气不降，肾气不摄，冲气胃气又复上逆，于斯，脏腑之气化皆上升太过，而血之上注于脑者，亦因之太过，致充塞其血管而累及神经。其甚者，致令神经失其所司，至昏厥不省人事。"（《医学衷中参西录·医方·治内外中风方》）

风火飚举，血气鸱张，急当降抑。怀牛膝苦酸性平，元·朱震亨云："能引诸药下行。"（《本草衍义补遗》）清代·徐大椿云："凡物之根皆横生，而牛膝独直下，其长细而韧，酷似人筋，所以能舒筋通脉，下血降气，为诸下达药之先导也。筋属肝，肝藏血，凡能舒筋之药，俱能治血，故又为通利血脉之品。"（《神农本草经百种录·上品》）方中用至两许，张氏曰："牛膝味酸入肝，善引血火下行，为治脑充血之要药，然须重用方见奇效。"（《医学衷中参西录·医论·论肝病治法》）且有滋益肝肾之效，为君。代赭石质重沉降，镇肝降逆，助牛膝引气血下行，急治其标；龙骨、牡蛎、龟甲、白芍育阴潜阳，镇肝息风，共为臣。玄参、天冬上润肺金，下滋肾水，滋阴清热，合龟板、白芍滋水涵木，柔肝息风；肝性刚强，过用重镇，制必条达，又以茵陈、川楝子、生麦芽清泄肝热，疏理木气，俱为佐。甘草调和诸药，合生麦芽和胃安中，以防介石碍胃，颇似磁朱丸用神曲之意，为使。镇柔疏和，调兵遣将，以顺遂厥阴本性为旨，非识道之真者，诚不至于是焉，无怪乎是方一出，顷刻风行南北！

愚用是方于高血压、脑中风、血管神经性头痛、癫痫、经前紧张症、双向情感障碍、抽动秽语症等，凡风火上亢者，皆获佳效。痰盛配石菖蒲、贝母；热盛配夏枯草、菊花；瘀血配红花、地龙；痉厥配全蝎、蜈蚣等。

【高血压头痛案】刘男，34岁，技工。患高血压病半年，一月来繁忙劳累，起居失节，血压增高，最高达170/110mmHg，头痛目眩，午后尤甚，常两颞掣疼，引至巅顶，恶心欲吐。服降压药，血压降至150/95mmHg左右，眩痛并未缓解。形体肥硕，面红目赤，两脉关下弦劲，舌质暗红，苔中根腻黄。风火痰热，厥阴失和。镇肝熄风汤加减。怀牛膝30g，龙骨30g（先煎），牡蛎50g（先煎），玄参20g，浙贝母15g，川芎15g，龟板20g（先煎），生地黄15g，白芍15g，川楝子10g，麦芽15g，甘草10g，远志15。暂未停原服降压药剂量。嘱运动节食减肥。2周后血压降至140/86mmHg，眩晕头痛渐止。续服2周，血压135/82mmHg，诸症失。嘱降压药减至半量，守原方化裁用药两个月，血压正常，停服西药。仍原法化裁续治2个月，体重减轻10kg，血压保持稳定。

天麻钩藤饮

治高血压头痛，晕眩，失眠。天麻、钩藤（后下）、生石决明（先煎）、山栀、黄芩、川牛膝、杜仲、益母草、桑寄生、夜交藤、朱茯神。制煎剂服。（《中医内科杂病证治新义·第一篇·神经系统证治类》）

是方由当代重庆名医胡光慈（1910－1975）发明，1958 年一经发表，以其疗效卓著，即受广泛认同，风行至今，俨然肝阳化风之名方矣。

高血压病高发于积劳之人，常见眩晕耳鸣，头目胀痛，口苦而干，失眠多梦，烦劳郁怒则重，甚则中风仆倒，颜面潮红，急躁易怒，舌红苔黄，脉弦或数。乃乙癸两亏，厥阴亢举，风火上逆之证。厥阴本阳标阴，体阴用阳，中气从阳属相火。今体不足而经从中气阳化，于是化风化火，风阳上扰，则头痛、眩晕；肝热熏心，则心神不安、失眠多梦；风火飚盛，则肢麻震颤，卒中昏厥。盖风依于木，木郁则化风，为眩，为晕，为舌麻，为耳鸣，为痉，为痹，为类中，皆肝风震动也；相火附木，木郁则化火，为吞酸胁痛，为狂，为痿，为厥，为痞，为呃噎，为失血，皆肝火冲激也。

清代·林珮琴云："五志过极，阳亢阴衰，风从火出，宜柔润息风。……年高水亏，风火易升，头晕便秘，宜壮水滋燥。"（《类证治裁》卷三《肝气肝火肝风论治》）风火为疾，故施以平息风木，佐以清热安神、补益肝肾之法。天麻、钩藤平肝息风，为君。石决明咸寒质重，镇纳浮阳，除热明目；川牛膝引血下行，活血利水，共为臣。杜仲、寄生补益乙癸；栀子、黄芩清肝降火；益母草养阴通脉；夜交藤、朱茯神宁心安神，全为佐。缓压其逆，是剂颇善其功，故但凡阴火上举而呈动摇之征者，用之皆得良验。

【肢麻案】褚男，51 岁，工人。高血压病史十年，服降压药氨氯地平，血压平稳。2 个月前暴怒后左侧肢体麻木，左手震颤，持物不稳，住院诊断为小脑梗死，诸法医治半月，了无效验。性情急躁，口苦咽干，头目不清，夜不能寐。舌质暗红，苔薄腻而罩黄。两脉沉弦，寸脉略浮。血压 140/86mmHg。厥阴风火。天麻钩藤饮加味。天麻 20g，钩藤 15g，石决明 60g（先煎），蜈蚣 1 条，川牛膝 30g，杜仲 10g，桑寄生 20g，酸枣仁 10g，川芎 10g，赤芍 10g，栀子 10g，黄芩 10g，茯神 20g，夜交藤 30g，益母草 30g。服药一周，即能安卧，肢麻减去三分有一，手颤稍缓，血压正常。续服 2 周，诸症大减。守方加减，服药 3 个月，肢体麻振消失。

附方

羚羊角汤

（自制）有因于火者，肝阳上升，头痛如劈，筋脉掣起，痛连目珠。当壮水柔肝，以息风火，不可过用风药。盖风能助火，风药多则火势更烈也，羚羊角汤主之。羚羊角（二两）、龟甲（八钱）、生地（六钱）、白芍（一钱）、丹皮（一钱五分)、柴胡(一钱)、薄荷(一钱)、菊花(二钱)、夏枯草(一钱五分)、蝉衣(一钱)、红枣(十枚)、生石决(八钱,打碎)。(《医醇賸义》卷四《诸痛》)

天麻牡蛎散

治疗高血压病。天麻15g,牡蛎30~100g,夏枯草10g,菊花10g,决明子20g,钩藤15g,半夏15g,胆南星15g,牛膝20~30g,丹参30g,石决明30g,珍珠母30g。(自撰)

十三、养血祛风

大定风珠

(酸甘咸法)生白芍(六钱)、阿胶(三钱)、生龟板(四钱)、干地黄(六钱)、麻仁(二钱)、五味子(二钱)、生牡蛎(四钱)、麦冬(连心,六钱)、炙甘草(四钱)、鸡子黄(生,二枚)、鳖甲(生,四钱)。水八杯,煮取三杯,去滓,再入鸡子黄,搅令相得,分三次服。(《温病条辨》卷三《下焦篇》)

厥阴风木,内寄相火,无论伤寒温病,传至厥阴,风助火势,火假风威,劫液动风,势所必然。斯有三证,最要辨明:火旺生风、血虚生风、液涸动风。三者病机关联,邪热由盛转弱,而阴血由少致竭焉。血虚生风,主以清代·俞肇源之阿胶鸡子黄汤。

阿胶鸡子黄汤

滋阴息风法(俞氏经验方)。陈阿胶(二钱,烊冲)、生白芍(三钱)、石决明(五钱,杵)、双钩藤(二钱)、大生地(四钱)、清炙草(六分)、生牡蛎(四钱杵)、络石藤(三钱)、茯神木(四钱)、鸡子黄(二枚)。先煎代水。(《重订通俗伤寒论·章二·六经方药》)

血虚生风者,非真风也。实因阴亏阳炽,血不荣筋,筋脉拘挛,伸缩不能,故手足瘛疭,类似风动,故曰内虚暗风,温病末路多见此症者,热伤阴血也。五液交涸,风阳躁动,是以养血润肝,最为紧要。滋液救其焚燎,清补抑阳去热,先实其阴以补不足,继泻其阳以退伏热,故阿胶鸡子黄汤效仲景黄连阿胶汤意,虑连、芩之苦寒伤阴,故弃而未用,即天士翁所云:"急以阿胶、鸡子黄、地黄、天冬等救之,缓则恐涸极而无救也。"(《温热论·察舌》)阿胶、鸡子黄二味血肉有情,质重味厚,大能育阴息风,增液润筋,味厚质静,流护至阴,兼温养奇经,用为主药。阿胶本祛风要药,唐·陈藏器云:"诸胶皆能疗风,止泄,补虚,而驴皮胶主风为最。"(《本草图经》卷十三《兽禽部》引)用驴皮煎胶,取发散肤外,用乌者属水,以平热盛内风。鸡子黄亦治风良药。清代·吴瑭云:"鸡子黄宛如珠形,得巽木之精,而能息肝风,肝为巽木,巽为风也。"(《温病条辨》卷三《下焦篇》)功能镇定中焦,从足太阴下安足三阴，上济手三阴，通彻上下，阴安其位，则阳可立基，预息内风之震动也。臣以芍、草、茯神，酸甘化阴，柔肝息风；佐以决明、牡蛎，介类潜阳，抑制木亢；使以钩藤、络石，通络散风，舒畅筋脉也。诸药合成养血滋阴，柔肝息风之良方。

若肝阴久耗，厥阴无有宁息，痛掣之势已极，岂此轻剂可解？于是有大定风珠，以三甲复脉汤加鸡子黄、五味子，治"热邪久羁，吸烁真阴，或因误表，或因妄攻，神倦瘈疭，脉气虚弱，舌绛苔少，时时欲脱者。"（《温病条辨》）此际邪热已去八九，真阴仅存一二，肝血无多，血燥生热，风阳内动，窍络阻塞，头目不清，眩晕跌仆，甚则手足震摇，撮空理线，势将不救。惟宜缓肝之急以息风，滋肾之竭以制热。

三甲复脉汤

（咸寒甘润法）即于加减复脉汤内，加生牡蛎五钱、生鳖甲八钱、生龟甲一两。（《温病条辨》）

是方吴氏用治"下焦温病，热深厥甚，脉细促，心中憺憺大动，甚则心中痛者"。（《温病条辨》）肝肾大虚，肾水本耗，不济肝木，虚风鸱张，立有吸尽西江之势。阴既竭而水难猝补，心之本体欲失，故憺憺然大动也，甚则心痛者，阴枯津涸，厥阴血滞，心包拘缩焉。故用加减复脉汤大救乙癸之阴，三甲镇潜浮举之风。龟甲咸平，补阴力猛，兼去瘀血，又可潜纳浮阳。性能引阳气下归，复通阴气上行。清代·周岩云："凡人静则明生，龟居四灵之一而静镇不扰，故能收摄嚣浮而灵明自浚。"（《本草思辨录》卷四《龟甲》）鳖甲咸寒，肝经血分之药，养肝血便能柔肝体，清肝热即可驱肝风。鳖甲阴中有阳，而牡蛎则阳中有阴，咸寒之性，阳既戢而阴斯固也。定风珠再加鸡子黄、五味子，归藏阴血，潜敛虚风之力更增。清代·叶天士云："真阴枯槁之象，水液无有，风木大震，此刚剂强镇，不能息其厥冒耳。"（《临证指南医案》卷七《痉厥》）惟滋液救其焚燎，清柔和阳敛风，方可冀安于万一耳。

愚以此法医治痿躄、震颤、麻痹、拘挛、疼痛属血虚风动者，疗效可期。

【子痫案】张妇，38岁，农民。第三胎孕34周，头晕痛，手足震颤拘挛3周，BP：140~150/92~100mmHg间，随机尿PRO：2+，B超示胎儿及羊水正常，胎动减缓，妇科建议提前剖宫。两下肢略肿，面色暗，舌质有瘀斑，舌红绛少苔，两尺脉细弦，右寸脉细滑。阿胶10g（烊化），炙甘草20g，鳖甲15g（先煎），龟甲15g（先煎），牡蛎30g（先煎），白芍10g，麦冬15g，火麻仁10g，生地15g，五味子15g。头二煎每自加生鸡蛋黄一枚，搅散服。三煎浸足20分钟。嘱每日散步2小时。一周后头痛头晕及手足震挛皆减轻，BP 140/90mmHg。效不更方，续进一周，BP 130/85mmHg，诸症悉除。续调养3周，足月顺产，母婴正常。

当归饮子

治心血凝滞，内蕴风热，发见皮肤遍身疮疥，或肿，或痒，或脓水浸淫，或发赤疹瘖瘤。当归（去芦）、白芍药、川芎、生地黄（洗）、白蒺藜（炒，去尖）、

461

防风（去芦）、荆芥穗（各一两），何首乌、黄芪（去芦）、甘草（炙，各半两）。上哎咀，每服四钱，水一盏半，姜五片，煎至八分，去滓、温服，不拘时候。（《重订严氏济生方·疥癣门》）

《素问·至真要大论篇》曰："诸痛痒疮，皆属于心。"心主血，属少阴，内藏相火，故瘨痒疹疥之病，多为血热。病位不惟在心，当兼及三阴。《灵枢·经脉》曰："足厥阴之别……虚则暴痒。任脉之别……虚则痒瘙。"别络者，阴阳交汇之处焉，阴分之虚，不能融通阳分，易成痒病也。《难经·四十八难》亦曰："痒者为虚，痛者为实。"而仲景述之最明："荣缓则为亡血，卫缓则为中风。邪气中经，则身痒而瘾疹。"（《金匮要略·中风历节病脉证并治》）血虚则生热，是谓荣弱，血热则生风，是谓卫强，热郁于内，风扰于外，瘨痒斯作。

《素问·生气通天论篇》曰："风客淫气，精乃亡，邪伤肝也。"肝性为木，其令为风，风胜则气淫伤肝，肝血内耗，阴精虚少，内风斯生，内外相干，则风患缠错。内风之起为本，外风之动为标，内虚乃外邪之基焉。即若隋代·巢元方所云："夫人虚，风邪中于荣卫，溢于皮肤之间，与虚热并，故游奕遍体，状若虫行也。"（《诸病源候论》卷二《风病诸候下》）盖风邪作祟，乃木气之郁，风气相搏，风强内闭，阴伤血热，邪不外解，则为瘾疹，肌肤为痒耳。

当归饮子即为血虚生风之痒疹而施矣。是为四物汤加味方，以四物汤加何首乌养血滋肝，白蒺藜、防风、荆芥穗祛散风邪，黄芪、炙甘草固表强卫。方义清晰，结构完整，标的明确。何首乌兼顾阴阳，斯有治疹之功，北宋即有以其为君之治痒名方。

何首乌散

治妇人血风，皮肤瘨痒，心神烦闷，及血游风不定，并宜服此方。何首乌（半两）、防风（半两，去芦头）、白蒺藜（半两，微炒去刺）、枳壳（半两，麸炒微黄，去瓤）、天麻（半两）、胡麻（半两）、白僵蚕（半两，微炒）、茺蔚子（半两）、蔓荆子（半两）。上件药，捣细罗为散，每服不计时候，煎茵陈汤调下一钱。（《太平圣惠方》卷六十九《治妇人风瘨痒诸方》）

本方与当归饮子曲异调同，主以养精补血，用何首乌、胡麻、茺蔚子，兼以疏风解郁，用防风、白蒺藜、天麻、僵蚕、枳壳、蔓荆子。惟是方祛风力重，于肝虚内风煽动而生痒，收效甚著。白蒺藜苦辛性温，滋补肝肾，散风逐瘀，乃攻补兼能之良品。清代·黄宫绣云："总宣散肝经风邪。凡因风盛而见目赤肿翳，并遍身白癜瘨痒难当者，服此治无不效。"（《本草求真》卷三《散剂》）配以荆芥、防风，引辛药入肝肾，既可平抑肝强，又能解郁散邪。

当归饮子另一高明处在于补阴血同时，兼顾卫表之阳，共成营卫共谐之剂。《素问·脉要精微论篇》云："中恶风者，阳气受也。"瘾疹之因，除营血不足，尚有卫阳怠弱。营不足，卫亦虚，不能入于营而浮于外，阳浮无根，则卫外赢疲而风易袭扰留驻。治风，不患无以驱而患无以御，不畏风不去而畏风复来。方中黄芪合甘草，回护正气而壮表；合防风，强卫固藩而御外焉。

凡血虚生风之风疹、瘙痒、脱屑、皲裂等，此治颇效。用于血虚风痛，亦有奇效。虚甚者，可加阿胶；风盛者，上二方合用。

【风疹案】卢囡，8岁。全身风疹3个月，每夜必发，头面及全身蜂起痞瘰，大或成片，小或如豆，瘙痒难耐，寐眠几废。服抗组胺药暂效，曾用激素治疗，停后复作。形瘦面白，寸脉浮弱，关下细无力。舌淡红，苔薄白。血虚风燥。当归饮子加味。生地15g，当归10g，赤芍10g，川芎10g，何首乌10g，防风5g，荆芥5g，蝉蜕5g，白蒺藜5g，地肤子10g，阿胶5g（烊化），黄芪15g，白术10g，炙甘草5g。3剂后始效，皮疹大减，入夜可寐。守法用药2周，痊愈。

【头风案】王男，39岁，商人。反复头痛5年，血压不稳，忽高忽低，情绪稍扰即头痛复作，由两颞侧连至巅顶，跳痛拘掣，持续数小时，须服止痛药得缓，移时复返。近月频发，数日一作，甚则一日数作。血压140/88mmHg，未服降压药。舌红少苔，两关上弦数，尺脉细弦。曾用镇肝熄风汤加减一周不效。易以养血息风法。何首乌30g，当归15g，生地黄15g，川芎20g，赤芍10g，白蒺藜15g，天麻10g，僵蚕10g，防风5g，蔓荆子15g，钩藤10g，甘草10g。用药一周，痛止。化裁治疗2个月，头痛未作，血压稳定。

附方

易老祛风丸

治疠癞。《经》云：风中血脉而成疠风，疠风即癞也。黄芪、枳壳、防风、芍药、甘草、生地黄、熟地黄、地骨皮、枸杞子。右九味，木臼杵为细末，炼蜜丸桐子大，空心白汤下五十丸。（《医垒元戎》卷十《诸风例》）

建瓴汤

生怀山药（一两）、怀牛膝（一两）、生赭石（八钱，轧细）、生龙骨（六钱，捣细）、生牡蛎（六钱，捣细）、生怀地黄（六钱）、生杭芍（四钱）、柏子仁（四钱）。磨取铁锈浓水以之煎药。（《医学衷中参西录·医论·论脑充血证可预防及其证误名中风之由》）

十四、祛风除湿

独活寄生汤

夫腰背痛者，皆由肾气虚弱，卧冷湿地当风得之，不时速治，喜流入脚膝为偏枯冷痹缓弱疼重，或腰痛挛脚重痹，宜急服此方。独活（三两），寄生（《古今录验》用续断）、杜仲、牛膝、细辛、秦艽、茯苓、桂心、防风、川芎、干地黄、人参、甘草、当归、芍药（各二两）。上十五味㕮咀，以水一斗，煮取三升，分三

服，温身勿冷。（《备急千金要方》卷八《治诸风方》）

《素问·痹论篇》曰："风寒湿三气杂至，合而为痹也。其风气胜者为行痹，寒气胜者为痛痹，湿气胜者为着痹也。"夫痹者，肢体痛而不仁也。盖由元精内虚，而为风寒湿三气所袭，不得祛散，流注经络，陷而为痹。《经》虽曰三气，总以风气为长，风邪引领，挟寒挟湿，乘虚袭入，方才深入脏腑经络骨节筋脉焉。三气各有侧重，所伤经脉有别，故行痹偏于厥阴、太阳；痛痹偏于太阳、少阴；湿痹偏于太阴、少阴耳。

《素问·四时刺逆从论篇》曰："厥阴有余病阴痹，不足病生热痹。"盖厥阴主血属阴，多血少气，有余者，血壅沉滞，风寒内郁，易成寒痹；不足者，血少阴虚，风火内煽，易成热痹焉。《素问·五脏生成篇》曰："血行而不得反其空，故为痹厥也。"营血正行，为风所闭，埋阻结滞，而不得反其脉道，则发痹厥。是以痹者，血病于经，或虚或瘀；风扰于络，著湿著寒，病机之大要也。治痹者，总以和血祛风为要。

肾主骨，肝主筋，脾主肉，三阴之虚为痹证之本；少阴主寒，厥阴主风，太阴主湿，三气之侵乃痹证之标，独活寄生汤诚兼顾标本之通方焉。本为古方，源已无考，东晋《肘后方》及隋《古今录验》皆有载录，用药稍异。千百年来，效验卓著，风行未曾少衰，实可谓治痹第一方焉。是方药味颇众，功分五组。

祛风除湿：独活辛苦性温，与羌活本一药，他产者为独活；西羌者为羌活。羌活气雄走外，独活气细行内，故施用有别。皆味之薄者，阴中之阳，引气上升，通达周身，故能散风胜湿。其性阖而能开，开而能阖；入肝之经，厥阴之阖，具风木化气之体用也。善行血分，散肌表八风之邪，利周身百节之痛，为却乱反正之主药。然亦有偏长，民国·张寿颐云："恒以独活治下，凡自腰及小腹以下，通用独活，不仅风寒湿气，痿痹酸痛，可以立已。"（《本草正义》卷二《山草类下》）辅之以秦艽、防风。秦艽辛平，亦入血分，风药润剂。防风辛温，治风通用，去湿之仙药也，由风能胜湿，金·李杲云："防风乃卒伍卑贱之职，随所引而至，乃风药中润剂也。"（《汤液本草》卷三《草部》引）

养血调肝：四物汤益肝血，通肝络，复厥阴本气，治风先治血之义矣。

益肾健骨：桑寄生味苦性平，补肝肾，除风湿，强筋骨。清代·黄宫绣云："桑寄生专入肝肾，感桑精气而生，味苦而甘，性平而和，不寒不热，号为补肾补血要剂，缘肾主骨，发主血，苦入肾，肾得补则筋骨有力，不致痿痹而酸痛矣。"（《本草求真》卷一《补剂》）性与桑近，亦能驱风，生不着土，资天气而不资地气，故能滋养血脉于空虚之地也。配之以杜仲、牛膝。杜仲甘温能补，微辛能润，既入肝益血又入肾益精。牛膝苦酸性平，味厚气薄，走而能补，深入肝肾。二药禀地中阳气所生，兼木火之化，性走而下行，能逐寒湿而除痹痛。

强脾化湿：四君子汤（少白术）益脾胃，生肌肉，除内湿，中气运则湿易化、风易散耳。若加用苍白二术，理更完备。

温经通络：细辛辛温，辛可发散驱风，香味颇缓，故入少阴，与独活相类，能搜伏风，使之外出；温可散寒，明代张景岳云："善祛阴分之寒邪，除阴经之头痛，益肝温胆利窍，逐诸风湿痹。"（《景岳全书》卷四十八《山草部》）桂心辛温，善入肝肾血分，搜剔阴经之风寒湿邪，又除经络留湿。

五组相合，祛风寒湿邪为主，辅以补肝肾、益气血之品，邪正兼顾，祛邪不伤正，扶正不留邪，可谓面面俱到。总以治疗在里在下为优，用药之着力偏向所致，与羌活胜湿汤之侧重上外相耦成对矣。《备急千金要方》称其专治腰背膝脚之痹痛，南宋杨士瀛云"独活寄生汤开气血结滞在腰"（《仁斋直指方论》卷二《证治提纲》），良有以也。愚以斯剂主疗腰腿痹痛，大获良效。

【腰腿痛案】马妇，46 岁，教师。腰腿痛史 5 年，半年前外出旅游劳累受寒后腰痛复发，右侧腰臀胀刺疼痛，牵及右腿外侧拘麻，MRI 示 L4～5，L5～S1 椎间盘脱出，椎管狭窄，右侧神经根受压，拒绝手术来诊。现腰腿痛不能行走，卧立皆痛不可忍，惟坐位轻缓，以致夜不成寐。两寸脉短，尺脉弦硬，重按无力。舌胖暗，苔薄腻根厚。风寒湿痹。独活寄生汤加苍术。独活 20g，桑寄生 20g，秦艽 10g，细辛 10g，肉桂 10g，当归 15g，赤芍 15g，熟地黄 10g，川芎 10g，防风 15g，党参 15g，茯苓 15g，苍术 10g，杜仲 15g，牛膝 15g，炙甘草 10g。头两煎内服，第三煎足浴。针右太冲、大敦、阴陵泉，泻法；左三阴交、足三里，补法，不留针。2 剂后腰痛大减，7 剂后痛消大半，可安卧平行。守方治疗 1 个月，诸症平息。

蠲痹汤

治风湿相搏，身体烦疼，项臂痛重，举动艰难，及手足冷痹，腰腿沉重，筋脉无力。当归（去土，酒浸一宿）、羌活（去芦头）、姜黄、白芍药、黄芪（蜜炙）、防风（去芦头，以上六味各一两半），甘草（半两，炙）。上件㕮咀。每服半两，水二盏，生姜五片，同煎至一盏，去滓温服，不拘时候。（《杨氏家藏方》卷四《风湿方》）

南宋陈自明云："阴阳偏亏，脏腑怯弱，经络空虚，血气不足，当风冲坐，风邪乘虚而入，疾从斯作。……古人有云：医风先医血，血行风自灭是也。治之先宜养血，然后驱风，无不愈者。"（《妇人大全良方》卷三《众疾门》）诸风从厥阴，厥阴主藏血，血虚则木本失荣而生风也。治风先治血，本谓滋养肝血而言，后贤引申扩展为养血、凉血、活血，为风病证治之完善贡献良多。

痹者，闭塞不通，莫非血气耳，无论何由，皆关营卫。《素问·逆调论篇》曰："荣气虚则不仁，卫气虚则不用，荣卫俱虚，则不仁且不用。"痹证之作，本由营卫之虚，风寒湿三气内侵，又致营卫之闭。是以痹证之治，调畅营卫不可或缺，气行则血养，血润则气壮，筋脉和调，邪自可驱。若徒用攻药，伤气耗血，病势益重耳。蠲痹汤乃治痹祖方（清代王子接语），即遵斯理立则。

驱邪者，羌活、防风、生姜。羌活辛温，气雄而走外，最善祛除新旧风湿，"散肌表八风之邪；利周身百节之痛"。（《珍珠囊》卷上《诸品药性主治指掌》）防风辛温，主大风，疗风行周身，骨节疼痹，元·王好古誉为"除上焦风邪之仙药""去湿之仙药"（《汤液本草》卷三《草部》）生姜同性，外散风寒。三者同入太阳，兼入厥阴，功用相类，然防风治风长，羌活胜湿优，相须为用，短长相助耳。调卫者，黄芪、防风、甘草。黄芪甘温，益皮毛，实腠理，温分肉，益元气而补三焦，可通上下表里，鼓元精之气达养于外，通内而实外者焉。黄芪、防风，世多相须而用，乃实卫佳配。金代·李杲云："黄芪得防风其功愈大，乃相畏而相使也。"（《本草纲目》卷十二《山草类》引）黄芪补而防风散，合而用之，则补不至大补，而散不至大散，功力反增。甘草守中，调停其间，则内风可散而外风可御。和血者，当归、芍药、姜黄。姜黄辛温，行血中之气之要药，明代·卢之颐云："姜黄力行升出之机，内风宣而外风息，土用行而黄中理，所谓吐生万物而土郁夺矣。"（《本草乘雅半偈·帙九·姜黄》）。当归、芍药补血兼活血，配以姜黄，破血之力大增，血行络通，血归其藏而邪得祛散，祛风先活血，血活风自灭矣。八药敛散相依，攻补相因，营卫兼顾之中，又能祛风、散寒、利湿，真痹证之善方也。

是方偏走太阳，故用治身半以上之痹痛最为有效。凡颈椎病、肩周炎、网球肘、类风湿性关节炎等属风寒虚痹者，用之皆可。

【头风案】姜妇，35 岁，工程师。2 个月前经期淋雨，颈肩始恶风寒，渐加重竟至于启扉开牖之气流皆不可忍，整日巾蒙头肩，仅露双目，生理皆废。曾用乌头汤为主加针灸治疗一周无效。两寸脉缓，尺脉短而散，舌淡红，苔薄白。太阳厥阴病，虚风内扰。蠲痹汤加味。羌活 20g，防风 20g，葛根 30g，当归 15g，川芎 15g，赤芍 15g，炙甘草 10g，姜黄 10g，地龙 10g，薏苡仁 30g，黄芪 20g，大枣 10g。自加生姜 30g。煎液加料酒 20ml。服药 3 剂即见大效，一周后恶风即减大半。守原方续服十剂，诸症若失。

大秦艽汤

中风外无六经之形证，内无便溺之阻格，知血弱不能养筋。故手足不能运动，舌强不能言语，宜养血而筋自荣，大秦艽汤主之。秦艽（三两）、甘草（二两）、川芎（二两）、当归（二两）、白芍药（二两）、细辛（半两）、川羌活、防风、黄芩（各一两）、石膏（二两）、吴白芷（一两）、白术（一两）、生地黄（一两）、熟地黄（一两）、白茯苓（一两）、川独活（二两）。上十六味剉，每服一两，水煎去渣，温服无时。（《素问病机气宜保命集》卷中《中风论》）

中风，历有真中、类中之辨，真中多从外入，类中则是内生，然内外常相递累，所病皆有风象，金属风木之证，故识之尤当谨惧。《内经》风病混称，仲景《金匮要略》始有风在皮肤、在络、在经、入腑、入脏之论，唐宋以来，渐有中经、中血脉、中腑、中脏之说，类分之法并未厘清内外之别。若以症象辨识，中经络多是真中，中脏腑常为类中耳。

仲景曰："夫风之为病，当半身不遂，或但臂不遂者，此为痹。脉微而数，中风使然。"（《金匮要略·中风历节病脉证并治》）此风中血脉之证。曰"痹"者，气血闭阻，与"痹证"理同，惟风气内扰，非痹证之三气杂至。偏枯，身偏不用而痛，言不变，志不乱，病在分腠之间矣。《灵枢·刺节真邪论》曰："虚邪偏容（客）于身半，其入深，内居营卫，营卫稍衰，则真气去，邪气独留，发为偏枯。"《灵枢·岁露论》又曰："人气血虚，其卫气去，形独居，肌肉减，皮肤纵，腠理开，毛发残，膲理薄，烟垢落，当是之时，遇贼风，则其入深，其病人也卒暴。"人之元气强壮，风邪焉能为害？必真气先虚，荣卫空疏，邪风乘虚而入也。厥阴主筋，须赖肝血之滋，肝肾不足，血不养筋，风易外犯；血虚精亏，虚风内扰，亦致偏枯，无论真中、类中，咸可为证。故其治祛风、养血，两不可偏耳。

是方乃风中经脉之专剂。其用祛风之药，羌、独、防、辛、芷、艽，颇嫌堆砌，治外风之品几无所遗，恒见诟责，明代·喻昌云："既云养血而筋自柔，何得多用风燥之药？既欲静以养血，何复用风以动之，是其方与言悖矣。"（《医门法律》卷三《中风门》）然风在经络，无所不在，故以白芷治头，羌活治上，独活治下，细辛治里，防风治表。秦艽为君者，以其入血，风中润剂，主疗一身之风也。河间翁云："凡人风病，多因热甚，而风燥者，为其兼化，以热为其主也。……卒中者，由五志过极，皆为热甚故也！"（《素问玄机病原式·六气为病》）风为阳邪，风盛火起，阴液益伤，清热即是保阴，故用黄芩苦寒清上，石膏甘寒泻中，生地甘寒凉下，共平逆上之火。此二列为祛邪之施，治其标也。另二列乃固本之施，四物汤养肝生血，四君子（无人参，若加之，或合黄芪更妙）健中益精，用意已如前述，无庸赘言。

是剂攻补兼举，药用颇众，初中之时，风邪尚盛，故用风药散邪，血药气药调里，非专于燥散者也。若是久病，可酌减散风之品，增加养精壮气之比重可矣。历代临证得验，获效甚众，颇受推举。盖风中经络，与痹证同机，故此方又为治痹良方。明代·张景岳云："其为风寒痛痹而血虚有火者，乃宜此方耳。"（《景岳全书》卷五十四《古方八阵》）亦是实情。愚以之治中风偏瘫、产后风、痛风、颈肩四肢关节病，常获佳效。

【痛风案】杜男，39岁，工人。痛风史5年，反复发作，最频一二月一行，西药治疗可缓解，血尿酸450～700μmol/L。一周前左足第一跖趾关节始肿痛红热，重至痛不可忍，足不任地，西药迭治无效。血尿酸632μmol/L。两寸脉浮滑，尺脉细弦。舌红苔腻浊中根厚。风湿热痹。大秦艽汤加减。石膏30g，生地20g，黄芩10g，苍术15g，羌活10g，防风10g，独活10g，当归15g，川芎15g，赤芍15g，炙甘草10g，细辛5g，薏苡仁30g，茯苓10g。3剂后足痛大减，肿消过半，一周后痛止。以蠲痹汤合桃红四物汤意善后治疗1个月，血尿酸降至363μmol/L。

附方

当归拈痛汤

治湿热为病，肢节烦痛，肩背沉重，胸膈不利，遍身疼，下注于胫，肿痛不可忍。羌活（半两）、防风（三钱，二味为君）、升麻（一钱）、葛根（二钱）、白术（一钱）、苍术（三钱）、当归身（三钱）、人参（二钱）、甘草（五钱）、苦参（酒浸，二钱）、黄芩（一钱，炒）、知母（三钱，酒洗）、茵陈（五钱，酒炒）、猪苓（三钱）、泽泻（三钱）。上锉如麻豆大，每服一两，水二盏半，先以水拌湿，候少时，煎至一盏，去滓温服，待少时，美膳压之。（《医学启源》卷下《用药备旨》）

活络丹

治丈夫元脏气虚，妇人脾血久冷，诸般风邪湿毒之气，留滞经络，流注脚手，筋脉挛拳，或发赤肿，行步艰辛，腰腿沉重，脚心吊痛，及上冲腹胁膨胀，胸膈痞闷，不思饮食，冲心闷乱，及一切痛风走注，浑身疼痛。川乌（炮，去皮、脐）、草乌（炮，去皮、脐）、地龙（去土）、天南星（炮，各六两），乳香（研）、没药（研，各二两二钱）。上为细末，入研药和匀，酒面糊为丸，如梧桐子大。每服二十九，空心、日午冷酒送下，荆芥茶下亦得。（《太平惠民和剂局方》卷一《治诸风》）

十五、开窍醒神

菖蒲郁金汤

石菖蒲、炒栀子、鲜竹叶、牡丹皮（各三钱），郁金、连翘、灯心（各二钱），木通（一钱半），竹沥（冲，五钱），玉枢丹（冲，五分）。一方无木通、灯心，有菊花、牛蒡子、滑石、生姜汁。水煎服。治伏邪风温，辛凉发汗后，表邪虽解，暂时热退身凉，而胸腹之热不除，继则灼热自汗，烦躁不寐，神识时昏时清，夜多谵语，脉数舌绛，四肢厥而脉陷，症情较轻者。（《温病全书·温病各论·风温》）

膻中者，心包所居，厥阴所主。温病邪陷心包，重在神窍之郁闭，神志错乱，昏谵躁扰是起，而成闭之要素，在痰与瘀耳。

热陷心包，必有痰蒙。清代·叶桂云舌："纯绛鲜泽者，包络受邪也。"（《温热论》）王士雄注云："绛而泽者，虽为营热之征，实因有痰，故不甚干燥也。间若胸闷者，尤为痰踞，不必定有苔也。"（《温热经纬》卷三《叶香岩外感温热篇》）吴瑭云："火能令人昏，水能令人清，神昏谵语，水不足而火有余，又有秽浊也。"（《温病条辨》卷一《上焦篇》）"秽浊"者，痰浊也。故清代·雷丰云："凡邪入心包者，非特一火，且有痰随火升，蒙其清窍。"（《时病论》卷一《拟用诸法》）痰之成闭，缘由数途：一者，温邪化火，灼津为痰；二者，湿热盦蒸，酿成痰浊；三者，素体肥盛，内蕴痰湿；四者，误用攻补，壅气聚浊。

邪闭厥阴，必有瘀阻。伤血必成瘀，前文已述。其因有二：其一，素有瘀伤，复感温热，邪瘀相结；其二，血热伤阴，液涸汁稠，涩滞不行。

痰瘀互结，最闭神窍，是以邪陷心包之治，凉解邪热之时，必兼化痰散血。故天士翁云："包络受病也，宜犀角、鲜生地、连翘、郁金、石菖蒲等，延之数日，或平素心虚有痰，外热一陷，里络就闭，非菖蒲、郁金所能开，须用牛黄丸至宝丹之类以开其闭，恐其昏厥为痉也。"（《温热论》）于是有石氏犀地汤。

石氏犀地汤

白犀角（一钱）、鲜生地（一两）、青连翘（三钱）、银花（二钱）、广郁金（三钱）、雅梨汁（一瓢）、淡竹沥（一瓢）、姜汁（二滴）、鲜石菖蒲根叶（钱半）。先用活水芦根二两，灯心一钱，煎汤代水。（《重订广温热论》卷二《验方》）

是方出自清代·石寿棠《医原》，方名何炳元所加，治邪传包络，化燥伤阴，痰瘀内闭，神昏谵妄，舌赤无苔。其法亦得之于叶氏，《临证指南医案》类同医案不下十数。此上受秽邪，逆走膻中，当清血络，以防结闭，大用解毒，以驱其秽，加以芳香宣窍，平定廓清也。

石菖蒲辛温，开心洞达出音声，益智慧通窍虚灵。《神农本草经》称其可"开心孔，补五脏，通九窍，明耳目，出声音。"其性宣通开发，能使一身之气，起亟旋展。清代·王学权云："清解药用之，赖以祛痰秽之浊而卫宫城；滋养药用之，借以宣心思之结而通神明。"（《重庆堂随笔》卷下《论药性》）明代·卢之颐云："菖叶两岐，菖茎盘络，悉从中心透发，故能开人心孔，而心孔为诸脉络之宗主，其挛结屈曲之状俨似之。"（《本草乘雅半偈·帙一·菖蒲》）莫非开膻中包络之象乎？凡湿痰瘀浊，皆可疏通而解之。郁金辛苦性寒，辛香不烈，先升后降，入心及包络二经，善治血病。明代·缪希雍云："郁金本入血分之气药，其治以上诸血证者，正谓血之上行，皆属于内热火炎。此药能降气，气降即是火降，而其性又入血分，故能降下火气，则血不妄行。"（《神农本草经疏》卷九《草部中品之下》）瘀热壅于厥阴心包，正可以之散降。菖、郁二药合用，共奏豁痰除湿、解郁清心、开窍醒神之功。

石氏犀地汤以犀角、生地凉血散血，银花、连翘宣透郁热，菖蒲、郁金开窍化浊，竹沥、梨汁、姜汁化痰疏风，芦根、灯心清理心肺。何炳元评云："此方凉血开闭，泄热化湿，凉而不遏，润而不腻，用药最为空灵；善治邪传包络，化燥伤阴，神昏谵妄，舌赤无苔等证，屡用辄效。"（《重订广温热论》卷二《验方》）

若石氏犀角汤治血热深闭心包，菖蒲郁金汤则治气热甫入，邪郁将深之证，其开郁透邪之力更强。以菖蒲化瘀逐痰，芳香开窍；以连翘配山栀、竹叶（或加菊花、牛蒡子）轻清宣透，畅泄湿热邪气；木通配灯心（或加滑石）导湿热下驱；竹沥配姜汁清痰理窍；牡丹皮通脉散血；玉枢丹避秽化浊。

玉枢丹

（又名神仙解毒万病丸、太乙紫金丹、太乙神丹、紫金锭）喻良能方，葛丞相传。解一切药毒……时行疫气，山岚瘴疟，急喉闭，缠喉风，脾病黄肿，赤眼，疮疖，冲冒寒暑，热毒上攻；或自缢死，落水、打折伤死。文蛤（三两，五倍子一名文蛤）、红芽大戟（一两半，净洗）、山慈菇（二两，洗）、续随子（一两，去壳秤，研细，纸裹，压去油，再研如白霜）、麝香（三分，研）。上将前三味焙干为细末，入麝香、续随子研令匀，以糯米粥为丸。（《是斋百一选方》卷十七《第二十五门》）

是方乃解毒驱秽要剂，后贤多有加味，如朱砂、雄黄、山豆根、蚤休、丁香、灯心、琥珀、檀香、安息香、苏合香、冰片，无非增其功力焉。盖乖戾之气之中人也，气血拂逆，毒秽沉结，非大力解毒，辟恶镇邪不能化解。方中山慈菇辛寒，功专泻热散结；千金子辛温，力长行水破血，导滞通肠；大戟辛苦而寒，能通能散，专可逐水行瘀。三药相配，皆能以毒攻毒，辟蛊除邪。然疫毒散漫不定，恐攻逐不胜，故以五倍子酸咸性涩，敛降归聚，然后可围而歼之。邪毒深陷厥阴，元气为之骤闭，故必用麝香开闭通窍，醒神透毒。是剂所用极广，凡毒邪深入者，皆可以之避驱，行效捷速，倍受后世推崇。

菖蒲郁金汤法于温邪内陷心包之证洵为良治，于内伤杂病，凡神志失聪，志意不清，属邪滞厥阴者，如老年痴呆、精神躁狂症、中风神昏、癫痫、失眠、中毒性脑病等，用之皆可获效。

【中风昏迷案】 胡媪，69 岁，会计。5 年前高血压脑出血抢救后偏瘫史，2 个月前复中，合并肺部感染，昏迷一周，呼吸气促，痰声辘鸣，低热不退，家属拒绝气管插管，求诊中医。神志不清，面色潮红，皮肤干燥，两肺布满哮鸣音及湿啰音，四肢不温，手足躁动。舌红绛苔中腻干，两关上滑数，尺脉散细。T 38.2℃。持续用抗生素已 2 周。吸氧，动脉血氧饱和度 91%。痰热在肺，深陷包络。犀地汤合葶苈大枣泻肺汤化裁。水牛角片 40g（先煎），生地黄 30g，麦冬 15g，葶苈子 10g，大枣 20g，北沙参 15g，石菖蒲 10g，郁金 10g，竹沥 20ml（冲），黄芩 10g，连翘 10g，芦根 30g。另生梨带皮榨汁频饮。加安宫牛黄丸，1 日 1 粒，日 2 次。3 日后热退。T 37.3℃，痰亦减少，血氧 96%，强唤之可应。续用 4 天，神志苏醒，可自主咳嗽，痰仍多。后以清肺养阴化痰剂调养 1 个月而愈。

【脑血管型痴呆案】 卢翁，67 岁，退休公务员。患腔隙性脑梗死 8 年，经常头晕昏睡，近一年记忆力大减，曾走失 2 次。渐神情呆顿，思维迟缓，言语不利，动作迟缓，步履不稳。诊为老年痴呆症，服西药无效。表情淡漠，口中喃语，回应迟钝，体胖面白。两关脉细缓，尺脉细涩。舌红苔中腻。痰瘀内滞心包。菖蒲郁金汤合桃红四物汤加减。石菖蒲 20g，郁金 15g，远志 10g，桃仁 10g，姜半夏 15g，竹茹 15g，红花 10g，当归 10g，赤芍 15g，丹皮 10g，木通 5g，皂角刺 10g，生地黄 15g。2 周后神情呆滞好转，行动亦稍活跃。续方治疗 1 个月，精神大好，已有神清气爽之时。守法治疗 3 个月，生活自理，无需家人看护。

当归承气汤

当归、大黄（各一两），甘草（半两），芒硝（九钱）。上剉如麻豆大，每服二两，水一大碗，入生姜五片，枣十枚，同煎至半碗，去滓热服。（《素问病机气宜保命集》卷中《热论》）

癫狂古多并称，皆神志魂魄之乖异耳。唐宋前恒以气血阴阳论，《素问·调经论篇》曰："血并于阴，气并于阳，故为惊狂……血并于下，气并于上，乱而喜忘。"《难经·二十难》曰："重阳者狂，重阴者癫。"二者虽皆精神错乱，见症颇反，狂病常醒，多怒而暴；癫病常昏，多倦而静，则其阴阳寒热，自有冰炭之异。然风火乱于厥阴则一，气血或亢并于上，是为狂，或郁沉于下，则成癫。于是有《素问》之生铁落饮及《局方》之牛黄清心丸，而河间翁之当归承气汤最为著名。

是方治里热火郁，发狂奔走，骂詈不避亲疏，乃阳有余阴不足之证。盖阳明燥热积于膻中，内乱心包，血气并于上也，故以调胃承气汤加当归、姜、枣，清血热、降郁火也。当归补血益阴，专营血分，药引厥阴；大黄、芒硝清降膻中实热，甘草、生姜、大枣，缓中生津，保中气不失焉，与桃核承气汤有异曲同工之妙。承气汤乃治燥火之剂，阳明、厥阴之热皆可施之，非徒泻下之用，其疗热病之神昏谵语痉狂，即是热扰厥阴血海之证矣。刘氏深得仲景之旨，斯有是方之制。

王隐君滚痰丸

甑里翻身甲挂金，于今头戴草堂深，

相逢二八求斤正，硝煅青礞倍若沉，

十七两中零半两，水丸桐子意常斟，

千般怪证如神效，水泻双身却不任。

大黄（酒蒸）、黄片芩（酒洗净，各八两），沉香（半两），礞石（一两，捶碎，焰硝一两，用入小砂罐内，瓦片盖之，铁线练定，盐泥固济晒干，火煅红，候冷取出）。一方加朱砂二两（研为细末为衣）。上为细末，水丸梧子大。每服四五十丸，量虚实加减服，茶清温水任下，临卧食后服。（《仁斋直指方论》卷七《痰涎》引）

金元以降，始以痰瘀论癫狂。元代·朱震亨云："癫属阴，狂属阳，癫多喜而狂多怒……大率多因痰结于心胸间，治当镇心神、开痰结。"（《丹溪心法》卷四《癫狂》）治之者，或吐法而就高越之，或镇坠而从高抑之，或内消从中化之。痰热内闭心包者，礞石滚痰丸最效。

是方乃元代·王珪发明，转载于《直指方》增订本，治实热老痰，非此不化，功效若神，风行数百年未衰。王氏盛誉其治痰之力，所疗之证几近无所不包（参《养生泰定主论》），后世医家以治癫狂，收效颇著，堪同专剂，盖取其镇坠痰浊，开窍清神之能焉。

礞石辛甘性寒，厥阴经药，色青入肝，制以硝石，能平肝下气，为治惊利痰圣药。清代·张璐云："其性下行，治风木太过，挟制脾土，气不运化，积滞生痰，壅塞膈上，变生风热诸病，故宜此药重坠以下泄之，使木平气下，而痰积通利，诸证自除矣。"（《本经逢原》卷一《石部》）沉香辛苦性温，名虽言沉，可升可降，通天彻地，条达诸气，为使最宜。清代·汪昂云："诸木皆浮，而沉香独沉。故能下气而坠痰涎。怒则气上，能平则下气。能降亦能升。气香入脾，故能理诸气而调中。"（《本经备要》卷二《木部》）二药相合，开散结痰之佳耦也。礞石寒降，焰硝热升，用以同煅，不特取焰硝化石之能，并与礞石有相济之妙。礞石之燥，除痰之本，以其悍性，迅扫曲折依伏之处，使浊秽不得少留；又虑关门不开，仍为老痰巢臼，借沉香奔驰三焦，通透上下，达肺归肾，给痰出路耳。重用大黄、黄芩苦寒泻膻中邪热，则厥阴之风热痰滞，可得化行而散，此滚痰之所由名乎？

当归承气汤与礞石滚痰丸皆治膻中邪闭，一重在血、一偏于痰，皆治从下行，二者合用则心包之滞皆得其化，于癫狂之证取效更捷。

【躁狂案】蔡男，19岁，学生。学业荒疏，考学不中，交友混浊，沉溺烟酒，稍逢管束，暴怒如霆，打人毁物，秽语骂詈，手足及颈部震颤阵作，或彻夜不寐，或昏睡不起。某医院诊断为短暂性复发性精神病性障碍，服镇静药无效。舌红苔浊腻，两关上弦滑，尺脉涩。痰热阻痹心包，礞石滚痰丸合当归承气汤加味。生大黄10g，黄芩10g，煅青礞石粉5g（冲），沉香粉5g（冲），玄明粉5g（冲），甘草10g，生地黄20g，当归15g，丹皮10g，赤芍10g，大枣15g。加服水蛭粉胶囊。一周后复诊，药后大便日行五六次，精神亢奋明显减轻，可与家人交流，每夜入睡4~5小时，苔腻减。熟大黄易生大黄，去玄明粉，加黄连5g，肉桂5g。2周后情志基本稳定，可正常作息。

癫狂梦醒汤

癫狂一症，哭笑不休，詈骂歌唱，不避亲疏，许多恶态，乃气血凝滞，脑气与脏腑气不接，如同作梦一样。桃仁（八钱）、柴胡（三钱）、香附（二钱）、木通（三钱）、赤芍（三钱）、半夏（二钱）、腹皮（三钱）、青皮（二钱）、陈皮（三钱）、桑皮（三钱）、苏子（四钱，研）、甘草（五钱）。水煎服。（《医林改错》卷下《痹症有瘀血说》）

至清中期，王清任直以血瘀论治癫狂，斯有通窍活血汤及癫狂梦醒汤，后者尤负盛名。

王氏云："灵机记性在脑者，因饮食生气血，长肌肉，精汁之清者，化而为髓，由脊骨上行入脑，名曰脑髓。盛脑髓者，名曰髓海。"（《医林改错》卷上《脑髓说》）髓海者，诸阴之聚，所藏赖于乙癸，所用惟赖厥阴，诚合厥阴体阴用阳之性矣。故脑之为病，多呈风木失和之象，理之宜然。所谓"脑气与脏腑气不接"者，气血不通于脑，木气滞涩，脑窍闭塞，或神元失养，则呆木痴愚，或风火暴起，则躁扰狂荡，皆厥阴经气不相接续之证，而所成之因，无非气火痰瘀耳。

癫狂日久，面色晦滞，情绪躁扰，多言无序，恼怒不休，歌哭无定，妄见妄闻，思绪离奇，头痛心悸，舌质紫暗，脉弦细涩。证属气郁痰结，瘀热互结，神窍被扰，疏化痰瘀乃是正治。重用桃仁，辅以赤芍，凿通风木之血瘀；柴胡，助以香附、青皮、陈皮疏理厥阴之气滞；苏子，合以半夏、桑白皮、大腹皮，降化窍络之痰壅；木通沟连上下血海；甘草和中缓急调药。诸药相伍，活其血，理其气，消其痰，血活则气畅，气畅则郁解，郁解痰亦消，痰消窍可通，升降相因，灵机可活，神志自清，梦魇可醒。

斯方立于厥阴，调解血、气、痰为务，可谓得道良方矣。凡窍门不展之病，不惟癫狂，诸若头痛、耳聋、目昏、失眠、健忘、焦虑、抑郁、眩晕、麻木、呃逆、咽窒等，以痰瘀为重者，用之常验。

【悲哭案】戈妇，34岁，教师。因丈夫婚外出轨，先大闹阃内，后对簿庭讼，渐身心交疲，终日啼哭，以泪洗面，幻听幻视，喃喃自语，言不及意，曾留医精神病院半月，亦未见效。两目呆滞，面如土色，口唇青紫，舌淡紫苔白腻，两关下沉弦细。痰瘀内滞，脑元失养。癫狂梦醒汤。桃仁30g，赤芍10g，法半夏10g，大腹皮10g，木通5g，柴胡15g，香附10g，陈皮10g，苏子15g，青皮10g，甘草15g，石菖蒲10g，郁金10g。针大椎、关元，补法；神门（双）、太冲（双），泻法，皆不留针。2周后复诊，精神明显改善，神情趋于平缓，悲哭减半，守上法调治半年，神志完全恢复。

附方

安宫牛黄丸

牛黄（一两）、郁金（一两）、犀角（一两）、黄连（一两）、朱砂（一两）、梅片（二钱五分）、麝香（二钱五分）、真珠（五钱）、山栀（一两）、雄黄（一两）、黄芩（一两）。上为极细末，炼老蜜为丸，每丸一钱，金箔为衣，蜡护。脉虚者人参汤下，脉实者银花、薄荷汤下，每服一丸。（《温病条辨》卷一《上焦篇》）

苏合香丸

（又名吃力迦丸）《广济》疗传尸骨蒸，殗殜肺痿，疰忤鬼气，卒心痛，霍乱吐痢，时气鬼魅瘴疟，赤白暴痢，瘀血月闭，痃癖疔肿，惊痫鬼忤中人，吐乳狐魅，吃力迦丸方。吃力迦（即白术是）、光明砂（研）、麝香（当门子）、诃黎勒皮、香附子（中白）、沉香（重者）、青木香、丁子香、安息香、白檀香、荜茇（上者）、犀角（各一两），薰陆香、苏合香、龙脑香（各半两）。上十五味，捣筛极细，白蜜煎，去沫，和为丸，每朝取井华水，服如梧子四丸，于净器中研破服，老小每碎一丸服之。（《外台秘要》卷十三《鬼魅精魅方》）

通窍活血汤

赤芍（一钱）、川芎（一钱）、桃仁（三钱，研泥）、红花（三钱）、老葱（三根，切碎）、鲜姜（三钱，切碎）、红枣（七个，去核）、麝香（五厘，绢包）。用黄酒半斤，将前七味煎一盅，去渣，将麝香入酒内，再煎二沸，临卧服。(《医林改错》卷上《通窍活血汤所治症目》)

附录一 方剂索引

附录二　医案索引

附录三　方歌

太阳证治

一、开表散寒

麻黄汤、三拗汤、
还魂汤、大青龙汤
麻黄汤中用桂枝，杏仁甘草四般施。
三拗去桂加生姜，伤风咳嗽还魂治。
大青龙汤倍麻黄，再加石膏姜枣是。

华盖散
华盖麻杏紫苏子，茯苓陈草桑白皮，
风寒束肺痰不爽，急宜煎服莫迟疑。

葱豉汤、《活人》葱豉汤、
葱豉桔梗汤
葱豉汤用葱白豉，发散表邪用轻剂。
活人葱豉有麻葛，风寒身痛此方施。
葱豉桔梗薄翘栀，竹叶甘草肺热治。

桂枝麻黄各半汤、桂枝二麻黄一汤
桂枝麻黄各半汤，寒热如疟身必痒。
桂枝二麻黄一汤，营卫虚弱寒热尚。

葛根汤、葛根加半夏汤
葛根汤中有麻黄，二味加入桂枝汤。
葛根再加半夏汤，二阳合病呕利尝。

五积散
五积散治五积功，麻黄苍芷归芍芎，
枳桔桂姜甘茯朴，陈皮半夏加姜葱。

二、发表清里

大青龙汤（见上）、桂枝二越婢一汤（见下）
麻杏石甘汤
麻杏石甘汤法良，四药组合有专长，

肺热壅盛气喘急，咳嗽痰血肺家伤。

葛根解肌汤
葛根解肌麻桂膏，大青芍药芩草枣。
伤寒太阳标本病，发表清里此方高。

防风通圣散
防风通圣大黄硝，荆芥麻黄栀芍翘，
甘桔芎归膏滑石，薄荷芩术力偏饶。

三、疏风败毒

败毒散、荆防败毒散、
银翘败毒散
败毒人参草苓芎，羌独柴前枳桔同。
或加荆防与银翘，辛温辛凉分别用。

参苏饮
参苏饮内用陈皮，枳壳前胡半夏桔，
葛根木香草茯苓，气虚外感最相宜。

九味羌活汤
九味羌活用防风，细辛苍芷与川芎，
黄芩生地同甘草，风湿表证可建功。

川芎茶调散
川芎茶调用荆防，辛枳薄荷甘草羌。
散风止痛疗外感，偏正头痛自尔康。

辛夷散
辛夷散用藁防风，芎芷升麻与木通，
细辛甘草茶调服，鼻生瘜肉此方攻。

四、辛凉解表

银翘散
银翘散治温热疴，竹叶荆蒡豉薄荷，
甘桔芦根清解法，辛凉平剂服时多。

桑菊饮、桑菊僵蝉汤
桑菊饮中桔梗翘，杏仁甘草薄荷调，

芦根为饮轻清剂，风温咳嗽服之效。
桑菊僵蝉桔梗翘，杏仁甘草薄荷调，
竹叶加入清风热，面瘫口㖞有疗效。

翘荷汤

翘荷汤主清燥气，栀皮草桔绿豆衣。

加减葳蕤汤

加减葳蕤用白薇，豆豉葱白桔梗随，
草枣薄荷共八味，阴虚感冒最相宜。

五、开表驱毒

《局方》消风散

消风散内羌防荆，芎朴参苓陈草并。
僵蚕蝉蜕藿香入，顽麻瘾疹服之清。

《正宗》消风散

消风散内有荆防，蝉蜕胡麻苦参苍，
知膏蒡通归地草，风疹湿疹服之康。

排风汤

排风白术桂苓芎，杏芍甘麻姜防风，
独活当归白鲜佐，风疹湿疹最多功。

竹叶柳蒡汤

竹叶柳蒡荆葛根，蝉衣薄荷草玄参，
知母麦冬兼养阴，清宣肺胃透疹能。

二味消风散

二味消风散止痒，薄荷蝉蜕各等量。

驱风散热饮子

驱风散热饮防风，连翘栀薄草归芎。
牛蒡将军羌赤芍，天行赤眼四时攻。

麻黄一剂饮

麻黄一剂治霉疮，防风银花胡麻羌。
当归鲜皮草秦艽，羊肉一斤共为汤。

六、宣疏化饮

麻杏石甘汤（见上）、大青龙汤（见上）

越婢汤、越婢汤加半夏汤、
越婢汤加术汤、桂枝二越婢一汤

越婢麻石姜草枣，风水浮肿此方疗。
若加半夏治肺胀，或加白术里水效。
桂枝二越婢一汤，寒热内闭疗效好。

小青龙汤、小青龙加石膏汤

小青龙汤桂芍麻，干姜辛夏味加。
外感风寒内停饮，散寒蠲饮效堪嘉。
寒饮久郁标化热，可增石膏鸡子大。

厚朴麻黄汤、定喘汤

厚朴麻黄石膏杏，夏味干姜小麦辛。
定喘白果白皮杏，麻黄苏款夏草芩。

射干麻黄汤

射干麻黄款紫菀，夏味细辛姜枣全。

七、芳香开达

藿香正气散

藿香正气腹皮苏，甘桔陈苓术厚朴，
夏曲白芷加姜枣，风寒暑湿并能除。

香苏散、加味香苏散

香苏散内草陈皮，解表和中此方宜。
加味香苏有荆防，芎艽生姜蔓荆子。

香薷散、黄连香薷散、
新加香薷饮、十味香薷饮

香薷散内扁厚朴，和中解毒能祛暑。
新加香薷加银翘，暑秽初发此方除。
黄连香薷增川连，暑湿内闭驱热毒。
十味香薷兼补虚，四君芪陈木瓜助。

太无神术散

太无神术有平胃，菖蒲藿香驱湿秽。

芳香化浊法

雷氏芳香化浊法，藿佩陈腹荷朴夏。

八、渗利水湿

五苓散、加味五苓散、
茵陈五苓散

五苓散中猪茯苓，桂枝白术泽泻并。
加味五苓治疝气，橘核苦楝香通进。
茵陈五苓治黄疸，茵十五五合散行。

苓桂术甘汤、桂枝甘草汤

苓桂术甘痰饮治，逆满头眩身摇施。
桂枝甘草四一率，专疗痰饮心下悸。

苓桂草枣汤

苓桂草枣疗贲豚，脐下不适悸动滚。

茯苓泽泻汤

茯苓泽泻草白术，桂枝生姜反胃除。

桂苓五味甘草汤

桂苓五味甘草汤，水气冒逆眩悸尝。

防己茯苓汤

防已茯苓芪桂甘，益气通阳皮水担。

桂苓甘露饮

桂苓甘露猪苓膏，泽术寒水滑石草。
痰饮湿热暑风盛，一切所伤皆可疗。

九、调营固卫

桂枝汤、小建中汤、
黄芪建中汤、当归建中汤

桂枝汤治太阳风，芍药甘草姜枣同。
若加饴糖倍芍药，补虚温里小建中。
再加黄芪一两半，黄芪建中补益功。
或增当归滋阴血，产后虚羸止腹痛。

桂枝加龙骨牡蛎汤、桂枝甘草龙骨牡蛎汤

桂枝加入龙牡汤，虚劳失精亡血方。
桂枝甘草龙牡汤，虚阳失潜烦躁良。

栝楼桂枝汤、桂枝加葛根汤

栝楼桂枝柔痉成，桂枝汤加天花粉。
桂枝再加葛根汤，太阳颈强津液生。

桂枝加黄芪汤、黄芪芍药桂枝苦酒汤、
黄芪桂枝五物汤

桂枝再加黄芪汤，黄汗之病此方良。
芪芍桂枝苦酒汤，专治身肿黄汗方。
黄芪桂枝五物汤，芍药姜枣血痹尝。

龙骨汤

龙骨汤治悲喜惊，桂远麦草姜蛎苓。

十、固表御邪

玉屏风散

玉屏风散防芪术，表虚自汗此方固。

黄芪六一汤

黄芪六一炙甘草，虚劳消渴疮疖药。

托里荣卫汤

托里荣卫疮初起，人参甘草与黄芪，
羌防连翘柴归芩，红花苍术桂枝宜。

防己黄芪汤

防已黄芪术草枣，健脾利水风水疗。

《局方》牡蛎散、《奇效》牡蛎散、
《圣惠》牡蛎散

牡蛎黄芪浮麻根，体虚自汗功独神。
若加枣术炙甘草，奇效之方兼固本。
八珍去芍黄芪桂，圣惠牡蛎龙味成。

神效托里散

神效托里金银花，芪草当归痈疽化。

麻黄根散

麻黄根散当归芪，人参甘草和牡蛎。

十一、温通经脏

乌头桂枝汤、桂枝加附子汤

乌头桂枝治寒疝，桂枝汤中乌头掺。
桂枝再加附子汤，表里虚寒良效堪。

大乌头煎、乌头汤

大乌头煎寒疝方，脐痛汗出厥冷尝。
乌头汤主痛痹方，芍草白蜜芪麻黄。

桂枝芍药知母汤

桂枝芍药知母汤，麻黄术附草姜防。

小续命汤

小续命汤治猝中，芩参芍药防己同，
麻桂川芎草杏仁，生姜附子与防风。

麝香丸

麝香丸治历节风，川乌黑豆蝎地龙。

十二、宣透表湿

麻杏薏甘汤、麻黄加术汤

麻杏薏甘治身痛，风湿表证此方功。
麻黄加术疗身疼，寒湿在表可建功。

羌活胜湿汤

羌活胜湿独活芎，甘蔓藁本与防风。
湿气在表头身重，发汗升散有异功。

八风散

八风白芷前藿香，参芪草茶薄羌防。

驱风败毒散

驱风解毒用荆防，枳桔柴前独活羌，
参苓川芎生姜草，风水皮水可煎尝。

阳明证治

一、清热解肌

柴葛解肌汤、程氏柴葛解肌汤

柴葛解肌法辛凉，邪在三阳热势张，
芩芍桔草羌活芷，石膏大枣与生姜。
程氏又有同名方，春温夏热服之良，
柴葛赤芍知贝母，草芩地丹气血凉。

升麻葛根汤、火郁汤

治疹升麻葛根汤，芍药甘草合成方。
麻疹初起出不透，解肌透疹此方良。
火郁汤加防柴葱，气火内郁可煎尝。

柴胡升麻汤

柴胡升麻膏黄芩，葛根前胡赤芍荆。
生姜豆豉桑白皮，清热透毒疗时行。

二、宣郁透热

栀子豉汤、栀子甘草豉汤、栀子生姜豉汤、枳实栀子豉汤

栀子豉汤除烦热，气分轻证此方施。
气少增草呕添姜，食劳二复黄枳实。

桑杏汤

桑杏汤用象贝宜，沙参栀豉与梨皮，
轻宣凉润治温燥，干咳口渴身热急。

连朴饮

连朴栀豉菖夏芦，湿热霍乱痰食除。

栀子厚朴汤、栀子干姜汤

栀子厚朴合枳实，伤寒烦满可用之。
栀子干姜汤二味，上热下虚兼可施。

三、清热救燥

白虎汤、白虎加人参汤、白虎加桂枝汤、白虎加苍术汤

白虎汤主救热燥，知母石膏粳米草。
津气大伤加人参，消渴之证堪大效。
温疟骨烦添桂枝，湿温可增苍术疗。

竹叶石膏汤、竹皮大丸

竹叶石膏参麦夏，粳草热伤气津佳。
竹皮大丸桂枝草，薇膏产后虚烦揸。

玉女煎

玉女煎中熟地黄，石膏知麦牛膝尝。
阴虚胃火相煎病，烦热牙痛失血良。

化斑汤

化斑犀玄白虎汤，气血两清急煎尝。

四、养阴润燥

生脉散、五味子汤

生脉散中味参麦，暑伤气津虚方在。
五味子汤加杏橘，肺虚喘促可依赖。

甘草汤

甘草汤治虚羸方，吴茱五味人参姜。

麦门冬汤

麦门冬汤人参草，夏枣粳米肺痿疗。

沙参麦冬汤

沙参麦冬养肺阴，草扁桑玉花粉行。

益胃汤

益胃生津止咳功，玉地冰糖沙参冬。

清燥救肺汤

清燥救肺参草杷，桑膏胶杏麦胡麻。

百合固金汤

百合固金二地黄，玄贝甘桔麦芍当。
养阴清肺润化痰，咳嗽痰血肺家伤。

王氏清暑益气汤

清暑益气出孟英，瓜衣莲连斛麦粳，
洋参知母和竹叶，专疗暑伤气津病。

三才汤

三才天冬地黄参，气阴两伤功独神。

补肺阿胶散

补肺阿胶兜铃草，牛子杏仁糯米好。

五、寒降热湿

栀子大黄汤、大黄硝石汤

栀子大黄枳实豉，酒疸之病懊憹施。
大黄硝石黄柏栀，阳黄热结此方治。

茵陈蒿汤

茵陈蒿汤治阳黄，大黄栀子湿热尝。

栀子柏皮汤

栀子柏皮加甘草，阳明黄疸可治疗。

防己饮

防己饮治脚气方，苍白二术及槟榔。
木通川芎甘草梢，黄柏犀角生地黄。

二妙散、三妙丸、
四妙丸

二妙散用苍柏兼，若云三妙牛膝添，
再加苡仁名四妙，湿热下注效力坚。

泻黄散

泻黄石藿栀草防，清泻脾胃疗口疮。

黄芩滑石汤

黄芩滑石三焦利，蔻通二苓大腹皮。

燃照汤

燃照汤中芩豆豉，厚朴半夏焦山栀，
蔻仁滑石省头草，避秽清浊霍乱治。

蚕矢汤

蚕矢木瓜通草苡，芩连栀豆夏茱萸。

六、清气化痰

泻白散

泻白甘桑地骨皮，再加粳米四般宜，
日晡烦热脉细数，干咳口渴身热急。

清气化痰丸、头晕方

清气化痰蒌芩苓，杏枳陈皮夏胆星。
头晕方用二陈汤，桔枳南星与黄芩。

礞石滚痰丸、竹沥达痰丸

礞石滚痰癫狂方，大黄黄芩与沉香。
四君姜汁夏陈草，竹沥达痰痰火当。

清金化痰汤

清金化痰草橘红，黄芩山栀苓麦冬，
知贝二母桑白皮，桔梗蒌仁入汤中。

瓦粉栝蒌丸

瓦粉栝蒌用陈皮，顽痰久嗽痰火医。

七、苦寒折热

大黄黄连泻心汤、附子泻心汤

大黄黄连泻心汤，再加黄芩合成方。
附子泻心添附子，心下痞满服之良。

黄连解毒汤、《正宗》黄连解毒汤

黄连解毒柏栀芩，火盛三焦是病因，

烦狂大热兼吐衄，苦寒泻火此方饮。
再加连翘草牛子，《正宗》方治疮入心。

清瘟败毒饮

清瘟败毒地连芩，石丹栀桔竹叶灵，
犀角玄翘知芍草，温邪泻毒亦滋阴。

普济消毒饮子

普济消毒蒡芩连，甘桔蓝根勃翘玄，
升柴陈参僵蚕入，大头瘟毒此方蠲。

三黄解毒汤

三黄解毒用滑石，大黄黑丑芩连栀。

八、苦降辛开

小陷胸汤

小陷胸汤夏连蒌，宽胸开结此方求。

半夏泻心汤、甘草泻心汤、
生姜泻心汤、黄连汤

半夏泻心降胃逆，芩连姜枣参有捷。
若增甘草强中土，再加生姜行水气。
去芩加桂黄连汤，辛调寒热和表里。

枳实消痞丸

枳实消痞草干姜，麦夏二曲参苓当，
厚朴黄连合为丸，功又健脾除满胀。

九、苦寒通降

大承气汤、小承气汤、
调胃承气汤、三一承气汤

大承气汤用芒硝，枳实大黄厚朴饶。
去硝名为小承气，调胃承气硝黄草。
三一承气三合一，阳明腑实通可疗。

厚朴三物汤、厚朴大黄汤

厚朴三物枳大黄，腹满痛闭自可尝。
厚朴大黄亦三味，支饮胸满通下方。

大陷胸汤、大陷胸丸

大陷胸汤黄硝遂，痰水结胸效堪最。
大陷胸丸加杏苈，治偏攻上亦佳美。

葶苈大枣泻肺汤

葶苈大枣泻肺汤，肺痈支饮皆可尝。

凉膈散

凉膈清热中上焦，栀芩薄翘硝黄草。

宣白承气汤

宣白承气痰壅方，蒌皮杏子膏大黄。

十、消积化滞

保和丸

保和神曲与山楂，苓夏陈翘菔子加。

枳实导滞丸

枳实导滞术大黄，芩连曲泽茯苓尝。

木香槟榔丸

木香槟榔青陈连，莪柏大黄香附牵。

大香连丸

香连丸用木香连，湿热泄泻痢疾痊。

快膈消食丸

快膈消食缩砂仁，橘皮莪术及三棱，
神曲麦芽草香附，健胃消痞良方成。

十一、润燥通降

黄龙汤、新加黄龙汤

黄龙黄硝枳朴归，参草姜枣桔梗随。
新加黄龙海玄参，草姜冬地硝黄归。

增液汤、增液承气汤

增液汤用玄地冬，阳明温病润燥宗。
增液承气玄地冬，大黄芒硝入汤中。

麻子仁丸

麻子仁丸小承气，杏芍麻仁治便秘。

半硫丸

半硫半夏与硫黄，虚冷下元便秘尝。

滋肠五仁丸

五仁杏仁郁李仁，桃仁陈皮松柏仁。

快活丸

快活丸治膈停痰，脘痞腹满大便难。
良姜干姜吴茱萸，木香陈枳曲糊丸。

十二、温壮胃阳

甘草干姜汤、半夏干姜散

甘草干姜治肺痿，肺中虚冷眩唾对。
半夏干姜温阳明，呕逆吐涎寒饮随。

丁香半夏丸

丁香半夏治酸吐，干姜橘红生姜术。

厚朴温中汤

厚朴温中陈草苓，干姜草蔻木香匀，
生姜和胃兼除痛，胀满因寒用却灵。

**人参汤、桂枝人参汤、
枳实理中丸**

人参汤药即理中，温阳补虚胸痹通。
桂枝人参添桂枝，表里双解此方宗。
枳实理中苓枳实，除满逐痰止腹痛。

二姜丸、良附丸

二姜干姜高良姜，心腹疼痛冷食伤。
良附良姜与香附，寒滞胃痛气痹方。

温中白术丸

温中白术治哕逆，半夏干姜丁香宜。

十三、温阳通痹

**栝楼薤白白酒汤、栝楼薤白半夏汤、
枳实薤白桂枝汤**

栝楼薤白白酒汤，胸痹疼痛咳喘方。
加入半夏化痰饮，心痛彻背可煎尝。
枳实薤白桂枝汤，瓜蒌厚朴通结良。

薏苡附子散

薏苡附子治胸痹，胸痛彻背可缓急。
再加败酱草二分，温通寒积肠痈宜。

苇茎汤、赤豆薏苡仁汤

苇茎汤中桃苡仁，冬瓜子治肺痈症。
赤豆薏苡草防己，偏治内痈脓已成。

乌头赤石脂丸

乌头赤石脂丸良，蜀椒附子蜜干姜。

离照汤

离照汤主温胸阳，琥珀姜皮郁沉香，
丹参柏子硃茯神，青陈灯芯除心胀。

少阳证治

一、和解少阳

**小柴胡汤、柴胡桂枝汤、
柴平汤、柴胡加芒硝汤**

小柴胡汤和解功，半夏人参甘草从，
更用黄芩加姜枣，少阳为病此方宗。
若合桂枝汤方入，外证未去兼除风。
或加平胃合成方，名曰柴平治身痛。
小柴胡加芒硝汤，少阳阳明合治用。

柴胡加龙骨牡蛎汤、柴胡截疟饮

小柴胡加龙牡汤，茯苓桂枝铅丹黄。

柴胡截疟小柴胡，常山草果桃梅榔。

二、温壮少阳

柴胡桂枝干姜汤

柴胡桂枝干姜汤，蒌根蛎芩甘草尝。

栝蒌牡蛎散

栝蒌牡蛎百合方，增液养阴消渴良。

桂枝去芍药加蜀漆牡蛎龙骨救逆汤

桂枝龙牡救逆汤，善治亡阳必惊狂。

五补汤

五补汤主胆寒医，不寐昏躁易惊悸。

附桂百合槟榔术，参苓麦冬枣仁芪。

三、滋胆宁神

酸枣仁汤

酸枣仁草苓知芎，阴虚阳亢安神功。

秫米半夏汤

秫米半夏出《灵枢》，开达阳气治痰郁。

《圣惠》茯神散、《济生》茯神散

《圣惠》茯神枣柏仁，熟地远芪五味参。

去远再加芍桂草，《济生》亦疗胆虚成。

琥珀多寐丸

琥珀多寐羚羊角，党参远志茯苓草。

仁熟散

仁熟柏仁与熟地，专疗胆虚神气低。

山萸五味参菊花，枳壳桂心茯神杞。

琥珀定志丸

琥珀定志安神魂，南星朱砂人乳参，

茯苓茯神远菖蒲，兼补心胆精气生。

四、舒气化郁

半夏厚朴汤

半夏厚朴梅核方，紫苏茯苓与生姜。

越鞠丸

越鞠丸治六般郁，芎苍香附同栀曲。

柴胡疏肝散

柴胡疏肝香附草，枳壳川芎青芍药。

橘皮竹茹汤、《济生》橘皮竹茹汤

橘皮竹茹降逆好，人参甘草加姜枣。

《济生》橘皮竹茹汤，参苓麦杷夏姜草。

《得效》小柴胡汤

小柴胡汤治噫气，再加生姜与柿蒂。

推气散

推气散治胁痛胀，枳壳桂心草姜黄。

四磨汤、五磨饮子、六磨汤

四磨破滞降虚逆，参槟乌药沉香接。

去参加入木香枳，五磨饮子开郁结。

六磨汤中有大黄，功又通下治热结。

木香顺气散

木香顺气青陈朴，砂苍枳草槟香附。

五、疏化痰浊

二陈汤、温胆汤、导痰汤、涤痰汤、金水六君煎、黄连温胆汤、十味温胆汤

二陈汤用夏苓草，生姜乌梅湿痰疗。

去苓加竹茹枳实，温胆汤治热痰扰。

如添南星及枳实，名曰导痰汤法好。

涤痰人参菖茹姜，胆枳中风痰迷疗。

金水六味亦二陈，再加熟地归姜妙。

黄连温胆加川连，胆经痰火有良效。

十味温胆去竹茹，添参味远地酸枣。

开郁化痰汤

开郁化痰老痰除，半夏枳实与贝母，

山楂茯苓连陈皮，桔梗苍术草香附。

《指迷》茯苓丸

《指迷》茯苓风化硝，枳壳半夏痰饮疗。

木防己汤、木防己去石膏加茯苓芒硝汤

木防己汤治热饮，桂枝石膏人参进。

去膏加苓芒硝汤，支饮喘满从下行。

高枕无忧散

高枕无忧散麦冬，陈皮半夏茯苓同，

竹茹枳实人参草，石膏龙眼共效功。

六、软坚散结

消瘰丸、张氏消瘰丸

消瘰丸用玄牡贝，瘿瘤瘰疬痰核对。

衷中同名芪棱莪，乳没血竭龙胆随。

海藻玉壶汤

海藻玉壶带昆布，陈夏青翘大贝母，
当归川芎独活草，化瘀逐痰瘿瘤除。

《正宗》夏枯草汤

夏枯草汤治瘰疬，白芷柴红甘草桔，
苓术当归贝母地，香附芍药与陈皮。

消疬汤

消疬芥芍青陈夏，苓莪柴附蒌蛎加。

七、透解募原

达原饮

达原厚朴芍槟榔，草果知芩草涤痰。

四时加减柴胡饮子、《外台》柴胡汤

四时加减柴胡饮，清退虚热伏气进。
白术陈皮大槟榔，生姜桔梗一同行。
春加枳实减白术，夏增生姜枳草宁。
秋之三月重陈皮，分季预服可防病。
《外台》柴胡伏气方，枳实草术生姜槟。

柴胡达原饮

柴胡达原枳朴芩，草槟草果荷桔青。

蒿芩清胆汤

蒿芩清胆枳竹茹，陈夏茯苓碧玉诸。
热重寒轻痰湿重，胸痞呕恶亦能除。

截疟七宝饮

截疟七宝槟草果，青陈常山草厚朴。

胜金丸

胜金丸治一切疟，槟榔常山效堪捷。

三香汤

三香汤治湿热疫，募原湿热机窍闭。
栀豉桔梗及降香，枳壳郁金瓜蒌皮。

柴常汤

柴常虚疟草果槟，何人枣青草朴芩。

八、通解三焦

升降散

升降散治温热疫，蚕蝉姜黄军酒蜜。

双解散

双解通圣合六一，汗下兼行表里宜。

三黄石膏汤

三黄石膏麻栀豉，三焦热毒清透施。

增损大柴胡汤

增损大柴胡汤良，三黄栀子合升降，
陈薄枳实芍药入，热郁腠理力堪当。

神解散

神解散治温初起，僵蚕蝉蜕车通桔，
三黄神曲银生地，憎寒壮热头痛宜。

六一顺气汤

六一顺气大柴胡，去夏再合大承气。

九、清泄胆热

大柴胡汤

大柴胡汤用大黄，枳实芩夏芍草姜。

柴胡加芒硝汤（见上）

柴胡连翘汤

柴胡连翘医瘰疬，马刀血滞与经闭，
黄芩牛蒡归柏知，瞿麦肉桂甘生地。

瞿麦饮子

瞿麦饮子有连翘，专治瘰疬与马刀。

茵陈大黄汤

茵陈大黄疗黄病，柴胆升麻栀黄芩。

柴苓栀子汤

柴苓栀子小柴胡，二苓泽泻陈白术。
少阳太阴合为病，黄疸湿热可消除。

柴胡解毒汤

柴胡解毒肝炎疗，黄芩茵陈白术草，
土茯垂盆凤尾茜，蚤休再加地鳖草。

十、清胆利窍

竹叶泻经汤

竹叶泻经柴黄连，升麻茯苓草车前，
黄芩草决泻羌活，苓芍栀子将军煎。

清聪化痰丸

清聪化痰治聋鸣，柴胡半夏陈茯苓，
白芍生地蔓荆子，人参青皮草连芩。

星夏汤、奇授藿香汤

星夏鼻渊鼻痔方，芩连曲草芷辛苍。
奇授藿香鼻渊方，再加猪胆共煎汤。

丹溪鼻渊汤
丹溪鼻渊星夏荆，苍芷辛夷曲黄芩。

密蒙花散
密蒙花散疗目火，石决贼藜菊羌活。

十一、和理木土

黄芩汤、黄芩加半夏生姜汤
黄芩汤中芍草枣，清肠泻热下痢疗。
若加半夏与生姜，兼治呕逆和胃效。

葛根黄芩黄连汤
葛根芩连加甘草，表里俱热此方疗。

芍药汤
芍药芩连与锦文，甘桂槟木及归身。

木香化滞汤
木香化滞消气痞，半夏豆蔻草陈皮，
柴胡枳实当归红，调和肝胆与胃脾。

木香槟榔丸
木香槟榔青陈牵，大黄香附莪柏连，
通因通用治痢疾，行气导滞消食积。

十二、调畅三焦

三仁汤
三仁杏蔻薏苡仁，朴夏通草滑竹成。

甘露消毒丹
甘露消毒蔻藿香，茵陈滑石木通菖，
芩翘贝母射干薄，湿热留连可煎尝。

苏子降气汤
苏子降气陈前夏，肉桂姜枣归厚加。

资生丸
资生丸取坤元义，四君扁药芡连苡。
蔻泻藿曲桔楂陈，莲子麦芽蜜丸宜。

中满分消汤、中满分消丸
中满分消汤川乌，归萸麻香荜升胡，
香姜草果参芪泽，连柏芩青益智朴。
丸用芩连姜朴枳，夏陈泽草姜知母，
二苓参术姜黄合，丸热汤寒治各殊。

桂苓甘露饮
桂苓甘露猪苓膏，术泽寒水滑石草。

藿朴夏苓汤
藿朴夏苓疗湿热，杏蔻苡猪通草泽。

太阴证治

一、健中助运

四君子汤、异功散、六君子汤、香砂六君子汤
参术苓草四君子，补气健脾虚劳宜。
如添陈皮名异功，温中补虚兼和气。
再加半夏六君子，功又除满消痰食。
香砂六君消虚满，痰饮结聚伤胃脾。

保元汤、东垣黄芪汤
保元汤是益气王，参芪桂草虚陷方。
东垣黄芪去肉桂，或加芍药虚火当。

寿脾煎
寿脾煎法统血方，血脱脾虚七气伤。
参术甘莲山药远，当归酸枣炮干姜。

肥儿丸
肥儿丸治诸疳积，异功香砂使君桔，
神曲麦芽兼消食，莲子山药荷青皮。

启脾丸
启脾丸用参草术，神曲麦芽青厚朴，
干姜陈皮缩砂仁，理气除胀健脾土。

二、益气补肺

补肺汤
补肺汤用味桑皮，紫菀熟地参黄芪。

人参定喘汤
人参定喘首麻黄，甘草阿胶夏曲桑，
五味生姜罂粟壳，远年久嗽妙非常。

人参蛤蚧散
人参蛤蚧散知贝，桑皮参苓杏草配。

观音人参胡桃汤
人参胡桃汤，参桃三片姜。

二母汤
二母汤用知贝母，肺气壅热咳嗽除。

团参饮子
团参饮子滋肺金，人参紫菀胶细辛，

天冬款冬桑半夏，百合甘草五味杏。

参芪补肺汤
参芪补肺益金水，陈苓白术药当归，
丹皮茱萸麦门冬，熟地甘草与五味。

三、健中化湿

白术散
七味白术泻渴方，四君葛根木藿香。

参苓白术散
参苓白术砂苡仁，扁药莲肉草桔梗。

升阳益胃汤
升阳益胃参术芪，黄连半夏草陈皮。
苓泻防风羌独活，柴胡白芍枣姜宜。

东垣清暑益气汤
清暑益气东垣主，参芪升葛苍白术，
甘味青陈又黄柏，曲泽麦归暑湿除。

养脾丸
养脾四君合平胃，麦曲莲药砂木归。

补中益气汤、升阳举经汤、
提肛散
补中益气参术芪，草归升柴与陈皮。
再加白芍黑栀子，升阳举经崩漏宜。
如添白芷芎苓连，提肛散主脱肛治。

升陷汤
升陷汤中知母芪，升柴萸肉人参桔。

益气聪明汤
益气聪明汤蔓荆，升葛参芪黄柏并。
并加芍药炙甘草，耳聋目障服之清。

举元煎
举元煎治血崩脱，参术升芪甘草酌

固冲汤
固冲龙牡芪山萸，螵蛸术芍倍茜棕。

四、柔养建中

小建中汤（见上）、黄芪建中汤（见上）

人参养荣汤
人参养荣肉桂芪，四君远志味陈皮，
熟地归芍加姜枣，补气生血虚劳宜。

当归建中汤（见上）

五、益气生血

当归补血汤、当归补血加葱白汤、
加减当归补血汤
当归补血用黄芪，补气生血虚劳宜。
再加葱白足十根，产后无乳信可依。
加减当归补血汤，老年崩漏桑三七。

通脉散
通脉散用当归芪。
下乳白芷与猪蹄。

归脾汤
归脾汤中参术芪，归草茯神远志宜，
酸枣木香龙眼肉，煎加姜枣益心脾。

天真丸
天真丸用天门归，山药苁蓉羊肉煨，
白术参芪糯米饭，嘘枯泽槁夺春回。

当归生姜羊肉汤
当归生姜羊肉汤，产后腹痛可煎尝。

人参固本丸
人参固本乾坤意，天冬麦冬生熟地。

六、温中散寒

理中汤、附子理中丸、
桂附理中丸
理中汤主理中阳，甘草人参术干姜。
中阳不足加附子，增桂温里效更强。

桂枝人参汤（见上）

干姜附子汤、二姜丸
干姜附子虚寒方，三阴虚冷急煎尝。
二姜干姜高良姜，专疗一切冷物伤。

大建中汤
大建中汤温里强，川椒干姜参饴糖。

沉香桂附丸
沉香桂附中寒祛，川乌二姜茴吴萸。

沉香温胃丸
沉香温胃附二姜，巴戟肉桂丁茴香，
当归吴萸白芍药，参术苓草和木香。

干姜人参半夏丸
干姜人参半夏丸，妊娠呕吐生姜掺。

附子粳米汤

附子粳米夏草枣，温中和降腹痛疗。

七、温化水饮

苓桂术甘汤（见上）

苓甘五味姜辛汤、苓甘五味姜辛夏汤、苓甘五味姜辛夏杏汤、苓甘五味姜辛夏杏大黄汤

苓甘五味姜辛汤，痰饮上壅咳喘方。
再加半夏治呕逆，支饮眩冒服之良。
续加杏仁治形肿，饮热上冲增大黄。

小半夏汤、小半夏加茯苓汤

小半夏汤有生姜，行水消痞效力彰。
小半夏加茯苓汤，痰饮眩悸服之良。

实脾散

实脾厚术草果香，腹皮瓜附茯草姜。

五皮饮、五皮散

五皮饮用五般皮，陈茯姜桑大腹齐。
《局方》五皮去陈桑，易用地骨五加皮。

导水茯苓汤

导水茯苓木瓜术，槟榔麦泽陈紫苏，
砂仁木香大腹皮，遍身水肿可煎服。

疏凿饮子

疏凿槟榔及商陆，苓皮大腹同椒目，
赤豆芫羌泻木通，煎益姜皮阳水服。

八、燥化痰饮

二陈汤（见上）

六安煎

六安煎治风痰嗽，二陈再加杏芥收。

丹溪植芝汤

丹溪植芝陈苓芍，芎归夏术香附草。
启宫芎术夏神曲，橘草苓附不孕疗。

加味补中益气汤

加味补中益气汤，夏苓痰脂不孕方。

三子养亲汤、龚氏三子养亲汤

三子养亲芥葳苏，气逆痰滞咳喘除。
龚氏方中合二陈，再加星苓枳实服。

金水六君煎（见上）

千缗汤（又名半夏汤）

千缗汤治急下涎，半夏皂角草姜煎。

九、化痰定风

东垣半夏白术天麻汤、《心悟》半夏白术天麻汤

半夏白术天麻汤，痰湿动风眩悸良，
参芪陈苍麦芽曲，泽泻茯苓柏干姜。
程氏亦有同名方，苓草橘红又枣姜。

泽泻汤

泽泻汤中有白术，支饮冒眩可消除。

导痰汤、涤痰汤（见上）

星附六君子汤

星附六君子治痰风，白附胆星合汤中。

醒脾散

醒脾散治慢脾风，四君汤全可建中，
木香天麻全蝎入，白附僵蚕化痰功。

星砂丸

星砂丸主风痰治，南星良姜砂附施。

十、运中燥湿

枳术丸、枳术汤

枳术丸用荷除痞，健脾强胃能消食。
枳术汤是仲景方，专疗饮聚脾之积。

平胃散

平胃散用苍术厚，陈皮甘草姜枣构。
太无神术疗湿疫，加入菖藿效无侔。

厚朴温中汤（见上）

正气散

正气散是除湿方，藿术陈草夏厚姜。

苍术地榆汤

苍术地榆汤治痢，脾湿热郁伤血宜。

十一、运脾逐秽

桂枝加芍药汤、桂枝加大黄汤

桂枝加量芍药汤，中土失运积秽方。
腹满兼有大实痛，还可添入生大黄。

《千金》温脾汤、《本事》温脾汤

温脾附子归干姜，甘草人参硝大黄。

寒热并用兼补泻，温通寒积用此方。

《本事》温脾治同例，附桂干姜草厚黄。

大黄附子汤

大黄附子细辛良，温痛寒积用此方。

升阳除湿防风汤

升阳除湿防风汤，苓芍二术滞痢方。

三物备急丸

三物备急用巴豆，干姜大黄寒积够。

少阴证治

一、回阳散寒

干姜附子汤（见上）

四逆汤、通脉四逆汤、

通脉四逆加猪胆汁汤、四逆加人参汤、

茯苓四逆汤

四逆汤中附草姜，阳微阴盛急煎尝。

若是干姜增倍量，通脉四逆抑浮阳。

再加猪胆汁半合，热因寒用治强梁。

四逆再加人参汤，脉微亡血急煎尝。

茯苓四逆治烦躁，少阴神扰是良方。

白通汤、白通加猪胆汁汤

白通姜附加葱白，少阴下利脉微赖。

加入人尿猪胆汁，专治厥利兼无脉。

回阳救急汤、六味回阳饮

回阳救急附桂姜，六君五味加麝香。

六味回阳挽将脱，参附归地草干姜。

二、温里透表

麻黄细辛附子汤、麻黄附子甘草汤、

桂枝去芍药加麻黄细辛附子汤

麻黄细辛附子汤，少阴表里共太阳。

麻黄附子甘草汤，伤寒标本轻证方。

桂枝麻辛附子汤，温里透表治水伤。

甘草麻黄汤、麻黄附子汤

甘草麻黄治里水，重用麻黄坎离兑。

再加附子温少阴，麻黄附子汤可惟。

阳和汤

阳和汤善治阴疽，鹿角胶和熟地随，

甘草麻黄姜桂芥，煎时加入酒一杯。

麻桂四物汤

麻桂四物银屑治，沙参地归芍药施。

三、温阳利水

真武汤、附子汤、

甘草干姜茯苓白术汤

真武汤主壮肾阳，茯苓术芍附草姜。

若以人参易生姜，附子汤治身痛良。

甘姜苓术肾着汤，专疗腰冷水气伤。

济生肾气丸

济生肾气消肾湿，八味丸加膝前子。

复元丹

复元丹治少阴水，陈术独厚苏附桂，

吴萸槟泻茴木香，肉蔻蜀椒真火回。

四、益肾填精

六味地黄丸、肾气丸、

麦味地黄丸

六味地黄益肝肾，萸药丹泽茯苓能。

肾气丸加附子桂，阴阳两益八味珍。

麦味地黄加麦味，心肾双补可安神。

左归饮、左归丸

左归饮用地山药，萸肉枸杞茯苓草。

左归丸中去甘草，再加菟膝龟鹿胶。

延龄育子龟鹿二仙胶

龟鹿二仙灵而寿，任督精血足且收。

七宝美髯丹

七宝美髯何首乌，菟丝牛膝茯苓俱，

骨脂枸杞当归合，专益肝肾精血虚。

二至丸

二至女贞旱莲草，乌发壮筋理膝腰。

五、滋水降火

知柏地黄丸、疗本滋肾丸

知柏地黄有六味，滋阴降火效堪最。

疗本滋肾仅知柏，苦寒坚阴虚火归。

大补阴丸

大补阴丸柏地黄，知龟猪髓虚火尝。

当归六黄汤、加味当归六黄汤

当归六黄芩连柏，生熟地黄黄芪着。
加味当归六黄汤，枣仁牡蛎麦味扩。

虎潜丸

虎潜足痿是神方，虎胫膝陈地锁阳，
龟版姜归知柏芍，再加黄酒或粥丸。

保阴煎

保阴煎治崩带淋，续断芍药草黄芩，
黄柏山药二地草，阴虚内热动血清。

黄芪鳖甲散

黄芪鳖甲地骨皮，天冬秦艽知地桔，
桑白赤芍夏桂菀，参苓柴草虚热宜。

六、交通心肾

交泰丸

交泰丸中黄连桂，交通心肾令人睡。

黄连阿胶汤

黄连阿胶鸡子黄，芍药黄芩合自良。
少阴心烦不得卧，宁心益肾自安康。

天王补心丹

天王补心味归身，二冬远地枣柏仁，
丹玄人参苓桔梗，心肾阴亏可定神。

三才封髓丹、三才丸、封髓丹

封髓丹中砂柏草，清火止遗失精疗。
若加天冬熟地参，三才封髓更有效。

硃砂安神丸

硃砂安神连地归，心火亢盛甘草随。

磁朱丸

磁朱六曲清心神，目昏悸动癫痫能。

七、宁心安神

桂枝甘草龙骨牡蛎汤（见上）

养心汤

养心汤中茯苓神，当归川芎枣柏仁，
夏曲炙草加远志，五味肉桂黄芪参。

黄连清心饮

黄连清心地茯神，远归草参莲枣仁。

甘麦大枣汤

甘麦大枣治脏躁，重用甘草小麦枣。

柏子养心丸

柏子养心麦归杞，茯神玄菖草生地。

平补镇心丹

平补镇心苓茯神，车味酸枣龙齿参。
天冬麦冬药熟地，硃砂远草肉桂成。

八、益精固涩

桂枝加龙骨牡蛎汤（见上）

《金匮》天雄散、《千金》天雄散

天雄散主虚脱固，桂枝白术及龙骨。
千金天雄治阴痿，远味苁蓉蛇床菀。

固精丸

固精丸主少阴虚，遗精早泄神焦虑。
知柏莲须茯远志，山萸茯苓兼龙牡。

金锁固精丹

金锁固精龙牡茯，莲肉莲须与沙苑。

水陆二仙丹

水陆二仙固真元，金樱茯实二味全。

萆薢分清散

萆薢分清菖乌药，益智加盐治乳尿。

《济生》缩泉丸、《魏氏》缩泉丸

缩泉乌药益智仁，温肾祛寒涩尿能。
《魏氏》方加椒吴萸，助阳固肾力更增。

桑螵蛸散

桑螵蛸散归龟龙，人参茯神远菖同。

巩堤丸

巩堤丸子治阳衰，不约遗泄病势乖，
韭子地丝益智味，药苓术附骨脂赅。

九、壮火益土

二神丸、五味子散、四神丸

二神肉蔻破故纸，温暖水土疗不食。
五味子散合吴萸，肾虚泄泻可医治。
四神肉蔻味故纸，吴萸姜枣更泻治。

纯阳真人养脏汤

真人养脏木香诃，罂壳当归肉蔻和，

术芍肉桂参甘草，脱肛久痢服之可。

诃黎勒散

诃黎勒散出《金匮》，气利不止赖此味。

黄土汤

黄土汤中术附芩，阿胶甘草地黄并。

桃花汤

桃花石脂粳干姜，痢见脓血要煎尝。

赤石脂禹余粮汤

赤石脂禹余粮汤，专治久利下焦伤。

椒附丸

椒附固肾治溲频，螵蛸山萸鹿龙进。

十、温壮真阳

肾气丸（见上）

右归饮、右归丸

右归饮用地山药，萸肉仲杞附桂草。

右归丸用鹿地归，萸杞菟仲附桂药。

还少丹、打老儿丸

还少丹是杨氏传，萸药苓地杜膝掺，

苁蓉楮实茴巴枸，远志菖蒲味枣丸。

一加续断苓易神，方名即是打老丸。

青娥丸、虞氏青娥丸、
通气散

青娥丸主腰痛治，杜仲胡桃蒜故纸。

虞氏青娥兼寒热，再加草薢知柏膝。

通气胡桃补骨脂，肾虚妊娠腰痛宜。

无比山药丸

无比山药地茱萸，泽仲菟味巴戟膝，

苁蓉茯神赤石脂，补肾固涩血痨宜。

地黄饮子

地黄饮子斛山萸，麦味菖苓远志俱，

桂附戟蓉姜枣破，益肾开窍喑痱驱。

十一、清利丙壬

导赤散、黄连导赤散、
木通汤

导赤生地与木通，草梢竹叶四般共。

口糜淋痛小肠火，引药下行小便中。

心经热盛加黄连，泻心导赤力更宏。

若增苓芩芍金沙，木通汤治溲淋痛。

猪苓汤

猪苓茯苓滑泽胶，滋阴清热利水效。

八正散

八正木通与车前，萹蓄大黄滑石研，

草梢瞿麦兼栀子，煎加灯草痛淋蠲。

程氏萆薢分清饮

程氏萆薢分清饮，黄柏菖蒲莲子心，

丹参苓术车前子，赤白下注服之灵。

小蓟饮子

小蓟饮子藕蒲黄，通归地草栀竹滑。

十二、凉营清热

清营汤、清宫汤

清营汤治热传营，脉数舌绛辨分明。

犀地丹玄麦凉血，银翘连竹气亦清。

清宫清心兼养阴，犀玄麦翘莲竹心。

牛黄清心丸

牛黄清心黄连芩，朱砂栀子合郁金。

导赤泻心汤

导赤泻心凉心营，犀角栀子黄连芩，

知母麦冬人参草，茯神滑石气亦清。

犀连承气汤

犀连承气枳朴硝，大黄黄连生甘草。

火热内闭欲生风，气营两清有疗效。

厥阴证治

一、滋养阴血

四物汤、八珍汤

四物地芍与归芎，血家之病此方宗。

八珍汤又合四君，气血双补能建功。

芎归胶艾汤、胶艾汤

芎归胶艾四物草，主治血虚经不调。

胶艾汤中只二味，妊娠腹痛漏胎效。

芎归汤

芎归汤中芎当归，伤胎诸血是方美。

当归散

当归散中芍酒芎，黄芩白术安胎功。

一贯煎

一贯煎中沙参杞，地麦当归川楝齐。

活血丹

活血丹用术断参，熟地归芍治身疼。

二、血气共建

炙甘草汤

炙甘草汤名复脉，善治心悸脉结代。
姜枣生地胶桂枝，人参清酒麻仁麦。

圣愈汤

圣愈汤凭熟地芪，芍归生地等相宜。
人参六品真堪羡，脓甚心烦此最奇。

泰山磐石散

泰山磐石参芪归，断芩川芎熟地随，
砂仁术芍糯米草，专疗妊娠气血亏。

独圣散

独圣散用缩砂仁，安胎顺气止痛神。

八珍汤（见上）

《正宗》托里消毒散

托里消毒芪人参，芎芍当归术桔梗。
角针白芷及银花，茯苓甘草效如神。

三、顺接阴阳

乌梅丸

乌梅安蛔辛姜椒，参归附桂连柏调。

麻黄升麻汤

麻黄升麻知归芩，天冬葳蕤桂芍苓，
石膏白术干姜草，温下清上兼滋阴。

干姜黄芩黄连人参汤

干姜芩连人参汤，寒格呕吐用此方。

柏叶汤

虚火出血柏叶汤，通汁艾叶和干姜。

连理汤

连理汤方即理中，黄连更与茯苓充。
外伤盛暑内生冷，泻而作渴可为功。

四、温壮厥阴

当归四逆汤、当归四逆加吴茱萸生姜汤

当归四逆芍桂枝，细辛甘枣木通施。
再加吴茱生姜酒，内有久寒一并治。

吴茱萸汤

吴茱萸汤人参枣，重用生姜温里好。
阳明寒呕少阴利，厥阴头痛亦可疗。

温经汤

温经芍桂归萸芎，胶丹姜夏参草冬。

当归建中汤（见上）

艾附暖宫丸

艾附暖宫芎芍芪，官桂续地椒吴萸。

五、和血解郁

四逆散

四逆散主热厥证，柴草枳实芍药能。

逍遥散、加味逍遥散

逍遥散用当归芍，柴苓术草功姜薄。
散郁除蒸功最捷，调经八味栀丹着。

奔豚汤

奔豚汤治肾中邪，气上冲胸腹痛佳。
芩芍芎归甘草半，生姜干葛李根加。

滋水清肝饮

滋水清肝有六味，芍柴栀子酸枣归。

抑肝散

抑肝凉肝名抑青，柴草芎归术钩苓。

六、清肝降胆

左金丸、金铃子散

左金连茱六一丸，肝火犯胃吐吞酸。
金铃子散有延胡，肝郁化火犯胃愈。

戊己丸

戊己丸治泻痢伤，连萸白芍皆等量。
苦辛酸和疏肝脾，邪滞腹痛效堪当。

龙胆泻肝汤

龙胆泻肝栀芩柴，生地车前泽泻偕，
木通甘草当归合，肝经湿热力能排。

栀子清肝散

栀子清肝芎芍归，柴芩丹皮草蒡随。

当归龙荟丸

当归龙荟用四黄，龙胆芦荟木麝香，
黑栀青黛姜汤下，一切肝火尽能攘。

七、调肝和脾

当归芍药散

当归芍药润且宣，术苓芎泽妙盘旋。
厥阴太阴定血气，擅去妊娠痛绵绵。

痛泻要方

痛泻要方用陈皮，术芍防风理肝脾。

完带汤

完带参草苍白术，陈山芍车荆柴胡。
舒木安土除湿滞，带下绵延最能除。

调经升麻除湿汤

调经升麻除湿汤，土陷郁火崩漏良。
羌独蔓荆草藁本，归柴黄芪苍术防。

固胎煎

固胎煎用白术陈，归芍阿胶芩砂仁。

八、凉血散血

犀角地黄汤、《绛雪园》犀角地黄汤

犀角地黄加丹芍，血热妄行此方疗。
王氏同方兼治气，犀角生地草连翘。

桃核承气汤

桃核承气桂枝草，黄硝下焦蓄血疗。
桃仁承气归丹芍，黄硝下焦蓄血疗。

清胃散、加味清胃散

清胃散用升麻连，当归生地牡丹全。
加味清胃草犀翘，力更宏强胃火痊。

神功丸

神功清胃治牙疳，藿佩木香升麻掺。
生地归草连砂仁，湿热伤血诸症担。

大黄牡丹汤

金匮大黄牡丹汤，桃仁瓜子芒硝尝，
肠痈初起腹按痛，泻热攻瘀自尔康。

薏苡仁汤

薏苡仁汤治肠痈。牡丹桃仁瓜子共。

抵当汤、抵当丸

抵当汤用水蛭桃，大黄虻虫蓄血疗。
抵当丸减虻蛭量，由峻转缓通下焦。

犀地清络饮

犀地清络开心包，竹沥菖蒲姜汁茅，

灯心翘丹芍桃仁，诸药生用效最好。

九、凉血和血

白头翁汤、白头翁加甘草阿胶汤

白头翁汤治热痢，黄连黄柏与秦皮。
加入甘草与阿胶，和阴凉血效最奇。

驻车丸

驻车丸内用黄连，米醋阿胶姜归牵。
兼顾虚实寒温合，伤阴久痢湿缠绵。

仙方活命饮

仙方活命金银花，防芷归陈草芍加，
贝母花粉兼乳没，穿山角刺酒煎加。

茜根散

茜根散主治出血，胶芩地草侧柏叶。

槐花散

槐花柏叶芥穗枳，肠风下血此方治。

四妙勇安汤

四妙勇安玄归是，再加银草脱疽施。

四生丸

四生荷艾柏地黄，血热妄行可煎尝。

十、活血化瘀

桂枝茯苓丸

桂枝茯苓桃丹芍，女科血瘀通下疗。

止漏绝神丹

止漏绝神安胎能，熟地白术三七根。

牡丹散

牡丹散内用赤芍，肉桂牛膝当归饶。
延胡棱莪酒加入，血瘀腹痛焉可逃。

血府逐瘀汤

血府逐瘀归地桃，赤芍红花与枳草，
柴胡芎桔牛膝等，血化下行不作劳。

桃红四物汤

桃红四物治血瘀，地芍归芎四味齐。

大黄䗪虫丸

大黄䗪虫芩芍桃，地黄杏草漆蛴螬，
虻虫水蛭和丸服，瘀去新生此剂豪。

补阳还五汤

补阳还五归尾芎，地龙赤芍芪桃红。

十一、凉解虚热

加减复脉汤

加减复脉疗阴亏，草地芍麦麻胶随。
再加牡蛎鳖龟版，三甲复脉虚风对。

青蒿鳖甲汤

青蒿鳖甲知地丹，阴虚发热服之安。

秦艽鳖甲散

秦艽鳖甲治风痨，地骨柴胡及青蒿，
当归知母乌梅合，止嗽除蒸敛汗高。

清骨散

清骨银胡胡连艽，地骨鳖蒿知母草。

滋阴降火汤

滋阴降火有四物，天麦二冬草白术。
知柏远志加陈皮，劳瘵嗽血躁汗除。

十二、平镇熄风

羚角钩藤汤

羚角钩藤汤法良，桑菊茯神鲜地黄，
甘贝竹茹同芍药，肝风内动急煎尝。

镇肝熄风汤

镇肝熄风膝赭冬，生芍麦芽龟牡龙，
川楝玄蒿同甘草，阳亢风动此方宗。

天麻钩藤饮

天麻钩藤石决芩，杜栀母膝夜寄苓，
平肝熄风兼养阴，阳亢风动服之灵。

羚羊角汤

羚羊角汤龟生地，白芍柴丹菊蝉衣，
夏枯薄枣石决明，清热熄风功效奇。

天麻牡蛎汤

天麻牡蛎降血压，草石二决膝菊花。
夏枯丹参珍珠母，胆星钩藤与半夏。

十三、养血祛风

大定风珠

大定风珠胶地冬，三甲蛋黄芍草同，
五味麻仁相组合，滋阴熄风虚风动。

阿胶鸡子黄汤

阿胶鸡子黄汤好，石决地芍络石草，
钩藤茯神又牡蛎，滋阴柔肝血风疗。

当归饮子

当归饮子芎芍芪，生地防风白蒺藜，
甘草首乌同荆芥，诸风疮痒服之稀。

何首乌散

何首乌散医血风，血虚瘙痒有神功，
蒺藜枳壳天胡麻，茺蔚僵蚕蔓荆风。

易老祛风丸

易老祛风治疥疮，生熟二地地骨防，
芪芍枳壳枸杞草，风中血脉力能挡。

建瓴汤

建瓴地芍膝龙牡，赭药柏子阳亢主。

十四、祛风除湿

独活寄生汤、三痹汤

独活寄生艽防辛，芎归地芍桂苓均，
杜仲牛膝人参草，风冷湿痹亦能平。
去寄再加芪断姜，名曰三痹拘能平。

蠲痹汤

蠲痹羌防归姜黄，芪草姜芍虚痹方。

大秦艽汤

大秦艽汤独羌防，芎芷辛苓二地黄，
石膏归芍芩术草，风邪散见可煎尝。

当归拈痛汤

当归拈痛羌防升，猪泽葛参芩茵陈，
二术苦参知母草，湿热相搏外受风。

活络丹

小活络丹川草乌，地龙南星兼乳没。
中风不仁有瘀血，风寒湿痹亦能除。

十五、开窍醒神

菖蒲郁金汤

菖蒲郁金开心包，栀子竹叶丹皮翘。
灯心通沥玉枢丹，厥阴痰热自可疗。

石氏犀地汤

石氏犀地治痰闭，银翘郁金芦竹沥。
菖蒲灯心姜梨汁，热陷心包用此剂。

玉枢丹

玉枢丹中麝香雄，慈戟千金五倍同。

内服外敷皆可用，恶心呕吐有良功。

当归承气汤

当归承气硝黄草，厥阴血热通可疗。

王隐君滚痰丸、竹沥达痰汤（见上）

癫狂梦醒汤

癫狂梦醒桃苏子，腹皮桑皮青陈皮。
柴芍香附木通夏，癫狂苦笑甘草宜。

安宫牛黄丸、牛黄清心丸

安宫牛黄麝犀冰，朱栀郁雄珍连芩。
若去雄冰朱犀麝，牛黄清心效亦灵。

苏合香丸

苏合香丸麝息香，木丁沉附荜檀香，
犀冰白术朱诃乳，寒实气闭急可尝。

通窍活血汤

通窍活血赤芍芎，桃仁红花麝姜葱。